東洋古典國譯叢書 18

校 勘 直 譯

黃帝內經素問

植 譯

傳統文化研究會

譯者 略歷

1938年	江原道 原州 出生
1962年	慶熙大學校 韓醫科大學 卒業
1979年	慶熙大學校 韓醫學博士學位 取得
1961~1970年	慶熙大學校 韓醫科大學 助教, 講師
1971~現在	慶熙大學校 韓醫科大學 教授(原典)
1979~1980年	大韓韓醫學會 理事長
1983~1985年	大韓原典醫史學會 會長
1985~1987年	慶熙大學校 韓醫科大學 學長
1987年	미국 하버드大學校 客員教授
1987~1994年	慶熙大學校 附設 韓醫學古典研究所 所長
1994~1997年	韓國韓醫學研究所 所長

譯著

≪中國醫學史≫(東洋醫學研究院)
≪漢醫學大辭典(醫史文獻篇, 基礎理論篇, 婦人·小兒科篇)≫(東洋醫學研究院)
≪校勘直譯 黃帝內經素問≫(傳統文化研究會)
≪校勘直譯 黃帝內經靈樞≫(傳統文化研究會)

東洋古典國譯叢書 刊行辭

어느 서구의 동양학자는 '儒敎르네상스'라는 觀點을 취하면서 "나는 유교는 舊社會의 원리 그 자체이므로 死滅하였다고 생각하고 있다. 復活은 있을 수 없다고 생각한다. 그러나 그 精神만은 살아 있는데 그것은 죽은 유교의 靈安室에 보존되고 있다. 이 영안실이란, 이미지를 풍부하게 포함하고 있는 미디어인 '漢字의 體系'라고 생각한다."라고 말하고 있다.

서구사회의 개인주의 사상이 지금 인간을 산산히 조각내어 사회를 崩壞에로까지 몰아넣고 있다고 하는 危機意識을 강하게 품고 있고, 따라서 유교의 정신을 共同體主義나 儀禮主義(禮)라는 反個人主義의 觀點에서 파악하려 하고 있는 것으로 알려지고 있는 이 학자는 또한 이렇게도 말한다. "유교가 결정적으로 死滅하여 버렸기 때문에 近代化와 모순되지 않으면서 새로운 思惟樣式 속에 그 정신을 再投資할 수 있다. 유럽에서도 기독교가 쇠약해졌지만 福音主義의 정신이 남아 있는 것과 같다."라고 하고 있다.

'영안실에서 뽑아낸 에스프리의 재투자'라는 생각에 문제점이 없는 것도 아니다. 儒敎는 과연 죽었는가? 東洋의 古典들은 傳統的인 舊社會의 붕괴와 함께 이미 다 가버린 것인가? 유교사상을 비롯한 東洋古典의 사상 내용을, 全面否定이라는 파괴의 수순을 거치지 않고 새 시대에 맞게 再構成하는 革新的 再生의 길은 없는가? 여러가지 길이, 여러가지 방법이 모색될 수 있을 것이다.

그러나 어느 길을 택하던 '儒敎르네상스'의 觀點을 취하고 있는 학자의 수는 늘고 있고, 더구나 老莊思想의 古典이라던가, 또는 哲學思想으로서 뿐만이 아니고 科學思想으로서도 중요한 의미를 지니는 《黃帝內經》과 같은 醫學經典에 대한 관심도는 이제 매우 높아지고 있다.

그린네 漢字의 文字體系로 이루어진 東洋古典, 그 중에서도 특히 《黃帝內經》과 같은 醫學經典은 그것을 專業으로 하는 전문학자들에게도 그 讀解가 쉽지 않다. 하물며 일반 독자에게는 말할 것도 없다. 斯界의 권위자의 안내와 지도가 없이는 지금의 우리의 현대어로의 번역이 불가능하다.

특히 《黃帝內經》과 같은 深奧한 醫學經典에는 지금의 東洋醫學을 구성하고 있는 기초이론의 근거로서의 醫學原理는 말할 것도 없고 秦漢時代의 天文學, 曆法, 氣象學, 地理學, 心理學, 生物學 등 여타 과학분야의 내용을 풍부하게 담고 있을 뿐만 아니라, 그 시대의 중요한 哲學的 問題를 자연과학에서 성취한 성과를 철학적인 視角에서 개괄하고 있는 것이 많다.

우리 전통문화연구회에서는 誤譯 없는 번역서, 정성들인 번역서의 출간을 기다리는 사회의 興望에 부응하여 이미 四書集註의 번역과 基礎漢文敎材 등을 기획 출간한 바 있거니와 이번에는 東洋古典國譯叢書의 하나로 《黃帝內經》을 국역하여 내어 놓기로 하였다. 그러나 앞에 언급한 것처럼 그 번역 작업은 절대로 쉬운 일이 아니다. 최대한 逐字 飜譯을 하여, 적어도 原文에 없는 내용이 더 들어가거나 原文에 있는 字句를 해석않고 넘어가 진지하게 공부하려는 사람을 실망케 하는 일은 없어야겠으며, 그래서 동양의학과 일반 漢文古典의 양쪽에 다 밝은 분에게 번역을 위촉하여야 하겠기에 더욱 그러하다.

그런데 이러한 어려운 번역 작업이 이제 慶熙大學校 韓醫大의 洪元植 교수의 정성으로 이루어졌다. 洪元植 교수는 慶熙大學校 韓醫科大學의 學長을 역임한 東洋醫學界의 重鎭이다. 洪교수가 心血을 기울여 校譯한 《黃帝內經》을 우리 전통문화연구회의 東洋古典國譯叢書의 하나로 세상에 내놓는 감회는, 그런 의미에서 크지 않을 수 없다. 江湖諸賢의 聲援과 鞭撻을 기대하여 마지않는다.

1996年 9月　日

社團法人　傳 統 文 化 研 究 會

會 長　李 啓 晃

解　題

《內經》이라고 簡稱되기도 하는《黃帝內經》은 현재까지 존재하는 醫學書籍중에서 馬王堆에서 출토된 醫書를 제외하고는 가장 그 연대가 빠른 것으로, 그 醫學原理는 현재까지도 東洋醫學을 구성하고 있는 기초이론의 근거가 된다.《內經》은 의학이론 뿐만 아니라 秦漢時代의 天文學, 曆法, 氣象學, 地理學, 心理學, 生物學 등 여타 과학분야의 내용을 풍부하게 기록하고 있다.

古代의 自然科學은 의학, 천문학, 철학 등과 밀접한 연관성이 있다.《內經》은 이러한 연관성을 잘 드러내주고 있는데, 이것은《內經》을 구성한 수많은 학자들이 자신의 시대에서 가장 중요한 哲學的 問題를 자연과학에서 성취한 성과로 철학적인 각도에서 개괄하고 기술하였기 때문이다. 이것이《內經》이 科學史 뿐만 아니라 哲學史에서도 중요한 위치를 점유하고 있는 까닭이다.

우리가 현재 접하고 있는《內經》은 각각 81편으로 구성된《素問》과《靈樞》의 두 부분으로 구성되어 있다. 이 두 부분에 있는 글자의 수는 대략 什六萬字 정도이다. 이 책은 黃帝가 岐伯 등 6인의 신하와 문답과 토론의 형식으로 각종 의학이론을 밝혀나가는 형식으로 구성되어 있다.《內經》의 著者가 누구이며 어느시대에 成書되었는가 등의 문제는 현재에도 많은 논란이 있다.

《素問》과《靈樞》가 다루고 있는 分野의 다양함, 포괄하고 있는 內容의 깊이 등을 고려해 볼 때 이 책은 한 사람이 썼다고 보기에는 무리가 있다. 각각의 편을 조사해 보면 논점들이 상호 모순되는 경우, 내용의 중복, 대화내용의 품격 불일치 등 시간적인 차이를 노정시키기도 한다. 이와같은 이유에서《內經》은 어느 한 개인의 저작이 아니며 수많은 醫學思想家의 수세기동안의 添削을 거친 서적이다. 元나라시대의 呂復은 이에 관하여:

　　《素問》을 세상 사람들은 黃帝와 岐伯이 문답한 책이라고 하지만, 그 책을 잘 살펴보면 한 시대의 저작이 아니고, 그 저작자도 한 사람이 아니라는 것을 알 수 있다.……이것은《禮記》를 漢나라 儒學者들이 내용을 수집하여 孔子와 子思의 말씀이라고 기록한 것과 같다.

呂復의 이와같은 견해는 실제와 부합하므로 현재에도 이 생각은 광범위하게 공인되고 있다.

《內經》을 黃帝가 지었다는 것에 관하여 살펴보면 우선 이 책이 黃帝의 저작이라는 것을 證明할 길이 없고, 또 전설로 전해지고 있는 黃帝시대에는 文字도 없었고, 또《內經》에서 기록하고 있는 수준 높은 理論이 그 시대에 존재하였다는 것은 불가능하다는 것을 쉽게 알 수 있다. 《淮南子·修務訓》에서 "세상 사람들이 옛것은 높이 받들고 지금 것은 천시하여, 道를 추구한다는 사람들은 반드시 神農과 黃帝에 假託한 다음에 자신의 말을 기록하였다."라고 하였다. 漢나라 시대 이전의 수많은 학술저작이 黃帝를 著者로 하고 있는데, 그 예는 《黃帝四經》四篇, 《黃帝銘》六篇, 《黃帝君臣》十篇, 《雜黃帝》五十八篇, 《黃帝泰素》二十篇, 《黃帝》十六篇, 《黃帝說》四十篇, 《黃帝雜子氣》三十三篇, 《黃帝五家曆》三十三篇, 《黃帝陰陽》二十五卷, 《黃帝諸子論陰陽》二十五卷, 《黃帝長柳占夢》十一卷, 《泰始黃帝扁兪拊方》二十三卷, 《神農黃帝食禁》七卷, 《黃帝三王養陽方》二十卷, 《黃帝雜子步引》十二卷, 《黃帝岐伯按摩》十卷 등 수없이 많다. 이와 같은 저작들은 道家, 陰陽家, 天文家, 五行家, 歷譜家, 雜占家, 醫經家, 經方家, 神仙家, 房中家에 속하는 것들로 분명히 "黃帝"의 著作이 아니라 자신의 학설의 권위를 인정받기 위해 假託한 것에 불과하다.

　《黃帝內經》이라는 名稱은 春秋戰國時代의 醫書에는 "禁方의 書"라는 막연한 명칭만 존재하였는데, 前漢初期(기원전 180)에는 黃帝와의 관계가 생겨나고 前漢末期(기원전 1세기말)에 이르러서야 비로소 《黃帝內經》이라는 명칭이 나타났다.

　《素問》이라는 명칭이 가장 빨리 나타나는 곳은 3世紀 初葉의 張仲景의 《傷寒論》서문이다. 이 《素問》이라는 명칭은 현재까지도 변함이 없다.

　《靈樞》라는 명칭은 王冰에 의하여 처음 불리워졌다. 漢나라의 張仲景과 西晋의 王叔和는 《九卷》이라고만 말하였고, 西晋의 皇甫謐은 《鍼經》이라고 부르기도 하고 간단하게 《九卷》이라고 부르던 것을 王冰이 바꿔 부른 것이다.

　《內經》은 162편으로 구성되어 있다. 이것은 역사시대의 수세기동안 수세기에 걸친 저술가들에 의하여 완성되었다. 그 대부분은 戰國時代에서 西漢, 東漢을 거쳐 구성된 것 같다.

　《內經》의 創作年代에 관하여 역대의 學說이 일치하지 않으니 이를 分類해보면 대체로 세가지로 볼 수 있다.

　1. 黃帝시대에 黃帝와 그 弟子가 저술한 책이라는 관점.

　2. 전체부분이 春秋戰國時代 혹은 戰國時代에 저술되었다는 관점.

　3. 周나라 말기, 秦, 漢의 三代에 걸쳐 완성되었다는 관점.

　西晋의 皇甫謐은 《鍼灸甲乙經》서문에서 첫번째 관점을 주장하고 있다. 北宋時代의 高保衡, 林億이 《素問》을 교정할 때 皇甫謐의 관점을 채택하였는데, 이 관점은 실질적인 근거가 무엇인지에 대해서는 밝히고 있지 않고, 다만 이 심오한 저술을 찬양하는 정도이다. "훌륭한 聖人이나 매우 智慧로운 분이 아니라면 어떻게 이와같은 저술을 낼 수 있겠는가? 戰國時代의 사람이 어찌 이와같은 훌륭한 저술을 남길 수 있겠는가(非大聖上智, 孰能知之? 戰國之人何與焉)"라 하고, "遠古時代에 나왔다(最出遠古)"라고 주장하였다. 그러나 이러한 관점은 역사적 근거가 희박하다고 하겠다.

　두번째 관점을 채택하고 있는 학자는 많다. 송나라의 邵雍, 程顥, 朱熹, 明나라의 方以智, 胡應麟, 淸나라의 魏荔彤 등의 학자들이 이에 속한다. 方以智는 "《素問》, 《靈樞》

모두 周나라 말기의 작품이다."라고 하였고, 어떤 학자는 "정밀하고 심오한 《素問》과 기이하고 오묘한 《陰符》는 黃帝시대 이후의 작품도 아니고 秦나라 이후의 작품도 아니다."라 하였고, 魏荔彤은 "춘추전국시대에 저작할 때 상고시대의 작품으로 가탁한 것 같다."라 하였다.

마지막으로 세번째 관점을 채택하고 있는 학자는 송나라의 司馬光, 명나라의 方孝孺, 淸나라의 崔述 등이다. 崔述은 "黃帝의 시대에는 역사를 기록한 책도 없는데 어떻게 이와같은 책을 저술하여 후대에 전할 수 있었겠는가? 또 黃帝시대의 언어가 천박하고 수준이 낮으므로 이 책의 내용은 黃帝시대의 것일 수 없고 戰國, 秦, 漢시대의 작품임에 틀림없다."(《補上古考信錄·黃帝說》)라고 하였다.

本人의 見解로는 세번째 관점이 타당한 점이 많다고 본다. 《素問》은 전국시대의 수많은 의학자들이 그때까지 존재했던 의학이론을 수집하여 기록한 것으로 전한과 후한의 작품도 혼합되어 있다. 그 연대는 대략 기원전 4세기경의 것에서부터 서기 2세기경의 것까지 다양하다. 《靈樞》는 전국시대에서부터 전한, 후한에 걸쳐 완성된 것 같다.

《內經》은 陰陽五行, 五運六氣, 臟腑經絡, 病因病機, 診斷, 治療原則, 鍼灸, 方藥, 攝生, 豫防 등과 인간과 자연의 관계, 생리와 병리, 각종 질병의 진단, 치료, 예후 등을 기록하고 있다. 《內經》의 중요한 特徵은 인간의 생명활동을 자연계층에 위치지우고 고찰한데 있다. 즉 《內經》은 "天", "人"의 상호관계의 구조틀 속에서 陰陽五行, 臟腑經絡, 精氣神 등의 각종 의학모형을 만들고 그 운용체계도 기술하고 있다.

《內經》의 基本內容을 대략적으로 개괄하면 아래와 같이 臟象, 病機, 診法, 治療原則, 運氣 등으로 분류할 수 있다.

臟象學說

臟象學說은 "臟腑經絡學說"이라고도 부르는데, 臟腑經絡의 生理現象과 그 活動體系를 연구한 理論體系이다. 장상학설은 고대인의 解剖學 知識과 臨床治療의 實踐을 기초로 하고 있다. 《靈樞·經水》에는 인간의 조직을 "손가락으로 더듬어 측정할 수 있다.(可度量切循而得)", "시체는 해부하여 관찰할 수 있다.(其死可解剖而視之)"라는 기록이 있다. 이것은 한의학의 이론이 臟腑組織의 形態, 血脈의 淸濁長短, 氣血의 多少 등의 해부조직학적인 지식에 의거하고 있다는 것을 나타내준다. 《靈樞·腸胃》에 나와있는 소화기의 길이와 용량의 정확성은 이러한 한의학 이론기초에 대한 재음미의 필요성을 느끼게 해준다. 《內經》은 이와같은 해부학적 관찰을 바탕으로 내장기관의 정확한 위치, 형태, 생리기능을 기술하고 있다. 心을 혈액운행의 중심으로 본 것이라든지, 血에 淸濁의 분별이 있다고 본 것이라든지, "肺朝百脈"의 작용을 통하여 전신을 "如環無端"하게 운행한다고 본 것 등은 이러한 이론적 기초위에서 관찰한 것이다. 또 호흡, 소화, 운동, 생장발육, 체내의 물질대사 등 생리기능으로부터 각 내장기관의 작용을 상당히 정확하게 인식하고 있다. 그러나 무엇보다도 귀중한 것은 陰陽五行, 天人相應 등 사상을 기초로 하여 五臟을 중심으로 한 人體 生理體系의 模型을 구성하여 한의학 특유의 생리학 체계—臟象學說—을 완성하였다는데 있다. 이 생리계통모델의 특징은 五臟의 相互聯關體系에 있다. 각각의 장부는 각각의 기능을 자체적으로 수행하고 있지만, 오장전체는 상호협조, 상호제약의 관계를 견지하고 있다. 이와 같은《內經》의 臟象學說은 生理學說의 基礎가 되어 후세 의학자들에게 인체의 생리기능에 대한 인식의 기초를 제공해 주었다.

病機學說

"病機"라는 것은 질병의 발생과 변화의 내재적인 機傳을 말한다.《內經》의 病機學說은 세 가지 측면에서 개괄할 수 있다.

첫째는 "發病學說"이다. 질병의 發生機傳을《內經》에서는 인체의 正氣의 강약과 외부의 질병유발인자의 두 측면에서 바라보고 있다. 正氣가 충실하다면 질병이 유행하고 있어도 發病하지 않는다.《靈樞·百病始生篇》에서 "바람, 비, 추위, 더위 등의 바깥기운은 인체가 강건하면 침범하지 못한다.(風雨寒熱, 不得虛, 邪不能獨傷人)"라고 한 것이 그 대표적인 예라 하겠다. 그러므로 섭생을 잘하여 正氣를 잘 보존시키는 것이 질병을 예방하는데 관건이 된다. 또《素問·上古天眞論》에서 "심정은 청정하고 편안하며 한가로와서 잡념과 망상이 없고 眞氣가 순조롭게 운용되어 정신이 내부에 보전되니 이와 같다면 질병이 발생할 수 없다.(恬淡虛無, 眞氣從之, 精神內守, 病安從來)"라고 한 것은 그 방법을 말한 것이다. 반대로 正氣가 쇠약해지면 邪氣가 인체의 허약한 상태를 틈타 침범하여 질병을 일으킨다.《素問·評熱病論》에서 "邪氣가 침범한다는 것은 그 正氣가 허약한 상태라는 것을 나타내준다.(邪之所湊, 其氣必虛)"라고 한 것이 이 이론이다.

두번째는 "病因說"이다.《內經》은 병인을 內와 外로 구분한다.《素問·調經論》에서 "邪氣는 陰에 속하는 영역에서 혹은 陽에 속하는 영역에서 발병하게 한다. 陽에 속하는 영역에서 발병하는 것은 바람, 비, 추위, 더위가 원인이고, 陰에 속하는 영역에서 발병하는 것은 음식, 주거지, 섹스, 감정 등이 원인이다.(夫邪之生也, 或生于陰, 或生于陽. 其生于陽者, 得之風雨寒暑; 其生于陰者, 得之飮食起居, 陰陽喜怒)"라고 한 것이 이를 설명한 것이다. 앞부분에서 말한 것을 "外感"이라 하고, 뒷부분에서 말한 것을 "內傷"이라고 한다. 이 이론은 病因學說의 효시로서 후세의 의학자들에게 많은 것을 제시해 주었다. 陳言의 "三因說"과 李杲의 "辨內外傷" 등의 이론은 모두 이로부터 유래한다.

세번째는 "疾病傳變學說"이다. 질병의 傳變은 매우 복잡하다.《內經》은 陰陽, 內外, 寒熱, 虛實의 개념에 질병의 傳變 규칙을 귀납시켜 후대의 의학자들에게 질병분별의 法門을 열어 주었다. "陰陽"에 관해서는《素問·太陰陽明篇》에서 "賊風과 虛邪는 陽에 속하는 영역에 침범하고, 음식이 절도를 잃고 기거를 알맞게 하지 않으면 陰에 속하는 영역에 邪氣가 발생한다. 陽에 속하는 영역에 침범하면 邪氣가 六腑에 들어가고, 陰에 속하는 영역에 침범하면 邪氣가 五臟에 들어간다.(犯賊風虛邪者, 陽受之; 飮食不節, 起居不時者, 陰受之. 陽受之則入六腑, 陰受之則入五臟)"라고 하였다. 外感에 의한 질병은

陽에 속하는 영역과 六腑를 먼저 손상시키고, 內傷에 의한 질병은 陰에 속하는 영역과 五臟을 먼저 손상시킨다는 것이다. 內外에 관해서는 《素問·至眞要大論》에서 "병이 안에서부터 밖으로 퍼져나가면 안을 먼저 치료해야 하고, 밖에서부터 안으로 스며들어가면 밖을 먼저 치료해야 한다.(從內之外者, 調其內; 從外之內者, 治其外)"라고 하였다. 내외의 질병변화는 반드시 그 근본원인을 먼저 살펴보아야 한다. "질병의 치료는 반드시 그 근본원인을 찾는 것으로부터 시작되어야 한다.(治病必求於本)"는 말이 이것을 말한다. "寒熱"은 항상 음양의 치우침에 그 원인이 있다. 《素問·調經論》에서 "陽기운이 허하면 밖이 차고, 陰기운이 虛하면 안이 뜨겁다. 陽기운이 융성하면 밖이 뜨겁고, 陰기운이 융성하면 안이 차다.(陽虛則外寒, 陰虛則內熱, 陽盛則外熱, 陰盛則內寒)"라고 한 것은 음양의 치우침에 의한 寒熱의 발생원인을 설명한 것이다. "虛實"에 관해서는 《素問·通評虛實論》에서 "邪氣가 융성하면 實한 상태이고, 正氣가 빠져나가면 虛한 상태이다.(邪氣盛則實, 精氣奪則虛)"라고 말한 것에서 그 면모를 느낄 수 있다.

이제까지 말한 음양, 내외, 한열, 허실의 변화는 종횡으로 교차하고 하나로 융회 관통된다. 《內經》의 이와 같은 病機學說이 후대 의학자들에게 미친 영향은 일일이 다 열거할 수 없을 만큼 많다.

診法學說

《內經》 진법(診法)의 대략적인 내용은 望, 聞, 問, 切이다. 이 네 가지는 후대에 성립된 "診斷學"의 연원이다. 《素問·陰陽應象大論》에서:

> 診斷을 잘하는 의사는 색깔을 관찰하고 脈을 헤아려서 먼저 질병의 陰陽屬性을 판별하고, 안색의 淸濁을 살펴서 질병의 부위를 알아내고, 환자의 호흡과 숨소리의 상태를 관찰하고, 그의 음성을 들어서 그가 고통받는 것을 알아내고, 四時의 脈象의 변화를 진찰하여 어느 臟器나 經絡에 문제가 있는지 알아내고, 尺部와 寸口를 더듬어 맥상의 浮沈滑澁을 이해하여 질병의 발생부위를 알아낸다. 이와 같은 방법으로 질병을 치료하면 착오도 없고, 이와 같은 방법으로 진단하면 그릇될 것이 없다.(善診者, 察色按脈, 先別陰陽. 審淸濁而知部分, 視喘息, 聽音聲而知所苦; 觀權衡規矩而知病所主; 按尺寸, 觀浮沈滑澁而知病所生. 以治則無過, 以診則不失矣).

라고 하였다. "望診"은 神色, 形態, 舌苔를 살펴서 질병의 성질, 부위와 전이 등의 대체적인 정황을 알아내는 진단법이다. "聞診"은 聲音을 듣고, 氣味를 맡아보는 것을 포괄한다. "問診"은 "반드시 시초의 질병과 현재의 질병의 傳變狀態를 물어보아야 한다.(必審問其所始病, 與今之所方病)"는 것을 중요하게 생각하여 病歷을 수집하고 현재 질병의 임상 표현을 파악하는 것에 주의를 기울이는 것이다. "切診"은 "切脈"과 "切膚"로 구분된다. 이 중에서 切脈은 三部九候遍診法, 人迎寸口診脈法(현재의 寸關尺三部診脈法), 診胃氣 등으로 나뉜다. 이

진단법들의 적지않은 것들이 현실적인 임상가치를 가지고 있어서 현재까지 한의사들에게 널리 운용되고 있다. 切膚는 上肢의 尺澤에서 寸口까지의 피부를 말한다. 이것은 脈을 잡아 질병을 진단해내는데 보조적인 역할을 한다.

治療原則

《內經》은 치료수단을 養生(氣功, 導引을 포함함), 鍼灸, 按摩, 藥物, 醪醴(藥酒) 등으로 기록하고 있다. 어떤 치료방법을 채택하든지 질병의 상태변화와 환자의 체질, 기후, 지리적 환경 등의 요소를 확실하게 파악하여 정확한 치료법을 운용하여야 한다. 《內經》에서 중요하게 다루고 있는 치료원칙은 세 가지로 분류할 수 있다.

첫째 "治未病"의 원칙이다. 이것은 병이 들기 이전에 병을 豫防하는 것으로 養生, 導引 등의 몸을 강하게 하여 병을 미리 예방하는 방법을 포괄하고 있다.

둘째 標本, 先後, 緩急을 정확히 파악하는 것이다. "병의 원인은 本에 속하고, 병의 증상은 標에 속한다. 초기에 생긴 병은 本에 속하고, 뒤에 생긴 병은 標에 속한다. 正氣는 本에 속하고, 邪氣는 標에 속한다. 환자는 本에 속하고 의사는 標에 속한다.(病因爲本, 病證爲標; 先病爲本, 後病爲標; 正氣爲本, 邪氣爲標; 患者爲本, 醫工爲標)"라고 한 것은 標本과 緩急에 관하여 말한 것이다. "위급하면 먼저 그 標를 치료하고, 시간적 여유가 있으면 그 本을 치료하라.(急卽先治其標, 緩則治其本)"라고 한 것은 標本과 緩急의 관계에 관하여 말한 것이다.

셋째는 辨證이다. 이것은 寒熱虛實과 같은 질병의 성질을 발병부위, 체질, 天時, 地理 등을 참고로 하여 구체적인 치료원칙을 결정하는 것이다. "寒症은 熱性藥物로 치료하고, 熱症은 寒性藥物로 치료한다. 虛症은 보충해주고, 實症은 덜어내준다. 질병의 부위가 윗쪽이면 구토시키거나 發汗을 시켜 치료하고, 아랫쪽이면 대소변을 원활하게 해주는 것을 원칙으로 하여 치료한다.(寒者熱之, 熱者寒之, 虛者補之, 實者瀉之, 高者越之, 下者引之)"라는 것이 그 치료법의 전형이다. 이상과 같은 治療原則들은 수천년 동안 의사들의 치료의 기준이 되어 왔다.

運氣學說

운기학설은 "五運六氣學說"이라고 부르기도 한다. 이것은 自然界와 人間의 關係를 연구한 것이기도 하지만, 더욱 중요한 것은 自然界 氣候의 정상 혹은 이상 상태에 따른 인체의 생리, 병리의 변화상을 연구하여 이러한 변화상의 추이를 유추하여 기상과 질병의 피해를 미연에 방지한데 있다. "五運"은 열개의 天干(甲, 乙, 丙, 丁, 戊, 已, 庚, 辛, 壬, 癸)이 化하여 土, 金, 水, 木, 火의 五運이 된다. "六氣"는 열두개의 地支(子, 丑, 寅, 卯, 辰, 巳, 午, 未, 申, 酉, 戌, 亥)가 三陰三陽과 배합되어 君火, 相火, 濕, 燥, 風, 寒의 六氣가 된다. 이 "運"과 "氣"를 합하여 일정한 계산방법을 운용하면 각 年의 기후변화 및 질병의 유행상황을 추측할 수 있다. 《內經》의 運氣學說은 자연계 기후의 변화가 주기적인 규칙을 좇고 있고, 인체의 병리변화도 이에 상응하여 변화한다고 말한다. 이것은 인간을 "天과 地의 기운이 만난다.(天地氣交)"는 상황에서 파악한 것으로, 自然環境이 인체의 생리, 병리 등에 미치는 영향을 고찰하여 그 추산방법과 계산방법을 우리에게 제시해 준다.

《內經》에는 이와 같은 심오한 東洋醫學理論이 많이 기록되어 있다. 東洋醫學을 공부하는데 《內經》을 기본으로 하여야 하는 것은 《內經》의 이론이 현재 東洋醫學의 이론적 기초를 마련해 주었기 때문이다.

慶熙大學校 韓醫大 教授 洪元植

凡 例

1. 本書는 旣刊의 《精校黃帝內經素問》과 《黃帝內經素問直譯》을 合本하여 修訂, 添削한 것이다.

2. 內經原文은 《黃帝內經章句索引》을 底本으로 하였으나, 여러 판본들을 비교, 검토하여 볼 때 底本의 분명한 오류라고 판단되는 것은 별도의 校注없이 바로 교정하였으며, 原文의 句讀는 최근에 中國에서 출판된 여러 판본들을 비교 검토하여 著者의 판단에 가장 합리적이라고 생각되는 것을 取하였다.

3. 校勘은 원래 郭靄春의 《黃帝內經素問校注語譯》을 근거로 한 것인데, 이번에 《黃帝內經素問校釋》(山東中醫學院, 河北醫學院, 1981)을 바탕으로 한 直譯本과 合本하면서 많은 곳을 修訂, 削除하였으며, 번역문의 《 》속에 표시한 校記는 校勘의 內容과 관계없이 모두 그대로 두어 함께 비교, 참고토록 하였다.

4. 各篇의 解題는 《校釋》의 「提要」를 참고, 번역한 것이다.

5. 直譯의 방법 내지 정도는, 과거 原本備旨 四書의 언해에 準하였는데, 순 우리말로 바꾸는 작업을 최소화하여 되도록 原文의 字句를 그대로 살려 쓰되, 최대한 逐字飜譯하여 原文에 없는 내용이 더 들어가거나 原文에 字句가 있는데 解釋이 없는 일이 없도록 留念하였다. 따라서 古今字나 通假字를 飜譯할 때에도 최대한 原文에 있는 글자를 그대로 使用하였다. 飜譯에는 《黃帝內經素問校釋》을 주로 參照하였다.

6. 本書에 사용된 符號 用例는 다음과 같다.

   ( ): 補充語나 省略語 또는 解釋된 말의 原文 字句.

   　　　　原文에 字句는 없으나 文脈上 또는 解釋上 이를 補充하면 이해하기 쉽다고 생각되는 경우,

   　　　　또는 原文에 衍文이므로 이를 省略하는 것이 좋다고 여겨지는 경우,

   　　　　또는 解釋된 말의 뒤에 그 原文 字句를 표시해 줄 경우,

   　　　　그리고 解釋上 ( ) 안을 빼도 좋고 빼지 않아도 좋을 경우에 ( ) 기호를 사용하였다.

〔 〕: 異譯語

　　漢文의 文法이나 文章 내용상 다르게 解釋될 수 있는 경우, 다르게 解釋한 내용.

（ ）: 說明語나 校勘 또는 注釋

　　字句 내용을 설명 또는 注釋하거나, 字句를 校勘한 내용,

　　또는 直譯上 어색하게 된 飜譯語를 日常語로 바꾼 내용.

《 》: 書册名

〈 〉: 內經의 篇名

『 』: 錯簡이 의심되는 부분

《참고 문헌》

○ 黃帝內經章句索引 任應秋 主編

　　人民衛生出版社 發行 1986

○ 黃帝內經素問直譯 洪元植 校譯

　　傳統文化硏究會 發行 1991

○ 黃帝內經素問校釋

　　山東中醫學院, 河北醫學院 校釋

　　人民衛生出版社 發行 1982

○ 黃帝內經素問校注語譯 郭靄春 編著

　　天津科學技術出版社 發行 1980

○ 黃帝內經素問譯釋

　　南京中醫學院中醫系 編著

　　上海科學技術出版社 發行 1991

○ 素問臨床索引集

　　北里研究所附屬 東洋醫學總合研究所

　　臨床古典研究班編

　　國書刊行會 發行 1982

目　次

重廣補註黃帝內經素問序

啓玄子 王冰 撰

夫釋縛脫艱, 全眞導氣, 拯黎元於仁壽, 濟羸劣以獲安者, 非三聖道, 則不能致之矣. 孔安國序《尙書》曰：“伏羲·神農·黃帝之書, 謂之三墳, 言大道也.” 班固《漢書·藝文志》曰：“《黃帝內經》十八卷.” 《素問》則其經之九卷也, 兼《靈樞》九卷, 迺其數焉.

대저 縛한 것을 釋하고 艱한 것을 脫하며, 眞을 全하고《元氣를 온전하게 함》氣를 導하며《氣를 體內에서 循環시킴》, 黎元《百姓》을 仁壽(之域으)로 拯하고 羸劣(한 者)을 濟하여 安하게 하는 것은 三聖《伏羲·神農·黃帝》의 道가 아니면 이룰 수 없을 것이다. 孔安國이 《尙書》에 序하여 이르기를, “伏羲·神農·黃帝의 書를 三墳이라 하는데, (이 書들은) 大道를 말한 것이다”라 하였고, 班固의 《漢書·藝文志》에 이르기를 “《黃帝內經》十八卷”이라 하였는데, 《素問》은 그 經《黃帝內經》의 아홉 卷이며, 《靈樞》 아홉 卷과 兼하면《합하면》 곧 그 (經의 卷) 數이다.

雖復年移代革, 而授學猶存, 懼非其人, 而時有所隱, 故第七一卷, 師氏藏之, 今之奉行, 惟八卷爾.

비록 다시금 年이 移하고 革《竹簡을 엮는 가죽 끈》을 代《交替》하긴 하였지만 (朝代가 바뀌긴 하였지만) 學을 授함은 여전히 存하였으나, 其人《應受此書之適人》이 아닐 것을 懼하여 時에 隱하는 바가 있게 되었던 故로 第七 一卷을 師氏《司文敎之官》가 藏하였으니, 지금 奉行하는 것은 오직 八卷일 뿐이다.

然而其文簡, 其意博, 其理奧, 其趣深, 天地之象分, 陰陽之候列, 變化之由表, 死生之兆彰, 不謀而遐邇自同, 勿約而幽明斯契, 稽其言有徵, 驗之事不忒, 誠可謂至道之宗·奉生之始矣.

그러나 그 文이 簡하고 그 意가 博하며 그 理가 奧하고 그 趣가 深하며, 天地의

象이 分하여져 있고 陰陽의 候가 列하여져 있으며 變化의 由가 表하여져 있고 死生의 兆가 彰하여져 있어 謀하지 않아도 遐(한 者)와 邇(한 者)가 스스로 同하여지고 約하지 않아도 幽와 明이 곧 契하여지며, 그 言을 稽하니 徵《徵驗되는 바》이 있어 事에서 그것《이 책에 例示된 것》을 驗하여 보아도 忒하지《어그러지지》 아니하니, 진실로 至道의 (祖)宗이자 奉生의 始(原이)라 할 만하다.

假若天機迅發, 妙識玄通, 蔵謀雖屬乎生知, 標格亦資於詁訓. 未嘗有行不由逕, 出不由戸者也. 然刻意研精, 探微索隱, 或識契眞要, 則目牛無全, 故動則有成, 猶鬼神幽贊, 而命世奇桀, 時時間出焉. 則周有秦公, 漢有淳于公, 魏有張公・華公, 皆得斯妙道者也. 咸日新其用, 大濟蒸人, 華葉遞榮, 聲實相副, 蓋教之著矣, 亦天之假也.

만약 天機《天賦的 才能》가 迅하게《靈敏하게》 發(出)하고 (奧)妙(한 바)를 識하고 玄(妙한 바)에 通하여 謀를 蔵함이 비록 生知《所謂 '生而知之'之智》에 屬하더라도 標格《可爲準範的 學識》은 또한 詁訓함에서 資하여지는 것《뒷받침되는 것》이다. 行함에 逕을 由하지 않고, 出함에 戸를 由하지 않은 者는 일찌기 있지 않았다. 그러나 意를 刻하고 精을 研하여 或 識이 眞要에 契하면 牛를 目함에《봄에》 전체(를 볼 필요)가 없게 되므로《見《莊子・養生主》》 動하면 곧 成함이 있게 되어 鬼神이 몰래 돕는 듯하게 되니, 世를 命한(世에 이름을 날린) 奇桀이 時時로 間出하였던 것이다. 곧 周에는 秦公《秦越人, 卽扁鵲》이 있었고 漢에는 淳于公《淳于意》이 있었으며 魏에는 張公《張機, 卽張仲景》과 華公《華佗》이 있었으니, 모두 이 妙道를 得한 者이다. 다들 날로 그 用을 新케 하여 크게 人을 濟하고 蒸함으로써 華와 葉이 번갈아 榮하고 聲과 實이 相副《相符》하였으니, 생각컨대 教의 (顯)著함이요, 또한 天의 假함《하늘이 재주를 빌려 줌》이다.

冰弱齡慕道, 夙好養生, 幸遇眞經, 式爲龜鏡, 而世本紕繆, 篇目重疊, 前後不倫, 文義懸隔, 施行不易, 披會亦難. 歳月既淹, 襲而成弊, 或一篇重出, 而別立二名, 或兩論併呑, 而都爲一目, 或問答未已, 別樹篇題, 或脱簡不書, 而云世闕. 重〈合經〉而冠〈鍼服〉, 併〈方宜〉而爲〈欬篇〉, 隔〈虚實〉而爲〈逆從〉, 合〈經絡〉而爲〈論要〉, 節〈皮部〉爲〈經絡〉, 退〈至教〉以先〈鍼〉. 諸如此流, 不可勝數.

冰은 弱齡에 道를 慕하고 夙으로《전부터 오래도록》 養生을 好하였는데 다행이

眞經《指《黃帝內經》》을 遇하게 되어 式하여《본받아》 龜鏡을 삼았으나, 世本이 紕
繆하고 篇目이 重疊하며 前後가 不倫하고《내용상 한 데 무리지워지지 않고》 文意
가 懸隔하여 施行하기가 쉽지 않았고 披會《閱讀과 理解》하기 또한 어려웠다. 세
월이 이미 淹하여《'淹', 卽 '久'也》 襲하여 弊를 이루었으니, 或은 한 篇을 거듭
出하여 二名을 따로 立하였고 或은 두 論을 并呑하여 함께 一目을 삼았으며 或은
問答이 아직 已하지 않았는데 따로 篇題를 樹하였고 或은 脫簡을 書하지 않고《脫
失된 부분을 補入하지 않고》 世闕《歷代로 빠져 있던 文章》이라고 말하였다. 〈合
經〉을 重(複記載)하여 〈鍼服〉에 冠하였으며 〈方宜〉《《異法方宜論》》를 并(合)하
여 〈欬篇〉《《欬論》》을 만들었고 〈虛實〉《《通評虛實論》》을 隔하여 〈逆從〉《《四時
刺逆從論》》을 만들었으며 〈經絡〉《《經絡論》》을 合하여 〈論要〉《《玉版論要》》를
만들었고 〈皮部〉《《皮部論》》를 節하여 〈經絡〉《《經絡論》》을 만들었으며 〈至教〉
《《著至教論》》를 退하여 〈鍼〉《《鍼解》》에 先케 하였다. 모든, 이와 같이 한 流
《類》는 이루 셀 수 없다.

　且將升岱嶽, 非逕奚爲? 欲詣扶桑, 無舟莫適. 乃精勤博訪, 而并有
其人. 歷十二年, 方臻理要, 詢謀得失, 深遂夙心. 時於先生郭子齋
堂, 受得先師張公秘本, 文字昭晰, 義理環周, 一以參詳, 群疑冰釋.
恐散於末學, 絶彼師資, 因而謀註, 用傳不朽, 兼舊藏之卷, 合八十一
篇 二十四卷, 勒成一部. 冀乎究尾明首, 尋註會經, 開發童蒙, 宣揚
至理而已.

　또 장차 岱嶽《卽太山》에 升하려 함에 逕이 아니라면 어찌할 것인가? 扶桑《日
所出之處》에 詣하려 함에《이르러 함에》 舟기 없으면 아무도 適하지 못하는 섯이
다. 이에 (나는) 精勤하고 博訪하였는데, (이러한 과정에) 其人《通曉《內經》之
人》도 함께 있었다. 十二年을 歷하여 비로소 理의 要에 臻하여《이르러》 得失을
詢謀《찾아 헤아려 봄》해 보건대 深히 夙心《오래도록 품어온 마음》을 遂한 것이었
다. (爾)時에 先生 郭子의 齋堂《書齋》에서 先師 張公의 秘本을 得하니, 文字가
昭晰하고 義理가 環周하여 一로 參祥하니 群疑가 冰釋《얼음 녹듯이 풀어짐》하였
다. (그러나) 末學에게서 散하여 저 師의 資를 絶할까 恐하였으므로 因하여 註를
謀하여 써 傳하여 不朽케 하되 舊藏의 卷과 兼하여 (都)合 八十一篇 二十四卷을
一部로 勒成하였다《'勒', 猶 '刻'也》. 바라건대 尾를 究하고 首를 明하며 註를 尋
하고 經을 會《理解》하여 童蒙을 開發하고 至理를 宣揚할 따름이다.

　其中簡脫文斷, 義不相接者, 搜求經論所有, 遷移以補其處, 篇目墜

缺, 指事不明者, 量其意趣, 加字以昭其義, 篇論呑并, 義不相涉, 闕
漏名目者, 區分事類, 別目以冠篇首, 君臣請問, 禮儀乖失者, 考校尊
卑, 增益以光其意, 錯簡碎文, 前後重疊者, 詳其指趣, 削去繁雜, 以
存其要, 辭理秘密, 難粗論述者, 別譔《玄珠》, 以陳其道. 凡所加字,
皆朱書其文, 使今古必分, 字不雜糅.

그 中 簡이 脱하고 文이 斷하여 義가 相接하지 않는 者는 經論에 있는 바를 搜
求하여 遷移하여 써 그 處를 補하였으며, 篇目이 墜缺되어 事를 指함이 不明한
者는 그 意趣를 量하여 字를 加하여 써 그 義를 昭하였고, 篇論이 呑并되어 義가
相涉하지 아니하거나 名目이 闕漏된 者는 事類를 區分하여 目을 別하여 써 篇首
에 冠하였으며, 君臣의 請問에 禮儀가 乖失된 者는 尊卑를 考校하여 增益하여 써
그 意를 光하였고, 簡이 錯하고 文이 碎하여 前後가 重疊된 者는 그 旨趣를 詳하
여 煩雜한 것을 削去하여 써 그 要를 存하였으며, 辭理가 秘密하여 粗(略)히 論
述하기 어려운 者는 따로이 《玄珠》(卽《玄珠密語》. 失傳)를 譔하여 써 그 道를
陳하였다. 무릇 加한 字는 모두 그 文(此所謂 '文', 猶 '字'也)을 朱書하여 今과
古로 하여금 반드시 分케 하여 字가 雜糅치(섞이지) 않도록 하였다.

庶厥昭彰聖旨, 敷暢玄言, 有如列宿高懸, 奎張不亂, 深泉淨澄, 鱗
介咸分, 君臣無夭枉之期, 夷夏有延齡之望, 俾工徒勿誤, 學者惟明,
至道流行, 徵音累屬, 千載之後, 方知大聖之慈惠無窮.

바라건대(《'庶厥', 卽 '庶其'》) 聖旨를 昭彰하고 玄言을 敷暢하여, 列宿가 高懸함
에 奎(奎宿)와 張(張宿)이 亂하지 아니하고 深泉이 淨澄함에 鱗(魚類)과 介
(貝類或甲殼類)가 다 分함과 같이 하고, 君과 臣에 夭枉의 期가 없고 夷와 夏에
延齡의 望이 있게 하며, 工徒(醫生)로 하여금 誤치 않게 하고 學者로 하여금 오
직 明케 하여 至道가 流行하고 徵音이 累屬하여 千載의 後에 바야흐로 大聖의 慈
惠가 無窮함을 알게 할 것이다.

時大唐寶應元年, 歲次壬寅序.

大唐 寶應 元年의 時, 壬寅의 歲次에 序하다.

將仕郎 守殿中丞 孫 兆 重改誤

朝奉郎 守國子博士 同校正醫書 上騎都尉 賜緋魚袋 高 保衡

朝奉郎 守尚書 屯殿郎中 同校正醫書 騎都尉 賜緋魚袋 孫 奇

朝散大夫 守光祿卿 直秘閣 判登聞檢院 上護軍 林 億

重廣補注黃帝内經素問序

臣聞安不忘危, 存不忘亡者[1], 往聖之先務; 求民之瘼[2], 恤民之隱[3]者, 上主之深仁.

[注釋] 1) 存不忘亡者:《易·繫辭下》에 "君子, 安而不忘危, 存而不忘亡, 治而不忘亂"이라고 하였다.
　　　 2) 瘼:病.
　　　 3) 恤民之隱:《國語·上》에 "勤恤民隱, 以除其害也."라 하고, 注에 "恤, 憂也, 隱, 痛也."라 하였다.

臣이 듣건대, 安할 때에 危함을 잊지 않고 存할 때에 亡함을 잊지 않는 것은 옛 성인의 先務요, 民의 瘼《질병》을 求하고 民의 隱을 恤함은 上主의 深仁이라 하였습니다.

在昔黃帝之御極也, 以理身緒餘[1]治天下, 坐於明堂[2]之上, 臨觀八極, 考建五常[3], 以謂人之生也, 負陰而抱陽[4], 食味而被色, 外有寒暑之相盪[5], 内有喜怒之交侵, 夭昏札瘥[6], 國家代有.

[注釋] 1) 緒餘:《莊子·讓王》에 "道之眞以治身; 其緒餘以爲國家; 其土苴爲天下"라 하였다.
　　　 2) 明堂:《孟子·梁惠王上》에 "夫明堂者, 王者之堂也"라고 하였다.
　　　 3) 坐於明堂之上 ~ 考建五常:《素問·五運行大論》에 "坐明堂, 始正天綱, 臨觀八極, 考建五常"이라 하였는데, 王冰의 注에 "明堂, 布政宮也, 五常謂五氣行天地之中者也"라고 하였다.
　　　 4) 負陰而抱陽:《老子·四十二》에, "萬物負陰而抱陽"이라 하였다.
　　　 5) 相盪:《易·繫辭上》에 "八卦相盪"이란 말이 보인다.
　　　 6) 夭昏札瘥:《左傳·昭公十九年》에, "札瘥夭昏"이라 하였는데, 注에 "大死曰札, 小疫曰瘥, 短折曰夭, 未名曰昏" ('未名'은 이름을 짓기 전에 죽는 것, 즉 3개월이 되기 전에 죽는 것을 가리킨다) 라 하였다.

옛날 黃帝께서 御極《卽位》하실 때에 理身한 緒餘로써 天下를 治하시고, 明堂의 위에 앉으셔서 八極을 臨觀하고 五常을 考建하시고서 생각하시기를《'以謂', 蓋與 '以爲'同》, '人이 生함에 陰을 負하고 陽을 抱하며 (五)味를 食하고 (色)色 (의 옷)을 被하는데, 外로는 寒暑의 相盪이 있고, 内로는 喜怒의 交侵이 있어 夭

昏札瘥가 國家에 代로《번갈아 가며, 간헐적으로》 있어 왔도다'라 하시고,

將欲斂時五福, 以敷錫厥庶民[1], 乃與歧伯, 上窮天紀, 下極地理, 遠取諸物, 近取諸身[2], 更相問難, 垂法以福萬世. 於是雷公之倫, 授業傳之, 而《內經》作矣. 歷代寶之, 未有失墜.

[注釋] 1) 斂時五福, 以敷錫厥庶民：《書·洪範》에 "斂時五福, 用敷錫厥庶民"이라 하였고, 또 "五福, 一曰壽, 二曰富, 三曰康寧, 四曰攸好德, 五曰考終命"이라 하였다.
　　　 2) 遠取諸物, 近取諸身：《易·繫辭下》에 "近取諸身, 遠取諸物"이라 하였다.

장차 이《'時', 即 '是'》 五福을 斂하시어 써 그 庶民에게 敷錫하고자 하시매, 이에 歧伯과 더불어 上으로는 天紀를 窮하시고 下로는 地理를 極하시며 遠케는 物에서 取하시고 近케는 身에서 取하시며 다시 서로 問難하여 法을 垂하여《드리워》 萬世를 福되게 하셨습니다. 이 때 雷公의 倫《무리》이 業을 授하여 그것을 傳하여 《內經》이 作하였습니다《지어졌습니다》. 歷代로 이를 寶로 여겨 失墜됨이 있지 않았습니다.

蒼周[1]之興, 秦和述六氣之論, 具明於《左史》[2]. 厥後越人得其一二, 演而述《難經》, 西漢倉公傳其舊學, 東漢仲景譔其遺論, 晉皇甫謐刺[3] 而爲《甲乙》, 及隋楊上善[4]纂而爲《太素》. 時則有全元起者[5], 始爲之訓解, 闕第七一通[6].

[注釋] 1) 蒼周：《晉語·四》에 "凡黃帝之子, 二十五宗, 其得姓者, 十四人, 爲十二姓"이라 ·하였고, 또 "唯青陽與蒼林氏, 同于黃帝, 故皆爲姬姓"이라 하였다. 즉 蒼周는 姬姓의 周나라를 가리킴.
　　　 2) 秦和 … 具明於《左史》：이것은《春秋左氏傳·昭元年》에 나오는 의사 和의 기록을 가리킨다.
　　　 3) 刺：《史記·封禪書》에 "使博士諸生, 刺六經作王制"라 하였는데《索隱》은 "小顏云：'刺爲采取之也'"라 하였다.
　　　 4) 隋楊上善：林億等은 楊上善을 隋나라 사람이라고 하였는데, 이는 잘못된 견해이다. 현존하는 楊上善 注《太素》에는 注文과 經文에 唐太祖의 이름인 '丙'과 高祖의 이름인 '淵'이 모두 피해져 있으며 太宗의 이름인 '世民'과 高宗의 이름인 '治'가 經文에는 그대로 있고 注文에는 피해져 있다. 더우기《太素》의 注中에서 老子를 玄元皇帝로 부르고 있는데, 老子를 玄元皇帝로 높여 부른 것은 666년 2월부터이므로, 楊上善이《太素》에 注를 붙인 시기는 唐나라 때임이 분명하다. 蕭延平은 楊上善이 注를 단 시기에서부터 隋 시기까지가 50년이 넘지

않으므로, 隋와 唐初에 걸쳐 벼슬하였을 가능성이 있다고 하였다.

　5) 時則有全元起者 : 日本의 劉君紹翁은 《南史·王僧孺傳》에 "侍中金元起, 欲注《素問》, 謗以砭石"이라 한 것 중의 '金元起'가 '全元起'의 訛라 하였으며 山田業光은 또 이에 근거하여 王僧孺가 天監二年에 죽었으므로 全元起는 齊梁 사이의 사람이라고 하였다.

　6) 通 : "卷"과 같다. 두루말이 하나.

　蒼周가 興함에 秦의 和가 六氣《陰陽風雨晦明》의 論을 述하였으니 《左史》《春秋左氏傳》에 소상히 밝혀져 있습니다. 그 후 越人《扁鵲》이 그 一二를 얻어 演하여 《難經》을 述하였으며, 西漢의 倉公《淳于意》은 그 舊學을 傳하였고, 東漢의 仲景《張仲景》은 그 遺論을 譔하였으며, 晉의 皇甫謐은 刺《采集》하여 《甲乙經》을 爲《著作》하였으며, 隋에 이르러 楊上善이 纂하여 《太素》를 爲《著作》하였습니다. 이 때 全元起라는 사람이 있어 비로소 訓解를 하였으나 第七 一通《一卷》은 闕하여 《빠져》 있었습니다.

　迄唐寶應[1]中, 太僕王冰篤好之, 得先師所藏之卷, 大爲次註, 猶是三皇遺文, 爛然可觀.

[注釋] 1) 寶應 : 唐나라 肅宗의 年號.

　唐나라 寶應중에 이르러, 太僕 王冰이 篤《實》히 이를 好하여 先師가 藏한 卷을 얻어 크게 次하고 註하였는데, 여전히 이것은 三皇의 遺文이었기에 爛然하여 가히 볼 만하였습니다.

　惜乎! 唐令列之醫學, 付之執技之流, 而薦紳先生罕言之, 去聖已遠, 其術晻昧, 是以文注紛錯, 義理混淆. 殊不知三墳之餘, 帝王之高致[2], 聖賢之能事[3]. 唐堯之授四時[4], 虞舜之齊七政[5], 神禹修六府[6]以興帝功, 文王推六子以叙卦氣[7], 伊尹調五味以致君[8], 箕子陳五行以佐世[9], 其致一也. 奈何以至精至微之道, 傳之以至下至淺之人? 其不廢絶, 爲已幸矣.

[注釋] 1) 薦紳先生 : 《史記·五帝本記》에 "薦紳先生, 難言之"라 하였는데, 徐廣이 "薦紳, 卽縉紳也"라 하였다. 薦紳先生이란 지위가 높은 사람들을 가리킨다.
　2) 高致 : 極致. 《春秋公羊傳·宣十五年》에 "什一行而知頌聲作矣"라 하였는데, 漢·何休의 注에 "頌聲者, 太平歌頌之聲, 帝王之高致也"라 하였다.
　3) 能事 : 《易·繫辭上》에 "引而伸之, 觸類而長之, 天下之能事畢矣"라 하였다.

4) 唐堯之授四時 :《書 · 堯傳》에 자세히 나온다.

5) 虞舜之制七政 :《書 · 舜傳》에 자세히 나온다. 여기서 칠정은 日月과 五星을 말한다.

6) 六府 : 水火金木土穀.《書 · 大禹謨》에 나온다.

7) 文王推六子以叙卦氣 :《易 · 説卦》에 "乾, 天也, 故稱乎父 …. 兌三索而得女, 故謂之少女"라 하였고《正義》에 "此一節, 説乾坤六子, 明父子之道也"라 하였다.

8) 伊尹調五味以致君 :《史記 · 殷本紀》에 "伊尹名阿衡. 阿衡欲奸湯而無由, 乃爲有莘氏勝臣, 負鼎俎, 以滋味説湯, 致于王道"라 하였다.

9) 箕子陳五行以佐世 :《書 · 洪範》에, "五行, 一曰水, 二曰火, 三曰木, 四曰金, 五曰土"라는 箕子의 말이 등장한다.

(哀)惜합니다 ! 唐의 法令은 醫學을 列하기를 執技의 流에 付하여 薦紳先生이 이를 거의 言하지 않게 된데다 聖人이 가신 지가 이미 遠하여 그 術이 어두워졌으니, 이 때문에 文과 注가 紛錯되고 義理가 混淆하게 되었습니다. (그래서 사람들은《内經》이) 三墳의 餘이자 帝王의 高致이며 聖賢의 能事임을 전혀 알지 못하게 되었습니다. 唐堯가 四時를 授함과 虞舜이 七政을 齊함과 神禹가 六府를 修하여 帝功을 興함과 文王이 六子를 推하여 卦氣를 叙함과 伊尹이 五味를 調하여 君을 致함과 箕子가 五行을 陳하여 世를 佐함이 (《黃帝内經》을 지은 일과 더불어) 그 致《目標》는 하나입니다. 어찌 至精至微의 道로써 至下至淺의 사람에게 傳하였겠습니까? 그것이 廢絶되지 않은 것만도 너무 (多)幸한 일입니다.

頃在嘉祐中, 仁宗念聖祖之遺事, 將墜于地, 迺詔通知其學者, 俾之是正. 臣等承乏[1]典校, 伏念旬歲, 遂乃搜訪中外, 裒集衆本, 窮尋其義, 正其訛舛, 十得其三四, 餘不能具, 竊謂未足以稱明詔副聖意, 而又採漢唐書錄, 古醫經之存於世者, 得數十家, 叙而考正焉.

[注釋] 1) 承乏 : 어떤 직책에 마땅한 인재가 없어 재주 없는 사람이 그 직책을 대신함.

嘉祐中의 시기에 仁宗께서 聖祖의 遺事가 장차 땅에 떨어질 것을 念하여《우려하여》, 이에 그 學을 通知하는 者를 詔하여 그들로 하여금 바로잡도록 하였습니다. 臣等이 典校의 일에 承乏《미천한 사람이 闕位를 채움》하여 旬歲를 伏念하고서 이윽고 中《수도》과 外《지방》를 搜訪하여 衆本을 裒集하여 그 義을 窮尋하여 그 訛舛을 正하였으나 十에 그 三 · 四만을 얻고 餘는 具할 수 없었으니, 가만히 생각해 보건대 족히 써 明詔에 稱하고 聖意에 副하지 못한다 싶어 또(다시) 漢唐書錄의 古醫經 中 世(上)에 存(在)하는 것을 採하여 數十家를 얻어 叙하고 考正하였습니다.

貫穿錯綜¹⁾, 磅礴會通²⁾, 或端³⁾本以尋支, 或泝⁴⁾流而討⁵⁾源, 定其可知, 次以舊目. 正繆誤者, 六千餘字; 增注義者, 二千餘條. 一言去取, 必有稽考. 舛文疑義, 於是詳明. 以之治身, 可以消患於未兆; 施於有政⁶⁾, 可以廣生於無窮.

[注釋] 1) 錯綜：《易·繫辭上》에 "錯綜其數"라 하였는데 《正義》에 "錯謂交錯, 綜謂總聚"라 하였다.
　　　 2) 磅礴會通：《莊子·逍遙遊》에 "之人也, 之德也, 將旁礴萬物, 以爲一, 世蘄乎亂"이라 하였고 《釋文》에 "旁, 又作磅, 同"이라 하였으며, 司馬는 "旁礴, 猶混同也"라 하였다. 또 《易·繫辭上》에 "聖人有以見天下之動, 以觀其會通, 以行其典禮"라 하였는데 《正義》에 "觀看其物之會合變通"이라 하였다.
　　　 3) 端：審.
　　　 4) 泝：泝는 溯와 같다. '逆流而上'의 뜻.
　　　 5) 討：求, 探.
　　　 6) 施於有政：《論語·爲政》에 "子曰：'《書》云孝乎！ 惟孝, 友于兄弟, 施於有政, 是亦爲政.'"이라 하였다.

　錯綜을 貫穿하고 磅礴하여 會通하되 或은 本을 端하여 써 支를 尋하고 或은 流를 泝하여 源을 討하여, 그 중 가히 알 수 있는 것을 定하고 舊目으로써 次하였습니다. 繆誤를 正한 것이 六千餘字이고, 注의 義를 增한 것이 二千餘條인데, 一言이라도 去하고 取함에는 반드시 稽考함이 있었습니다. 舛文과 疑義가 이에 상세히 밝혀졌으니, 이로써 身을 治한다면 가히 써 未兆에《형상이나 표현으로 드러나기 전에》 患을 消할 수 있을 것이요, 政에 施한다면 가히 써 無窮(한 곳)으로 生을 廣할 수 있을 것입니다.

　恭惟¹⁾皇帝撫大同之運, 擁無疆之休, 述先志以奉成, 興微學而永正, 則和氣可召, 災害不生, 陶一世之民, 同躋于壽域矣.

[注釋] 1) 恭惟：삼가 생각컨데.

　삼가 생각컨데 皇帝께서 大同의 運을 撫하시고 無疆《無限》의 休《美》를 擁하시며 先志를 述하시어 奉成하시고 微學을 興하시어 길이 正하신즉, 和氣를 可히 召할 수 있어 災害가 不生할 것이요, 一世의 民을 陶하여 壽域에 同躋하실 것입니다.

　　　　　　　　國子博士 臣 高 保衡 光祿卿 直秘閣 臣 林 億 等 謹上

왕빙의 서문과 임억 등의 서문 번역에 주로 참고한 문헌

    山田業廣, 《素問次注集疏》

    Ilza Veith, the Yellow Emperor's Classic of Internal Medicine

저본으로 사용한 판본

    민국49년(1960년) 台北 국립중의학연구소 영인 (중화민국) 국립중앙도서관 소장 明·顧從德 飜刻 宋本.

    ＊ 대부분의 글자를 원본 그대로 두었으나 명백한 오자는 임의로 수정하였다. (1개소 : 巳幸 → 已幸)

上古天眞論篇 第一

[해제] 本篇은 上古人이 養生에 特別히 先天眞氣를 保養함에 立論의 基礎를 삼았으므로 篇名을 上古天眞論이라고 했다.

本篇의 主要內容은 다음과 같다.

1. 養生에 있어서 疾病豫防과 益壽, 延年에 대한 重要한 意義를 論述하고 아울러 養生의 具體的인 方法과 要求를 指的하였다

2. 人體의 生長衰老와 生育能力의 發生과 消失 등의 生理過程을 論述하였으며, 腎氣의 重要作用을 强調하였다.

3. 眞人, 至人, 聖人, 賢人을 列擧하였으며, 養生方面의 成就에 있어서 同時에 養生의 實踐意義를 指的하였다.

第 一 章

昔在黃帝, 生而神靈, 弱而能言, 幼而徇齊, 長而敦敏, 成而登天. 乃問於天師曰: 余聞上古之人, 春秋皆度百歲, 而動作不衰; 今時之人, 年¹⁾半百而動作皆²⁾衰者, 時世異耶, 人將³⁾失之耶? 岐伯對曰: 上古之人, 其知道者, 法於陰陽, 和⁴⁾於術數, 食飮有節⁵⁾, 起居有常⁶⁾, 不妄作勞, 故能形與神俱, 而盡終其天年, 度百歲乃去. 今時之人不然也, 以酒爲漿, 以妄⁷⁾爲常, 醉以⁸⁾入房, 以欲竭其精, 以耗⁹⁾散其眞, 不知持滿, 不時¹⁰⁾御神, 務快其心, 逆於生樂, 起居無節, 故半百而衰也.

[校勘] 1) 千金方에는 '年'뒤에 '至'字가 더 있다.
2) 史載之方에는 '皆'가 '有'로 되어 있다.
3) 千金方에는 '人將'이 '將人'으로 되어 있다.
4) 類說에는 '和'가 '知'로 되어 있다.
5) 千金方에는 '節' 앞에 '常'字가 더 있다.
6) 千金方에는 '常' 뒤에 '度'字가 더 있다.
7) 甲乙에는 '妄'이 '安'으로 되어 있다.
8) 千金方과 外臺秘要에는 모두 '以'가 '已'로 되어 있다.
9) 林校에, 甲乙에는 '耗'가 '好'로 되어 있다고 하였다.
10) 林校에, 別本에는 '時'가 '解'로 되어 있다고 했다.

　옛날에 黃帝께서 在하셨는데, 生하면서《나면서부터》神靈하여 弱(한 때)에《아주 어릴 때에》能히 言하였고 幼(年時)에 徇齊《疾速》하였으며 長하여서는 敦敏하였고 (功業을) 成하시고나서 승하하셨다[成하여서는 天(子의 位)에 登(極)하셨다 ;(丹을) 成하여 登天《昇天》하셨다]. 이에[(天子가 되신) 然後에《乃＝然後》] 天師에게 問하여 가라사대, "余가 듣건대, 上古의 人은[사람들은] 春秋가 모두 百歲를 넘어(서)도 動作이 衰하지 않았다고 하는데, 今時의 人은[사람들은] 年《나이》半百에 動作이 모두 衰하니, (이는) 時世가 달라서 입니까? 아니면[그렇지 않으면] 사람들이 이를 失하여서 입니까?"

　岐伯이 對(答)하여 가로되, "上古의 人에 그 道를 知하는 者는, 陰陽에 法하고 術數에 和하여, 飮食에 節을 두었고[節이 있었고] 起居에 常을 두었으며[常이 있었으며] 망령되게 勞를 作하지 않았습니다. 그러므로 形이 身과 더불어[形과 身이] 俱하여 모두(盡) 그 天年을《天壽를》終하여[그 天年을 다하여(盡終)] 百歲가 넘어(서)야 비로소 去하였습니다.[去하였지만,] 今時의 人은 그렇지 아니하여 술로써 漿을 삼고 妄(靈됨)으로써 常을 삼으며, 醉한 채로 入房하여 欲으로써 그 精을 竭하여 써 그 眞(氣)을 耗散하며[欲으로써 그 精을 竭하고 好《原作 '耗', 據《校釋》改》로써 그 眞(氣)을 散하며], (精氣의 充)滿(함)을 (保)持할 줄을 알지 못하고 때에 맞게 神을 御하지 못하고[神을 잘(時：善) 御하지 못하고：《校釋》] 그 마음을 (愉)快히 함을 務하여[(愉)快히 하는 데에(만) 힘써서], 生樂《삶의 참다운 즐거움》에 逆하고 起居에 節이[節度가] 없으므로 半百에 衰하는 것입니다.

第二章

　夫上古聖人之敎下也, 皆謂之[1] 虛邪賊風, 避之有時, 恬憺虛無[2], 眞氣從[3]之, 精神內守, 病安從來? 是以志閑而少欲, 心安而不懼, 形勞而不倦, 氣[4]從以順, 各從其欲, 皆得所願. 故美[5]其食, 任其服, 樂其俗, 高下不相慕, 其民故曰[6]朴. 是以嗜欲不能勞其目, 淫邪不能惑其心, 愚智賢不肖不懼於物, 故合於道[7]. 所以能年皆度百歲, 而動作不衰者, 以其德全不危[8]也.

[校勘]　1) 千金方에는 '夫上古聖人之敎也, 下皆爲之'로 되어 있다.
　　　　2) 雲笈七籤에는 '無'가 '寂'으로 되어 있다.
　　　　3) 雲笈七籤에는 '從'이 '居'로 되어 있다.
　　　　4) 甲乙에는 '氣' 앞에 '神'字가 더 있다.
　　　　5) 林校에, 別本에는 '美'가 '甘'으로 되어 있다고 했다.
　　　　6) 林校에, 別本에는 '曰'이 '自'로 되어 있다고 했는데, 王注에 "我無欲而民自朴"이라 한 것을 보면, 王冰의 所據本에는 '曰'이 '自'로 되어 있었음을 알 수 있다.

7) 全元起注本에는 '道' 뒤에 '數'字가 더 있다.
8) '危' 뒤에 '故'字가 탈락되어 있다고 본다.《郭靄春》

대저 上古의 聖人이 下를《아랫 사람들을》가르치심에 모두 이르시기를, "虛邪賊
風을 避함에 時를 두고 恬憺虛無하면 眞氣가 從《순조롭게 됨》하고 精神이 內守하
리니《안으로 지켜지게 되리니》[恬憺虛無하여 眞氣가 從하고 精神이 內守하면], 病
이 어디를 좇아 來하리오?" 하셨다.[대저 上古聖人의 가르치심에 下가 모두 이를
(實行)하여(夫上古聖人之教也, 下皆爲之), 虛邪賊風을 避함에 時를 두고 恬憺虛無
하여 眞氣가 從하고 精神이 內守하니, 病이 어디를 좇아 來하겠습니까?:《新校
正》] 이러한 까닭으로 志가 閑(暇)하여 欲(心)이 적어지고[欲(心)을 적게 부리
고] [이러한 까닭으로 志를 閑(抑)하여 欲을 적게 하고], 마음이 (便)安해져서 懼
하지 아니하며, 形이 勞하되[形을 수고롭게 하되] 倦하지 아니하여[아니하고], 氣
가 從하여 써 順하며, 각각 그 欲을 從하되《하고자 하는 마음을 좇되》모두 願하는
바를 얻는 故로, 그 (飮)食을 달게 여기고(美) 그 (衣)服을 任(意로)하며《便한대
로 입으며》, 그 (風)俗을 즐기고 高下가《윗사람과 아랫사람이》서로 (傾)慕하지
《부러워하지》아니하였으니, 그 民을 故로 가로되 (素)朴하다고 하거니와, 이러한
까닭으로 (사람들은) 嗜欲이 能히 그 目을 勞하지《수고롭게 하지》못하고, 淫邪가
能히 그 마음을 (迷)惑하지 못하고, 愚·智·賢·不肖가《어리석은 사람, 지혜로운
사람, 현명한 사람, 不肖한 사람이》(모두) 物에[物을] 懼하지 아니하였으니 故로
道에 合하였습니다. 써 能히 年이 모두 百歲를 넘어(서)도 動作이 衰하지 않은 바
는[能히 나이가 모두 百歲가 넘어서도 動作이 衰하지 않은 까닭은] 그 德이 온전하
여 危하지 아니한 때문입니다.

第三章

帝曰: 人年老而無子者, 材力盡耶? 將天數然也? 岐伯曰: 女子七
歲, 腎氣盛, 齒更髮長; 二七而¹⁾天癸至, 任脈通, 太²⁾衝脈盛, 月事
以時下, 故有子; 三七, 腎氣平均, 故眞牙生而長極; 四七, 筋骨堅,
髮長極, 身體盛壯; 五七, 陽明脈衰, 面始焦, 髮始墮; 六七, 三陽脈
衰於上, 面皆焦, 髮始³⁾白; 七七, 任脈虛, 太衝脈衰少, 天癸竭, 地
道不通, 故形壞而無子也. 丈夫八歲, 腎氣實⁴⁾, 髮長齒更; 二八, 腎
氣盛⁵⁾, 天癸至, 精氣溢瀉⁶⁾, 陰陽和, 故能⁷⁾有子; 三八, 腎氣平均,
筋骨勁强, 故眞牙生而長極; 四八, 筋骨隆盛, 肌肉滿壯⁸⁾; 五八, 腎
氣衰, 髮墮齒槁; 六八, 陽氣衰竭於上, 面焦, 髮鬢頒白⁹⁾; 七八, 肝

氣衰, 筋不能動, 天癸竭, 精少, 腎藏衰, 形體皆極；八八則齒髮去
10), 腎者主水, 受五藏六府之精而藏之, 故五藏盛, 乃能寫. 今五藏皆
衰, 筋骨解墮, 天癸盡矣. 故髮鬢白, 身體重, 行步不正, 而無子耳.
帝曰：有其年已老而有子者, 何也? 岐伯曰：此其天壽過度, 氣脈常
通, 而腎氣有餘也. 此雖有子, 男不過盡八八, 女不過盡七七, 而天
地之精氣皆竭矣. 帝曰：夫道者, 年皆百數, 能有子乎? 岐伯曰：夫
道者, 能却老而全形, 身年雖壽, 能生子也.

〔校勘〕 1) 甲乙에는 '而'字가 없다.
2) 太素에는 '太'가 '伏'으로 되어 있는데, 이는 '太'의 古字인 '伏'를 '伏'으로 잘못
쓴 것이다.
3) 太素에는 '始'字가 없다.
4) 聖濟總錄에는 '實'이 '盛'으로 되어 있다.
5) '腎氣盛' 三字는 衍文이라고 본다.《郭靄春》
6) 傷寒九十論, 類說에는 모두 '瀉'字가 없다.
7) 類說에는 '能'字가 없다.
8) 太素에는 '壯'字가 없다. 太平聖憲方에는 '滿壯'이 '充滿'으로 되어 있다.
9) 太平聖惠方에는 '頒'字가 없다. 王注에도 역시 '頒'字가 없다.
10) 天癸竭 精少 腎臟衰 形體皆極 八八則齒髮去: '八八 天癸竭 精少 腎臟衰 則齒髮
去 形體皆極'으로 고쳐야 한다.《郭靄春》

黃帝께서 가로되, "사람이 年老하여[年老하며] 無子한《자식을 둘 수 없는》 것은
材力이 盡하여서 입니까《다하였기 때문입니까》? 아니면[그렇지 아니하면] 天數가
그러하여서 입니까?"
岐伯이 가로되, "여자는, 七歲에《7살이 되면》 腎氣가 盛하여져서 齒가 更하고
[齒를 更하고] 머리가[머리카락이] 長하며《길어지며》, 十四歲에《14살이 되면》 天
癸가 至하여 任脈이 通하（게 되)고 太衝脈이 盛하여（져서） 月事가 時로써《때 맞추
어》 下하므로 有子하며《자식을 둘 수 있게 되며》, 二十一歲에《21세가 되면》 腎氣
가 平均해지므로 眞牙가 生하고 （成)長이《자람이》 極하（게 되)며, 二十八歲에《28
세가 되면》 筋骨이 堅（固)해지고 머리（카락)의 자람이 極하（게 되)고 身體가 成壯
하（게 되)며, 三十五世에《35세가 되면》 陽明脈이 衰하여（져)서 面이 비로소 焦하
（게 되)고 머리카락이 비로소 墮하며[墮하기 始（作)하며], 四十二歲에《42세가 되
면》 三陽脈이 上《頭面部》에서 衰하여（져)서 面이 비로소 焦하（게 되)고 머리가
[머리카락이] 비로소 희게 되며[희어지기 시작하며], 四十九歲에《49세가 되면》 任
脈이 虛해지고 太衝脈이 衰小해져서[衰小해지고] 天癸가 竭하여 地道가 通하지 못
하게 되므로 形이 壞하고《衰老해지고》 無子합니다《자식을 둘 수 없게 됩니다》. 丈
夫는, 八歲에 腎氣가 實해져서 髮이[머리카락이] 자라고 齒가 更하（게 되)며[齒를

更하며], 十六歲에《16세가 되면》腎氣가 盛해져서[盛해지고] 天癸가 至하여[至하고] 精氣가 溢瀉하며 陰陽이 和해지므로[和하(게 되)므로] 能히 有子하며《자식을 둘 수 있으며》, 二十四歲에《24세가 되면》腎氣가 平均해지고[平均해져서] 筋骨이 勁強해지므로 眞牙가 生하고 (成)長이《자람이》極하(게 되)며, 三十二歲에《32세가 되면》筋骨이 隆盛하(게 되)고 肌肉이 (豊)滿(成)長하(게 되)며, 四十歲에《40세가 되면》腎氣가 衰하여져서 髮이《머리카락이》墮하고《빠지고》齒가 槁하(게 되)며, 四十八歲에《48세가 되면》陽氣가 上에서 衰(하고)竭하여(서) 面이 焦해지고 髮鬢이 頒白하게《희끗희끗하게》되며, 五十六歲에《56세가 되면》肝氣가 衰하여(져서) 筋이 能히 움직이지 못하(게 되)며, 天癸가 竭하여 精이 少하(여지)고, 腎藏이 衰하여(져서) 形體가 모두 極하(게 되)며('天癸竭, 精少, 腎藏衰, 形體皆極'은 마땅히 다음 '八八' 이후로 옮겨져야 함.), 六十四歲에《64세가 되면》齒와 髮《머리카락》이 去합니다《빠집니다》. 腎은 水를 主(管)하고 五藏六府의 精을 受하여 (그것을) (貯)藏하므로 五藏이 盛해야 비로소 瀉하게 되는데《瀉할 수 있게 되는데》, 이제 모두 五藏이 衰하여[衰하고] 筋骨이 解墮하고 天癸가 盡하였으므로 髮鬢이 白하고《세고》身體가 무거워지고[무거워져서] 行步가《걸음걸이가》바르지 못하(게 되)며 無子할《자식을 둘 수 없게 될》따름입니다."

帝께서 가라사대, "그 나이가 이미 늙었는데도 자식을 두는 者가 있는 것은[둘 수 있는 者는] 어째서 입니까?"

岐伯이 가로되, "그것은 그 天壽가 (常)度를 넘어서 氣脈이 (恒)常 通하고 腎氣가 有餘하여서 입니다《有餘하기 때문입니다》. (그러나) 이는《이와 같은 사람은》(年老하여도) 비록 자식을 두나《둘 수 있으나》, (보통의) 男子는 六十四歲를 다함을 넘지 않고 (보통의) 女子는 四十九歲를 다함을 넘지 않아서 天地의 精氣가 모두 竭합니다."

帝께서 가라사대, "대저 (修)道者는 나이가 모두 百歲라도 能히 자식을 둘 수 있습니까?"

岐伯이 가로되, "대저 (修)道者는 能히 늙음을 물리치고 形을 온전히 할 수 있으므로 몸의 나이가 비록 壽하였을지라도 能히 자식을 낳을 수 있습니다."

第 四 章

黃帝曰: 余聞上古有眞人者, 提挈天地, 把握陰陽, 呼吸精氣, 獨立守神, 肌肉若一[1], 故能壽敝[2]天地, 无有終時, 此其道生. 中古之時, 有至人者, 淳德全道, 和於陰陽, 調於四時, 去世離俗, 積精全神, 游行天地之間, 視聽八達[3]之外, 此蓋益其壽命而強者也, 亦歸於眞人. 其次有聖人者, 處天地之和, 從八風之理, 適嗜欲於世俗之間,无恚嗔之心, 行不欲離於世, 被服章⁴⁾, 擧不欲觀於俗, 外不勞形於事, 內无思想之患, 以恬愉爲務⁵⁾, 以自得爲功, 形體不敝, 精神不散, 亦⁶⁾可以百數. 其次有賢人者, 法則天地, 象似⁷⁾日月, 辯列星辰, 逆從陰陽, 分別四時, 將從上古合同於道, 亦可使益壽而有極時.

[校勘] 1) 林校에 全元起本에는 "身肌完一"로 되어 있다고 했다.
2) 沈祖綿은 '敝'는 '敵'의 誤字인 듯하다고 하였다.
3) 讀本, 越本, 吳本, 明抄本, 周本, 朝本, 藏本에는 모두 '達'이 '遠'으로 되어 있다.
4) 林校에 '被服章' 三字는 上下의 文에 이어지지 않아 衍文인 듯하다고 하였다.
5) 熊本에는 '務'가 '物'로 되어 있다.
6) '亦' 앞에 '年'字가 탈락된 듯하다. 王注에 "年登百數"라 하였으니, 그의 所據本에는 '年'字가 있었음에 틀림없다.《郭靄春》
7) 初學記에는 '似'가 '以'로 되어 있다.《郭靄春》

黃帝께서 가라사대, "余가 듣건대, 上古에 眞人이(라 하는 이가) 있어서 天地를 提挈하고 陰陽을 把握하고 精氣를 呼吸하며 獨立하여 神을 守하여 肌肉이 若一한 故로[한결같았으므로] 能히 壽가 天地를 敝하여[天地가 敝(盡)하도록 壽하여] 終始가 있지 않았으니, 이는 그 道로써 生함이고《살음이고》, 中古의 時에는 至人이(라 하는 이가) 있어서 德을 淳(朴)하게 하고 道를 온전히 하여[淳(朴)한 德과 온전한 道로] 陰陽에 和하고, 四時에 (맞추어) 調하며 (몸은 世俗에 있지만 精神은) 世를 去하고 俗을 離하여《즉, 世俗을 벗어나》精을 積하고 神을 온전히 하여 天地의 사이를 游行하고 八達《또는 八遠, 즉 八方》의 外(에서 일어나는 일)를 보고 들었는데, 이는 대개 그 壽命을 益하여서 强해진 者이니, 또한 眞人에 歸(屬)하며, 그 다음에는 聖人이(라고 하는 이가) 있어서, 天地의 和(한 데)에 處하고, 八風의 理에 從하며, 世俗의 사이에서 嗜欲을《좋아하는 것과 하고자 하는 것을》適하여[適하며] 恚嗔의 마음을 두지 않으며, 行(動)은 世(俗)를 떠나고자 하지 아니하되 (服章을 被하며) 擧(動)는 (世)俗을 觀하려《본받으려》[(世)俗에 觀하려《보이려, 자랑하려》] 하지 아니하며, 外로는 일에 形(몸)을 勞하지《수고롭게 하지》아니하고 內로는 思想의 患《생각하는 근심》을 두지 않으며, 恬愉로써 務를 삼고 自得함으로써 功을 삼아, 形體가 敝《衰老》하지 아니하고 精神이 散하지 아니하니[아니하여], 또한 可히 百數로써 하였으며, 그 다음으로(는) 賢人이(라는 이가) 있어서, 天地를 法則하고 日月을 象似하고《본받고》星辰을 辨別하고 陰陽을 逆從하고 四時를 分別하여, 장차(將) 上古를 從하여 道에 合同하려 하였는데, 또한 可히 하여금 壽(命)를 益하기는 하였으나《壽命을 延長할 수는 있었으나》極時가《(壽命을) 다하는 때가》있었다고 하였습니다."

四氣調神大論 第二

〔해제〕　本篇에서는 주로 人體를 四時氣候의 變化에 順應시켜 精神活動을 調攝하며, 自然
　　　　界의 生長收藏의 規律에 適應하고 그렇게 함으로써 養生과 疾病豫防의 目的에 到達
　　　　하게 하는 것을 論述하였으므로 篇名을 四氣調神大論이라고 하였다.
　　　　本篇의 內容은 아래와 같다.
　　　1. 春溫, 夏熱, 秋凉, 冬寒의 四時氣候 變化의 特徵에 相應하는, 즉 四時의 陰陽消長
　　　　에 相應하는 養生方法을 提示하였다.
　　　2. 四時의 變化를 違反함으로써 造成하는 危害를 列擧하고, 治療보다 豫防이 낫다는
　　　　豫防思想을 提示하였다.

第 一 章

　春三月, 此謂發陳, 天地俱生, 萬物以榮, 夜臥早起, 廣步於庭, 被
髮緩形, 以使[1]志生, 生而勿殺, 矛而勿奪, 賞而勿罰, 此春氣之應,
養生[2]之道也. 逆之則傷肝, 夏爲寒變, 奉長者少. 夏三月, 此謂蕃[3]
秀, 天地氣交, 萬物華實, 夜臥早起, 無厭於日, 使志無怒, 使華英成
秀, 使氣得泄, 若所愛在外, 此夏氣之應, 養長[4]之道也. 逆之則傷
心, 秋爲痎瘧, 奉收者少, 冬至重病[5]. 秋三月, 此謂容平, 天氣以急,
地氣以明, 早臥早起, 與鷄俱興, 使志安寧, 以緩秋刑[6], 收斂神氣,
使秋氣平, 無外其志, 使肺氣清[7], 此秋氣之應, 養收[8]之道也, 逆之
則傷肺, 冬爲飧[9]泄, 奉藏者少. 冬三月, 此謂閉藏, 水冰地坼, 無擾
乎[10]陽, 早臥晚起, 必待日光, 使志若伏若[11]匿, 若有私意, 若已有
得, 去寒就溫, 無泄皮膚, 使氣亟[12]奪, 此冬氣之應, 養藏[13]之道也.
逆之則傷腎, 春爲痿厥, 奉生者少.

〔校勘〕　1) 病源에는 '使'밑에 '春'字가 더 있다.
　　　　2) 類說에는 '養生'이 '生養'으로 되어 있다.
　　　　3) 雲笈七籤에는 '蕃'이 '播'로 되어 있다.
　　　　4) 類說에는 '養長'이 '長養'으로 되어 있다.
　　　　5) 柯逢時는 '冬至重病' 四字는 衍文이라고 하였다.

6) 熊本에는 '刑'이 '形'으로 되어 있다. 太素와 病源에도 모두 '形'으로 되어 있다.
7) 太素에는 '淸'이 '精'으로 되어 있다.
8) 類說에는 '養收'가 '收養'으로 되어 있다.
9) 病源에는 '飱'이 '餐'으로 되어 있다.
10) 太素와 醫心方에는 모두 '乎'가 '于'로 되어 있다.
11) 病源에는 '伏' 뒤에 '若'字가 없다
12) 醫心方에는 '亟'이 '極'으로 되어 있다('亟'과 '極'은 通用字임).
13) 類說에는 '養藏'이 '藏伏'으로 되어 있다.

春 三(個)月은, 이를 일러 發陳이라 하(나)니, 天地가 함께 生함에《살려냄에 ── 즉, 生氣를 불어 넣어 줌에》萬物이 써 榮하니, 夜에 (잠자리에) 臥하고 일찍 일어나 庭에서 廣步하며, (頭)髮을 被《披》하고 形(體)을 (舒)緩하게 하여《느슨하게 하여》써 志가 生하게 하며, 生하고《살리고》殺하지 말며, 予《施與》하고 奪하지 말며, 賞하고《賞을 주고》罰하지 말 것이니, 이는 春氣를[春氣에] 應하여[應함이며; 應하는,]'生을 養하는 道라, 이를 逆하면 肝을 傷하고 夏에 寒變《寒性 病變》이 되니, 長을《夏의 長氣를》奉함이 적어서이니라[寒變이 되어서 長을 奉할 것이 적어지느니라].

夏 三(個)月은, 이를 일러 蕃秀라 하(나)니, 天과 地의 氣가 (相)交함에 萬物이 (開)華 (結)實하니, 夜에 臥하고 일찍 일어나며, (長)日을 厭(惡)하지 말며, 志가 怒함이 없게 하여 (精神의) 華英이 秀(美)함을 成하게 하며[怒함이 없게 하며, 華英이 秀를 成하게 하며], 氣가 泄(함을 得)하게 하여 (마치) 愛하는[아끼는] 바가 外에 在함과 같이 할 것이니, 이것이 夏氣를[夏氣에] 應하여[應함이며; 應하는,] 長을 養하는 道라, 이를 逆하면 心을 傷하고 秋에 痎瘧이 되니, 收를 奉함이 적어서인데[痎瘧이 되어 收를 奉할 것이 적어지는데], 冬이 至하면《겨울이 되면》거듭 앓(게 되)느니라[病을 (危)重하게 하느니라; 病이 (危)重해지느니라].

秋 三(個)月은, 이를 일러 容平이라 하(나)니, 天氣가 써 急하(여지)고 地氣가 써 明하(여지)니, 일찍 (잠자리에) 눕고 일찍 일어나되 鷄와 더불어 함께 興하며, 志가 安寧하게 하여 써 秋의 刑을 緩하게 하고, 神氣를 收斂하여 秋氣가 平하게 하며, 그 志를 外(로)하지 말아서 肺氣가 淸(肅)하게 할 것이니, 이것이 秋氣에 應하여[應함이며; 應하는,] 收를 養하는 道라, 이를 逆하면 肺를 傷하고 冬에 飱泄이 되니, 藏을 奉함이 적어서이니라[飱泄이 되어 藏을 奉할 것이 적어지느니라].

冬 三(個)月은, 이를 일러 閉藏이라고 하(나)니, 물이 얼고 땅이 갈라지니(坼), 陽을 擾하지《動擾시키지》말고 일찍 (잠자리에) 눕고 늦게 일어나되(晩起) 반드시 日光을 待하며《반드시 日出하여 日光이 비칠 때를 기다려서 일어나며》, 志가 伏한 듯 匿한 듯 하게 하여 (마치) 私意를 둔 것 같이 이미 得함이 있는 것 같이 하며, 寒을《추운 데를》去《避》하여 溫에《따뜻한 데로》就하며, 皮膚를 泄하여 氣가 자주(亟) 奪하지 말게 할 것이니, 이것이 冬氣를[冬氣에] 應하여[應함이며; 應하는,] 藏을 養하는 道라, 이를 逆하면 腎을 傷하고 春에 痿厥이 되니, 生을 奉함이

적어서이니라[痿厥이 되어 生을 奉할 것이 적어지느니라].

第 二 章

天氣, 淸淨¹⁾光明者也, 藏德不止²⁾, 故不下也. 天明則日月不明,
邪害空竅, 陽氣者閉塞, 地氣者冒明, 雲霧不精, 則上應白³⁾露不下;
交通不表⁴⁾, 萬物命故不施, 不施則名木多死; 惡氣不發, 風雨不節,
白露不下, 則菀槁不榮. 賊風數至, 暴雨數起, 天地四時不相保, 與
道相失, 則未央絶滅. 唯聖人從之, 故身無奇病, 萬物不失, 生氣不竭.
逆春氣, 則少陽不生, 肝氣內變; 逆夏氣, 則太陽不長, 心氣內洞⁵⁾;
逆秋氣, 則太陰⁶⁾不收, 肺氣焦⁷⁾滿; 逆冬氣, 則少陰不藏, 腎氣獨沈⁸⁾.
夫四時陰陽者, 萬物之根本⁹⁾也. 所以聖人春夏養陽, 秋冬養陰, 以從
其根, 故與萬物沈浮於生長之門¹⁰⁾. 逆其根, 則伐其本, 壞其眞矣.

[校勘] 1) 太素에는 '淨'이 '靜'으로 되어 있다.
2) 新校正에 이르기를, "別本에는 '止'가 '上'으로 된 것도 있다."고 하였다.
3) 太素에는 '白'이 '甘'으로 되어 있다.
4) '交通不表'에서 '風雨不節'까지의 25字는 잘못 들어간 衍文인 듯하다. 왜냐하면, '名木多死'하고서 또 '菀槁不榮'이라고 말함은 상하 중복이며, '惡氣不發'이라 하고서 '風雨不節'이라고 하면 앞뒤의 文義가 어그러지기 때문이다. 史載之方에는, '交通不表' 云云의 25字가 없고, '雲霧不精, 則上應白露不下, 白露不下, 則菀槁不榮'으로 되어 있는데, 이는 본문과 비교해 볼 때 文脈이 비교적 순조롭다. 아마 史氏가 위와 같이 쓴 데에는 근거한 바가 있었을 것이다.《郭靄春》
5) 太平聖惠方에는 '洞'이 '動'으로 되어 있다.
6) '太陰'은 뒤의 '少陰'과 顚倒되었으므로 응당 순서를 바로잡아야 한다.《郭靄春》林億의〈刺禁論〉'肺藏于右' 句를 보면 楊上善의 說을 引用하여 '肺爲少陰'이라 하였다.
7) 太平聖惠方에는 '焦'가 '煩'으로 되어 있다.
8) 外臺에는 '沈濁'으로 되어 있다.
9) 醫心方에는 '本'이 '氣'로 되어 있다.
10) 甲乙에는 '故與萬物沈浮于生長之門'의 11字가 없다.

天氣는 淸淨 光明한 것이라, 德을 (隱)藏(하여 露出하지 아니)함을 止하지 않는
까닭으로 下하지 않나니, 天이 (德을 隱藏하지 않고 暴露하여) 明하면 日月이 明하
지 못하고 邪가 空竅를 害하여[害하며], 陽氣는 閉塞되고 地氣는 明《日月》을 冒
《遮蔽》하여[冒하며,] 雲霧로 (因해) 精하지(日光이 淸明하지:《校釋》) 못하면
[雲霧가 精하지 못하면], 上에 應하여 白露가 下하지 못하고 (天地,上下의) 交通

함이 나타나지《表陳되지；表現되지》못하여 萬物의 命이 故로 施하지《延長되지》못하니, 施하지《延長되지》못하면 名木이 많이 死하며, 惡氣가 發하지《發散되지》못하여［惡氣가 發하여：《太素》；惡氣가 크게(不＝丕) 發하여］風雨가 節하지 못하고 白露가 下하지 못하면, 菀(鬱)하고 藁《枯槁》하여［菀槁가］榮하지 못하며, 賊風이 자주 至하고 暴雨가 자주 起하며［起하여］, 天地(와) 四時가 相保하지 못하여 道와 더불어 相失하면 未央에 絕滅하나니, 오직 聖人은 이를《天地自然의 變化 내지는 養生의 道를》從하므로 身에 奇病이 없고 萬物이 失하지 아니하며 生氣가 竭하지 않느니라.

春氣를［春氣에］逆하면, 少陽이 生하지 못하고［못하여］肝氣가 內變하며；夏氣를［夏氣에］逆하면, 太陽이 長하지 못하고［못하여］心氣가 內動하며；秋氣를［秋氣에］逆하면, 太陰이 收하지 못하고［못하여］肺氣가 焦滿《肺熱葉焦, 胸中脹滿》하며；冬氣를［冬氣에］逆하면, 少陰이 長하지 못하고［못하여］腎氣가 (獨)沈［濁沈：《太素》］하느니라.

대저 四時陰陽은 萬物의 根本이라, 써 聖人이 春夏에 陽을 養하고 秋冬에 陰을 養하여(써) 그 根을［根에］從하므로 萬物과 더불어 生長의 門에 沈浮하는 바이니, 그 根을 逆하면 그 本을 伐하여［伐하고］그 眞을 壞하(게 되)나니,

第 三 章

故陰陽四時[1]者, 萬物之終始也, 死生之本也, 逆之則災害生, 從之則苟[2]疾不起, 是謂得道. 道者, 聖人行之, 愚者佩[3]之. 從陰陽則生, 逆之則死, 從之則治, 逆之則亂. 反順爲逆, 是謂內[4]格. 是故聖人不治已病, 治未病, 不治已亂, 治未亂, 此之謂也. 夫病已成而後藥之, 亂已成而後治之, 譬猶渴而穿井, 鬪而鑄錐, 不亦晚乎！

［校勘］ 1) 甲乙에는 ‘陰陽’ 아래의 ‘四時’ 二字가 없다.
2) 太素에는 ‘苟’가 ‘奇’로 되어 있다.
3) 類說 및 方氏의 家藏集要方에는 모두 ‘佩’가 ‘背’로 되어 있다.
4) 外臺에는 ‘內’가 ‘關’으로 되어 있다.

그러므로 陰陽四時는 萬物의 終始이며 生死의 (根)本이라, 이를 從하면 苟疾이 起《生》하지 못하(나)니, 이를 일러 道를 얻었다고 하느니라. (養生의) 道는, 聖人은 이를 行하고 愚者는《어리석은 이는》이를 佩《背》하나니,［佩하느니라.］陰陽을 從하면 生하고 이를 逆하면 死하며, 이를 從하면 治하고 이를 逆하면 亂해지는데, 順을［順에］反하면［反함이］逆이 되(나)니, 이를 일러 內格이라고 하느니라. 이러한 까닭으로 聖人은 已病《이미 病이 든 것》을 治하지 아니하고 未病《아직 病이 되

지 않은 것)을 治하며《發病하기 전에 미리 防治함》, 已亂을 治하지 아니하고 未亂을 治한다 함이 이를 이름이라, 대저 病이 이미 成한 뒤에 이를 藥하고《投藥하여 치료하고》亂이 이미 成한 뒤에 이를 治한다면, 譬하건대 渴함에 井을 穿하고《목마른 뒤에야 비로소 샘을 파고》鬪함에 錐를 鑄함《戰爭이 난 뒤에야 비로소 兵器를 鑄造함》과 같으니, 또한 늦지(晩) 않겠는가[어찌 늦지 않으랴]!

生氣通天論篇 第三

〔해제〕 本篇은 人體의 生命活動이 自然界와 하나 하나 相通하고 있는 道理를 論述하였으므로 篇名을 生氣通天論으로 하였다.

本篇의 內容은 아래와 같다.

1. 生命活動에 있어서의 陽氣의 重要作用과 陽氣와 有關한 각종의 病變을 論述하였다.

2. 天人 相應의 觀点에서 出發하여 外界의 致病因素가 機體에 侵擾하여 일으키는 病理變化를 探討하였다.

3. 四時氣候의 變化와 五味攝取의 不適當함이 모두 五臟의 損傷을 惹起하여 發病할 수 있음을 指出하였다.

4. 陰陽의 평형이 正常生理를 유지하는 필요조건이며, 陰陽이 失調하면 병리상태가 출현하고 陰陽이 離決하면 즉 生命이 終止하게 됨을 강조하였다.

第 一 章

黃帝曰: 夫自古通天者, 生之本, 本於陰陽. 天地之間, 六合之內, 其氣九州, 九竅[1]五藏十二節, 皆通乎天氣. 其生五, 其氣三, 數[2]犯此者, 則邪氣傷人, 此壽命之本也. 蒼天之氣淸淨, 則志意治, 順之則陽氣固, 雖有賊邪, 弗能害也, 此因時之序[3]. 故聖人傳精神, 服天氣, 而通神明. 失之則內閉九竅, 外壅肌肉, 衛氣散解, 此謂自傷, 氣之削也.

〔校勘〕 1) 俞樾은 "'九竅'는 衍文이다. '九州'가 곧 '九竅'니, 옛날에는 '竅'를 '州'라 일렀다.":고 하였다.
2) 太素에는 '數' 위에 '謂'字가 더 있다.
3) '此因時之序' 五字는 衍文이니, 뒤의 "弗之能害, 此因時之序"의 영향을 받아 잘못 삽입된 것이다.《郭靄春》

黃帝께서 가라사대, "대저 예로부터 天에 通한 者는 生의 本을 陰陽에 本하(였)나니[天에 通하는 것이 生의 本이니 陰陽에 (根)本함이라], 天地之間 六合之內에 그 氣가 九州(에 充滿해 있나)니, 九竅,五藏,十二節이 모두 天氣에 通하고 있습니다. 그 生은 五요 그 氣는 三이니, 이를 자주 犯하는 者는 邪氣가 人(身)을 傷하니,

이것이 壽命의 本입니다.

蒼天의 氣가 淸淨하면 志意가 治하고, (이를) 順하면 陽氣가 固(密)하여 비록 賊邪가 있더라도 能히 害하지 못하(나)니, 이는 時의 序에 因함입니다. 그러므로 聖人은 精神을 搏《原作'傳', 據《校釋》改》하고 天氣를 服하여 神明에 通합니다. 이를 失하면 안으로 九竅를 閉하고 밖으로 肌肉을 壅하여 衛氣가 散解하(나)니, 이를 自傷이라 이르는데, 氣를 削함입니다.

第 二 章

陽氣者, 若天與日, 失其所[1], 則折壽而不彰, 故天運當以日光明. 是故陽因而上[2], 衛外者也. 因於寒, 欲如運[3]樞, 起居如驚[4], 神氣乃浮. 因於暑, 汗煩則喘喝, 靜則多言, 體若燔炭, 汗出而散. 因於濕, 首如裹, 濕熱不攘, 大筋緛短, 小筋弛長, 緛短爲拘, 弛長爲痿. 因於氣, 爲腫. 四維相代, 陽氣乃竭.

陽氣者, 煩勞則張, 精絶辟積, 於夏使人煎[5]厥. 目盲不可以視, 耳閉不可以聽, 潰潰乎若壞都, 汩汩[6]乎不可止. 陽氣者, 大怒則形氣絶, 而血菀[7]於上, 使人薄厥. 有傷於筋, 縱, 其若不容, 汗出偏沮, 使人偏枯. 汗出見濕, 乃生痤疿. 高[8]粱之變, 足生大丁, 受如持虛[9]. 勞汗當風, 寒薄爲皶, 鬱乃痤.

陽氣者, 精則養神, 柔則養筋. 開闔不得, 寒氣從之, 乃生大僂. 陷脈爲瘻, 留連肉[10]腠. 兪[11]氣化薄, 傳爲善畏, 及爲驚駭. 營氣[12]不從, 逆於肉理, 乃生癰腫. 魄汗未盡, 形弱而氣爍, 穴兪以閉, 發爲風瘧. 故風者, 百病之始也, 淸靜[13]則肉腠閉拒, 雖有大風苛毒, 弗之能害[14], 此因時之序也. 故病久則傳化, 上下不幷, 良醫弗爲. 故陽[15]畜[16]積病死, 而陽氣當隔, 隔者當寫, 不亟正治, 粗乃敗之[17].

故陽氣者, 一日而主外, 平旦人[18]氣生, 日中而陽氣隆, 日西而陽氣已虛, 氣門乃閉. 是故暮而收拒, 無擾筋骨, 無見霧露, 反此三時, 形乃困薄.

[校勘] 1) 太素에는 '所'가 '行'으로 되어 있다.

2) 太素에는 '而上'이 '上而'로 순서가 바뀌어 있다.

3) 太素에는 '運'이 '連'으로 되어 있다. 林校에 全元起本에도 '連'으로 되어 있다고 했다.

4) 吳本에는 '驚'이 '警'으로 되어 있다.

5) 太素에는 '煎'이 '前'으로 되어 있다.

6) 太素에는 '汨汨'이 '滑滑'로 되어 있다.

7) 太素에는 '菀'이 '宛'으로 되어 있다.

8) 太素에는 '高'가 '膏'로 되어 있다.

9) 素問病機氣宜保命集에는 '受如持虛'가 '受持如虛'로 되어 있다.

10) 莫校本에는 '肉'이 '內'로 되어 있다.

11) 太素에는 '兪'가 '輪'로 되어 있다.

12) 樓英은 "'營氣' 이하 12字는 '乃生大僂' 句의 뒤로 옮겨져야 한다. 무릇 陽氣가 衞氣를 잃음으로 인하여 寒氣가 이를 좇아 僂가 되고 연후에 榮氣가 逆하여 癰腫이 되며, 癰腫을 失冶한 뒤에 寒氣가 脈中에 陷入하여 瘻가 되어 肉腠에 留連하는 것이다."라 하였다.

13) 柯校에, '淸靜' 위에 '陽氣' 二字가 탈락되었다고 했는데, 王注에 "淸靜則肉腠閉, 陽氣拒"라고 한 것을 보면, 王冰의 所據本엔 '陽氣'의 二字가 '肉腠閉' 아래에 있었던 것 같다.

14) 太素에는 '害'가 '客'으로 되어 있다.

15) 熊本에는 '陽' 아래에 '氣'字가 더 있다.

16) 太素에는 '畜'이 '蓄'으로 되어 있다.

17) 粗乃敗之: 太素에는 '旦乃敗亡'으로 되어 있다. 蕭氏校語에 이르기를, "別本에는 '旦'이 '丑'로 되어 있다."고 했는데, 이로 볼 때 '旦'字가 먼저 잘못 '丑'字가 되고, 뒤에 偏旁이 그릇 덧붙어서 '粗'가 되었음을 알 수 있다. 또 '亡'이 '之'로 잘못된 것은 초서로 말미암은 것이다.《郭靄春》

18) '人' 뒤에 '陽'字가 탈락되어 있다. 王注에 "故陽氣平曉生"이라 했으니, 이는 王冰의 所據本에는 '陽'字가 있었다는 뜻이며, 學醫隨筆에도 "平旦人陽氣生"이라 하여 王注本과 합치된다.

(人身에 있어서의) 陽氣는 天이 日과 與함 같으니 그 所(마땅히 있어야 할 자리)를 失하면 壽를 折(損)하고 彰하지 못합니다. 故로 天運은 마땅히 日로써 光明하나니[日光으로써 明하나니], 이러한 (緣)故로 陽은 (天運當以日光明함을) 因하여서 (몸의 裏에서 表로, 또는 몸의 下部에서 上部로) 上하여 外를 衞하는 者입니다.

寒에 因하면《此句는 마땅히 다음의 '體若燔炭' 句 앞으로 옮겨져야 함》, (陽은) 樞를 運함 같이 해야 하는데《'欲'자는 '마땅히 어떠 어떠한 것이 좋다'는 뜻을 나타낼 때 쓰임》起居를 驚한 듯이 하면[起居함에 만약 驚하(여 陽氣를 搖動하)면], 神氣가 이에 (밖으로) 浮(散)하며; 暑에 因하면, 汗하는데 煩하면 喘喝하고[暑에 因하여, 汗하고 煩하면 喘喝하고,] 靜하면 말을 많이 하며, 몸이 (마치) 燔炭과 같(이 熱이 나)다가 汗이 出하면 (熱이) 散하며; 濕에 因하면, 首가 裏함 같은데《머리가 마치 보자기 따위로 씌운 것 같이 沈重하고 爽快하지 아니한데》, 濕熱이 攘하

지 아니하면, 大筋은 緛短하고《收縮하여 짧아지고》小筋은 弛長《弛緩되어 길어짐》
하(게 되)니, 緛短하면 拘(攣)하게 되고 弛長하면 痿하게 되며; 氣(風)에 因하면
腫이 되니, 四維《風寒暑濕을 가리킴》가 서로 (交)代함에 陽氣가 이에 竭합니다.

　　陽氣는 煩勞하면 張하여 精이 絶하며, 夏에 辟積하면[張하며, 精이 絶하여 辟積
하면 夏에] 사람으로 하여금 煎厥하게 하나니, 目이 盲하여 可히 써 視하지 못하고
耳가 閉하여 可히 써 聽하지 못하며, 潰潰함이 壞하는 都와 같고[같아서], 汩汩하
여[汩汩함을] 可히 止하지 못합니다. 陽氣는 大怒하면 形氣《藏府經絡之氣》가 絶하
고 血이 上에 菀하여 사람으로 하여금 薄厥하게 합니다. 筋에 傷함이 있어서 縱《弛
緩不收》하여 그것이 容(用)하지 못함 같고(其若不容), 汗이 出함이 偏沮하면, 사
람으로 하여금 偏枯《半身不遂》하게 하며; 汗이 出한 데에[汗을 出하고] 濕을 見하
면, 이에 痤疿를 生하며; 膏梁의 變은《기름진 飮食을 많이 먹으면 病이 되니》足히
大丁《大疔》을 生하는데, (病邪를) 受함이 虛를 持함 같으며《빈 그릇을 가지고 물
건을 받아 들이는 것과 같이 쉬우며》; (形이) 勞하여 汗(出)한 데에 風을 當하면
《몸을 많이 움직여서 땀이 난 데에 바람을 쐬면》, 寒이 薄하여 皶가 되고, 鬱하면
이에 痤가 됩니다.

　　陽氣는 精하면 神을 養하고 柔하면 筋을 養하나, 開闔《여기서는 汗孔의 開閉를
가리킴》이 得하지 못하여 寒氣가 이를 從하면 이에 大僂를 生하며, 脈에 陷하면 痿
가 되며, (寒邪가) 肉腠(之間)에 留連함에 兪氣가 化하여 (안으로 五藏을) 薄(迫)
하면 傳하여 잘 畏하게 되고 驚駭하게 되며, (寒邪의 稽留함으로 말미암아) 營氣가
從하지 못하여 肉理에 逆하면 이에 癰腫을 生합니다. 魄汗이 盡하지《止하지》못하
여 形이 弱하(여져 있)고, 氣가 爍(消)하여 穴兪가 써 閉하(여 邪氣가 留止하여 鬱
하)면, 發하여 風瘧이 됩니다.
　　故로 風은 百病의 始이라, 淸靜하면 肉腠가 閉拒하여 비록 大風 苛毒이 있더라도
能히 이를 害하지 못하(나)니, 이것은[이것이 (바로)] 時의 序에 因함입니다. 故
로 病이 久하면 轉化하는데, 上下가 幷(交通)하지 못하면 良醫라도 (治)하지 못합
니다. 故로 陽이 蓄積하면 病死하나니, 陽氣가 隔(塞)함을 當하여 ── 隔한 者는 마
땅히 瀉해야 하는데 ── 亟히《速히》바르게 治하지 아니하면, 粗(工)가 이에 이를
敗(하게)합니다.

　　故로 陽氣는 一日에는《낮 동안에는》外를 主하는데, 平旦에 人氣가 生하고 日中
에 陽氣가 隆(盛)하(여지)며, 日西에는 陽氣가 이미 虛하(여지)니 氣門이 이에 閉
합니다. 이러한 까닭으로 暮하면 收拒하여 筋骨을 擾하지 말고 霧露를 見하지 말지
니, 이 三時에 反하면 形이 이에 困薄하여집니다.”

第 三 章

岐伯曰：陰者，藏精而起亟[1]也；陽者，衞外而爲固也. 陰不勝其陽，則脈流薄疾，幷[2]乃狂；陽不勝其陰，則五藏氣爭[3]，九竅不通. 是以聖人陳陰陽，筋脈和同，骨髓堅固，氣血皆從. 如是，則內外調和，邪不能害，耳目聰明，氣立如故.

風客淫氣，精乃亡，邪傷肝也. 因而飽食，筋脈橫解，腸澼爲痔. 因而大[4]飮，則氣逆. 因而強力，腎氣乃傷，高骨乃壞. 凡陰陽之要，陽密乃固[5]，兩[6]者不和，若春無秋，若冬無夏，因而和之，是謂聖度. 故陽強不能密，陰氣乃絶，陰平陽秘，精神乃治，陰陽離決，精氣乃絶.

因於露風，乃生寒熱. 是以春傷於風，邪氣留連[7]，乃爲洞泄；夏傷於暑，秋爲痎瘧；秋傷於濕，上[8]逆而咳，發爲痿厥；冬傷於寒，春必溫病[9]. 四時之氣，更[10]傷五藏.

陰之所生，本在五味，陰之五宮，傷在五味. 是故味過於酸，肝氣以津，脾氣乃絶；味過於鹹，大[11]骨氣勞，短肌，心[12]氣抑；味過於甘[13]，心氣喘滿，色黑[14]，腎氣不衡[15]；味過於苦[16]，脾氣不[17]濡，胃氣乃厚. 味過於辛，筋脈沮弛，精神乃央. 是故謹和五味，骨正筋柔，氣血以流，腠理以密，如是，則骨氣[18]以精，謹道如法，長有天命.

〔校勘〕 1) 吳注本에는 '起亟'이 '亟守'로 되어 있다.
　　　 2) 素問病機氣宜保命集에는 '幷'이 '病'으로 되어 있다.
　　　 3) '爭'은 아마 '靜'字의 壞字로서 轉刻할 때 잘못하여 偏旁이 빠진 듯하다. 陽이 陰을 이기지 못하고 陰이 이기면 고요(靜)해져서 陽이 운행을 못하고 鬱滯하여 病이 되므로 九竅가 不通하게 된다.《郭靄春》
　　　 4) 太素에는 '大'가 '一'로 되어 있다.
　　　 5) 太素에는 '陽密乃固'가 '陰密陽固'로 되어 있다.
　　　 6) 太素에는 '兩' 위에 '而'字가 더 있는데, '而'는 '如'의 뜻이다.
　　　 7) 類說에는 '連'이 '夏'로 되어 있다(이 경우 '夏'는 아래에 붙어서 夏乃爲洞泄'로 읽는다). 靈樞·論疾診尺篇의 "春傷于風, 夏生后泄腸澼" 句와 比較컨대 '夏'라고 함이 옳다.
　　　 8) 類說에는 '上'이 '冬'으로 되어 있다. 本書의 陰陽應象大論 및 靈樞에 모두 "秋傷于濕, 冬生咳嗽"라는 말이 있는 것으로 미루어 볼 때 '冬'이 옳다고 본다.
　　　 9) 明抄本에는 '溫病'이 '病溫'으로 되어 있다.

10) 太素에는 '更'이 '爭'으로 되어 있다. 위에 붙여서 '五藏之氣爭, 傷五藏'이라고 읽는다.

11) 太素에는 '大' 위에 '則'字가 더 있고, 雲笈七籤에는 '大'字가 없으므로 本句는 응당 '則骨氣勞'로 되어야 한다. 대개 鹹味는 능히 굳은 것을 연하게 하므로 지나치면 骨을 손상하게 한다. '勞'는 '病'의 뜻이다.

12) 太素에는 '氣' 위에 '心'字가 없다. 類說에는 '氣抑'이 '氣折'로 되어 있다.

13) 太素에는 '甘'이 '苦'로 되어 있다. 素問紹識에 말하기를, "'苦'로 함이 옳다. 맛이 지나치게 쓰면 心氣가 너무 實하여 喘滿이 되고, 火氣가 亢進하며 血이 燥해져서 水火가 不濟하므로 腎氣가 不均衡해진다."고 하였다.

14) '色黑' 二字는 衍文인 듯하다. 酸·鹹·甘·辛의 各節이 모두 面色을 언급하지 않았는데 어찌 '苦'만 다르겠는가?

15) 太素와 雲笈七籤에는 모두 '衡'이 '衞'로 되어 있다. '不衞'는 無力의 뜻이다.

16) 太素에는 '苦'가 '甘'으로 되어 있다. 素問紹識에 말하기를, "'甘'으로 함이 옳다. 단맛이 지나치면 脾氣가 過實해져서 胃氣가 이로 인해 병을 만든다."라고 하였다.

17) 太素와 雲笈七籤에는 모두 '濡' 앞의 '不'字가 없다.

18) 胡本, 越本, 明抄本에는 모두 '骨氣'가 '氣骨'로 되어 있다.

岐伯이 가로되, "陰은 精을 藏하여 起亟하며〔亟을 起하며 ; 起《坤下起復》함이 亟《起而又起, 無間斷, 無窮已》하며 : 盧谷 註》《此句難解》, 陽은 外를 衞하여 固를 합니다《固하게 합니다》. 陰이 그 陽을 勝하지 못하면, 脈流가 薄疾하고, 病하면 이에 狂하며 ; 陽이 그 陰을 勝하지 못하면, 五藏의 氣가 爭하여 九竅가 通하지 못합니다. 이러한 까닭으로 聖人은 陰陽을 陳《'陳'은 '列'이니, '等比'의 뜻이다. 즉, 陰陽의 어느 한 쪽에 偏勝함이 없게 함 : 《校釋》》하여 筋脈이 和同하고 骨髓가 堅固하며 氣血이 모두 從하나니, 이와 같으면 內外가 調和하여 邪가 能히 害하지 못하고 耳目이 聰明하(여지)며 氣가 立《行》함이 如故《如常》합니다.

風이·(人體에) 客하여 (陽)氣를 (侵)淫하면 (陰)精이 이에 (消)亡하니, 邪가 肝을 傷함이며 ; 因하여 飽食하면, 筋脈이 橫解《'橫'은 放縱, '解'는 弛緩不收》하고 腸澼하여 痔가 되며 ; 因하여 大飮하면 氣가 逆하(게 되)며 ; 因하여 强力하면《무리하게 억지로 힘을 쓰면》, 腎氣가 이에 傷하고〔傷하여〕高骨이 이에 壞합니다.

무릇 陰陽의 要《關鍵》는, 陽이 (靜)密하여야 이에 (堅)固하나니〔(陰이) 固(守于內)하(나)니〕, 兩者가 和하지 못하면 봄에 가을이 없음 같고《봄만 있고 가을이 없는 것 같고》겨울에 여름이 없음 같으니《겨울만 있고 여름이 없는 것 같으니》, 因하여 이를 和하게 함──이를 일러 聖度라고 합니다. 故로 陽이 强《亢盛》하여 能히 密하지 못하면, 陰氣가 이에 絕《耗竭》하며 ; 陰이 平하고 陽이 秘하면 精神이 이에 治하(여지)며 ; 陰陽이 離決하면 精氣가 이에 絕합니다.

露風에 因하면〔風에 露함을 因하여〕이에 寒熱을 生하나니, 이러한 까닭으로 春에 風에 傷하여 邪氣가 留連하면, 이에 洞泄이 되며 ; 夏에 暑에 傷하면 秋에 痎瘧

이 되며 ; 秋에 濕《當作'燥'》에 傷하면, (邪氣가) 上逆함에 咳하고, 發하여 痿厥이 되며《痿厥을 發하며》; 冬에 寒에 傷하면, 春에 반드시 溫(病)을 앓(게 되)나니 《'溫病'當作'病溫'》, 四時의 氣가 번갈아 五藏을 傷합니다.

陰(精)이 (産)生하는 바는 本(源)이[본래] 五味에 있고, 陰의 五宮은《陰精을 藏하고 있는 五藏은》 傷함이 五味(의 過度함)에 있나니, 이러한 까닭으로 味가 酸에 過하면《酸味가 過度하면》, 肝氣가 써 津(溢)하여 脾氣가 이에 絶하며 ; 味가 鹹에 過하면, 大骨의 氣가 勞(傷)하고, 肌(肉)를 短(縮)하고[肌肉이 短(縮)하여지고], 心氣가 抑하여지며 ; 味가 甘에 過하면, 心氣가 喘滿하(게 되)고, 色이 黑하(여지)고, 腎氣가 衡하지 못하(게 되)며 ; 味가 苦에 過하면, 脾氣가 濡《潤》하지 못하(게 되)고, 胃氣가 이에 厚《壅滯脹滿》하여지며 ; 味가 辛에 過하면, 筋脈이 沮弛하(여지)고, 精神이 이에 央《殃》합니다. 이러한 까닭으로 삼가 五味를 (調)和하여 [五味를 謹和하여] 骨이 正하고 筋이 柔하며, 氣血이 써 流하고 腠理가 써 密하게 할 것이니[삼가 五味를 和하게 하면, …… 腠理가 써 密하여지며], 이와 같이 하면 骨・(筋・血・精)氣가 써 精(壯)하(여지)나니, (養生의) 道를 삼가하여 法대로 하면[하여야] 길이 天命을 (保)有하게 됩니다."

金匱眞言論篇 第四

〔해제〕 作者는 本篇에 論한 바가 至極히 重要하다고 보아 이를 金匱에 秘藏하여 萬世에 流傳할 만한 眞言에 비유했으므로, 篇名을 金匱眞言論이라고 했다.

本篇의 主要內容은 다음과 같다.

1. 四時의 氣候와 五藏의 關系를 論述하였으며, 同時에 季節性의 多發하는 病을 指出하였다.

2. 하루의 4단계와 臟腑, 體表, 部位 등 조직적 陰陽의 劃分을 討論하였으며, 陰陽學說의 靈活한 運用을 예시하였다.

3. 自然事物과 人體조직의 五行歸類를 열거하였다.

第 一 章

黃帝問曰: 天有八風, 經有五風, 何謂? 岐伯對曰¹⁾: 八風發邪²⁾, 以爲³⁾經風, 觸五藏, 邪氣發病. 所謂⁴⁾得四時之勝者, 春勝長夏, 長夏勝冬, 冬勝夏, 夏勝秋, 秋勝春, 所謂四時之勝也. 東風生於春, 病在肝兪, 在頸項; 南風生於夏, 病在心兪, 在胸脇; 西風生於秋, 病在肺兪, 在肩背; 北風生於冬, 病在腎兪, 在腰股; 中央爲土, 病在脾兪, 在脊. 故春氣者⁵⁾病在頭, 夏氣者病在藏, 秋氣者病在肩背, 冬氣者病在四支. 故春善病鼽衄, 仲夏善病胸脇, 長夏善病洞泄寒中, 秋善病風瘧, 冬善病痺厥. 故冬不按蹻, 春不鼽衄, 春⁶⁾不病頸項, 仲夏不病胸脇, 長夏不病洞泄寒中, 秋不病風瘧, 冬不病痺厥飧泄而汗出也⁷⁾. 夫精者, 身之本也. 故藏⁸⁾於精者, 春不病溫. 夏暑汗不出者, 秋成風瘧. 此平人脈法也⁹⁾.

〔校勘〕 1) 太素에는 '何謂, 岐伯對曰'의 六字가 없다.
2) 太素에는 '邪' 밑에 '氣'字가 더 있다.
3) 太素에는 '以爲' 二字가 없다. 이 경우 '經風'은 아래에 붙여서(經風觸五藏) 읽는다.
4) 柯逢時 말하기를, "'所謂得四時之勝者' 以下 32字는 착간이다. 〈六節藏象論〉에 文이 거듭 나온다."라고 하였다.
5) 類說에는 '氣' 아래에 '者'字가 없다. 뒤의 '夏'·'秋'·'冬'의 경우도 또한 같다.

6) 明抄本에는 '不' 위에 '春'字가 없다.

7) 飧泄而汗出也: 類說에는 이 六字가 없다. 林校에서도 이 六字는 衍文인 듯하다고 했다.

8) 于鬯은 "'藏' 위에 '冬'字가 빠졌을 것이다. 이 '冬'字는 뒤의 '夏暑汗不出者, 秋成風瘧'의 '夏'字와 對가 된다."고 하였다.

9) '此平人脈法也'의 六字는, 林校에 "뜻이 위와 서로 접속되지 않는다."라고 한 말에 의거한다면, 응당 뒤의 '合心于精' 句 아래에 있을 것이 잘못 여기에 끼인 것이다.

黃帝께서 問하여 가라사대, "天에는 八風이 있고 經(脈)에는 五風이 있(다고 하)는데, 무엇을[어찌] 이름입니까?"

岐伯이 對(答)하여 가로되, "八風이 邪(氣)를 發하여 써 經風이 되어 五藏을 觸하면, 邪氣가 病을 發합니다. 이른바 四時의 勝을 得한다 함은[四時의 勝을 得한다고 이르는 바는], 春이 長夏를 勝하고, 長夏가 冬을 勝하고, 冬이 夏를 勝하고, 夏가 秋를 勝하고, 秋가 春을 勝함이,[勝하니, (이것이)] 이른바 四時의 勝(함)입니다.

東風은 春에 生하니, 病은 肝에 있고, 兪는 頸項에 있으며; 南風은 夏에 生하니, 病은 心에 있고, 兪는 胸脇에 있으며; 西風은 秋에 生하니, 病은 肺에 있고, 兪는 肩背에 있으며; 北風은 冬에 生하니, 病은 腎에 있고, 兪는 腰股에 있으며; 中央은 土가 되니, 病은 脾에 있고, 兪는 脊에 있습니다. 故로 春氣는 病이 頭에 있고, 夏氣는 病이 藏에 있고, 秋氣는 病이 肩背에 있고, 冬氣는 病이 四支에 있습니다. 故로 春에는 "衄衁을 잘 앓고(善病), 仲夏에는 胸脇을 잘 앓고, 長夏에는 洞泄, 寒中을 잘 앓고, 秋에는 風瘧을 잘 앓고, 冬에는 痺厥을 잘 앓습니다. 故로 冬에 按蹻하지 아니하면, 春에 衄衁하지 아니하고 (春에) 頸項을 앓지 아니하며, 仲夏에 胸脇을 앓지 아니하고, 長夏에 洞泄·寒中을 앓지 아니하며, 秋에는 風瘧을 앓지 아니하고, 冬에 痺厥(하고 飧泄하며 汗出함)을 앓지 않습니다. 대저 精은 身의 本이니, 故로 精을 藏하는 者는 春에 溫(病)을 앓지 않습니다[溫(病)에 걸리지 않습니다]. 夏에 暑汗이 出하지 않은 者는 秋에 風瘧을 成합니다. 이것이 平人의 脈法입니다.

第 二 章

故曰: 陰中有陰, 陽中有陽. 平旦至日中, 天之陽, 陽中之陽也; 日中至黃昏, 天之陽, 陽中之陰也; 合夜至雞鳴, 天之陰, 陰中之陰也; 雞鳴至平旦, 天之陰, 陰中之陽也. 故人亦應之. 夫言人之陰陽, 則外爲陽, 內爲陰. 言人身之陰陽, 則背爲陽, 腹爲陰. 言人身之藏府中陰陽, 則藏者¹⁾爲陰, 府者¹⁾爲陽. 肝心脾肺腎五藏, 皆爲陰, 膽胃大腸小腸膀胱三焦六府, 皆爲陽. 所以欲知陰中之陰　陽[2]中之陽者, 何也? 爲冬病在陰, 夏病在陽, 春病在陰, 秋病在陽, 皆視其所在, 爲施鍼石也. 故背爲陽, 陽中之陽, 心也; 背爲陽, 陽中之陰, 肺也; 腹爲陰, 陰中之陰, 腎也; 腹爲陰, 陰中之陽, 肝也; 腹爲陰, 陰中之至陰, 脾也. 此皆陰陽表裏內外雌雄[3]相輸應也,, 故以應天之陰陽也.

〔校勘〕　1) '藏者'·'府者'의 두 '者'字는 衍文인 듯하다. '藏爲陰, 府爲陽'과 앞의 '外爲陽, 內爲陰' 및 '背爲陽, 腹爲陰'은 句式이 같다.
　　　　　2) 太素에는 '陽中' 앞에 '而'字가 더 있다.
　　　　　3) 太素에는 '內外' 밑에 '左右' 二字가, '雌雄' 밑에 '上下' 二字가 더 있다.

　故로 가로되, "陰 中에 (또) 陰이 있고 陽 中에 (또) 陽이 있다고 하나니, 平旦에서 日中까지는, 天의 陽인데, 陽中의 陽이고; 日中에서 黃昏까지는, 天의 陽인데, 陽中의 陰이며; 合夜에서 鷄鳴까지는, 天의 陰인데, 陰中의 陰이고; 鷄鳴에서 平旦까지는, 天의 陰인데, 陰中의 陽입니다. 故로 人도 또한 이에 應하니, 대저 人의 陰陽을 말한다면, 外는 陽이 되고 內는 陰이 되며; 人身의 陰陽을 말한다면, 背는 陽이 되고, 腹은 陰이 되며; 人身의 藏府 中의 陰陽을 말한다면, 藏은 陰이 되고 府는 陽이 되니, 肝·心·脾·肺·腎 五藏은 모두 陰이 되고, 膽·胃·大腸·小腸·膀胱·三焦 六府는 모두 陽이 됩니다. 써 陰 中의 陰과 陽 中의 陽을 知하고자 하는 바는 무엇입니까? 冬의 病은 陰에 在하고, 夏의 病은 陽에 在하고, 春의 病은 陰에 在하고, 秋의 病은 陽에 在하기 때문이니(爲), 모두 그 (病의) 所在를 視함은 針石을 施하기 爲해서 입니다[모두 그 在한 곳을 視하여 針石을 施합니다]. 故로 背는 陽이 되는데, 陽 中의 陽은 心이고; 背는 陽이 되는데, 陽 中의 陰은 肺이며; 腹은 陰이 되는데, 陰 中의 陰은 腎이고; 腹은 陰이 되는데, 陰 中의 陰은 肝이며; 腹은 陰이 되는데, 陰 中의 至陰은 脾입니다. 이는 모두 陰陽·表裏·內外·雌雄으로 서로가 輸應함이니, 故로 써 天의 陰陽에 (相)應합니다."

第三章

　帝曰: 五藏應四時, 各有收[1]受乎? 岐伯曰: 有. 東方靑色, 入通於肝, 開竅於目, 藏精於肝, 其病發驚駭[2], 其味酸, 其類草[3]木, 其畜雞, 其穀麥[4], 其應四時, 上爲歲星, 是以春氣在頭也[5], 其音角, 其數八, 是以知病之在筋也[6], 其臭臊[7]. 南方赤色, 入通於心, 開竅於耳[8], 藏精於心, 故病在五藏, 其味苦, 其類火, 其畜羊[9], 其穀黍, 其應四時, 上爲熒惑星, 是以知病之在脈也, 其音徵, 其數七, 其臭焦. 中央黃色, 入通於脾, 開竅於口, 藏精於脾, 故病在舌本[10], 其味甘, 其類土, 其畜牛, 其穀稷, 其應四時, 上爲鎭星, 是以知病之在肉也, 其音宮, 其數五, 其臭香. 西方白色, 入通於肺, 開竅於鼻, 藏精於肺, 故病在背, 其味辛, 其類金, 其畜馬[11], 其穀稻, 其應四時, 上爲太白星, 是以知病之在皮毛也, 其音商, 其數九, 其臭腥. 北方黑色, 入通於腎, 開竅於二陰, 藏精於腎, 故病在谿, 其味鹹, 其類水, 其畜彘[12], 其穀豆, 其應四時, 上爲辰星, 是以知病之在骨也, 其音羽, 其數六, 其臭腐. 故善爲脈者, 謹察五藏六府, 一逆一從[13], 陰陽表裏, 雌雄之紀, 藏之心意, 合心[14]於精, 非其人勿敎, 非其眞[15]勿授, 是謂得道.

〔校勘〕　1) 朝本에는 '收'가 '倐'로 되어 있다.
　　　　2) 其發病驚駭: 이 六字는 衍文이다. 뒤의 文例에 비추어 보건대 응당 '故病在頭' 라고 해야 한다. 素問識에도 '故病在頭'로 되어 있다.《沈祖綿》
　　　　3) '草'字는 衍文이다.
　　　　4) 其畜鷄, 其穀麥:〈五常政大論〉에는 '其畜犬, 其穀麻'로 되어 있다.
　　　　5) '是以春氣在頭也' 句는 '是以知病之在筋也'로 고쳐야 한다.《素問識》
　　　　6) '是以知病之在筋也' 八字는 錯出한 것이니 刪去해야 한다.《素問識》
　　　　7) 林校에 月令에는 '燥'가 '羶'으로 되어 있다고 했다.
　　　　8)〈陰陽應象大論〉의 "南方生熱 …… 在竅爲舌"에 근거해 볼 때 '耳'는 응당 '舌' 로 고쳐야 한다.
　　　　9)〈五常政大論〉에는 '羊'이 '馬'로 되어 있다.
　　　　10) '病在舌本'은 '病在脊'으로 고쳐야만 비로소 앞의 文例와 일치하게 된다.《素問 識》
　　　　11)〈五常政大論〉에는 '馬'가 '雞'로 되어 있다.
　　　　12) 太素에는 '彘'가 '豕'로 되어 있다.
　　　　13) 太素에는 '一逆一從'의 兩 '一'字가 없다. 이 경우 '逆從' 二字는 위에 붙여 읽는 다.
　　　　14) 太素에는 '心'이 '之'로 되어 있다.
　　　　15) 太素에는 '眞'이 '人'으로 되어 있다.

　　帝께서 가라사대, "五藏이 四時에 應하니[應함에; 應하여] 각기 收受함이 있습 니까?"

　　岐伯이 가로되, "있습니다. 東方 靑色은 肝에 入하여 通하고, 竅를 目에 開하며, 精을 肝에 藏하니, 그 病은 驚駭를 發하며; 그 味는 酸이고, 그 類는 草木이고, 그 畜은 鷄이고, 그 穀은 麥이고, 그 應은 四時에 위로 歲星《木星》이 되니, (이러한 까 닭으로 春氣는 頭에 在하며,) 그 音은 角이고, 그 數는 八이며, 이러한 까닭으로 病 이 筋에 在함을 知하며《此句는 下文의 例에 準하건대, 마땅히 앞의 '그 音은 角이고'句의 앞으로 옮겨져야함), 그 臭는 臊입니다.

南方 赤色은 心에 入하여 通하고, 竅를 耳에 開하며, 精을 心에 藏하니, 故로 病은 五藏에 在하며; 그 味는 苦이고, 그 類는 火이고, 그 畜은 羊이고, 그 穀은 黍이고, 그 應은 四時에 위로 熒惑星《火星》이 되니, 이러한 까닭으로 病이 脈에 在함을 知하며, 그 音은 徵이고, 그 數는 七이고, 그 臭는 焦입니다.

中央 黃色은 脾에 入하여 通하고, 竅를 口에 開하며, 精을 脾에 藏하니, 故로 病은 舌本에 在하며, 그 味는 甘이고, 그 類는 土이고, 그 畜은 牛이고, 그 穀은 稷이고, 그 應은 四時에 위로 鎭星《土星》이 되니, 이러한 까닭으로 病이 肉에 在함을 知하며, 그 音은 宮이고, 그 數는 五이고, 그 臭는 香입니다.

西方 白色은 肺에 入하여 通하고, 竅를 鼻에 開하며, 精을 肺에 藏하니, 故로 病은 背에 在하며, 그 味는 辛이고, 그 類는 金이고, 그 畜은 馬이고, 그 穀은 稻이고, 그 應은 四時에 위로 太白星이 되니, 이러한 까닭으로 病이 皮毛에 在함을 知하며, 그 音은 商이고, 그 數는 九이고, 그 臭는 腥입니다.

北方 黑色은 腎에 入하여 通하고, 竅를 二陰에 開하며, 腎에 精을 藏하니, 故로 病은 谿에 在하며; 그 味는 鹹이고, 그 類는 水이고, 그 畜은 彘이고, 그 穀은 豆이고, 그 應은 四時에 위로 辰星《水星》이 되니, 이러한 까닭으로 病이 骨에 在함을 知하며, 그 音은 羽이고, 그 數는 六이고, 그 臭는 腐입니다.

故로 脈을 잘 (診察)하는 者는 삼가 五藏六府를 察하여 한 번 逆하고 한 번 從함에[五藏六府를 한 번은 逆으로 한 번은 從으로 謹察하여], 陰陽 表裏 雌雄의 紀를 心意에 藏하여 心을[이를《太素》'心'作'之'] 精에 合(하게)하며, 그 사람이 아니면 敎하지 아니하고, 그 眞이 아니면 授하지 않나니, 이를 得道라고 합니다[精에 合하게 하거니와, 그 사람이 아니면 敎하지 말며, 그 眞이 아니면 授하지 말지니, 이를 得道라고 이릅니다]."

陰陽應象大論篇 第五

〔해제〕　本篇은 陰陽學說의 理論을 自然界의 具體的인 事物과 그 發展 變化의 現狀 中에
體現하여 闡述하였으므로 陰陽應象大論이라고 했다.

　　本篇의 主要內容은 아래와 같다.

1. 陰陽이 자연계의 根本規律임을 指出하였다.

2. 陰陽의 對立, 互根, 轉化와 각자의 속성의 特點을 論述하였다.

3. 陰陽의 觀點을 利用하여 人體의 生理, 病理, 診法, 治病 등의 문제를 指導, 闡發하
였다.

第 一 章

　黃帝曰：陰陽者, 天地之道也[1], 萬物之綱紀, 變化之父母, 生殺之
本始, 神明之府也, 治病必求於[2]本. 故積陽爲天, 積陰爲地. 陰靜陽
躁[3], 陽生陰長, 陽殺[4]陰藏. 陽化氣, 陰成形. 寒極生熱, 熱極生寒,
寒氣生濁, 熱氣生淸. 淸氣在下, 則生飧泄；濁氣在上, 則生䐜脹. 此
陰陽反作, 病之逆從也.

〔校勘〕　1）聖濟經에는 ‘也’가 ‘路’로 되어 있다.

　　　　2）于本, 滑抄本, 吳注本에는 모두 ‘於’가 ‘其’로 되어 있다.

　　　　3）吳注本에는 ‘陰靜陽躁’의 四字가 없다.

　　　　4）類說에는 ‘殺’이 ‘發’로 되어 있다.

　黃帝께서 가라사대, "陰陽은 天地의 道이니, 萬物의 綱紀이며, 變化의 父母이며,
生殺의 本始이며, 神明의 府이라, 病을 治함엔 반드시 本에서 求해야 합니다.

　故로 積陽이 天이 되고, 積陰이 地가 되며；陰은 靜하고, 陽은 躁하며；陽은 生하
(게 하)고 陰은 長하(게 하)며, 陽은 殺하고 陰은 藏하며；陽은 氣를 化하고, 陰은
形을 成하며；寒이 極하면 熱을 生하고, 熱이 極하면 寒을 生하며；寒氣는 濁을 生
하고, 熱氣는 淸을 生하는데, 淸氣가 下에 在하면 飧泄을 生하고, 濁氣가 上에 在하
면 䐜脹을 生하(나)니, 이것이 陰陽의 反作이며 病의 逆從입니다.

第 二 章

故淸陽爲天, 濁陰爲地；地氣上爲雲, 天氣下爲雨；雨出地氣, 雲出天氣.

故淸陽出上竅, 濁陰出下竅；淸陽發腠理, 濁陰走五藏；淸陽實四支, 濁陰歸六府.

水爲陰, 火爲陽, 陽爲氣, 陰爲味. 味歸形, 形歸氣, 氣歸精, 精歸[1]化；精食氣, 形食味, 化生精, 氣生形. 味傷形, 氣傷精, 精化爲氣, 氣傷於味. 陰味出下竅, 陽氣出上竅. 味厚者爲陰, 薄爲陰之陽[2]；氣厚者爲陽, 薄爲陽之陰[3]. 味厚則泄[4], 薄則通[5]；氣薄則發[6]泄, 厚則發熱. 壯火之氣衰, 少火之氣壯；壯火食氣, 氣食少火；壯火散氣, 少火生氣. 氣味, 辛甘發散爲陽, 酸苦涌[7]泄爲陰.

陰勝則陽病, 陽勝則陰病. 陽勝則熱, 陰勝則寒[8]. 重寒則熱, 重熱則寒. 寒傷形, 熱傷氣. 氣傷痛, 形傷腫. 故先痛而後腫者, 氣傷形也；先腫而後痛者, 形傷氣也. 風勝則動[9], 熱勝則腫, 燥勝則乾, 寒勝則浮[10], 濕勝則濡寫.

天有四時五行[11], 以生長收藏, 以生寒暑燥濕風. 人有五藏, 化[12]五氣, 以生喜怒悲憂恐. 故喜怒傷氣, 寒暑傷形. 暴怒傷陰, 暴喜傷陽. 厥氣上行, 滿脈去形. 喜怒不節, 寒暑過度, 生乃不固. 故重陰必陽, 重陽必陰.

故曰：冬傷於寒, 春必溫病[13]；春傷於風, 夏生飧泄；夏傷於暑, 秋必痎瘧；秋傷於濕, 冬生[14]咳嗽.

〔校勘〕　1) 聖濟經에는 '歸'가 '得'으로 되어 있다.
　　　　2) '薄爲陰之陽'은 '味薄者爲陰中之陽'으로 되어야 한다. 千金方 卷二十六에는 '薄'이 '味薄者'로 되어 있고, 湯液本草에는 '陰' 밑에 '中'字가 더 있다.
　　　　3) '薄爲陰之陽'은 '味薄者爲陰中之陽'으로 해야 한다. 千金方에는 '薄'이 '氣薄者'로 되어 있다.
　　　　4) 王注를 보건대 '泄' 아래에 '利'字가 빠진 듯하다.
　　　　5) 千金方에는 '通' 밑에 '流'字가 더 있다. '薄則通流'와 앞의 '厚則泄利'는 對文이

다.

6) ‘發’은 뒤의 ‘發’字에 영향받아 잘못된 듯하다. 本草綱目에는 李杲의 說을 引據하여 ‘發’을 ‘參’으로 고쳐 썼다.

7) 柯校本에는 ‘涌’이 ‘通’으로 되어 있다.

8) 陽勝則熱, 陰勝則寒: 林校에 이르기를, 甲乙에는 ‘陰病則熱, 陽病則寒’으로 되어 있으나 뜻은 같다고 했다.

9) 類說에는 ‘動’이 ‘痛’으로 되어 있다.

10) 太素에는 ‘浮’가 ‘腑’로 되어 있다.

11) ‘五行’ 二字는 잘못 들어간 것으로 ‘以生寒暑’ 句의 앞에 놓여야 한다.《王注》

12) 甲乙經에는 ‘化’ 밑에 ‘爲’字가 더 있다.

13) 胡本, 讀本, 越本, 吳本에는 모두 ‘溫病’이 ‘病溫’으로 되어 있다.

14) 濟生拔萃에는 ‘生’이 ‘必’로 되어 있다.

故로 淸陽은 天이 되고, 濁陰은 地가 되며; 地氣는 上하여 雲이 되고 天氣는 下하여 雨가 되니, 雨는 地氣에서 出하고 雲은 天氣에서 出합니다.

故로 淸陽은 上竅로 出하고, 濁陰《飮食이 消化되고 남은 찌꺼기. 즉 大小便》은 下竅로 出하며; 淸陽은 腠理로[腠理를] 發하고, 濁陰《陰精膏液》은 五藏으로 走하며; 淸陽은 四支를 實하게 하고, 濁陰《飮食物》은 六府로 歸합니다.

水는 陰이 되고 火는 陽이 되며, 陽은 氣가 되고 陰은 味가 됩니다. 味는 形으로 歸하고 形은 氣로 歸하며, 氣는 精으로 歸하고 精은 化로 歸하니, 精은 氣를 食하고 形은 味를 食하며, 化는 精을 生하고 氣는 形을 生합니다.

味는 形을 傷하고 氣는 精을 傷하며, 精은 化하여 氣가 되고 氣는 味에 (依해) 傷합니다. 陰味는 下竅로 出하고, 陽氣는 上竅로 出합니다. 味가 厚한 것은 陰이 되고 薄(한 것)은 陰(中)의 陽이 되며, 氣가 厚한 것은 陽이 되고 薄(한 것)은 陽(中)의 陰이 되니, 味가 厚하면 泄하고 薄하면 通하며, 氣가 薄하면 發泄하고 厚하면 發熱합니다. 壯火의 氣는 衰하고, 少火의 氣는 壯하니《壯火는 元氣를 衰하게 하고, 少火는 元氣를 生하게 하니》〔壯火는 氣가 衰함에 之하고 少火는 氣가 壯함에 之하니; 壯火의 氣가 衰하면 少火의 氣가 壯하니〕, 壯火는 氣를 食《消耗》하고 氣는 少火를 食하며, 壯火는 氣를 散하고 少火는 氣를 生합니다〔壯火가 氣를 衰하게 함과 少火가 氣를 壯하게 함은, 壯火는 氣를 食《消耗》하고 氣는 少火를 食하며, 壯火는 氣를 散하고 少火는 氣를 生함입니다〕. 氣味가, 辛甘하여 發散함은 陽이 되고, 酸苦하여 涌泄함은 陰이 됩니다〔氣味가 辛甘하면 發散하니 陽이 되고, 酸苦하면 涌泄하니 陰이 됩니다〕.

陰이 勝하면 陽이 病하고, 陽이 勝하면 陰이 病하며; 陽이 勝하면 熱하고, 陰이 勝하면 寒하며; 寒을 重하면《極하면》熱하고, 熱을 重하면 寒합니다. 寒은 形을 傷하고 熱은 氣를 傷하는데, 氣가 傷하면 痛하고 形이 傷하면 腫합니다. 故로 먼저 痛

하고 뒤에 腫한 것은 氣가 形을 傷함이고, 먼저 腫하고 뒤에 痛한 것은 形이 氣를 傷함입니다.

風이 勝하면 動하고, 熱이 勝하면 腫하고, 燥가 勝하면 乾하고, 寒이 勝하면 浮하고, 濕이 勝하면 濡寫합니다.

天에는 四時五行이 있어서, 써 生長收藏하고, 써 寒暑燥濕風을 生하며 ; 人에는 五藏이 化하는 五氣가 있어[五藏이 있어서 五氣를 化하여 ; 五藏이 있어서 (써) 五氣를 化하고] 써 喜怒悲憂恐을 生합니다. 故로 喜怒는 氣를 傷하고 寒暑는 形을 傷하며, 暴怒는[暴怒하면] 陰을 傷하고 暴喜는[暴喜하면] 陽을 傷하는데, 厥氣가 上行하여 脈에 滿하면 (神이) 形을 去하니, 喜怒가 不節하고 寒暑가 度를 지나치면 生이 이에 固하지 못합니다. 故로 重陰《極에 달한 陰》은 반드시 陽(으로 變)하며, 重陽《極에 달한 陽》은 반드시 陰(으로 變)합니다.

故로 가로되, '冬에 寒에 傷하면, 春에 반드시 溫(病)을 앓고('溫病'當作'病溫') ; 春에 風에 傷하면, 夏에 飱泄을 生하고 ; 夏에 暑에 傷하면, 秋에 반드시 痎瘧하고 ; 秋에 燥《原作'濕', 當作'燥' : 章虛谷註》에 傷하면, 冬에 咳嗽를 生한다.'고 했습니다."

第 三 章

帝曰 : 余聞上古聖人, 論理人形, 列別藏府, 端絡經脈, 會通六合, 各從其經, 氣穴所發, 各1)有處名, 谿谷屬骨, 皆有所起, 分部逆從, 各有條理, 四時陰陽, 盡有經紀, 外內之應, 皆有表裏, 其信然乎? 岐伯對曰 : 東方生風, 風生木, 木生酸, 酸生肝, 肝生筋, 筋生心, 肝主目. 其在天爲玄2), 在人爲道, 在地爲化. 化生五味, 道生智, 玄生神, 神3)在天爲風, 在地爲木, 在體爲筋, 在藏爲肝, 在色爲蒼, 在音爲角, 在聲爲呼, 在變動爲握, 在竅爲目, 在味爲酸, 在志爲怒. 怒傷肝, 悲勝怒 ; 風傷筋, 燥勝風 ; 酸傷筋, 辛勝酸. 南方生熱, 熱生火, 火生苦, 苦生心, 心生血, 血生脾, 心主舌. 其在天爲熱, 在地爲火, 在體爲脈, 在藏爲心, 在色爲赤, 在音爲徵, 在聲爲笑, 在變動爲憂, 在竅爲舌, 在味爲苦, 在志爲喜. 喜傷心, 恐勝喜 ; 熱傷氣, 寒勝熱, 苦傷氣, 鹹勝苦. 中央生濕, 濕生土, 土生甘, 甘生脾, 脾生肉, 肉生肺, 脾主口. 其在天爲濕, 在地爲土, 在體爲肉, 在藏爲脾, 在色爲

黃, 在音爲宮, 在聲爲歌, 在變動爲噦, 在竅爲口, 在味爲甘, 在志爲
思. 思傷脾, 怒勝思; 濕傷肉, 風勝濕; 甘傷肉, 酸勝甘. 西方生燥,
燥生金, 金生辛, 辛生肺, 肺生皮毛, 皮毛生腎, 肺主鼻. 其在天爲
燥, 在地爲金, 在體爲皮毛, 在藏爲肺, 在色爲白, 在音爲商, 在聲爲
哭, 在變動爲咳, 在竅爲鼻, 在味爲辛, 在志爲憂. 憂傷肺, 喜勝憂;
熱4)傷皮毛, 寒勝熱; 辛傷皮毛, 苦勝辛. 北方生寒, 寒生水, 水生鹹,
鹹生腎, 腎生骨髓, 髓生肝, 腎主耳. 其在天爲寒, 在地爲水, 在體爲
骨, 在藏爲腎, 在色爲黑, 在音爲羽, 在聲爲呻, 在變動爲慄, 在竅爲
耳, 在味爲鹹, 在志爲恐. 恐傷腎, 思勝恐; 寒傷血5), 燥6)勝寒; 鹹傷
血7), 甘勝鹹. 故曰: 天地者, 萬物之上下也; 陰陽者, 血氣之男女也
; 左右者, 陰陽之道路也; 水火者, 陰陽之徵兆也; 陰陽者, 萬物之
能始也. 故曰: 陰在內, 陽之守也; 陽在外, 陰之使也.

〔校勘〕 1) 明抄本에는 '各'이 '皆'로 되어 있다.
2) '其在天爲'부터 '玄生神'까지의 23자는 衍文인 듯하다.(柯校)
3) 沈祖綿이 말하기를, "'神'字는 '其'字라야 한다. 뒤의 文章과 比較컨대, '其在天
爲熱, 爲濕, 爲燥, 爲寒'의 모든 例가 다 '其'字로 되어 있다."라고 하였다.
4) '熱'은 마땅히 '燥'로 고쳐야 한다. 上下의 文例에 준거한다면, '東方生風…風傷
筋'·'南方生熱…熱傷氣'·'中央生濕…濕傷肉'·'北方生寒…寒傷骨'로 되어 있
는데, 이 '西方生燥'의 경우에만 어찌 '熱傷皮毛'가 되겠는가? 응당 太素와 같이
'燥傷皮毛'로 고쳐야 한다.(郭靄春)
5) 林校에, 太素에는 '血'이 '骨'로 되어 있다고 했다.
6) 林校에 太素에는 '燥'가 '濕'으로 되어 있다고 했다.
7) 林校에 太素에는 '血'이 '骨'로 되어 있다고 했다.

帝께서 가라사대, "余가 듣건대, 上古에 聖人이 人形을 論理하되, 藏府를 列別하
고 經脈을 端絡하여[端絡하고] 六合을 會通시켜 각기 그 經을 從하게 하니[從하게
함에], 氣穴이 發하는 곳이 각기 處名이 있(게 되)고, 谿谷 屬骨이 모두 起하는 곳
이 있(게 되)고, 分部 逆從이 각기 條理가 있(게 되)고, 四時 陰陽이 모두 經紀가
있(게 되었)다고 하니, 그것이 참으로 그러합니까?"
岐伯이 對(答)하여 가로되, "東方은 風을 生하고, 風은 木을 生하고, 木은 酸을
生하고, 酸은 肝을 生하고, 肝은 筋을 生하고, 筋은 心을 生하며, 肝은 目을 主합니
다. 그것이, 天에 있어서는 玄이 되고, 人에 있어서는 道가 되고, 地에 있어서는 化
가 되는데, 化는 五味를 生하고, 道는 智를 生하고, 玄은 神을 生하니, 神은, 天에
있어서는 風이 되고, 地에 있어서는 木이 되고, 體에 있어서는 筋이 되고, 藏에 있
어서는 肝이 되고, 色에 있어서는 蒼이 되고, 音에 있어서는 角이 되고, 聲에 있어

서는 呼가 되고, 變動에 있어서는 握이 되고, 竅에 있어서는 目이 되고, 味에 있어서는 酸이 되고, 志에 있어서는 怒가 됩니다. 怒는 肝을 傷하는데, 悲가 怒를 勝하며 ; 風은 筋을 傷하는데, 燥가 風을 勝하며 ; 酸은 筋을 傷하는데, 辛이 酸을 勝합니다.

南方은 熱을 生하고, 熱은 火를 生하고, 火는 苦를 生하고, 苦는 心을 生하고, 心은 血을 生하고, 血은 脾를 生하며, 心은 舌을 主합니다. 그것이《神이》, 天에 있어서는 熱이 되고, 地에 있어서는 火가 되고, 體에 있어서는 脈이 되고, 藏에 있어서는 心이 되고, 色에 있어서는 赤이 되고, 音에 있어서는 徵가 되고, 聲에 있어서는 笑가 되고, 變動에 있어서는 憂《噫 : 氣(上)逆也》가 되고, 竅에 있어서는 舌이 되고, 味에 있어서는 苦가 되고, 志에 있어서는 喜가 됩니다. 喜는 心을 傷하는데, 恐이 喜를 勝하며 ; 熱은 氣를 傷하는데, 寒이 熱을 勝하며 ; 苦는 氣를 傷하는데, 鹹이 苦를 勝합니다.

中央은 濕을 生하고, 濕은 土를 生하고, 土는 甘을 生하고, 甘은 脾를 生하고, 脾는 肉을 生하고, 肉은 肺를 生하며, 脾는 口를 主합니다. 그것이《神이》, 天에 있어서는 濕이 되고, 地에 있어서는 土가 되고, 體에 있어서는 肉이 되고, 藏에 있어서는 脾가 되고, 色에 있어서는 黃이 되고, 音에 있어서는 宮이 되고, 聲에 있어서는 歌가 되고, 變動에 있어서는 噦이 되고, 竅에 있어서는 口가 되고, 味에 있어서는 甘이 되고, 志에 있어서는 思가 됩니다. 思는 脾를 傷하는데, 怒가 思를 勝하고, 濕은 肉을 傷하는데, 風이 濕을 勝하고, 甘은 肉을 傷하는데, 酸이 甘을 勝합니다.

西方은 燥를 生하고, 燥는 金을 生하고, 金은 辛을 生하고, 辛은 肺를 生하고, 肺는 皮毛를 生하고, 皮毛는 腎을 生하며, 肺는 鼻를 主합니다. 그것이《神이》, 天에 있어서는 燥가 되고, 地에 있어서는 金이 되고, 體에 있어서는 皮毛가 되고, 藏에 있어서는 肺가 되고, 色에 있어서는 白이 되고, 音에 있어서는 商이 되고, 聲에 있어서는 哭이 되고, 變動에 있어서는 咳가 되고, 竅에 있어서는 鼻가 되고, 味에 있어서는 辛이 되고, 志에 있어서는 憂가 됩니다. 憂는 肺를 傷하는데, 喜가 憂를 勝하며 ; 熱《《太素》作'燥'》은 皮毛를 傷하는데, 寒이 熱을 勝하며 ; 辛은 皮毛를 傷하는데, 苦가 辛을 勝합니다.

北方은 寒을 生하고, 寒은 水를 生하고, 水는 鹹을 生하고, 鹹은 腎을 生하고, 腎은 骨髓를 生하고, 髓는 肝을 生하며, 腎은 耳를 主합니다. 그것이《神이》, 天에 있어서는 寒이 되고, 地에 있어서는 水가 되고, 體에 있어서는 骨이 되고, 藏에 있어서는 腎이 되고, 色에 있어서는 黑이 되고, 音에 있어서는 羽가 되고, 聲에 있어서는 呻이 되고, 變動에 있어서는 慄이 되고, 竅에 있어서는 耳가 되고, 味에 있어서는 鹹이 되고, 志에 있어서는 恐이 됩니다. 恐은 腎을 傷하는데, 思가 恐을 勝하며 ; 寒은 血《《太素》作'骨'》을 傷하는데, 燥《《太素》作'濕'》가 寒을 勝하며 ; 鹹은 血을 傷하는데, 甘이 鹹을 勝합니다.

故로 가로되, '天地는 萬物의 上下이며, 陰陽은 血氣의 男女이며, 左右는 陰陽의

道路이며, 水火는 陰陽의 徵兆이며, 陰陽은 萬物의 能始이다.'라고 했습니다. 故로 가로되, '陰은 內에 在하니, 陽의 守이며; 陽은 外에 在하니, 陰의 使이다.'라고 했습니다."

第 四 章

帝曰: 法陰陽奈何? 岐伯曰: 陽勝則身熱, 腠理閉, 喘1)麤爲之俛仰, 汗不出而熱, 齒乾以煩冤2)腹滿, 死, 能冬不能夏. 陰勝則身寒汗出, 身常淸, 數慄3)而寒, 寒則厥, 厥則腹滿, 死. 能夏不能冬. 此陰陽更勝之變, 病之形能也.

帝曰: 調此二者, 奈何? 岐伯曰4): 能知七損八盆, 則二者可調, 不知用此, 則早衰之節5)也. 年四十, 而陰氣自半也, 起居衰矣. 年五十, 體重, 耳目不聰明矣. 年六十, 陰痿, 氣大6)衰, 九竅不利, 下虛上實, 涕泣俱出矣, 故曰: 知之則强, 不知則老, 故同出而名異耳. 智者察同, 愚者察異, 愚者不足, 智者有餘, 有餘則耳目聰明, 身體輕强, 老者復壯, 壯者盆治. 是以聖人爲無爲之事, 樂恬憺之能, 從欲快志於虛無之守, 故壽命無窮, 與天地終, 此聖人之治身也.

天不足西北, 故西北7)方陰也, 而人右耳目不如左明也. 地不滿東南, 故東南8)方陽也, 而人左手足不如右强也. 帝曰: 何以然? 岐伯曰: 東方陽也, 陽者其精幷於上, 則上明9)而下虛, 故使10)耳目聰明, 而手足不便也. 西方陰也, 陰者其精幷於下, 幷於下, 則下盛而上虛, 故其11)耳目不聰明, 而手足便也. 故俱感於邪, 其在上則右甚, 在下則左甚, 此天地陰陽所不能全也, 故邪居之. 故天有精, 地有形, 天有八紀, 地有五里12), 故能爲萬物之父母. 淸陽上天, 濁陰歸地, 是故天地之動靜, 神明爲之綱紀, 故能以生長收藏, 終而復始. 惟賢人上配天以養頭, 下象地以養足, 中傍人事以養五藏. 天氣通於肺, 地氣通於嗌13), 風氣通14)於肝, 雷氣通於心, 谷15)氣通16)於脾, 雨氣通17)於腎. 六經爲川, 腸胃爲海, 九竅爲水注之氣18). 以天地爲之陰陽, 陽19)之汗, 以天地之雨名之; 陽20)之氣, 以天地之疾21)風名之. 暴氣象雷,逆氣象陽. 故治不法天之紀, 不用地之理, 則災害至矣.

　故邪風之至, 疾如風雨, 故善治²²⁾者治²³⁾皮毛, 其次治肌膚, 其次治筋脈, 其次治六府, 其次治²⁴⁾五藏. 治五藏者, 半死半生²⁵⁾也. 故天之邪氣, 感則害人²⁶⁾五藏；水穀之寒熱, 感則害於²⁷⁾六府；地之濕氣, 感則害皮肉筋脈. 故善用鍼者, 從陰引陽, 從陽引陰, 以右治左, 以左治右, 以我知彼, 以表知裏, 以觀過與不及之理, 見微得²⁸⁾過, 用之不殆. 善診者, 察色按脈, 先別陰陽；審淸濁, 而知部分²⁹⁾；視喘息, 聽音聲, 而知³⁰⁾所苦；觀權衡³¹⁾規矩, 而知病所主³²⁾. 按尺寸, 觀浮沈滑濇, 而知病所生³³⁾；以治無過, 以診則不失矣. 故曰：病之始起也, 可刺而已；其盛, 可待衰而已³⁴⁾. 故因其輕而揚之, 因其重而減之, 因其衰而彰之. 形不足者, 溫之以氣³⁵⁾；精不足者, 補之以味³⁵⁾. 其高者, 因而越之；其下者, 引而竭之；中滿者, 寫之於內；其有邪者, 漬³⁶⁾形以爲汗；其在皮者, 汗而發之；其慓悍者, 按而收之；其實者, 散而寫之. 審其陰陽, 以別柔剛, 陽病治陰, 陰病治陽, 定其血氣, 各守其鄕, 血實宜決之, 氣虛宜掣引之.

〔校勘〕 1) 甲乙에는 '喘' 밑에 '息'字가 더 있다.
　　　　2) '冤'이, 太素에는 '悗'으로 되어 있고, 甲乙經에는 '悶'으로 되어 있다. '悗'과 '悶'은 상통한다.
　　　　3) 陰證略例에는 '慄'이 '燥'로 되어 있다.
　　　　4) 傷寒九十論에는 '曰' 下에 '女子二七天癸至七七止, 男子二八精氣溢八八止, 婦人月事以時下故七欲損也, 男子精欲滿不欲竭故八欲益也'의 45字가 더 있다.
　　　　5) 甲乙에는 '之節' 二字가 없다.
　　　　6) 太素에는 '氣大'가 '大氣'로 되어 있다.
　　　　7) 太素에는 '西' 밑에 '北'字가 없는데, 이것이 뒤의 岐伯의 答詞와 합치된다고 본다.
　　　　8) 太素에는 '東' 밑에 '南'字가 없는데, 이것이 뒤의 岐伯의 答詞에 합치된다고 본다.
　　　　9) '明'은 잘못된 것으로 마땅히 類說과 같이 '盛'으로 바로 잡아야 한다. '上盛下虛'와 뒤의 '下盛上虛'는 對文이다.
　　　10) 聖濟經 및 類說에는 모두 '故' 밑에 '使'字가 없다.
　　　11) 故其耳目不聰明：'故耳目聰明' 句와 이 句와는 對文이므로 '故其'의 '其'字는 衍文이다.
　　　12) 太素에는 '里'가 '理'로 되어 있다.
　　　13) 太素, 甲乙에는 모두 '嗌'이 '咽'으로 되어 있다.
　　　14) 通於肝：外臺에는 '通'이 '動'으로 되어 있다.

15) 太素, 千金方, 甲乙에는 ‘谷’이 모두 ‘穀’으로 되어 있다.

16) 通於脾: 外臺에는 ‘通’이 ‘感’으로 되어 있다.

17) 通於腎: 外臺에는 ‘通’이 ‘潤’으로 되어 있다.

18) ‘注之氣’ 三字는 ‘九竅爲水’와 앞의 ‘爲川’·‘爲海’의 句式과 一律이므로《醫說》引文과 같이 刪去함이 마땅하다.

19) ‘陽’은 마땅히 ‘人’으로 되어야 한다. 王注에 ‘夫人汗泄于皮膚者’라고 한 것을 보면, 王冰의 所據本에는 원래 ‘人’으로 되어 있던 것이 傳抄할 때 앞의 ‘陰陽’의 영향 입어 잘못된 것 같다.

20) 濟生拔萃와 衛生寶鑑에는 ‘陽’이 모두 ‘人’으로 되어 있다. 위의 ‘人之汗’과 一律이다.

21) 太素에는 ‘疾’字가 없다. ‘天地之風’과 앞의 ‘天地之雨’와는 對文이다.

22) 千金方에는 ‘治’ 밑에 ‘病’字가 더 있다.

23) 類說에는 ‘治’ 앞에 ‘先’字가 더 있다.

24) 千金方에는 ‘治’가 ‘至’로 되어 있다.

25) 千金方에는 ‘半生’ 二字가 없다.

26) 太素와 甲乙에는 모두 ‘害’ 밑에 ‘人’字가 없다.

27) 太素와 甲乙에는 모두 ‘害’ 밑에 ‘於’字가 없다.

28) 吳本, 周本 및 甲乙에는 모두 ‘得’이 ‘則’으로 되어 있다.

29) 千金方과 全生指迷方에는 모두 ‘部分’이 ‘分部’로 되어 있다.

30) 甲乙에는 ‘知’ 밑에 ‘病’字가 더 있다.

31) 甲乙에는 ‘衡’ 밑에 ‘視’字가 더 있다.

32) 甲乙에는 ‘主’가 ‘生’으로 되어 있다.

33) 類說에는 ‘生’이 ‘在’로 되어 있다. 林校引 甲乙에도 ‘在’로 되어 있다.

34) 太素에는 ‘衰而已’가 ‘而衰也’로 되어 있다.

35) 溫之以氣, 補之以味: 柯校本에는 ‘溫之以味’: ‘補之以氣’로 되어 있는데 이것이 옳다고 본다. 왜냐하면 ‘溫之以味’는 앞의 ‘味歸形, 形食味’에, ‘補之以味’는 앞의 ‘氣歸精, 精食氣’에 각각 합치하기 때문이다.

36) 太素에는 ‘漬’가 ‘淸’으로 되어 있다.

帝께서 가라사대, “陰陽을 法함은 어떻게 합니까?”

岐伯이 가로되, “陽이 勝하면, 身이 熱하며 腠理가 閉하고, 喘(急氣)粗하여 (이 때문에) 俛仰하고, 汗이 出하지 못하여 熱하고, 齒가 乾하며 煩冤하고, 腹滿하여 死하는데, 冬은 能(耐)하고 夏는 能하지 못하며; 陰이 勝하면 身이 寒하고 汗出하며, 身이 항상 淸하고 자주 (戰)慄하면서 (惡)寒하며, 寒하면 厥하고, 厥하면 腹滿하여 死하는데, 夏는 能하고 冬은 能하지 못하니, 이것이 陰陽이 번갈아 勝하는 變이며 病의 形能입니다.”

帝께서 가라사대, “이 둘을 調함은 어떻게 합니까?”

岐伯이 가로되, “能히 七損八益(「上古天眞論」에, 盛長段階가 男子, 女子가 各 四段階이니, 이를 合하여 八益이라 하고, 衰退段階가 男子 四段階, 女子 三段階이니, 이를 合하여 七損이라 함: 丹波元簡 註)을 知한다면 둘을 可히 調하려니와, 이를

用할 줄을 知하지 못한다면 早衰의 節입니다《반드시 일찍 (老)衰할 것입니다. '節'은 '信'의 뜻임》. (따라서 常人은) 나이 四十에는 陰氣가 스스로 半(減)하니, 起居가 衰하며; 나이 五十에는 몸이 무겁고 耳目이 聰明하지 못하며; 나이 六十에는 陰이 痿하며 氣가 크게 衰하(여지)고, 九竅가 不利하(여지)며, 下는 虛하(여지)고 上은 實하여(져서) 涕·泣이 함께 나옵니다. 故로 가로되, '이를 알면 強해지고 알지 못하면 老한다.'고 하나니, 同出而名異《吳昆 註: 同得天地之氣以成形, 謂之同出; 有長生 不壽之殊, 謂之名異. 章虛谷 註: 原其所稟, 同出陰陽五行之氣, 知調養與不知, 則成強老之異名也.》할 따름이거니와, 智者는 同을 察하고 愚者는 異를 察하니, 愚者는 不足하여지고 智者는 有餘하여지는데, 有餘하여지면 耳目이 聰明하여지고 身體가 輕強하여져서, 老한 者는 다시 壯하여지고, 壯한 者는 더욱 治하여집니다. 이러한 까닭으로 聖人은 함이 없는 일(無爲之事)을 하며, 恬憺의 能을 樂하고, 虛無之守《校釋》云: '守'字疑爲'宇'字之(形)誤. 宇, 居也》에 欲을 좇아 志를 快하게 하므로 壽命이 無窮하여 天地와 더불어 終하나니, 이것이 聖人의 身을 治함입니다.

天은 西北(方)이 不足하므로 西北方이 陰이고, 人은 (이에 應하여) 右 耳目이 左(耳目)의 明함만 같지 못하며; 地의 東南(方)이 滿하지 못하므로 東南方이 陽이고, 人은 (이에 應하여) 左 手足이 右(手足)의 強함만 같지 못합니다."

帝께서 가라사대, "어찌하여[어떠한 까닭으로] 그렇습니까?"

岐伯이 가로되, "東方은 陽이며, 陽은 그 精이 上에 幷《聚合》하는데, 上에 幷하면 上이 明하(게 되)고 下가 虛하(여지)므로, 耳目으로 하여금 聰明하게 하고 手足은 不便하게 하(는 것이)며; 西方은 陰이며, 陰은 그 精이 下에 幷하는데, 下에 幷하면 下는 盛하(게 되)고 上은 虛하(게 되)므로, 그 耳目이 聰明하지 못하고 手足이 便합니다. 故로 함께 邪에 感하여도 그것이 上에 있으면 右가 甚하(게 되)고, 下에 있으면 左가 甚하(게 되는 것이)니, 이것이 天地陰陽의 能히 全하시 못하는 바이며, 故로 邪가 거기에 居합니다. 故로 天에는 精이 있고, 地에는 形이 있으며, 天에는 八紀《八風之紀; 八節之紀》가 있고, 地에는 五理《五行之理: '理'原作'里', 據《太素》改, 與下文'地之理'合》가 있으므로, 能히 萬物의 父母가 되며; 淸陽은 天에 上하고, 濁陰은 地에 歸합니다. 이러한 까닭으로 天地의 動靜은 神明이 이를 爲하여 綱紀하나니《神明이 그 綱紀가 되나니》, 故로 能히 써 生長收藏하고 終하면 다시 始합니다. 오직 賢人은 위로 天에 配하여 써 頭를 養하고, 아래로 地를 象하여 써 足을 養하며, 中으로 人事에 傍하여 써 五藏을 養합니다. 天氣는 肺에 通하고, 地氣는 嗌에 通하고, 風氣는 肝에 通하고, 雷氣는 心에 通하고, 谷氣는 脾에 通하고, 雨氣는 腎에 通하며; 六經은 川이 되고, 腸胃는 海가 되고, 九竅는 水注之氣가 되며《水氣 또는 氣水를 注하는 곳이 되며》; 天地(의 陰陽으)로써 (人身의) 陰陽에 (比하여) 이를 (名)한다면, 陽의 汗은 天地의 雨로써 이를 名하고《陽氣의 發泄로 形成되는 땀은 天地間의 雨에 比할 수 있고》; 陽의 氣(의 流行이 迅利함)는 天地의

疾風으로써 이를 名하며; 暴氣는 雷와 비슷하고(象) 逆氣는 陽과 비슷합니다.

故로 治함에 天의 紀를 法하지 않고 地의 理를 用하지 않는다면, 災害가 至합니다.

故로 邪風이 至함은 疾(速)함이 風雨와 같으므로, 잘 治하는 者는 皮毛를 治하고, 그 次는 肌膚를 治하고, 그 次는 筋脈을 治하고, 그 次는 六府를 治하며, 그 次는 五藏을 治하는데, 五藏을 治하는 경우에는(者) 半은 死하고 半은 生합니다[五藏을 治하는 者는 半은 죽이고 半은 살립니다]. 故로 天의 邪氣에 感하면 人의 五藏을 害하고, 水穀의 寒熱에 感하면 六府를 害하고, 地의 濕氣에 感하면 皮肉筋脈을 害합니다.

故로 針을 잘 쓰는 者는, 陰을 從하여 陽을 引하고 陽을 從하여 陰을 引하며, 右로써 左를 治하고 左로써 右를 治하며, 我로써 彼를 知하고 表로써 裏를 知하여, 써 過와 不及의 理를 觀하고, 微를 見함에 過를 得하여, 이를 用함에 위태롭지 않습니다. 잘 診(察)하는 者는, 色을 察하고 脈을 按하여 먼저 陰陽을 辨別하고, 淸濁을 審하여 部分을 知하며, 喘息《呼吸의 氣息과 動態》을 視하고 聲音을 聽하여 괴로워하는 바를[곳을] 知하며, (四時脈인) 權衡規矩를 觀하여 病이 主하는 바를 知하며, 尺寸을 按하고 浮沈滑澁을 觀하여 病의 生한 데를 知하나니, 써 治하면 過(失)가 없고, 써 診하면 失(手)하지 않습니다.

故로 가로되, "病의 始起에는《病이 처음 일어난 때에는》可히 刺함에 已하나, 그(것이) 盛(한 때)에는 可히 衰함을 기다려서 (刺해야 病이) 已합니다[病이 始起한 때에는 可히 刺할 따름이고, 그(것이) 盛한 때에는 可히 衰함을 待할 따름입니다]. 故로 輕함을 因하여 이를 揚하고《病輕淺者, 宜宣散》, 그 重함을 因하여 이를 減하고《病深重者, 應逐步減輕, 取效宜緩》, 그 衰함을 因하여 이를 彰하며《衰弱者, 宜補益之》; 形이 不足한 者는 氣로써 이를 溫하(게 하)고, 精이 不足한 者는 味로써 이를 補하며; 그 高者《病이 上焦에 있는 者》는 因하여 이를 越하(게 하)고, 그 下者《病이 下焦에 있는 者》는 引하여 이를 竭하(게 하)고, 中滿者는 內(에서 이)를 瀉하고; 그 邪가 (表에) 있는 者는 形을 漬하여 써 汗을 하고《湯液으로 皮膚를 浸漬하거나 湯液의 蒸氣로 皮膚를 熏漬하여 땀을 냄》; 그 慓悍한 者《病勢가 急猛한 者》는 按하여 이를 收하며; 그 (邪가) 實한 者는 散하여 이를 瀉하며[이를 散하고 瀉하며]; 그 陰陽을 審(察)하여 써 柔剛을 (辨)別하여, 陽病은 陰을 治하고 陰病은 陽을 治하며, 그 血氣를 定하여 각기 그 鄕을 守하며《그 病位가 血分인지 氣分인지를 確定하여 그 病位에 따라 施治하며》; 血이 實하면 마땅히 이를 決하여야 하고《血實指血瘀壅滯, 宜針刺放血, 或破瘀活血》, 氣가 虛하면 마땅히 이를 掣引해야 합니다《氣虛則宜補氣升提》."

陰陽離合篇 第六

〔해제〕 本篇은 陰陽의 對立, 統一의 法則과 그 千變萬化의 靈活한 運用을 論述하였으며, 아울러 經脈을 分析하면 三陰三陽이 되니 나누어져 論하면 離가 되고 그 作用이 마 땅히 相互 協助해야 하니 아울러서 論하면 合이 되므로, 篇名을 陰陽離合論이라고 했다.

本篇의 主要內容은 아래와 같다.

1. 陰陽의 運用은 千萬가지로 推演할 수 있으나 그 要諦는 다만 한가지이니 즉 陰陽 의 對立과 統一이라는 점을 指出하였다.
2. 三陰三陽의 經脈의 離合과 각 經의 起止点과 三陰三陽 經脈의 作用을 서술하였다.

第 一 章

黃帝問曰 : 余聞天爲陽, 地爲陰, 日爲陽, 月爲陰, 大小月¹⁾三百六 十¹⁾日成一歲, 人亦應之. 今三陰三陽, 不應陰陽, 其故何也? 岐伯對 曰 : 陰陽者, 數之可十, 推²⁾之可百, 數³⁾之可千, 推之可萬, 萬之大⁴⁾ 不可勝數, 然其要一也. 天覆地載, 萬物方生, 未出地者, 命曰陰處, 名曰陰中之陰 ; 則出地者, 命曰陰中之陽. 陽予之正, 陰爲之主. 故 生因春, 長因夏, 收因秋, 藏因冬, 失常則天地四塞. 陰陽之變, 其在 人者, 亦數之可數⁵⁾.

〔校勘〕 1) 太素에는 '大小月' 三字가 없고 '六十' 밑에 '五'字가 더 있다.
2) '推'가 太素에는 '離'로 되어 있으며, 靈樞〈陰陽繫日月篇〉에도 '離'로 되어 있 다. 句式이 이와 같다.
3) 太素에는 '數'가 '散'으로 되어 있다. 靈樞도 또한 같다.
4) 熊本과 素問玄機原病式에는 '大'字가 없다.
5) 太素에는 '數'가 '散'으로 되어 있다. 楊注에 '散'은 '分'이라 하였다.

黃帝께서 물어 가라사대, "余가 듣건대, 天은 陽이 되고 地는 陰이 되며, 日은 陽 이 되고 月은 陰이 되며, 大·小月 三百六十日이 一歲를 成하고, 사람도 또한 이에 應한다고 하는데, 이제 三陰三陽이 陰陽에 應하지 않음은 그 까닭이 무엇입니까?"

岐伯이 對(答)하여 가로되, "陰陽은, 이를 數하면 可히 十(을 數)하고《헤아리면 可히 열을 헤아릴 수 있고, 즉 헤아리면 可히 열도 될 수 있고》, 이를 推하면 可히

百이 되며, 이를 數하면 可히 千(을 數)하고, 이를 推하면 可히 萬이 되니(될 수도 있으니), 萬의 크기로도 可히 이루 헤아리지 못하나, 그러나 그 要는 하나입니다. 天이 覆하고 地가 載함에 萬物이 비로소(方) 生하는데, 아직 地에서 出하지 않은 者를 命하여 陰處라 하고 名을 陰中之陰이라 한다면, 地에서 出한 者는 命하여 陰中之陽이라고 합니다. 陽은 (之에게) 正을 予하고 陰은 (之를 爲하여) 主합니다. 故로 生은 春을 因하고 長은 夏를 因하고 收는 秋를 因하고 藏은 冬을 因하는데, 常을 失하면 天地가 四塞되며《天地間의 生長收藏의 變化가 停止되며》; 陰陽의 變이 그 人에 在한 것《人身에 있어서의 陰陽의 變化》, 또한 可히 數할 수 있는 數입니다 〔數(中)의 可히 數할 수 있는 것입니다〕《일정한 規律이 있어서 推知할 수 있습니다》."

第 二 章

帝曰: 願聞三陰三陽之離合也. 岐伯曰: 聖人南面而立, 前曰廣明, 後曰太衝, 太衝之地, 名曰少陰, 少陰之上, 名曰太陽, 太陽根起於至陰, 結於命門, 名曰陰中之陽. 中身而上, 名曰廣明, 廣明之下, 名曰太陰, 太陰之前, 名曰陽明, 陽明根起於厲兌, 名曰陰中之陽. 厥陰之表, 名曰少陽, 少陽根起於竅陰, 名曰陰中之少陽. 是故三陽之離合也, 太陽爲開, 陽明爲闔, 少陽爲樞. 三經者, 不得相失也, 搏而勿浮[1], 命曰一陽.

〔校勘〕 1) 周本에 '搏'이 '搏'으로 되어 있고, 太素에는 '浮'가 '傳'으로 되어 있으며 楊注에 "傳失所守也"라 하였다.

帝께서 가라사대, "願컨대 三陰三陽의 離(하고)合(함)을 듣고 싶습니다."

岐伯이 가로되, "聖人이 南面하고 立하여, 前은 廣明이라 하고 後는 太衝이라 하셨는데, 太衝의 地는 名을 少陰이라 하며, 少陰의 上은 名을 太陽이라 하는데, 太陽은 至陰《穴名, 足太陽膀胱經의 穴로 足小趾 外側에 있음》에서 根起하고 命門《目》에서 結하니, 名을 陰中之陽이라 하며; 中身의 上은 名을 廣明이라 하고; 廣明의 下는 名을 太陰이라 하며; 太陰의 前은 名을 陽明이라 하는데, 陽明은 厲兌《穴名, 足陽明胃經의 穴로 足大趾側 次趾의 끝에 있음》에서 根起하니, 名을 陰中之陽이라 하며; 厥陰의 表는 名을 少陽이라고 하는데, 少陽은 竅陰에서 根起하니, 名을 陰中之少陽이라 합니다. 이러한 까닭으로 三陽의 離(하고)合(함)은, 太陽이 開가〔關이: 《太素》《靈樞》〕되고, 陽明이 闔이 되고, 少陽이 樞가 되니, 三經은 시러곰 相失하지 못하며, 搏하되 浮하지 말아야 하니, 命하여 一陽이라 합니다."

第 三 章

帝曰：願聞三陰. 岐伯曰：外者爲陽, 內者爲陰, 然則中爲陰, 其衝在下[1], 名曰太陰, 太陰根起於隱白, 名曰陰中之陰. 太陰之後, 名曰少陰, 少陰根起於涌泉, 名曰陰中之少陰. 少陰之前, 名曰厥陰, 厥陰根起於大敦, 陰之絕陽[2], 名曰陰之絕陰. 是故三陰之離合也, 太陰爲開, 厥陰爲闔, 少陰爲樞. 三經者, 不得相失也. 搏而勿沈, 名曰一陰. 陰陽霾霾[3], 積[4]傳爲一周, 氣裹形表而爲相成[5]也.

〔校勘〕 1) 太素에는 '下' 밑에 '者'字가 더 있다.
2) 滑抄本과 傷寒九十論에는 '陰之絕陽' 四字가 없다. 柯校에 이르기를 이 四字는 衍文이라 하였다.
3) 胡本, 讀本, 越本, 吳本, 藏本에는 모두 '霾霾'이 '冲冲'으로 되어 있으며, 太素에는 '鍾鍾'으로 되어 있다.
4) 太素에는 '積'字가 없다.
5) 太素에는 '爲相成'이 '相成者'로 되어 있다.

帝께서 가라사대, "願컨대 三陰을 듣고 싶습니다."

岐伯이 가로되, "外는 陽이 되고 內는 陰이 되니, 그렇다면 中은 陰이 되며 ; 그 衝은 下에 있으니 名을 太陰이라 하는데, 太陰은 隱白《穴名, 足太陰脾經의 穴로 足大趾 끝에 있음》에서 根起하니, 名을 陰中之陰이라 하며 ; 太陰의 後는 名을 少陰이라 하는데, 少陰은 涌泉《穴名, 足少陰腎經의 穴로 발바닥 가운데에 있음》에서 根起하니, 名을 陰中之少陰이라 하며 ; 少陰의 前은 名을 厥陰이라 하는데, 厥陰은 大敦《穴名, 足厥陰肝經의 穴로 足大趾 끝에 있음》에서 根起하며, 陰之絕陽이니《厥陰이, 陰이 極하니 거의 陽과 隔絕되어 서로 交通하지 못함을 이름 : 章虛谷 註》, 名을 陰之絕陰《陰極之謂》이라 합니다. 이러한 까닭으로 三陰의 離(하고)合(함)은, 太陰이 開가[關이 : 《太素》]되고, 厥陰이 闔이 되고, 少陰이 樞가 되니, 三經은 시러곰 相失하지 못하며, 搏하되 沈하지 말아야 하니, 名을 一陰이라 합니다. 陰陽이 霾霾히《冲和流利, 無偏勝也 : 章虛谷 註》積(累하고)傳하여 一周가 되니, 氣裹에《氣가 裹에 充함에 ; 氣가 裹에 運함에》形表하여《形이 表에 顯하며 ; 形이 表에 立하며》相成함이 됩니다.

陰陽別論篇 第七

[해제]　本篇에서는 陰陽을 脈象의 속성과 經脈 發病의 病後 및 病理에 重點을 두어 分析하여, 다른 篇章의 陰陽을 討論한 것과는 다름이 있으므로, 篇名을 陰陽別論이라고 했다.

本篇의 主要內容은 脈象과 四時의 相應關系 및 脈象의 主病과 豫後, 經脈의 病理 表現 및 그 傳變과 豫後를 論述하였다.

第 一 章

黃帝問曰: 人有四經十二從, 何謂? 岐伯對曰: 四經應四時, 十二 從應十二月, 十二月應十二脈. 脈有陰陽, 知陽者知陰, 知陰者知陽. 凡陽有五, 五五二十五陽. 所謂陰者, 眞藏也[1], 見則爲敗, 敗必死也 ; 所謂陽者, 胃脘之陽也. 別於陽者, 知病處也[2]; 別於陰者, 知死生 之期. 三陽在頭, 三陰在手, 所謂一也. 別於陽者[3], 知病忌時; 別於 陰者, 知死生之期. 謹熟陰陽, 無與衆謀. 所謂陰陽者, 去者爲陰, 至[4]者爲陽; 靜者爲陰, 動者爲陽; 遲者爲陰, 數者爲陽.

凡持眞脈之藏脈者[5], 肝至懸絶急[6], 十八日死; 心至懸絶, 九日死 ; 肺至懸絶, 十二日死; 腎至懸絶, 七日死; 脾至懸絶, 四日死.

[校勘] 1) 太素 卷三〈陰陽雜說〉에는 '也'가 '其'로 되어 있다. 이 경우 '其'는 뒤에 붙여서 읽는다.

2) 太素에는 '知病處也'가 '知病之處'로 되어 있는데 이것이 옳다고 본다. '知病之 處'와 '知死生之期'는 對文이다.

3) 明抄本에는 '別於陽者'부터 '死生之期'까지의 17字가 없다. 喜多村直寬이 말하 기를, "此言在頭在手之陰陽, 與上文意自異, 不必重復文"이라고 했다.

4) 滑抄本에 '至'가 '來'로 되어 있고, 傷寒論〈平脈法〉의 成注에도 이와 일치한다.

5) 凡持眞脈之藏脈者: 明抄本에는 '凡持眞藏脈者'로 太素에는 '凡持眞藏之脈'으로 되어 있는 바, '眞脈'의 '脈'字는 涉下衍이고 '之藏' 二字는 誤倒이다. 王冰은 다 만 "'眞脈之藏脈者' 謂眞藏之脈"이라고 했는데, 참으로 잘못된 말이다.《郭靄 春》

6) 滑抄本에는 '絶' 밑에 '急'字가 없다. 이 '急'字는 衍文으로서 心·肺·腎·脾 各藏의 文例를 보아 알 수 있다. 太素에도 역시 '急'字가 없다.

黃帝께서 물어 가라사대, "人에 四經 十二從이 있다 함은 무엇을[어찌] 이름입니까?"

岐伯이 對(答)하여 가로되, "四經은 四時에 應하고, 十二從은 十二月에 應하며, 十二月은 十二脈에 應합니다. 脈에는 陰陽이 있는데, 陽을 知하는 者는 陰을 知하고, 陰을 知하는 者는 陽을 知합니다. 무릇 陽에는 다섯가지가 있으니, (이를 다시 五時에 應하면) 五五는 二十五陽입니다. 이른바 陰이란 眞藏이니, 見하면 敗함이 되고, 敗하면 반드시 死하며; 이른바 陽이란 胃脘의 陽입니다. 陽을 別하는 者는 病處를 知하며, 陰을 別하는 者는 死生의 期를 知합니다. 三陽이 頭에 在함과 三陰이 手에 在함은, 이른바 하나입니다. 陽을 別하는 者는 病의 忌時를 知하고, 陰을 別하는 者는 死生의 期를 知합니다. 삼가 陰陽《여기서는 陰脈과 陽脈을 가리킴》을 熟(知)하여 衆과 더불어 謀하지 말지니, 이른바 陰陽이란, 去하는 것이 陰이 되고 至하는 것이 陽이 되며, 靜하는 것이 陰이 되고 動하는 것이 陽이 되며, 遲한 것이 陰이 되고 數한 것이 陽이 됩니다.

무릇 眞脈之藏脈《眞藏之脈》을 持하는 者는[무릇 持함에 眞脈之藏脈인 者는], 肝(脈)의 至함이[肝(의 眞藏脈)이 至하여] 懸絕《孤懸將絕, 衰敗之象》하면, 十八日(만)에 死하고; 心(脈)의 至함이[心(의 眞藏脈)이 至하여] 懸絕하면, 九日(만)에 死하고; 肺(脈)의 至함이[肺(의 眞藏脈)이 至하여] 懸絕하면, 十二日(만)에 死하고; 腎(脈)의 至함이[腎(의 眞藏脈)이 至하여] 懸絕하면, 七日(만)에 死하고; 脾(脈)의 至함이[脾(의 眞藏脈)이 至하여] 懸絕하면, 四日(만)에 死합니다.

第 二 章

曰: 二陽之病, 發心脾[1], 有不得隱曲, 女子不月; 其傳爲風消, 其傳爲息賁者, 死不治. 曰: 三陽爲病, 發寒熱, 下爲癰腫, 及爲痿厥腨㾓; 其傳爲索澤, 其傳爲㿉疝. 曰: 一陽發病, 少氣善咳善泄; 其傳爲心掣[2], 其傳爲隔. 二陽一陰發病, 主驚駭背痛, 善噫善欠, 名曰風厥. 二陰一陽發病, 善脹心滿善氣. 三陽三陰發病, 爲偏枯痿易, 四支不擧.

[校勘]　1) 太素에는 '脾'가 '痺'로 되어 있는데, 옳다고 본다. '三陽'·'一陽'의 各節을 비추어 보건대, 모두 머리에 每 經에 발생하는 병을 언급하고 있고 心痺가 病名이니, 各節의 文例와 서로 합치된다.
　　　　2) 太素에는 '掣'이 '瘛'로 되어 있다. 說文에 '瘛'란 말은 '掣'이라고 한 바, '掣'과 '瘛'는 疊韻同義이다.

가로되, "二陽의 病이 心痺에서 發하면[二陽의 病이 心脾(病)을 發하면:《醫經溯洄集》], (男子가) 隱曲《隱蔽委曲之事》을 得하지 못하거나, 女子가 不月《指月經閉止》하거나, 그것이 傳하여 風消《氣消形瘦之謂:《校釋》》가 되거나, 그것이 傳하여 息賁《氣息賁急之肺病》이 되는 者가 있는데, 死하니 治하지 못합니다."

가로되, "三陽이 病되면《發病하면》[三陽의 病됨은] 寒熱을 發하며, 下로 癰腫이 되고, 痿厥腨痏《小腿肚 痿痛》이 되며, 그것이 傳하여 索澤《皮膚甲錯: 피부의 윤택한 기운이 消散되는 증상》이 되고, 그것이 傳하여 㿉疝이 됩니다."

가로되, "一陽이 病을 發하면, 少氣, 善咳, 善泄하고, 그것이 傳하여 心掣《心虛而掣痛》이 되고, 그것이 傳하여 隔《上下阻隔: 飮食不下, 痞隔難通》이 되며; 二陽一陰이 病을 發하면, 驚駭, 背痛, 善噫, 善欠을 主하는데, 名을 風厥이라고 하며; 二陰一陽이 病을 發하면, 善脹, 心滿, 善氣《常作太息》하며; 三陽三陰이 病을 發하면, 偏枯, 痿易《'易'通'弛', 故'痿易'卽痿弱, 弛緩.》가 되어 四支가 들리지 않습니다(四支不擧).

第三章

鼓一陽曰鈎[1], 鼓一陰曰毛, 鼓陽勝急[2]曰絃, 鼓陽[3]至而絶曰石, 陰陽相過曰溜. 陰爭於內, 陽擾於外, 魄汗未藏, 四逆而起, 起則熏[4]肺, 使人喘鳴[5]. 陰之所生, 和本曰和[6]. 是故剛與[7]剛, 陽氣破散, 陰氣乃消亡. 淖則剛柔不和, 經氣乃絶. 死陰之屬, 不過三日而死[8]; 生陽之屬, 不過四日而死. 所謂生陽死陰者, 肝之心, 謂之生陽. 心之肺, 謂之死陰. 肺之腎, 謂之重陰. 腎之脾, 謂之辟陰, 死不治. 結陽者, 腫四支. 結陰者便血一升, 再結二升, 三結三升. 陰陽結斜[9], 多陰少陽曰石水, 少腹腫. 二陽結謂之消, 三陽結謂之隔, 三陰結謂之水, 一陰一陽結謂之喉痺. 陰摶陽別[10]謂之有子. 陰陽虛腸辟[11]死. 陽加於陰謂之[12]汗. 陰虛陽摶謂之崩. 三陰俱摶, 二十日夜半死. 二陰俱摶, 十三日夕時死. 一陰俱摶, 十日[13]死. 三陽俱摶且鼓, 三日死. 三陰三陽俱摶, 心腹滿. 發盡, 不得隱曲, 五日死. 二陽俱摶, 其病溫[14], 死不治, 不過十日死.

〔校勘〕 1) 張志聰은 "鈎當作弦, 下文弦當作鈎"라고 했다.
   2) 太素에는 '急'이 '隱'으로 되어 있다.
   3) '陽'은 '陰'의 잘못인 듯하다.《郭靄春》
   4) 太素에는 '熏'이 '動'으로 되어 있다. '熏'이 誤字라고 본다. 禮記〈樂記〉의 鄭注

에 "動或爲勳"이라 한 바, '勳'의 偏旁이 떨어져 나가 잘못 '熏'이 된 듯하다.

5) 太素에는 '鳴'이 '喝'로 되어 있다. 〈生氣通天論〉에 "煩則喝喝"이라 하였다. 喝'은 喘聲이다.

6) 曰和: 太素에는 '和'가 '昧'로 되어 있다.

7) '剛與剛'의 '與'는 마땅히 '愈'의 聲誤라고 본다.

8) 周本에 '死'가 '生'으로 되어 있고, 太素와 林校引 全元起 本에는 '已'로 되어 있는데 '生'이 옳다고 본다. '已'는 병이 나았음을 뜻한다.

9) 太素에는 '斜'가 '者針'으로 되어 있는데, '針'은 衍文이고 '斜'와 '者'는 疊韻聲誤라고 생각한다. '陰陽緖者'는 앞의 '結陽者', '結陰者'와 句式이 같다.

10) 濟生方에는 '陰搏陽別'이 '陽搏陰別'로 되어 있다.

11) 明抄本에는 '辟'이 '澼'으로 되어 있다. 林校引全本과도 합치된다.

12) 傷寒百證歌에는 '謂之' 밑에 '有'字가 더 있다.

13) 讀本, 越本, 吳本, 周本, 朝本, 藏本에는 모두 '十日' 아래에 '平旦' 二字가 더 있다. 太素도 이와 일치한다.

14) 胡本, 朝本에는 모두 '溫'이 '濫'으로 되어 있으며, 吳本, 明抄本, 藏本에는 모두 '病溫'이 '氣溫'으로 되어 있다.

『鼓一陽을 鉤라 하고, 鼓一陰을 毛라 하고, 鼓陽이 勝急함을 絃이라 하고, 鼓陽이 至하되 絶함을 石이라 하고, 陰陽이 相過함을 溜라 합니다.』《素問識》云: "'鼓一陽'以下 二十九字, 與上下文不相順接, 是他篇錯簡在此.": 註는, 《類經》 十二卷 第六의 註를 참조.》

陰이 內에서 爭하고 陽이 外에서 擾하여, 魄汗이 藏하지 못하면 四逆(症)《四支逆冷》이 起하는데, 起하면 肺를 熏《動》하여 사람으로 하여금 喘鳴하게 합니다. 陰이 生하는 바가 本에 和함을 和라고 합니다. 이러한 까닭으로 剛이 剛과 더불면《陽이 過亢하면》, 陽氣가 破散되고 陰氣가 이에 消亡하며; 淖하면《陰氣가 太過하면》, 剛柔가 和하지 못하여 經氣가 이에 絶합니다.

死陰의 屬은 三日을 넘기지 못하고 死하며, 生陽의 屬은 四日을 넘기지 못하고 已《原作'死', 當作'已', 卽愈也:《校釋》》하는데, 이른바 生陽과 死陰이란, 肝에서 心으로 之《傳》함, 이를 일러 生陽이라 하고; 心에서 肺로 之《傳》함, 이를 일러 死陰이라 하며; 肺에서 腎으로 之함, 이를 일러 重陰이라 하고; 腎에서 脾에 之함, 이를 일러 辟陰이라 하는데, 死하니 治하지 못합니다.

結陽者[陽이 結한 者; 陽에 結한 者]는 四支를 腫하(게 하)고[四支가 腫하고], 結陰者[陰이 結한 者; 陰에 結한 者]는 血 一升을 便하고, 再(次) 結하면 (血) 二升(을 便)하고, 三(次) 結하면 (血) 三升(을 便)하며; 陰陽에 斜《邪》가 結하여, 陰이 多하고 陽이 少함을 가로되 石水라 하니, 少腹이 腫하며; 二陽이[二陽에] 結하면, 이를 消《消渴病》라 이르며; 三陽이[三陽에] 結하면, 이를 隔《上下不通; 便閉》이라 이르며; 三陰에[三陰이] 結하면, 이를 水라 이르며; 一陰一陽에[一陰一陽이] 結하면, 이를 喉痺라 이릅니다. 陰搏陽別하면, 이를 有子《姙娠》라 이르며; 陰陽이 虛한 데에 腸澼하면, 死하며; 陽이 陰에 加하면, 이를 汗이라 이르며; 陰虛陽搏《脈

象이 沈取하면 不足하고 浮取하면 有餘함》하면, 이를 崩이라고 합니다. 三陰이 함께 搏하면, 二十日 夜半에 死하며; 二陰이 함께 搏하면, 十三日 夕時에 死하며; 一陰이 함께 搏하면, 十일 (平旦에) 死하며; 三陽이 함께 搏하고 또 鼓하면, 三日(만)에 死하며; 三陰三陽이 함께 搏하면 心腹이 滿하는데, 發함이 盡하면《脹滿이 極에 達하면》, 隱曲을 得하지 못하고 五日 (만)에 死하며; 二陽이 함께 搏하면, 그 病이 溫(熱病)이니, 死不治인데, 十日을 넘기지 못하고 死합니다.

靈蘭秘典論篇 第八

〔해제〕 靈臺蘭室은 黃帝께서 藏書하던 곳이라고 傳해지는데, 작자가 本篇에 述한 바가 지극히 重要하여 秘藏할 典籍이 됨을 强調하고자 篇名을 靈蘭秘典論이라고 했다.

本篇은 六臟六腑의 機能을 重點 論述했는데, 옛날 統治機構의 各 職能에 비유하여 이 十二官의 生理分工을 形象的으로 묘사하였으며 특히 其他 臟腑에 대한 心의 主導 作用과 十二官 相互間의 協助의 重要性을 강조하였다.

第 一 章

黃帝問曰: 願聞十二藏之相使, 貴賤何如? 岐伯對曰: 悉乎哉問也, 請遂言之. 心者, 君主之官也, 神明出焉. 肺者, 相傅之官, 治節出焉. 肝者, 將軍之官, 謀慮出焉. 膽者, 中正1)之官, 決斷出焉. 膻中者, 臣使之官, 喜樂出焉. 脾胃2)者, 倉廩之官, 五味出焉. 大腸者, 傳道3)之官, 變化出焉. 小腸者, 受盛之官, 化物出焉. 腎者, 作强之官, 伎巧出焉. 三焦者, 決4)瀆之官, 水道出焉. 膀胱者, 州都之官, 津液藏焉, 氣化5)則能出矣.

〔校勘〕 1) 五行大義에는 '中正'이 '中精'으로 되어 있다.
2) 五行大義에는 '胃'字가 없다.
3) 三因方에는 '道'가 '送'으로 되어 있다.
4) 五行大義에는 '決'이 '中'으로 되어 있다.
5) 雲笈七籤에는 '氣化'가 '化氣'로 되어 있다.

黃帝께서 물어 가라사대, "願컨대 十二藏의 相使(輔相臣使. 여기서는 官職을 泛稱하는 말임)와 貴賤(職分의 高下)이 어떠한지를 듣고 싶습니다."

岐伯이 對(答)하여 가로되, "悉하시도다, 問(하심)이여! 請컨대 이를 모두(遂) 말씀드리겠습니다. 心은 君主의 官이니 神明이 (이에서) 出하고, 肺는 相傅의 官이니 治節(治理, 調節)이 (이에서) 出하고, 肝은 將軍의 官이니 謀慮가 (이에서) 出하고, 膽은 中正의 官이니 決斷이 (이에서) 出하고, 膻中은 臣使의 官이니 喜樂이 (이에서) 出하고, 脾胃는 倉廩의 官이니 五味가 (이에서) 出하고, 大腸은 傳道의 官이니 變化가 (이에서) 出하고, 小腸은 受盛의 官이니 化物이 (이에서) 出하고, 腎은 作强의 官이니 伎巧가 (이에서) 出하고, 三焦는 決瀆의 官이니 水道가 (이에

서) 出하고, 膀胱은 洲都의 官이니 津液이 (여기에) 藏하여 氣가 化하면 能히 出합
니다.

第 二 章

凡此十二官者, 不得相失也. 故主明則下安, 以此養生則壽, 歿世
不殆, 以爲天下則大昌; 主不明則十二官危, 使道閉塞而不通, 形乃
大傷, 以此養生則殃[1], 以爲天下者[2], 其宗大危, 戒之戒之.

〔校勘〕 1) 雲笈七籤에는 '殃'이 '殆'로 되어 있다.
        2) 明抄本에는 '天下' 밑에 '者'字가 없다.

무릇 이 十二官은 서로 失할 수 없습니다. 그러므로 主가 明하면 下가 安하니, 이
로써 生을 養하면 壽하고[壽하여] 歿世토록 (危)殆하지 아니하며, (이로)써 天下
를 하면(다스리면) 크게 昌盛할 것이어니와, 主가 明하지 못하면 十二官이 危(殆)
하여지고 使道가 閉塞되어 通하지 못하게 되어[十二官이 危(殆)하여져서 道로 하
여금 閉塞되어 通하지 못하게 하여] 形이 이에 크게 傷하(리)니, 이로써 生을 養하
면 殃《夭絶》하고, 이로써 天下를 하는 者는[하면《者=則》] 그 宗(廟社稷)이 크게
危(殆)하리니, 이를 (警)戒하고 (警)戒해야 합니다.

第 三 章

至道在微, 變化無窮, 孰知其原? 窘乎哉! 消者瞿瞿[1], 孰知其要!
閔閔之當, 孰者爲良? 恍惚之數, 生於毫氂, 毫氂之數, 起於度量, 千
之萬之, 可以益大, 推之大之, 其形乃制. 黃帝曰: 善哉, 余聞精光之
道, 大聖之業, 而宣明大道, 非齋戒擇吉日, 不敢受也. 黃帝乃擇吉
日良兆, 而藏靈蘭之室, 以傳保焉.

〔校勘〕 1) 消者瞿瞿: 林校에 太素에는 '肖者濯濯'으로 되어 있다고 했다.

至道는 微(한 데)에 있고[있는데] 變化가 無窮하니, 누가 그 原을 알겠습니까?
窘《困難》하리로다! 肖者《原作'消者', 據《新校正》及「氣交變大論」改》가 瞿瞿하나
《'消者瞿瞿'는 諸說不一하니 잠시 《校釋》의 注를 따라서 "學問을 깊이 硏究하는
이가 부지런히 애를 쓰나[쓴다고 하나]"로 譯함》누가 그 要를 알겠습니까! 閔閔
《昏暗難明》함을 當하여, 누가 良이《잘 아는 사람이》[무엇이 良이《좋은 방법이》]
되겠습니까? 恍惚의 數《있는 듯 없는 듯하여 무어라고 說明하기 어려운 微細한 數

量)는 毫釐를 生하고 毫釐의 數는 度量을 起하니 이를 千(倍)하고 萬(倍)하면 可히 더욱 크게 할 수 있으며, 이를 推하고 크게 함에 그 形이 이에 制하여집니다."

黃帝께서 가라사대, "善하도다! 余가 精光의 道와 大聖의 業을 듣고 大道를 宣明(하려)함에 齋戒하고 吉日을 擇하고서가 아니면 敢히 受하지 못하리로다."하시고, 黃帝께서 이에 吉日良兆를 擇하시어 靈蘭의 室에 藏하시어 이를 傳保하시었다《流傳保存하게 하시었다).

六節藏象論篇 第九

〔해제〕 本篇은 먼저 六六의 節과 九九의 制會를 討論하여 天의 度와 氣의 數를 밝혔고 그 뒤에 臟象學說을 討論하였으므로, 篇名을 六節臟象論이라고 했다.

本篇의 主要內容은 아래와 같다.

1. 日月이 運行하여 成歲하는 一般規律과 그것과 사람과의 관계를 論述하였다.

2. 運氣의 失常이 致病의 중요한 原因임을 指出하였다.

3. 臟腑 功能과 그 外在表現 및 時令과의 관계를 指出하였다.

4. 人迎 寸口脈의 亢盛 정도와 각 經脈의 病變과의 일반 연계를 論述하였다.

第 一 章

黃帝問曰: 余聞天以六六之節, 以成一歲, 人[1]以九九制會, 計人亦有三百六十五節以爲天地久矣, 不知其所謂也. 岐伯對曰: 昭乎哉問也, 請遂言之. 夫六六之節, 九九制會者, 所以正天之度, 氣之數也. 天度者, 所以制日月之行也; 氣數者, 所以紀化生之用也.

〔校勘〕 1) ‘人’은 後文에 의거 ‘地’로 고쳐야 한다.

黃帝께서 물어 가라사대, “余가 듣건대, 天은 六六의 節로써 一歲를 成하고, 地《原作‘人’, 當作‘地’, 據《新校正》改》는 九九로써 制會하니, 人을 計함 또한 三百六十五節을 두어 써 天地를 삼은지 久하다고 하는데, 그 이르는 바(가 무엇인지)를 알지 못하겠습니다.”

岐伯이 對(答)하여 가로되, “昭하시도다, 問(하심)이여! 請컨대 이를 모두 말씀드리겠습니다. 대저 六六之節과 九九制會는 써 天의 度와 氣의 數를 正하는 바《方法》이니, 天度란 써 日月의 行함을 制하는 바이고, 氣數란 써 化生의 用을 紀《記, 標識》하는 바입니다.

第 二 章

天爲陽. 地爲陰; 日爲陽, 月爲陰. 行有分紀, 周有道理, 日行一度, 月行十三度而有奇焉, 故大小月三百六十五日而成歲, 積氣餘而盈閏矣. 立端於始, 表正於中, 推餘於終, 而天度畢矣.

　天은 陽이 되고 地는 陰이 되며, 日은 陽이 되고 月은 陰이 되는데, 行함에 分紀가 있고 周함에 道理가 있으니, 日이 一度를 行하면 月은 十三度而有奇(十三度하고 나머지(奇)가 더 있음)를 行하므로, 大小月 三百六十五日로 歲를 成하고, 氣의 餘를 積하여 盈閏합니다[閏(月)을 盈합니다; 盈(餘)가 閏(月을 成)합니다]. 端(歲首, 즉 冬至節)을 始에 立하고, (圭)表로 中을 正하고, 餘를 終에 推하면, (이에) 天度가 畢합니다."

第 三 章

　帝曰: 余已聞天度矣, 願聞氣數何以合之. 岐伯曰: 天以六六爲節, 地以九九制會, 天有十日, 日六竟而周甲, 甲六復而終歲, 三百六十日法也. 夫自古通天者, 生之本, 本於陰陽. 其氣九州, 九竅[1], 皆通乎天氣. 故其生五, 其氣三, 三而成天, 三而成地, 三而成人, 三而三之, 合則爲九, 九分爲九野, 九野爲九藏, 故形藏四, 神藏五, 合爲九藏, 以應之也.

　帝曰: 余已聞六六[2]九九之會也, 夫子言積氣盈閏, 願聞何謂氣. 請夫子發蒙解惑焉. 岐伯曰: 此上帝[3]所秘, 先師傳之也. 帝曰: 請遂聞之. 岐伯曰: 五日謂之候, 三候謂之氣, 六氣謂之時, 四時謂之歲, 而各從其主治焉. 五運相襲, 而皆治之, 終朞之日, 周而復始, 時立氣布, 如環無端, 候亦同法. 故曰: 不知年之所加, 氣之盛衰, 虛實之所起, 不可以爲工矣.

　帝曰: 五運之[4]始, 如環無端, 其太過不及何如? 岐伯曰: 五氣更立, 各有所勝, 盛虛之變, 此其常也. 帝曰: 平氣何如? 岐伯曰: 無過者也. 帝曰: 太過不及奈何? 岐伯曰: 在經有也. 帝曰: 何謂所勝? 岐伯曰: 春勝長夏, 長夏勝冬, 冬勝夏, 夏勝秋, 秋勝春, 所謂得五行時之勝, 各以氣命其藏. 帝曰: 何以知氣勝? 岐伯曰: 求其至也, 皆歸始春, 未至而至, 此謂太過, 則薄所不勝, 而乘所勝也, 命曰氣淫. 不分邪僻內生, 工不能禁. 至而不至, 此謂不及, 則所勝妄行, 而所生受病, 所不勝薄之也, 命曰氣迫. 所謂求其至者, 氣至之時也. 謹候其時, 氣可與期, 失時反候, 五治不分, 邪僻內生, 工不能禁也. 帝曰: 有不襲乎? 岐伯曰: 蒼天之氣, 不5)得無常也. 氣之不襲, 是謂非常, 非常則變矣. 帝曰: 非常而變奈何? 岐伯曰: 變至則病, 所勝則微, 所不勝則甚, 因而重惑於邪, 則死矣. 故非其時則微, 當其時則甚也.

〔校勘〕 1) '九竅' 二字는 衍文이니, 〈生氣通天論〉에 의거하여 刪去해야 한다. 또 '九州' 밑에 '五藏十二節'의 五字가 탈락되어 있다.
  2) 前文을 보건대 '六六' 밑에 '之節'의 二字가 탈락된 듯하다.
  3) 明抄本과 吳注本에는 모두 '帝' 밑에 '之'字가 더 있다.
  4) '之'는 '終'의 잘못인 듯하다.《郭靄春》
  5) 熊本에는 '不' 앞에 '氣'字가 더 있다.

帝께서 가라사대, "余가 이미 天度는 聞하였으니, 願컨대 氣의 數는 어떻게 그에 合하는지를 듣고 싶습니다."

岐伯이 가로되, "天은 六六으로써 節을 삼고, 地는 九九로써 制會하니, 天에는 十日이 있어서 日이 여섯 번 竟하여 周甲하고, 甲이 여섯 번 復하여 歲를 終하니, 三百六十日法입니다.『대저 예로부터 天에 通하는 것이 生의 本이니, 陰陽에 本함이라〔대저 예로부터 天에 通한 者는 生의 本을 陰陽에 本하(였)나니〕, 그 氣가 九州이고, 九竅가 모두 天氣에 通하(고 있으)므로, 그 生(하는 것)이 다섯이고 그 氣가 셋이니, 셋으로 天을 成하고, 셋으로 地를 成하고, 셋으로 人을 成하는데, 셋을 세 번하여 合하면 九가 되니, 九가 나뉘어 九野가 되고, 九野는 九藏이 되므로, 形藏 넷과 神藏 다섯이 ―合하여 九藏이 됨― 써 그에 應합니다.』"

帝께서 가라사대, "余가 이미 六六九九의 會는 聞하였거니와, 夫子께서 氣를 積하여 盈閏함을 말씀하셨는데, 願컨대 무엇을 氣라고 하는지를 듣고 싶으니, 請컨대 夫子께서는 蒙(昧)함을 (啓)發하여 (疑)惑을 解하(게 하)여 주십시오."

岐伯이 가로되, "이는 上帝《上古의 帝君》께서 秘하신 바로, 先師께서 이를 傳하셨습니다."

帝께서 가라사대, "請컨대 이를 모두 듣고 싶습니다."

岐伯이 가로되, "五日을 일러 候라 하고, 三候를 일러 氣라 하고, 六氣를 일러 時라 하고, 四時를 일러 歲라 하는데, 각기 그 主治를 從하니, 五運이 相襲하며 모두 이를 治하는데, 朞를 終하는 日에 周而復始《一周가 되어 다시 始作함》하니, 時가 立하고 氣가 布함이 如環無端《고리와 같이 시작과 끝이 없음》하며, 候 또한 法이 同합니다. 故로 가로되, "年이 加하는 바와 氣의 盛衰와 虛實의 起하는 바를〔起한 데를〕 知하지 못하면, 可히 써 工이 되지 못한다."고 했습니다."

帝께서 가라사대, "五運의 始가 如環無端한데, 그 太過하고 不及함은 어떠합니까?"

岐伯이 가로되, "五氣가 번갈아 立하는데, 각기 勝하는 바와 (그에 따른) 盛해지고 虛해지는 變이 있으니, 이것이 그 常입니다."

帝께서 가라사대, "平氣는 어떠합니까."

岐伯이 가로되, "過(太過와 不及이 모두 過임)가 없는 者(年)입니다."

帝께서 가라사대, "太過하고 不及함은 어떻게 합니까?"

岐伯이 가로되, "經에 있습니다."

帝께서 가라사대, "무엇을 일러 '勝하는 바'라고 합니까?"

岐伯이 가로되, "春은 長夏를 勝하고, 長夏는 冬을 勝하고, 冬은 夏를 勝하고, 夏는 秋를 勝하고, 秋는 春을 勝하니, 이른바 '五行時의 勝함을 得함'인데[五行時의 勝함을 得함을 이르는 바인데], 각기 氣로써 그 藏을 命합니다."

帝께서 가라사대, "어떻게[무엇으로써] 그 勝을 知합니까?"

岐伯이 가로되, "그 至함을 求하는데, 모두 始春(節氣上으로는 立春節이고, 運氣上으로는 大寒節임)에 歸하여 (이를 推算하는데), (天時가) 아직 至하지 않았는데 (時令의 氣가 이미) 至하였으면 ―이를 太過라고 이름― 勝하지 못하는 바를 薄(迫)하여 勝하는 바를 乘함이니, 命하여 氣淫이라 하며(원래 此句 뒤에 '不分, 邪僻內生, 工不能禁'의 十字가 있는데, 涉下衍文이므로 이에 冊去함); (天時가 이미) 至하였는데도 (時令의 氣가) 아직 至하지 않았으면 ―이를 不及이라고 이름― 勝하는 바가 망녕되이 行하여 生하는 바가 病을 受하고, 勝하지 못하는 바가 이를 薄함이니, 命하여 氣迫이라고 합니다. 이른바 그 至함을 求한다고 함은[그 至함을 求한다고 함은] 氣가 至하는 時(를 근거하여 기후 변화의 早晚을 推求하는 것을 말함)이니, 그 時를 삼가 候하면 氣를 可히 與期(豫期)할 수 있거니와, 時를 失하고 候에 反하며 五治가 分하지 못하면, 邪僻이 內에 生함을 (良)工도 能히 禁하지 못합니다."

帝께서 가라사대, "襲하지 아니함이 있습니까?"

岐伯이 가로되, "蒼天의 氣는 시러곰 常이 없지 못하거니와[常이 없음을 得하지 못하거니와], 氣의 襲하지 아니함, 이를 非常이라 하는데, 非常이면 變합니다."

帝께서 가라사대, "非常하여 變하면 어떻게 합니까?"

岐伯이 가로되, "變이 至하면 病하는데, 勝하는 바이면 微하고, 勝하지 못하는 바이면 甚하며, 因하여 거듭 邪에 感하면 死하니, 故로 그 時가 아니면 微하고, 그 時에 當하면 甚합니다."

第四章

帝曰:善. 余聞氣合而有形, 因變以正名. 天地之運, 陰陽之化, 其於萬物, 孰少孰多, 可得聞乎? 岐伯曰: 悉¹⁾哉問也. 天至廣不可度, 地至大不可量, 大神靈問, 請陳其方. 草生五色, 五色之變, 不可勝視; 草生五味, 五味之美, 不可勝極. 嗜欲不同, 各有所通. 天食人以五氣, 地食人以五味. 五氣入鼻, 藏於心肺, 上使五色脩明, 音聲能彰. 五味入口, 藏於腸²⁾胃, 味有所藏, 以養五氣, 氣和而生, 津液相成, 神乃自生.

〔校勘〕 1) 越本, 吳本, 周本, 藏本, 守校本에는 모두 '悉' 밑에 '乎'字가 더 있다.
2) '腸'字는 아마 傳抄者가 '心肺'에 짝을 맞추기 위해 妄增, 삽입한 것 같다. 〈五藏別論〉의 "五味入口藏于胃, 以養五藏氣"도 이와 句法이 相似하다.

帝께서 가라사대, "善합니다. 余가 듣건대, 氣가 合함에 形이 있게 되고 變을 因하여 써 名을 正한다고 하는데, 天地의 運과 陰陽의 化, 그것이 萬物에 (대하여 미치는 영향이) 어느 것이 적고 어느 것이 많은지를 可히 얻어 들을 수 있겠습니까?"

岐伯이 가로되, "悉하시도다, 問(하심)이여! 天은 至廣하여 可히 度하지 못하고, 地는 至大하여 可히 量하지 못합니다. 大神靈한 問이시니, 請컨대 그 方(道理)을 陳하겠습니다. 草가 五色을 生하는데, 五色의 變은 可히 이루 視하지 못하고, 草가 五味를 生하는데, 五味의 美는 可히 이루 다하지(極) 못합니다. 嗜欲은 同하지 않으나 각기 通하는 바가 있습니다. 天은 人을 五氣로써 食(飼)하고 地는 人을 五味로써 食(飼)하는데, 五氣는 鼻로 入하여 心肺에 藏하여, 위로 五色이 修明하고 音聲이 能히 彰하게 하며; 五味는 口로 入하여 腸胃에 藏하는데, 味에는 藏한 바가 있어서 써 五氣를 養하며, 氣가 和함에 生하고 津液이 相成하며, 神이 이에 스스로 生(旺)합니다."

第 五 章

帝曰: 藏象何如? 岐伯曰: 心者, 生¹⁾之本, 神之變²⁾也, 其華在面, 其充在血脈, 爲陽中之太陽, 通於夏氣. 肺者, 氣之本, 魄之處也, 其華在毛, 其充在皮, 爲陽中之太陰³⁾, 通於秋氣. 腎者, 主蟄封藏之本, 精之處也, 其華在髮, 其充在骨, 爲陰中之少陰⁴⁾, 通於冬氣. 肝者, 罷極之本, 魂之居也, 其華在爪, 其充在筋, 以生血氣, 其味酸, 其色蒼⁵⁾, 此爲陽中⁶⁾之少陽, 通於春氣. 脾胃大腸三焦膀胱⁷⁾者, 倉廩之本, 營之居也, 名曰器⁸⁾, 能化糟粕, 轉味而入出者也, 其華在脣四白,其充在肌, 其味甘, 其色黃⁹⁾, 此至陰之流通於土氣. 凡十一藏取決於膽也¹⁰⁾.

[校勘] 1) 吳本에는 '生'이 '聖'으로 되어 있다.

2) 林校에 全元起本에는 '變'이 '處'로 되어 있다고 했는데, 五行大義와 雲笈七籤에도 모두 '處'로 되어 있다.

3) 林校에 甲乙과 太素에 의거하여 '太陰'을 '少陰'으로 해야 된다고 했는데, 五行大義에도 '少陰'으로 되어 있다.

4) 林校에 全元起本과 甲乙 및 太素에 의거하여 '少陰'을 '太陰'으로 해야 된다고 하였는데, 五行大義에도 '太陰'으로 되어 있다.

5) 以生血氣, 其味酸, 其色蒼: 滑抄本에는 이 10字가 없다.

6) 陽中之少陽: 林校에 全元起本과 甲乙 및 太素에 의거하여 '陽中'을 '陰中'으로 해야 된다고 하였는데, 五行大義에도 '陰中'으로 되어 있다.

7) 五行大義와 雲笈七籤에는 '胃大腸小腸三焦膀胱'의 九字가 없는데 이것이 옳다. 後人이 十二官의 說을 符會해서 '凡十一臟取決於胆'의 一句를 竄入하고 '胃大腸小腸三焦膀胱'의 九字를 덧붙여 억지로 數를 맞춘 것이다.

8) 五行大義에는 '器'가 '與化'로 되어 있다.

9) 林校에 이르기를, '其味甘, 其色黃'의 六字는 删去함이 마땅하다고 했다.

10) '凡十一藏取決於膽'은 위에 언급한 바와 같이 後人의 所增인 듯하다.《郭靄春》

　　帝께서 가라사대, "藏象은 어떠합니까?"

　　岐伯이 가로되, "心은 生의 本으로[本이며,] 神의 變이며[神의 (居)處이며 :《新校正》], 그 華는 面에 在하고, 그 充은 血脈에 在하며, 陽中의 太陽이 되어[되며,] 夏氣에 通합니다. 肺는 氣의 本으로[本이며,] 魄의 處이며, 그 華는 毛에 在하고, 그 充은 皮에 在하며, 陽中의 太陰《宜作'少陰'》이 되어[되며,] 秋氣에 通합니다. 腎은 蟄을 主하니 封藏의 本으로[本이며,] 精의 處이며, 그 華는 髮에 在하고, 그 充은 骨에 在하며, 陰中이 少陰《宜作'太陰'》이 되어 冬氣에 通합니다. 肝은 罷極의 本으로[本이며,] 魂의 居이며, 그 華는 爪에 在하고 그 充은 筋에 在하며, 써 血氣를 生하며, 그 味는 酸이고, (그 色은 蒼이며, 이는) 陽中《宜作'陰中'》의 少陽이 되어[되며,] 春氣에 通합니다. 脾・胃・大腸・小腸・三焦・膀胱은 倉廩의 本으로[本이며,] 營의 居이니, 名을 器라고 하며, 能히 糟粕을 化하고 (飮食五)味를 轉(化)하여 들이고(入) 내보내는(出) 者이며, 그 華는 脣四白에 在하고, 그 充은 肌에 在하며, (그 味는 甘이고, 그 色은 黃이며,) 이는 至陰의 類이니, 土氣에 通합니다《脾・胃・大腸, …… 通于土氣: 此五十八字,《讀素問抄》以爲有錯簡, 并將其改爲 "脾者, 倉廩之本, 營之居也, 其華在脣四白, 其充在肌, 此至陰之類, 通于土氣. 胃・大腸・小腸・三焦・膀胱, 名曰器, 能化糟粕, 轉味而出入者也."《素問釋義》從《讀素問抄》・《五行大義》卷三 第四 引本文作: "脾者, 倉廩之本, 名曰興化, 能化糟粕, 轉味出入, 至陰之類."》.

　　무릇 十一藏은 膽에서 取決합니다.

第 六 章

故人迎一盛, 病在少陽, 二盛病在太陽, 三盛病在陽明, 四盛已上爲格陽. 寸口一盛, 病在厥陰, 二盛病在少陰, 三盛病在太陰, 四盛已上爲關陰. 人迎與寸口俱盛四倍已上爲關格, 關格之脈贏, 不能極於天地之精氣, 則死矣.

故로 人迎이, 一盛이면 病이 少陽에 在하고, 二盛이면 病이 太陽에 在하고, 三盛이면 病이 陽明에 在하고, 四盛 以上('已' 通 '以')이면 格陽이 되며; 寸口가, 一盛이면 病이 厥陰에 在하고, 二盛이면 病이 少陰에 在하고, 三盛이면 病이 太陰에 在하고, 四盛 以上이면 關陰이 되며; 人迎과 寸口가 함께 盛하여 四倍 以上이면 關格이 되는데, 關格의 脈이 贏(原作'贏'.《新校正》云: "詳'贏'當作'贏', 脈盛四倍以上, 非贏也, 乃盛極也. 古文'贏'與'盈'通用." 據改)하여 能히 天地의 精氣에 極하지 못하면 死합니다."

五藏生成篇 第十

〔해제〕   按컨대 이 편은 五臟生成篇이라 하고 論이라고 하지 않았는데, 이는 이 편이 五臟生成의 事를 바로 記하여 問答하며 論議한 말이 없으므로 論이라 하지 않은 것이다. 後에도 論이라고 말하지 않은 것은 뜻이 이와 같다.

本篇은 五臟과 外部 環境 및 體內의 각 조직과의 관계가 "人은 天地의 氣로 生하고 四時의 法으로 成한다."는 道理를 體現하고 있음을 論述하였으므로, 이름을 五臟生成篇이라고 했다.

本篇의 主要內容은 아래와 같다.

1. 五臟과 身體의 각 조직 및 부위의 상응관계를 論述하고 한걸음 더 나아가

2. 五臟과 五色, 五味의 相應關系를 논술하였으며, 아울러 五味를 편식하여 야기되는 病理變化를 指出하였다.

3. 脈, 髓, 筋, 血, 氣의 所屬關系와 血의 一般機能과 病變發生의 정황을 指出하였다.

4. 衛氣가 留止하는 곳인 大谷 十二分, 小溪 三百五十四名 등이 邪氣가 용이하게 침범하는 부위가 됨을 指出하고 아울러 그 부위에 針刺하는 의의를 논술하였다.

5. 脈診의 중요성을 강조하고 脈診, 色診과 진단상의 應用에 있어서의 色脈合參을 예시하였다.

第 一 章

心之合[1]脈也, 其榮色也, 其主腎也. 肺之合皮也, 其榮毛也, 其主心也. 肝之合筋也, 其榮爪也, 其主肺也. 脾之合肉也, 其榮脣也, 其主肝也. 腎之合骨也, 其榮髮也, 其主脾也.

〔校勘〕   1) 雲笈七籤에는 '合' 밑에 '于'字가 더 있다.

心의 合은 脈이고, 그 榮은 色이고, 그 主는 腎이며 ; 肺의 合은 皮이고, 그 榮은 毛이고, 그 主는 心이며 ; 肝의 合은 筋이고, 그 榮은 爪이고, 그 主는 肺이며 ; 脾의 合은 肉이고, 그 榮은 脣이고, 그 主는 肝이며 ; 腎의 合은 骨이고, 그 榮은 髮이고, 그 主는 脾입니다.

第 二 章

是故多食鹹, 則脈凝泣¹⁾而變色²⁾;多食苦, 則皮槁而毛拔;多食辛, 則筋急而爪枯;多食酸, 則肉胝³⁾䐜而脣揭³⁾;多食甘, 則骨痛而髮落, 此五味之所傷也. 故心欲苦, 肺欲辛, 肝欲酸, 脾欲甘, 腎欲鹹, 此五味之所合⁴⁾也. 五藏之氣, 故色見靑如草茲⁵⁾者死, 黃如枳實者死, 黑如炲⁶⁾者死, 赤如衃血者死, 白如枯骨者死, 此五色之見死也;靑如翠羽者生, 赤如雞冠者生, 黃如蟹腹者生, 白如豕膏者生, 黑如烏羽者生, 此五色之見生也. 生於心, 如以縞裹朱;生於肺, 如以縞裹紅;生於肝, 如以縞裹紺;生於脾, 如以縞裹栝樓實;生於腎, 如以縞裹紫, 此五藏所生之外⁷⁾榮也. 色味當五藏:白當肺辛, 赤當心苦, 靑當肝酸, 黃當脾甘, 黑當腎鹹, 故白當皮, 赤當脈, 靑當筋, 黃當肉, 黑當骨.

〔校勘〕 1) 北堂書抄에는 '泣'이 '血'로 되어 있다.
　　　 2) 千金方에는 '變色'이 '色變'으로 되어 있는데 이를 따른다면, '色變'과 뒤의 '毛拔'·'爪枯'·'脣揭'·'髮落'은 句式이 같다.
　　　 3) 胝皺而脣揭:千金方에는 '胝' 밑에 '䐜'字가 없고, '揭'가 '裹'로 되어 있다.
　　　 4) 林校引 全元起本에는 '之所合也'가 '之合'으로 되어 있고, '也'는 뒤의 '氣'字 밑에 가 있다. 外臺에도 '之合'으로 되어 있다.
　　　 5) '茲'는 脈經과 千金方에 모두 '滋'로 되어 있는데 이 둘 모두가 잘못으로, 마땅히 '玆'로 해야 옳다. '茲'는 '玆'의 形誤요 '滋'는 聲誤다. 여기서는 死色을 말하고 있으므로 面色이 풀의 靑黑色과 같음을 이르는 것이다. 說文通訓定聲에서 "'玆黑也'"라 했다.
　　　 6) 千金翼方에는 '炲' 밑에 '煤'字가 더 있다.
　　　 7) 太素에는 '之' 밑에 '外'字가 없다.

이러한 (緣)故로 鹹(味)을 많이 먹으면, 脈이 凝泣하여 色을 變하(게 하)며〔色이 變하며〕;苦(味)를 많이 먹으면, 皮가 槁하고 毛가 拔《脫落》하며;辛(味)을 많이 먹으면, 筋이 急하고 爪가 槁하여지며;酸(味)을 많이 먹으면, 肉이 胝《皮肉粗厚》䐜《皺縮》하고 脣이 揭하며;甘(味)을 많이 먹으면, 骨이 痛하고 髮이 落하니, 이것이 五味의 傷하는 바입니다. 故로 心은 苦(味)를 欲《喜而求之》하고, 肺는 辛(味)을 欲하고, 肝은 酸(味)을 欲하고, 脾는 甘(味)을 欲하고, 腎은 鹹(味)을 欲하니, 이것이 五味의 五藏之氣에 合함입니다《원래는 '此五味之所合也. 五藏之氣(이것이 五味의 合하는 바입니다. 五藏之氣가)'로 되어 있으나《校釋》의 校勘에 의기하여 '此五味之所合五藏之氣也.'로 바꾸어 번역하였음》.

故로 色의 나타남이(見), 靑하되 草玆와 같은 者는 死하고, 黃하되 枳實과 같은 者는 死하고, 黑하되 炲와 같은 者는 死하고, 赤하되 衃血 같은 者는 死하고, 白하되 枯骨 같은 者는 死하니, 이것이 五色의 死함을 나타냄이며; 靑하되 翠羽 같은 者는 生하고, 赤하되 雞冠 같은 者는 生하고, 黃하되 蟹腹 같은 者는 生하고, 白하되 豕膏 같은 者는 生하고, 黑하되 烏羽 같은 者는 生하니, 이것이 五色의 生함을 나타냄입니다. 心에 生함은(生于心) 縞로써 朱(砂)를 裹함 같고, 脾에 生함은 縞로써 紅을 裹함 같고, 肝에 生함은 縞로써 紺을 裹함 같고, 脾에 生함은 縞로써 括樓實을 裹함 같고, 腎에 生함은 縞로써 紫를 裹함 같으니, 이것이 五藏의 生하는 바의 外榮입니다.

色味는 五藏에 當(應)하니, 白은 肺·辛에 當(應)하고, 赤은 心·苦에 當하고, 靑은 肝·酸에 當하고, 黃은 脾·甘에 當하고, 黑은 腎·鹹에 當합니다. 故로 白은 皮에 當하고, 赤은 脈에 當하고, 靑은 筋에 當하고, 黃은 肉에 當하고, 黑은 骨에 當합니다.

第 三 章

諸脈者皆屬於目, 諸髓者皆屬於腦, 諸筋者皆屬於節[1], 諸血者皆屬於心, 諸氣者皆屬於肺, 此四支八谿之朝夕也. 故[2]人臥, 血歸於肝, 肝[3]受血而能視, 足受血而能步, 掌受血而能握, 指受血而能攝. 臥出而[4]風吹之, 血凝於膚者爲痺, 凝於脈者爲泣, 凝於足者爲厥. 此三者, 血行而不得反其空, 故爲痺厥也. 人有大谷十二分, 小谿三百五十四名, 少十二兪[5], 此皆衛氣之所留止, 邪氣之所客也, 鍼石緣而去之.

[校勘] 1) 太素에는 ‘節’이 ‘肝’으로 되어 있다.
2) 千金方에는 ‘故’가 ‘凡’으로 되어 있다.
3) 傷寒論 成注와 宣明論方에는 ‘肝’이 모두 ‘目’으로 되어 있다.
4) 藏本에는 ‘而’字가 없다.
5) 太素에는 ‘兪’가 ‘關’으로 되어 있으며, 林校에도 別本과 全元起本에는 ‘關’으로 되어 있다고 했다.

諸 脈은 모두 目에 屬하고, 諸 髓는 모두 腦에 屬하고, 諸 筋은 모두 節에 屬하고, 諸 血은 모두 心에 屬하고, 諸 氣는 모두 肺에 屬하니, 이것이 四支 八谿《左右의 肘 腋 股 膕을 말함)의 朝夕입니다. 故로 人이 臥하면 血이 肝에 歸하니[歸하는데], 肝이 血을 受함에[受하여] 能히 視하고, 足이 血을 受함에[受하여] 能히 步하고, 掌이 血을 受함에[受하여] 能히 握하고, 指가 血을 受함에[受하여] 能히 攝합

니다. 臥하였다가 出함에 風이 이에 吹하여, 血이 膚에 凝한 者는 痺가 되고, 脈에 凝한 者는 泣이 되고, 足에 凝한 者는 厥이 되는데, 이 세 가지는 血이 行하되 그 空(孔穴)에 反(返)함을 得하지 못하는 故로 痺厥이 됩니다. 人에는 大谷 十二分과 小谿 三百五十四名——十二兪를 제외함(少)——이 있는데, 이는 모두 衛氣의 留止하는 데(所)이며, 邪氣의 客하는 데이니, (治病時에) 針石으로 (이를) 緣하여 (邪氣를) 去합니다.

第 四 章

診病之始, 五決爲紀, 欲知[1]其始, 先建其母, 所謂五決者, 五脈也. 是以頭痛巓疾, 下虛上實, 過在足少陰巨陽, 甚則入腎. 徇蒙招尤[2], 目冥耳聾, 下實上虛, 過在足少陽厥陰, 甚則入肝. 腹滿䐜脹, 支鬲胠脇[3], 下厥上冒, 過在足太陰陽明. 咳嗽上氣, 厥[4]在胸中, 過在手陽明太陰. 心煩頭痛[5], 病在鬲中[6], 過在手巨陽少陰.

夫脈之小大滑濇浮沈, 可以指別; 五藏之象, 可已類推; 五藏[7]相音, 可以意識; 五色微診, 可以目察. 能合脈色, 可以萬全. 赤脈之至也, 喘而堅, 診曰[8]有[9]積氣在中, 時害於食, 名曰心痺, 得之外疾[10], 思慮而心虛, 故邪從之. 白脈之至也, 喘而浮[11], 上虛下實, 驚[12], 有積氣在胸中, 喘而虛, 名曰肺痺寒熱, 得之醉而使內也. 靑脈之至也, 長而[13]左右彈, 有積氣在心下支胠, 名曰肝痺, 得之寒濕, 與疝同法, 腰痛足清頭痛[14]. 黃脈之至也, 大而虛, 有積氣在腹中, 有厥氣, 名曰厥疝, 女子同法, 得之疾使[15]四支, 汗出當風. 黑脈之至也, 上[16]堅而大, 有積氣在小腹[17]與陰, 名曰腎痺, 得之沐浴清水而臥.

凡相五色之奇脈[18], 面黃目靑, 面黃目赤, 面黃目白, 面黃目黑者, 皆不死也; 面靑目赤[19], 面赤目白, 面靑目黑, 面黑目白, 面赤目靑[20], 皆死也.

[校勘] 1) 太素에는 '知'가 '得'으로 되어 있다.
2) 普濟本事方과 婦人良方에는 '尤'가 모두 '搖'로 되어 있다.
3) 太素에는 '胠' 밑에 '脇'字가 없다.
4) 甲乙에는 '厥'이 '病'으로 되어 있다.
5) 甲乙에는 '心煩頭痛'이 '胸中痛'으로 되어 있다.

6) 甲乙에는 '病在膈中'이 '支滿, 腰背相引而痛'으로 되어 있다.

7) 太素에는 '五藏'이 '上醫'로 되어 있다.

8) 太素에는 '曰'이 '之'로 되어 있다.

9) 甲乙에는 '有'가 '爲'로 되어 있다.

10) 張琦는 '外疾' 二字는 衍文이라고 했다.

11) 脈經에는 '浮' 밑에 '大'字가 더 있다.

12) '驚'은 잘못 들어간 것으로 마땅히 '喘而虛' 句下에 들어가 '喘而虛驚'으로 함이 옳다.(衛生寶鑑) '喘而浮'의 '喘'은 脈의 急數함을 가리키는 말이요, '喘而虛驚'의 '喘'은 肺痺의 증상을 가리키는 말로서 뜻이 서로 다르다.《郭靄春》

13) 甲乙에는 '而' 밑에 '弦'字가 더 있다.

14) 胡本, 吳本, 藏本에는 모두 '頭痛'이 '頭脈緊'으로 되어 있다.

15) 中藏經에는 '疾使' 二字가 없다.

16) '上'은 '下'로 해야 옳다. 대개 病이 腎에 있고 積氣가 小腹과 陰에 있으면 脈은 下에서 응한다.

17) 小腹: 太素에는 '腹中'으로, 甲乙에는 '少腹'으로 되어 있다.

18) 千金翼方에는 '之奇脈' 三字가 없다. 林校에 甲乙에도 그러하다고 했다.

19) 面靑目赤: 胡本, 吳本, 周本에는 모두 '赤'이 '靑'으로 되어 있다.

20) 面赤目靑: 太素에는 '靑' 밑에 '者'字가 더 있다.

診病의 始《根本》는 五決이 紀가 되니《謂五藏之脈爲決生死之綱紀也.: 王冰註》, 그 始를 知하고자 하거든 먼저 그 母《病因》를 建《確立》해야 하는데, 이른바 五決이란 五脈입니다. 이러한 까닭으로 頭痛 巓疾 下虛上實은 過《疾病의 관건이 되는 부위》가 足少陰 巨陽에 있으니, 甚하면 腎에 入하며; 徇蒙招尤《徇蒙招搖: 指目搖而視不明, 身體動搖不定》目冥 耳聾 下實上虛는 過가 足少陽 厥陰에 있으니, 甚하면 肝에 入하며; 腹滿䐜脹 支膈胠脇 下厥上冒는 過가 足太陰 陽明에 있으며; 咳嗽 上氣 厥在胸中은 過가 手陽明 太陰에 있으며; 心煩 頭痛 病在膈中은 過가 手巨陽 少陰에 있습니다.

대저 脈의 小 大 滑 濇 浮 沈은 可히 指로써 別할 수 있고, 五藏의 象은 可히 類로써 推할 수 있고, 五藏의 相音은 可히 意로써 識할 수 있고, 五色의 微診은 可히 目으로써 察할 수 있거니와, 能히 脈 色을 合할 수 있어야[있으면] 可히 써 萬全(을 期)할 수 있습니다.

(色이) 赤하고 脈의 [赤脉《心脉》의] 至함이 喘《指脈動急疾》하면서 堅하면, 診하여 가로되, 積氣가 中에 있어서 때때로 食(하기)에 害되니, (病)名을 心痺라 하며, 外疾과 思慮하여 心이 虛해진 까닭으로 邪가 거기에(之) 從한 데에서 이를 得합니다[外疾에서 이를 得하는데, 思慮하여 心이 虛해진 까닭으로 邪가 거기에 從함입니다].

(色이) 白하고 脈의 [白脉《肺脉》의] 至함이 喘하면서 浮하면, 上은 虛하고 下는 實하며, 驚하고, 積氣가 胸中에 있어서 喘하며 虛하니, (病)名을 肺痺라 하며, 寒熱하는데, 醉한 채 內를 使한《醉後入房》데서 이를 得합니다.

(色이) 靑하고 脈의[靑脈《肝脈》의] 至함이 長하면서 左右(兩手)가 (모두) 彈《搏擊之義》하면 積氣가 心下에 있어서 胠를 支하니, (病)名을 肝痺라고 하며, 寒濕에서 이를 得하는데, 疝과 同法이며, 腰痛, 足淸, 頭痛합니다.

(色이) 黃하고 脈의 [黃脈《脾脈》의] 至함이 大하면서 虛하면, 積氣가 腹中에 있고 厥氣가 있으니, (病)名을 厥疝이라 하며, 女子도 (이와) 同法인데, 四支를 疾使하여 汗이 出한 데에 風을 當한 데서 이를 得합니다.

(色이) 黑하고 脈의 [黑脈《腎脈》의] 至함이 (上)堅《似應作'下堅'》하면서 大하면, 積氣가 小腹과 陰에 있으니,(病)名을 腎痺라고 하며, 淸水에 沐浴하고 臥한 데서 이를 得합니다.

무릇 五色의 奇脈을 相《觀察》하여, 面黃目靑(하거나), 面黃目赤(하거나), 面黃目白(하거나), 面黃目黑한 者는, 모두 死하지 않으며; 面靑目赤(하거나), 面赤目白(하거나), 面靑目黑(하거나), 面黑目白(하거나), 面赤目靑하면, 모두 死합니다.

五藏別論篇 第十一

〔해제〕   篇中에서 述한 바의 臟腑의 機能活動과 奇恒之腑에 關한 認識이 臟象을 論述한 篇
章과는 다르므로, 篇名을 五臟別論이라 했다.
　　本篇의 主要內容은 다음과 같다.
1. 奇恒之腑와 傳化之腑의 區別을 說明하고, 아울러 臟과 腑의 機能 特点을 說明했
　다.
2. 診脈時 寸口를 取하는 理由를 說明했다.
3. 醫者의 診病時 正確한 方法을 指出하고, 아울러 鬼神致病의 그릇된 認識을 批判했
　다.

第 一 章

　　黃帝問曰：余聞方士, 或以腦髓爲藏, 或以腸胃爲藏[1], 或以爲府,
敢問更相反, 皆自謂是, 不知其道, 願聞其說. 岐伯對曰：腦髓骨脈
膽[2]女子胞, 此六者, 地氣之所生也, 皆藏於陰而象於地, 故藏而不
寫, 名曰奇恒之府. 夫[3]胃大腸少腸三焦膀胱, 此五者, 天氣之所生
也, 其氣象天, 故寫而不藏, 此受五藏濁氣, 名曰傳化之府, 此不能
久留, 輸寫者也. 魄[4]門亦爲五藏使, 水穀不得久藏. 所謂[5]五藏者,
藏精氣[6]而不寫也, 故滿而不能實. 六府者, 傳化物而不藏, 故實而不
能滿也. 所以然者[7], 水穀入口, 則胃實而腸虛；食下, 則腸實而胃
虛. 故曰：實而不滿, 滿而不實[8]也.

〔校勘〕 1) 太素에는 '爲藏' 밑에 '或以爲府'의 四字가 더 있다.
　　　　 2) 太素에는 '膽' 밑에 '及'字가 더 있다.
　　　　 3) 千金方에는 '夫'가 '若'으로 되어 있다.
　　　　 4) 柯校에 '魄' 卽 '粕'이라 하였다.
　　　　 5) 滑抄本에는 '所謂' 二字가 없다.
　　　　 6) 太素와 千金校文引甲乙에는 모두 '氣'가 '神'으로 되어 있다.
　　　　 7) 類經에는 '所以然者' 四字가 없다.
　　　　 8) 明抄二와 太素에는 '滿而不實'의 四字가 없다.

黃帝께서 물어 가라사대, "余가 듣건대, 方士들이 或은 腦髓로써 藏을 삼고, 或

은 腸胃로써 藏을 삼고, 或은 (그것들로)써 府를 삼기도 하여, (余가 그들에게) 敢히 서로가 反한다고 問하면 모두들 스스로가 옳다고 이르는지라, (余가) 그 道를 알지 못하겠으니, 願컨대 그 說明을 듣고 싶습니다.”

岐伯이 對(答)하여 가로되, “腦・髓・骨・脈・膽・女子胞, 이 여섯 가지는 地氣가 (產)生한 것으로, 모두 陰(部位)에 감추어져 있으며(藏于陰), 地를 본 뜻(象)까닭에 갈무리하고 쏟아내지 아니하니(藏而不瀉), 이름을 奇恒의 府라고 합니다. 대저 胃・大腸・小腸・三焦・膀胱, 이 다섯 가지는 天氣가 (產)生한 것으로, 그 氣가 天을 象한 까닭에 쏟아내고 갈무리하지 않습니다(瀉而不藏). 이것들은 五藏의 濁氣를 받아들이니(受) 이름을 傳化의 府라고 하는데, 이것들은 能히 (받아들인 것을) 오래 머무르도록 할 수 없어 (다른 곳으로) 轉(輸)하고 쏟아내는 것들입니다. 魄門 또한 五藏의 使가 되니, 水穀으로 하여금 오래 藏함을 得하게 하지 못합니다(水穀을 오래 藏하지 못합니다). 이른바 五藏은 精氣를 藏하고 瀉하지 아니하므로 滿하나 能히 實하지 못하며 ; 六府는 (飲食)物을 傳化하고 藏하지 아니하므로 實하나 能히 滿하지 못하(나)니, 써 그러한 바는[그러한 까닭은], 水穀이 口에 入하면 胃가 實해지고 腸이 虛해지며, (飲)食이《水穀이》下하면 腸이 實해지고 胃가 虛해지기 때문입니다. 그러므로 가로되 (六府는) 實하나 滿하지 못하고, (五藏은) 滿하나 實하지 못한다고 합니다.”

第 二 章

帝曰 : 氣口何以獨爲五藏主[1]? 岐伯曰 : 胃者, 水穀之海, 六府之大源[2]也. 五味入口, 藏[3]於胃, 以養五藏[4]氣, 氣口亦[5]太陰也. 是以五藏六府之氣味[6], 皆出[7]於胃, 變見於氣口. 故五氣入鼻, 藏於心[8]肺, 心肺有病, 而[9]鼻爲之不利也.

〔校勘〕 1) 太素에는 ‘主’ 밑에 ‘氣’字가 더 있다.
　　　 2) 太素에는 ‘大’ 밑에 ‘源’字가 없고, 類說에는 ‘大’字가 없는데, ‘六府之源’과 ‘水穀之海’는 對文을 이루므로 類說이 옳다고 본다.
　　　 3) 難經一難의 虞注 引文에는 ‘藏’ 위에 ‘以’字가 더 있다.
　　　 4) 太素와 類證活人書에는 ‘五’ 밑에 ‘藏’字가 없다. 五氣는 臊・焦・香・腥・腐를 이른다.
　　　 5) 柯校에 ‘亦’은 ‘手’가 되어야 한다고 했다.
　　　 6) 明抄二와 類說에는 ‘氣’ 밑에 ‘味’字가 없다.
　　　 7) 林校에 全元起本에는 ‘出’이 ‘入’으로 되어 있다고 했다.
　　　 8) 類說에는 ‘於’ 밑에 ‘心’字가 없는데, 이것이 옳다고 본다. 肺는 鼻에 竅를 開하고 있으므로, 뒤에 “肺에 病이 있으면 鼻가 이 때문에 不利해진다.”고 이른 것이니, 만약 ‘心’字를 摻入한다면 이해하기 어렵게 된다. 孫鼎宜의 ‘心當作胸’說은

근거없는 것으로 믿을 수 없다. 下文의 ‘心肺有病’의 ‘心’도 또한 그러하다.《郭靄春》

9) 聖濟總錄에는 ‘而’가 ‘則’으로 되어 있다.

帝께서 가라사대, “氣口는 어찌하여 홀로 五藏을 主함이 됩니까?”

岐伯이 가로되, “胃는 水穀의 海로, 六府의 큰 源(泉)입니다. 五味가 口에 入하면 胃에 藏하여(져서) 五藏의 氣를 養하는데, 氣口 또한 太陰이니, 이러한 까닭으로 五藏六府의 氣味가 모두 胃에서 出하며 變이 氣口에 見합니다. 故로 五氣가 鼻에 入하면 心肺에 藏하므로, 心肺에 病이 있으면 鼻가 그 때문에 이롭지 못하게 됩니다.

第 三 章

凡治病必察其下¹⁾, 適其脈²⁾, 觀其志意, 與其病也³⁾. 拘⁴⁾於鬼神者, 不可與言至德⁵⁾; 惡於鍼石者, 不可與言至巧. 病⁶⁾不許治者, 病必不⁷⁾治, 治之無功矣.

[校勘] 1) 太素에는 ‘下’ 앞에 ‘上’字가 더 있다.
2) 太素에는 ‘脈’ 밑에 ‘候’字가 더 있다.
3) 太素에는 ‘也’가 ‘能’으로 되어 있는데, ‘能’은 ‘態’字와 通한다.
4) 太素에는 ‘拘’ 위에 ‘乃’字가 더 있다. ‘乃’에는 ‘若’의 뜻이 있다.
5) 太素에는 ‘德’이 ‘治’로 되어 있다.
6) 太素에는 ‘病’ 위에 ‘治’字가 더 있다.
7) 太素에는 ‘必不’이 ‘不必’로 되어 있다.

무릇 病을 治(療)한엔 반드시 그 (上)下를 察히고, 그 脈(候)을 適하고, 그 志意와 그 病(能)을 觀해야 합니다. 鬼神에 拘(碍)된 者는 可히 더불어 至德을 말하지 못하고, 針石을 惡하는 者는 可히 더불어 至巧를 말하지 못합니다. 病에 걸리고서 治(療)를 許하지 않는 者는 病을 반드시 治하지[病이 반드시 治하여지지] 못하니, 이를 治하여도 功이 없습니다.”

異法方宜論篇 第十二

[해제]　本篇은 地域의 不同으로 말미암아 앓는 疾病이 不同하고 그로 因해 治病方法 또한 不同하니, 이에 各各 그 適宜한 바가 있음을 論述하였으므로, 篇名을 異法方宜論이라 했다.

　　本篇은 主로 東, 西, 南, 北, 中央의 地理環境, 生活特點, 發病 不同한 情況과 砭石, 毒藥, 灸焫, 微針, 導人按蹻 等 五種의 治法을 서술하였고 마지막으로 醫師는 반드시 이러한 情況과 治法을 綜合的으로 掌握해야 비로소 치료가 각기 마땅함을 얻게 된다는 것을 강조하였다.

黃帝問曰: 醫之治病也, 一病而治各不同, 皆愈何也? 岐伯對曰: 地勢使然也. 故東方之域, 天地之所始生也, 魚鹽之地, 海濱¹⁾傍水, 其民食魚而嗜鹹, 皆安其處, 美其食, 魚者使人熱中, 鹽²⁾者勝血, 故其民皆黑色踈理, 其病皆爲癰瘍³⁾, 其治宜砭石, 故砭石者, 亦從東方來.

西方者, 金玉之域, 沙石之處, 天地之所收引也, 其民⁴⁾陵⁵⁾居而多風, 水土剛強, 其民⁶⁾不衣而褐薦, 其民華食而脂肥, 故邪不能傷其形體⁷⁾, 其病⁸⁾生於內, 其治宜毒藥, 故毒藥者, 亦從西方來.

北方者, 天地⁹⁾所閉藏之域也, 其地高陵居, 風寒冰冽¹⁰⁾, 其民樂野處而乳食, 藏寒生滿病¹¹⁾, 其治宜灸焫, 故灸焫者, 亦從北方來.

南方者, 天地所長養, 陽之所盛處¹²⁾也, 其地¹³⁾下, 水土弱, 霧露之所聚也, 其民嗜酸而食胕¹⁴⁾, 故其民皆緻理而赤色, 其病攣痺, 其治宜微鍼, 故九鍼者, 亦從南方來.

中央者, 其地平以濕, 天地所以生萬物也衆¹⁵⁾, 其民食雜而不勞, 故其病多痿厥寒熱, 其治宜導引按蹻, 故導引按蹻者, 亦從中央出也. 故聖人雜合以治, 各得其所宜¹⁶⁾, 故治所以異病皆愈者, 得病之情, 知治之大體也.

[校勘] 1) 太素에는 '海濱'이 '濱海'로 되어 있는데, 國語의 注에 "濱近也"라고 했으니 '濱海'는 '近海'를 이른다.

2) '鹽'은 '鹹'의 잘못이다. '鹹勝血'은 〈宣明五氣篇〉의 '鹹走血'과 뜻이 부합된다.

3) 甲乙에는 '瘍'이 '腫'으로 되어 있다.

4) 于鬯은 "이 '其民'은 '其地'라고 해야 한다. 下文의 '其民不衣而褐薦'의 영향으로 잘못된 것이다."라고 하였다.

5) 後漢書 〈西羌傳〉의 賢注에, '陵'이 '山'으로 되어 있다.

6) 其民華食: '其民' 二字는 蒙上衍文일 것이다.

7) 明抄二에는 '形' 밑에 '體'字가 없다.

8) 太素에는 '病' 밑에 '皆'字가 더 있다.

9) 熊本에는 '地' 밑에 '之'字가 더 있다.

10) 太素에는 '冽'이 '凍'으로 되어 있다.

11) 本草綱目에는 '藏寒生滿病'이 '其病藏寒生病'으로 되어 있다.

12) 兪樾은 '陽之所盛處'는 傳寫之誤로 응당 '盛陽之所處'라고 해야 된다고 했다.

13) 太素에는 '地' 밑에 '汚'字가 더 있고, 醫心方에는 '洼'字가 더 있는데, 廣雅釋詁 三에 '洼, 汚也'라 한 바, '汚'와 '洼'는 異字同義이다.

14) 甲乙에는 '胕'가 '燥'로 되어 있다. 永樂大典에는 '腐'로 되어 있는데, 兪樾은 말하기를 "'胕'는 곧 '腐'字이니, 故로 王注에 '所食不芳香'이라고 한 것이다."라고 하였다.

15) 天地所以生萬物也衆: 周本, 朝本에는 '地' 밑에 '之'字가 더 있고, 滑抄本에는 '也' 밑에 '衆'字가 없으며, 太素와 醫心方에는 모두 '天地所以生萬物也衆'이 '天地所生物色者衆'으로 되어 있다.

16) 所宜: '所'字는 衍文일 것이다. 王注에 "隨方而用, 各得其宜"라 한 것으로 보아 그의 所據本에도 '所'字가 없었음을 알 수 있다.

黃帝께서 물어 가라사대, "醫(師)가 病을 治(療)함에, 한《같은》 病이나 治(法)가 각기 同하지 아니한데도 모두 愈함은 어째서입니까?"

岐伯이 對(答)하여 가로되, "地勢가 그러하도록 합니다. 그러므로 東方의 (地)域은 天地가 비로소 生하는 곳으로 魚鹽의 땅이며, 바닷가와 물가(海濱傍水)(에 해당하는 곳이)라서 그곳 사람들(其民)은 물고기를 먹고, 짠 것을 좋아하며(嗜鹹), 모두 그 (居)處를 (便)安히 여기고 그 (飮)食을 달게 여기는데(美其食), 물고기는 사람으로 하여금 中《몸 속》을 熱하게 하고, 소금은 血을 勝하므로《血을 耗傷 또는 凝滯하므로》, 그곳 사람들은 모두 (피부색이) 검고 疎理하며《주리가 성기며》, 그 病은 모두 癰瘍이 되니, 그 治(法)는 砭石이 (適)宜합니다. 그러므로 砭石은 또한 東方으로부터 來하였습니다《온 것입니다》.

西方은 金玉의 (地)域으로, 沙石의 處이며, 天地가 收引하는 곳입니다. 그 民은 (丘)陵에 居하는데, (그 지역은) 바람이 많고 水土가 剛強하여 그 民은 옷을 입지 않고(不衣) 褐薦《毛布, 革席》하며, 그 民은 華食하여 脂肥하므로 邪(氣)가 그 形

體를 能히 傷하지 못하고 그 病이 안에서 生하니, 그 治(法)는 毒藥이 마땅합니다. 그러므로 毒藥은 또한 西方으로부터 來하였습니다.

北方은 天地가 閉藏하는 (바의) (地)域입니다. 그 地가 높아서 (사람들은) (丘)陵에 居하며 (기후는) 風寒冰冽합니다. 그 民은 野에서 處함을 樂하고 (牛羊의) 乳를 (많이) 食하여 藏이 寒하여져서 (脹)滿病을 生하니, 그 治法은 灸焫이 마땅합니다. 그러므로 灸焫은 또한 北方으로부터 來하였습니다.

南方은 天地의 長養하는 곳으로 陽이 盛한 (바의) 곳입니다. 그 地(域)는 낮고 (下) 水가 弱하며 霧露가 모이는 곳입니다. 그 民은 酸(味)을 嗜하고 胕《腐;발효된 것》를 (많이) 食하므로, 그 民은 모두 致理하고《腠理가 치밀하고》 赤色이며, 그 病은 攣痺《痙攣과 麻痺》이니, 그 治(法)는 微鍼이 마땅합니다. 그러므로 九鍼은 또한 南方으로부터 來하였습니다.

中央은 그 (地)域이 平하고 濕하며, 天地의 써 萬物을 生하는 바가 많습니다 (衆). 그 곳 사람들(其民)은 雜을 食하고 勞하지 아니하므로 그 病은 痿厥과 寒熱이 多하니, 그 治(法)는 導引과 按蹻가 마땅합니다. 故로 導引 按蹻는 中央으로부터 出하였습니다.

그러므로 聖人이 (여러가지 治法을) 雜合《綜合》하여 治(療)함에 각각 그 마땅한 바를 得하나니, 故로 治(法)는 써 다르나 病이 모두 愈하는 바는, 病의 情을 得하여 治(療)의 大體를 知함입니다."

移精變氣論篇 第十三

〔해제〕 本篇은 上古時 治病에 祝由法을 써서 病人의 精氣를 移易 改變하여 精氣 內守의
目的에 到達한 것을 指出하였으므로, 篇名을 移情變氣論이라 했다.
本篇의 主要內容은 다음과 같다.
1. 上古, 中古, 近世의 不同한 時期에 發生한 不同한 疾病의 治療를 紹介했고,
2. 色診, 問診, 脈診의 診斷學 中에서의 重要作用을 論述하였다.

第 一 章

黃帝問曰 : 余聞古之治病[1], 惟其移精變氣, 可祝由而已. 今世治
病, 毒藥治其內, 鍼石治其外, 或愈或不愈, 何也? 岐伯對曰 : 往古
人[2]居禽獸之間, 動作以避寒, 陰居以避暑, 內無眷慕之累, 外無伸宦
之形, 此恬憺之世, 邪不能深入也. 故毒藥不能[3]治其內, 鍼石不能[3]
治其外, 故可移精[4]祝由而已. 當[5]今之世, 不然, 憂患緣[6]其內,
苦形傷其外, 又失四時之從, 逆寒暑之宜, 賊風數至, 虛邪朝夕, 內至五
藏骨髓, 外傷空竅肌膚[7], 所以小病必甚, 大病必死, 故祝由不能已
也.

〔校勘〕 1) 太素에는 '病' 밑에 '者'字가 더 있다.
2) 太素에는 '人' 밑에 '民'字가 더 있다.
3) 太素에는 '不' 밑에 '能'字가 없다.
4) 前文 '惟其移精變氣, 可祝由而已'를 비추어 보건대, '移精' 밑에 '變氣' 二字가
탈락된 것 같다. 楊注와 王注에는 모두 '變氣' 二字가 있다.
5) 朝本, 吳本, 明抄本, 藏本에는 모두 '當'字가 없다.
6) 太素에는 '緣'이 '瑑'으로 되어 있다. '瑑'과 '傷'은 上下 異文同義이다.
7) 醫壘疊元戎에는 '膚'가 '肉'으로 되어 있다.

黃帝께서 물어 가라사대, "余가 듣건대, (上)古(時)의 病을 治함은 오직 移精變
氣(인지)라 可히 祝由하여서 已할《고칠》수 있었다고 하는데, 今世의 病을 治함은
毒藥으로 그 內를 治하고 鍼石으로 그 外를 治하되 或은 愈하고 或은 愈하지 아니
하니, 어째서입니까?"
岐伯이 對(答)하여 가로되, "往古(時)에는 人이 禽獸의 사이에 居하며, 動作하

여 써 寒을 避하고 陰居하여 써 暑를 避하여, 內로 眷慕의 累가 없었고 外로 伸宦의 形이 없었습니다. 이러한 恬憺의 世에는[이는 恬憺의 世이니,] 邪가 能히 깊이 入하지 못하므로 毒藥으로 能히 그 內를 治하지 못하고 鍼石으로 能히 그 外를 治하지 못하니, 故로 可히 移精, 祝由하여서 已하였으나[可히 移精, 祝由할 뿐이었으나], 今의 世를 當하여서는 그렇지 아니하여, 憂患이 그 內를 緣하고 苦形이 그 外를 傷하며, 또 四時에 從함을 失하고 寒暑의 마땅함을 逆하며, 賊風이 자주 至하고 虛邪가 朝夕(으로 侵犯)하여, 안으로 (邪가) 五藏 骨髓에 至하고 밖으로 空竅 肌膚를 傷하니, 所以로 작은 病은 반드시 甚해지고 큰 病은 반드시 死하(게 되)니, 故로 祝由로(는) 能히 已하지 못하는 것입니다."

第 二 章

帝曰: 善. 余欲臨病人, 觀死生, 決嫌疑, 欲知其要, 如日月1)光, 可得聞乎? 岐伯曰: 色脈者, 上帝之所貴也, 先師之所傳也. 上古2)使僦貸季, 理色脈而通神明, 合之金木水火土四時3)八風六合, 不離其常, 變化相移, 以觀其妙, 以知其要4), 欲知其要, 則色脈是矣. 色以應日, 脈以應月, 常求其要5), 則其要也. 夫色6)之變化, 以應四時之脈7), 此上帝之所貴, 以合於神明也, 所以遠死而8)近生, 生道以長, 命曰聖王. 中古之治病, 至9)而治之, 湯液十日, 以去八風五痺之病, 十日不已, 治以草蘇草荄之枝, 本末爲助10), 標本已得, 邪氣乃服. 暮世之治病也則不然, 治不本四時, 不知日月, 不審逆從, 病形已成, 乃欲微鍼治其外, 湯液治其內, 粗工兇兇11), 以爲可攻, 故12)病未已, 新病復起.

[校勘] 1) 太素에는 '月' 밑에 '之'字가 더 있다.
　　　 2) 太素에는 '上古' 밑에 '之時' 二字가 더 있고 '使' 밑에 '僦'字가 없다.
　　　 3) 太素에는 '四時' 밑에 '陰陽' 二字가 더 있다.
　　　 4) '以知其要' 四字는 下文의 '欲知其要'에 영향받아 잘못된 衍文인 듯하다.
　　　 5) '要'는 잘못된 것으로 '差'가 마땅하다. 王注에는 '常求色脈之差貳'으로 되어 있는데, 이는 王의 所據本엔 원래 '差'로 되어 있음을 뜻한다.
　　　 6) 太素에는 '色' 밑에 '脈'字가 더 있다.
　　　 7) 太素에는 '脈'이 '勝'으로 되어 있다.
　　　 8) 讀本, 吳本, 朝本, 滑抄本, 藏本에는 모두 '而'字가 없다.
　　　 9) 太素에는 '至' 위에 '病'字가 더 있다.
　　　10) 太素에는 '助'가 '眇'로 되어 있다.
　　　11) 太素에는 '兇兇'이 '凶凶'으로 되어 있는 바, '凶'은 '兇'의 借字로 '匈'과 상통한

다. '匈匈'은 '讙譁'의 뜻이다. 이는 서투른 의사가 맹랑하게도 왕왕 자신의 능력을 뽐내는 모양을 나타내는 것이다.

12) 太素에는 '故'가 '舊'로 되어 있다.

帝께서 가라사대, "善합니다. 余가 病人에 臨하여 死生을 觀하며 嫌疑를 決하고자 함에, 그 要를 日月光 같이 知하고 싶은데, 可히 얻어 들을 수 있겠습니까?"

岐伯이 가로되, "色脈은 上帝(上古 帝王)께서 貴히 여기신 바로, 先師께서 傳하(여 주)신 것입니다. 上古에 (帝께서) 僦貸季로 하여금 色脈을 (窮)理하고 神明에 通하여 이를 金木水火土 四時 八風 六合에 合하(게 하)되, 그 常을 離하지 아니하고 變化가 相移하(게 하)여, 써 그 妙를 觀하고 써 그 要를 知하게 하셨는데, 그 要를 知하고자 하신다면 (바로) 色脈이 그것이니[이것이니], 色은 써 日에 應하고 脈은 써 月에 應하는데, 항상 그 要(似當作 '差')를 求함이 곧(則, 卽也) 그 要입니다. 무릇 色의 變化는 써 四時의 脈에 應하는데, 이는 上帝의 貴히 여기신 바이니[이를 上帝께서 貴히 여기신 바는] 神明에 合하기 때문이며, 써 死를 멀리하고[멀(어 지)게 하고] 生을 가까이[가까워지게; 가깝게] 하여(遠死而近生), 生의 道가 써 長하게 하신 바이니[써 死를 멀게 하고 生을 가깝게 하는 바로, 生의 道가 써 長하게 하셨으니], 名하여 聖王이라고 합니다.

中古의 病을 治함은, (病이) 至함에 이를 治하였는데, 湯液으로 十日(동안) 治하여 써 八風 五痺의 病을 去하고; 十日(동안)에 已하지 아니하면, 草蘇(草葉) 草荄(草根)와 그(之) 枝로써[草蘇 草荄의 枝로써] 治하였는데, 本과 末이 助가 되어, 標本이 이미 得하였으면(여기서 標는 醫師를 가리키고 本은 病을 가리킴. 즉, 醫師의 診斷과 治療가 病情과 서로 잘 符合되면), 邪氣가 이에 服하였습니다.

暮世의 病을 治함은 그렇지 아니하여, 治하되 四時에 本하지 아니 하고 日月을 知하지 못하며 逆從을 審하지 아니하여, 病形이 이미 이루어진(成) 뒤에야(乃 然後)[審하지 아니하고, 病形이 이미 이루어졌으면 이에] 微鍼으로 그 外를 治하고 湯液으로 그 內를 治하고자 하는데, 粗工이 兇兇(일에 마땅한지의 여부를 헤아리지 아니함)하게 可攻이라고(攻法을 쓰는 것이 좋겠다고, 또는, 可히 攻할 만하다고) 여기니, 故病이 아직 已하지 않아서 新病이 다시 起합니다."

第 三 章

帝曰: 願聞要道. 岐伯曰: 治之要極, 無失色脈, 用之不惑, 治之大則. 逆從到[1]行, 標本不得, 亡神失國[2]. 去故就新, 乃得眞人. 帝曰: 余聞其要於夫子矣, 夫子言不離色脈, 此余之所[3]知也. 岐伯曰: 治之極於一. 帝曰: 何謂一? 岐伯曰: 一者, 因得[4]之. 帝曰: 奈何? 岐伯曰: 閉戶塞牖, 繫之病者, 數問其情, 以從其意, 得神者昌, 失神者

亡. 帝曰 : 善.

〔校勘〕 1) 吳本과 太素에는 '到'가 '倒'로 되어 있다. 「禮記」《曲禮下》의 鄭注에, "倒, 顚
倒也"라 하였다.

2) 亡神失國 : 此句는 上下文과 뜻이 이어지지 않는데 아마 '亡伸' 句上에 '如使輔
君'의 四字가 탈락된 것 같다. 王注에 "若使之輔佐君主, 亦令國祚不保康寧"이
라 한 바, 王冰의 所據本에는 원래 '如使輔君'의 四字가 있었을 것이다. 그렇지
않다면 王注의 '若使之輔君主'를 어떻게 해석할 것인가?

3) 滑抄本에는 '所' 밑에 '未'字가 더 있다.

4) 滑抄本에는 '因' 밑에 '而'字가 더 있으나 未盡하다. 王注에 "因問而得之"라고
한 것을 보면, 그의 所據本에는 '因' 밑에 '問'字가 더 있었을 것이다. 이에 의거
하여 '因問而得之'로 함이 옳다고 본다.

帝께서 가라사대, "願컨대 要道를 듣고 싶습니다."

岐伯이 가로되, "治의 要極은 色脈을 失하지 아니함이니, 이를 用함에 (迷)惑되
지 아니함이 治의 大則입니다. 逆(과) 從을 거꾸로(倒) 行하여 標本이 得하지 못
하면《醫師의 診治와 病情이 서로 부합되지 않으면》, 神을 亡하고 國을 失합니다.
故를 去하고 新을 就하여야 이에[비로소] 眞人(의 道)을 得합니다《비로소 眞人이
됩니다》.

帝께서 가라사대, "余가 그 要를 夫子한테 聞하니, 夫子께서는 色脈을 離하지 아
니함이라고 말씀하셨는데, 이는[그것은] 余가 (이미) 아는 바입니다."

岐伯이 가로되, "이를 治함은《疾病을 치료하는 주요 관건은》하나에 極합니다."

帝께서 가라사대, "하나란 무엇을 이릅니까?"

岐伯이 가로되, "하나란, (問診을) 因하여 이를 得하는 것입니다."

帝께서 가라사대, "어떻게 합니까?"

岐伯이 가로되, "戶牖를 閉塞하고 病者에게 繫하며《主意心을 놓지 않고 관찰하
며》자주 그 情을 問하여 써 그 意를 從하는데, 神을 得한 者는 昌하고 神을 失한
者는 亡합니다."

帝께서 가라사대, "善합니다."

湯液醪醴論篇 第十四

〔해제〕 本篇은 머리에 古代에 湯液醪醴를 만든 意義를 論하였으므로 篇名을 湯液醪醴論
이라 했다.

本篇의 主要內容은 다음과 같다.

1. 湯液醪醴를 만드는 방법을 敍述하였고,

2. 上古, 中古, 今世의 發病과 治法의 不同點을 指出하였으며,

3. 嗜欲無窮이나 憂患不已로 말미암아 精壞神去한 病은 針石이나 藥物로 活愈할 수
   없음을 指出하였고,

4. 水腫病의 病機와 證治를 論述하였다.

第 一 章

黃帝問曰: 爲五穀湯液及醪醴, 奈何? 岐伯對曰: 必¹⁾以稻米, 炊
之²⁾稻薪, 稻米者完, 稻薪者堅. 帝曰: 何以然? 岐伯曰: 此得天地³⁾
之和, 高下之宜, 故能至完, 伐取得時, 故能至堅也. 帝曰: 上古聖人
作湯液醪醴, 爲而不用, 何也? 岐伯曰: 自⁴⁾古聖人之作湯液醪醴者,
以爲備耳, 夫上古作湯液, 故爲而弗服也. 中古之世, 道德稍衰, 邪
氣時至, 服之萬全. 帝曰: 今之世不必已, 何也? 岐伯曰: 當今之世,
必齊毒藥攻其中, 鑱石鍼艾治其外也.

〔校勘〕 1) 聖濟經의 吳注 引文에는 '必'이 '醞'으로 되어 있는 바, '醞'과 '炊'는 對語이다.
2) 吳本, 明抄本, 藏本에는 모두 '之'가 '以'로 되어 있다.
3) 太素에는 '地'字가 없다. 아래의 '高下之宜'가 '地'를 가리켜서 한 말이다.
4) 太素에는 '自'가 '上'으로 되어 있다.

黃帝께서 물어 가라사대, "五穀으로 湯液과 醪醴를 만듦(爲)은 어떻게 합니까?"

岐伯이 對(答)하여 가로되, "반드시 稻米로써 하되 稻薪으로 이를 炊해야 하니,
稻米는 完하고 稻薪은 堅함입니다(堅하기 때문입니다)."

帝께서 가라사대, "어찌하여 그렇습니까?"

岐伯이 가로되, "이는 天地의 和와 高下의 宜를 得한 까닭으로 能히 完함에 至하
며, 伐하여 取함에 時를 得한 까닭으로 能히 堅함에 至합니다."

帝께서 가라사대, "上古 聖人이 湯液醪醴를 作하셨으나, 만들기만 하고 쓰지는

아니 하셨(다)는데(爲而不用), 어째서입니까?"

岐伯이 가로되, "自古로[上古에:《太素》] 聖人이 湯液을 作하신 것은 써 備하기 爲하여서일 따름이라, 대저 上古에 作한 湯液은 故로 만들(어 놓)기만 하고 服用)하지(는) 않았는데, 中古의 世에 道德이 점차(稍) 衰하여 邪氣가 때때로 至함에, 를 服(用)하니 萬全하였습니다[服(用)하지(는) 않았습니다(爲而弗服). 中古의 世에는 道德이 점차(稍) 衰하여 邪氣가 때때로 至하였는데, 이를 服(用)하여 萬全하였습니다]."

帝께서 가라사대, "今의 世에는 반드시 已하지는 아니 하니[今의 世에 반드시 已하지는 아니 함은], 어째서입니까?"

岐伯이 가로되, "今의 世를 當하여서는, 반드시 毒藥을 齊《造劑》하여 그 中을 攻하고, 鑱石針艾로 그 外를 治해야 합니다."

第 二 章

帝曰：形弊血盡而功不立者, 何? 岐伯曰：神不使也. 帝曰：何謂神不使? 岐伯曰：鍼石[1), 道也. 精神不進[2), 志意不治[3), 故病不可愈. 今精壞神去, 榮衞不可復收. 何者? 嗜欲無窮, 而憂患不止, 精氣[4)弛壞, 榮泣衞除, 故神去之而病[5)不愈也.

[校勘] 1) 太素에는 '石' 밑에 '者'字가 더 있다.
2) 太素에는 '不進'이 '越'로 되어 있다.
3) 太素에는 '不治'가 '散'으로 되어 있다.
4) 精氣: 太素에는 '精' 위에 '故'字가 더 있다.
5) 而病: 太素에는 '病' 밑에 '之所以' 三字가 더 있다.

帝께서 가라사대, "形이 蔽하고 血이 盡하였으나 功이 立하지 못한 것은 어째서입니까?"

岐伯이 가로되, "神이 使하(여 지)지 못함입니다(神不使也)."

帝께서 가라사대, "神不使란 무엇을 이릅니까?"

岐伯이 가로되, "針石은 (病을 治하는) 道《道具; 方道, 方法》인데, 精神이 進하지 못하고 志意가 治하여지지 못하므로 病이 可히 愈하지 못하는 것입니다. 이제 精이 壞하고 神이 去하여 榮衞가 可히 다시 收하지[復收되지] 못하니, 왜냐하면 嗜欲이 다함이 없어(無窮) 憂患이 止하지 않고 精神이 弛壞《毀壞》하며 榮이 泣하고 衞가 除하니, 故로 神이 이를 去하여 病이 愈하지 못하기 때문입니다."

第 三 章

帝曰：夫病之始生也, 極微極精, 必先入結¹⁾於皮膚. 今良工皆稱曰：病成名曰逆, 則鍼石不能治, 良藥不能及也. 今良工皆得其²⁾法, 守其數, 親戚兄弟遠近音聲日聞於耳, 五色日見於目, 而病不愈者, 亦何暇³⁾不早乎? 岐伯曰：病爲本, 工爲標, 標本不得, 邪氣不服, 此之謂也.

〔校勘〕 1) 太素에는 '入結'이 '舍'로 되어 있다. 이 '舍'는 邪가 들어와 머물며 잠복한다는 뜻이다.
　　　　2) 太素에는 '得其'가 '持'로 되어 있다.
　　　　3) 太素에는 '何暇'가 '可謂'로 되어 있고, 林校의 別本에는 '暇'가 '謂'로 되어 있다고 하였다.

帝께서 가라사대, "대저 病이 처음 生함에(夫病之始生也) 極히 微하고 極히 精《細》하나[精하여] 반드시 먼저 皮膚에 入하여 結하는데, 이제 良工이 모두 稱하기를 病이 成하였다 하고 名하기를 逆이라 하면, 針石으로(도) 能히 治하지 못하고 良藥으로(도) 能히 及하지 못하니[못하거늘], 이제 良工이 모두 그 法을 得하고 그 數《治病의 法度》를 守하며 親戚 兄弟의 遠近 音聲이 날마다 귀에 들리고 五色이 날마다 눈에 보이되 病이 愈하지 않는 者가[날마다 눈에 보여도 病이 愈하지 않을 者가][～者에게], 또한 어찌 겨를을 내어(暇)[(閑)暇롭게; 게을리하여] 일찍 (治療)하지 못하였는가?"

岐伯이 가로되, "病은 本이 되고 工은 標가 되는데, 標와 本이 (서로) 得하지 못하면 邪氣가 服하지 않는다 함이, 이를 이름입니다."

第 四 章

帝曰：其¹⁾有不從毫毛而生¹⁾, 五藏陽²⁾以竭也, 津液充郭, 其魄獨居, 孤精³⁾於內, 氣耗於外, 形不可⁴⁾與衣相保, 此四極急而動中, 是氣拒於內, 而形施⁵⁾於外, 治之奈何? 岐伯曰：平治⁶⁾於⁷⁾權衡, 去宛陳莝⁸⁾, 微⁹⁾動四極, 溫衣¹⁰⁾, 繆刺其處, 以復其形. 開鬼¹¹⁾門, 潔淨府, 精以時服, 五陽已布, 疎滌五藏, 故精自生, 形自盛, 骨肉相保, 巨氣乃平. 帝曰：善.

〔校勘〕 1) 其有不從毫毛而生：金刻本, 胡本, 讀本, 越本, 周本, 滑抄本에는 모두 '而生'이 '生而'로 되어 있으며, 이 경우 '而'는 뒤에 붙여 읽는다. 太素에는 '其' 밑에

病'字가 더 있다.

2) 太素에는 '陽'이 '傷'으로 되어 있으며, 林校引全元起本에도 또한 그러하다.

3) '孤精' 二字는 誤倒된 것으로, '精孤'로 해야 뒤의 '氣耗'와 對가 된다. 聖濟總錄
에는 '精孤'로 바로 잡아져 있다. '孤'는 '虛'의 뜻으로 푼다.

4) 太素에는 '形不可'가 '形別不'로 되어 있다.

5) 林校에 '施'字가 誤字인 듯하다고 했으나 그르며, '施'는 '弛'의 뜻이다.

6) 太素에는 '平治'가 '卒治'로 되어 있다.

7) 金刻本에는 '於'字가 없다.

8) 沈祖綿이 말하기를 "'去宛陳莝'는 마땅히 '去菀莝陳'이라고 해야 한다. 說文에
'莝'는 芻를 베는 것이다."라고 했는데, '去'와 '莝', '宛'과 陳은 각각 對語가
되고, '宛'과 '菀'은 相通하므로 沈氏의 말이 옳다고 본다. 去宛은 血의 瘀結을
제거하는 것을 이름이요, 莝陳은 水가 축적되어 있는 것을 消散시킴을 이름이다.
《郭靄春》

9) 胡本, 讀本, 越本, 吳本, 周本, 朝本, 藏本에는 모두 '微' 위에 '是以' 二字가 더
있다.

10) 滑抄本에는 '衣'가 '之'로 되어 있다.

11) '鬼'는 '魄'의 壞字로 생각된다. 〈生氣通天論〉에 '魄汗未盡'이라 했는데, 肺主藏
魄하고 外主皮毛하므로 所出液을 '魄汗'이라고 하고 그로 인해 땀구멍도 '魄門'
이라 칭한 것이다. 단, 여기의 '魄門'은 〈五藏別論〉에 나오는 '魄門(糟粕之門)'
과는 다르다.

帝께서 가라사대, "그 毫毛를 從하지 않고 生함이 있으니, 五藏의 陽이 이미(以
=已) 竭함에 津液《指水液》이 郭《指皮膚》에 充하고 그 魄《指陰精》이 홀로 居하여,
精은 內에 孤하고 氣는 外에 耗하여 形이 可히 衣와 더불어 서로 保하지 못하고, 이
에《此》四極《四肢》이 急하며 中을 動하니, 이는 (水寒之)氣가 內에서 (格)拒하고
形이 外에서 施함인데, 이를 治함은 어떻게 합니까?"

岐伯이 가로되, "權衡에 平治하여 宛陳莝를 去하고, 四極을 微動하며 溫衣하고
《따뜻하게 옷을 입고》그 處를 繆刺하여, 써 그 形을 (恢)復하며; 鬼門《汗孔》을 開
하고《指 發汗》淨府《膀胱》를 潔하게《指 利小便》하면, 精이 時로써 服하고 五陽이
이미 布하여 五藏을 疏滌하므로, 精이 스스로[저절로] 生하고 形이 스스로[저절
로] 盛하며 骨肉이 서로 保하여, 巨氣《大氣, 즉 人體의 正氣》가 이에 平《恢復》하여
집니다."

帝께서 가라사대, "善합니다."

玉版論要篇 第十五

〔해제〕　本篇은 色(五色)과 脈(脈變)과 揆度과 奇恒을 主題로 論述하였는데, 이의 內容이
지극히 重要하여 마땅히 玉版에 著해야 하는 것이므로, 篇名을 玉版論要篇이라고 했
다.

本篇은 주로 揆度 奇恒의 重要意義를 論述하였고 아울러 面部의 五色 및 脈象의
일부 變化와 그것이 主하는 바의 病情의 逆從과 豫後 等의 方面에 걸친 有關한 內容
에 대해서도 一定한 紹介를 하였다.

第 一 章

黃帝問曰 : 余聞揆度奇恒, 所指不同, 用之奈何? 岐伯對曰 : 揆度
者, 度病之淺深也. 奇恒者, 言奇病也¹⁾. 請²⁾言道之至數, 五色脈變,
揆度奇恒, 道在於一. 神轉不回³⁾, 回則不轉, 乃失其機. 至數之要,
迫近以微, 著之玉版, 命曰合玉⁴⁾機.

〔校勘〕　1) 太素에는 '病也'가 '恒病'으로 되어 있다.
2) 林校에 全本에는 '請'이 '謂'로 되어 있다고 했다.
3) 太素에는 '回'가 '廻'로 되어 있고, 〈玉機眞藏論〉에도 '廻'로 되어 있어 太素와
같은데 '回'와 '廻'는 通한다.
4) 合玉機: 太素에는 '玉'이 '生'으로 되어 있다. 兪樾은 '合'字는 衍文으로 〈玉機
眞藏論〉에는 없다고 하였다.

黃帝께서 問하여 가라사대, "余가 들건대, 《揆度》과 《奇恒》이 가리키는 바가
(서로) 同하지 아니한데, 그것들을 用함은 어떻게 합니까?"

岐伯이 對(答)하여 가로되, "《揆度》은 病의 淺深을 度(하는 것을 말)하고, 《奇
恒》은 寄病을 말합니다. 請컨대 道의 至數(至理)를 말씀드리겠습니다. 《五色》·《脈
變》·《揆度》·《奇恒》의 道가 하나에 在합니다. 神은 轉하고 回(却行)하지 아니 하
(나)니, (만약) 回하면 轉하지 못하여 이에 그 機를 失합니다. 至數의 要는 迫近하
고 微합니다. 玉版에 이를 著하여 名하기를 (合)玉機라고 하십시오[하였습니다]."

第 二 章

容¹⁾色見上下左右, 各在其要. 其色見淺者, 湯液主治, 十日已. 其見深者, 必齊主治, 二十一日已. 其見大深者, 醪酒²⁾主治, 百日已. 色天³⁾面脫³⁾, 不治, 百日⁴⁾盡已. 脈短氣絶死, 病溫虛甚死. 色見上下左右, 各在其要. 上爲逆, 下爲從. 女子右爲逆, 左爲從; 男子左爲逆, 右爲從. 易, 重陽死, 重陰死. 陰陽反他, 治在權衡相奪, 奇恒事也, 揆⁵⁾度事也.

〔校勘〕 1) 太素에는 '容'이 '客'으로 되어 있고, 林校引 全本도 또한 같다.
　　　 2) '酒'는 '醴'의 잘못으로 聖濟經의 吳注의 引文에는 '醴'로 바로 잡혀 있다《郭靄春》.
　　　 3) 色天面脫: 太素에는 天가 赤으로 되어 있다. 대개 面瘦에는 色黃이 마땅한데 色赤이 됨은 胃氣가 없는 것이므로 不治인 것이다. 또 太素에는 '脫'이 '兌'로 되어 있는데, '脫'과 '兌'는 뜻이 통한다. 說文肉部에 "脫消肉臞也"라 하였다.
　　　 4) '百日' 위에 '色不天, 面不脫'의 六字가 탈락된 듯하다. 王注에 "色不天, 面不脫, 治之者, 百一盡可已"라고 한 것으로 보아 王注本에는 원래 이 六字가 있었던 것 같다.
　　　 5) 太素에는 '揆度' 위에 '陰陽反他' 四字가 더 있다.

　容色《《新校正》云: 按全元起本'容'作'客'. 아마 '容'은 '客'字의 形近致誤인 듯함》이 上下左右에 나타남(見)이 각기 그 要에 在하니, 그 色의 나타남이 淺한 者는, 湯液으로 主治하는데, 十日이면 (病이) 낫고(已); 그 나타남이 深한 者는, 반드시 齊《劑: 方劑》로써 主治하는데, 二十一日이면 낫고(已); 그 나타남이 太深한 者는, 醪酒로써 主治하는데, 百日이면 낫고(已); 色이 天하고 面이 脫하(였으)면, 治하지 못하니, 百日이면 (命이) 盡已하며《다하여 죽으며》; 脈이 短하고 氣가 絶하면 死하고, 溫(病)에 걸렸는데 虛가 甚하면 死합니다.
　色이 上下左右에 나타남이 각기 그 要에 在하니, 上은 逆이 되고 下는 從이 되며; 女子는 右가 逆이 되고 左는 從이 되며, 男子는 左가 逆이 되고 右가 從이 되는데, (變)易하여, 거듭 陽이면 死하고, 거듭 陰이면 死합니다. 陰陽反他는 治(法)가 權衡하여 相奪함에 在하니, 《寄恒》의 事이며 《揆度》의 事입니다.

第 三 章

搏脈痺躄¹⁾, 寒熱之交. 脈孤爲消氣²⁾, 虛泄³⁾爲奪血. 孤爲逆, 虛爲從. 行奇恒之法, 以太陰始. 行所不勝曰逆, 逆則死; 行所勝曰從, 從則活. 八風四時之勝, 終而復始, 逆行一過, 不復可數. 論⁴⁾要畢矣.

〔校勘〕　1) 太素에는 '躄'이 '辟'으로 되어 있는데 '躄'과 '辟'은 서로 같다. '躄'은 다리가
　　　　　　말라 붙어서 다니지 못함을 이른다.
　　　　2) 消氣 : 太素에는 '氣'字가 없다.
　　　　3) 太素에는 '虛泄'이 '虛爲泄'로 되어 있다. '孤'와 '虛'는 모두 脈을 가리키는 말
　　　　　　이니, 뒤의 "孤爲逆, 虛爲從"으로 이를 알 수 있다.
　　　　4) 太素에는 '論'이 '診'으로 되어 있다.

　　搏脈은 痺《頑痺》躄《足不能行》하거나 寒熱이 交(代)함이 (되)며, 脈이 孤함은 消
氣가 되고, (脈이) 虛泄함은 奪血이 되는데, 孤함은 逆이 되고 虛함은 從이 됩니다.
《奇恒》의 法을 行함은 太陰으로(부터) 始합니다. 勝하지 못하는 바로 行함을 逆이
라 하는데, 逆하면 死하고 ; 勝하는 바로 行함을 從이라 하는데, 從하면 活합니다.
八風 四時의 勝함은《정상적 기후 변화를 가리킴》終하면 다시 始하거니와 逆行一
過《四時의 氣候 失常을 가리킴》는 다시 可히 헤아리지(數) 못합니다. (이에) 要를
論함을 畢하였습니다."

診要經終論篇 第十六

〔해제〕 本篇은 診病의 要道와 十二經脈의 終을 重點的으로 論述했으므로 篇名을 診要經終論이라 했다.

本篇의 主要內容은 다음과 같다.

1. 一年十二個月의 天地陰陽의 氣의 盛衰와 人氣의 所在 및 四時針刺時에 마땅히 淺深輕重에 注意하여 誤刺로 因한 臟氣의 損傷을 免해야 함을 論述했다.

2. "凡刺胸腹, 必避五臟" 및 五臟을 誤刺하여 야기되는 폐해에 대하여 言及했다.

3. 十二經脈의 氣가 終絕할 때의 症狀을 列擧했다.

第 一 章

黃帝問曰 : 診要何如? 岐伯對曰 : 正月二月¹⁾, 天氣始方, 地氣始發, 人氣在肝. 三月四月, 天氣正方, 地氣定發, 人氣在脾. 五月六月, 天氣盛, 地氣高, 人氣在頭. 七月八月, 陰氣始殺, 人氣在肺. 九月十月, 陰氣始冰²⁾, 地氣始閉, 人氣在心. 十一月十二月, 冰復³⁾, 地氣合, 人氣在腎.

〔校勘〕 1) 沈祖綿이 말하기를, "此節은 12月로 五藏에 配하되 每 兩月을 一藏에 配함에 月은 열둘이고 藏은 다섯뿐이므로 '五月六月'과 '氣在頭'가 짝하게 되어 그 說이 그릇되었다. 또한 〈金匱眞言論〉의 '春氣者, 病在頭'의 說과도 달라졌으니, 五月六月은 春氣가 아니다. '九月十月, 人氣在心' 역시 잘못된 것이다. 대저 心은 夏를 主하는데 이제 秋冬의 교체기에 있다는 說 또한 서로 부합되지 않는다. 此節은 마땅히 '正月二月三月, 人氣在肝, 四月五月六月, 人氣在心, 七月八月九月, 人氣在肺, 十月十一月十二月, 人氣在腎, 四季土王十八日, 人氣在脾'라고 해야 옳다. 此篇의 文이 錯亂이 있는 것 같으니 靈樞 〈陰陽繫日月篇〉으로써 이를 증거할 수 있다."고 하였다.

2) '冰'은 '凝'으로 해야 할 것이다. (王注를 참조)

3) 周本에는 '冰復'이 '水伏'으로 되어 있다.

黃帝께서 問하여 가라사대, "診要 (診病의 要領) 는 어떠합니까?"

岐伯이 對 (答) 하여 가로되, "正月·二月은 天氣가 始方하고 地氣가 始發하니, 人氣가 肝에 在하며; 三月·四月은 天氣가 正方하고 地氣가 定發하니, 人氣가 脾에 在하며; 五月·六月은 天氣가 盛하고 地氣가 高하니, 人氣가 頭에 在하며; 七月

·八月은 陰氣가 始殺하니, 人氣가 肺에 在하며;九月·十月은 陰氣가 始冰하고 地氣가 始閉하니, 人氣가 心에 在하며;十一月·十二月은 冰이 復하고 地氣가 合하니, 人氣가 腎에 在합니다.

第 二 章

故春刺散兪, 及與分理, 血出而止, 甚者傳氣, 間者環也¹⁾. 夏刺絡兪, 見血而止, 盡氣閉環, 痛病必下. 秋刺皮膚, 循理, 上下同法, 神變而止. 冬刺兪竅於²⁾分理, 甚者直下, 間者散下. 春夏秋冬, 各有所刺, 法其所在.

〔校勘〕 1) 林校에 太素에는 '也'가 '已'로 되어 있다고 했다.
　　　　 2) 甲乙經에는 '於' 앞에 '及'字가 더 있다.

故로 春에는 散兪와 分理를 刺하여 血이 出하면 止하되, 甚한 者는 傳氣하(면 止하)고, 間(輕)한 者는 (經氣가 一周를 循)環하(면 止하)며;夏에는 絡兪를 刺하여 血을 見하면 止하되, (邪)氣를 盡하게 하고 (針孔을 손으로 눌러) 閉하여 (經氣가 全身을 一周 循)環하면, 痛病이 반드시 下하며;秋에는 皮膚를 刺하되, (그 肌肉의 分)理를 循하여 上下(手經과 足經) 同法으로 하여 神이 變하면 止하며;冬에는 分理(間)에 (있는) 兪竅를 刺하되, 甚한 者는 直下(直刺)하고 間한 者는 散下(散刺)합니다.
春夏秋冬에 각기 刺하는 곳(所)이 있으니, 그것이(人氣가) 在하는 곳을 法합니다.

第 三 章

春刺夏分, 脈亂氣微, 入淫骨髓, 病不能愈, 令人不嗜食, 又且少氣. 春刺秋分, 筋攣, 逆氣環, 爲咳嗽, 病不愈, 令人時驚, 又且哭. 春刺冬分, 邪氣著藏, 令人脹¹⁾, 病不愈, 又且欲言語. 夏刺春分, 病不愈, 令人解㑊. 夏刺秋分, 病不愈, 令人心中欲無言, 惕惕如人將捕之. 夏刺冬分, 病不愈, 令人少氣²⁾, 時欲怒. 秋刺春分, 病不已, 令人惕然欲有所爲, 起而忘之. 秋刺夏分, 病不已, 令人益嗜臥, 又且善夢. 秋刺冬分, 病不已, 令人洒洒時寒. 冬刺春分, 病不已, 令人欲臥不能眠, 眠而有見. 冬刺夏分, 病不愈, 氣上, 發爲諸痺. 冬刺秋分, 病不已, 令人善渴.

〔校勘〕 1) ‘脹’ 위에 ‘腹’字가 탈락되어 있다. 〈四時刺逆從論〉에 의거 응당 보충해야 한다.
　　　　2) ‘少’는 마땅히 ‘上’이라고 해야 할 것이다. ‘上氣’라고 해야 뒤의 ‘欲怒’와 합치
　　　　　 된다. ‘上氣’는 ‘上逆’이니, 〈四時刺逆從論〉에 "夏刺筋骨, 血氣上逆, 令人善怒"
　　　　　 라고 한 句節과 합치된다.

　春에 夏의 分《部位》을 刺하면, 脈이 亂하(여 지)고 氣가 微하여(져서) 骨髓에
入淫하여, 病이 能히 愈하지 못하고, 사람으로 하여금 不嗜食하고 또 少氣하게 하
며 ; 春에 秋의 分을 刺하면, 筋이 攣하고, 逆氣가 環함에 咳嗽가 되며, 病이 愈하지
아니하고, 사람으로 하여금 때때로 驚하고 또 哭하게 하며 ; 春에 冬의 分을 刺하
면, 邪氣가 著藏하여 사람으로 하여금 (腹)脹하게 하고, 病이 愈하지 아니하며 또
言語하고자 하게 합니다. 夏에 春의 分을 刺하면, 病이 愈하지 아니하고, 사람으로
하여금 解㑊《懈惰》하게 하며 ; 夏에 秋의 分을 刺하면, 病이 愈하지 아니하고, 사람
으로 하여금 心中에 無言하고자 하게 하고, (마치) 人이 장차 그를 捕하려 함같이
惕惕하게 하며《누군가가 그를 잡으러 오는 것처럼 두근두근하게 하며》; 夏에 冬의
分을 刺하면, 病이 愈하지 아니하고, 사람으로 하여금 少氣《似應作‘上氣’》하고 때
로 怒하고자 하게 합니다. 秋에 春의 分을 刺하면, 病이 已하지 아니하고, 사람으로
하여금 惕然히 할 바를 두고자 하다가 起함에 그것을 忘하게 하며 ; 秋에 夏의 分을
刺하면, 病이 已하지 아니하고, 사람으로 하여금 더욱 臥하기를 嗜하고 또 꿈을 잘
꾸게 하며 ; 秋에 冬의 分을 刺하면, 病이 已하지 아니하고, 사람으로 하여금 洒洒
히 때때로 寒하게 합니다. 冬에 春의 分을 刺하면, 病이 已하지 아니하고, 사람으로
하여금 臥하고자 하나 能히 眠하지 못하고, 眠하더라도 見함이 있으며《혹 잠이 들
더라도 怪異한 것 등을 보게 되며》; 冬에 夏의 分을 刺하면, 病이 愈하지 아니하고,
(사람으로 하여금) 氣가 上하고 發하여 諸痺가 되(게 하)며 ; 冬에 秋의 分을 刺하
면, 病이 已하지 아니하고, 사람으로 하여금 잘 渴하게 합니다.

第 四 章

　凡刺胸腹者, 必避五藏. 中心者, 環¹⁾死 ; 中脾者, 五日死 ; 中腎者,
七日死 ; 中肺者, 五日死 ; 中鬲者, 皆爲傷中, 其病雖愈, 不過一歲必
死. 刺避五藏者, 知逆從也. 所謂從者, 鬲²⁾與脾腎之處, 不知者反
之. 刺胸腹者, 必以布憿³⁾著之, 乃從單布上刺, 刺之不愈, 復刺. 刺
鍼必肅, 刺腫搖鍼, 經刺勿搖, 此刺之道也.

〔校勘〕 1) 于鬯이 말하기를, "‘環’ 밑에 ‘正’字가 빠진 것 같다. 王注에 ‘正’은 十二辰을 一
　　　　　 周함을 이름이라 하였고, 〈刺禁論〉에도 ‘刺中心, 一日死’라 했으므로 ‘環正死’

라 함은 곧 하룻만에 죽는다는 말이다. 一日은 12辰이므로 만약 오늘 午辰에 찔 렀다면 내일 午辰 正時에 죽게 된다. 이 '正'字가 잘못 탈락된 까닭에 後人 중에 經氣가 몸을 一周한 뒤에 죽는다고 하여 〈刺禁論〉에 부합되지 않았던 것이다." 라고 하였다.

2) 王注에 "知者爲順"이라고 한 것으로 미루어 '鬲' 앞에 '知'字가 탈락된 것 같다.
3) 林校에, 別本에는 '懲'가 '撽'로 되어 있는 것이 있다고 했다.

무릇 胸腹을 刺하는 者는 반드시 五藏을 避해야 합니다. 心을 (刺)中한 者는 環死('環'은 '旋'과 通하고, '旋'은 '卽'의 뜻이니, 곧 環死는 卽死의 뜻임:《校釋》》하고, 肝을 刺中하면 五日에 死하고('刺中肝, 五日死': 原脫. 據《新校正》補), 脾를 中한 者는 五日에 死하고, 腎을 中한 者는 七日에 死하고, 肺를 中한 者는 五日에 死하고, 膈을 中한 者는, 모두 中을 傷함이 되니, 그 病이 비록 愈하더라도 一年을 넘기지 못하고 반드시 死합니다.

刺함에 五藏을 避하는 것은 逆從을 知하여서 입니다. 이른바 從이란 膈과 脾腎의 (所在)處(를 잘 알아서 그곳을 避하여 刺하는 것을 말함)인데, 知하지 못하는 者는 이에 反합니다. 胸腹을 刺하는 者는 반드시 布幧《原作 '憿', 據《新校正》引別本改》으로써 거기를 著하고(나서)[반드시 布幧를 거기에 著하고(나서)], 이에《然後에》單布上을 좇아 刺하는데, 이를 刺하여 愈하지 않으면 다시 刺합니다. 針을 刺함은[刺함엔] 반드시 (嚴)肅히 해야 하는데, 腫을 刺함엔 針을 搖하며[搖하나], 經刺(할 때에)는 搖하지 말아야 하니, 이것이 刺하는 道입니다."

第五章

帝曰: 願聞十二經脈之終, 奈何? 岐白曰: 太陽之脈, 其終也[1]戴眼反折瘈瘲, 其色白[2], 絶汗乃出, 出則死矣. 少陽終者, 耳聾, 百節皆縱, 目𪾶絶系[3], 絶系[4]一日半死, 其死也[5], 色先[6]靑白, 乃死矣. 陽明終者, 口目動作, 善驚妄言, 色黃, 其上下經盛[7], 不仁[8], 則終矣. 少陰終者, 面黑齒長而垢, 腹脹閉, 上下不通而終矣. 太陰終者, 腹脹閉不得息, 善噫[9]善嘔, 嘔則逆, 逆則面赤, 不逆[10]卽上下不通, 不通則面黑皮毛焦而終矣. 厥陰終者, 中熱嗌乾, 善溺心煩, 甚則舌卷卵上縮而終矣. 此十二經之所敗也.

〔校勘〕 1) 大陽之脈, 其終也: 傷寒明理論에는 '太陽終者'로 되어 있는데, 뒤의 '少陽終者' 와 같은 句式이라는 점을 미루어 이것이 옳은 듯하다.
2) 明抄本에는 '白'이 '黑'으로 되어 있다.
3) 目𪾶絶系: 甲乙經의 校注에 이르기를 "一本에는 '還'字가 없다."고 했는데, 靈

樞〈終始篇〉에 ‘目系絶’이라 한 것으로 校注의 명확함을 족히 알 수 있다. 柯校에 이르기를, “瞏’은 아마 ‘系’字의 잘못일 것이다. 마땅히 ‘目系絶’이라고 해야 한다.”고 했으며, 醫宗金鑑에는 “目系者, 目睛入腦之系也’라고 하였다.

4) 絶系一日半死: ‘絶系’의 ‘系’字는 衍文으로 보이는데 上 ‘系’字를 ‘絶’字와 붙여서 ‘系絶一日半死’로 읽어야 할 것이다.

5) ‘死也’ 二字는 뒤의 영향을 받은 衍文으로 보인다. 難經〈二十四難〉의 楊注 引文에는 이 二字가 없다.

6) ‘色白’·‘色黃’에 비추어 보건대 ‘先’字는 衍文으로 보인다. 王注에도 ‘先’字가 없다.

7) 難經의 楊注에 의거하여 ‘盛’ 下에 ‘而’字를 보충해야 할 것이다.

8) ‘仁’은 靈樞〈終始篇〉과 甲乙에 의거하여 ‘行’으로 고쳐야 할 것이다.

9) ‘善噫’ 二字는 衍文인 것 같다. 밑의 ‘嘔則逆’은 다만 ‘善嘔’를 받는 말일뿐이므로 經文에는 원래 ‘善噫’가 없었다는 증거가 된다. 難經〈二十四難〉의 虞注引文에도 ‘善噫’ 二字가 없다.

10) ‘逆’은 ‘嘔’의 잘못이다. 王注에도 ‘不嘔則下已閉, 上復不通’이라 하였다.

帝께서 가라사대, “願컨대 十二經脈이 終함에 어떻게 하는 지(奈何)를 듣고 싶습니다.”

岐伯이 가로되, “太陽의 (經)脈은, 그것이《太陽經脈의 氣가》終함엔 戴眼《目睛上視不能轉動》, 反折《角弓反張》, 瘛瘲《筋脈拘急弛緩》하며, 그 色이 白하고 絶汗이 이에 出하는데, 出하면 死하며; 少陽(經脈의 氣)이 終하는 者는, 耳聾하고 百節이 모두 縱하며, 目瞏絶系《兩目直視目系絶. ‘瞏’,《說文》“目驚視也”. 王冰註: “謂直視如驚貌.”》하고, (目)系가 絶한 지 一日 半(만)에 死하는데, 그 死함엔 色이 먼저 靑白하고 然後에(乃) 死하며; 陽明(經脈의 氣)이 終하는 者는, 口目이 動作하고《口眼歪斜》잘 놀라며, 妄言하고 色이 黃하며, 그 上下 經이 盛하고 不仁하면 終하며; 少陰이 終하는 者는 面(色)이 黑하고, 齒가 長하며 垢하고《잇몸이 위축되어 이가 길어지고 때가 많이 낌》, 腹이 脹閉하며 上下가 通하지 못하여 終하며; 太陰이 終하는 者는, 腹이 脹閉하여 숨을 쉬지 못하고(不得息), 잘 噫하며 잘 嘔하고, 嘔하면 逆하는데, 逆하면 面(色)이 赤하며, 逆하지 아니하면 上下가 通하지 못하는데, 通하지 못하면 面(色)이 黑하고 皮毛가 焦하여(지면서) 終하며; 厥陰이 終하는 者는, 中熱, 嗌乾하고 善溺하며 心煩하고, 甚하면 舌이 卷하고 卵《指睾丸》이 위로 縮하면서 終하니, 이것이 十二經의 敗(壞)하는 바입니다.”

脈要精微論篇 第十七

〔해제〕　本篇은 主로 四診 方面의 具體的인 內容을 討論하고, 아울러 診脈의 要點을 重點 論述했는데, 脈診이 매우 精湛微妙한 道理를 갖추고 있는 것에 연유하여 篇名을 脈 要精微論이라고 했다.

　　本篇의 主要內容은 다음과 같다.

1. 望色과 聞聲으로 內臟의 病變을 살핌.
2. 問診辨病과 各種의 夢境이 생기는 原因을 例를 들어 說明함.
3. 脈診의 時間, 脈象과 四時의 關係 및 多種疾病의 脈象을 說明함.
4. 尺膚診의 具體的 分部.

第 一 章

黃帝問曰: 診法[1]何如? 岐伯對曰: 診法常[2]以平旦, 陰氣未動, 陽氣未散[3], 飮食未進, 經脈未盛, 絡脈調勻[4], 氣血未亂, 故[5]乃可診有過之脈. 切脈動靜而視精明, 察五色. 觀五藏有餘不足, 六[6]府強弱. 形之[7]盛衰, 以此參伍, 決[8]死生之分.

〔校勘〕　1) 滑抄本에는 '法'이 '脈'으로 되어 있다. 脈經에도 '脈'으로 되어 있다.

　　2) 全生指迷方에는 '常'이 '當'으로 되어 있다.

　　3) 陰氣未動, 陽氣未散: 醫學讀書記에 이르기를, "〈營衛生會篇〉의 '平旦에 陰이 다 하면 陽이 기운을 받는다.'고 한 말에 따르면, 陰이 다하려 하는데 어찌 '未動' 이라 말 할 수 있으며, 陽이 기운을 받으려 하는데 어찌 '未散'이라 이를 수 있겠 는가? 아마 '陽氣未動, 陰氣未散'이라 함이 옳을 것이다. '散'은 극도로 衰함을 이른다"고 하였다.

　　4) 全生指迷方에는 '勻'이 '和'로 되어 있다.

　　5) 太平聖惠方과 難經〈一難〉의 丁注에는 모두 '乃' 위의 '故'字가 없는데, 이 경우 '乃'는 '비로소, 겨우'의 뜻을 갖는다.

　　6) '六'은 항상 五藏六府라고 말하는 습관에서 비롯된 傳抄의 잘못으로 '五'字가 옳다. 여기서 '五府'는 뒤의 '精明'·'胸'·'腎'·'筋'·'髓'의 府를 가리킨다.

　　7) 類說에는 '之'가 '氣'로 되어 있다. 王注에 '言以形氣盛衰'라고 한 것으로 보아 王冰의 所據本에는 원래 '氣'로 되어 있었을 것이다.

　　8) 千金方에는 '決'이 '訣'로 되어 있다.

黃帝께서 問하여 가라사대, "診法은 어떠합니까(如何)?"

岐伯이 對(答)하여 가로되, "診法은 보통(常) 平旦에 하니, (이때는) 陰氣가 아직 動하지 아니하고 陽氣가 아직 散하지 아니하며 飮食이 아직 進하지 아니하여, 經脈이 아직 盛하지 아니하고, 絡脈이 調匀하여 氣血이 아직 亂하지 아니하니, 故로 이에 可히 過가 있는 脈을 診할 수 있습니다. 脈의 動靜을 切하고 精明을 視하고 五色을 察하여, 五藏의 有餘·不足과 六府의 强弱과 形의 盛衰를 觀하며, 이로써 參伍하여 死生의 分을 決합니다.

第 二 章

夫脈者, 血之府也, 長則氣治, 短則氣病, 數則煩心, 大則病進, 上盛則氣高[1), 下盛則氣脹, 代則氣衰, 細[2)則氣少, 濇則心[3)痛, 渾渾革[4)至如涌泉, 病進而色[5)弊[6), 綿綿[6)其去如弦絶[7), 死. 夫精明[8)五色者, 氣之華也. 赤欲如白[9)裹朱, 不欲如赭; 白欲如鵝羽, 不欲如鹽[10); 靑欲如蒼璧之澤, 不欲如藍; 黃欲如羅裹雄黃, 不欲如黃[11)土; 黑欲如重漆色[12), 不欲如地蒼[13). 五色精微象見矣, 其壽不久也. 夫精明者, 所以視萬物, 別白黑, 審短長. 以長爲短, 以白爲黑, 如是則精衰矣.

[校勘] 1) 林校에 全本에는 '高'가 '鬲'으로 되어 있다고 했다.
2) 林校에 太素에는 '細'가 '滑'로 되어 있다고 했다.
3) 金刻本에는 '心'이 '氣'로 되어 있다.
4) 脈經과 千金方에는 모두 '革'字가 중첩되어 있다. 이 경우 '至'는 아래에 붙여 읽는다. 아마 '渾渾革革'은 脈이 極剛하여 有陽無陰으로 病이 危境에 進入함을 말한다고 생각된다.
5) 脈經과 千金方에는 모두 '色'이 '危'로 되어 있는데 '色'은 '危'의 形誤라고 본다.
6) 千金方에 의하면 '弊'字가 중첩되어 있다. '綿綿'은 응당 '綽綽'이 옳으니 '弊弊綽綽'과 앞의 '渾渾革革'은 對文이다. 孫鼎宜에 의하면 '弊弊'는 시위가 이미 끊어졌음을 뜻하고, '綽綽'은 시위가 끊어지는 소리라고 하였다.
7) 脈經과 千金方에는 '絶' 밑에 '者'字가 있다.
8) '精明'은 後文의 영향으로 잘못된 衍文이라고 생각한다. 千金翼方에도 이 二字가 없다.
9) 脈經, 千金方 및 聖惠方에는 모두 '白'이 '帛'으로 되어 있다. '帛'은 흰비단을 뜻한다.
10) 白欲如鵝羽, 不欲如鹽: 林校에, 甲乙에는 '白欲如白璧之澤不欲如堊'으로 되어 있다고 했다.
11) 類說에는 '黃'字가 없다.
12) 脈經, 千金方 및 類說에는 모두 '漆' 밑에 '色'字가 없다.
13) 脈經과 千金方에는 '地蒼'이 모두 '炭'으로 되어 있다.

대저 脈은 血의 府이니, 長하면 氣가 治하고, 短하면 氣가 病하며, 數하면 煩心하고, 大하면 病이 進하며, 上이 盛하면 氣가 高하고, 下가 盛하면 氣가 脹하며, 代하면 氣가 衰하고, 細하면 氣가 少하며, 澁하면 心痛하고, 渾渾《指大脈而言》革革《脈來急速狀》하여 (脈의) 至함이 湧泉과 같으면 病이 進하며, 色이 弊하고 綿綿하되 그 去함이 弦이 絶함 같으면 死합니다.

대저 (精明)五色은 氣의 華이니, 赤은 帛으로 朱(砂)를 裹함 같고자 하고, 赭 같고자 하지 아니하며; 白은 鵝羽 같고자 하고, 鹽 같고자 하지 아니하며; 靑은 蒼璧의 澤 같고자 하고, 藍 같고자 하지 아니하며; 黃은 羅로 雄黃을 裹함 같고자 하고, 黃土 같고자 하지 아니하며; 黑은 重漆色 같고자 하고, 地蒼 같고자 하지 아니합니다. 五色 精微의 象이 見하면, 그 壽가 久하지 못합니다. 대저 精明은 써 萬物을 視하여 白黑을 別하고 短長을 審하(는 것이)니, 長으로써 短을 삼고(긴 것을 짧다고 여기고), 白으로써 黑을 삼는다면(흰 것을 검다고 여긴다면)――이와 같다면 精이 衰한 것입니다.

第 三 章

五藏者, 中之守¹⁾也, 中盛藏滿, 氣勝傷恐者²⁾, 聲如從室中言³⁾, 是中氣之濕也. 言而微, 終日⁴⁾乃復言者, 此奪氣也. 衣被不斂, 言語善惡, 不避親踈者, 此神明之亂也. 倉廩不藏者, 是門戶不要也. 水泉不止者, 是膀胱不藏也. 得守者生, 失守者死. 夫五藏⁵⁾者, 身之強也. 頭者, 精明⁶⁾之府, 頭傾⁷⁾視深, 精神將奪矣. 背者胸中⁸⁾之府, 背曲肩隨⁹⁾, 府¹⁰⁾將壞矣. 腰者, 腎之府, 轉搖¹¹⁾不能, 腎將憊¹²⁾矣. 膝者, 筋之府, 屈伸不能, 行則僂附¹³⁾, 筋將憊矣. 骨¹⁴⁾者, 髓¹⁴⁾之府, 不能久立, 行則振掉, 骨將憊矣. 得強則生, 失強則死.

〔校勘〕　1) 林校에 甲乙과 太素에는 '守'가 '府'로 되어 있다고 했다.
　　　　　2) 三因方에는 '氣勝傷恐者'의 五字가 없는데, 張琦는 이를 衍文이라 했다.
　　　　　3) 마땅히 三因方과 같이 '言' 밑에 '者'字를 보충해야 한다.
　　　　　4) 于鬯이 말하기를, "'日'字는 衍文이다. '終'은 一言一語의 끝이지 '終日'의 뜻이 아니다. 王注에 '語言이 가늘고 말소리가 끊어져 이어지지 않는다면'이라 하였으니, 또한 終日의 뜻에 미치지 않는 바, 王本에는 아마 '日'字가 없었을 것이다." 라고 하였고, 枸逢時는 "終乃復言, 卽重語鄭聲"이라 하였다.
　　　　　5) 明抄本과 吳注本에는 모두 '藏'이 '府'로 되어 있는 바, '五府'라고 함이 뒤의 '精明' 各府와 합치된다고 본다.
　　　　　6) 類說에는 '精明'이 '精神'으로 되어 있다.
　　　　　7) 雲笈七籤에는 '傾'이 '憊'로 되어 있다.

8) 雲笈七籤, 類說 및 天中記에는 모두 '中'字가 없다.

9) 柯校本에는 '隨'가 '垂'로 되어 있다.

10) 雲笈七籤과 類說에는 모두 '府'가 '胸'으로 되어 있다.

11) 類說에는 '搖'가 '腰'로 되어 있다.

12) 類說과 天中記에는 모두 '憊'가 '敗'로 되어 있다.

13) 林校에, '附'가 別本에는 '俯'라고 한 것이 있으며, 太素에는 '跗'로 되어 있다고 했다.

14) 骨者髓之府: '骨'과 '髓'는 誤倒된 것으로, 雲笈七籤과 같이 '髓者骨之府'라고 해야만 뒤의 '骨將憊矣'와 부합하게 된다.《郭靄春》

五藏은 中의 守이니《中을 守하는 것이니》, (邪氣로 인해) 中이 盛하고 藏이 滿하며 氣가 勝하여 恐에 傷한 者는, 聲이 室中을 좇아 言함 같은데, 이는 中氣의 濕이며; 言하나 微하고 終日토록 復言하는 者——이는 氣를 奪함이며; 衣被를 斂하지 못하고《衣服을 추스리지 못하고》言語가 善惡(間)에 親疏를 避하지 아니 하는 者——이는 神明이 亂함이며; 倉廩이 藏하지 못하는 者——이는 門戶가 要《約束》하지 못함이며; 水泉이 不止하는 者——이는 膀胱이 藏하지 못함이니, 守(함)를 得하는 者는 生하고 守(함)를 失하는 者는 死합니다. 대저 五藏은 身의 强입니다《《吳注素問》은 '五藏'을 '五府'로 改作하였는데, 前後 文脈과 문장의 對應構造上으로 볼 때, '五府'로 改作함이 맞는 듯함》. 頭는 精明의 府이니, 頭가 傾하고 視가 深하면 精神이 장차 奪하고; 背는 胸中의 府이니, 背가 曲하고 肩이 隨《垂》하면, 府가 장차 壞하고; 腰는 腎의 府이니, 轉搖함이 不能하면, 腎이 장차 憊하고; 膝은 筋의 府이니, 屈伸이 不能하여 行함에 僂附《吳昆 注; "僂, 曲其身也; 附, 不能自步, 附物而行也." 《新校正》云: "按別本 '附'一作 '俯', 按作 '俯', 義長》하면, 筋이 장차 憊하고; 骨은 髓의 府이니, 能히 오래 서(있)지 못하며 行함에 振掉하면, 骨이 장차 憊하니, 强을 得하면 生하고 强을 失하면 死합니다."

第四章

岐伯曰: 反四時者, 有餘爲精, 不足爲消. 應太過, 不足爲精; 應不足, 有餘爲消. 陰陽不相應, 病名曰關格. 帝曰: 脈其[1]四時動奈何, 知病之所在奈何, 知病之所變奈何, 知病乍在內奈何, 知病乍在外奈何? 請問此五者, 可得聞乎? 岐伯曰[2]: 請言其與天運轉大[3]也. 萬物之外[4], 六合之內, 天地之變, 陰陽之應, 彼春之暖[5], 爲夏之暑, 彼秋之忿[6], 爲冬之怒, 四變之[7]動, 脈與之上下, 以春應中規[8], 夏應中矩[9], 秋應中衡[10], 冬應中權[11]. 是故冬至四十五日, 陽氣微上, 陰氣微下; 夏至四十五日, 陰氣微上, 陽氣微下. 陰陽有時, 與脈爲期, 期而相失, 知¹²⁾脈所分, 分之有期, 故知死時. 微妙在脈, 不可不察, 察之有紀, 從陰陽始, 始之有經, 從五行生, 生之有度, 四時爲宜¹³⁾, 補寫¹⁴⁾勿失, 與天地如一, 得一之情¹⁵⁾, 以知死生. 是故聲合五音, 色合五行, 脈合陰陽. 是知¹⁶⁾陰盛則夢涉大水恐懼, 陽盛則夢大火燔灼¹⁷⁾, 陰陽俱盛則夢相殺毁傷; 上盛則夢飛¹⁸⁾, 下盛則夢墮¹⁹⁾; 甚飽則夢予, 甚飢則夢取; 肝氣盛則夢怒, 肺氣盛則夢哭²⁰⁾; 短蟲多則夢聚衆, 長蟲多則夢相擊毁傷. 是故持脈有²¹⁾道, 虛靜爲保²²⁾. 春日浮, 如魚之遊在波²³⁾; 夏日在膚, 泛泛²⁴⁾乎萬物有餘; 秋日下膚, 蟄蟲將去; 冬日在骨, 蟄蟲周²⁵⁾密, 君子居室. 故曰: 知內者按而紀之, 知外者終而始之. 此六者, 持脈之大法.

〔校勘〕 1) 甲乙經에는 ‘其’가 ‘有’로 되어 있다.
　　　2) ‘岐伯曰’: 林校에 이르기를, “詳考하건대, 이 대답과 질문은 잘 相應되지 않는다. ‘脈四時動과 病之所在와 病之所變은 자못 대답이 될 수도 있으나 病在內外의 말은 後文과 더욱 상응하지 않는다.”고 하였다.
　　　3) 太素에는 ‘轉’ 밑에 ‘大’字가 없다.
　　　4) 甲乙經에는 ‘萬物之外’ 四字가 없다.
　　　5) 林校에 全元起本에는 ‘暖’이 ‘緩’으로 되어 있다고 했다.
　　　6) 太素에는 ‘忿’이 ‘急’으로 되어 있는데, 王注에도 ‘忿一爲急’이라 하여 太素와 합치된다.
　　　7) 類說에는 ‘之’字가 없다.
　　　8) 〈陰陽應象大論〉의 王注에는 ‘中規’ 밑에 ‘言陽氣柔軟’의 五字가 더 있다.
　　　9) 陰陽應象大論의 王注 引文에는 ‘中矩’ 밑에 ‘言陽氣盛強’ 五字가 더 있다.
　　10) 陰陽應象大論의 王注 引文에는 ‘中衡’ 밑에 ‘言陰升陽降, 氣有高下’의 九字가 더 있다.
　　11) 陰陽應象大論의 王注 引文에는 ‘中權’ 밑에 ‘言陽氣居下也’의 六字가 더 있다.
　　12) 金刻本, 讀本, 越本, 吳本, 藏本에는 모두 ‘知’가 ‘如’로 되어 있다.
　　13) 太素에는 ‘宜’가 ‘數’로 되어 있다. 俞樾은, ‘數’와 ‘度’는 韻이 된다고 하였다.
　　14) 太素에는 ‘補瀉’가 ‘循數’로 되어 있는데 이것이 옳다고 본다. 여기서는 脈을 論할 뿐 針을 論하는 것이 아니므로 補瀉를 언급할 이유가 없다.
　　15) 胡本, 越本, 吳本, 周本 및 藏本에는 모두 ‘情’이 ‘精’으로 되어 있고, 太素에는 ‘誠’으로 되어 있다. ‘精’과 ‘誠’은 疊韻이다.
　　16) 明抄本에는 ‘知’가 ‘故’로 되어 있다. 林校에 이르기를 “‘是知’ 以下 ‘夢哭’까지를 詳考하건대, 이는 靈樞의 文으로써 잘못 여기에 놓인 것이며, ‘短蟲’ 以下 ‘毁傷’까지의 文도 여기에 마땅치 않은 文으로 아마 他經의 說簡된 文일 것이다.”라고 하였다.
　　17) 甲乙經에는 ‘灼’이 ‘煬’로 되어 있다. 廣韻에 ‘煬’은 ‘蒸’과 같다고 했으나 ‘蒸灼’은 ‘燔燒’의 뜻이 있다.
　　18) 太素에는 ‘飛’ 밑에 ‘揚’字가 더 있다.

19) 太素에는 '墮' 밑에 '墜'字가 더 있다.
20) 太素에는 '哭' 밑에 '哀'字가 더 있다.
21) '有'는 마땅히 聖濟經 吳注의 引文과 같이 '之'로 되어야 한다.
22) 甲乙經에는 '保'가 '寶'로 되어 있다. 醫宗金鑑에도 이르기를, "虛靜爲寶, 言無思無慮, 以虛靜其心, 惟神凝于指下也"라고 하였다.
23) 太素에는 '波'가 '皮'로 되어 있으나 이는 '波'의 壞字로서 잘못된 것이다. '고기가 파도에 있는 것과 같다.'는 것은 浮하여 나타나지 않음을 말한다.
24) 太素에는 '汎汎'이 '沈沈'으로 되어 있다. '沈沈'은 盛한 모양인데, 이는 '萬物有餘'와 文義가 통하는 바 脈氣가 指下에 충만함을 이르는 것이다.
25) 太素에는 '周'가 '固'로 되어 있다.

『岐伯이 가로되, "四時에 反하는 者는 有餘하면 精이 되고 不足하면 消가 되니, 마땅히 太過해야 하는데 不足하면 精이 되고, 마땅히 不足해야 하는데 有餘하면 消가 됩니다. (이와 같이) 陰陽이 相應하지 못하면 病名을 關格이라고 합니다.』《校釋》云: "此前無問話, 而有'岐伯曰', 文不通. 詳自'岐伯曰'至'名曰關格'三十九字, 與前文義亦難合, 疑他文錯簡, 似應在[玉機眞藏論]'五藏受氣'之前."》

帝께서 가라사대, "脈이 그 四時에 (따라) 動함은 어떻게 하며, 病의 所在를 知함은 어떻게 하며, 病의 變하는 바를 知함은 어떻게 하며, 病이 잠깐(乍) 內에 在함을 知함은 어떻게 하며, 病이 잠깐 外에 在함을 知함은 어떻게 합니까? 이 다섯가지를 請하여 問하니, 可히 얻어 들을 수 있겠습니까?"

岐伯이 가로되, "請컨대 그것이 天運과 더불어 轉함을《人身이 天運과 더불어 合氣 轉運하는 道를》말씀드리겠습니다. 萬物의 밖, 六合의 內에 天地의 變(化)은 陰陽이 應하니[天地의 變과 陰陽의 應은], 저 春의 暖함은 夏의 暑가 되고, 저 秋의 忿은 冬의 怒가 되며, (春夏秋冬) 四變의 動함에 脈이 이와 더불어 上下(浮沈)하여써, 春에 (脈의) 應함은 規에 中《合》하고[春에는 마땅히 規에 中해야 하고《以下 放此》], 夏에 應함은 矩에 中하고, 秋에 應함은 衡에 中하고, 冬에 應함은 權에 中합니다. 이러한 (緣)故로 冬至 四十五日은 陽氣가 微하게 上하고 陰氣가 微하게 下하며, 夏至 四十五日은 陰氣가 微하게 上하고 陽氣가 微하게 下하니, 陰陽에는 時가 있어서 脈과 더불어 期가 되는데, 期하여 서로 失하면, 脈의 分하는 바와 分의 期 있음을 知하는 故로[期하여 서로 失함에 脈의 分하는 바를 알면, 이를 分함엔 期가 있으니, 故로] 死하는 時를 知합니다. 微妙함이 脈에 在하니 可히 察하지 아니하지 못하는데, 이를 察함엔 紀가 있으니, 陰陽을 좇아 始하며; 이를 始함엔 經이 있으니, 五行을 좇아 生하며; 이를 生함엔 度가 있으니, 四時가 宜['數': 太素]가 됩니다. 補瀉를[數를 循함을:《太素》]失하지 말면 天地와 더불어 如一하며, 一의 情을 得하면 써 死生을 知합니다. 이러한 (緣)故로 聲은 五音에 合하고, 色은 五行에 合하고, 脈은 陰陽에 合합니다. 이에(是), 陰이 盛하면 꿈에 大水를 涉하며 恐懼하고, 陽이 盛하면 꿈에 大火가 燔灼하고, 陰陽이 모두 盛하면 꿈에 서로 殺하며 毀傷하고, 上이 盛하면 꿈에 飛하고, 下가 盛하면 꿈에 墮하며, 甚히 飽하면 꿈에 予하고,

甚히 飢하면 꿈에 取하며, 肝氣가 盛하면 꿈에 怒하고, 肺氣가 盛하면 꿈에 哭하며, 短蟲이 多하면 꿈에 聚衆하고, 長蟲이 多하면 꿈에 서로 擊하며 毁傷함을 知합니다.

이러한 (緣)故로 脈을 持함에는 道가 있으니, 虛靜이 保(《甲乙》作‘寶’)가 됩니다. 春日에는 浮하여, 물고기가 波에 游함 같고；夏日에는 膚에 在하여 泛泛함이 萬物이 有餘(한 듯)하며；秋日에는 下膚하여(피부 아래로 내려가), 蟄蟲이 장차 去하(려 함 같)고；冬日에는 骨에 在하여, 蟄蟲이 周密하며 君子가 室에 居함(居하는 듯함)니다. 故로 가로되, ‘內를 知하는 者는 이를 按하여 紀하고, 外를 知하는 者는 이를 終하고 始한다[內를 知함은 이를 按하여 紀함이고, 外를 知함은 이를 終하여 始함이다].’ 라고 했습니다. 이 여섯가지가 脈을 持하는 大法입니다.

第 五 章

心脈搏[1]堅而長, 當病舌卷[2]不能言；其軟[3]而散者, 當消環自已. 肺脈搏堅而長, 當病唾血；其軟而散者, 當病灌[4]汗, 至今[5]不復散發[6]也. 肝脈搏堅而長, 色不靑, 當病墜若搏, 因[7]血在脅下, 令人喘逆[8]；其軟而散色澤者[9], 當病溢飮, 溢飮者渴[10]暴多飮, 而易[11]入肌皮腸胃之外也. 胃脈搏堅而長, 其色赤, 當病折髀[12]；其軟而散者, 當病食痺[13]. 脾脈搏堅而長, 其色黃, 當病少氣；其軟而散色不澤者, 當病足胻[14]腫, 若水狀也. 腎脈搏堅而長, 其色黃而赤者, 當病折腰；其軟而散者, 當病少血, 至今不復[15]也. 帝曰：診得心脈而急, 此爲何病? 病形何如? 岐伯曰：病名心疝, 少腹當有形也. 帝曰：何以言之? 岐伯曰：心爲牡藏, 小腸爲之使, 故曰少腹當有形也. 帝曰：診得胃脈, 病形何如? 岐伯曰：胃脈實則脹, 虛則泄.

〔校勘〕　1) 太素와 甲乙에는 모두 ‘搏’이 ‘揣’로 되어 있으나, 이는 草書의 비슷함에서 비롯된 잘못이라고 본다. ‘搏堅而長’은 맥박이 힘이 있어 그 모양이 迢迢하여 긴 것을 말함이니 바로 有餘한 맥인 바, 王冰의 ‘“脈氣가 虛極하다”고 한 말은 틀린 것이다.

2) 中藏經에는 ‘卷’이 ‘强’으로 되어 있다.

3) 千金方에는 ‘軟’이 ‘濡’로 되어 있는 바, 이 둘은 같은 것으로 ‘濡’는 力量이 미치지 못함을 이름이니 弱脈과 거의 비슷한 말이다.

4) 千金方에는 ‘灌’이 ‘漏’로 되어 있다.

5) 至今：讀本, 越本, 吳本, 朝本, 藏本, 熊本에는 모두 ‘今’이 ‘令’으로 되어 있고, 太素에도 또한 各本과 일치한다.

6) ‘散發’ 二字는 衍文이니 응당 楊注에 의거하여 删去해야 한다.

7) 難經〈六十八難〉虞注에는 ‘因’字가 없는데, ‘因’은 ‘由’와 같은 介詞로서, 있는

것이 옳다고 본다. 이는 墜搏하여 瘀血이 脇下에 쌓이므로 말미암아 喘逆하게 함을 이른다.

8) 太素에는 '喘逆'이 '善喘'으로 되어 있다.

9) 其軟而散色澤者: 脈經에는 '若軟而散, 其色澤者'로 되어 있다.

10) 脈經에는 '渴'이 '濕'으로 되어 있는데, 이것이 옳다고 본다. 轉抄할 때, '多飮'이란 말에 비추어 '濕'을 '渴'로 고친 것이다. 王注에 "血虛中濕"이라고 한 것으로 보아 王注本에는 원래 '濕'으로 되어 있었다.

11) 千金方에는 '易'가 '溢'로 되어 있고, 林校引 甲乙經에도 또한 그러하다. 또 '易入'은 응당 '易干'이니 聲誤인 것이다. 病源에 "水氣溢于腸胃之外"라 한 것이 이것이다.

12) 中藏經에는 '髀'가 '腰'로 되어 있으나 옳지 않다. 혹 '折髀'는 '胃'와 무관하다고 말하나, 실은 髀가 足陽明胃經의 循行하는 部位로서 脈이 搏堅而長하고 氣가 壅實하여 經脈의 流行이 通暢하지 못하므로 운동이 불리하여 '折髀'하는 듯하다고 한 것이다.

13) 太素에는 '痺' 밑에 '膲痛'의 二字가 더 있는데, 아마 '痺'는 '痞'의 聲誤인 것 같다. 說文에 '痞'는 '痛'이라고 했다. 食痞의 원인은 매우 많으나 그 맥이 軟而散하면 胃氣久虛가 되므로 精微를 運化하지 못하여 致病하는 것이다.

14) 千金方에는 '骱'이 '骭'으로 되어 있다.

15) 脈經에는 '至今不復' 四字가 없다.

心脈이 搏堅하면서 長하면 마땅히[틀림없이: 以下同] 舌이 卷하여 能히 言하지 못하는 病이며(當病舌卷不能言); 그(것이) 軟하면서 散하는 者는 마땅히 消渴이나('消渴'原作'消環', 據《甲乙》《太素》改) 절로 已합니다. 肺脈이, 搏堅하면서 長하면, 마땅히 唾血하는 病이며, 그 軟하면서 散하는 者는 마땅히 汗을 灌하는 病이니, 至令[或作'至今']不復합니다. 肝脈이 搏堅하면서 長하고 色이 靑하지 아니하면, 마땅히 墜하거나 또는(若) 搏하여 血이 脇下에 在함을 因하여 사람으로 하여금 喘逆하게 하는 病이며; 그(것이) 軟하면서 散하고 色이 澤한 者는 마땅히 溢飮하는 病인데, 溢飮은 渴함에 暴(飮)多飮하여 肌皮腸胃의 外에 易《當作 '溢'》入합니다. 胃脈이 搏堅하면서 長하고 그 色이 赤하면, 마땅히 折髀(指 股骨部疼痛如切)하는 病이고; 그(것이) 軟하면서 散하는 者는 마땅히 食痺하는 病입니다. 脾脈이 搏堅하면서 長하고 그 色이 黃하면, 마땅히 少氣하는 病이며; 그(것이) 軟하면서 散하고 色이 澤하지 못한 者는, 마땅히 足骱이 腫하여 水狀같은 病입니다. 腎脈이 搏堅하면서 長하고 그 色이 黃하면서 赤한 者는, 마땅히 折腰하는 病이며; 그(것이) 軟하면서 散하는 者는, 마땅히 少血하는 病인데, 至令[或作'至今']不復也《?疑是衍文》입니다《以上에서 '當病'을 일단은 '마땅히 病이며'의 형태로 번역하였으나, 其實 '當'은 強한 推定을 나타내는 助動詞이고, '病'은 動詞로 쓰인 것이니, '틀림없이 한 病일 것이다'의 뜻이다》.

帝께서 가라사대, "診함에 心脈이 急함을 得하면, 이는 무슨 病이 되며, 病形은 어떠합니까?"

岐伯이 가로되, "病名은 心疝이니, 少腹에 마땅히[반드시;틀림없이] 形이 있을 것입니다.”

帝께서 가라사대, “어찌하여[무엇으로써]《무엇을 근거로하여》 이를《‘少腹當有 形’이라는 사실을》 言합니까?”

岐伯이 가로되, “心은 牡藏이 되고 小腸은 이를 爲하여 使하니[그 使가 되니], 故 로 少腹에 마땅히 形이 있을 것이라고 말한 것입니다.”

帝께서 가라사대, “診함에 胃脈을 得하면 病形이 어떠합니까?”

岐伯이 가로되, “胃脈이, 實하면 脹하고 虛하면 泄합니다.”

第六章

帝曰: 病成而變何謂? 岐伯曰: 風成爲寒熱, 癉成爲消中, 厥成爲 巓疾, 久風爲飧泄, 脈風成¹⁾爲癘, 病之變化, 不可勝數. 帝曰: 諸癰 腫筋攣骨痛, 此皆安生²⁾? 岐伯曰: 此寒氣之腫³⁾, 入風之變也. 帝曰: 治之奈何? 岐伯曰: 此四時之病, 以其勝治之, 愈也. 帝曰: 有故病五 藏發動, 因傷脈色, 各何以知其久暴至⁴⁾之病乎? 岐伯曰; 悉乎哉問 也. 徵其脈小色不奪者, 新病也; 徵其脈不奪其色奪者, 此久病也; 徵其脈與五色俱奪者, 此久病也; 徵其脈與五色俱不奪者, 新病也. 肝⁵⁾與腎脈並至, 其色蒼赤, 當病毀⁶⁾傷, 不見血, 已見血, 濕若中水 也.

[校勘] 1) 〈風論〉의 王注에는 ‘成’이 ‘盛’으로 되어 있다.
2) 甲乙經에는 ‘生’이 ‘在’로 되어 있다.
3) ‘腫’은 아마 ‘鍾’의 잘못인 듯하다. ‘鍾’은 ‘聚’의 뜻이 있으니 ‘寒氣之鍾’은 ‘寒氣 所聚’와 같다.
4) ‘至’字는 衍文이다. 楊注에 ‘何以知其久病新暴之別’이라 하여 注文에 ‘至’의 뜻 을 언급하지 않는 것을 보면 楊의 所據本에는 ‘至’字가 없었던 것 같다.
5) 太素에는 ‘肝’ 위에 ‘故’字가 더 있다. 素問識에 이르기를, “此節과 上文은 서로 順하게 이어지지 않으므로 아마 脫誤가 있는 듯하다.”고 했다.
6) 太素에는 ‘毀’가 ‘擊’으로 되어 있다.

帝께서 가라사대, “病이 成하였는데 變(化)함은[病이 成함에 變한다 함은] 무엇 을 이름입니까?”

岐伯이 가로되, “風이 成하여 寒熱이 되고, 癉이 成하여 消中이 되고, 厥이 成하 여 巓疾이 되고, 久風이 飧泄이 되고, 脈《《太素》作 ‘賊’》風이 成하여 癘가 되니, 病 의 變化는 可히 이루 (다) 헤아리지 못합니다.”

帝께서 가라사대, “모든 癰腫·筋攣·骨痛──이것들은 다 어디서 生합니까?”

岐伯이 가로되, "그것들은(此) 寒氣의 腫《鐘聚；聚結》이며, 八風의 變입니다."

帝께서 가라사대, "그것들을 治함은 어떻게 합니까?"

岐伯이 가로되, "그것들은(此) 四時의 (偏勝한 邪氣에 의해 發生하는) 病이니, 그 勝으로써 (그것들을) 治하면 愈합니다."

帝께서 가라사대, "故病《舊病》과 五藏의 發動함《指觸感新邪》이 있어서, 因하여 脈色을 傷하면, 각기 어떻게[무엇으로써] 그 久(한 病인지)暴至한 病인지를 知합니까?"

岐伯이 가로되, "悉하시도다, 問(하심)이여! 徵(驗)하여 그 脈이 小하고 色이 奪하지 아니한 者는 新病이며；徵(驗)하여 그 脈이 奪하지 아니하고 그 色이 奪한 者, 이는 久病이며；徵(驗)하여 그 脈과 五色이 함께 奪한 者, 이는 久病이며；徵(驗)하여 그 脈과 五色이 함께 奪하지 아니한 者는 新病입니다.

『肝과 腎의 脈이 아울러 至하고 그 色이 蒼赤하면, 마땅히[반드시；틀림없이] 毀傷의 病이니, 血을 見하지 않았거나 이미 血을 見하였을 것이며, (만약 이 病症이 아니면) 濕 또는(若) 水에 中함입니다.』《吳註素問》엔, 『 』부분이 上文의 '至令不復也' 句下로 옮겨져 있으며, 《素問釋義》에, "不見血, 已見血"은 衍文인 듯하다고 하였다.》

第 七 章

尺內兩傍, 則季脅也, 尺外以候腎[1], 尺裏以候腹. 中附上左, 外以候肝, 內以候鬲；右, 外以候胃, 內以候脾. 上附上右, 外以候肺, 內以候胸中；左, 外以候心, 內以候膻中. 前以[2]候前, 後以[2]候後. 上竟上者, 胸喉[3]中事也；下竟下者, 少腹腰股膝脛足中事也.

〔校勘〕 1) 柯校本에는 '腎'이 '背'로 되어 있다.
2) 太素에는 '前'과 '後'의 밑에 '以'字가 없다.
3) 三因方에는 '胸喉' 위에 '頭項' 二字가 더 있다.

尺內 兩傍은 季脅이며, 尺外로(는) 써 腎을 候하고, 尺裏로(는) 써 腹을 候합니다. 中附上(에서)은, 左(手)는, 外로(는) 써 肝을 候하고, 內로(는) 써 鬲을 候하며；右(手)는, 外로(는) 써 胃를 候하고, 內로(는) 써 脾를 候합니다. 上附上(에서)은 右(手)는, 外로(는) 써 肺를 候하고, 內로(는) 써 胸中을 候하며；左(手)는, 外로(는) 써 心을 候하고, 內로(는) 써 膻中을 候합니다. 前으로(는) 써 前을 候하고, 後로(는) 써 後를 候합니다. 上竟上은 胸喉中의 事이고, 下竟下는 少腹·腰·股·膝·脛·足中의 事입니다.

第 八 章

麤大者, 陰不足陽有餘, 爲熱中也. 來疾去徐¹⁾, 上實下虛, 爲厥巓疾²⁾; 來徐去疾, 上虛下實, 爲惡風也. 故中惡風者, 陽氣受也³⁾. 有脈⁴⁾俱沈細數者, 少陰厥也; 沈細數⁵⁾散者, 寒熱也.; 浮而散者爲眴仆. 諸浮不躁⁶⁾者, 皆在陽, 則爲熱, 其有⁷⁾躁者在⁷⁾手. 諸細而沈者, 皆在陰, 則爲骨痛; 其有靜者在足. 數動一代者, 病在陽⁸⁾之脈也, 洩⁹⁾及便膿血. 諸過者, 切之¹⁰⁾, 濇者, 陽氣有餘也, 滑者, 陰氣有餘也. 陽氣有餘, 爲身熱无汗, 陰氣有餘, 爲多汗身寒, 陰陽有餘, 則无汗而寒. 推而外之, 內而不外, 有心腹積也. 推而內之, 外而不內, 身有熱¹¹⁾也. 推而上之, 上而不下¹²⁾, 腰足淸也. 推而下之, 下而不上¹³⁾, 頭項痛也. 按之至骨, 脈氣少者, 腰脊痛而身¹⁴⁾有痺也.

〔校勘〕 1) 太素에는 '徐' 밑에 '者'字가 더 있다.

2) 上例에 準하면, '疾' 밑에 응당 '者'字를 보충해야 한다.

3) '故中惡風者, 陽氣受也'의 九字는 아마 上文 '惡風'의 旁注가 正文에 混入된 것으로 보이는데 마땅히 太素와 같이 이를 刪去해야 한다.

4) 有脈: 太素에는 '脈'字가 없다. 上下의 文例를 살펴 보건대, '有'字 역시 衍文으로서 마땅히 '有脈'을 刪去해야 한다.

5) 數散: 數는 衍文이니, 太素 楊注에 "沈細陰也, 散爲散, 故病寒熱"이라고 한 것을 보면, 楊의 所據本에는 '數'字가 없었음을 알 수 있다.

6) 不躁: 柯校本에는 '不'이 '而'로 되어 있다. 太素에도 또한 그러하다.

7) 其有躁者在手: 太素에는 '有'가 '右'로 되어 있고 '在' 밑에 '左'字가 더 있다.

8) 在陽: '陽'은 아마 '陰'일 것이다. 傷寒論에 "脈來動而中止, 不能自還, 因而復動者, 名曰代, 陰也"라 하였고, 또한 아래의 '泄及便膿血'도 陰不能守의 病에 속하므로, '在陽'이라고 하면 부합되지 않는다.

9) 太素에는 '洩' 위에 '溏'字가 더 있다.

10) 甲乙에는 '諸過者切之' 五字가 없다.

11) 身有熱: 太素에는 '有' 위에 '身'字가 없고 甲乙經에는 '身'이 '中'으로 되어 있다.

12) 上而不下: 林校에, 甲乙에는 '上而不下'가 '下而不上'으로 되어 있다고 하였다. 尤怡는 말하기를, "甲乙經이 틀리니 '上而不下'는 위가 盛하고, 아래가 虛해져서 아래에 기운이 없게 되므로 腰足이 冷해진다."고 하였다.

13) 下而不上: 林校에, 甲乙에는 '上而不下'로 되어 있다. 尤怡는 말하기를, "甲乙經이 틀리니 '下而不上'은 내려오기만 하고 올라감이 없으므로 위가 不榮하여 頭項이 아프다."고 하였다.

14) 太素에는 '身' 밑에 '寒'字가 더 있다. 楊上善은 "腰脊爲痛, 身寒痺也"라고 하였다.

(脈이) 粗大한 者는 陰이 不足하고 陽이 有餘하니 熱中이 됩니다. (脈의) 來함이 疾하고 去함이 徐하며; 上이 實하고 下가 虛하면, 厥巓疾이 되며; 脈의 來함이 徐하고 去함이 疾하며, 上이 虛하고 下가 實하면, 惡風(癘風)이 됩니다. (故로 惡風에 中한 것은 陽氣가 受함입니다(陽氣가 虛하여 衛外하지 못해 病邪를 受한 것입니다).) 또(有) 脈이, 함께 沈細數한 者는 少陰厥이고, 沈細數散하는 者는 寒熱이고, 浮하며 散하는 者는 眴仆가 됩니다. 모든 浮하되 躁하지 아니한 者는, 다 陽에 在함인 즉 熱이 되며, 그 躁함이 있는 者는 手에 在하고; 모든 細하며 沈한 者는, 다 陰에 在함인 즉 骨痛이 되며, 그 靜함이 있는 者는 足에 在합니다. 數動하다가 一代하는 者는 病이 陽[一作'陰']에 在하는 脈이며, 泄하고 膿血을 便합니다.

모든 過(있는)者를 切함에, (脈이) 澁한 者는 陽氣가 有餘함이고, 滑한 者는 陰氣가 有餘함인데, 陽氣가 有餘하면 身熱, 無汗이 되고, 陰氣가 有餘하면 多汗, 身寒이 되며, 陰陽이 (모두) 有餘하면 無汗하면서 寒합니다. 推하여 이를 外로 함에[推(求)함에 이를 外에서 (求)하나] 內하고 外하지 아니하면(推而外之, 內而不外), 心腹의 積이 있음이며; 推하여 이를 內로 함에[推(求)함에 이를 內에서 (求)하나] 外하고 內하지 아니하면, 身에 熱이 있음이며; 推하여 이를 上(으로)함에 上하고 下하지 아니하면(推而上之, 上而不下), 腰足이 淸함이며; 推하여 이를 下(로)함에 下하고 上하지 아니하면, 頭項이 痛함이며; 按하여 骨에 至함에[骨까지 按함에] 脈氣가 少한 者는 腰脊이 痛하고 身에 痺가 있음입니다."

平人氣象論篇 第十八

〔해제〕 本篇은 平人의 脈氣와 脈象을 重點論述하고, 아울러 平人의 脈象과 病人의 脈象을 相互對比하여 病情을 分析하였으므로 篇名을 平人氣象論이라 했다.

本篇의 主要內容은 다음과 같다.

1. 平人의 脈氣, 脈象과 胃氣와의 關係.
2. 五臟의 平脈, 病脈, 死脈 및 五臟脈象과 四時逆從의 診斷方面에 있어서의 意義.
3. 診斷上 虛里의 部位와 그것이 主하는 疾病.
4. 寸口의 診과 尺膚診에 있어서의 常見病證을 論述함.

第 一 章

黃帝問曰: 乎人何如? 岐伯對曰: 人一呼脈再動, 一吸脈亦再動, 呼吸定息脈五動, 閏¹⁾以太意, 命曰平人. 平人者, 不病也²⁾. 常以不病³⁾調病人, 醫不病, 故爲病人平息以調之⁴⁾爲法. 人一呼脈一動⁵⁾, 一吸脈一動, 曰少氣. 人一呼脈三動, 一吸脈三動而躁, 尺熱曰病溫, 尺不熱脈滑曰病風, 脈濇曰痺⁶⁾. 人一呼脈四動以上⁷⁾曰死, 脈絶不至曰死, 乍踈乍數曰死.

〔校勘〕 1) 柯校에 甲乙經의 注를 引用하여 말하기를, '閏'은 誤字인 듯하다고 했다. 外料精義를 보면 '閏'이 '爲'로 되어 있다.
2) 類說에는 '命曰平人, 平人者不病也' 十字가 '此平人不病脈也, 不足爲遲, 有餘爲數'으로 되어 있다.
3) 甲己에는 '不病' 밑에 '之人以' 三字가 더 있다.
4) 素問解에 '醫不病' 以下 十二字는 注解라고 했는데 옳은 듯하다. 즉, '常以不病之人以調病人爲法'이라고 하면, 文이 비교적 明順해진다.
5) 太素에는 '動' 밑에 '者'字가 더 있다.
6) 甲乙에는 '脈濇曰痺' 四字가 없는데 이것이 옳다. 이는 後人이 後文의 影響을 받아 妄增한 것이다. '病溫'과 '病風'은 相對가 되는 것으로 後文의 '曰風'·'曰痺'와 같지 않다.
7) 太素에는 '動'이 '至'로 되어 있고, '以上' 二字가 없다.

黃帝께서 問하여 가라사대, "平人은 어떠합니까?"

岐伯이 對(答)하여 가로되, "人이 한번 呼함에 脈이 두 번 動하고 한번 吸함에 脈

이 또한 두 번 動하여, 呼吸하고 定息함에 脈이 다섯 번 動하면 ── 太息으로써 閏함임 ── 命하여 平人이라고 하는데[人이 一呼에 脈이 再動하고, 一吸에 脈이 또한 再動하고, 呼吸定息에 脈이 五動하며, 太息으로써 閏하면, 命하여 平人이라고 하는데], 平人은 不病(病이 없는 건강한 사람)입니다[平人은 不病합니다(건강합니다)]. (通)常 不病함으로써 病人을 調하나니, 醫는 不病이므로[不病하므로] 病人을 爲하여 平息하여 써 그를 調하는 것으로써 法을 삼습니다. 人이 一呼에 脈이 一動하고 一吸에 脈이 一動하면 少氣라 하고; 人이 一呼에 脈이 三動하고 一吸에 脈이 三動하며 躁하고, 尺이 熱하면 病溫이라고 하고, 尺이 熱하지 않으면서 脈이 滑하면 病風이라 하고, 脈이 澁하면 痺라고 하며; 人이 一呼에 脈이 四動 以上이면 死(脈이)라[死한다] 하고, 脈이 絶하여 至하지 아니하면 死(脈이)라고 하며, 잠깐(乍) 疎하다가 잠깐 數하면 死(脈이)라고 합니다."

第二章

平人之常氣稟於胃[1], 胃[2]者, 平人之常氣也, 人无胃氣曰逆, 逆者[3] 死. 春胃微弦曰平, 弦多胃少曰肝病, 但弦无胃曰死, 胃而有毛[4]曰秋病, 毛甚曰今[5]病. 藏眞散於肝, 肝藏筋膜之氣也. 夏胃微鉤曰平, 鉤多胃少曰心病, 但鉤无胃曰死, 胃而有石曰冬病, 石甚曰今病. 藏眞通[6]於心, 心藏血脈之氣也. 長夏胃微軟弱曰平, 弱多胃少[7]曰脾病, 但代[8]无胃曰死, 軟弱有石曰冬病, 弱[9]甚曰今病. 藏眞濡[10]於脾, 脾藏肌肉之氣也. 秋胃微毛曰平, 毛多胃少曰肺病, 但毛无胃曰死, 毛[11]而有弦曰春病, 弦甚曰今病. 藏眞高於肺, 以[12]行榮衛陰陽也. 冬胃微石曰平, 石多胃少曰腎病, 但石无胃曰死, 石而有鉤曰夏病, 鉤甚曰今病. 藏眞下於腎, 腎藏骨髓之氣也. 胃之大絡, 名曰虛里, 貫鬲絡肺, 出於左乳下, 其動應衣[13], 脈[14]宗氣也. 盛喘數絶[15]者, 則病在中; 結而橫, 有積矣; 絶不至曰死. 乳之下其動應衣, 宗氣泄也[16]

[校勘] 1) 甲乙에는 '平人之常氣稟于胃'가 '人常稟氣于胃'로 되어 있는데 본문의 '平'과 '之'는 뒤의 '平人之常氣'의 영향으로 잘못 들어간 것이다.
  2) 〈玉機眞藏論〉의 王注에 의거하여 '胃' 밑에 마땅히 '氣'字를 보충해야 한다.
  3) 太素에는 '者'가 '曰'로 되어 있다.
  4) 脈經에는 '胃而有毛'가 '有胃而毛'로 되어 있는데, 이것이 옳다고 본다. 毛는 가벼워 浮滑한 脈이니 곧 秋平의 象이다.
  5) 太素에는 '今'이 '金'으로 잘못되어 있다. 春脈이 微弦하지 않고 도리어 秋脈이 나타남으로 已病임을 아는 것이다.

6) 太素에는 '通'이 '痛'으로 되어 있으나, 李笠이 말하기를, "'散'·'濡'·'高'· 下'字로 비추어 보건대 '痛'이라고 함은 그르다."고 하였다.

7) 甲乙에는 '弱多胃少'가 '胃少軟弱多'로 되어 있다.

8) '代'는 잘못으로 마땅히 '弱'이어야 한다. 上下의 文例를 따르건대, '春胃微弦'은 '但弦無胃'이고 '夏胃微鉤'는 '但無胃', '秋胃微毛'는 '但毛無胃', '冬胃微石'은 '但石無胃'이므로 '長夏胃微軟弱'은 자연 '但弱無胃'가 되어야 하므로 '代'의 그릇됨은 분명하다.

9) 千金方에는 '弱'이 '石'으로 되어 있는 바, 이것이 옳다. '弱'은 앞의 '軟弱'의 영향으로 잘못된 것이며, 林校에 甲乙에도 '石'으로 되어 있다고 하여 千金方과 일치한다.

10) 太素에는 '濡'가 '傳'으로 되어 있다.

11) 明抄本, 吳注本에는 모두 '毛'가 '胃'로 되어 있다.

12) 甲乙經에는 '以'가 '肺'로 되어 있는데, 이것이 옳다고 해도 온전히 부합하지는 않는다. 〈金匱眞言論〉에 "入通于肺, 是知病之在皮毛也"라 했고, 〈經脈別論〉에 "肺朝百脈, 輸精于皮毛"라 한 바, 이에 의거하면 '以行衛陰陽也'는 응당 '肺藏皮毛之氣也'로 해야 할 것이다. 그래야만 비로소 '肝藏筋膜之氣, 心藏血脈之氣, 脾藏肌肉之氣, 腎藏骨髓之氣'의 上下 文列이 일치하게 된다.

13) 甲乙에는 '衣'가 '手'로 되어 있다. 周學海는 "'衣'字는 衍文이니, '其動應脈'은 動數가 寸口와 相應함을 이른다."고 하였다.

14) 甲乙에는 '脈' 밑에 '之'字가 더 있다.

15) '喘'은 응당 '搏'으로 해야 할 것이다. '喘'의 旁 '耑'과 '搏'의 旁 '尃'는 行草書가 相似하여 그릇 傳抄하기 쉽다. '絶'은 涉下誤로 '疾'로 해야 할 것이다. '盛搏數疾'은 脈이 盛하여 搏動이 頻數하고도 빠름을 말함이니, 손에 虛中跳動하여 應함이 심한 것을 형용하는 것이다. 王冰은 '絶'의 그릇됨을 살피지 못했기 때문에 마침내 이 '絶'은 '暫絶'이라고 하여 뒤의 '絶不至'와 다름을 보이었으나, 其實 本文에 분명히 '數絶'이라고 했으니 어디에 근거해서 '暫絶'이라고 하겠는가?《郭靄春》

16) 林校에 全本과 甲乙에도 '乳之下' 以下 11字가 없다고 하였다. 于鬯은 '乳之下' 11字는 上文 '左乳下其動應衣, 脈宗氣也'를 注한 말이라고 하였다.

平人의 常氣는 胃에서 稟하니, 胃는 平人의 常氣이며, 人이 胃氣가 없으면 逆이라고[逆하다고] 하는데, 逆한 者는 死합니다.

春에는 胃(氣가 있으면서) 微弦하면 平이라 하며, 弦이 多하고 胃(氣)가 少하면 肝病이라 하고, 다만 弦하고 胃(氣)가 없으면 死라 하며, 胃(氣가 있으)나 毛가 있으면 秋病이라 하고, 毛가 甚하면 今病이라고 합니다. 藏眞이 肝에 散하니, 肝은 筋膜의 氣를 藏합니다. 夏에는 胃(氣가 있으면서) 微鉤하면 平이라 하며, 鉤가 多하고 胃(氣)가 少하면 心病이라 하고, 다만 鉤하고 胃(氣)가 없으면 死라 하며, 胃(氣가 있으)나 石이 있으면 冬病이라 하고, 石이 甚하면 今病이라 합니다. 藏眞이 心에 通하니, 心은 血脈의 氣를 藏합니다.

長夏에는 胃(氣가 있으면서) 微軟弱하면 平이라 하며, 弱이 多하고 胃가 少하면 脾病이라 하고, 다만 代하고 胃가 없으면 死라 하며, 軟弱하면서 石이 있으면 冬病

이라 하고, 弱(當作 ‘石’)이 甚하면 今病이라 합니다. 藏眞이 脾에 濡하니, 脾는 肌肉의 氣를 藏합니다.

秋에 胃(氣가 있으면서) 微毛하면 平이라 하며, 毛가 多하고 胃가 少하면 肺病이라 하고, 다만 毛하고 胃가 없으면 死라 하며, 毛하면서 弦이 있으면 春病이라 하고, 弦이 甚하면 今病이라고 합니다. 藏眞이 肺에 高(升)하니, (肺는) 써 營衛陰陽을 行합니다.

冬에는 胃(氣가 있으면서) 微石하면 平이라 하며, 石이 多하고 胃가 少하면 腎病이라 하고, 다만 石하고 胃가 없으면 死라 하며, 石하면서 鉤가 있으면 夏病이라 하고, 鉤가 甚하면 今病이라 합니다. 藏眞이 腎에 下하니, 腎은 骨髓의 氣를 藏합니다.

胃의 大絡은, 을 虛里라 하는데, 鬲을 貫하여 肺에 絡하고 左乳下로 出하며, 그 動함이 衣에 應하니, 脈 宗氣입니다. 盛喘 數絶하는 者이면 病이 中에 在하고, 結하면서 橫하면 積이 있으며, 絶하고 至하지 아니하면 死(脈이)라[死한다고] 합니다. (乳의 下에 그 動함이 衣에 應함은 宗氣가 泄함입니다.)

第 三 章

欲知[1]寸口太過與不及, 寸口之[2]脈中手短者, 曰頭痛. 寸口脈[3]中手長者, 曰足脛痛. 寸口脈中手促上擊[4]者, 曰肩背痛. 寸口脈沈而堅[5]者, 曰病在中. 寸口脈浮而盛者, 曰病在外. 寸口脈沈而弱, 曰寒熱及疝瘕少腹痛[6]. 寸口脈沈而橫[7], 曰脇下有積[8], 腹中有橫積痛. 寸口脈沈[9]而喘, 曰寒熱. 脈盛滑堅者, 曰病[10]在外[11]. 脈小實而堅者, 病[12]在內[13]. 脈小弱以濇, 謂之久病. 脈滑[14]浮而疾者, 謂之新病. 脈急者, 曰疝瘕少腹痛. 脈滑曰風. 脈濇曰痺. 緩而滑曰熱中. 盛而緊曰脹.

脈從陰陽, 病易已; 脈逆陰陽[15], 病難已. 脈[16]得四時之順, 曰病无他; 脈反四時及不間藏[17], 曰難已.

臂多靑脈, 曰脫血. 尺脈[18]緩濇, 謂之解㑊. 安臥脈[19]盛, 謂之脫血. 尺色脈滑, 謂之多汗. 尺寒脈細, 謂之俊泄. 脈尺[20]麤常熱者, 謂之熱中[21].

肝見[22]庚辛死, 心見壬癸死, 脾見甲乙死, 肺見丙丁死, 腎見戊己死, 是謂眞藏見皆死.

頸脈動喘疾[23]咳, 曰水. 目裏[24]微腫如臥蠶起之狀, 曰水. 溺黃赤[25]安臥者, 黃疸. 已食[26]如飢者, 胃疸. 面腫曰風. 足脛腫曰水. 目黃者曰黃疸.

婦人手[27]少陰脈動甚者, 姙[28]子也.

脈有逆從四時, 未有藏形, 春夏而脈瘦, 秋冬而脈浮大, 命曰逆四時[29]也. 風熱而脈靜, 泄而脫血脈實, 病在中, 脈虛, 病在外, 脈濇堅者, 皆難治, 命曰反四時也.

［校勘］ 1) 脈經과 千金方에는 모두 ‘欲知’ 二字가 없다.

2) ‘之’는 衍文이다.

3) 明抄二에는 ‘寸口脈’ 三字가 없다. 아래도 같은데 脈經과 千金方에도 ‘寸口脈’ 三字가 없다.

4) 甲乙經에는 ‘擊’이 ‘數’으로 되어 있다.

5) 太素에는 ‘堅’이 ‘緊’으로 되어 있다. 聖惠方에도 ‘緊’으로 되어 太素와 일치한다. 診家樞要에 “沈緊爲腹中爲寒”이라고 했다.

6) 林校에 甲乙經에는 ‘寸口脈’ 以下 15字가 없다고 했으며 아울러 衍文이니 응당 刪去해야 한다고 했으나, 李笠은 林校에 “15字當去”라고 한 것은 자세히 살피지 못한 때문이라 말하고 이어서 “蓋此爲疝瘕之寒熱, 故脈沈弱; 下文泛言陰陽相搏之寒熱, 故脈沈而喘; 又下疝가少腹痛脈急, 亦與此異. 蓋前後參互, 以見寒熱疝瘕之脈不同. 此篇主重在脈, 故太素題曰《尺寸診》, 似非錯簡”이라고 하였다.

7) 太素에는 ‘橫’ 밑에 ‘堅’字가 더 있다.

8) 甲乙과 千金方에는 모두 ‘有積’이 ‘及’字로 되어 있는 바, ‘有積’ 二字는 밑의 ‘有橫積’의 영향을 입은 衍文으로 脈經에도 ‘脇下及腹中有橫積痛’으로 되어 있어 甲乙과 합치한다.

9) 甲乙에는 ‘沈’이 ‘浮’로 되어 있나.

10) 太素에는 ‘曰病’이 ‘病曰甚’으로 되어 있다.

11) 脈經과 千金方에는 ‘在外’ 앞에 ‘熱’字가 더 있다.

12) 金刻本, 明抄本, 周本에는 모두 ‘病’ 위에 ‘曰’字가 더 있다.

13) 脈經과 千金方에는 ‘內’ 밑에 ‘冷’字가 더 있다.

14) 太素에는 ‘滑’이 ‘濇’으로 되어 있다.

15) 太素에는 ‘陰陽’ 밑에 ‘脫者’ 二字가 더 있으나, ‘脈順陰陽’과 ‘脈逆陰陽’은 서로 對語가 되는 만큼, ‘脫者’ 二字를 더하면 도리어 贅詞가 된다.

16) 甲乙에는 ‘脈’이 ‘按寸口’로 되어 있다.

17) 太素에는 ‘及不間藏’의 四字가 없는데, ‘間藏’의 뜻을 王注에 언급하지 않은 것을 보면 王冰의 所據本에도 이 四字가 없었던 듯하다.

18) ‘尺脈緩濇’은 응당 ‘尺緩脈濇’으로 되어야 뒤의 ‘尺濇脈滑’ 및 ‘尺寒脈細’의 句式이 같게 된다.

19) 太素에는 ‘脈’ 위에 ‘尺’字가 더 있어서 ‘安臥’를 위에 붙여 읽는다. 素問紹識에 말하기를, “此句는 응당 ‘尺熱脈盛’이라고 해야 前後의 尺·脈 對 言例와 서로

부합된다. 〈論疾診尺篇〉에 '尺炬然熱, 人迎大者, 當奪血'이라고 한 것이 그 분명한 근거가 된다."고 하였다.

20) 脈經과 千金方에는 모두 '脈尺'이 '尺脈'으로 되어 있으나 이것으로는 未盡하니 응당 '脈尺粗常熱者'를 '尺粗脈常熱者'로 해야 上下의 句法과 일치한다.

21) 脈經과 千金方에는 모두 '熱中' 밑에 '腰胯疼少便赤熱' 七字가 더 있다.

22) 張琦가 말하기를, "이 '肝見' 이하 32字는 〈三部九候論篇〉의 脫文으로, 모두 그 不勝之日에 이르러 죽는다."고 하였다.

23) 太素에는 '喘疾'이 '疾喘'으로 되어 있다.

24) '裏'가 金刻本, 越本, 吳本, 周本에도 모두 '襄'로 되어 있으며, 太素에는 '果'로 되어 있다.

25) 太素에는 '赤'字가 없다.

26) '已食'은 '食已'로 해야 마땅한 바, 王注本에는 옳게 되어 있다.

27) 林校引 全本에는 '手'가 '足'으로 되어 있다.

28) 胡本, 讀本, 越本, 朝本, 藏本에는 모두 '姙'이 '任'으로 되어 있고 太素에도 各本과 합치한다. 漢書에 "任十四月乃生"이라 하였다.

29) 明抄本에는 '四時' 二字가 없다.

　　寸口(脈)의 太過와 不及을 知하고자 한다면: 寸口의 脈이 手에 中함이 短한 者는 가로되 頭痛이라 하고, 寸口脈이 手에 中함이 長한 者는 가로되 足脛痛이라 하며, 寸口脈이 手에 中함이 促하며 上으로 擊하는 者는 가로되 肩背痛이라 하고, 寸口脈이 沈하면서 堅하는 者는 가로되 病이 中에 있다고 하며, 寸口脈이 浮하면서 盛한 者는 가로되 病이 外에 있다고 하고, 寸口脈이 沈하면서 弱하면 가로되 寒熱 및 疝瘕 少腹痛이라 하며, 寸口脈이 沈하면서 橫하면 가로되 脇下에 積이 있고 腹中에 橫積痛이 있다고 하며, 寸口脈이 沈하면서 喘하면 가로되 寒熱이라 하고, 脈이 盛하면서 滑하고 堅한 者는 가로되 病이 外에 있다고 하며, 脈이 小(하고) 實하면서 堅한 者는 가로되 病이 內에 있다고 하고, 脈이 小(하고) 弱하면서 澁하면 이를 久病이라 이르며, 脈이 滑하고 浮하면서 疾한 者는 이를 新病이라 이르고, 脈이 急한 者는 가로되 疝瘕 少腹痛이라 하며, 脈이 滑하면 가로되 風이라 하고, 脈이 澁하면 가로되 痺라 하며, 緩하면서 滑하면 가로되 熱中이라 하고, 盛하면서 緊하면 가로되 脹이라 합니다.

　　脈이 陰陽에 從하면 病이 已하기 쉽고, 脈이 陰陽에 逆하면 病이 已하기 어렵습니다. 脈이 四時에 順함을 得하면 가로되 病에 걸렸더라도 他가 없다고(위험하지 않다고) 하며, 脈이 四時에 反하고 不間藏(相克傳變)함에 미치면 가로되 已하기 어렵다고 하며;

　　臂에 靑脈이 多하면, 가로되 脫血이라 합니다. 尺이 緩하고 脈이 澁함, 이를 解㑊이라 이르니 安臥(해야)하며; 尺이 熱하고 脈이 盛함(원래는, '이를 解㑊이라 이르며; 安臥함에 脈이 盛함'으로 되어 있는데, 校釋 에 의거하여 '脈盛' 앞에 '尺熱'을 보충하고 '安臥'를 위로 붙여서 句讀한 것임), 이를 脫血이라 이르며; 尺이 澁하고 脈이 滑함, 이를 多汗이라 이르며 ; 尺이 寒하고 脈이 細함, 이를 後泄이라 이르며 ; (脈이) 尺이 靐하고 항상 熱한 者, 이를 熱中이라 이릅니다.

肝은 (眞藏脈이 나타나면) 庚辛을 見함에 死하고, 心은 壬癸를 見함에 死하고, 脾는 甲乙을 見함에 死하고, 肺는 丙丁을 見함에 死하고, 腎은 戊己를 見함에 死하니, 이는 眞藏이 見하면 모두 死함을 이릅니다.

頸脈《人迎脈》이 動하고 喘하며 疾咳하면[頸脈의 動함이 喘疾하고 咳하면] 가로되 水이고, 目裏가 약간 腫하여 (마치) 臥靐이 起하는 狀 같으면 가로되 水이며, 溺가 黃赤하며 安臥하는 者는[臥함을 편안히 여기는 者는] 黃疸이고, 이미 食하였는데 飢한 듯한 者는 胃疸이며 ; 面이 腫하면 가로되 風이고, 足脛이 腫하면 가로되 水이며, 目이 黃한 者는 가로되 黃疸입니다.

婦人의 手少陰 脈動이 甚한 者는 姓子《姙娠》입니다.

脈에는 四時에 逆從하여 藏形《本藏脈의 正常 脈形》을 有하지 아니 함이 있으니[脈에는 四時에 逆(하거나)從함이 있으니, 藏形을 有하지 아니 하며], 春夏에 脈이 沈澁《原作'廈', 據『玉機眞藏論』及《甲乙》改》하거나 秋冬에 脈이 浮大하면, 命하여 四時에 逆함이라 하며 ; 風熱에 脈이 靜하거나, 泄하면서 血을 脫하였는데 脈이 實하거나, 病이 中에 있는데 脈이 虛하거나, 病이 外에 있는데 脈이 澁하고 堅한 者는, 모두 治하기 어려운데, 命하여 四時에 反함이라고 합니다.

第四章

人以水穀爲本, 故人[1]絶水穀則死, 脈無胃亦死. 所謂無胃氣者, 但得眞藏脈不得胃氣也. 所謂脈不得胃氣者[2], 肝不弦腎不石也. 太陽[3]脈至, 洪大以長 ; 少陽脈至, 乍數乍疎, 乍短乍長 ; 陽明脈至, 浮大而短[4].

夫平[5]心脉來, 累累[6]如連珠, 如循琅玕, 曰心平[7], 夏以胃氣爲本. 病心脈來, 喘喘[8]連屬, 其中微曲, 曰心病[7]. 死心脈來, 前曲後居[9], 如操帶鉤, 曰心死[7].

平肺脈來, 厭厭聶聶[10], 如落楡莢[11], 曰肺平, 秋以胃氣爲本. 病肺脈來, 不上不下[12], 如循雞羽, 曰肺病. 死肺脈來, 如物[13]之浮, 如風吹毛, 曰肺死.

平肝脈來, 軟[14]弱招招, 如揭長[15]竿末梢, 曰肝平, 春以胃氣爲本.

病肝脈來, 盈實而滑, 如循長竿16), 曰肝病. 死肝脈來, 急17)益勁, 如新張弓弦, 曰肝死.

平脾脈來, 和柔相離, 如雞18)踐地, 曰脾平, 長夏以胃氣爲本. 病脾脈來, 實而盈數, 如雞擧足, 曰脾病. 死脾脈來, 銳堅如烏之喙19), 如鳥之距, 如屋之漏, 如水之流20), 曰脾死.

平腎脈來, 喘喘累累如鉤21), 按之而堅, 曰腎平, 冬以胃氣爲本. 病腎脈來, 如22)引葛, 按之益堅, 曰腎病. 死腎脈來, 發如奪23)索, 辟辟如24)彈石, 曰腎死.

〔校勘〕 1) 類說에는 '人'字가 없다.

2) 太素에는 '脈不得胃氣者' 六字가 없다.

3) 難經〈七難〉에 의거하면 '太陽' 以下 八字는 응당 '陽明脈至, 浮大而短'의 뒤에 있어야 한다.

4) 太素에는 '而短' 밑에 '是謂三陽脈也'의 六字가 더 있다. 林校에 이르기를, "詳考하건대, 三陰脈이 없는 것은 아마 古文의 闕일 것이다. 難經에 이르기를 '太陰之至, 緊大而長; 少陰之至, 緊細而微, 厥陰之至, 沈短以敦'이라고 했다."고 하였다.

5) 甲乙에는 '夫平' 二字가 없다.

6) 甲乙에는 '累累' 밑에 '然'字가 더 있다. 于鬯은 말하기를 "'連珠'는 본래 '珠連'으로서 '連'과 下文의 '玕'은 韻이 된다."고 하였다.

7) 甲乙에는 '心平'·'心病'·'心死'의 '曰'字 밑에 '心'字가 없다.

8) 甲乙과 太平聖惠方에는 모두 '喘喘'이 '累累'로 되어 있으나 이는 위와 中복이 된다. '喘喘連續'은 脈이 迫疾하여 連續不斷한 急數한 象을 이룬다.

9) 明抄에는 '居'가 '倨'로 되어 있으며, 病源 및 中藏經과 類說에도 또한 그렇게 되어 있다. '倨'와 '距'는 같은 말로 웅크리고 앉아 있는 것이니 據守不動의 뜻이 있다. 이는 和暢한 胃氣가 없는 것이므로 死脈이다.

10) '厭厭聶聶'은 文義에 좇아 응당 '櫔櫔橠橠'으로 해야 한다. 廣韻에 '櫔'은 잎이 움직이는 모습이라 하였고 '橠'은 나뭇잎이 움직이는 모습이라 하였다.

11) 難經, 脈經, 甲乙에도 모두 '落楡莢'이 '循楡葉'으로 되어 있으나, '落'字는 難經 呂注와 林校引 張仲景說에 의거하여 응당 '吹'로 해야 한다. '莢'은 '葉'이 옳으니, '莢'은 質이 더 무거우므로 肺脈의 浮함을 象할 수 없기 때문이다. 이상을 종합하면 '如落楡莢'은 응당 '如吹楡葉'으로 해야 한다.

12) 病源에는 '不上不下'가 '上下'로 되어 있는 바, 아래에 붙여 읽는다.

13) '物'은 誤字이니 응당 太素 楊注에 의거하여 '芥'로 해야 한다. 莊子〈逍遙游〉釋文에 李注를 인용하여 '芥'는 小草라고 하였다.

14) 脈經과 千金에는 '軟'이 '濡'로 되어 있다.

15) 千金에는 '長'字가 없다. 王注에도 "如竿末梢"라고 한 것을 보면 그의 所據本에는 원래 '長'字가 없었던 것 같다. 竿之末梢에는 軟弱함이 있으므로 柔和한 平脈을 비유한 것이다.

16) 于鬯이 말하기를 "上文은 平脈을 말하였으므로 長竿末梢를 들어 비유하였으나, 여기서는 病脈을 말하고 있으므로 長竿으로 비유될 수는 없다. 長竿은 竹竿과 같

이 가운데가 비어 있어 꽉 찬 것이 아니니, 滑하지 않다. '笄'은 마땅히 '箅'의 壞字로 볼 것인 바, 箅는 玉이나 象牙로 되어 있어 脈이 꽉차고 매끄럽다는 말에 부합된다. 長笄는 冠을 고정시키는 비녀를 가리킨다.

17) 太素와 脈經에는 모두 '急' 밑에 '而'字가 더 있다.

18) 脈經과 甲乙에는 모두 '雞' 밑에 '足'字가 더 있다. 이에 의거하여 '足'字를 보충함이 마땅하니, '雞足'은 雞爪인 바 땅을 밟을 때 和柔하여 鳥距의 急疾함과 같지 않으므로 이로써 平脾脈을 비유한 것이다.

19) 越本, 吳本, 周本, 朝本, 熊本에는 모두 '烏'가 '鳥'로 되어 있다. 脈經에도 '如鳥之啄'으로 되어 있다. 千金에는 '雀啄'으로 되어 있는데, 校語에 "雀啄者, 脈來甚數而疾絶, 止復頓來也"라 하여 脈經과 부합된다.

20) 脈經에는 '流'가 '溜'로 되어 있다.

21) 太素에는 '鉤'가 '旬'으로 되어 있고, 千金에는 '句'로 되어 있다. 李笠은 말하기를, "'旬'과 아래의 '堅'字는 韻이 되는 바, 王本에 '鉤'라고 한 것은 '旬'을 '句'로 오인하여 그린된 것이다. '旬'은 옛날에 '營'과 통하며, '營'은 '瑩'의 假借이다. '瑩'은 玉과 비슷한 것이니 '如瑩'은 脉이 石하며 沈滑하다는 뜻을 함유하므로 平脈의 비유가 되는 것이다.

22) 마땅히 王注에 의거하여 '如' 앞에 '形'字는 보충해야 한다. '形如引葛'은 뒤의 '發如奪索'과 句式이 같다.

23) 難經 千金에는 '奪'이 '解'로 되어 있고, 中藏經에는 '転'으로 되어 있는데, '解'가 옳다고 본다. 千金 校語에 "解索者, 動數而隨散亂, 無後次緒也"라고 하였다.

24) 類泄에는 '如' 밑에 '挾'字가 더 있다.

人은 水穀으로써 本을 삼는 故로 人이 水穀을 絶하면 死하며, 脈에 胃氣가 없어도 또한 死하는데, 이른바 胃氣가 없다 함은 다만 眞藏脈을 得하고 胃氣를 得하지 못함(을 말하는 것)이며; 이른바 脈이 胃氣를 得하지 못함이라 함은 肝이 弦하지 아니하고 腎이 石하지 아니함(을 말함)입니다. 太陽 脈이 至하면 洪大하면서 長하고, 少陽 脈이 至하면 잠깐(乍) 數하다가 잠깐 疏하며, 잠깐 短하다가 잠깐 長하고, 陽明脈이 至하면 浮大하면서 短합니다.

대저 平心脈來는《정상적인 心脈의 來함은》累累하여 連珠와 같고 琅玕을 循함 같으며, 가로되 心平이라 하는데, 夏에는 胃氣로써 本을 삼음이며[삼으며]; 病心脈來는 喘喘連屬하되 그 中이 微曲하며, 가로되 心病이라 하고; 死心脈來는 前은 曲하고 後는 居하여 帶鉤를 操함 같으며, 가로되 心死라고 합니다.

平肺脈來는 厭厭聶聶하여 落하는 楡莢같으며, 가로되 肺平이라 하는데, 秋는 胃氣로써 本을 삼음이며[삼으며]; 病肺脈來는 上하지도 아니하고 下하지도 아니하며 鷄羽를 循함 같으며, 가로되 肺病이라 하고; 死肺脈來는 物이 浮함 같고 風이 毛를 吹함 같으며, 가로되 肺死라고 합니다.

平肝脈來는 軟弱招招하여 長竿의 末稍를 揭함 같으며, 가로되 肝平이라 하는데, 春에는 胃氣로서 本을 삼음이며[삼으며]; 病肝脈來는 盈實하면서 滑하여 長竿을 循함 같으며, 가로되 肝病이라 하고; 死肝脈來는 急하며 益勁하여 새로 張한 弓弦과 같으며, 가로되 肝死라고 합니다.

平脾脈來는 和柔相離하여 雞가 地를 踐함 같으며, 가로되 脾平이라 하는데, 長夏에는 胃氣로써 本을 삼음이며[삼으며]; 病脾脈來는 實하면서 盈(滿)하고 數하여 鷄가 足을 擧함 같으며, 가로되 脾病이라 하고; 死脾脈來는 銳堅하여, 鳥의 喙 같고 鳥의 距 같고 屋의 漏함 같고 水의 流함 같으며, 가로되 脾死하고 합니다.

平腎脈來는 喘喘 累累하여 鉤같고 이를 按함에 堅하며, 가로되 腎平이라 하는데, 冬에는 胃氣로써 本을 삼음이며[삼으며]; 病腎脈來는 葛을 引함 같고 이를 按함에 益堅하며, 가로되 腎病이라 하고; 死腎脈來는 發함이 索을 奪함 같고 辟辟함이 彈石같으며[索를 奪함 같이 發하고 彈石 같이 辟辟하며], 腎死라고 합니다.

玉機眞藏論篇 第十九

〔해제〕　本篇은 眞臟之氣의 診斷方面에 있어서의 價値가 天文儀器인 玉機로 天象이 어떠한 지를 窺測하는 것과 같이 重要하다는 것을 論述하였으므로 篇名을 玉機眞臟論이라고 했다.

　　本篇의 主要內容은 다음과 같다.

1. 四時五臟의 平脈과 太過不及의 脈證變化.
2. 五臟病氣傳變의 治法과 豫後.
3. 五臟眞臟脈의 形象과 豫後의 關係.
4. 形, 氣, 色, 脈의 疾病의 診察에 대한 重要意義.
5. 脈逆四時, 脈證相反 그리고 五實證, 五虛證과 豫後의 關係.

第 一 章

黃帝問曰：春脈如弦, 何如而弦? 岐伯對曰：春脈者¹⁾, 肝²⁾也, 東方木也, 萬物之³⁾所以始生也, 故其氣來, 軟⁴⁾弱輕⁵⁾虛而滑, 端直以長, 故曰弦, 反此者病. 帝曰：何如而反? 岐伯曰：其氣來實而強⁵⁾, 此謂太過, 病在外; 其氣來不實而微, 此謂不及, 病在中. 帝曰：春脈太過與不及, 其病皆何如? 岐伯曰：太過則令人善忘⁶⁾, 忽忽眩冒而⁷⁾巓疾; 其不及, 則令人胸痛引背, 下則⁸⁾兩脇胠⁹⁾滿. 帝曰：善.

夏脈如鉤, 何如而鉤? 岐伯曰：夏脈者, 心也, 南方火也, 萬物之所以盛長也, 故其氣來盛去衰, 故曰鉤, 反此者病. 帝曰：何如而反? 岐伯曰：其氣來盛去亦盛, 此謂太過, 病在外; 其氣來不盛去反盛, 此謂不及, 病在中. 帝曰：夏脈太過與不及, 其病皆何如? 岐伯曰：太過則令人身熱而膚¹⁰⁾痛, 爲浸淫; 其不及, 則令人煩心¹¹⁾, 上見¹²⁾咳¹³⁾唾, 下爲氣泄. 帝曰：善.

秋脈如浮, 何如而浮? 岐伯曰：秋脈者, 肺也, 西方金也, 萬物之所以收成也, 故其氣來, 輕虛以浮, 來急去散, 故曰浮, 反此者病. 帝曰：何如而反？岐伯曰：其氣來, 毛而中央堅, 兩傍虛, 此謂太過, 病在外；其氣來, 毛而微, 此謂不及, 病在中. 帝曰：秋脈太過與不及, 其病皆何如？ 岐伯曰：太過則令人逆氣而背痛, 慍慍¹⁴⁾然；其不及, 則令人喘, 呼吸少氣¹⁵⁾而咳, 上氣見血, 下聞病音. 帝曰：善

冬脈如營¹⁶⁾, 何如而營？岐伯曰：冬脈者, 腎也, 北方水也, 萬物之所以合¹⁷⁾藏也, 故其氣來, 沈以搏¹⁸⁾, 故曰營, 反此者病. 帝曰：何如而反？ 岐伯曰：其氣來¹⁹⁾如彈石者, 此謂太過, 病在外；其去如數²⁰⁾者, 此謂不及, 病在中. 帝曰：冬脈太過與不及, 其病皆何如？ 岐伯曰：太過, 則令人解㑊, 脊脈²¹⁾痛而少氣不欲言；其不及, 則令人心懸如病飢, 䏚²²⁾中淸, 脊中痛, 少²³⁾腹滿, 小便變²⁴⁾. 帝曰：善.

帝曰：四時之序, 逆從之變異也, 然脾脈獨何主？岐伯曰：脾脈²⁵⁾者, 土也, 孤藏, 以灌四傍者也. 帝曰：然則脾²⁶⁾善惡, 可得見之乎？岐伯曰：善者不可得²⁷⁾見, 惡者可見. 帝曰：惡者何如可見²⁸⁾？ 岐伯曰：其來如水之²⁹⁾流者, 此謂太過, 病在外；如³⁰⁾鳥之喙³⁰⁾者, 此謂不及, 病在中. 帝曰：夫子言脾爲孤藏, 中央土, 以灌四傍, 其太過與不及, 其病皆何如？岐伯曰：太過, 則令人四支³¹⁾不舉；其不及, 則令人九竅³²⁾不通, 名曰重强. 帝瞿³³⁾然而起, 再拜而稽首曰：善. 吾得脈之大要, 天下至數, 五色³⁴⁾脈變, 揆度奇恒, 道在於一, 神轉不迴, 迴則不轉, 乃失其機, 至數之要, 迫近以微, 著之玉版, 藏之藏府³⁵⁾, 每旦讀之, 名曰玉³⁶⁾機.

〔校勘〕 1) 脈經, 甲乙 및 千金에는 모두 '者'字가 없다. 뒤의 夏, 秋, 冬의 경우에도 같다.
2) 太素에도 '肝' 밑에 '脈'字가 더 있다.
3) 太素에는 '之'字가 없다.
4) 太素에는 '軟'이 '濡'로, '輕'이 '軟'으로 되어 있다. '輕虛'는 浮象이고 '軟滑'은 弦의 平脈이다. 林校에 四時經을 인거하여 '輕'을 '寬'으로 한 것은 잘못이다.
5) 周本에는 '强'이 '弦'으로 되어 있으며, 千金方에도 그렇게 되어 있어 周本과 합치한다.
6) 〈氣交變大論〉의 林校 引文에는 '善忘'이 '善怒'로 되어 있어 王注와 合致한다.
7) 〈氣交變大論〉林校 引文에는 '眩冒' 밑에 '而'字가 없다. 뒤의 夏脈太過之病 '而膚痛'·秋脈太過之病 '而背痛'·冬脈太過之病 '而少氣'의 세 '而'字도 모두 删去해야 한다.

8) 明抄二에도 '下則' 二字가 없다. 三因方에도 그렇게 되어 있다.

9) '胅'는 '胝'의 誤字이니 難經〈十五難〉虞注와 中藏經에 의거하여 고쳐야 한다.

10) 太素, 甲乙, 中藏經에는 모두 '膚'가 '骨'로 되어 있다.

11) 中藏經에는 '心'이 '躁'로 되어 있다.

12) 中藏經에는 '見'이 '爲'로 되어 있다.

13) 太素에는 '咳'가 '噬'로 되어 있는데, 楊上善은 "心脈이 心中에 들어가 혓뿌리에 매였으므로 위에 噬唾가 보이는 것이니, 噬는 嚼唾이다."라고 하였다.

14) 太素와 脈經에는 '慍慍'이 '溫溫'으로 되어 있다. 類篇에 "慍, 心有所蘊積也"라 하였는데, 氣가 不舒하므로 등이 아픈 것이다.

15) 太素와 中藏經에는 '吸少氣' 三字가 없다. '呼'字는 위에 붙여 읽게 되므로 '則令人喘呼而咳'가 된다.

16) 難經에는 '營'이 '石'으로 되어 있으나 '營'은 '螢'의 借字라고 본다.

17) 滑抄本에는 '合'이 '含'으로 되어 있고, 太素에는 '合'字가 없다.

18) 甲乙에는 '搏'이 '濡'로 되어 있다. 沈濡는 겨울의 平脈이다.

19) 脈經에는 '來'字가 없다.

20) 太素에는 '數'이 '毛'로 되어 있다.

21) 太素에는 '脊脈'이 '腹'으로 되어 있다. '脊脈'이라고 하면 뒤의 '脊中'과 중복이 된다.

22) 脈經에는 '䏚'가 '脛'으로 되어 있으나 틀리다고 본다. 䏚는 侠脊 兩旁의 腰間空 軟處이므로 兩腎의 부위에 해당한다. 따라서 腎脈이 不及하면 䏚中이 寒冷한 것이다.

23) 脈經에는 '少'가 '小'로 되어 있다. 甲乙校語引素問에도 그렇게 되어 있다.

24) 脈經에는 '變'이 '黃赤'으로 되어 있고, 千金에는 '變' 밑에 '黃赤' 二字가 더 있다.

25) 太素와 脈經에는 모두 '脾' 밑에 '脈'字가 없다.

26) 太素에는 '脾' 밑에 '之'字가 더 있다.

27) 太素, 脈經, 甲乙에는 모두 '不可' 밑에 '得'字가 없다.

28) 脈經, 千金에는 모두 '何如' 밑에 '可見' 二字가 없다.

29) 太素에는 '水' 밑에 '之'字가 없다.

30) 太素에는 '如' 위에 '其來' 二字가 더 있고, '喙'는 '啄'으로 되어 있다. 難經과 林校引 別本에도 '啄'으로 되어 있다.

31) 脈經, 千金에 모두 '四支' 밑에 '沈重' 二字가 더 있다.

32) 脈經, 千金에 모두 '九竅' 밑에 '壅塞' 二字가 더 있다.

33) 明抄本에는 '瞿'가 '矍'으로 되어 있다. '瞿'에는 '擧目驚異'의 뜻이 있다.

34) 太素에는 '脈' 앞에 '五色' 二字가 없다. 上文을 살펴보면 五色을 언급함이 없으므로 '五色' 二字가 없는 것이 옳다고 본다.

35) 太素에는 '藏府'가 '于府'로 되어 있다.

36) 太素에는 '玉'이 '生'으로 되어 있다.

黃帝께서 問하여 가라사대, "春脈은 弦 같다 하니, 어쩌하여서[어쩌하면; 어쩌함이《以下 同例로 번역함》] 弦(脈)입니까(何如而弦)?"

岐伯이 對(答)하여 가로되, "春脈은 肝이며, 東方 木이니, 萬物이 써 始生하는 바이라, 故로 그 氣의 來함이, 軟弱하고 輕虛하면서 滑하고, 端直하면서 長하니, 故로 가로되 弦이라 하며, 이에 反하는 者는 病입니다."

帝께서 가라사대, "어떠하면 反입니까(何如而反)?"

岐伯이 가로되, "그 氣의 來함이 實하고 强하면, 이는 太過라고 이르니, 病이 外에 있(음이)고; 그 氣의 來함이 實하지 못하고 微하면, 이는 不及이라고 이르니, 病이 中에 在합니다."

帝께서 가라사대, "脊脈의 太過와 不及은 그 病이 모두 어떠합니까?"

岐伯이 가로되, "太過하면, 사람으로 하여금 잘 怒《原作 '忘', '怒' 字之誤也.》하고 忽忽히 眩冒하면서 巓疾하게 하고; 그 不及은[그것이 不及하면:以下同例], 사람으로 하여금 胸痛引背하고 아래로는 兩脇胠가 滿하게 합니다."

帝께서 가라사대, "善합니다.

夏脈은 鉤 같다 하니, 어떠하여서[어떠하면; 어떠함이] 鉤입니까(何如而鉤)?"

岐伯이 가로되, "夏脈은 心이며, 南方 火이니, 萬物이 써 盛長하는 바이라, 故로 그 氣의 來함이 盛하고 去함이 衰하니, 故로 가로되 鉤라고 하며, 이에 反하는 者는 病입니다."

帝께서 가라사대, "어떠하면 反입니까?"

岐伯이 가로되, "그 氣의 來함이 盛하고 去함 또한 盛하면, 이는 太過라고 이르는데, 病이 外에 있고; 그 氣의 來함이 盛하지 못하고 去함이 도리어 盛하면, 이는 不及이라고 이르는데, 病이 中에 在합니다."

帝께서 가라사대, "夏脈의 太過와 不及은, 그 病이 모두 어떠합니까?"

岐伯이 가로되, "太過하면, 사람으로 하여금 身이 熱하고 膚가 痛하며 浸淫이 되게 하고; 그 不及은, 사람으로 하여금 煩心하며 위로는 咳唾가 見하고 아래로는 氣泄이 되게 합니다."

帝께서 가라사대, "善합니다.

秋脈은 浮하는 듯하다 하니, 어떠하여서[어떠하면; 어떠함이] 浮입니까?"

岐伯이 가로되, "秋脈은 肺이며, 西方 金이니, 萬物이 써 收成하는 바이라, 故로 그 氣의 來함이 輕虛하면서 浮하고, 來함이 急하며 去함이 散하니, 故로 가로되 浮라고 하며, 이에 反하면 病입니다."

帝께서 가라사대, "어떠하면 反입니까?"

岐伯이 가로되, "그 氣의 來함이 毛하면서 中央이 堅하고 兩傍이 虛하면, 이는 太過라고 이르니, 病이 外에 있(음이)고; 그 氣의 來함이 毛하면서 微하면 이는 不及이라고 이르니, 病이 中에 在합니다."

帝께서 가라사대, "秋脈의 太過와 不及은, 그 病이 모두 어떠합니까?"

岐伯이 가로되, "太過하면, 사람으로 하여금 氣를 逆하면서 背가 痛하고 慍慍然《氣鬱而不舒暢貌》하게 하며; 그 不及은, 사람으로 하여금 喘하고 呼吸少氣하며 咳

하고 上氣하며 血을 見하고, 下로는 病音을 듣게 합니다."

帝께서 가라사대, "善합니다.

冬脈은 營 같다 하니, 어떠하여서[어떠하면; 어떠함이] 營입니까?"

岐伯이 가로되, "冬脈은 腎이며, 北方 水이니, 萬物이 써 合藏하는 바이라, 故로 그 氣의 來함이 沈하면서 搏《當作 '濡'》한 故로 가로되 營이라 하며, 이에 反하는 者는 病입니다."

帝께서 가라사대, "어떠하면 反입니까?"

岐伯이 가로되, "그 氣의 來함이 彈石 같은 者, 이는 太過라 이르니, 病이 外에 있(음이)고; 그 去함이 數한 듯한 者, 이는 不及이라 이르니, 病이 中에 在함입니다."

帝께서 가라사대, "冬脈의 太過와 不及은, 그 病이 모두 어떠합니까?"

岐伯이 가로되, "太過하면, 사람으로 하여금 解㑊하고 脊脈이 痛하면서 少氣하여 말하고 싶지 아니하게 하고; 그 不及은, 사람으로 하여금 心懸함이 飢에 病함 같고 䏚中이 淸하며 脊中이 痛하고 少腹이 滿하며 小便이 (赤黃(色)으로) 變하게 합니다."

帝께서 가라사대, "善합니다."

帝께서 가라사대, "四時의 序는 逆從의 變異이거니와, 그러나 脾脈은 홀로 무엇을 主합니까?"

岐伯이 가로되, "脾脈은 土이며, 孤藏으로, 써 四傍에 灌하는 者입니다."

帝께서 가라사대, "그렇다면 脾의 善惡을 可히 얻어 볼 수 있습니까?"

岐伯이 가로되, "善함은 可히 얻어 볼 수 없으나, 惡함은 可히 볼 수 있습니다."

帝께서 가라사대, "惡함은 어떠함을 可히 볼 수 있습니까?"

岐伯이 가로되, "그 來함이 水의 流함 같은 者, 이는 太過라 이르니, 病이 外에 있(음 이)고; 鳥의 喙 같은 者, 이는 不及이라고 이르니, 病이 中에 在함입니다."

帝께서 가라사대, "夫子께서는, 脾는 孤藏이 되며 中央土로 써 四傍에 灌한다고 말씀하셨는데, 그 太過와 不及은, 그 病이 모두 어떠합니까?"

岐伯이 가로되, "太過하면, 사람으로 하여금 四支를 擧하지 못하게 하고; 그 不及은, 사람으로 하여금 九竅가 通하지 못하게 하니, 이름을 重强이라고 합니다."

帝께서 瞿然히 起하시어 再拜하시고 稽首하시며 가라사대, "善합니다. 吾가 脈의 大要와 天下의 至數를 得하였습니다. 《五色》《脈變》《揆度》《寄恒》의 道가 하나에 있습니다. 神은 轉하고 回하지 못하나니, 回하면 轉하지 못하여, 이에 그 機를 失합니다. 至數의 要는 迫近하고 微하니, 이를 玉版에 著하고 藏府《府庫》에 藏하여, 아침마다 이를 讀하겠으며, 名을 玉機라 하겠습니다.

第 二 章

五藏受氣於其所生，傳之於其所勝，氣舍於其[1]所生，死於其所不勝．病之且死，必先傳行至其所不勝，病乃死．此言氣之逆行也，故死[2]．肝受氣於心，傳之於脾，氣舍於腎，至肺而死．心受氣於脾，傳之於肺，氣舍於肝，至腎而死．脾受氣於肺，傳之於腎，氣舍於心，至肝而死．肺受氣於腎，傳之於肝，氣舍於脾，至心而死．腎受氣於肝，傳之於心，氣舍於肺，至脾而死．此皆逆死也．一日一夜五分之，此所以占死生[3]之早暮也．

黃帝曰：五藏相通，移皆有次，五藏有病，則各傳其所勝．不治，法三月若六月，若三日若六日，傳五藏[4]而當死，是順傳所勝之次[5]．故曰：別於陽者，知病從來；別於陰者，知死生之期．言知[6]至其所困而死．

是故風者百病之長也，今風寒客於人，使人毫毛畢直，皮膚閉而爲熱，當是之時，可汗而發也；或痺不仁腫痛，當是之時，可湯熨及火灸刺而去[7]之．弗治，病[8]入舍於肺，名曰肺痺，發咳上氣．弗治[9]，肺即傳而行之肝[10]，病名曰肝痺，一名曰厥，脅痛出食，當是之時，可按若刺耳．弗治，肝傳之脾，病名曰脾風，發癉，腹中熱，煩心出黃，當此之時，可按可藥可浴．弗治，脾傳之腎，病名曰疝瘕，少腹冤熱而痛，出白[11]，一名曰蠱，當此之時，可按可藥．弗治，腎傳之心，病筋脈相引而急[12]，病名曰瘛[12]，當此之時，可灸可藥．弗治，滿十日，法當死．腎因傳之心，心即復反傳而行之肺，發寒熱，法當三歲[13]死，此病之次也．

然其卒發者，不必治於[14]傳，或其傳化有不以次，不以次入[15]者，憂恐悲喜怒，令不得以其次，故令人有大[16]病矣．因而喜大虛[17]則腎氣乘矣，怒則肝[18]氣乘矣，悲則肺氣乘矣[19]，恐則脾氣乘矣，憂則心氣乘矣，此其道也．故病有五[20]，五五二十五變，及[21]其傳化．傳，乘之名也．

〔校勘〕　1) 氣舍於其所生：兪樾은 말하기를, "살피건대, 앞에서도 '其所生'이라 하고, 여기
　　　　　서도 '其所生'이라 한다면 다름이 없을 것이다. 아마 이 '其'字는 衍文인 듯하
　　　　　다. '其所生者'는 그 子이고, '所生者'는 그 母이다."라고 하였다.
　　　2) '故死' 二字는 上文의 '病乃死'에 영향을 받아 덧 들어간 것 같다.
　　　3) 林校에 甲乙에는 '生'이 '者'로 되어 있다고 했는데, 姚止庵은 "詳經文正言逆行
　　　　　死期, 當以甲乙爲是"라고 하였다.
　　　4) 標本病傳論의 王注에는 '五藏' 二字가 없다.
　　　5) 林校에, 全元起本과 甲乙에는 모두 '是順傳所勝之次' 七字가 없다고 하였다.
　　　6) 甲乙에는 '知'字가 없다.
　　　7) 聖濟總錄에는 '而去' 二字가 없다.
　　　8) '病'字는 응당 '名曰'의 앞에 있어야 할 것이다. '病名曰肺脾'와 뒤의 '病名曰肝
　　　　　脾'는 句例가 같다.
　　　9) 張琦가 말하기를 "'弗治' 앞에 治法一節이 빠져 있다. 아마 앞의 '或痺不仁' 二
　　　　　十字가 응당 이 위에 있어야 할 것이다."라고 하였다.
　　　10) 永樂大典에는 '肺卽傳而行之肝'이 '肺傳之肝'으로 되어 있는데, 이것이 뒤의
　　　　　'肝傳之脾'·'脾傳之腎'·'腎傳之心'의 句式과 일치한다.
　　　11) 甲乙에는 '出白'이 '汗出'로 되어 있다.
　　　12) 病筋脈相引而急：熊本에는 '而'字가 없다. '病'字는 衍文이니 聖濟總錄에는 '病'
　　　　　字가 없으므로 증거할 수 있다. 또 '筋脈相引而急'과 뒤의 '病名曰瘈'는 위치가
　　　　　바뀌어 있다. 上文의 肺·肝·脾·腎은 모두 病名을 앞에 하고 病證을 뒤에 했
　　　　　다. 따라서 此句도 응당 '病名曰瘈, 筋脈相引而急'으로 하여야 전후의 文例와 합
　　　　　치하게 된다.
　　　13) 滑壽는 '三歲'를 응당 '三日'로 해야 한다고 했다.
　　　14) 胡本, 越本, 吳本, 藏本에는 '於'가 모두 '以'로 되어 있다.
　　　15) 甲乙에는 '不以次入' 四字가 없는데, 이 네 자는 蒙上誤衍이라고 본다. '者'는 위
　　　　　에 붙여 읽는다.
　　　16) '大'는 '卒'의 壞字인 듯하다. '卒病'과 앞의 '卒發'은 相應한다.
　　　17) 怒·悲·恐·懮의 各句를 비추어 보건대, '大虛' 二字는 衍文일 것이다.
　　　18) 張志聰은 '肝'은 '肺'로 해야 마땅하다고 했다.
　　　19) 張志聰은 '悲則肺氣乘矣'는 응당 '思則肝氣乘矣'로 해야 한다고 했다고 했다.
　　　20) 〈陰陽別論〉의 '故陽有五' 句下의 林校引本文에 의거 '五'字 밑에 '變'字를 보충
　　　　　해야 한다.
　　　21) 胡本, 越本, 吳本, 明抄本, 朝本, 藏本, 態本에는 모두 '及'이 '反'으로 되어 있
　　　　　다.

　五藏은 그것이 生하는 데에서 (病)氣를 受하여 이를 그것이 勝하는 데에 傳하
(여주)며, (病)氣는 그것《病氣를 受한 藏》을 生하는 데에서 舍하다가 그것《病氣를
受한 藏》이 勝하지 못하는 데에서 死합니다. 病의 장차 死함은 반드시 먼저 그(것
이) 勝하지 못하는 데까지 傳하여 行하고 나서야 病이 이에 死합니다. 이는 (病)氣
의 逆行을 言한 것이니, 故로 死하는 것입니다.
　肝은 (病)氣를 心에서 受하여 이를 脾에 傳하고, (病)氣는 腎에 舍하다가 肺에
至하여 死하며；心은 (病)氣를 脾에서 受하여 이를 肺에 傳하고, (病)氣는 肝에 舍

하다가 腎에 至하여 死하며; 脾는 (病)氣를 肺에서 受하여 이를 腎에 傳하고, (病)氣는 心에 舍하다가 肝에 至하여 死하며; 肺는 (病)氣를 腎에서 受하여 이를 肝에 傳하고, (病)氣는 脾에 舍하다가 心에 至하여 死하며; 腎은 (病)氣를 肝에서 受하여 이를 心에 傳하고, (病)氣는 肺에 舍하다가 脾에 至하여 死하니, 이는 모두 逆死입니다. 一日《一晝》一夜를 다섯으로 分하나니, 이는 써 死生의 早暮를 占하는 것입니다."

(黃帝께서 가라사대,) "五藏은 서로 通하여 移함에 모두 次(序)가 있으니, 五藏에 病이 있으면 각기 그(것이) 勝하는 데에 傳하(여 주)는데, 治하지 아니하면, 法이 (늦으면) 석달 또는 여섯 달, 또는 (빠르면) 사흘 또는 엿새 동안에 五藏에 遍)傳하면, 죽음에 當합(當하게 되니, 이는 勝하는 데에 順傳하는 次입)니다.

故로 가로되, '陽을 別하는 者는 病의 (所)從來를 知하고, 陰을 別하는 者는 死生의 期를 知한다.'고 했으니, 그 困하는 바에 至하여 死함을 知한다는 말입니다.

이러한 (緣)故로 風은 百病의 長이니, 이제 風寒이 人(體)에 客하면, 사람으로 하여금 毫毛가 모두 直하고 皮膚가 閉하여 熱하게 하는데, 이(러한) 때를 當해서는 可히 汗하여 發해야 하며; 或은 痺,不仁,腫痛하는데, 이(러한) 때를 當해서는 可히 湯慰와 火灸剌로 이를 去해야 합니다. 治하지 아니하면 病이 肺에 入舍하니, (病)名을 肺痺라고 하며, 咳를 發하고 上氣합니다. 治하지 아니하면, 肺가 곧 傳하여서 이를 肝에 行하니, 病名을 肝痺라 하며, 一名 厥이라고(도) 하는데, 脇痛하고 食을 出하니, 이(러한) 때를 當해서는 可히 按하거나 또는 剌할 따름입니다. 治하지 아니하면 肝이 이를 脾에 傳하니, 病名을 脾風이라고 하며, 癉을 發하고 腹中이 熱하여 煩心하면서 出黃하는데, 이(러한) 때를 當해서는 可히 按하고 可히 藥하고 可히 浴합니다. 治하지 아니하면 脾가 이를 腎에 傳하니, 病名을 疝瘕라고 하며, 少腹이 冤熱하면서 痛하고 出白하는데, 一名 蠱라고 하며, 이(러한) 때를 當해서는 可히 按하고 可히 藥합니다. 治하지 아니하면, 腎이 이를 心에 傳하여, 病이 筋脈이 相引하면서 急하여지니, 病名을 瘈라고 하는데, 이(러한) 때를 當해서는 可히 灸하고 可히 藥합니다. 治하지 아니하면 滿十日에 法이 마땅히 死합니다(法當死). 腎이 因하여 이를 心에 傳하면, 心은 곧 다시 反傳하여 이를 肺에 行하여 寒熱을 發하는데, 法이 三歲《《讀素問抄》云: "當作'三日'."》에 死하니[法이 三歲死에 當하니], 이것이 病의 次입니다.

그러나 그 갑자기 發한 者는 반드시 傳(하는 次序)에 (따라) 治하지는 않나니, 或은 그 傳化함이 次로써 하지 아니함이 있음이며, 次로써 入하지 아니함은 憂恐悲喜怒가 그 次로써 함을 得하지 못하게 함이니, 故로 사람으로 하여금 大病이 있게 합니다. 因하여, 喜하여 크게 虛해지면 腎氣가 乘하고, 怒하면 肝氣가[肺氣가: 張志聰 註] 乘하고, 悲하면 肺氣가[思하면 肝氣가: 張志聰 註] 乘하고, 恐하면 脾氣가 乘하고, 憂하면 心氣가 乘하니, 이것이 그 道입니다. 故로 病에 다섯이 있고, 五

五二十五 變이 그 傳化함에 及합니다 —— 傳은 乘의 名입니다.

第 三 章

大骨枯槁, 大肉陷下, 胸中氣滿, 喘息不便, 其氣動形, 期六月死, 眞藏脈¹⁾見, 乃予之期日. 大骨枯槁, 大肉陷下, 胸中氣滿, 喘息不便, 內痛引肩項, 期一月死, 眞藏見, 乃予之期日. 大骨枯槁, 大肉陷下, 胸中氣滿, 喘息不便, 內痛引肩項, 身熱脫肉破䐃, 眞藏見, 十月²⁾之內死. 大骨枯槁, 大肉陷下, 肩髓³⁾內⁴⁾消, 動作益衰, 眞藏來⁵⁾見, 期一歲死, 見其眞藏, 乃予之期日. 大骨枯槁, 大肉陷下, 胸中氣滿, 腹內⁶⁾痛, 心中不便, 肩項⁷⁾身熱, 破䐃脫肉, 目匡⁸⁾陷, 眞藏見, 目不見人, 立死, 其見人者, 至其所不勝之時⁹⁾則死. 急虛身中卒至, 五藏絶閉, 脈道不通, 氣不往來, 譬於墮溺, 不可爲期. 其脈絶不來, 若人¹⁰⁾一息¹¹⁾五六至, 其形肉不¹²⁾脫, 眞藏雖不見, 猶死也. 眞肝脈至, 中¹³⁾外急, 如循刀刃責責¹⁴⁾然, 如按琴瑟弦¹⁵⁾, 色靑白不澤, 毛折, 乃死. 眞心脈至, 堅¹⁶⁾而搏, 如循薏苡子¹⁷⁾累累然, 色赤黑不澤, 毛折, 乃死. 眞肺脈至, 大而虛, 如以¹⁸⁾毛羽中人膚¹⁹⁾, 色白赤不澤, 毛折, 乃死. 眞腎脈至, 搏而絶,²⁰⁾ 如指²¹⁾彈石辟辟然, 色黑黃不澤, 毛折, 乃死. 眞脾脈至, 弱而乍數乍疎²²⁾, 色黃靑不澤, 毛折, 乃死. 諸眞藏脈見者, 皆死, 不治也. 黃帝曰 : 見眞藏曰死, 何也? 岐伯曰 : 五藏者²³⁾, 皆稟氣於胃, 胃者, 五藏之本也, 藏氣者²⁴⁾, 不能自致於手太陰, 必因於胃氣, 乃至於手太陰也, 故五藏各以其時, 自爲而至於手太陰也²⁵⁾. 故邪氣勝者, 精氣衰也, 故病甚者, 胃氣不能與之俱至於手太陰, 故眞藏之氣獨見, 獨見者, 病²⁶⁾勝藏也, 故曰死. 帝曰 : 善.

〔校勘〕 1) 太素에는 '脈'字가 없다.
　　　　2) 明抄本에는 '月'이 '日'로 되어 있다.
　　　　3) 太素에는 '髓'가 '隨'로 되어 있다. 楊注에 "兩肩垂下曰隨"라고 했다.
　　　　4) 吳本에는 '內'가 '肉'으로 되어 있다.
　　　　5) 太素에는 '來'가 '未'로 되어 있으며, 林校에 全本・甲乙에도 그렇게 되어 있다고 했다.
　　　　6) 太素에는 '復內'가 '肉'으로 되어 있으나, 王注에 따르면, '內'字는 衍文이며, 本句는 응당 '復痛'으로 되어야 한다고 했다.

7) '肩項'과 '身熱'은 文義가 이어지지 않는 바, '肩項' 二字는 앞의 '內痛引肩項'에 영향 입은 誤衍인 듯하다.

8) 明抄本에는 '匡'이 '眶'으로 되어 있다.

9) 于鬯은 '時'는 '日'로 해야 한다고 했다.

10) 甲乙에는 '若' 밑에 '人'字가 없다. '若'은 選擇接續詞로 '或'의 뜻이 있다.

11) '息'은 '吸'의 聲近致誤로 본다. 林校에는 '息當作呼'라고 했으나 '息'과 '吸'은 聲形이 모두 다르므로 '吸'의 합당함만 같지 못할 것이다. 一吸에 脈이 5, 6번 至한다면 一息에 十動 이상이 될 것이니 이른바, 急虛卒至의 脈이 될 것이다.

12) 于鬯은 말하기를, "이 '不'字는 아마 아래 '不'字로 인하여 잘못된 것 같다.〈三部九候論〉에 "形肉已脫 九候雖調 猶死"라 한 바, '九候雖調'는 곧 '眞藏雖不見'이니 此文이 正히 例할만 하다."고 하였다.

13) 千金方에는 '中'이 '內'로 되어 있고, 太素의 楊注에도 또한 그렇게 되어 있다. '內外急'은 浮中沈의 三候가 모두 堅勁함을 말한다.

14) 太素에는 '貴貴'이 '清清'으로 되어 있고, 病源에는 '頤頤'로 되어 있으며, 太平聖惠方에는 '嘖嘖'로 되어 있는 바, '頤'와 '嘖'은 같다.〈易・系辭上〉釋文引 鄭注에 "頤當爲動"이라 했는데, '動'에는 '震'의 뜻이 있다. 震震然은 '張弦' 繃緊의 뜻을 형용한 것이다. 舊注에는 모두 '頤頤然'을 위로 붙여 읽었으나, 其實 '如循刀刃'의 文義에 이어지지 않으므로, 이는 응당 '中外急如循刀刃, 頤頤然如張弓弦'으로 읽어야 뜻에 있어 비로소 합치된다.

15) 病源에는 '如按琴瑟弦'이 '如新張弓絃'으로 되어 있는데, 이것이 옳다고 본다. '新張弓絃'이면 肝脈의 勁急함을 비유하는 것이지만, '按琴瑟弦'이라면 이는 肝의 平脈이므로 죽을 수가 없다.

16) 病源에는 '堅'이 '牢'로 되어 있다. '堅'은 有力하고 '牢'는 沈痼하므로 그 뜻이 같지 않다. 다만 難經의 "堅牢者爲實"의 경우에는 '牢' 脈에도 堅實의 뜻이 있다. 이것은 心脈의 剛勁함이 太過하여 冲和의 象이 없기 때문에 眞藏脈이 된다.

17) 太素에는 '子'字가 없다. 病源과 太平聖惠方에도 모두 '子'字가 없어 太素와 합치된다.

18)〈三部九候論〉의 王注引文에는 '以'字가 없다.

19) 太素에는 '膚' 밑에 '然'字가 더 있다.

20) 太平聖惠方에는 '搏而絶'이 '堅而沈'으로 되어 있는데, '堅沈'으로 함이 아래의 '彈石'과 부합되어 옳다.

21) 滑抄本에는 '指'字가 없다. 病源과 太平聖惠方에도 모두 그렇게 되어 있다. '辟辟'은 堅實의 뜻이다.

22) 乍數乍疎: 脈經 卷三 第三과 千金에는 모두 '乍疏乍散'으로 되어 있다.

23) 醫說에는 '者'字가 없다.

24) 太素에는 '藏氣者'가 '五藏'으로 되어 있다.

25) 甲乙에는 '乃至于手太陰也' 七字가 없다.

26) 太素에는 '病' 위에 '爲'字가 더 있다.

大骨이 枯槁하고 大肉이 陷下하며, 胸中이 氣가 滿하고, 喘하며 息하기가 不便하여, 그 氣가 形을 動하면, 여섯 달(內)에 死함을 (豫)期하며, 眞藏脈이 見하면 이에 期日《死亡豫定日》을 予합니다. 大骨이 枯槁하고 大肉이 陷下하며, 胸中이 氣가

滿하고, 喘하며 息하기가 不便하고, 內痛이 肩項으로 引하면, 한 달(內)에 死함을 期하며, 眞藏(脈)이 見하면 이에 그에게(之) 期日을 予합니다. 大骨이 枯槁하고 大肉이 陷下하며, 胸中이 氣가 滿하고, 喘하며 息하기가 不便하고, 內痛이 肩項으로 引하고 身熱하며, 肉을 脫하고 균을 破하면, 眞藏이 見하여 十日《原作 '十月', 據《吳註素問》改》內에 死합니다.

大骨이 枯槁하고 大肉이 陷下하며, 肩髓가 안으로 消하고 動作이 益衰하면, 眞藏(脈)이 見하지 않더라도《 '來見' 當作 '未見' :《新校正》》一年(內)에 死함을 期하며, 그 眞藏(脈)을 見하면 이에 그에게 期日를 予합니다. 大骨이 枯槁하고 大肉이 陷下하며, 胸中이 氣가 滿하고, 腹內가 痛하며 心中이 不便하고, 肩項身熱하며, 破䐃脫肉하고 目匡이 陷하며 眞藏(脈)이 見하면, 目이 人을 見하지 못하면 바로 죽고(立死), 그 人을 見하는 者는 그 勝하지 못하는 時에 至하면 死합니다.

急虛《指正氣暴絕》하여 身中에 (客邪가) 卒(然히)至하여 五藏이 絕閉하고 脈道가 通하지 못하여, 氣가 往來하지 못하면, 墮나 溺《높은 곳에서 떨어지거나 깊은 물속에 빠짐》에 譬하여지니, 可히 期(를 定)하지 못하며; 그 脈이 絕하여 來하지 않거나 또는[만약] 人이 一息에 五六次 至하면, 그 形肉이 脫하지 아니하고 眞藏(脈)이 비록 見하지 아니하여도 오히려 死합니다.

眞肝脈이 至하면, 中外가 急하고 刀刃을 循함 같이 責責然하고 琴瑟의 弦을 按함 같으며, 色이 靑白하고 (潤)澤하지 못한데, 毛가 折하면, 이에 死하며; 眞心脈이 至하면, 堅하며 搏하고, 薏苡子를 循함 같이 累累然하며, 色이 赤黑하고 (潤)澤하지 못한데, 毛가 折하면 이에 死하며; 眞肺脈이 至하면, 大하면서 虛하고, 毛羽로써 人의 膚를 中함 같으며, 色이 白赤하고 (潤)澤하지 못한데, 毛가 折하면 이에 死하며; 眞腎脈이 至하면, 搏하며 絕하고 彈石을 指함 같이 辟辟然하며, 色이 黑黃하고 (潤)澤하지 못한데, 毛가 折하면 이에 死하며; 眞脾脈이 至하면, 弱하면서 문득(乍) 數하다가 문득 疎하고, 色이 黃靑하고 (潤)澤하지 못한데, 毛가 折하면 이에 死하니, 모는 眞藏脈이 見한 者는 다 死하며 治하지 못합니다."

黃帝께서 가라사대, "眞藏(脈)을 見함에 死한다고 함은 어째서입니까?"

岐伯이 對(答)하여 가로되, "五藏은 모두 胃에서 氣를 稟(受)하니, 胃는 五藏의 本입니다. 藏氣는 能히 스스로 手太陰에 致하지 못하니, 반드시 胃氣에 因하여서야 비로소(乃) 手太陰에 至합니다. 故로 五藏은 각기 그 時로써 自爲하여 手太陰에 至합니다. 故로 邪氣가 勝한 者는 精氣가 衰하(나)니, 故로 病이 甚한 者는 胃氣가 能히 그것과 더불어 함께 手太陰에 至하지 못하므로 眞藏의 氣가 홀로 見하(게 되)는데, 홀로 見하는 것은 病이 藏을 勝함이니, 故로 死한다고 한 것입니다."

帝께서 가라사대, "善합니다."

第 四 章

黃帝曰：凡治病, 察其形氣色澤, 脈之盛衰, 病之新故, 乃治之, 無後其時. 形氣相得, 謂之可治；色澤以浮, 謂之易已；脈從四時, 謂之可治；脈弱以滑, 是有胃氣, 命曰易治, 取¹⁾之以時. 形氣相失, 謂之難治；色夭不澤, 謂之難已；脈實以堅, 謂之益甚；脈逆四時, 爲不可治²⁾. 必察四難, 而明告之. 所謂逆四時者, 春得肺脈, 夏得腎脈, 秋得心脈, 冬得脾脈, 其至皆懸絶沈濇者, 命曰逆四時. 未有藏形, 於³⁾春夏而脈沈濇, 秋冬而脈浮大, 名曰逆四時也. 病熱脈⁴⁾靜, 泄而⁵⁾脈大, 脫血而脈實, 病在中脈⁶⁾實堅, 病在外脈不實堅者, 皆⁷⁾難治.

黃帝曰：余聞虛實以決死生, 願聞其情. 岐伯曰：五實⁸⁾死, 五虛⁸⁾死. 帝曰：願聞五實五虛. 岐伯曰：脈盛, 皮熱, 腹脹, 前後不通, 悶⁹⁾瞀, 此謂五實. 脈細, 皮寒, 氣少, 泄利前後¹⁰⁾, 飲食不入, 此謂五虛. 帝曰：其時有生者, 何也？ 岐伯曰：漿粥入胃, 泄注¹¹⁾止, 則虛者活；身汗得後利, 則實者活. 此其候也.

〔校勘〕 1) 太素에는 '取'가 '趣'로 되어 있고, 甲乙에는 '治之趣之無後其時'로 되어 있다.
　　　　 2) 爲不可治 : 太素와 甲乙에는 모두 '謂之不治'라고 되어 있는데, 이는 앞의 '謂之可治'와 相對가 된다.
　　　　 3) 太素에는 '於'字가 없다.
　　　　 4) 太素에는 '脈' 밑에 '淸'字가 더 있다.
　　　　 5) 千金方에는 '而'가 '利'로 되어 있다.
　　　　 6) 太素와 甲乙에는 '脈' 앞에 '而'字가 더 있다. 뒤의 '脈不實堅' 句도 또한 같다.
　　　　 7) 甲乙에는 '皆' 밑에 '爲'字가 더 있다.
　　　　 8) 儒門事親에는 '實'과 '虛'字 뒤에 '者'字가 더 있다.
　　　　 9) 千金에는 '悶'이 '急'으로 되어 있는데, '急'은 곧 '㤂' 字이고 '㤂'과 '悶'은 통한다.
　　　 10) 衛生寶鑑에는 '前後' 二字가 없다.
　　　 11) '注'는 '利'로 해야 된다. 全注에 "胃氣和調, 其利漸止"라 했으므로 全本에는 원래 '利'字로 되어 있었음을 알 수 있다.

黃帝께서 가라사대, "무릇 病을 治함엔, 그 形氣色澤과 脈의 盛衰와 病의 新故를 察한 然後에(乃) 이를 治하되 그 時를 뒤로 하지 말아야 합니다. 形氣가 相得하면 이를 可治라 이르고；色이 澤하면서 浮하면, 이를 易已《낫기 쉬움》라 이르고；脈이 四時를 從하면, 이를 可治라 이르고；脈이 弱하고 滑하면, 이는 胃氣가 있으니, 命하여 易治라 하고, 이를 取하되 時로써 하며；形氣가 相失하면, 이를 難治라 이르고 ; 色이 夭하고 澤하지 않으면, 이를 難已《낫기 어려움》라 이르며 ; 脈이 實하고 堅하면, 이를 益甚이라고 하며 ; 脈이 四時에 逆하면, 可히 治하지 못함이 됩니다. 반드시 네가지 (治하기) 難(한 경우)를 察하여 그것을 (分)明하게 告해야 합니다. 이른 바 四時에 逆함이란, 春에 肺脈을 得하거나, 夏에 腎脈을 得하거나, 秋에 心脈을 得하거나, 冬에 脾脈을 得하며, 그 至함이 모두 懸絶 沈濇한 者를 命하여 四時에 逆함이라고 합니다. (아직) 藏形《本藏의 病形》이 있지 않더라도, 春夏에 脈이 沈濇하거나 秋冬에 脈이 浮大하면, 名하여 四時에 逆함이라고 합니다.

熱病인데 脈이 靜하거나, 泄하였는데 脈이 大하거나, 血을 脫하였는데 脈이 實하거나, 病이 中에 있는데 脈이 實하고 堅하거나, 病이 外에 있는데 脈이 實堅하지 못한 者는 모두 治하기 어렵습니다.”

黃帝께서 가라사대, “余가 듣건대, 虛實로써 死生을 決한다고 하니, 願컨대 그 情을 듣고 싶습니다.”

岐伯이 가로되, “五實이 死하고 五虛가 死합니다.”

帝께서 가라사대, “願컨대 五實 五虛를 듣고 싶습니다.”

岐伯이 가로되, “脈盛, 皮熱, 腹脹, 前後不通, 悶瞀――이를 일러 五實이라 하고 ; 脈細, 皮寒, 氣少, 泄利前後, 飮食不入――이를 일러 五虛라고 합니다.”

帝께서 가라사대, “그 때때로 生하는 이가 있음은 어째서입니까?”

岐伯이 가로되, “漿粥이 胃에 入하고 泄注함이 止하면, (正氣가) 虛한 者라도 活하며 ; 身이 汗하고 後利함을 得하면, (病邪가) 實한 者라도 活하니, 이것이 그 候입니다.”

三部九候論篇 第二十

〔해제〕 本篇은 主로 三部九候의 診脈方法과, 아울러 三部九候 脈象의 變化를 觀察하여 疾病變化를 判斷하고, 死生을 豫決하는 것을 論述하였으므로 篇名을 三部九候論이라 했다.

本篇의 主要內容은 다음과 같다.

1. 三部九候의 具體的인 部位와 所屬臟腑.

2. 三部九候로 死生을 決함을 例를 들어 說明.

3. 七診과 九候를 合參하여 疾病의 豫後를 判斷.

4. 問診과 切診을 合參하는 것의 重要意義를 例를 들어 說明.

5. 經病, 孫絡病, 血病, 奇邪 等 病의 治法.

第 一 章

黃帝問曰: 余聞九鍼[1]於夫子, 衆多博大, 不可勝數. 余願聞要道, 以屬子孫, 傳之後世, 著之骨髓, 藏之肝肺, 歃血而受, 不敢妄泄, 令合天道[2], 必有終始, 上應天光星辰歷紀, 下副四時五行, 貴賤更立, 冬陰夏陽, 以人應之, 奈何? 願聞其方. 岐伯對曰: 妙乎哉問也! 此天地之至數. 帝曰: 願聞天地之至數, 合於人形血氣, 通決死生, 爲之奈何? 岐伯曰: 天地之至數, 始於一, 終[3]於九焉. 一者[4]天, 二者[4]地, 三者[4]人, 因而三之; 三三者九, 以應九野. 故人[5]有三部, 部有三候, 以決死生, 以處百病, 以調虛實, 而除邪疾.

〔校勘〕 1) 太平聖惠方에는 '鍼'이 '候'로 되어 있다.

2) 林校에 全元起本에는 '道'가 '地'로 되어 있다고 하였다.

3) 素問玄機原病式의 序에는 '終' 앞에 '而'字가 더 있다.

4) 明抄本에는 '一者'·'二者'·'三者'의 '者'字가 '曰'字로 되어 있다.

5) 類說에는 '人'이 '脈'으로 되어 있다.

黃帝께서 問하여 가라사대, "余가 夫子께 九針을 들었으나 衆多하고 博大하여 可히 이루 (다) 헤아리지 못하겠습니다. 余가 願컨대 要道를 聞하여, 써 子孫에게 屬(付囑)하여 이를 後世에 傳하며, 骨髓에 이를 著하고 肝肺에 이를 藏하며, 歃血하고 受하여 敢히 妄泄하지 아니하며, 하여금 天道에 合하여, 반드시 終始가 있고,

위로는 天光《日月星光》·星辰의 歷紀에 應하며 아래로는 四時五行의 貴賤이 更立함《旺하고 衰함이 교대로 섬》과 冬陰夏陽(의 변화)에 副하게 하여, 써 사람들(人)이 이에 應하게 하려면 어떻게 (해야) 합니까? 願컨대 그 方(法)을 듣고 싶습니다."

岐伯이 對(答)하여 가로되, "妙하시도다, 問(하심)이여! 이는 天地의 至數입니다."

帝께서 가라사대, "願컨대 天地의 至數를 人形 血氣에 合하여 死生을 通決함 ── 이를 하려면 어떻게 하는지를 듣고 싶습니다."

岐伯이 가로되, "天地의 至數는 一에서 始하여 九에서 終합니다. 一은 天이며, 二는 地이며, 三은 人인데, 因하여 이를 三(次)하면 三三은 九로, 써 九野에 應합니다. 故로 人에는 三部가 있고 部에는 三候가 있으니, 써 死生을 決하고, 써 百病을 處하며, 써 虛實을 調하여 邪疾을 除합니다."

第 二 章

帝曰: 何謂三部? 岐伯曰: 有下部, 有中部, 有上部, 部各有三候, 三候者, 有天有地有人也, 必指而導之, 乃以爲眞[1]. 上部天[2], 兩額之動脈; 上部地, 兩頰之動脈; 上部人, 耳前之動脈. 中部天, 手太陰也; 中部地, 手陽明也; 中部人, 手少陰也. 下部天, 足厥陰也; 下部地, 足少陰也; 下部人, 足太陰也[2]. 故下部之天以候肝, 地以候腎, 人以候脾胃之氣. 帝曰: 中部之候奈何? 岐伯曰: 亦有天, 亦有地, 亦有人. 天以候肺, 地以候胸中之氣, 人以候心. 帝曰: 上部以何候之? 岐伯曰: 亦有天, 亦有地, 亦有人, 天以候頭角之氣, 地以候口齒之氣, 人以候耳目之氣. 三部者, 各有天, 各有地, 各有人. 三而成天, 三而成地, 三而成人, 三而三之, 合則爲九, 九分爲九野, 九野爲九藏. 故神藏五, 形藏四, 合爲九藏. 五藏已敗, 其色必夭, 夭必死矣. 帝曰: 以候奈何? 岐伯曰: 必先度其形之肥瘦, 以調其氣之虛實. 實則寫之, 虛則補之. 必先去其血脈而後調之, 無問其病, 以[3]平爲期.

〔校勘〕 1) 明抄本에는 '眞'이 '質'로 되어 있는데, 王注에 "質, 成也"라고 한 것을 보면, 王注本에도 원래 '質'로 되어 있었음을 알 수 있다.

2) 張文虎가 말하기를, "林이 이르되, '上部天'으로부터 '下部人足太陰也'까지의 一段은 舊本에는 本篇의 끝에 있었으나, 뜻이 相接하지 않으므로 이제 篇末로부

터 이곳에 옮겨 놓는다.”고 하였다. 岐伯의 帝問에 대한 대답을 보면 먼저 下部로부터 中部, 上部의 순으로 말하였으므로 下文 또한 먼저 下部의 天으로 肝을 살피고, 地로 腎을 살피고, 人으로 脾胃之氣를 살피는 것을 말하였고, 다음에 차례로 中部, 上部, 五藏之敗와 三部九候之失 및 可治之法에 언급하여 전혀 결함이 없는 문장이다. 篇末九句는 衍文으로 뜻이 없다. 林이 이미 그 그름을 깨닫기는 했으나 쓸데없이 여기에 옮겨 놓은 것은 또한 蛇足이니 刪去함이 마땅하다.”라고 하였다.

3) 原病式에는 '以平' 위에 '五藏' 二字가 더 있다.

帝께서 가라사대, “무엇을 일러 三部라고 합니까?”

岐伯이 가로되, “下部가 있고, 中部가 있으며, 上部가 있는데, 部에는 각기 三候가 있습니다. 三候란 天이 있고 地가 있고 人이 있음인데, 반드시 指(로 切按)하여 이를 導하여야 비로소(乃) 써 眞《當作'質'》이 됩니다. 上部의 天은 兩額의 動脈이고, 上部의 地는 兩頰의 動脈이고, 上部의 人은 耳前의 動脈이며; 中部의 天은 手太陰이고, 中部의 地는 手陽明이고, 中部의 人은 手少陰이며; 下部의 天은 足厥陰이고, 下部의 地는 足少陰이고, 下部의 人은 足太陰입니다. 故로 下部의 天은 써 肝을 候하고, 地는 써 腎을 候하고, 人은 써 脾胃의 氣를 候합니다.”

帝께서 가라사대, “中部를 候함은 어떻게 합니까?”

岐伯이 가로되, “또한 天이 있고, 또한 地가 있고, 또한 人이 있는데, 天은 써 肺를 候하고, 地는 써 胸中의 氣를 候하고, 人은 써 心을 候합니다.”

帝께서 가라사대, “上部는 무엇으로써 候합니까?”

岐伯이 가로되, “또한 天이 있고, 또한 地가 있고, 또한 人이 있는데, 天은 頭角의 氣를 候하고, 地는 써 口齒의 氣를 候하고, 人은 써 耳目의 氣를 候합니다. 三部가 각기 天이 있고, 각기 地가 있고, 각기 人이 있습니다. 三하여서[三에] 天을 成하고, 三하여서[三에] 地를 成하고, 三하여서[三에] 人을 成합니다. 三하기를 三(次)하여 合하면 九가 되고, 九가 나뉘어 九野가 되며, 九野가 九藏이 됩니다. 故로 神藏이 넷이고, 形藏이 다섯이니, 合하여 九藏이 됩니다. 五藏이 이미 敗하였으므로 그 色이 반드시 夭하고, 夭하면 반드시 死합니다.”

帝께서 가라사대, “써 候함은 어떻게 합니까?”

岐伯이 가로되, “반드시 먼저 그 形의 肥瘦를 度하여 그 氣의 虛實을 調하되, 實하면 이를 瀉하고 虛하면 이를 補하는데, 반드시 먼저 그 血脈을 去한 後에 이를 調해야 하며, 그 病을 묻지 말고 (오직) 平으로써 期를 삼습니다.”

第 三 章

帝曰: 決死生奈何? 岐伯曰: 形盛脈細, 少氣不足以息者, 危[1]. 形瘦脈大, 胸中多氣者, 死. 形氣相得者, 生. 參伍不調者, 病. 三部[2]

九候皆相失者, 死. 上下左右之脈相應如參春者, 病甚. 上下左右相
失不可數者, 死. 中部之候雖獨調, 與衆藏相失者, 死. 中部之候相
減者, 死. 目內陷者死. 帝曰: 何以知病之所在? 岐伯曰: 察3)九候獨
小者, 病, 獨大者, 病, 獨疾者, 病, 獨遲者, 病, 獨熱者, 病, 獨寒者,
病, 獨陷4)下者, 病. 以左手, 足5)上6)上去踝五寸按之, 庶7)右手足當
踝而彈之, 其8)應過五寸以上, 蠕蠕8)然者, 不病; 其應疾9), 中手渾渾
9)然者, 病; 中手徐徐然者, 病; 其應10)上不能至五寸, 彈之不應11)者,
死. 是以12)脫肉身不去者, 死12). 中部13)乍疎乍數13)者, 死. 其脈14)代
而鉤者, 病在絡脈. 九候之相應也, 上下若一, 不得相失. 一候後15)則
病, 二候後則病甚, 三候後則病危16). 所謂後者, 應17)不俱也. 察其府
18)藏, 以知死生之期. 必先知經脈, 然後知病脈. 眞藏脈見者, 勝19)
死. 足太陽氣絶者, 其足不可屈伸, 死必戴眼.

帝曰: 冬陰夏陽奈何? 岐伯曰: 九候之脈, 皆沈細懸絶者爲陰, 主
冬, 故以20)夜半死. 盛躁21)喘數者爲陽, 主夏, 故以日中死. 是故寒熱
病22)者, 以平旦死. 熱中及熱病者, 以日中死. 病風者, 以日夕死. 病
水者, 以夜半死. 其脈乍疎乍數乍遲乍疾者, 日23)乘四季死. 形肉已
脫, 九候雖調, 猶死. 七診雖見, 九候皆從者, 不死. 所言不死者, 風
氣之病, 及經月24)之病, 似七診之病, 而非也, 故言不死. 若有七診之
病, 其脈候亦敗者, 死矣, 必發噦噫25). 必審問其所始病26), 與今之所
方病, 而後各27)切循其脈, 視其經絡浮沈, 以上下逆從循之, 其脈疾
者不28)病, 其脈遲者病, 脈不往29)來者, 死, 皮膚著者, 死.

〔校勘〕 1) 林校에 全本 및 甲乙과 脈經에 의거하여 '危'를 '死'로 해야 된다고 했는데, 千
金에도 '死'로 되어 있어 林校와 합치된다.
2) 太素에는 '三部' 위에 '以'字가 더 있다. '以'는 假定副詞로 '만약'의 뜻이 있다.
3) 太素에는 '察' 밑에 '其'字가 더 있다.
4) 太素에는 '陷' 밑에 '下'字가 없다.
5) 太素에는 '手' 밑에 '足'字가 없다.
6) 甲乙에는 '去' 위에 '上'字가 없고, '五寸' 밑에 '而'字가 더 있다. '以左手'의 兩
句로 보건대 亡名氏 脈經의 '以左手去足內踝上五寸, 微指案之'가 文義에 비교적
명확하다.
7) 甲乙에는 '庶'가 '以'로 되어 있고, '手' 밑에 '足'字가 더 있다.
8) 亡名氏 脈經에는 '其' 밑에 '脈中氣動'의 四字가 더 있고, '蠕'가 '需'로 되어 있

으며, 夾注에 "需需者, 來有力"이라 했고, 太素에는 '㝩'로 되어 있는데 '㝩'는
'需'의 俗字이다.

9) 亡名氏 脈經에는 '應疾'이 '氣來疾'로, '渾渾'이 '惲惲'으로 되어 있고, 夾注에
"惲惲者, 來無力"이라 하였다.

10) 上揭書에는 '上不' 위에 '其應' 二字가 없다.

11) 上揭書에는 '不應' 밑에 '手'字가 더 있다.

12) 太素와 甲乙에는 모두 '是以' 二字가 없다. 亡名氏 脈經에는 '是以脫肉身不去者
死'가 '其肌賓身充, 氣不去來者亦死'로 되어 있고, 夾注에 "不去來者, 彈之全
無"라 한 바, 이 說이 옳다고 본다. 此는 다름 아닌 脈候를 말하는 것이다. '肌肉
消瘦, 身不能行'의 汎言이라고 한 舊解는 脈과 적절하게 부합되지 않는다.

13) 亡名氏 脈經에는 '中部'가 '其中部脈'으로 되어 있고 '乍數' 밑에 '經亂矣' 三字
가 더 있다.

14) 上揭書에는 '其白'이 '其上部脈'으로 되어 있다. 孫鼎宜는 말하기를, "'代'는
大'로 해야 하니 隸書에 '伏'으로 한 것이 形誤가 된 것이다. 大者는 血氣
가 盛하므로 經脈이 充溢하여 絡으로 들어간다."고 하였다.

15) 上揭書에는 '後' 밑에 '者'字가 더 있다. 뒤의 '二候', '三候'의 경우에도 그러하
다.

16) 上揭書에는 '病危'가 '厄矣'로 되어 있다.

17) 上揭書에는 '應' 위에 '上中下' 三字가 들어 있다.

18) 太素에는 '府藏'이 '病藏'으로 되어 있다.

19) 甲乙에는 '者, 勝'이 '邪勝者'로 되어 있다.

20) 亡名氏 脈經에는 '故以' 二字가 없다. 뒤의 '日中' 句도 같다.

21) 滑抄本에는 '躁'가 '疾'로 되어 있고, 太素에는 '盛躁' 밑에 '而'字가 더 있다.
'喘數'은 搏數이다.

22) 太素와 脈經에는 '寒熱' 밑에 모두 '病'字가 없다.

23) 太素, 甲乙, 脈經에는 모두 '日' 위에 '以'字가 더 있다.

24) 太素에는 '月'이 '間'으로 되어 있고 楊注에 經脈間 輕病이라 하였다.

25) '噫'字는 衍文인 듯하다. 大病發噦은 死證이다. 噫(噯氣)를 아울러 發한다면 드
물게 있는 일일 것이다. 楊注에 "五藏先壞, 其人必發噦而死"라고 한 것을 보면,
그의 所據本에는 '噫'字가 없었음을 알 수 있다.

26) 太素에는 '其所始病'이 '其故所始作病'으로 되어 있다.

27) 太素, 甲乙에는 모두 '後' 밑에 '各'字가 더 있다.

28) '不'字는 衍文인 듯하다. '疾'은 陽極이라 陽氣가 다하려는데 어떻게 不病일 수
있겠는가? '疾'과 '遲'는 對語이니, 脈이 빠른 것이 病이면 더딘 것도 또한 병이
다. 傳抄할 때 단지 王注의 '氣强盛故'란 말에 脈이 빠름은 病이 아니라고 여겨
'不'字를 妄增한 것인 바, 기실 氣가 盛한 것 또한 病인 것이다.

29) 甲乙에는 '往' 밑에 '不'字가 더 있다. 不往不來란 脈絶不至하고 陰陽俱脫하여
죽게 됨을 이른다.

帝께서 가라사대, "死生을 決함은 어떻게 합니까?"

岐伯이 가로되, "形은 盛한데 脈이 細하고 少氣하여 써 息하기에 足하지 아니한
者는 危하며, 形은 瘦한데 脈이 大하고 胸中에 氣가 多한 者는 死하고, 形氣가 相得

한 者는 生하고, (脈이) 參五不調한 者는 病하며, 三部九候가 모두 서로 失한 者는 死하며, 上下 左右의 脈이 서로 應함이 參舂같은 者는 病이 甚하며, 上下 左右가 서로 失하여 可히 數하지 못할 者는 死하며, 中部의 候가 비록 홀로 調하더라도 뭇 藏과 서로 失한 者는 死하며, 中部의 候가 서로 減한 者는 死하며, 目이 內陷한 者는 死합니다."

帝께서 가라사대, "어떻게[무엇으로써] 病의 所在를 知합니까?"

岐伯이 가로되, "九候를 察하여, 홀로 小한 者는 病이며, 홀로 大한 者는 病이며, 홀로 疾한 者는 病이며, 홀로 遲한 者는 病이며, 홀로 熱한 者는 病이며, 홀로 寒한 者는 病이며, 홀로 陷下한 者는 病입니다. 左手로써 足上으로 踝에서 五寸을 去한 데를 按하고 右手로 當踝를《踝 當處를》 彈하여('以左手足上, 上去踝五寸按之, 庶右手足當踝而彈之'를 林億等 按에 依據하여 '以左手, 足上去踝五寸, 按之, 右手當踝而彈之'로 改作하여 번역함), 그 應(함)이 五寸 以上을 過하되 蠕蠕然한 者는 不病이며; 그 應(함)이 疾하되, 手에 中함이 渾渾然한 者는 病이고, 手에 中함이 徐徐然한 者는 病이며; 그 應(함)이 위로 能히 五寸(되는 곳)에 至하지 못하거나 이를 彈하여도 應하지 않는 者는 死합니다. (이러한 까닭으로) 肉을 脫하고 身이 去《行》하지 못하는 者는 死하며, 中部가 잠깐(乍) 疎하다가 잠깐 數한 者는 死하며, 그 脈이 代하면서 鉤하는 者는 病이 絡脈에 있습니다. 九候의 相應함은 上下가 한결같아야지(若一) 시러곰 相失하지 못합니다《相失해서는 안됩니다》. 一候가 後하면 病이고, 二候가 後하면 病이 甚하고, 三候가 後하면 病이 危한데, 이른바 後란 應함이 俱하지《同하지;한결같지》 못함입니다. 그 府藏을 察하여 써 死生의 氣를 知하는데, 반드시 먼저 經脈을 知한 然後에 病脈을 知합니다. 眞藏脈이 見한 者는 勝에서 死합니다. 足太陽氣가 絶한 者는 그 足을 可히 屈伸하지 못하고, 死함엔 반드시 戴眼합니다."

帝께서 가라사대, "冬陰夏陽은 어떻게 합니까?"

岐伯이 가로되, "九候의 脈이 모두 沈細懸絶한 者는 陰이 되고 冬을 主하므로 夜半에 死하며; 盛躁喘數한 者는 陽이 되고 夏를 主하므로 日中에 死합니다. 이러한 까닭으로 寒熱病者는 平旦에 死하며, 熱中 및 熱病者는 日中에 死하며, 病風者《風에 걸린 者;風(病)을 앓는 者》는 日夕에 死하며, 病水者는 夜半에 死하며, 그 脈이 잠깐(乍) 疎하다가 잠깐 數하고 잠깐 遲하다가 잠깐 疾한 者는 日乘四季《辰·戌·丑·未의 四時)에 死하며; 形肉이 이미 脫하였으면, 九候가 비록 調하여도 오히려 死하며; 七診이 비록 見하여도 九候가 모두 從한 者는 死하지 않습니다. 不死라고 말하는 바의 者는 風氣의 病 및 經月의 病이니, 七診의 病과 (類)似하나 (실제는) 아니므로 不死라고 합니다. 만약 七診의 病이 있고 그 脈候 또한 敗한 者이면 死하는데, 반드시 噦噫를 發합니다.

반드시 그 始한 바의 病과 今의 方한《한창인》 바의 病을 審問한 然後에 각기 그 脈을 切循하고 그 經絡의 浮沈을 視하여, 上(하고)下(하며)逆(하고)從(함)으로

(써) 이를 循하여, 그 脈이 疾한 者는 (不)病이며, 그 脈이 遲한 者는 病이며, 脈이 往來하지 않는 者는 死하며, 皮膚가 (乾枯하여 骨에) 著한 者는 死합니다.”

第 四 章

帝曰: 其可治者奈何? 岐伯曰: 經病者治其經, 孫絡病者治其孫絡血, 血病身有痛者, 治其經絡. 其病者在奇邪, 奇邪之脈則繆刺之. 留瘦不移, 節而刺之. 上實下虛, 切而從之, 索其結絡脈, 刺出其血, 以¹⁾見通之. 瞳子高者, 太陽不足, 戴眼者, 太陽已絶, 此決死生之要, 不可不察也. 手指及手外踝上五指, 留鍼²⁾.

〔校勘〕 1) 太素에는 '以' 밑에 '見'字가 없으며, 甲乙에는 '以見通之'가 '以通其氣'로 되어 있다.
2) '手指及手外踝上五指留鍼' 11字는 王注에 錯簡이라고 했다.

帝께서 가라사대, “그 可히 治할 수 있는 者는 어떻게 (治)합니까?”
岐伯이 가로되, “經이 病든 者는 그 經을 治하고, 孫絡이 病든 者는 그 孫絡(血)을 治하며, 血病으로 身에 痛이 있는 者는 그 經絡을 治합니다. 그 病하게 한 者가 《病因이》奇邪에 있으면 奇邪의 脈을 繆刺하며, (病邪가 久)留하여 (人體가) 瘦하도록 移하지 아니하면 節(量)하여 이를 刺합니다. 上이 實하고 下가 虛하면, 切하여 이를 從하여, 그 結한 絡脈을 索하여 그 血을 刺出하여, 써 거기를 (見)通하게 합니다.『瞳子가 高하는《指 兩目上視而言》者는 太陽이 不足하고, 戴眼者는 太陽이 이미 絶하였음입니다. 이는 死生을 決하는 要이니, 可히 察하지 아니하지 못합니다. 手指 및 手外踝上 五指《太素》'五寸指間')에 留鍼합니다.』”(『』부분인, '瞳子高者太陽不足, …… 不可不察也': 校釋 云: “按此二十六字與上文義殊別, 似當在前'足太陽之氣絶者, …… 死必戴眼'文下, 疑錯簡于此.”)

經脈別論篇 第二十一

〔해제〕 本篇은 經脈病變을 中心으로 論述하였는데 一般的인 常論과는 不同하므로 篇名을
經脈別論이라 했다.

本篇의 主要內容은 다음과 같다.

1. 驚恐, 恚勞, 動靜 等이 야기하는 經脈氣血의 變化, 그리고 診病時 그 사람의 勇怯,
骨肉, 皮膚를 觀하여 病情을 知해야 함을 論述함.

2. 飮食의 消化, 吸收 및 轉輸 等의 過程과 이러한 一連의 轉輸過程中 肝, 心, 脾, 肺
의 重要作用을 說明함.

3. 六經經脈의 偏盛으로 發生하는 病證과 治法.

第 一 章

黃帝問曰: 人之居處動靜勇怯, 脈亦爲之變乎? 岐伯對曰: 凡人之
驚恐恚勞動靜, 皆爲[1]變也. 是以夜行則喘[2]出於腎, 淫氣病肺. 有所
墮恐[3], 喘[2]出於肝, 淫氣害脾. 有所驚恐, 喘[2]出於肺, 淫氣傷心. 度
水跌仆, 喘[2]出於腎與骨[4], 當是之時, 勇者氣行則已, 怯者則着而爲
病也. 故曰: 診病之道, 觀人勇怯骨肉[5]皮膚, 能知其情, 以爲診法
也. 故飮食飽甚, 汗出於胃. 驚而奪精, 汗出[6]於心. 持重遠行, 汗出[6]
於腎. 疾走恐懼, 汗出於[6]肝. 搖體[7]勞苦, 汗出[6]於脾. 故春秋冬夏,
四時陰陽, 生病起於過用, 此爲常也.

〔校勘〕 1) '爲' 밑에 '之'字가 빠져 있으므로 응당 聖濟經 吳注의 引文에 의거하여 보충해
야 한다.

2) 孫鼎宜는 말하기를, "'喘'은 '端'의 形誤이다. 腎主恐하므로 두려움이 腎에서 나
온다고 하는 것이다."라고 하였다.

3) '恐'은 잘못으로 응당 '墜'로 하여야 할 것이다. 靈樞〈邪氣藏府病形篇〉에 "有所
墮墜則傷肝"이라고 하였다.

4) 難經〈四十九難〉의 虞注에는 '骨'이 '胃'로 되어 있다. 〈宣明五氣篇〉에 "胃爲
恐"이라 한 것에 따르면 虞의 引文이 옳은 듯하다.

5) 骨肉: 素問校詁에 古抄本에는 "骨作肌"로 되어 있다고 하였다.

6) 難經 虞注에 '汗出'이 '必傷'으로 되어 있는 바, 上下의 '汗出' 句를 응당 이에
의거하여 모두 고쳐야 한다. 대개 "飮食飽甚, 驚而奪精, 持重遠行, 疾走恐懼, 搖

體勞苦"는 모두 '過用하면 傷胃, 傷心, 傷腎, 傷肝, 傷脾하여 病을 이룬다는 뜻이니, 이치가 當然하고 文義가 分明해진다.
7) 醫說에는 '體'가 '動'으로 되어 있다. '搖動'은 同義復詞이니 爾雅에 "搖動, 作也"라고 하였다.

黃帝께서 問하여 가라사대, "人의 居處·動靜·勇怯——이 때문에 脈도 또한 變합니까?"

岐伯이 對(答)하여 가로되, "무릇 人의 驚恐 恚勞 動靜이 모두 變이 됩니다. 이러한 까닭으로 夜(恚)行하면, 喘이 腎에서 出하고, 淫氣가 肺를 病하며; 墮恐한 바가 있으면, 喘이 肝에서 出하고, 淫氣가 脾를 害하며; 驚恐한 바가 있으면, 喘이 肺에서 出하고, 淫氣가 心을 傷하며; 水를 度《渡》하다가 跌仆하(였으)면, 喘이 腎과 骨에서 出하는데, 이 때를 當하여, 勇者는 氣가 行하면 已하나, 怯者는 (氣가)着《留滯》하여 病이 됩니다. 故로 가로되, '病을 診하는 道는, 人의 勇怯 骨肉 皮膚(等)를 觀하여 能히 그 情을 知하(는 데에 있으)니, (이로)써[能히 그 情을 知함으로써《知하는 것으로써》] 診法을 삼는다.'고 했습니다.

故로 飮食하여 飽함이 甚하면, 汗이 胃에서 出하며; 驚하여 精을 奪하면, 汗이 心에서 出하며; 重(한 것)을 持하고 遠行하면, 汗이 腎에서 出하며; 疾走, 恐懼하면, 汗이 肝에서 出하며; 體를 搖하여 勞苦하면, 汗이 脾에서 出합니다. 故로 春秋冬夏 四時의 陰陽(變化)에, 病을 生함은 過用(하는 데)에서 起(因)하니, 이것이 常이 됩니다.

第 二 章

食氣入胃, 散精於肝, 淫氣於筋. 食氣入胃, 濁氣歸心[1], 淫精於脈. 脈氣流經, 經氣歸於肺, 肺朝百脈, 輸精於皮毛. 毛[2]脈合精, 行氣於府. 府精神明, 留於四藏, 氣歸於權衡. 權衡以平, 氣口成寸, 以決死生. 飮入於[3]胃, 遊溢精氣, 上輸於脾. 脾氣散精, 上歸於肺, 通調水道, 下輸膀胱. 水精四布, 五經並行, 合於四時五藏陰陽, 揆度[4]以爲常也.

[校勘] 1) 沈思敬이 말하기를 "'心'은 잘못이니 '脾'로 해야 마땅하다. 靈樞〈陰陽淸濁篇〉에 "足太陰獨受其濁"이라 하였는데, 獨受라고 한 것을 보아 "濁氣가 歸脾하는 外에 다른 어떤 藏器도 그 濁氣를 받지 아니함을 가히 알 수 있다."라고 하였다.
2) 素問入式運氣論奧에는 '脈' 위에 '毛'字가 없다.
3) 內外傷辨惑論에는 '入於'가 '食入'으로 되어 있다. 馬蒔가 말하기를, "'飮入于胃' 以下는 飮을 말한 것이지 食을 말한 것이 아니므로, 李氏가 고쳐서 '飮食入胃'라 한 것은 '下輸膀胱 水精四布'의 뜻에 크게 위배된다.'"고 하였다.

4) 林校에 別本에는 '揆度'가 '動靜'으로 되어 있다고 하였다.

食氣가 胃에 入하면, 精을 肝에 散하여 氣를 筋에 淫합니다. 食氣가 胃에 入하면, 濁氣가 心에 歸하여 精을 脈에 淫합니다. 脈氣가 經에 流하여 經氣가 肺에 歸하면, 肺가 百脈을 朝하고 精을 皮毛에 輪합니다. 毛와 脈이 精을 合하여 府에 氣를 行하면, 府精과 神明이 四藏에 留하고 氣가 權衡에 歸합니다. 權衡은 써 平하니, 氣口成寸으로[氣口成寸에서] 써 死生을 決합니다. 飮이 胃에 入하면, 精氣를 流溢하여 위로 脾에 輪하고, 脾氣는 精을 散하여 위로 肺에 歸하며, (肺는) 水道를 通調하고 아래로 膀胱에 輪합니다. 水精이 四布함에 五經이 幷行하니, 四時 五藏 陰陽에 合하여 揆度하여 써[揆度함으로써] 常을 삼습니다.

第三章

太陽藏獨至, 厥喘虛氣逆, 是陰不足陽有餘也, 表裏當俱寫, 取之下兪. 陽明藏獨至, 是陽氣重幷也, 當寫陽補陰, 取之下兪. 少陽藏獨至, 是厥氣也, 蹻前卒大, 取之下兪, 少陽獨至者, 一陽之過也. 太陰藏搏者[1], 用心省眞, 五脈氣少, 胃氣不平, 三陰[2]也, 宜治其下兪, 補陽寫陰. 一陽[3]獨嘯, 少陽[4]厥也, 陽幷於上, 四脈爭張, 氣歸於腎, 宜治其經絡, 寫陽補陰. 一陰[5]至, 厥陰之治也, 眞虛痟心, 厥氣留薄, 發爲白[6]汗, 調食和藥, 治在下兪.

[校勘] 1) 四庫本에는 '搏者'가 '獨至'로 되어 있다.
2) 王注에 '是亦太陰之過'라고 한 것을 보면 아마 '三陰' 밑에 '之過' 二字가 탈락된 것 같다.
3) 林校에, '一陽'은 '二陰'의 잘못이라고 하였다.
4) 林校에, 全元起本에는 '少陽'이 '少陰'으로 되어 있다고 하였다.
5) 各節의 文을 비추어 보건대 '一陰' 밑에 '獨'字가 탈락되어 있다.
6) '白'은 '自'로 해야 하니 形誤이다.《郭靄春》

太陽藏이 홀로 至하면, 厥하고 喘하며 虛氣가 逆하는데, 이는 陰이 不足하고 陽이 有餘함이니, 表裏(經脈)를 마땅히 함께 瀉하되 이를《그 穴을》下兪에서 取합니다. 陽明藏이 홀로 至하면, 이는 陽氣가 重幷함이니, 마땅히 陽을 瀉하고 陰을 補하되, 이를 下兪에서 取합니다. 少陽藏이 홀로 至하면, 이는 厥氣이니, (陽)蹻(脈)의 前이 卒(然)히 大하여지는데, 이를 下兪에서 取합니다. 少陽이 홀로 至하는 者는 一陽의 過(함)입니다. 太陰藏이 搏하는 者는 心을 써서 眞(藏脈이 나타나는지)을 省(察해야)하는데, (만약) 五(藏)脈氣가 (모두) 少하고 胃氣가 平(和)하지 못하면 三陰이니, 마땅히 그 下兪를 治하되 陽을 補하고 陰을 瀉해야 합니다. 三陰이 홀로 嘯하면 少陰厥이니(原來는, '一陽이 홀로 嘯하면 少陽厥이니'로 되어 있는데, 《新校正》에 의거하여 고쳤음), 陽이 上에 幷하고 四脈이 다투어 張하며, 氣가 腎에 歸하니, 마땅히 그 經絡을 治하되 陽을 瀉하고 陰을 補해야 합니다. 一陰이 至하면 厥陰의 治이니, 眞이 虛하여 心을 痟하게 하고 厥氣가 留薄하여 發하여 白汗이 되는데, 食을 調하고 藥을 和하되, 治는 下兪에 在합니다(아울러 下兪를 取하여 治療해야 합니다).

第 四 章

帝曰: 太陽藏何象? 岐伯曰: 象三陽而浮也. 帝曰: 少陽藏何象? 岐伯曰: 象一陽也, 一陽藏者, 滑而不實也. 帝曰: 陽明藏何象? 岐伯曰: 象大浮[1]也, 太陰藏搏, 言伏鼓也. 二陰搏至, 腎沈不浮也.

〔校勘〕 1) 林校에 太素와 全元起本에는 '大浮' 앞에 '心之' 二字가 더 있다고 하였다.

帝께서 가라사대, "太陽藏은 무엇을 象하였습니까[어떠한 象입니까: 以下同例]?"

岐伯이 가로되, "三陽을 象하여 浮합니다."

帝께서 가라사대, "少陽藏은 무엇을 象하였습니까?"

岐伯이 가로되, "一陽을 象하였는데, 一陽藏은 滑하나 實하지 않습니다."

帝께서 가라사대, "陽明藏은 무었을 象하였습니까?"

岐伯이 가로되, "大浮함을 象하였습니다. 太陰藏은 搏하니, 伏鼓함을 말함입니다. 二陰은 搏至하니, 腎은 沈하고 浮하지 않습니다."

藏氣法時論篇 第二十二

〔해제〕　本篇은 人體五藏의 氣의 生理活動 및 發病時의 變化와 治療가 모두 四時五行과 密
接한 關係가 있음을 指出하였으므로 篇名을 藏氣法時論이라 했다.

本篇의 主要內容은 다음과 같다.

1. "合人形以法四時五行而治"의 道理.
2. 五藏病의 "愈", "加", "持", "起"의 時日 禁忌 및 法則.
3. 五藏虛實의 症狀과 具體的인 治法.
4. 五藏의 五色, 五味와의 合과 五穀, 五果, 五畜, 五菜의 五藏에 대한 所宜.

第 一 章

黃帝問曰: 合人形以法四時五行而治, 何如而從? 何如而逆? 得失
之意, 願聞其事. 岐伯對曰: 五行者, 金木水火土也, 更貴更賤, 以知
死生, 以決成敗, 而定五藏之氣, 間甚之時, 死生之期也. 帝曰: 願卒
聞之. 岐伯曰: 肝主春, 足厥陰少陽主治, 其日甲乙, 肝苦急, 急食甘
以緩之. 心主夏, 手少陰太陽主治, 其日丙丁, 心苦¹⁾緩, 急食酸以收
之. 脾主長夏, 足太陰陽明主治, 其日戊己, 脾苦濕, 急食苦以燥之.
肺主秋, 手太陰陽明主治, 其日庚辛, 肺苦氣上逆, 急食苦以泄之. 腎
主冬, 足少陰太陽主治, 其日壬癸, 腎苦燥, 急食辛以潤之, 開腠理,
致津液, 通氣²⁾也.

〔校勘〕　1) 素問紹識에 "'苦'는 '鹹'의 誤字라고 했다. 肺에서 '食苦以泄之'라 했으므로 五藏
中에 食苦者는 둘이고 食鹹者는 하나도 없게 되며, 또한 末段에 五藏의 色味를
열거하면서 '脾色黃宜食鹹'이라고 한 句가 바로 그 증거이다.

2) 甲乙에는 '氣' 밑에 '墜'字가 더 있다. '墜'와 '隧'는 통하는 바, '氣隧'는 곧 氣道
니, '通氣隧'는 앞의 '開腠理', '致津液'과 句式이 일치한다.

黃帝께서 問하여 가라사대, "人形을 (參)合하고 써 四時五行을 法하여 治하려면,
어떠하여야 從이며, 어떠하여야 逆입니까? 得失之意를, 願컨대 그 事를 듣고 싶습
니다."

岐伯이 對(答)하여 가로되, "五行은 金木水火土인데, 번갈아 貴하여지고·번갈아

賤하여지니, 써 死生을 知하고 써 成敗를 決하며, 五藏의 氣와 間甚의 時와 死生의 氣를 定합니다."

帝께서 가라사대, "願컨대 그것을 모두 듣고 싶습니다."

岐伯이 가로되, "肝은 春을 主하고, 足厥陰·(足)少陽이 主治하며, 그 日은 甲乙입니다. 肝이 急함을 苦하면, 急히 甘(味)을 食하여 이를 緩하게 (하여야) 합니다. 心은 夏를 主하고, 手少陰·(手)太陽이 主治하며, 그 日은 丙丁입니다. 心이 緩함을 苦하면, 急히 酸(味)을 食하여 이를 收(하여야) 합니다. 脾는 長夏를 主하고, 足太陰 (足)陽明이 主治하며, 그 日은 戊己입니다. 脾가 濕함을 苦하면, 急히 苦(味)를 食하여 이를 燥(하여야) 합니다. 肺는 秋를 主하고, 手太陰 (手)陽明이 主治하며, 그 日은 庚辛입니다. 肺가 氣의 上逆함을 苦하면, 急히 苦(味)를 食하여 이를 泄하여야 합니다. 腎은 冬을 主하고, 足少陰·(足)太陽이 主治하며, 그 日은 壬癸입니다. 腎이 燥함을 苦하면, 急히 辛을 食하여 이를 潤하게 (하여야) 하는데, (辛味는 또한) 膝理를 開하고 津液을 致하며 氣를 通하게 합니다.

第 二 章

病在肝, 愈於[1]夏, 夏不愈, 甚於秋, 秋不死, 持[2]於冬, 起於春, 禁當風. 肝病者, 愈在丙丁, 丙丁不愈, 加於庚辛, 庚辛不死[3], 持於壬癸, 起於甲乙. 肝病者, 平旦慧, 下晡甚, 夜半靜. 肝欲散, 急食辛以散之, 用辛補之, 酸寫之[4].

病在心, 愈在長夏, 長夏不愈, 甚於冬, 冬不死, 持於春, 起於夏, 禁溫食熱衣[5]. 心病者, 愈在戊己, 戊己不愈, 加於壬癸, 壬癸不死, 持於甲乙, 起於丙丁. 心病者, 日中慧, 夜半甚, 平旦靜. 心欲軟, 急食鹹以軟之, 用鹹補之, 甘寫之.

病在脾, 愈在秋, 秋不愈, 甚於春, 春不死, 持於夏, 起於長夏, 禁溫食[6]飽食濕地濡衣. 脾病者, 愈在庚辛, 庚辛不愈, 加於甲乙, 甲乙不死, 持於丙丁, 起於戊己. 脾病者, 日昳慧, 日出[7]甚, 下晡靜, 脾欲緩, 急食甘以緩之, 用苦寫之, 甘補之.

病在肺, 愈在冬, 冬不愈, 甚於夏, 夏不死, 持於長夏, 起於秋, 禁寒飲食寒衣. 肺病者, 愈在壬癸, 壬癸不愈, 加於丙丁, 丙丁不死, 持於戊己, 起於庚辛. 肺病者, 下晡慧, 日中甚, 夜半靜[8], 肺欲收, 急食酸以收之, 用酸補之, 辛寫之.

病在腎, 愈在春, 春不愈, 甚於長夏, 長夏不死, 持於秋, 起於冬, 禁犯⁹⁾焠㶮熱食溫¹⁰⁾炙衣. 腎病者, 愈在甲乙, 甲乙不愈, 甚於戊已, 戊已不死, 持於庚辛, 起於壬癸. 腎病者, 夜半慧, 四季¹¹⁾甚, 下晡靜. 腎欲堅, 急食苦以堅之, 用苦補之, 鹹寫之.

夫邪氣之客於身也, 以勝相加, 至其所生而愈, 至其所不勝而甚, 至其所生而持, 自得其位而起. 必先定五藏之脈, 乃可言間甚之時, 死生之期也.

〔校勘〕 1) '於'는 自動詞로 뒤의 心·脾·腎 各節 '愈在'의 '在'字와 異文同義이다.
2) 病源에는 '持'가 '待'로 되어 있는데《아래도 같다》, 持가 옳다. 〈六元正紀大論〉에 "徐者其病持"라 했고 王注에 "持, 謂執持也"라 한 바, 執持는 病이 낫지도 않고 죽지도 않는 것을 이르는 것이다.
3) 甲乙에는 '不死'가 '不加'로 되어 있다.
4) '辛補之, 酸瀉之'의 '辛'과 '酸' 兩字는 誤倒인 듯하다. 金匱 〈臟腑經絡先後病證〉의 "肝之病, 補用酸"句로 가히 證據할 수 있다.
5) 病源에 '溫食熱衣'가 '溫衣熱食'으로 되어 있고, 甲乙에는 '衣溫食熱'로 되어 있어 病源과 합치된다.
6) 雲笈七籤에는 '溫食'이 '濕食'으로 되어 있는데, 張琦는 아마 '冷食'으로 해야 할 것이라고 하였다.
7) 病源에는 '日出'이 '平旦'으로 되어 있는데, 林校에 甲乙에도 또한 그렇게 되어 있다고 했다.
8) 素問識에 이르기를 "전후 文例에 의거하건대, '夜半靜'은 응당 '日昳靜'이라고 해야 한다고 하였다.
9) '禁當風'·'禁溫食熱衣'·'禁溫食飽食濕地濡衣'·'禁寒飮寒衣'의 各例에 따르건대 '犯'字가 衍文임에 틀림없다.
10) '溫'字는 衍文이니 응당 病源에 의거하여 删去해야 한다.
11) 病源에는 '四季' 위에 '日乘' 二字가 더 있다.

病이 肝에 在하면 夏에 愈하고, 夏에 愈하지 아니하면 秋에 甚하여지고, 秋에 死하지 아니하면 冬에 持하다가 春에 起하며, 風을 當함을 禁(해야)합니다. 肝病者는 愈함이 丙丁(日)에 在하고, 丙丁(日)에 愈하지 아니하면 庚辛(日)에 加하(여지)고《病勢가 더하(여지)고》, 庚辛(日)에 死하지 아니하면 壬癸(日)에 持하다가 甲乙(日)에 起합니다. 肝病者는 平旦에 慧《精神淸爽》하고, 下晡《申時》에 甚하(여지)고, 夜半에 靜합(靜하게 됨)니다. 肝이 散함을 欲하면, 急히 辛(味)을 食하여 이를 散(하여야)하고, 辛(味)을 用하여 이를 補하고, 酸(味)으로써 이를 瀉합니다.

病이 心에 在하면 愈함이 長夏에 在하고, 長夏에 愈하지 아니하면 冬에 甚하여지고, 冬에 死하지 아니하면 春에 持하다가 夏에 起하며, 溫한 食熱한 衣를 禁합니다. 心病者는 愈함이 戊己에 在하고, 戊己에 愈하지 아니하면 壬癸에 加하(여지)고, 壬癸에 死하지 아니하면 甲乙에 持하다가 丙丁에 起합니다. 心病者는 日中에 慧하고 夜半에 甚하(여지)고 平旦에 靜합니다. 心이 軟함을 欲하면, 急히 鹹(味)을 食하여 이를 軟하게 하고, 鹹(味)을 用하여 이를 補하고, 甘(味)으로써 이를 瀉합니다.

病이 脾에 在하면 愈함이 秋에 在하고, 秋에 愈하지 아니하면, 春에 甚하(여지)고, 春에 死하지 아니하면, 夏에 持하다가 長夏에 起하며, 溫食 飽食 濕地 濡衣를 禁해야 합니다. 脾病者는 愈함이 庚辛에 在하고, 庚辛에 愈하지 아니하면 甲乙에 加하여지고, 甲乙에 死하지 아니하면 丙丁에 持하다가 戊己에 起합니다. 脾病者는 日昳《未時》에 慧하고 日出에 甚하(여지)고 下晡에 靜합(靜하게 됨)니다. 脾가 緩함을 欲《喜而求之》하면, 急히 甘(味)을 食하여 이를 緩하게 하고, 苦(味)를 用하여 이를 瀉하며, 甘(味)으로써 이를 補합니다.

病이 肺에 在하면 愈함이 冬에 在하고, 冬에 愈하지 아니하면 夏에 甚하(여지)고, 夏에 死하지 아니하면 長夏에 持하다가 秋에 起하며, 寒한 飮食 寒한 衣를 禁(해야)합니다. 肺病者는 愈함이 壬癸에 在하고, 壬癸에 愈하지 아니하면 丙丁에 加하(여지)고, 丙丁에 死하지 아니하면 戊己에 持하다가 庚辛에 起합니다. 肺病者는 下晡에 慧하고 日中에 甚하(여지)며 夜半에 靜합니다. 肺가 收함을 欲하면, 急히 酸(味)을 食하여 이를 收(해야)하고, 酸(味)을 用하여 이를 補하며, 辛(味)으로써 이를 瀉합니다.

病이 腎에 在하면 愈함이 春에 在하고, 春에 愈하지 아니하면, 長夏에 甚하(여지)고, 長夏에 死하지 아니하면 秋에 持하다가 冬에 起하며, 焠㷶 熱한 食과 溫(炙)한 衣를 犯함을 禁(해야)합니다. 腎病者는 甲乙에 愈하고, 甲乙에 愈하지 아니하면, 戊己에 甚하(여 지)고, 戊己에 死하지 아니하면 庚辛에 持하다가 壬癸에 起합니다. 腎病者는 夜半에 慧하고 四季에 甚하(여 지)며 下晡에 靜합(靜하게 됨)니다. 腎이 堅함을 欲하면, 急히 苦(味)를 食하여 이를 堅하게 (해야) 하며, 苦(味)를 用하여 이를 補하고, 鹹(味)으로써 이를 瀉합니다.

대저 邪氣가 身에 客함에 勝으로써 [勝(하는 時)에] 相加하고, 그것이 生하는 바에 至하여 愈하고, 그것이 勝하지 못하는 바에 至하여 甚하여지고, (그것을) 生하는 바에 至하여 持하다가 그 位를 自得함에 起합니다. 반드시 五藏의 脈을 定하여야 비로소(乃) 可히 間甚의 時와 死生의 期를 言할 수 있습니다.

第 三 章

肝病者, 兩脇下痛引少腹, 令人善怒, 虛則目䀮䀮無所見, 耳無所聞, 善恐如人將捕之, 取其經, 厥陰與少陽[1]; 氣逆, 則頭[2]痛耳聾不聰[3]頰腫, 取血者.

心病者, 胸中痛, 脇支[4]滿, 脇[5]下痛, 膺背肩甲[6]間痛, 兩臂內痛, 虛則胸腹大, 脇下與腰[7]相引而痛, 取其經, 少陰太陽, 舌下血者. 其變病, 刺郄中血者[8].

脾病者, 身重善肌[9]肉痿, 足不收, 行[10]善瘈, 脚下痛, 虛則腹滿[11]腸鳴, 飧泄食不化, 取其經, 太陰陽明少陰血者[12].

肺病者, 喘咳逆氣, 肩背痛, 汗出尻陰[13]股膝髀[14]腨胻足皆痛, 虛則少氣不能報[15]息, 耳聾[16]嗌乾, 取其經, 太陰足太陽之外厥陰內[17]血者.

腎病者, 腹大脛腫[18], 喘咳身重, 寢汗出憎風, 虛則胸中痛[19], 大腹[20]小腹痛, 淸厥意不樂, 取其經, 少陰太陽血者.

〔校勘〕 1) 甲乙에는 '少陽' 밑에 '血者' 二字가 더 있다.
2) 脈經에는 '頭' 밑에 '目'字가 더 있다.
3) '不聰'은 '耳聾'의 旁注인데 傳刻할 때 잘못 들어간 것 같다. 雲笈七籤에는 이 두 字가 없는 바, 응당 이에 의거하여 刪去해야 한다.
4) 甲乙에는 '支'가 '楮'로 되어 있다. '支'와 '楮'는 雙聲인데 爾雅〈釋言〉에 "楮, 柱也"라 하였으니, 여기서는 脹滿함을 脇이 기둥으로 지탱하는 듯함을 말한다.
5) '脇'은 誤字로 위와 중복되니 王注에 의거하여 '掖'으로 고쳐야 한다. 雲笈七籤에는 '肋'으로 되어 있으나 또한 적절하지 못하다.
6) 朝本에는 '甲'이 '胛'으로 되어 있는데, '甲'은 '胛'의 壞字이다. 〈陰陽別論〉의 王注에도 '胛'으로 되어 있어 朝本과 합치한다. 後漢書 腎注에 胛을 背兩膊間이라고 했다.
7) 脈經에는 '腰' 밑에 '背'字가 더 있다. 〈氣交變大論〉의 林校에도 또한 그렇게 되어 있는 바 응당 보충해야 한다.
8) 聖濟總錄에는 '血者'가 '出血'로 되어 있다.
9) 明抄本, 朝本에는 모두 '肌'가 '饑'로 되어 있는데, 이것이 옳다. 氣交變大論에는 '飢'로 되어 있으나 '飢'와 '饑'는 같다. '飢'와 '肌'는 聲形易誤字이다. 脾胃論에도 '善飢'로 되어 있다.
10) 林校에 千金에는 '肉痿足不受行'이 '足痿不行'으로 되어 있다고 했다.

11) 甲乙에는 '滿'이 '脹'으로 되어 있다. 病源과 雲笈七籤에도 모두 '脹'으로 되어 있어 甲乙과 일치한다. 滿은 實이 많고 脹은 虛가 많으니, 여기서는 脾虛致病이므로 '脹'이 더욱 부합된다.

12) 沈祖綿은 此句에는 脫字가 있으니 上下의 文을 합하여 보건대, '太陰陽明少陰血者'는 '取其經太陰陽明之外, 少陰血者'라고 함이 마땅하다고 했다.

13) 日本 田中淸左衛門刻本 素問 旁注에는 '陰'字가 없다고 하였다.

14) 雲笈七籤에는 '髀'字가 없다.

15) 太平聖惠方에는 '報'가 '太'로 되어 있다.

16) 太平聖惠方에는 '耳聾'이 '胸滿'으로 되어 있다. 靈樞〈經脈篇〉을 보면 肺의 所生病에 胸滿證狀이 있으니 聖惠方이 옳다고 본다.

17) 脈經, 甲乙, 千金 모두 '厥陰內' 밑에 '少陰' 二字가 더 있다. 王注에 "視左右足脈少陰部分有血滿異于常者"라고 한 것을 보면, 王의 所據本에는 원래 '少陰' 二字가 있었는 바, 이에 의거하여 보충해야 한다.

18) 脈經에는 '腫' 밑에 '痛'字가 더 있는데, 이것이 옳다. 林校引 甲乙과도 합치된다.

19) 史載之方에는 '痛'이 '滿'으로 되어 있다.

20) 太平聖惠方에는 '大腹' 二字가 더 있다.

肝病者는 兩脇下가 痛하며 少腹을 引하고, 사람으로 하여금 잘 怒하게 하며 ; 虛하면, 目이 䀮䀮하여 보이는 바가 없고, 耳가 들리는 바가 없으며, (마치) 사람이 그를 장차 捕하려고 함과 같이 잘 恐하는데, (治療時에는) 그 經──(足)厥陰과 足)少陽을 取하며 ; 氣가 逆하면, 頭가 痛하고 耳가 聾하며 聽하지 아니하고 頰이 腫하는데, 血者를 取합니다.

心病者는 胸中이 痛하며, 脇이 支滿하고, 脇下가 痛하며, 臂背肩甲間이 痛하고, 兩臂內가 痛하며 ; 虛하면, 胸腹이 大하고, 脇下와 腰가 서로 引하면서 痛하는데, 그 經──少陰 太陽과 舌下의 血者를 取하며 ; 그 變한 病은 隙中의 血者를 刺합니다.

脾病者는 身이 重하고 잘 飢《原作 '肌' 據《甲乙》改》하며 肉이 痿하고, 足이 收하여지지 아니하며〔足을 收하지 못하며〕行함에 잘 瘈하고 脚下가 痛하며 ; 虛하면 腹이 滿하고 腸이 鳴하며 飧泄하고 食이 不化하는데, 그 經──太陰・陽明・少陰(經)의 血者를 取합니다.

肺病者는 喘咳, 逆氣하고 肩背가 痛하며, 汗이 出하고, 尻・陰・股・膝・髀・腨・胻・足이 모두 痛하며, 虛하면 少氣하여 能히 報息하지 못하고, 耳聾, 嗌乾하는데, 그 經──太陰 足太陽의 外와 厥陰內의 血者를 取합니다.

腎病者는 腹이 大하(여지)고 經이 腫하며, 喘咳하고 身이 重하며, 寢汗이 出하고 風을 憎하며 ; 虛하면 胸中이 痛하고 大腹・小腹이 痛하며, 淸厥하고 意가 樂하지 아니한데, 그 經──少陰・太陽의 血者를 取합니다.

第 四 章

肝色靑, 宜食甘, 梗米[1]牛肉棗葵皆甘. 心色赤, 宜食酸, 小豆[2]犬肉李韭皆酸. 肺色白, 宜食苦, 麥羊肉杏薤皆苦. 脾色黃, 宜食鹹, 大豆豕肉栗藿皆鹹. 腎色黑, 宜食辛, 黃黍雞肉桃葱皆辛. 辛酸, 酸收, 甘緩, 苦堅, 鹹軟[3]. 毒藥攻邪, 五穀爲養, 五果爲助, 五畜[4]爲益, 五菜爲充[5], 氣味合而服之, 以補[6]精益氣. 此五[7]者, 有辛酸甘苦鹹, 各有所利, 或散或收, 或緩或急[8], 或堅或軟, 四時五藏病, 隨[9]五味所宜也.

〔**校勘**〕 1) 太素에는 '米' 밑에 '飯'字가 더 있다.
　　　　2) 太素에는 '小豆' 二字가 없고, 林校에 甲乙, 太素에는 '少豆' 뒤에 '麻'字가 더 있다고 했다.
　　　　3) 太素에는 '軟'字가 '濡'字로 되어 있다.
　　　　4) 千金 卷二十六 第一에는 '畜'이 '肉'으로 되어 있는데, 이것이 穀・果・菜와 一律이라야 옳다.
　　　　5) 太素에는 '充'이 '坤'로 되어 있다. '充'과 '坤'는 글자는 다르나 뜻에는 각기 합당함이 있다. 方言에 "充, 陽也"라 했고, 廣雅에 "坤, 益也"라 하였다.
　　　　6) 太素에는 '補'가 '養'으로 되어 있다.
　　　　7) 太素에는 '五' 밑에 '未'字가 더 있다.
　　　　8) '或急'은 衍文인 듯하다. 散・收・緩・堅・軟은 각기 앞의 辛・酸・甘・苦・鹹에 對가 되나 '急'字는 配對가 없기 때문이다.
　　　　9) 太素에는 '病' 밑에 '隨'字가 없다. 楊注에 "于四時中, 五藏有所宜, 五味有所宜"라고 한 것을 보면 楊의 所據本에는 '病隨' 二字가 모두 없었던 것 같다.

肝은, 色은 靑이고, 甘(味)을 食함이 宜한데, 梗米・牛肉・棗・葵기 모두 甘합니다. 心은, 色은 赤이고, 酸(味)을 食함이 宜한데, 小豆・犬肉・李・韭가 모두 酸합니다. 肺는, 色은 白이고, 苦(味)를 食함이 宜한데, 麥・羊肉・杏・薤가 모두 苦합니다. 脾는, 色은 黃이고, 鹹(味)을 食함이 宜한데, 大豆・肉・栗・藿이 모두 鹹합니다. 腎은, 色은 黑이고, 辛(味)을 食함이 宜한데, 黃麥・雞肉・桃・葱이 모두 辛합니다. 辛은 (發)散하고, 酸은 收(斂)하고, 甘은 緩(和)하게 하고, 苦는 堅하게 하고, 鹹은 軟하게 합니다. 毒藥은 邪를 攻하고, 五穀은 養이 되며[養하며], 五果는 助가 되고[助하고], 五畜은 益이 되고[益하며], 五菜는 充이 되는데[充하는데], (이것들은 모두) 氣味가 合해져 있어서 이를 服하면 써 精을 補하고 氣를 益합니다.

이 다섯가지는 辛・酸・甘・苦・鹹이 있고 각각 利한[利롭게 하는] 바가 있어서, 或은 散하고 或은 收하며, 或은 緩하(게 하)고 或은 急하(게 하)며, 或은 堅하(게 하)고 或은 軟하(게 하)니, 四時 五藏의 病에 五味의 宜한 바를 隨(하여 用)합니다."

宣明五氣論篇 第二十三

〔해제〕 本篇은 五藏의 氣와 飮食氣味 等 方面과의 關係를 論述하였는데, 五氣를 闡明함에 重點을 두었으므로 篇名을 宣明五氣論이라 했다.

本篇은 主로 五味所入, 五氣所病, 五精所幷, 五藏所惡, 五藏化液, 五味所禁, 五病所發, 五邪所見, 五臟所臟, 五臟所主, 五勞所傷, 五脈應象 等의 內容을 論述하였다.

五味所入; 酸入肝, 辛入肺, 苦入心, 鹹入腎¹⁾, 甘入脾, 是謂五入.

五氣所病²⁾: 心爲³⁾噫, 肺爲咳, 肝爲語, 脾爲呑⁴⁾, 腎爲欠爲嚏⁵⁾, 胃爲氣逆⁶⁾爲噦爲恐⁷⁾, 大腸小腸爲泄, 下焦溢爲水, 膀胱不利爲癃⁸⁾, 不約爲遺溺, 膽爲怒⁶⁾, 是謂五病.

五精所幷⁹⁾: 精氣幷於心則喜, 幷於肺則悲, 幷於肝則憂¹⁰⁾, 幷於脾則畏¹¹⁾, 幷於腎則恐, 是謂五幷, 虛而相幷者也¹²⁾.

五藏所惡¹³⁾: 心惡熱, 肺惡寒, 肝惡風, 脾惡濕, 腎惡燥, 是謂五惡¹⁴⁾.

五藏化液¹⁵⁾: 心爲¹⁶⁾汗, 肺爲涕, 肝爲淚, 脾爲涎, 腎爲唾, 是謂五液¹⁷⁾.

五味所禁: 辛走氣, 氣病無多食辛¹⁸⁾; 鹹¹⁹⁾走血, 血病無多食鹹; 苦²⁰⁾走骨, 骨病無多食苦; 甘走肉, 肉病無多食甘; 酸走筋, 筋病無多食酸; 是謂五禁, 無令多食²¹⁾.

五病所發: 陰病發於骨, 陽病發於血, 陰病發於肉²²⁾, 陽病發於冬, 陰病發於夏, 是謂五發.

五邪所亂²³⁾: 邪入於陽則²⁴⁾狂, 邪入於陰則²⁵⁾痹, 搏陽則爲巓疾²⁶⁾, 搏陰則爲瘖²⁷⁾, 陽入之陰則²⁸⁾靜, 陰出之陽則怒²⁹⁾, 是謂五亂.

五邪所見：春得秋脈，夏得冬脈，長夏得春脈，秋得夏脈，冬得長夏脈，名曰陰出之陽[30]，病善怒不治，是謂五邪，皆同命，死不治[31].

五藏所藏：心藏神，肺藏魄，肝藏魂，脾藏意[32]，腎藏志[33]，是謂五藏所藏.

五藏所主：心主脈，肺主皮，肝主筋，脾主肉，腎主骨，是謂五主.

五勞所傷：久視傷血，久臥傷氣，久坐傷肉，久立傷骨，久行傷筋，是謂五勞所傷.

五脈應象：肝脈絃，心脈鉤，脾脈代，肺脈毛，腎脈石，是謂五藏之脈.

〔校勘〕　1) 太素에는 '鹹入腎'과 뒤의 '甘入脾'가 서로 바뀌어 있고, '入腎' 밑에 '淡入胃' 三字가 더 있다.
　　　2) 太素에는 '五氣所病'이 '五藏氣'로 되어 있다.
　　　3) 太素에는 '爲'가 '主'로 되어 있다.
　　　4) '呑'은 呑嘆으로 嘆息의 뜻이다.《說文》
　　　5) 太素에는 '欠' 밑에 '爲嚔' 二字가 없다. 靈樞〈九針論〉에도 그러하니 太素와 合致된다.
　　　6) 太素에는 '胃爲氣逆' 위에 '六府氣' 三字가 더 있다. 于鬯이 말하기를, "'胃爲氣逆'부터 '膽爲怒'까지 33字는 아마 古〈素問〉家의 注語인데 正文에 雜入된 것 같다."고 했다.
　　　7) 太素에는 '爲恐' 二字가 없다.
　　　8) 太素에는 '不利爲癃' 四字가 없다.
　　　9) 太素에는 '五精所幷'이 '五幷'으로 되어 있다.
　　10) 張琦는 '憂'는 응당 '怒'로 해야 한다고 말하였다.
　　11) '畏'는 아마 篆文의 형태가 비슷한 '思'의 誤字일 것이다.
　　12) 太素에는 '是謂五幷虛而相幷者也'가 '是謂精氣幷于藏也'로 되어 있다. 沈祖綿은 '虛而相幷者也'의 六字는 注文이 正文에 竄入된 것이라고 하였다.
　　13) 五藏所惡: 太素에는 '五惡'로 되어 있다.
　　14) 太素에는 '是謂五惡'가 '此五藏氣所惡'로 되어 있다.
　　15) 五藏化液: 太素에는 '五液'으로 되어 있고, 類說에는 '化' 밑에 '爲'字가 더 있다.
　　16) 太素에는 '爲'가 '主'로 되어 있다. 下同.
　　17) 太素에는 '是謂五液'이 '此五液所生'으로 있다.
　　18) 氣病無多食辛: 太素에는 '病在氣無食辛'으로 되어 있는데, 뒤의 血·骨·肉·筋의 경우에도 句法이 같다.
　　19) 太素에는 '鹹'이 '苦'로 되어 있다.

20) 太素에는 '苦'가 '鹹'으로 되어 있다.
21) 醫說에는 '無令多食' 四字가 없다. 沈祖綿도 注가 正文에 竄入된 것이라고 했다.
22) 陰病發於肉: 太素에는 '以味病發于氣'로 되어 있는데, '以味'는 응당 楊注에 의거하여 五味로 해야 한다.
23) 所亂: 太素에는 '入'으로 되어 있다.
24) 太素에 '陽則' 밑에 '爲'字가 더 있다.
25) 太素에는 '陰則' 밑에 '爲血' 두 자가 더 있다.
26) 搏陽則爲巓疾: 太素에는 '邪入于陽, 搏則爲巓疾'로 되어 있다.
27) 搏陰贈爲瘖: 太素에는 '邪入于陰, 搏則爲瘖'으로 되어 있다.
28) 太素에는 '則'이 '病'으로 되어 있다.
29) 則怒: 太素에는 '病善怒'로 되어 있다.
30) 林校에 "陰出之陽 病善怒不治"는 錯簡이라 했다.
31) '命死不治' 四字는 衍文이다.
32) 五行大義에는 '意'가 '志'로 되어 있다.
33) 上揭書에는 '志'가 '精'으로 되어 있다.

五味所入: 酸味는 肝에 入하고, 辛은 肺에 入하고, 苦는 心에 入하고, 鹹은 腎에 入하고, 甘은 脾에 入하니, 이를 일러 五入이라고 합니다[이를 五入이라 이릅니다: 以下倣此].

五氣所病: 心은 噫《噯氣》가 되고, 肺는 咳가 되고, 肝은 語《여기서는 多語함을 가리킴》가 되고, 脾는 呑《呑酸酢舌》이 되고, 腎은 欠이 되고 嚔가 되며, 胃는 氣逆이 되고 噦가 되며, (恐이 되고,) 大腸 小腸은 泄이 되고, 下焦는 溢하여 水가 되고, 膀胱은 不利하면 癃이 되고, 不約《不能約束或節制의 뜻》하면 遺溺하며, 膽은 怒가 되니, 이를 五病이라 이릅니다《'胃爲氣逆……膽爲怒': 王玉川云: "此十三字 與'五氣所病'及'是言謂五病'不合, 當是後人注語, 誤入正文.》.

五精所病: 精氣가 心에 逆하면 喜하고, 肺에 幷하면 悲하고, 肝에 幷하면 憂하고 脾에 幷하면 畏하고, 腎에 幷하면 恐하니, 이를 일러 五幷이라고 합니다. (虛함에 서로 幷하는 것입니다.)

五藏所惡: 心은 熱을 惡하고, 肺는 寒을 惡하고, 肝은 風을 惡하고, 脾는 濕을 惡하고, 腎은 燥를 惡하니, 이를 일러 五惡라고 합니다.

五藏化液: 心(液)은 汗이 되고, 肺는 涕가 되고, 肝은 淚가 되고, 脾는 涎이 되고, 腎은 唾가 되니, 이를 五液이라 이릅니다.

五味所禁: 辛(味)은 氣를 走하니, 氣病에는 辛(味)을 多食하지 말며; 鹹은 血을 走하니, 血病에는 鹹을 多食하지 말며; 苦는 骨을 走하니, 骨病에는 苦를 多食하지 말며; 甘은 肉을 走하니, 肉病에는 甘을 多食하지 말며; 酸은 筋을 走하니, 筋病에는 酸을 多食하지 말며, 이를 일러 五禁이라고 합니다. (하여금 多食하지 말게 하십시오.)

五病所發: 陰病은 骨에 發하고, 陽病은 血에 發하며, 陰病은 肉에 發하고, 陽病은 冬에 發하며, 陰病은 夏에 發하니, 이를 일러 五發이라고 합니다.

五邪所亂: 邪가 陽에 入하면 狂하고, 邪가 陰에 入하면 痺하며, 陽을 搏하면 巓疾이 되고, 陰을 搏하면 瘖이 되며, (邪가) 陽에서 入하여 陰으로 之하면 靜하(여지)고, (邪가) 陰에서 出하여 陽으로 之하면 怒하(게 되)니, 이를 일러 五亂이라고 합니다.

五邪所見: 春에 秋脈을 得함과 夏에 冬脈을 得함과 長夏에 春脈을 得함과 秋에 夏脈을 得함과 冬에 長夏脈을 得함, (名을 陰에서 出하여 陽으로 之함이라 하며, 病이 잘 怒하는데 治하지 못하니,) 이를 일러 五邪라 합니다(─모두 同命으로[命을 같이 하는데], 死하니 治하지 못합니다).

五藏所藏: 心은 神을 藏하고, 肺는 魄을 藏하고, 肝은 魂을 藏하고, 脾는 意를 藏하고, 腎은 志를 藏하니, 이를 일러 五藏所藏이라고 합니다.

五藏所主: 心은 脈을 主하고, 肺는 皮를 主하고, 肝은 筋을 主하고, 脾는 肉을 主하고, 腎은 骨을 主하니, 이를 일러 五主라고 합니다.

五勞所傷: 오래 視하면 血을 傷하고, 오래 臥하면 氣를 傷하고, 오래 坐하면 肉을 傷하고, 오래 立하면 骨을 傷하고, 오래 行하면 筋을 傷하니, 이를 일러 五勞所傷이라고 합니다.

五脈應象: 肝脈은 弦하고, 心脈은 鉤하고, 脾脈은 代하고, 肺脈은 毛하고, 腎脈은 石하니, 이를 일러 五藏의 脈이라고 합니다.

血氣形志篇 第二十四

[해제]　本篇은 六經氣血의 多少와 形志苦樂의 證治를 論述하였으므로 篇名을 血氣形志篇
이라 했다.

本篇의 主要內容은 다음과 같다.

1. 六經의 氣血多少, 陰陽表裏關係와 刺法에 대한 論述.
2. 形志苦樂의 病證과 治法.
3. 五臟兪穴의 取穴法.

第 一 章

夫人之常數, 太陽常¹⁾多血少氣, 少陽常少血多氣, 陽明常多氣多
血, 少陰常少血多氣, 厥陰常多血少氣, 太陰常多氣少血²⁾, 此天³⁾之
常數. 足太陽與少陰爲表裏, 少陽與厥陰爲表裏, 陽明與太陰爲表
裏, 是爲足⁴⁾陰陽也. 手太陽與少陰爲表裏, 少陽與心主爲表裏, 陽明
與太陰爲表裏, 是爲手之陰陽也. 今知手足陰陽所苦⁵⁾, 凡治病必先
去其血, 乃去其所苦, 伺之所欲, 然後寫有餘, 補不足.

[校勘]　1) 太素에는 '常'字가 없다(下同). 〈寶命全形論〉의 王注 引文에도 이와 같다.
2) 太素에는 '多氣少血'이 '多氣血'로 되어 있다.
3) '天'字는 응당 上文에 의거 '人'字로 고쳐야 할 것이다.
4) 滑抄本에는 '足' 밑에 '之'字가 더 있다.
5) 太素에는 '今知手足陰陽所苦' 八字가 없다.

대저 人의 常數는, 太陽(經)은 (恒)常 多血少氣하고, 少陽은 (恒)常 少血多氣하
고, 陽明은 (恒)常 多氣多血하고, 少陰은 (恒)常 少血多氣하고, 厥陰은 (恒)常 多
血少氣하고, 太陰은 (恒)常 多氣少血하니, 이것이 天《當作 '人'》의 常數입니다.

足太陽(經)은 (足)少陰(經)과 表裏가 되고, (足)少陽(經)은 (足)厥陰(經)과
表裏가 되고, (足)陽明(經)은 (足)太陰(經)과 表裏가 되니, 이것이 足陰陽(經)이
됩니다. 手太陽은 (手)少陽과 表裏가 되고, (手)少陽은 (手)心主와 表裏가 되고,
(手)陽明은 (手)太陽과 表裏가 되니, 이것이 手의 陰陽(經)이 됩니다. 이제 手足
陰陽이 苦하는 바를 知하면, 무릇 病을 治함엔 반드시 먼저 그 血을 去하고, 然後에
(乃)[去하여야 비로소(乃)] 그 苦하는 바를 去하며, (그의) 欲하는 바를 伺한 然

後에 有餘(한 것)를 瀉하고 不足(한 것)을 補해야 합니다.

第 二 章

欲知背兪, 先度其兩乳間, 中折之, 更以他草度, 去¹⁾半已, 卽以兩隅相拄²⁾也, 乃擧³⁾以度其背, 令其一隅居上, 齊脊大椎, 兩隅在下, 當其下隅者, 肺之兪也. 復下一度, 心之兪也. 復下一度, 左⁴⁾角肝之兪也, 右⁴⁾角脾之兪也. 復下一度, 腎之兪也. 是謂五藏之兪, 灸刺之度也.

〔校勘〕 1) 太素에는 '去' 밑에 '其'字가 더 있다.
　　　　2) 朝本에는 '拄'가 '柱'로 되어 있고 釋音에도 그러하다.
　　　　3) 醫心方에는 '擧' 밑에 '臂'字가 더 있다.
　　　　4) 太素와 醫心方에는 모두 '左角'과 '右角'이 서로 바뀌어 있다.

背兪를 知하고자 하거든, 먼저 (草로써) 그 兩乳間을 度하여 이를《그 길이를 잰 草를》中(에서)折《二等分》하고, 다시 他草로 (그 兩乳間을) 度하여 (그 中折한) 半을 (除)去하여 已하고(버리고), 곧 兩 隅로써 서로 拄하게 하고, 然後에 (乃) (이를) 擧하여 (그것으로)써 그 背를 度하되, 그 一隅는 上에 居하여 脊의 大椎와 齊하게 하고, 兩隅는 下에 在하게 하는데, 그 下隅에 當한 곳이(者) 肺의 兪입니다. (肺兪에서) 다시 一度를 下하면 心의 兪이며, (心兪에서) 다시 一度를 下하면, 左角은 肝의 兪이고, 右角은 脾의 兪이며, 다시 一度를 下하면 腎의 兪인데, 이를 일러 五藏의 兪라고 하며[이를 五藏의 兪라 이르며], (이것이) 灸刺의 度입니다.

第 三 章

形樂志苦, 病生於脈, 治之以灸刺. 形樂志樂, 病生於肉, 治之以鍼石. 形苦志樂, 病生於筋, 治之以熨引. 形苦志苦, 病生於咽嗌¹⁾, 治之以百²⁾藥. 形³⁾數驚恐, 經絡⁴⁾不通, 病生於不仁, 治之以按摩醪藥. 是謂五形志也.

〔校勘〕 1) 咽嗌: 甲乙經에는 '困竭'로 되어 있다.
　　　　2) 太素와 醫心方에는 모두 '百'字가 없으며, 甲乙에는 '百'字가 '甘'으로 되어 있다.
　　　　3) '形' 밑에 '志'字가 탈락되어 있다.
　　　　4) 太素와 醫心方에는 모두 '經絡'이 '筋脈'으로 되어 있다.

形이 樂하고 志가 苦하면 病이 脈에 生하니, 이를 治함은 灸刺로써 하며 ; 形이 樂하고 志가 樂하면 病이 肉에 生하니, 이를 治함은 鍼石으로써 하며 ; 形이 苦하고 志가 樂하면 病이 筋에 生하니, 이를 治함은 熨引으로써 하며 ; 形이 苦하고 志가 苦하면 病이 咽嗌에 生하니, 이를 治함은 百藥으로써 하며 ; 形이 자주 驚恐하고 經絡이 通하지 못하면 病이 不仁(함)을 生하니, 이를 治함은 按摩醪藥으로써 합니다. 이를《이상에 말한 다섯가지를》일러 五形志라고 합니다[이를 五形志라고 이릅니다].

第四章

刺[1]陽明, 出血氣 ; 刺太陽, 出血惡氣 ; 刺少陽, 出氣惡血[2] ; 刺太陰, 出氣惡血 ; 刺少陰, 出氣惡血 ; 刺厥陰, 出血惡氣也.

[校勘] 1) 太素에는 ‘刺’ 앞에 ‘故曰’ 二字가 더 있다.
2) 出氣惡血 : 太素에는 ‘出血氣’로 되어 있다.

陽明을 刺함엔 血氣를 (모두) 出하고 ; 太陽을 刺함엔 血은 出하되 氣(를 出함)는 惡하고, 少陽을 刺함엔 氣는 出하되 血(을 出함)은 惡하고, 太陰을 刺함엔 氣는 出하되 血(을 出함)은 惡하고, 少陰을 刺함엔 氣는 出하되 血(을 出함)은 惡하고, 厥陰을 刺함엔 血은 出하되 氣(를 出함)는 惡합니다.

寶命全形論篇 第二十五

〔해제〕 本篇은 人이 天地의 氣로써 生하고 四時의 法으로써 成하니, 形體를 保全하려면 모름지기 天命을 보배처럼 아껴야 함을 指出하였으므로 篇名을 寶命全形論이라 했다.

本篇의 主要內容은 다음과 같다.

1. 만약 寶命全形하려면 반드시 天地四時의 陰陽變化에 適應해야 한다.

2. 五行勝克關係와 針刺五法의 重要意義.

3. 針刺의 行針方法과 候氣의 重要意義.

第 一 章

黃帝問曰：天覆地載, 萬物悉備, 莫貴於人, 人以天地之氣生, 四時之法成, 君王衆庶, 盡欲全形, 形之疾病[1], 莫知其情, 留淫日深, 著於骨髓, 心私慮[2]之, 余欲[3]鍼除其疾病, 爲之奈何? 岐伯對曰：夫鹽之味[4]鹹者, 其氣令器津泄；絃絶者, 其音嘶敗[5]；木敷[6]者, 其葉發；病深者, 其聲噦. 人有此三[7]者, 是謂壞府, 毒藥無治, 短鍼無取, 此皆絶皮傷肉, 血氣爭黑[8].

〔校勘〕 1) 太素에는 '疾病'이 '所疾'로 되어 있다.

2) 太素에는 '慮'가 '患'으로 되어 있다.

3) 太素에는 '欲' 밑에 '以'字가 더 있다.

4) 太素에는 '味'字가 없다.

5) '敗'字는 衍文인 듯하다.

6) 太素에는 '敷'가 '陳'으로 되어 있다. '陳'은 응당 '柛'일 것이 聲形이 相近하여 잘못된 것일 것이다. 爾雅〈釋木〉에 "木自弊, 柛"이라 했다. 또 '發'은 '落'의 誤字이니 林校引 太素로 可證할 수 있다. '木柛葉落'은 곧 木壞葉落이라 번거로운 해석이 필요치 않다.

7) 張琦는 '三'字가 衍文인 듯하다고 했다.

8) 太素에는 '黑'이 '異'로 되어 있으나 둘 다 뜻이 명백하지 않다. 아마 '黑'은 '異'의 形誤이고 '異'는 '矣'의 聲誤일 것이다. '血氣爭矣'는 皮肉血氣가 각기 相得치 못하여 針藥으로 치료할 방법이 없음을 말한다. '矣'字는 語末助詞로 사실상 이론상의 필연적 결과를 표시한다.

黃帝께서 問하여 가라사대, "天은 覆하고 地는 載하여 萬物이 悉備하(여 있으)나 (그 中에) 人보다 귀한 것은 없으니, 人은 天地의 氣로써 生하고 四時의 法으로써 成함이라[成함인데], 君王衆庶가 모두 形을 온전히 하고자 하나, 形의 疾病에 《몸이 疾病에 이환되어도》情을 知하지 못하여[情을 知하는 이가 없어], (邪氣가) 留하면서 淫함이 날로 깊어져서 骨髓에 著하(게 되)니, 心에 사사로이《내 마음 속으로》이를 (念)慮하여, 余가 鍼으로 그 疾病을 除하(여 주)고자 하는데, 이를 하려면 어떻게 (해야) 합니까?"

岐伯이 對(答)하여 가로되, "대저 鹽의 味가 鹹한 것은 그 氣가 器로 하여금 津이 泄하게 하고, 弦이 絶한 것은 그 音이 嘶敗하고, 木이 敷한 것은 그 葉이 發하고, 病이 深한 者는 그 聲이 噦하니, 人이 이 세가지가 있으면, 이를 壞府라고 이르는데, 毒藥으로(도) 治하지 못하고 短鍼으로(도) 取하지 못하니, 이는 모두 皮를 絶《過》하여 肉을 傷함에 血氣가 爭하여 黑합니다."

第 二 章

帝曰: 余念其痛[1], 心爲之亂惑反甚, 其病, 不可更代, 百姓聞之, 以爲殘賊, 爲之奈何? 岐伯曰: 夫人生於地, 懸命於天, 天地合氣, 命之曰人. 人能應四時者, 天地爲之父母; 知[2]萬物者, 謂之天子. 天有陰陽, 人有十二節; 天有寒暑, 人有虛實. 能經天地陰陽之化者, 不失四時; 知[3]十二節之理者, 聖智不能欺也; 能存八動[4]之變, 五勝更立; 能達虛實之數者, 獨出獨入, 呿吟至微, 秋毫在目.

[校勘] 1) 太素에는 '痛'이 '病'으로 되어 있다.
2) 太素에는 '知'가 '荷主'로 되어 있다.
3) 太素에는 '知' 앞에 '能'字가 더 있다.
4) '動'은 응당 '風'字로 해야 할 것이다. '動'과 '風'은 疊韻이다.

帝께서 가라사대, "余가 그(들의) (苦)痛을 念하니, 마음은 그 때문에 亂惑함이 도리어 甚하나[마음은 이를 爲하(고자 하)나 亂惑함이 도리어 甚하(여지)고], 그 病을 可히 更代하지 못하니, 백성들이 이를 聞하고 (余를) 殘賊이라 여기니, 이를 爲하여[이를 하려면](爲之) 어떻게 (해야) 합니까?"

岐伯이 가로되, "대저 人은 地에서 生하고 命을 天에 懸하여, 天(과)地가 氣를 合하니, 이를 命하여 人이라고 합니다. 人이 能히 四時에 應한다면《者=則》[人(中)에 能히 四時에 應하는 者는] 天地가 그를 爲하여 父母(노릇을)되니《天地가 그의 父母가 되니》(天地爲之父母), 萬物의 根本을 知하는 者, 그를 天의 子라 이릅니다. 天에는 陰陽이 있고, 사람에게는 十二節이 있으며; 天에는 寒暑가 있고, 사람에게는 虛實이 있으니, 能히 天地 陰陽의 化를 經하는 者는 四時를 失하지 아니하며, 十二節의 理를 知하는 者는 聖智라(도) 能히 欺하지 못하며, 能히 八動의 變과 五勝의 번갈아 立함을 存하여[存하며] 能히 虛實의 數에 (明)達한 者는, 홀로 出하고 홀로 入하며, 呿吟(開閉 : 呼吸)이 至(極)히 微하고[呿吟의 至(極)히 微함과] 秋毫라도 目에 在합니다(아주 미세한 것도 관찰하여 알 수 있습니다)."

第 三 章

　帝曰 : 人生有形, 不離陰陽, 天地合氣, 別爲九野, 分爲四時, 月有小大, 日有短長, 萬物並至, 不可勝量, 虛實¹⁾呿吟, 敢問其方. 岐伯曰 : 木得金而伐, 火得水而滅, 土得木而達, 金得火而缺, 水得土而絶, 萬物盡然, 不可勝竭. 故鍼有懸布²⁾天下者五, 黔首共餘³⁾食, 莫知之也. 一曰治神, 二曰知⁴⁾養身⁵⁾, 三曰知毒藥爲眞, 四曰制砭石小大⁶⁾, 五曰知府藏血氣之診. 五法俱立, 各有所先. 今末世之刺⁷⁾也, 虛者實之, 滿者泄之, 此皆衆⁸⁾工所共知⁹⁾也. 若夫法天則地, 隨應而¹⁰⁾動, 和之者若響, 隨之者若影, 道無鬼神, 獨來獨往.

[校勘] 1) 虛實 : 太素에는 '欲去'로 되어 있다.
　　　2) 明抄本에는 '布' 밑에 '于'字가 더 있다.
　　　3) 太素에는 '餘'가 '飮'으로 되어 있고, 林校에 全元起本에는 '飼食'으로 되어 있다고 했다.
　　　4) 太素에는 '知'가 '治'로 되어 있으나 모두 그르다. '治'는 蒙上衍이요, '知'는 涉下衍이다. 楊注 引文에 "太上養神, 其次養形"이라 한 것을 보면 楊의 所據本에는 본래 '治'字가 없었던 것 같다.
　　　5) '身'은 응당 林校에 의거 '形'으로 고쳐야 한다.
　　　6) 四曰制砭小大 : 沈祖綿이 말하기를, "此句는 아마 二字가 탈락된 듯하다. 응당 '四曰制砭石小大之癲'으로 해야 비로소 뒤의 '五曰知府藏血氣之診'과 對句가 될 것이다. 說文에 癲은 病이라 했으니, 대개 病에는 內外가 있고 砭에는 大小가 있으므로 制法에 다름이 있는 것이다."라고 하였다.
　　　7) 太平聖惠方에는 '刺'가 '制'로 되어 있다.
　　　8) 四庫本에는 '衆'이 '凡'으로 되어 있다.
　　　9) 藏本에는 '知'가 '之'로 되어 있다.
　　10) 四庫本에는 '而'가 '卽'으로 되어 있다.

　帝께서 가라사대, "人生이 形을[形이] 有함은[有하니] 陰陽을 離하지 아니하고, 天地가 氣를 合하니 別함에 九野가 되고 分함에 四時가 되며, 月에는 小大가 있고 日에는 短長이 있어서, 萬物이 幷至함을 可히 이루 헤아릴 수 없으나(不可勝量),

眩吟을 虛實(로 分別하려)함에[虛實眩吟함에] 敢히 그 方(法)을 問합니다.”

岐伯이 가로되, “木이 金을 得함에 伐하(여지)고, 火가 水를 得함에 滅하고, 土가 木을 得함에 達하고, 金이 火를 得함에 缺하고, 水가 土를 得함에 絶하나니, 萬物이 다 그러하여 可히 이루 竭하지 못합니다. 故로 鍼에 天下에 懸布된 것이 다섯이 있는데, 黔首가 餘食을 함께하되 이를 아는 이가 없으니, 첫째는 神을 治함이고, 둘째는 身을 養할 줄 앎이고, 셋째는 毒藥을 知함이 眞함이고, 넷째는 砭石을 小(하거나)大하게 制함이고, 다섯째는 府藏血氣의 診을 知함인데, (이상의) 五法이 함께 立하나 각기 먼저 할 바가 있습니다. (現)今 末世의 刺함은, 虛한 者를 實하게 하고, 滿한 者를 泄하는데, 이는 모두 衆工이 共知하는 바이거니와, 만약 天을 法하고 地를 則하여 隨應하여 動한다면, 이에 和함이 메아리 같고, 이를 隨함이 그림자 같으리니, 道에는 鬼神이 없으니, 홀로 來하고 홀로 往할 것입니다.”

第 四 章

帝曰 : 願聞其道. 岐伯曰 : 凡刺之眞, 必先治神, 五藏已定, 九候已備[1], 後乃[2]存鍼, 衆脈不見, 衆凶弗聞, 外內相得, 無以形先, 可玩[3]往來, 乃施於人. 人有虛實[4], 五虛勿近, 五實勿遠, 至其當發, 間不容瞚[5]. 手動若務, 鍼耀而勻, 靜意視義[6], 觀適[7]之變, 是謂冥冥, 莫知其形, 見其烏烏, 見其稷稷, 從[8]見其飛, 不知[9]其誰[9], 伏如橫[10]弩, 起[11]如發機. 帝曰 ; 何如而虛, 何如而實? 岐伯曰 : 刺虛者須其實, 刺實者須其虛, 經氣已至, 愼守勿失, 深淺在志, 遠近若一, 如臨深淵, 手如握虎, 神無營於衆物.

[校勘]　1) 甲乙에는 ‘備’가 ‘明’으로 되어 있다.
　　　　2) 太素에는 ‘後乃’가 ‘乃緩’으로 되어 있으나, ‘乃後’로 함이 마땅하니, ‘乃後’는 곧 ‘然後’이다.
　　　　3) 太素에는 ‘玩’이 ‘梲’로 되어 있고 楊注에 ‘梲’은 ‘動’이라고 訓하였으나, 그 근거는 알 수 없다.
　　　　4) 人有虛實 : 甲乙에는 ‘虛實之要’라고 되어 있다.
　　　　5) 瞚 : 太素에는 ‘眴’으로 되어 있는데, 廣韻〈二十椁〉에 瞚·眴·瞬은 한 字라고 하였다.
　　　　6) ‘義’字는 誤니 응당 ‘息’으로 해야 한다. 王注에 “故靜意視息”이라 하였다.
　　　　7) 柯校本에는 ‘適’이 ‘敵’으로 되어 있는데, 이 둘은 통한다. 漢書〈價宜傳〉顏注에 “適, 當也”라 하였다. ‘觀適之變’은 당연한 변화를 관찰함을 말한다.
　　　　8) 于鬯은 말하기를, “‘從’字는 아마 ‘徒’字의 形近之誤일 것이다. ‘不知’와 ‘徒見’은 뜻이 서로 부합된다.”고 하였다.
　　　　9) 太素에는 ‘知’가 ‘見’으로, ‘誰’가 ‘雜’으로 되어 있다.

10) 濟生拔萃에는 '橫'이 '彍'으로 되어 있다. 廣雅에 "彍, 張也"라 하였는 바, '張彍'와 '發機'는 상응한다.
11) 上揭書에는 '起'가 '應'으로 되어 있다.

帝께서 가라사대, "願컨대, 그 道를 듣고 싶습니다."

岐伯이 가로되, "무릇 刺의 眞은, 반드시 먼저 神을 治하여 五藏이 이미 定하여지고 九候가 이미 備하여진 後에 비로소(乃) 鍼을 存(하여야)하고, 衆脈《指眞藏脈》이 見하지 아니하며 衆凶이 들리지 아니하고《五藏敗絶의 現象이 없음을 가리킴》 外內가 相得하면, 形으로써 先하지 말고 可히 往來함을 玩한 然後에(乃) 人에 施하는데, 人은 虛實이 있으니, 五虛는 (鍼刺를) 가까이 하지 말고 五實은 (鍼刺를) 멀리하지 말며, 그 마땅히 發해야 함에 至하여서는 間에 瞚《瞬》을 容(納)하지 않습니다. 手의 動(作)은 務하듯이 (專心으로) 하고, 鍼은 耀하고 勻하게 하며, 意를 고요히 하고 義를《鍼刺의 變化情況을 가리킴》視하여 適의 變《鍼氣가 至하는 곳의 形氣의 變化情況》을 觀하니, 이를 일러 冥冥이라 하는데, 그 形을 知하지 못하나 그 烏烏함을 見하고 그 稷稷함을 見하나니, 그 飛함을 從하여 見한다면 그(것이) 무엇인지는 알지 못하나(不知其誰) 伏(하여 있음)이 橫弩와 같고 起함이 機를 發함 같습니다."

帝께서 가라사대, "(實證은) 어떠하여야《어떻게 해야》 虛해지고(可如而虛), (虛證은) 어떠하여야《어떻게 해야》 實해집니까?"

岐伯이 가로되, "實을 刺하는 者는 그(것이) 虛해지기를 須《待》하고, 虛를 刺하는 者는 그(것이) 實해지기를 須하(여야 하)며; 經氣가 이미 至하였거든, 愼守하여 失하지 말(아야 하)며; (刺하는) 深淺은 志에 在하니, 遠近에 한결같이 하며; (삼가는 마음은) 深淵에 臨한 듯이 하고, 手는 虎를 握함과 같이 하여, 神이 衆物에 營하지《誘惑되거나 어지러워지지》 말아야 합니다[營함이 없어야 합니다]."

八正神明論篇 第二十六

[解제]   本篇은 八正之氣와 神明의 針治에 對한 重要 意義를 重點 論述하였으므로 篇名을
八正神明論이라 했다.

本篇의 主要內容은 다음과 같다.

1. 日月星辰, 四時八正之氣 및 天地陰陽의 變化와 人體의 氣血虛實 및 針刺補瀉와의
關係를 討論했음.

2. 針刺補瀉의 時期와 原則.

3. 早期診斷과 早期治療의 重要意義.

4. "形"과 "神"의 含義.

第 一 章

黃帝問曰: 用鍼之服, 必有法則焉, 今何法何則? 岐伯對曰: 法天
則[1]地, 合以天光. 帝曰: 願卒聞之. 岐伯曰: 凡刺之法, 必候日月星
辰四時八正之氣, 氣定, 乃刺之. 是故天溫日明, 則人血淖液[2], 而衞
氣浮[3], 故血易寫, 氣易行[4]; 天寒日陰, 則人血凝[5]泣[6], 而衞氣沈.
月始生, 則血氣始精, 衞氣始行; 月郭滿, 則血氣實[7], 肌肉堅; 月郭
空, 則肌肉減, 經絡虛, 衞氣去, 形獨居. 是以因天時而調血氣也. 是
以天寒無刺, 天[8]溫無疑[9]. 月生無寫, 月滿無補, 月郭空無治, 是謂
得時而調之. 因天之序, 盛虛之時, 移光定位, 正立而待之. 故曰月
生而寫, 是謂藏[10]虛; 月滿而補, 血氣揚[11]溢, 絡有留血, 命曰重實;
月郭空而治, 是謂亂經. 陰陽相錯, 眞邪不別, 沈以留止, 外虛內亂,
淫邪乃起.

帝曰: 星辰八正[12]何候? 岐伯曰: 星辰者, 所以制日月之行也. 八
正者, 所以候八風之虛邪, 以時至者也. 四時者, 所以分春秋多夏之
氣所在, 以時調之也[13], 八正之虛邪, 而避之勿犯也. 以身之虛, 而逢
天之虛, 兩虛相感, 其氣至骨, 入則傷五藏, 工候救之, 弗能傷也, 故
曰: 天忌不可不知也.

〔校勘〕 1) 天則: 明抄本에는 '則天'으로 되어 있다.

2) '淖液'은 응당 '淖澤'이니 聲誤이다. 뒤의 '天溫無疑' 句의 楊注에 "天溫血氣淖澤"이라 하였다. '淖澤'은 '濡潤'이니 '濡潤'과 뒤의 '凝泣'과는 對가 된다.

3) 雲笈七籤에는 '浮'가 '揭'로 되어 있다.

4) 故血易瀉氣易行: 雲笈七籤의 引文에는 七字가 없다. 이 七字는 아마 '人血淖澤衛氣'의 旁注인 것이 正文에 誤入된 것 같다.

5) 太素에는 '凝'이 '浃'로 되어 있다.

6) 雲笈七籤에는 '泣'이 '洹'로 되어 있다.

7) 太素에는 '實'이 '盛'으로 되어 있으며, 〈移精變氣論〉 王注에도 '盛'으로 되어 있어 太素와 합치된다.

8) 甲乙에는 '天'이 '大'로 되어 있다. 뒤의 '天溫'의 '天'도 이와 같다.

9) 元殘一, 越本, 吳本, 明抄本, 周本, 藏本에는 모두 '疑'가 '凝'으로 되어 있고, 〈移精變氣論〉 王注 引文에도 '凝'으로 되어 있으나, '無凝'과 '無刺'는 뜻이 相稱하지 않는다. 針灸大成의 卷二 〈標幽賦〉의 楊注 引文에는 '疑'가 '炙'으로 되어 있어 뜻에는 더욱 합당하나 어디에 근거했는지는 알 수 없다.

10) '藏'字는 응당 '重'으로 해야 할 것이다. '重虛'는 뒤의 '重實'과 對文이다. 楊注에도 '重虛'로 되어 있다.

11) 〈移精變氣論〉 王注에는 '揚'이 '盈'으로 되어 있다. '盈溢'은 雙聲이다.

12) '八正' 밑에 '四時' 二字가 탈락된 듯하다. 下文 '四時者' 以下 19字는 윗말을 바로 잇고 있을 뿐만 아니라 다시 前文 '必候日月星辰四時八正之氣'로써 보더라도 '四時' 두 자는 마땅히 있어야 한다.

13) 以時調之也: 兪樾이 말하기를, "본래 '四時者, 所以分春秋冬夏之氣所在, 以時調八正之虛邪, 而避之勿犯也'라고 한 것이 오늘날 '之也' 二字가 衍文으로 들어가 文義를 隔絶시키고 있다."고 하였다.

帝께서 問하여 가라사대, "鍼을 用하는 服《事》에는 반드시 法(하고)則함이 있을텐데, 이제 무엇을 法하고 무엇을 則(해야)합니까?"

岐伯이 對(答)하여 가로되, "天을 法하고 地를 則하여 天光으로써 合합니다."

帝께서 가라사대, "願컨대 이를 모두(卒) 듣고 싶습니다."

岐伯이 가로되, "무릇 刺하는 법은 반드시 日月星辰과 四時 八正의 氣를 候하여 氣가 定하여진 然後에(乃)〔氣가 定하여지면 이에〕 刺해야 합니다. 이러한 까닭으로, 天이 溫하고 日이 明하면, 人血이 淖液《當作'淖澤'》하고 衛氣가 浮하(게 되)므로 血이 瀉하기 쉽고 氣가 行하기 쉬우며; 天이 寒하고 日이 陰하면, 人血이 凝泣하고 衛氣가 沈하며; 月이 비로소 生하면 血氣가 비로소 精하여 衛氣가 비로소 行하며; 月郭이 滿하면, 血氣가 實하여지고 肌肉이 堅하여지며; 月郭이 空하(게 되)면, 肌肉이 減하고 經絡이 虛하(여지)며, 衛氣가 去하여 形이 홀로 居합니다. 이러한 까닭으로 天時에 因하여 血氣를 調합니다. 이러한 까닭으로 天이 寒하면 刺하지 말고 天이 溫하면 (刺하기를) 疑하지 말며; 月生(時)에는 瀉하지 말고, 月滿(時)에는 補하지 말며, 月郭이 空하(게 되)면 治하지 말지니, 이를 일러 時를 得하여 (이를) 調함이라고 합니다. 天의 序와 盛虛하는 時에 因하여, 移하는 光에 (따라)

位를 定하고 正立하여 이를 待합니다. 故로 가로되, 月生(時)에 瀉하면, 이를 일러 藏虛(當作 '重虛')라 하며; 月滿(時)에 補하면, 血氣가 揚溢하여 絡에 留血이 있게 되니, 命하여 重實이라고 하며; 月郭空(時)에 治하면, 이를 일러 亂經이라 하는데, 陰陽이 相錯하고 眞邪가 別(分)하지 못하여, (邪氣가) 沈하여 (體內에) 留止하(게 되)여, 外가 虛하여지고 內가 亂하여지니, 淫邪가 이에 起합니다."

帝께서 가라사대, "星辰·八正은 무엇을 候합니까?"

岐伯이 가로되, "星辰은 써 日月의 行함을 制하는 바이고, 八正은 써 八風의 虛邪가 時로써 至하는 것을 候하는 바이며, 四時는 써 春夏秋冬의 氣가 在하는 바를 分하는 바이니, 時로써 이를 調하되, 八正의 虛邪는, 이를 避하고 犯하지 말지니, 身의 虛로써 天의 虛를 逢하여 兩虛가 서로 感하(게 되)면, 그 氣가 骨에 至하고, 入하면 五藏을 傷하(게 되)는데, (醫)工이 候하여 이를 救하면 能히 傷하지 못합니다. 故로 가로되, 天忌는 可히 知하지 아니하지 못한다(天忌는 知하지 않으면 안 된다)고 했습니다."

第 二 章

帝曰: 善. 其法星辰者, 余聞之矣, 願聞法往古者. 岐伯曰: 法往古者, 先知鍼經也. 驗於來今者, 先知日之寒溫, 月之虛盛, 以候氣之浮沈, 而調之於身, 觀其立有驗也. 觀其[1]冥冥者, 言形氣榮衛之不形於外, 而工獨知之, 以[2]日之寒溫, 月之虛盛, 四時氣之浮沈, 參伍相合而調之, 工常先見之, 然而不形於外, 故曰觀於冥冥焉. 通於無窮者, 可以傳於後世也, 是故工之所以異也, 然而不形見於外, 故俱不能見也. 視之無形, 嘗之無味. 故謂冥冥, 若神髣髴. 虛邪者, 八正之虛邪氣[3]也. 正邪者, 身形[4]若用力, 汗出, 腠理開[5], 逢虛風, 其中人也微, 故莫知其情, 莫見其形. 上工救其萌牙, 必先見[6]三部九候之氣, 盡調不敗而救之, 故曰上工[7]. 下工救其已成, 救其已敗[8]. 救其已成者, 言不知三部九候之[9]相失, 因病而敗之也[10]; 知其所在者, 知診三部九候之病脈處而治之, 故曰守其門戶焉, 莫知其情而見邪[11]形也.

帝曰: 余聞補寫, 未得其意. 岐伯曰: 寫必用方, 方者, 以氣方盛也, 以月方滿也, 以日方溫也, 以身方定也, 以息方吸而內鍼, 乃復候其方吸而轉鍼, 乃復候其方呼而徐引鍼, 故曰寫必用方, 其氣而¹²⁾行焉. 補必用員, 員者, 行也, 行者, 移也, 刺必中其榮, 復以吸排鍼也. 故員與方, 非¹³⁾鍼也. 故養神者, 必知形之肥瘦, 榮衞血氣之盛衰. 血氣者, 人之神, 不可不謹養.

[校勘]　1) 太素에는 '其'가 '于'로 되어 있다.
　　　　2) 太素에는 '以' 밑에 '與'字가 더 있다.
　　　　3) 앞의 '八正之虛而避之勿犯' 句例로 볼 때 '氣'字는 衍文인 듯 하다. 王注에도 "八正之虛邪, 謂八節之虛邪"라고 하였다.
　　　　4) 太素에는 '形' 밑에 '飢'字가 더 있다. 이 경우 '飢'까지 斷句한다.
　　　　5) 文選〈風賦〉善注에는 '汗出' 밑에 '腠理開'의 三字가 없다.
　　　　6) 太素에는 '見'이 '知'로 되어 있다.
　　　　7) 太素에는 '上工' 二字가 없다. '故曰' 二字는 뒤에 붙여 읽는다.
　　　　8) 太素에는 '救其已成救其已敗' 八字가 없다.
　　　　9) 太素에는 '之' 밑에 '氣以' 두 자가 더 있다.
　　　10) 因病而敗之也: 太素에는 '有因而疾敗之'로 되어 있다.
　　　11) 越本에는 '邪'가 '其'로 되어 있다.
　　　12) 明抄本, 周本에는 '而'가 모두 '易'로 되어 있다.
　　　13) 太素에는 '非'가 '排'로 되어 있다.

帝께서 가라사대, "善합니다. 그 星辰을 法하는 것은, (이를) 余가 聞하였으니, 願컨대 往古를 法하는 것을 듣고 싶습니다."

岐伯이 가로되, "往古를 法하는 者는 먼저《鍼經》을 知하여야 하며 ; 來今에 (徵)驗하(려)는 者는, 먼저 日의 寒溫과 月의 虛盛을 知하여, 氣의 浮沈을 候하고 (患者의) 身에 이를 調(治)하면, 그 자리에서 驗이 있음을 봅니다(觀其立有驗也). 冥冥(한 데)에[冥冥을] 觀한다 함은, 形氣 榮衞가 外에 形하지 아니한데 工이 홀로 이를 知하여, 日의 寒溫과 月의 虛盛과 四時氣의 浮沈으로써 參伍하고 相合하여 이를 調함을 言함이니, 工이 (通)常 먼저 이를 見하나, 그러나 外에(는) (아직) 形하지 아니한 까닭으로, 가로되 冥冥(한 데)에[冥冥을] 觀한다고 하는 것입니다. 無窮에 通한 者라야 可히 써 後世에 傳할 수 있나니, 이것이 故로 工이 써 異한 바이나[無窮에 通하는 것은 可히 後世에 傳할 수 있나니, 이러한 까닭으로 工이 써 異하는 바이나], 外에 形見하지 아니한 까닭으로 함께 能히 見하지 못하(는 것이)며, 이를 視함에 形이 없고 이를 嘗함에 味가 없는 故로 冥冥이라고 이르니, 마치 神과 髣髴(彷彿)합니다[神같이 髣髴(彷彿)합니다]."

虛邪란 八正의 虛邪氣이며 ; 正邪란, 身形이 만약 用力하여 汗出하고 腠理가 開한 데에 虛風을 逢하면, 그(것이) 人에 中함이 微한 까닭으로 그 情을 知하지 못하고 그 形을 見하지 못합니다. 上工은 그 萌牙(萌芽)를 求하(나)니, 반드시 먼저 三部九候의 氣를 見하여 不敗(아직 敗하지 아니한 것)를 모두 調하여 이를 救하므로

上工이라 하며, 下工은 그 已成《이미 病이 形成된 것》을 救하고, 已敗를 救하나니, 그 已成을 救한다 함은 三部九候의 相失함을 知하지 못하여, 病을 因하여 (그것을) 敗하게 함을 言함입니다. 그 所在를 知하는 者는 三部九候의 病脈處를 診할 줄 알아서 이를 治하(나)니, 故로 가로되, 그 門戶《此指三部九候》를 守하면, 그 情은 知하지 못하나 邪(의)形은 見한다고 합니다."

帝께서 가라사대, "余가 補瀉를 聞하였으나 아직 그 意를 得하지 못하였습니다."
岐伯이 가로되, "瀉함엔 반드시 方《바야흐로》을 用(해야)하는데, 方이란, 氣로써는 方盛이고, 月로써는 方滿이고, 日로써는 方溫이고, 身으로써는 方定이고, 息으로써는, 方吸에 內鍼《納鍼》하고 然後에 (乃) 다시 그 方吸을 候하여 轉鍼하며, 然後에 (乃) 다시 그 方呼를 候하여 徐徐히 引鍼함이니, 故로 가로되 瀉함엔 반드시 方을 用(해야)하니, 그 氣가 거기에 (焉) 行함이라고 했습니다."
補함엔 반드시 員을 用(해야)하는데, 員이란 行이고, 行은 移이니, 刺함엔 반드시 그 榮을 中하고 다시 吸으로써《숨을 들이쉴 때에》排鍼합니다. 故로 員과 方은 (鍼法을 두고 한 말이지) 鍼(身을 두고 한 말)이 아닙니다. 故로 神을 養하는 者는 반드시 形의 肥瘦와 榮衞 血氣의 盛衰를 知하여야 합니다. 血氣는 人의 神이니, 可히 삼가(謹) 養하지 아니하지 못합니다《삼가 養하지 않으면 안됩니다》."

第三章

帝曰: 妙乎哉論也. 合[1]人形於陰陽四時, 虛實之應, 冥冥之期, 其非夫子, 孰能通之? 然夫子數言形與神, 何謂形? 何謂神[2]? 願卒聞之. 岐伯曰: 請言形, 形乎形, 目冥冥[3], 問其所病[4], 索之於經, 慧然[5]在前, 按之不得, 不知其情, 故曰形. 帝曰: 何謂神? 岐伯曰: 請言神, 神乎神, 耳不聞, 目[6]明心開, 而志先[7], 慧然獨悟[8], 口弗能言, 俱視獨見, 適若昏, 昭然獨明, 若風吹雲, 故曰神. 三部九候爲之原, 九鍼之論, 不必存也.

[校勘] 1) 太素에는 '合' 위에 '辭'字가 더 있다.
2) 吳本에는 '何謂神' 三字가 없는데, 아래에도 '何謂神' 三字가 있으므로 없는 것이 옳다고 본다.
3) 甲乙에는 '冥冥'이 '瞑瞑'으로 되어 있는 바, 이 둘은 통한다.
4) 甲乙에는 '問'이 '捫'으로, '病'이 '痛'으로 되어 있다.
5) 兪樾이 말하기를 "'慧然在前'은 본래 '卒然在前'으로 되어 있다. 注中 兩 '卒然' 字가 '卒然在前'의 뜻을 바로 풀이한 것이다."라고 하였다.
6) 服子溫은 '目' 밑에 '不'字가 탈락된 듯하다고 하였다.

7) 甲乙에는 '先'이 '光'으로 되어 있다.
8) 甲乙에는 '悟'가 '覺'으로 되어 있다.

帝께서 가라사대, "妙하시도다, 論(하심)이여! 人形을 陰陽 四時에 合하여 虛實을 應하고 冥冥을 期하니, 其《아마도;만약》 夫子가 아니시면 누가 能히 이를 通하겠습니까? 그러나 夫子께서는 形과 神을 자주 말씀하셨는데, 무엇을 形이라 이르며, 무엇을 神이라 이릅니까? 願컨대 이를 모두(卒) 듣고 싶습니다."

岐伯이 가로되, "請컨대 形을 말씀드리겠습니다. 形은 形《見乎外》하니, 目이 冥冥하되 그 病된 바를 問하고, 이를 經(脈)에서 索하면 慧然하게 前에 在하니, 이를 按하여도 得하지 못함은 그 情을 知하지 못함이니, 故로 形이라 합니다."

帝께서 가라사대, "무엇을 일러 神이라고 합니까?"

岐伯이 가로되, "請컨대 神을 말씀드리겠습니다. 神은 神하니, 귀로 듣지 못하며 [귀에 들리지 아니하며], 目이 明하고 心이 開함에 志가 先하야 慧然하게 홀로 悟하나 口로 能히 言하지 못하며, 함께 視하되 홀로 見하니, (氣가) 適함이 昏한 듯하나(適若昏) 昭然하게 홀로 明함이 (마치) 風이 雲을 吹함 같으니, 故로 神이라 합니다. 三部九候가 그 原이 되니, 九鍼의 論을 반드시 存해야만 하지는 않습니다."

離合眞邪論篇 第二十七

〔해제〕 本篇은 眞氣와 邪氣가 離하고 合하여 疾病에 같이 關係함을 重點으로 論述하였으므로 篇名을 離合眞邪論이라 했다.

本篇의 主要內容은 다음과 같다.

1. 經脈에 對한 氣候變化의 影響을 說明하고, 眞邪未合時의 早期治療原則을 提出함.

2. 針刺의 補瀉方法과 候氣의 重要意義.

3. 眞邪相合의 診察方法과 針刺의 宜忌.

第 一 章

黃帝問曰: 余聞九鍼九篇, 夫者乃因而九之, 九九八十一篇, 余盡通其意矣. 經言氣之盛衰, 左右傾移, 以上調下, 以左調右, 有餘不足, 補寫於榮輸, 余1)知之矣. 此皆榮衛之2)傾移, 虛實之所生, 非邪氣從外入於經也. 余願聞邪氣之在經也, 其病人3)何如? 取之奈何? 岐伯對曰: 夫聖人之起度數, 必應於天地, 故天有宿度, 地有經水, 人有經脈. 天地溫和, 則經水安靜; 天寒地凍, 則經水凝泣; 天暑地熱, 則經水沸溢; 卒風暴起, 則經水波涌而隴起. 夫邪之入於脈也, 寒則血凝泣, 暑則氣4)淖澤, 虛邪因而入客, 亦如經水之得風也, 經之動脈5), 其至也亦時隴起, 其行於6)脈中循循然7), 其至寸口中手也, 時大時小, 大則邪至, 小則平, 其行無常處, 在陰與陽, 不可爲度, 從8)而察之, 三部九候, 卒然逢之, 早遏其路. 吸則內鍼, 無令氣忤, 靜以久留, 無令邪布, 吸則轉鍼, 以得氣爲故, 候呼引鍼, 呼盡乃去, 大氣皆出, 故命曰寫. 帝曰: 不足者補之, 奈何? 岐伯曰: 必先捫而循之, 切而散之, 推而按之, 彈而怒9)之, 抓10)而下之, 通而取之, 外引其門, 以閉其神, 呼盡內鍼, 靜以久留, 以氣至爲故, 如待所貴, 不知日暮, 其氣以至, 適而11)自護, 候吸引鍼, 氣不得出, 各在其處, 推闔其門, 令神12)氣存, 大氣留止, 故命曰補.

〔校勘〕 1) 太素에는 '余' 밑에 '皆以' 二字가 더 있다.

2) 太素에는 '之' 밑에 '氣'字가 더 있다.

3) '人'字는 衍文으로 濟生拔萃에는 '人'字가 없다.

4) 太素에는 '氣' 밑에 '血'字가 더 있다.

5) 經之動脈: 응당 '經脈之動'이라야 한다. 王注에도 "言隨順經脈之動息."이라 했다.《郭靄春》

6) 甲乙에는 '於' 앞에 '其行' 二字가 더 있다.

7) 太素에는 '然' 밑에 '輵'字가 더 있는데, 아마 '輵' 字 위에 '如'字가 탈락된 것 같다. 本句는 應當 '于脈中循然如輵'으로 해야 한다.《郭靄春》

8) 太素와 甲乙에는 모두 '從'이 '循'으로 되어 있다.

9) 難經〈七十八難〉에는 '怒'가 '努'로 되어 있고〈寶太師流注指要賦〉에는 '弩'로, 衛生寶鑑의 引文에는 '拏'로 되어 있는 바, '怒'와 '努'는 통하나 '弩'와 '拏'는 모두 그르다.

10) 抓: 難經에는 '爪'로 되어 있고, 太素에는 '搔'로 되어 있는 바, '搔'는 古文으로 '爪'字이다.

11) '而'가 太素에는 '人'으로, 甲乙에는 '以'로 되어 있다.

12) 甲乙에는 '神'이 '眞'으로 되어 있다.

黃帝께서 물어 가라사대, "余가 九針 九篇을 聞하였는데, 夫子께서 이에 (九針 九篇을) 因하여서 이를 九하여 九九 八十一篇으로 하셨고, 余가 그 意를 다(盡) 通하였습니다. 經에 言한, 氣의 盛하고 衰하며〔氣의 盛衰와〕 左右로 傾移함과, 上으로써 下를 調하고 左로써 右를 調함과, 有餘·不足에 榮輸를 補瀉함은, 余가 (이미) 이를 知하(고 있)는데, 이는 모두 榮衛의 傾移로 (因하여) 虛實이 生하는 바이지, 邪氣가 外로부터 經에 入함은 아닙니다. 余가 願컨대 邪氣가 經에 在함에 그 (것이) 人을 病함은 어떠하며, 이를 取함은 어떻게 하는지를 듣고 싶습니다."

岐伯이 對(答)하여 가로되, "대저 聖人이 度數를 起하심엔 반드시 天地에 應하시(나)니, 故로 天에는 宿度가 있고, 地에는 經水가 있고, 人에는 經脈이 있습니다. 天地가 溫和하면, 經水가 安靜하며; 天이 寒하고 地가 凍하면, 經水가 凝泣하며; 天이 暑하고 地가 熱하면, 經水가 沸溢하며; 卒風이 暴起하면, 經水가 波涌하며 隴起합니다.

대저 邪가 脈에 入함엔, 寒하면 血이 凝泣하고 暑하면 氣가 淖澤하는데, 虛邪가 因하여 入客함이 또한 經水의 風을 得함과 같으며〔같아서〕, 經의 動脈이 — 그(것이) 至함이 또한 때때로 隴起하는데, 그것이 脈中에 行함은 循循然하나, 그것이 寸口에 至하여 手에 中함은 때로는 大하고 때로는 小하며, 大하면 邪가 至함이고, 小하면 (邪가) 平하여짐인데, 그 行함이 常處가 없이 陰과 陽에 在하여〔常處가 없어서 陰과 陽에 在함을《陰과 陽의 어느 쪽에 在하는지를》〕 可히 度하지 못하(나)니, 從하여 이를 察하여 三部九候에〔從하여 이를 三部九候에 察하여〕 卒然히 이를 逢하거든, 일찍 그 路를 遏하고, 吸하면 鍼을 內(納)하되 氣로 하여금 忤하지 말게 하여, 고요히 오래 留(鍼)하여 邪로 하여금 布하지 말게 하고, 吸하면 轉鍼하되 得氣(함으)로써 故를 삼아, 呼(할 때)를 候하여 引鍼하고 呼가 盡하면 이에〔비로소〕

去하여, 大氣《在此指邪氣》가 모두 出하(게 하나)니, 故로 命하여 瀉라고 합니다."

帝께서 가라사대, "不足한 者, 이를 補함은 어떻게 합니까?"

岐伯이 가로되, "반드시 먼저 이를 捫하여 循하도록 하고, 切하여 이를 散하(게 하)고(나서), 推하여 이를 按하고, 彈하여 이를 怒하게 하고(나서), 抓하여 이를 下하고, 通하(게 하)여 이를 取하고(나서)《下鍼之後, 必使其氣通, 然後施以補瀉之法, 以取其疾》, 外로 그 門《鍼孔》에서 (鍼을) 引하며 써 그 神《在此指眞氣》(이 새어나가지 못하도록 針孔)을 (재빠르게) 閉합니다. 呼가 盡함에 針을 內《納》하여 고요히 오래 留하되, 氣가 至함을 故로 삼아 所貴《貴한 이》를 待하듯이 하는데, 日暮를 不知하고《시간의 早晚을 잊고》 그 氣가 써 至하거든 適하여 스스로 護하다가 吸하기를 候하여 鍼을 引하되, 氣가 시러곰 出하지 못하(게 하)여 각기 그 處에 在하(게 하)고, 그 門을 推闔하여 神氣가 存하고 大氣《此處指人體正氣》가 留止하게 하(나)니, 故로 命하여 補라고 합니다."

第 二 章

帝曰: 候氣奈何? 岐伯曰: 夫邪[1]去絡入於經也, 舍[2]於血脈之中, 其寒溫未相得[3], 如涌波之起也, 時來時去, 故不常在. 故曰: 方其來也, 必按而止之, 止而取之, 無逢[4]其衝而寫之. 眞氣者, 經氣也, 經氣太虛, 故曰: 其來不可逢, 此之謂也. 故曰: 候邪不審, 大氣已過, 寫之則眞氣脫, 脫則不復, 邪氣復至, 而病益蓄, 故曰: 其往不可追, 此之謂也. 不可挂以髮者[5], 待邪之至時而發鍼寫[5]矣, 若先若後者, 血氣已盡[6], 其病不可[7]下, 故曰: 知其可取如發機, 不知其[8]取如扣椎, 故曰: 知機道者, 不可挂以髮, 不知機者, 扣之不發, 此之謂也. 帝曰: 補寫[9]奈何? 岐伯曰: 此攻邪也, 疾出以去盛血, 而復其眞氣, 此邪新客, 溶溶[10]未有定處也, 推之則前, 引之則止, 逆而刺之[11], 溫[12]血也, 刺出其血, 其病立已.

〔校勘〕 1) 太素에는 '邪' 밑에 '氣'字가 더 있다.
2) 太素에는 '舍'가 '合'으로 되어 있다.
3) 相得: 太素에는 '合'으로 되어 있다.
4) 甲乙에는 '逢'이 '迎'으로 되어 있다.
5) 不可挂以髮者: 兪樾이 말하기를, "이 六字는 衍文이다. 아래의 '寫'字는 '焉'의 誤字이다. 본래는 '待邪之至時而發鍼焉矣'이니, 이는 上文을 總結하는 것으로 '黃帝候氣奈何'의 질문에 대한 正對가 된다."라고 하였다.
6) 林校에는 全本에 의거하여 '盡'을 '虛'로 고쳐야 된다고 하였다.

7) 太素에는 '可'字가 없다. '不下'는 그 病이 물러가지 않음을 말한다.

8) 太素에는 '其' 밑에 '可'字가 더 있다.

9) 補寫: 明抄本에는 '取血'로 되어 있는데, 岐伯의 '刺出其血'이라는 答辭로써 보면 '取血'이 뜻에 더 적절하다.

10) 太素에는 '溶溶' 二字가 없다. 뒤에 다시 나오는 '未有定處' 句를 보아도 이것이 없다.

11) 太素에는 '逆而刺之' 四字가 없다.

12) '溫'은 응당 '寫'로 해야 한다. 뒤의 '刺出其血, 其病立已' 句를 보면 이를 충분히 납득할 수 있다. 대개 '寫'는 '瀉'로도 쓰는 바, '瀉'와 '溫'은 形誤이다.《郭靄春》

帝께서 가라사대, "氣를 候함은 어떻게 합니까?"

岐伯이 가로되, "대저 邪가 絡을 去하여 經에 入함에는 血脈의 中에 舍하여 그 寒溫이 相得하지 못하니[血脈의 中에 舍하니, 그 寒溫이 相得하지 못하면], 涌波의 起함과 같이 때로는 來하고 때로는 去하므로 常在하지 못합니다. 故로 가로되, '바야흐로 그것이 來함엔 반드시 按하여 이를 止하(게 하)고, 止함에 이를 取하되, 그 衝을 逢하지 말고 이를 瀉할지니[그 衝을 逢하여 이를 瀉하지 말지니], 眞氣란 經氣인데, 經氣가 크게 虛하여 짐이라.'고 했으니, 故로 가로되, '그 來하는 것은 可히 逢하지 못한다.'고 함이 이를 이름입니다. 故로 가로되, '邪를 候함이 審하지 못하여 大氣가 이미 過하였는데, 이를 瀉하면 眞氣가 脫하고, 脫하면 復하지 못하고 邪氣가 다시 至하여, 病이·더욱 蓄한다.'고 했으니, 故로 가로되, '그 往(한 것)은 可히 追하지 못한다.'고 함이 이를 이름입니다. 可히 髮로써 挂하지 못한다(머리카락 만큼의 時差도 두어서는 안된다)고 함은 邪가 至하는 때를 待하여 鍼을 發(하여)瀉함이니, 만약 先하거나 後하는 경우(者)에는 血氣가 이미 盡하여 그 病을 可히 下하지 못합니다. 故로 가로되, '그 可히 取함을《鍼을 써서 邪氣를 瀉할 時機를》知하면 機를 發하는 듯하고, 그 取함을 知하지 못하면 椎를 扣함 같다.'고 했으며; 故로 가로되, '機道를 知하는 者는 可히 髮로써 挂하지 못하고, 機를 知하지 못하는 者는 이를 扣하여도 發하지 못한다.'고 했으니, 이를 이름입니다."

帝께서 가라사대, "補寫는 어떻게 합니까?"

岐伯이 가로되, "이 邪를 攻함은[이는 邪를 攻함이니], 빨리 出함으로써 盛血을 去하여 그 眞氣를 (恢)復하(여야 하)는데, 이(는) 邪가 새로 客하면서, 溶溶히 아직 定處가 있지[定處를 두지] 아니하여, 이를 推하면 前하고, 이를 引하면 止하니, 逆《迎》하여 溫血을 刺하(여야 하)는데, 그 血을 刺(하여)出하면 그 病이 곧 낫습니다(立已)."

第 三 章

帝曰: 善. 然¹⁾眞邪以合, 波隴不起, 候之奈何? 岐伯曰: 審捫²⁾循 三部九候之盛虛而調之, 察其左右上下相失及相減者, 審其病藏以 期之. 不知三部者, 陰陽不別, 天地不分³⁾. 地以候地, 天以候天, 人 以候人, 調之中府, 以定三部³⁾, 故曰: 刺不知三部九候病脈之處, 雖 有⁴⁾大過且至, 工不能⁵⁾禁也. 誅罰⁶⁾無過, 命曰大惑, 反亂大經, 眞不 可復, 用實爲虛, 以邪爲眞⁷⁾, 用鍼無義, 反爲氣賊, 奪人正氣, 以從 爲逆, 榮衞散亂, 眞氣已失, 邪獨⁸⁾內⁹⁾著, 絶人長命, 予人天殃, 不知 三部九候, 故不能久長. 因¹⁰⁾不知合之四時五行, 因加相勝, 釋邪攻 正, 絶人長命. 邪之新客來也, 未有定處, 推之則前, 引之則止, 逢而 寫之, 其病立已.

〔校勘〕 1) 太素에는 ‘然’字가 없다.
  2) ‘捫’字는 衍文이니 ‘循’字의 영향을 받은 聲誤이다.
  3) 不知三部者, 陰陽不別, 天地不分: 于鬯이 말하기를, “이 13字는 錯簡이니, 응당 下文 ‘以定三部’의 밑과 ‘故曰刺不知三部’의 위에 놓여야 한다. ‘不知三部者’는 곧 ‘以定三部’를 잇는 말이고 ‘故曰刺三部’는 이 ‘不知三部者’를 잇는 말이니 그 文이 매우 분명하다.”라고 하였다.
  4) 明抄本에는 ‘雖有’ 二字가 없다.
  5) 甲乙에는 ‘能’이 ‘得’으로 되어 있다.
  6) 滑抄本에는 ‘罰’이 ‘伐’로 되어 있다.
  7) 甲乙에는 ‘眞’이 ‘正’으로 되어 있다.
  8) 文選〈七發〉善注의 引文에는 ‘獨’이 ‘氣’로 되어 있다.
  9) 滑抄本에는 ‘內’가 ‘自’로 되어 있다.
  10) ‘因’字는 涉下衍이니, 甲乙에 ‘固’로 한 것도 옳지 않을 듯 싶다.《郭靄春》

帝께서 가라사대, “善합니다. 그러나 眞(과)邪가 써 合하여 波隴이 起하지 아니 하면, 이를 候함은 어떻게 합니까?”

岐伯이 가로되, “三部九候의 盛處를 審(察) 捫循하여 이를 調(治)하는데, 그 左 右上下의 相失(한 者) 및 相減한 者를 察하고 그 病(든)藏을 審하여 써 이를 期합 니다. 三部를 知하지 못하는 者는 陰陽을 別하지 못하고 天地를 分하지 못합니다. 地로써 地를 候하고, 天으로써 天을 候하고, 人으로써 人을 候하여, 이를 中府에 調 하여 써 三部를 定합니다. 故로 가로되, ‘刺함에 三部九候(中)의 病脈의 處를 知하 지 못하면, 비록 大過가 장차 至하려 함이 있어도, 工이 能히 禁하지 못한다.’고 했 습니다. 無過를 誅罰함을 命하여 大惑이라고 하(나)니, 도리어 大經을 亂하(게 하)여 眞이 可히 復하지 못하(게 하)며, 實로써 虛를 삼고 邪로써 眞을 삼아, 鍼을

用함에 義가 없으니, 도리어 氣賊이 되어 人의[人에게서] 正氣를 奪하며, 從으로써 逆을 삼아 榮衛가 散亂하고 眞氣가 이미 (喪)失되면, 邪가 홀로 안에 (留)著하여 人의 長命을 絶하며 人에게 天殃(原作'天殊')을 予(與)하니, 三部九候를 知하지 못하므로 能히 久長(長久)하지 못하는 것입니다. 因하여 이를 四時 五行에 合할 줄을 모르고, 因하여 (病邪의) 相勝을 加(助益)하여 邪를 釋하고 正을 攻하여 人의 長命을 絶합니다(邪가 새로 客來함엔 아직 定處가 있지 아니하며, 이를 推하면 前하고 이를 引하면 止하니, 逢하여 이를 瀉하면 그 病이 곧 낫습니다)."

通評虛實論篇 第二十八

〔해제〕 本篇은 疾病의 虛實을 中心으로 統論하였으므로 篇名을 通評虛實論篇이라 했다. 本篇의 主要內容은 다음과 같다.

1. 虛實의 病機를 重點으로 論述하고, 아울러 肺臟을 例로 具體的 說明을 加했다.
2. 臟氣虛實, 血氣虛實, 重實, 重虛, 經絡虛實 等의 不同한 表現과 脈象의 變化와 豫後를 例를 들어 說明했다.
3. 四時針刺의 原則과 癰, 腹暴滿, 霍亂, 驚癎 等 疾病의 針刺 治療方法을 論述했다.
4. 消癉, 仆擊, 偏枯, 痿厥, 氣滿發逆, 暴厥, 黃疸, 頭痛, 耳鳴 等 疾病의 發病原因을 闡明했다.

第 一 章

黃帝問曰：何謂虛實？ 岐伯對曰：邪氣盛則實, 精¹⁾氣奪則虛. 帝曰：虛實何如？ 岐伯曰：氣虛者, 肺虛也, 氣逆者, 足寒也²⁾, 非其時則生, 當其時則死. 餘藏皆如此. 帝曰：何謂重實？ 岐伯曰：所謂重實者, 言大熱病, 氣熱脈滿, 是謂重實. 帝曰：經絡俱實何如？ 何以治之？ 岐伯曰：經絡皆實, 是寸³⁾脈急而尺緩也, 皆當治之, 故曰：滑則從, 濇則逆也. 夫虛實者, 皆從其物類⁴⁾始, 故五藏骨肉滑利, 可以長久也. 帝曰：絡氣不足, 經氣有餘, 何如？ 岐伯曰：絡氣不足, 經氣有餘者, 脈口⁵⁾熱而尺寒也, 秋冬爲逆, 春夏爲從, 治主病者. 帝曰：經虛絡滿何如？ 岐伯曰：經虛絡滿者, 尺熱滿脈口寒濇⁶⁾也, 此春夏⁷⁾死秋冬⁷⁾生也. 帝曰：治此者奈何？ 岐伯曰：絡滿經虛, 灸陰刺陽；經滿絡虛, 刺陰灸陽. 帝曰：何謂重虛？ 岐伯曰：脈氣上虛尺虛⁸⁾, 是謂重虛. 帝曰：何以治之？ 岐伯曰：所謂氣虛者, 言無常也. 尺虛者, 行步⁹⁾恇然⁹⁾. 脈虛者, 不象陰¹⁰⁾也. 如此者, 滑則生, 濇則死也.

〔校勘〕 1) 難經에는 '精'이 '眞'으로 되어 있다.
2) 氣逆者, 足寒也 : 張琦는 '者'·'也' 二字는 衍文이라 했는데, 이는 上句에 영향 받은 誤衍이다.
3) 莫文泉은 말하기를, "王注를 보면 '脈急謂脈口'로 되어 있어, 王本에는 원래

寸'字가 없었음을 알 수 있다."
4) '類'는 '物' 字의 旁注가 正文에 誤入된 듯하다.
5) 太素에는 '口'字가 없다. 莫文泉은 '口'字는 王注中의 '脈口熱'에 영향 받은 誤衍이라고 했다.
6) 尺熱滿脈口寒濇: 太素에는 '口'字가 없다. '滿·濇' 二字는 衍文이니, '尺熱脈寒'과 앞의 '脈熱尺寒'은 서로 對가 된다. 王注에도 이 二字가 없다.《郭靄春》
7) 太素에는 '夏'와 '冬' 字 밑에 '則'字가 더 있다.
8) 脈氣上虛尺虛: 明抄本에는 '脈虛氣虛尺虛'로 되어 있다.
9) 行步恇然: 全生指迷方에는 '步'가 '走'로 되어 있다. 柯校에 '恇'과 '尩'은 통한다고 하였다. 생각컨대 '行步'는 同義復詞이다. 本草經〈下品〉에 "附子, 治不能行步"라 했다. '恇'은 怯弱함을 이른다.
10) 于鬯은 "'陰' 밑에 '陽'字가 빠져 있다. '陽'은 上文 '常'字, '恇'字와 韻을 이룬다."고 하였다.

黃帝께서 問하여 가라사대, "무엇을 일러 虛實이라고 합니까[무엇을 虛實이라고 이릅니까]?"

岐伯이 對(答)하여 가로되, "邪氣가 盛하면 實이고, 精氣가 奪하(였으)면 虛입니다,"

帝께서 가라사대, "虛實은 어떠합니까?"

岐伯이 對(答)하여 가로되, "氣가 虛한 者는 肺가 虛함이고, 氣가 逆한 者는 足이 寒함인데, 그 時가 아니면 生하나 그 時를 當하였으면 死하니, 나머지 藏도 모두 이와 같습니다."

帝께서 가라사대, "무엇을 일러 重實이라고 합니까?"

岐伯이 가로되, "이른바 重實이란 大熱病을 말함이니, 氣가 熱하고 脈이 滿함, 이를 重實이라고 이릅니다."

帝께서 가라사대, "經絡이 함께 實하면 어떠하며, 어떻게 이를 治합니까?" 岐伯이 가로되, "經絡이 모두 實하면, 이는 寸脈이 急하고 尺(膚)이 緩함인데, 모두 마땅히 이를 治해야 합니다. 故로 가로되, 滑하면 從이고 濇하면 逆이라고 합니다. 대저 虛實은 모두 그 物類를 좇아 始하므로 五藏·骨肉이 滑利하면, 可히 써 長久합니다."

帝께서 가라사대, "絡氣는 不足하고 經氣는 有餘하면 어떠합니까?"

岐伯이 가로되, "絡氣가 不足하고 經氣가 有餘한 者는, 脈口가 熱하고 尺(尺膚)이 寒한데, 秋冬에는 逆이 되고 春夏에는 從이 되며, 主病者를 治합니다."

帝께서 가라사대, "經이 虛하고 絡이 滿하면 어떠합니까?"

岐伯이 가로되, "經이 虛하고 絡이 滿한 者는, 尺이 熱하고 滿하며 脈口가 寒하고 濇한데, 이는 春夏에는 死하고 秋冬에는 生합니다."

帝께서 가라사대, "이를 治하는 者는 어떻게 (해야) 합니까?"

岐伯이 가로되, "絡이 滿하고 經이 虛하면, 陰을 灸하고 陽을 刺하며; 經이 滿하고 絡이 虛하면, 陰을 刺하고 陽을 灸합니다."

帝께서 가라사대, "무엇을 일러 重虛라고 합니까?"

岐伯이 가로되, "脉이 虛하고 氣가 虛하고 尺이 虛함《脉虛氣虛尺虛: 原作 '脉氣上虛尺虛(脈氣가 上이 虛하고 尺이 虛함)' 據《甲乙》改》, 이를 中虛라고 합니다."

帝께서 가라사대, "어떻게 이를 治합니까?"

岐伯이 가로되, "이른바 氣가 虛한 者는 言에 常이 없으며; 尺이 虛한 者는 行步가 恇然《怯弱》하며; 脈이 虛한 者는 陰같지 아니하니(不象陰也), 이와 같은 者는 滑하면 生하고 濇하면 死합니다."

第 二 章

帝曰: 寒氣暴上[1], 脈滿而實何如? 岐伯曰: 實而滑[2]則生, 實而逆[3]則死. 帝曰: 脈實滿, 手足寒, 頭熱, 何如? 岐伯曰: 春秋則生, 冬夏則死. 脈浮而濇, 濇而身有熱者死. 帝曰: 其形[4]盡滿何如? 岐伯曰: 其形盡滿者, 脈[5]急大堅, 尺濇而不應也, 如是者, 故[6]從則生, 逆則死. 帝曰: 何謂從則生, 逆則死? 岐伯曰: 所謂從者, 手足溫也; 所謂逆者, 手足寒也. 帝曰: 浮子而病熱, 脈懸小者何如? 岐伯曰: 手[7]足溫則生, 寒則死. 帝曰: 乳子中風熱[8], 喘鳴肩息者, 脈何如? 岐伯曰: 喘[9]鳴肩息者, 脈實大也, 緩[10]則生, 急[11]則死. 帝曰: 腸澼便血何如? 岐伯曰: 身熱則死, 寒則生. 帝曰: 腸澼下白沫何如? 岐伯曰: 脈沈則生, 脈[12]浮則死. 帝曰: 腸澼下膿血何如? 岐伯曰: 脈懸絕則死, 滑大則生. 帝曰: 腸澼之屬, 身不[13]熱, 脈不懸絕何如? 岐伯曰: 滑大者曰[14]生, 懸濇[15]者曰死, 以藏期之. 帝曰: 癲疾何如? 岐伯曰: 脈搏大滑, 久自已; 脈小堅急, 死不治. 帝曰: 癲疾之脈, 虛實何如? 岐伯曰: 虛則可治, 實則死. 帝曰: 消癉虛實何如? 岐伯曰: 脈實大, 病久可治; 脈懸小堅[16], 病久不可治.

[校勘] 1) 脈經에는 '暴上'이 '上攻'으로 되어 있다.
2) 甲乙과 脈經에는 모두 '滑' 밑에 '順'字가 더 있다.
3) 脈經에는 '逆' 밑에 '濇'字가 더 있다.
4) 脈經 校語에 太素를 인용한 文에는 '其形'이 '擧形'으로 되어 있다.
5) 明抄二夾注에 '脈' 밑에 '口'字가 더 있다고 하였다.
6) 胡本, 讀本, 越本, 吳本, 明抄本, 周本, 朝本, 藏本, 熊本, 守校本, 柯校本에는 모두 '從' 위에 '故'字가 없다. 脈經校語의 太素 引文에도 '故'字가 없다.
7) 林校에, 太素에는 '手'字가 없다고 하였다.

8) '熱'字는 衍文일 것이다. 上節에는 '病熱'이라 했고 여기서는 '中風'이라 했다. 만일 風熱이라고 하면 上과 중복이 된다. 王注에 인용된 〈正理傷寒論〉文에도 '熱'字가 없다.

9) 喘鳴肩息者, 脈實大也: 이 九字는 衍文인 듯하다. 全生指迷方에는 이 九字가 없고, '脈緩則生, 急則死'로 되어 있어 王注와 합치한다.

10) 脈經에는 '緩' 위에 '浮'字가 더 있다.

11) 脈經에는 '急' 위에 '小'字가 더 있다.

12) '脈'은 衍文이니 응당 脈經 卷四 第七에 의거하여 刪去해야 한다.《郭靄春》

13) 脈經에는 '不'字가 없는데 이것이 옳다고 본다.《郭靄春》

14) 明抄本에는 '者' 밑에 '曰'字가 없다.

15) 千金翼方에는 '澀'이 '絶'로 되어 있다.

16) 脈經에는 '堅' 밑에 '急'字가 더 있다.

帝께서 가라사대, "寒氣가 暴上하여 脈이 滿하고 實하면 어떠합니까?"

岐伯이 가로되, "實하고 滑하면 生하고, 實하고 逆하면 死합니다."

帝께서 가라사대, "脈이 實하며 滿하고 手足이 寒하며 頭가 熱하면 어떠합니까?"

岐伯이 가로되, "春·秋이면 生하고, 冬·夏이면 死하며; 脈이 浮하고 澀하거나, 澀하고 身에 熱이 있는 者는 死합니다."

帝께서 가라사대, "그 (身)形이 다 滿하면 어떠합니까?"

岐伯이 가로되, "그 形이 다 滿한 者는 脈이 急하면서 大하고 堅하며, 尺이 澀하고 應하지 않으니, 이와 같은 者는 故로 從하면 生하고 逆하면 死합니다."

帝께서 가라사대, "무엇을 일러 從하면 生하고 逆하면 死한다고 합니까?"

岐伯이 가로되, "이른바 從이란[從이라고 이르는 바는] 手足이 溫함이며; 이른바 逆이란[逆이라고 이르는 바는] 手足이 寒함입니다."

帝께서 가라사대, "乳子로서 熱(病)을 앓고 脈이 懸하고 小한 者는 어떠합니까?"

岐伯이 가로되, "手足이 溫하면 生하고, 寒하면 死합니다."

帝께서 가라사대, "乳子가 風熱에 中하여 喘鳴, 肩息하는 者는 脈이 어떠합니까?"

岐伯이 가로되, "喘鳴, 肩息하는 者는 脈이 實하고 大한데, 緩하면 生하고 急하면 死합니다."

帝께서 가라사대, "腸澼, 便血은 어떠합니까?"

岐伯이 가로되, "身이 熱하면 死하고, 寒하면 生합니다."

帝께서 가라사대, "腸澼이 白沫을 下하면 어떠합니까?"

岐伯이 가로되, "脈이 沈하면 生하고, 脈이 浮하면 死합니다."

帝께서 가라사대, "腸澼이 膿血을 下하면 어떠합니까?"

岐伯이 가로되, "脈이 懸하고 絶하면 死하며, (脈이) 滑하고 大하면 生합니다."

帝께서 가라사대, "腸澼의 屬에 身이 熱하지 않으며 脈이 懸絕하지(도) 아니하면 어떠합니까?"

岐伯이 가로되, "(脈이) 滑하고 大한 者는 가로되 生한다 하고; (脈이) 懸하고 濇한 者는 가로대 死한다 하니, 藏으로써 그것을 期합니다."

帝께서 가라사대, "癲疾은 어떠합니까?"

岐伯이 가로되, "脈이 搏(하고) 大(하고) 滑하면, 久하면 저절로 낫고(自已); 脈이 小(하고) 堅(하고) 急하면, 死하니 治하지 못합니다."

帝께서 가라사대, "癲疾의 脈의 虛實은 어떠합니까?"

岐伯이 가로되, "虛하면 可히 治하고, 實하면 死합니다."

帝께서 가라사대, "消癉의 虛實은 어떠합니까?"

岐伯이 가로되, "脈이 實하고 大하며 病이 久하면, 可히 治하고; 脈이 懸하고 小하고 堅하며 病이 久하면, 可히 治하지 못합니다."

第 三 章

帝曰: 形度骨度脈度筋度, 何以知其度也? 帝曰: 春亟治經絡, 夏亟治經俞, 秋亟治六府, 冬則閉塞. 閉塞者, 用[1]藥而少[2]鍼石也. 所謂少鍼石者, 非癰疽之謂也, 癰疽不得頃時回. 癰不知所, 按之不應手[3], 乍來乍已, 刺手太陰傍三痏[4]與纓脈各二. 掖[5]癰大熱, 刺足少陽五, 刺而熱不止, 刺手心主三, 刺手太陰經絡者大骨之會各三. 暴癰筋緛, 隨分而痛, 魄汗不盡, 胞氣不足, 治在經俞. 腹暴[6]滿, 按之不下, 取手[7]太陽經絡[8]者, 胃之募也, 少陰俞去脊椎三寸傍五, 用員利鍼. 霍亂, 刺俞傍五, 足陽明及上傍三. 刺癇驚[9]脈五, 鍼手太陰各五[10], 刺經太陽五, 刺手少陰經絡傍者一, 足陽明一, 上踝五寸刺三鍼.

〔校勘〕 1) 甲乙에는 '用' 위에 '治'字가 더 있다.
2) 太素에는 '少' 밑에 '用'字가 더 있다.
3) 聖濟總錄에는 '應' 밑에 '手'字가 없다.
4) 太素에는 '傍三' 밑에 '痏'字가 없다.
5) 胡本에는 '掖'이 '腋'으로 되어 있다. 太素와 甲乙에도 모두 이와 같이 되어 있다.
6) 甲乙에는 '暴' 밑에 '痛'字가 더 있다.
7) 讀本, 越本, 吳本, 周本, 藏本, 熊本, 守校本, 柯校本에는 모두 '手'字가 없고 太素도 各本과 일치한다.

　　8) 甲乙에는 ‘絡’ 밑에 ‘血’字가 더 있다.

　　9) 甲乙에는 ‘癎驚’이 ‘驚癎’으로 되어 있다.

　10) 針手太陰各五: 明抄本에는 ‘鍼’字가 없다. 太素의 楊注에도 “手太陰五取之”라

　　　한 것으로 보아 楊의 所據本에도 ‘各’字가 없었음을 알 수 있다.

　　帝께서 가라사대, “形度·骨度·脈度·筋度는 어떻게[무엇으로써] 그 度를 知합니까?”

　　帝께서 가라사대, “春에는 經絡을 亟治(‘亟’은 ‘屢次’의 뜻임)하고, 夏에는 經兪를 亟治하고, 秋에는 六府(의 合穴)를 亟治하며, 冬에는 閉塞(閉藏)하니, 閉塞된 者는 藥을 用하고 鍼石을 적게 (用)합니다──針石을 적게 (用)한다고 이른바는 癰疽를 이름이 아니니, 癰疽는 시러곰 頃時라도 回(徘徊遲緩의 뜻)하지 못합니다.”

　　癰이 所를 知하지 못하고 이를 按하여도[按함에; 按하면] 手에 應하지 않으며, (痛症이) 잠깐(乍) 來하다가 잠깐 已하다가 하면, 手太陰傍(의 足陽明胃經)에 三痏와 (左右의) 纓脈(指胃經近纓之脈)에 各 두 번 刺합니다. 掖(腋)癰이 大熱하면 足少陽을 다섯 번 刺하고, 刺하여(도) 熱이 止하지 아니하면 手心主를 세 번 刺하고, 手太陰經이 絡한 者(肺經의 絡穴)와 大骨의 會에 각 세 번 刺합니다. 暴癰으로 筋이 緛(縮急)하여 分을 따라 痛하고 魄汗이 盡하지 아니하면, 胞氣가 不足함이며, 治(療穴)는 經兪에 在합니다.

　　腹이 暴滿하고 이를 按함에[按하여도] 下하지 아니하면, 手太陽經이 絡하는 者(少陽經의 絡穴인 支正을 가리킴)와 胃의 募(穴)과 少陰兪──脊椎에서 三寸을 去한 傍에 다섯번 取하되 員利鍼을 用하며; 霍亂에는 兪傍에 다섯 번, 足陽明 및 上傍(胃兪 및 그 上部의 胃倉穴을 가리킴)에 세 번을 刺하며; 癎驚·脈五를 刺함엔[癎驚을 刺함엔 脈五], 手太陰에 각 다섯 번 鍼(刺)하고, 經太陽에 각 다섯 번 刺하고, 手少陰經絡傍者에 한 번, 足陽明에 한 번 刺하고, 上踝 五寸에 三鍼을 刺합니다.

第 四 章

　　凡治消癉仆擊, 偏枯痿厥, 氣滿發逆[1], 肥[2]貴人, 則高粱之疾也; 隔[3]塞[4]閉絕, 上下不通, 則暴憂之病也; 暴厥而[5]聾, 偏塞閉不通, 內氣暴薄也; 不從內外中風之病, 故瘦留[6]著也; 蹠[7]跛, 寒風濕之病也. 黃帝曰: 黃疸暴痛, 癲疾厥狂[8], 久逆之所生也. 五藏不平, 六府閉塞之所生也; 頭痛耳鳴, 九竅不利, 腸胃之所生也.

〔校勘〕 1) 痿厥, 氣滿發逆: 甲乙에는 ‘厥氣逆滿’으로 되어 있다.

2) 守校本에는 '肥' 위에 '甘'字가 더 있다. 〈腹中論〉의 王注에도 '甘'字가 있다.

3) 太素와 甲乙에는 모두 '隔'이 '鬲'으로 되어 있는데, 이 둘은 모두 '膈'과 서로 통한다. '膈' 病은 後世의 이른바 膈噎을 이른다.《郭靄春》

4) 胡本, 朝本, 越本, 吳本, 藏本, 滑抄本, 柯校本에는 모두 '塞'이 '則'으로 되어 있다.

5) '而'는 '耳'의 聲誤이니, 응당 太素의 楊注에 의거하여 고쳐야 한다.《郭靄春》

6) '瘦留'는 아마 '留瘦'로 해야 할 것이다. '留瘦'는 疊韻 幽部이니 王注에는 옳게 되어 있다. 〈三部九候論〉에 "留瘦不移"라 한 바, 本書에도 '留瘦'란 말이 있음을 알 수 있다.《郭靄春》

7) 蹠: 周本에는 '蹻'으로 되어 있는 바 行貌이다.

8) 癲疾厥狂: 甲乙에는 '厥癲疾狂'으로 되어 있으나, 王注로써 살펴 보건대 本句는 응당 '癲狂厥疾'로 해야 한다.

　무릇 消癉・仆擊・偏枯・痿厥・氣滿發逆(等)을 治함엔, 肥貴人이면 高粱의 疾이며; 隔塞閉絶하고 上下가 通하지 못하면 暴憂의 病이며; 暴厥하며 聾하고 偏(이) 閉塞하여 通하지 못하면, 內氣가 暴薄함이며; 內를 從하지 아니하고 外로 風에 中한 病은 故瘦가 留著함이며; 蹠이 跛함은 寒風濕의 病입니다."

　帝께서 가라사대, "黃疸・暴痛・癲疾・厥狂은 久逆이 生한 바이고, 五藏의 平하지 못함은 六府의 閉塞이 生한 바이며, 頭痛・耳鳴・九竅不利는 腸胃가 生한 바입니다."

太陰陽明論篇 第二十九

〔解題〕　本篇은 太陰과 陽明 兩經의 關係와 脾胃病의 異名 異狀 等의 內容을 論述하였으므로, 篇名을 太陰陽明論이라 했다.

本篇의 主要內容은 다음과 같다.

1. 脾胃의 表裏關係와 脾胃가 陰陽, 虛實, 逆從, 內外 等으로 區別됨을 因하여 發生하는 疾病도 不同함을 論述했다.

2. 脾臟의 旺時와 그것의 四肢와의 關係.

3. 脾主爲胃行其津液하는 生理機能 및 脾病의 病機와 病候.

第 一 章

黃帝問曰: 太陰[1]陽明爲表裏, 脾胃脈也, 生病而異者, 何也? 岐伯對曰: 陰陽異位, 更虛更實, 更逆更從, 或從內, 或從外, 所從不同, 故病異名也. 帝曰: 願聞其異狀也. 岐伯曰: 陽者, 天氣也, 主外; 陰者, 地氣也, 主內. 故陽道實, 陰道虛. 故犯賊風虛邪者, 陽受之; 食飮不節起居不時者, 陰受之. 陽受之, 則入六府, 陰受之, 則入五藏. 入六府, 則身熱不時臥[2], 上爲喘呼; 入五藏則䐜滿閉塞, 下爲飧泄, 久爲腸澼. 故喉主天氣, 咽主地氣. 故陽受風氣, 陰受濕氣. 故陰氣從足上行至頭, 而下行[3]循臂至指端; 陽氣從手上行至頭, 而下行[3]至足. 故曰: 陽病者, 上行極而下[4], 陰病者, 下行極而上[5]. 故傷於風者, 上先受之; 傷於濕者, 下先受之.

〔校勘〕　1) 甲乙에는 '太陰' 위에 '足'字가 더 있다.

2) 不時臥: 甲乙에는 '不得眠'으로 되어 있고, 雲笈七籤에는 '不' 밑에 '時'字가 없다.

3) 太素에는 '下' 밑에 '行'字가 없다.

4) 太素와 雲笈七籤에는 '極而下' 밑에 '行'字가 더 있다.

5) 上揭書에는 '而上' 위에 '行'字가 더 있다.

帝께서 問하여 가라사대, "太陰·陽明은 (서로) 表裏가 되는 脾胃의 脈인데, 病을 生함이 다른 것은 어째서입니까?"

岐伯이 對(答)하여 가로되, "陰陽이 位를 달리하여 번갈아 虛하고 번갈아 實하
며 번갈아 逆하고 번갈아 從하며, 或은 內를 從하고 或은 外를 從하여, 從하는 바가
同하지 아니한 故로 病이 名을 달리하는 것입니다."

帝께서 가라사대, "願컨대 그 異한 狀을 듣고 싶습니다."

岐伯이 가로되, "陽은 天氣이니 外를 主하고, 陰은 地氣이니 內를 主합니다. 故
로 陽道는 實하고 陰道는 虛합니다. 故로 賊風 虛邪를 犯한 者는 陽이 이를 受하며,
飮食을 節하지 못하고 起居를 時(에 맞게)하지〈규칙적으로 生活하지〉못한 者는
陰이 이를 受합니다. 陽이 이를 受하면 六府에 入하고, 陰이 이를 受하면 五藏에 入
하는데, 六府에 入하면, 身熱하며 時에 臥하지〈제때에 잠을 자지〉못하고 上으로
喘呼가 되며 ; 五藏에 入하면 䐜滿閉塞하고 下로 飧泄이 되며 久하면 腸澼이 됩니
다. 故로 喉는 天氣를 主하고, 咽은 地氣를 主합니다. 故로 陽은 風氣를 受하고 陰
은 濕氣를 受합니다. 故로 陰氣는 足으로부터 上行하여 頭에 至하고, 下行하여 臂
를 따라(循) 指端에 至하며 ; 陽氣는 手로부터 上行하여 頭에 至하고, 下行하여 足
에 至합니다.

故로 가로되, "陽病者는 위로 行하여 極함에 下하고, 陰病者는 아래로 行하여 極
함에 上한다."고 했습니다. 故로 風에 傷하는 者는 上이 먼저 이를 受하고, 濕에 傷
하는 者는 下가 먼저 이를 受합니다."

第 二 章

帝曰 : 脾病而四支不用, 何也? 岐伯曰 : 四支[1]皆稟氣於胃, 而不
得至經[2], 必因於脾, 乃得稟也. 今脾病不能爲胃行其津[3]液, 四支不
得稟水穀氣, 氣[4]日以衰, 脈道不利[5], 筋骨肌肉, 皆無氣以生, 故不
用焉.

帝曰 : 脾[6]不主時, 何也? 岐伯曰 : 脾者, 土也, 治中央[7], 常以四時
長四藏, 各十八日寄治, 不得獨主於[8]時也. 脾藏者, 常著胃[9]土之精
也, 土者, 生[10]萬物而法天地, 故上下至頭足, 不得[11]主時也.

帝曰 : 脾與胃以膜相連耳, 而能爲之行其[12]津液, 何也? 岐伯曰 :
足太陰者, 三陰也, 其脈貫胃[13]屬脾絡嗌[13], 故太陰爲之行氣於三陰.
陽明者, 表也, 五藏六府之海也, 亦爲之行氣於三陽. 藏府各因其經
而受氣於陽明, 故爲胃行其津液. 四支不得稟水穀氣[14], 日以益衰,
陰道不利, 筋骨肌肉, 無氣以生, 故不用焉.

[校勘] 1) 甲乙에는 '四支' 밑에 '者'字가 더 있다.

2) 至經: 太素에는 '徑至'로 되어 있다. '徑'에 '直'의 뜻이 있다.

3) 讀本, 越本, 吳本, 藏本에는 모두 '津'이 '精'으로 되어 있다.

4) 元殘一, 越本, 吳本, 明抄本, 藏本, 熊本, 滑抄本에는 모두 '曰' 위에 '氣'字가 없다.

5) 甲乙에는 '利'가 '通'으로 되어 있다.

6) 太素에는 '脾' 밑에 '之'字가 더 있다.

7) 治中央: 甲乙에는 '土者中央'으로 되어 있다.

8) 太素에는 '主' 밑에 '於'字가 없다.

9) 脾藏者常著胃: 太素에는 '脾藏有常著'으로 되어 있는바, '者'는 '有'의 誤字인 것 같고, '胃'字는 없는 것이 옳으니, 本句는 응당 '脾藏者常著土之精也'로 해야 하니, 楊上善의 이른바 "脾藏在土之精妙也"라고 한 것이다.

10) 太素에는 '生'이 '主'로 되어 있다.

11) '得'은 응당 太素의 楊注에 의거하여 '別'로 고쳐야 할 것이다.

12) 太素, 甲乙에는 모두 '其'字가 없다.

13) 靈樞〈經脈篇〉에는 '貫胃'가 '絡胃'로 되어 있고 '絡嗌'이 '挾咽'으로 되어 있다.

14) 四支不得稟水穀氣: 丹波元堅은 이하 18字는 上文과 중복되는 것으로 衍文이라고 하였다.

帝께서 가라사대, "脾가 病듦에 四支《四肢》를 쓰지 못함은 어째서입니까?"

岐伯이 가로되, "四支는 모두 氣를 胃에서 稟(受)하나 시러곰 經에 至하지 못하며, 반드시 脾에 因하여야 비로소(乃) 시러곰 (胃로부터 氣를) 稟(受)할 수 있습니다. 이제 脾가 病하여 能히 胃를 爲하여 그 津液을 行하지 못하니, 四支가 시러곰 水穀의 氣를 稟(受)하지 못하여, 氣가 날로 써 衰하(여지)고 脈道가 利하지 못하(게 되)여 筋骨 肌肉이 모두 써 生할 氣가 없어지므로 쓰이지 못하는 것입니다."

帝께서 가라사대, "脾는 時를 主하지 아니함은 어째서입니까?"

岐伯이 가로되, "脾는 土라, 中央을 治하여, 항상 四時로써[四時에] 四藏을 長하며《長노릇을 하며, 또는 長養하며》, 各 十八日(동안) 寄治하니, 시러곰 홀로 時를 主하지 못합니다. 脾藏은 항상 (胃)土의 精을 著하고 있는데, 土는 萬物을 生하여 天地를 法하(고 있으)므로 上下로 頭足에 至하며, 시러곰 時를 主하지 못합니다."

帝께서 가라사대, "脾는 胃와 膜으로써 서로 連할 따름인데, 能히 이《胃》를 爲하여 그 津液을 行함은 어째서입니까?"

岐伯이 가로되, "足太陰은 三陰《太陰》인데, 그 脈이 胃를 貫하고 脾에 屬하며 嗌에 絡하(고 있으)니, 故로 太陰이 이를《胃를》 爲하여 三陰《太陰·少陰·厥陰》에 氣를 行합니다. 陽明은 表이며 五藏六府의 海인데, 또한 (脾가) 이를《胃를》 爲하여 三陽《少陽·陽明·太陽》에 氣를 行합니다. 藏府는 각기 그 (자신의) 經을 因하여 陽明에서 氣를 受하는 故로 (脾가) 胃를 爲하여 그 津液을 行합니다. 四支가 시러곰 水穀의 氣를 稟(受)하지 못하면, 날로 써 더욱 衰하여지고 陰道가 利하지 못하(게 되)여, 筋骨 肌肉이 써 生할 氣가 없어지므로 쓰이지 못하는 것입니다."

陽明脈解篇 第三十

[해제]　本篇은 陽明經脈에 發生하는 病證의 解釋을 中心內容으로 삼았으므로 篇名을 陽明脈解篇이라 했다.

　　　本篇의 主要內容은 다음과 같다.

1. 陽明發病에 惡木, 惡人, 惡火하는 道理를 闡明함.
2. 陽明經脈이 實熱일때 出現하는 不食과 登高而歌, 棄衣而走 等의 症狀表現 및 그 病理變化를 說明했다.

第 一 章

黃帝問曰：足陽明之脈, 病, 惡人與火, 聞木音則惕然而驚, 鐘鼓不爲動, 聞木音而驚, 何也? 願聞其故. 岐伯對曰：陽明者, 胃¹⁾脈也, 胃者, 土也, 故聞木音而驚者, 土惡木也. 帝曰：善. 其惡火, 何也? 岐伯曰：陽明主²⁾肉, 其脈血氣盛, 邪客之則熱, 熱甚則惡火. 帝曰：其惡人何也? 岐伯曰：陽明厥則喘而惋, 惋³⁾則惡人. 帝曰：或喘而死者, 或喘而生者, 何也? 岐伯曰：厥逆連藏則死, 連經則生.

[校勘]　1) 太素에는 '胃' 밑에 '之'字가 더 있다.
　　　　2) 甲乙에는 '主' 밑에 '肌'字가 더 있다.
　　　　3) 惋: 太素에는 '悗'으로, 甲乙에는 '悶'으로 되어 있는데, 惋과 悶은 同義이다.

黃帝께서 問하여 가라사대, "足陽明의 脈病은〔足陽明의 脈이 病들면〕人과 火를 惡하고 木音을 聞하면 惕然히 驚하니, 鐘鼓에는 動하지 않는데 木音을 聞함에 驚함은 어째서 입니까? 願컨대 그 까닭을 듣고 싶습니다."

岐伯이 가로되, "陽明은 胃脈인데, 胃는 土이니, 그러므로 木音을 聞함에 驚하는 것은 土가 木을 惡함입니다."

帝께서 가라사대, "善합니다. 그 火를 惡함은 어째서입니까?"

岐伯이 가로되, "陽明은 肉을 主하고 그 脈의 血氣가 盛하여, 邪가 거기에 客하면 熱하는데, 熱이 甚하면 火를 惡합니다."

帝께서 가라사대, "그 人을 惡함은 어째서입니까?"

岐伯이 가로되, "陽明이 厥하면 喘하며 惋하는데, 惋하면 人을 惡합니다."

帝께서 가라사대, "或은 喘하며 死하는 者와 或은 喘하되 生하는 者는 어째서입니까?"

岐伯이 가로되, "厥逆이 藏에 連하면 死하고, 經에 連하면 生합니다."

第 二 章

帝曰: 善. 病甚¹⁾則棄衣而走, 登高而歌, 或至不食數日, 踰垣上屋, 所上之處²⁾, 皆非其素所能也, 病反能者, 何也? 岐伯曰: 四支者, 諸陽之本也, 陽盛則四支實, 實則能登高³⁾也. 帝曰: 其棄衣而走者, 何也? 岐伯曰: 熱盛於身, 故棄衣欲⁴⁾走也. 帝曰: 其妄言⁵⁾罵詈不避親疎而歌者, 何也? 岐伯曰: 陽盛則使人妄言⁶⁾罵詈不避親疎, 而不欲食, 不欲食⁷⁾, 故妄走也.

〔校勘〕 1) 太素에는 '病甚' 위에 '陽明' 二字가 더 있다.
2) 太素에는 '之處' 二字가 없고, 甲乙에는 '所上之處' 四字가 없다.
3) 甲乙에는 '登高' 밑에 '而歌' 二字가 더 있다.
4) 太素에는 '欲'이 '而'로 되어 있다.
5) 太素에는 '妄言' 二字가 없다.
6) 則使人妄言: 甲乙에는 '則使人'이 '故'字로 되어 있는데, '妄言' 二字는 上文의 例에 의거, 응당 刪去되어야 한다.《郭靄春》
7) 明抄本에는 '不欲食' 以下 九字가 '歌'字로 되어 있는데, 甲乙과 明抄本의 各点을 종합해 보면, 本句는 응당 '陽盛故罵詈不避親疎而歌也'로 해야 帝問과 부합된다.

帝께서 가라사대, "善합니다. 病이 甚하면, 衣를 棄하고 走하며, 高(處)에 登하여 歌하거나, 或은 數日이 되도록 食하지 아니하며〔數日(동안) 食하지 아니함에 至하며〕, 垣을 踰하고 屋을 上하는데, 上한 바의 處가《올라간 곳이》 모두 그의 平)素 能한 바가 아니거늘, 病듦에 도리어 能한 것은 어째서입니까?"

岐伯이 가로되, "四支는 諸陽의 本이니, 陽이 盛하면 四支가 實하(여지)고, 實하(여지)면 能히 高(處)를 登(하여 歌)합니다."

帝께서 가라사대, "그 衣를 棄하고 走하는 것은, 어째서입니까?"

岐伯이 가로되, "熱이 身에 盛하므로 衣를 棄하고 走하고자 하는 것입니다."

帝께서 가라사대, "그 妄言하고 罵詈하되 親疎를 避하지 아니(하며 歌)하는 것은 어째서입니까?"

岐伯이 가로되, "陽이 盛하면, 사람으로 하여금 妄言하고 罵詈하되 親疎을 避하지 아니하며 食하고자 하지 않게 하는데, 食하고자 하지 아니하므로 망녕되이 走하는 것입니다."

熱論篇 第三十一

〔해제〕　本篇은 傷寒熱病의 六經病變을 中心으로 論述하였으므로 篇名을 熱論이라고 했다.

　　　本篇의 主要內容은 다음과 같다.

1. 六經熱病의 症狀, 傳變規律, 病이 치유되는 情況과 一般的인 治療原則.

2. 兩感의 症狀과 豫後.

3. 熱病이 낫고나서, 때때로 있게 되는 후유증의 病理, 症狀 治則과 熱病의 禁忌.

第 一 章

黃帝問曰：今夫熱病者, 皆傷寒之類也, 或愈或死, 其死皆以六七日之間, 其愈皆以十日以¹⁾上者, 何也? 不知其解, 願聞其故. 岐伯對曰：巨陽者, 諸陽之屬也, 其脈連於風府, 故爲諸陽主氣也. 人之傷於寒也, 則爲病熱, 熱雖甚不死, 其兩感於寒而病者, 必不免於死²⁾.

〔校勘〕　1) 以上：元殘二, 朝本에는 ‘以’가 ‘已’로 되어 있다.
　　　　2) 必不免于死：病源과 外臺에는 모두 ‘必死’로 되어 있다.

　黃帝께서 물어 가로사대, "이제 저 熱病이라는 것은 모두 傷寒의 類이니, 或은 愈하고 或은 死하는데, 그 死함은 모두 六,七日之間으로써이고 그 愈함은 모두 十日 以上으로써인 것은 어째서입니까? 그 解를 알지 못하겠으니, 願컨대 그 (緣)故를 듣고 싶습니다."

　岐伯이 對(答)하여 가로되, "巨陽은 諸陽이 屬한 곳이고〔諸陽을 屬하고 있고〕그 脈이 (足太陽經, 督脈, 陽維脈의 交會穴인) 風府에 連하고 있으므로 諸陽을 爲하여 氣를 主합니다. 사람이 寒에 傷하면 熱에 病함이 되는데, 熱이 비록 甚해도 死하지는 않으나, 그 寒에 兩感되어 病든 者는 반드시 死(함)를 免하지 못합니다."

第 二 章

帝曰：願聞其狀. 岐伯曰：傷寒一日, 巨陽受之, 故頭項痛腰脊強¹⁾. 二日陽明受之, 陽明主²⁾肉, 其脈俠鼻絡於目, 故身³⁾熱目疼⁴⁾而鼻乾, 不得臥也. 三日, 少陽受之, 少陽主膽⁵⁾, 其脈循脇絡於耳, 故胸脇痛而耳聾. 三陽經絡皆受其病6), 而未入於藏7)者, 故可汗而已. 四日, 太陰受之, 太陰脈布胃中8)絡於嗌, 故腹滿而嗌乾. 五日, 少陰受之, 少陰脈貫腎絡於肺9), 繫舌本, 故口燥10)舌乾而渴. 六日, 厥陰受之, 厥陰脈循陰器而絡於肝, 故煩滿而囊縮. 三陰三陽, 五藏六府, 皆受11)病, 榮衞不行, 五12)藏不通, 則死矣.

〔校勘〕 1) 痛腰脊強: 太素에는 '腰脊皆痛'으로 되어 있다.
　　　　 2) 外臺와 傷寒補亡論에는 모두 '主' 밑에 '肌'字가 더 있다.
　　　　 3) 病源에는 '身'이 '肉'으로 되어 있다.
　　　　 4) 太素에는 '熱' 밑에 '目疼' 二字가 없다.
　　　　 5) 太素, 甲乙, 病源에는 모두 '膽'이 '骨'로 되어 있다.
　　　　 6) 三陽經絡皆受其病: 明抄二에는 '受' 밑에 '其'字가 없다. 太素에는 '三經皆受病'으로 되어 있다.
　　　　 7) 明抄本에는 '藏'이 '府'로 되어 있으며, 太素와 甲乙도 모두 明抄本과 일치한다.
　　　　 8) 病源에는 '胃中'이 '于胃'로 되어 있다.
　　　　 9) 太素, 甲乙, 病源, 外臺에는 모두 '於'字가 없다. '於'는 衍文으로 '絡肺'와 '貫腎'은 對文이다. 〈刺禁論〉引文에도 '於'字가 없다.
　　　　 10) 太素, 病源, 外臺에는 모두 '燥'가 '熱'로 되어 있다.
　　　　 11) 太素, 病源에는 모두 '皆' 밑에 '受'字가 없다.
　　　　 12) 太素에는 '五'가 '府'로 되어 있다.

帝께서 가라사대, "願컨대 그 (病)狀을 듣고 싶습니다."

岐伯이 가로되, "傷寒 一日에는 巨陽이 이(病邪)를 受하므로 頭項이 痛하고 腰脊이 뻣뻣(強)합니다. (傷寒) 二日에는 陽明이 이를 受하는데, 陽明은 肉을 主하고 그 脈이 鼻를 俠하여 目에 絡하는 故로 身熱, 目疼하며 鼻乾하고 臥(함을 得)하지 못합니다. (傷寒) 三日에는 少陽이 이를 受하는데, 少陽은 骨《原作'膽', 據《校釋》改》을 主하고 그 脈이 脇을 循하여 耳에 絡하는 故로 胸脇痛하며 耳聾합니다. (이상은) 三陽의 經絡이 모두 그 病을 受하였으나 아직 藏에는 들어가지 아니한 者이므로 可히 汗하면 낫습니다(已). (傷寒) 四日에는 太陰이 이를 受하는데, 太陰脈은 胃中에 分布하며 嗌에 絡하고 있으므로 復滿하며 嗌乾합니다. (傷寒) 五日에는 少陰이 이를 受하는데, 少陰脈은 腎을 貫하고 肺에 絡하며 舌本에 繫하(고 있으)므로 口燥, 舌乾하며 渴합니다. (傷寒) 六日에는 厥陰이 이를 受하는데, 厥陰脈은 陰器를 循하여 肝에 絡하(고 있으)므로 煩滿하며 囊縮합니다. 三陰三陽과 五藏六府가 모두 病(邪)을 受하여 榮衞가 行하지 못하고 五藏이 通하지 못하면 死합니다.

第三章

其不兩感於寒者, 七日巨陽病衰, 頭痛少愈; 八日, 陽明病衰, 身熱少愈; 九日, 少陽病衰, 耳聾微聞; 十日, 太陰病衰, 腹減如故, 則思飲食; 十一日, 少陰病衰, 渴止不滿¹⁾, 舌乾已而嚔; 十二日, 厥陰病衰²⁾, 囊縱少腹微下, 大氣皆去, 病³⁾日已矣. 帝曰: 治之奈何? 岐伯曰: 治之各通其藏脈⁴⁾, 病日衰已矣. 其⁵⁾未滿三日者, 可汗而已; 其滿三日者⁶⁾, 可泄而已.

[校勘] 1) 甲乙, 傷寒補亡論에는 ‘不滿’ 二字가 없다.
2) 太素에는 ‘衰’가 ‘愈’로 되어 있다.
3) 甲乙에는 ‘病’ 앞에 ‘其’字가 더 있다.
4) 柯校本에는 ‘脈’이 ‘腑’로 되어 있다.
5) 病源에는 ‘其’ 밑에 ‘病’字가 더 있다.
6) 其滿三日者: 病源에는 ‘其病三日過者’로 되어 있다.

그 寒에 兩感되지 아니한 者는, 七日에 巨陽病이 衰하여 頭痛이 조금 愈하고, 八日에는 陽明病이 衰하여 身熱이 조금 愈하고, 九日에는 少陽病이 衰하여 耳聾(으로 소리가 들리지 않던 것)이 微하게 들리고, 十日에는 太陰病이 衰하여 腹(滿)이 減하여 故(平常)와 같아지면 飮食을 思하고, 十一日에는 少陰病이 衰하여 (口)渴이 止하고 腹이 滿하지 아니하며 舌乾이 그치(已)면서 嚔(재채기)를 하고, 十二日에는 厥陰病이 衰하여 囊이 縱하고(囊縮이 正常으로 됨) 少腹이 微下하며 大氣(大邪之氣)가 모두 去하여 病이 날로 나아집니다.”

帝께서 가라사대, “이를 治함은 어떻게 합니까?” 岐伯이 가로되, “이를 治함은, 각기 그 藏脈을 通하게 하면 病이 날로 衰하여 낫는데, 그 三日 未滿者는 可히 汗하면 낫고(已), 그 滿 三日者는 可히 泄하면 낫습니다.”

第四章

帝曰: 熱病已愈, 時有所遺者, 何也? 岐伯曰: 諸遺者, 熱甚而強食之, 故有所遺也¹⁾. 若此者, 皆病已衰, 而熱有所藏, 因其穀氣相薄²⁾, 兩熱相合, 故有所遺也. 帝曰: 善. 治遺奈何? 岐伯曰: 視其虛實, 調其逆從, 可使必³⁾已矣. 帝曰: 病熱⁴⁾當何禁之? 岐伯曰: 病熱少愈, 食肉則復, 多食則遺, 此其禁也.

[校勘] 1) 故有所遺也: 이 五字는 涉下誤衍이니 응당 傷寒明理論에 의거 删去해야 할 것이다.
2) 固其穀氣相薄: 傷寒補亡論에는 ‘薄’이 ‘搏’으로 되어 있다.
3) 甲乙에는 ‘必’이 ‘立’으로 되어 있다.
4) 聖濟總錄에는 ‘病熱’이 ‘熱病’으로 되어 있다.

帝께서 가라사대, "熱病이 이미 나았는데 때로 遺한 바《餘邪》가 있는 것은 어째 서입니까?"

岐伯이 가로되, "모든 遺(한 바)는 (음식의.) 熱이 甚한데 이를 굳이(强) 食한 [이를 굳이 食하게 한] 까닭으로 遺하는 바가 있게 된 것입니다. 이같은 것은 모두 病은 이미 衰했으나 熱이 藏한 바가 있는데, 그 穀氣가 相薄《相搏》함을 因하여[藏 한 바가 있어 因하여 그 穀氣가 相薄《相搏》하여] 兩熱이 相合한 故로 遺한 바가 있 게 된 것입니다."

帝께서 가라사대, "善합니다. 遺(한 바)를 治함은 어떻게 합니까?"

岐伯이 가로되, "그 虛와 實을 視하여 그 逆從을 調하면, 可히 하여금 반드시 낫 게 할 수 있습니다."

帝께서 가라사대, "病이 熱하면 마땅히 무엇을 禁해야 합니까?"

岐伯이 가로되, "熱病이 조금 愈하더라도 肉을 食하면 復(發)하고 多食하면 遺 하니, 이것이 그 禁(忌)입니다."

第 五 章

帝曰: 其病¹⁾兩感於寒者, 其脈應²⁾與其病形何如? 岐伯曰: 兩感於 寒者, 病一日, 則巨陽與少陰俱病, 則頭痛口乾而煩滿³⁾; 二日, 則陽 明與太陰俱病, 則腹⁴⁾滿身熱, 不欲⁵⁾食譫言; 三日, 則少陽與厥陰俱 病, 則耳聾囊縮而厥,⁶⁾ 水漿不入⁷⁾, 不知人, 六日死. 帝曰: 五藏已 傷, 六府不通, 榮衞不行, 如是之後, 三日乃死, 何也? 岐伯曰: 陽明 者, 十二經脈之長也, 其血⁸⁾氣盛, 故不知人, 三日其氣乃⁹⁾盡, 故死 矣. 凡病傷寒而成溫¹⁰⁾者, 先夏至日者爲病溫¹¹⁾, 後夏至日者爲病暑 ¹¹⁾, 暑當與汗皆出, 勿止.

〔校勘〕 1) 太素에는 '病'字가 없다.
2) 其脈應: 龐安時가 말하기를, "其脈候, 素問已脫, 今詳之: 凡沈者皆屬陰也. 一日 脈當沈而大, 沈者少陰也, 大者太陽也. 二日脈當沈而長, 三日脈當沈而弦, 乃以合 表裏之脈也."라고 하였다.
3) 而煩滿: 外臺에는 '煩滿而渴'로 되어 있다.
4) 太素에는 '腹'이 '腸'으로 되어 있다.
5) 太素와 病源에는 모두 '不' 밑에 '欲'字가 없다.
6) 而厥: 病源, 外臺에는 모두 '厥逆'으로 되어 있다.
7) 傷寒總病論에는 '入' 밑에 '口'字가 더 있다.
8) 傷寒總病論에는 '血'이 '邪'로 되어 있다.
9) 醫經正本書에는 '乃'가 '已'로 되어 있다.
10) 外臺에는 '溫' 밑에 '病'字가 더 있다.

11) 傷寒論 成注에는 '病溫'이 '溫病'으로, '病暑'가 '暑病'으로 되어 있다.

帝께서 가라사대, "그 寒에 兩感된 者는 그 脈의 應함과 그 病의 形이 어떠합니까?"

岐伯이 가로되, "寒에 兩感된 者는 病 一日에 巨陽과 少陽이 함께 病들면, 頭痛, 口乾하며 煩滿하고: (病) 二日에 陽明과 太陰이 함께 病들면, 腹滿, 身熱하고 먹으려 하지 아니하며 譫言하고: (病) 三日에 少陽과 厥陰이 함께 病들면, 耳聾, 囊縮하며 厥하는데, 水漿을 들이지 못하고[水漿이 不入하고] 사람을 알아보지 못하면, 六日만에 死합니다."

帝께서 가라사대, "五藏이 이미 傷하고 六府가 通하지 못함에[않으며] 榮衛가 行하지 못함[아니함]——이와 같은 뒤에 三日(만)에 비로소(乃) 死하는데, 이는 어째서입니까?"

岐伯이 가로되, "陽明은 十二經脈의 長이라, 그 血氣가 가장 盛하므로 사람을 알(아보)지 못하더라도 三日(만)에야 그 氣가 비로소 衰하므로 死합니다. 무릇 病이 寒에 傷하여서 溫을 이룬 者(傷寒病으로 因해서 溫(病)이 된 者)는, 夏至日보다 먼저인 者(夏至日보다 먼저 病이 發한 者)는 病溫(溫病)이 되고, 夏至日보다 나중인 者(夏至日보다 뒤에 病이 發한 者)는 病暑(暑病)가 되는데, 暑(邪)는 마땅히 汗과 더불어 모두 出해야 하니, (汗을) 止하지 말아야 합니다."

刺熱篇 第三十二

〔해제〕 本篇은 熱病의 刺法을 中心으로 論述하였으므로 篇名을 刺熱論이라고 하였다.
本篇의 主要內容은 아래와 같다.

1. 五藏熱病의 症狀, 色診, 愈期, 豫後와 刺治方法.
2. 熱病이 처음 發生되는 症狀의 病位에 根據하여 刺法을 명확히 하고, 熱病五十九刺의 應用.
3. 熱病을 治療하는 氣穴의 取穴方法.

第一章

肝熱病者, 小便先黃[1], 腹痛多臥身熱, 熱爭[2], 則狂言及[3]驚, 脇滿[4]痛, 手足躁, 不得[5]安臥, 庚辛甚, 甲乙大汗, 氣逆則庚辛死, 刺足厥陰少陽, 其逆則頭痛員員[6], 脈引衝頭也[7]. 心熱病者, 先不樂, 數日乃熱, 熱爭則卒心痛[8], 煩悶[9]善嘔, 頭痛面赤無汗, 壬癸甚, 丙丁大汗, 氣逆則壬癸死, 刺手少陰太陽. 脾熱病者, 先頭重頰[10]痛, 煩心顔靑[11], 欲嘔身熱, 熱爭則腰痛不可用[12]俛仰, 腹滿泄[13], 兩頷痛, 甲乙甚, 戊己大汗, 氣逆則甲乙死, 刺足太陰陽明. 肺熱病者, 先淅然厥[14], 起毫毛, 惡風寒[15], 舌上黃, 身熱. 熱爭, 則喘咳, 痛走胸膺[16]背, 不得大息, 頭痛不堪, 汗出而[17]寒, 丙丁甚, 庚辛大汗, 氣逆則丙丁死, 刺手太陰陽明, 出血如大豆[18], 立[19]已. 腎熱病者, 先腰痛䯒[20]痠, 苦渴數飮, 身熱, 熱爭, 則項痛而強, 䯒寒且痠, 足下熱, 不欲言, 其逆則項痛員員澹澹[21]然, 戊己甚, 壬癸大汗, 氣逆則戊己死, 刺足少陰太陽, 諸汗者, 至其所勝日, 汗出也[22]. 肝熱病者, 左頰先赤, 心熱病者, 顔[23]先赤, 脾熱病者, 鼻[24]先赤, 肺熱病者, 右頰先赤, 腎熱病者, 頤先赤, 病[25]雖未發, 見[26]赤色者刺之, 名曰治未病. 熱病從部所起者, 至[27]期而已 ; 其刺之反者, 三周而已 ; 重逆則死. 諸當汗者, 至其所勝日, 汗大出也. 諸治熱病, 以[28]飮之寒水, 乃刺之, 必寒衣之, 居止寒處[29], 身寒而止也.

[校勘] 1) 小便先黃: ‘小便’ 二字와 ‘先’字는 誤倒이니 응당 ‘先小便黃’으로 바로 잡아야, 下文의 ‘先不樂’ 等例와 합치된다. 傷寒總病論 卷四의 引文에도 ‘先小便黃’으로 되어 있다.

2) 太平聖惠方에는 ‘爭’이 ‘感’으로 되어 있다. 下同.

3) 太平聖惠方에는 ‘及’이 ‘多’로 되어 있다.

4) 太素에는 ‘脇’ 밑에 ‘滿’字가 없다.

5) 太素, 病源에는 모두 ‘不’ 밑에 ‘得’字가 없다.

6) 其逆則頭痛貟貟: 이 七字는 잘못 끼어들어 온 것 같다.

7) 脈引沖頭也: 古 注文이 誤入된 듯하다.

8) 則卒心痛: 甲乙에는 ‘則’ 밑에 ‘卒痛’ 二字가 없다. ‘心’字는 아래 ‘煩悶’에 붙여 읽는다.

9) 太平聖惠方에는 ‘悶’이 ‘熱’로 되어 있다.

10) 太素에는 ‘頰’이 ‘顙’으로 되어 있다. 林校의 甲乙에도 ‘顙’으로 되어 있어 太素와 합치된다. 說文〈頁部〉에, “顙, 眉目之間也”라 했는데, 脾脈이 頰中에서 교차하고 頰은 鼻莖으로 眉目의 사이에 끼어 있으므로, ‘顙’으로 함이 옳을 듯하다.

11) 太素, 甲乙, 病源, 太平聖惠方에는 모두 ‘顏靑’ 二字가 없다.

12) 明抄二에는 ‘不可’ 밑에 ‘用’字가 없다. 聖濟總錄에도 ‘用’字가 없다.

13) 聖濟總錄에는 ‘滿’ 밑에 ‘泄’字가 없다.

14) 先淅然厥: 甲乙에는 ‘然’이 ‘凄凄’로 되어 있고, 太素에는 ‘然’ 밑에 ‘厥’字가 없다. 살피건대 ‘淅’ 앞에 ‘洒’字가 탈락되어 있다.《釋音》에 ‘洒淅’ 二字가 나오는 것으로 알 수 있다. ‘厥’은 衍文이니 本句는 응당 ‘先洒淅然起毫毛’로 해야 한다.〈調經論〉에는 ‘洒淅起于毫毛’로 되어 있다. ‘凄凄’에는 춥다는 뜻이 없다.《郭靄春》

15) 太素, 病源에는 모두 ‘風’ 밑에 ‘寒’字가 없다.

16) 明抄二에는 ‘膺’이 ‘應’으로 되어 있다. 病源에도 이와 같다.

17) 傷寒總病論에는 ‘而’ 밑에 ‘惡’字가 더 있다.

18) ‘大豆’는 傷寒總病論의 引文에는 ‘豆大’로 되어 있다.

19) 傷寒九十論에는 ‘立’이 ‘病’으로 되어 있다.

20) 病源에는 ‘骱’이 ‘脛’으로 되어 있다.

21) 甲乙에는 ‘貟貟’ 밑에 ‘澹澹’ 二字가 없다.

22) 太素에는 ‘諸汗’ 以下 11字가 없다. 高世栻은 말하기를, “이는 衍文이니, 下文 ‘諸當汗者, 至其所勝日, 汗大出也’가 여기에 잘못 중복된 것이다.”라고 하였다.

23) ‘顏’이 病源에는 ‘額’으로 되어 있고, 太平聖惠方에는 ‘面’으로 되어 있다.

24) 太平聖惠方에는 ‘鼻’가 ‘脣’으로 되어 있다.

25) 病源에는 ‘病’ 위에 ‘凡’字가 더 있다.

26) 太素에는 ‘見’ 밑에 ‘其’字가 더 있다.

27) 太素에는 ‘至’ 밑에 ‘其’字가 더 있다.

28) 甲乙에는 ‘以’가 ‘先’으로 되어 있다.

29) 居止寒處: 太素에는 ‘居寒多’로 되어 있고, 傷寒補亡論의 引文에는 ‘止’가 ‘亦’으로 되어 있다.

肝熱病者는 먼저 小便이 黃하며, 腹痛, 多臥, 身熱하고, 熱이 爭하면 狂言하고 驚

(駭)하며 脇滿痛하고 手足이 躁하며 安臥함을 得하지 못하는데, 庚辛(日時)에 甚하(여지)고 甲乙(日時)에 크게 汗이 出하며《甲乙木旺日時에 正氣가 旺해져서 邪氣를 勝하면 大汗이 出하면서 熱이 退함》, 氣逆《肝氣內逆으로 病이 甚해져서 正氣가 逆亂함》하면 庚辛에 死합니다. (治療時엔) 足厥陰(肝經과 足)少陽(膽經)을 刺합니다. 그(것이) 逆하면《만약 肝氣가 上逆하면》 頭痛하며 員員《眩暈》하는데, (肝)脈이 (上)引하여 頭로 衝(上)하기 때문입니다[員員하고, 脈이 引하며 頭를 衝합니다].

心熱病者는 (病나기에) 앞서 不樂하고 數日에야《數日지나서야》 비로소 (發)熱하며, 熱이 爭하면 卒心痛, 煩悶, 善嘔, 頭痛, 面赤, 無汗하는데, 壬癸에 甚하(여지)고 丙丁에 크게 汗이 出하며 氣逆하면 壬癸에 死합니다. (治療時엔) 手少陰(心經과 手)太陽(少腸經)을 刺합니다.

脾熱病者는 먼저 頭重, 頰痛, 煩心, 顏青《額靑》, 欲嘔, 身熱하고, 熱이 爭하면 腰痛으로 可히 써 俛仰하지 못하며, 腹이 滿하고 泄하며, 兩頷이 痛하는데, 甲乙에 甚하(여지)고 戊己에 크게 汗이 出하며, 氣逆하면 甲乙에 死합니다. (治療時엔) 足太陰(脾經과 足)陽明(胃經)을 刺합니다.

肺熱病者는 먼저 淅然히 厥하여 毫毛를 일으키고 風寒을 惡하며, 舌上이 黃하고 身熱하며, 熱이 爭하면 喘咳하고 痛이 胸·膺·背로 走하며, 太息을 得하지 못하고 頭痛을 堪(當)하지 못하며 汗出함에[汗出하면서] 寒하는데, 丙丁에 甚하여지고 庚辛에 크게 汗이 出하며, 氣逆하면 丙丁에 死합니다. (治療時엔) 手太陰(肺經과 手)陽明(大腸經)을 刺하는데, 出血을 大豆만큼 出하면 바로 낫습니다(立已).

腎熱病者는 먼저 腰痛, 骱痠하며 苦渴, 數飲, 身熱하고, 熱이 爭하면 項이 痛하면서 삗삗(強)하며 骱이 寒하고 또 痠하며《정강이가 시리고 시큰거리며》, 足下가 熱하고 言하려 하지 아니하며, 그 逆하면 項痛하고 員員 澹澹然한데, 戊己에 甚하(여지)고 壬癸에 크게 汗이 出하며, 氣가 逆하면 戊己에 死합니다. (治療時엔) 足少陰(腎經과 足)太陽(膀胱經)을 刺합니다.

모든 汗(이 出)하는 것은 그 勝한 (바의) 日에 至하여 汗이 出합니다《此文은 衍文으로 보인다》.

肝熱病者는 左頰이 먼저 赤하며, 心熱病者는 顏《額部》이 먼저 赤하며, 脾熱病者는 鼻가 먼저 赤하며, 肺熱病者는 右頰이 먼저 赤하며, 腎熱病者는 頤가 먼저 赤합니다.

病이 비록 아직 發하지 아니하였더라도 赤色이 나타난 者는 이를 刺하니, 이름하여 '治未病'이라고 합니다. 熱病이 部所를 좇아 일어난 者는 期에 至하여 已하고, 그 刺함을 反(對로)한 者는 三周함에 已하는데, 거듭 逆하면 死합니다.

모든 마땅히 汗(이 出)할 者는 그 勝하는 (바의) 日에 至하여 汗이 크게 出합니다. 모든 熱病을 治함에는 (환자로 하여금) 寒水를 飮하게 한 然後에《'乃'=然後》 이를 刺하며, 반드시 寒衣를 입히고 寒處에 居止하게 (해야) 하는데, 身이 寒해짐에 (熱病이) 止합니다[刺하되 반드시 寒衣를 입히고 寒處에 居止하게 하여, 身이 寒해지면 (刺하기를) 止합니다].

第 二 章

熱病先胸脇痛[1], 手足躁, 刺足少陽, 補足[2]太陰, 病甚者, 爲五十九刺. 熱病始手臂痛[3]者, 刺手陽明太陰而汗出止[4]. 熱病始於頭首者, 刺項太陽而汗出止. 熱病始於足脛者[5], 刺足陽明而汗出止. 熱病先身重骨痛, 耳聾好瞑, 刺足少陰, 病甚, 爲五十九刺. 熱病先眩冒[6]而熱, 胸脇滿, 刺足少陰[7]少陽. 太陽[8]之脈, 色榮顴[9]骨, 熱病也, 榮未交[10], 曰今[11]且得汗, 待時而[12]已. 與厥陰脈爭見者, 死期不過三日. 其熱病內連腎[13], 少陽之脈色也[14]. 少陽[15]之脈, 色榮頰前[16], 熱病也, 榮未交, 曰今且得汗, 待時而已, 與少陰脈爭見者, 死期不過三日.

[校勘] 1) 甲乙에는 '痛' 밑에 '滿'字가 더 있다.
　2) 太素에는 '足'이 '手'로 되어 있다.
　3) 甲乙에는 '臂' 밑에 '痛'字가 없다. 太素와 寒熱雜說에도 '痛'字가 없다.
　4) 太素, 甲乙에는 모두 '出' 밑에 '止'字가 없다.
　5) 熱病始於足脛者: 林校에, 此條는 素問에 본래 없고 太素에도 없으나, 甲乙經에 좇아 添入한다고 하였다. 그러나 太素〈寒熱雜說〉에 "病始于足胕者, 先取足陽明而汗出"이라고 한 것을 보면, 太素에 원래 此條가 있었는데, 林이 보지 못한 것이다.
　6) 眩冒而熱: 太素에는 '冒'가 '胃'로 되어 있고, '而'字가 없다.
　7) 張琦는 '少陰' 二字는 衍文이라고 하였다.
　8) 喜多村直寬은 말하기를, "'太陽'은 '少陽'으로 해야할 것이다.〈熱論〉에 "少陽主骨"이라 하였고, 또 少陽과 厥陰은 表裏가 된다. 少陽脈이 厥陰脈과 함께 나타나면 兩感證이니 不過 三日만에 죽는다."라고 하였다.
　9) 張文虎는, "'榮顴'은 色이 面部에 나타나는 것이다. '顴'을 말할 때 꼭 '骨'까지 말할 필요는 없으므로, '骨'字를 아래에 붙여 읽는 것이 옳다."고 하였다.
　10) 于鬯은, "'交'는 응당 林校에 좇아 '夭'로 해야 한다. 榮은 곧 色이니 榮이 夭하지 않음은 곧 色이 夭하지 않은 것이다."라고 하였다.
　11) 太素에는 '曰'이 '日'로 되어 있어 위에 붙여 읽고, '今'은 '令'으로 되어 있다.
　12) 太素, 甲乙에는 모두 '而'가 '自'로 되어 있다.
　13) 其熱病內連腎: 喜多村直寬은 이 六字가 錯簡文인 듯하다고 했다.
　14) 少陽之脈色也: 林校에 이 六字는 전에는 없었는데 王氏가 첨가한 것이라고 하였다.
　15) 喜多村直寬은, '少陽'은 응당 '太陽'으로 해야 할 것이라고 했다.

16) 太素에는 '前'이 '筋'으로 되어 있다.

熱病이 먼저 胸脇이 痛하고 手足이 躁하면, 足少陽을 刺하고 足太陰을 補하되, 病이 甚한 者는 五十九刺를 하고; 熱病이 처음에 手臂가 痛한 者는 手陽明과 手太陰을 刺하되, 汗이 出하면 (針刺하기를) 止하고〔刺하는데, 汗이 出하면 (熱이) 止하고〕; 熱病이 頭首에서 비롯하면〔始한 者는〕 項太陽을 刺하되 汗이 出하면 (刺하기를) 止하고〔刺하는데, 汗이 出하면 (熱이) 止하고〕; 熱病이 足脛에서 始한 者는 足陽明을 刺하되, 汗이 出하면 刺하기를 止하고〔刺하는데, 汗이 出하면 (熱이) 止하고〕; 熱病이 먼저 身重, 骨痛, 耳聾, 好瞑하면, 足少陰을 刺하되 病이 甚하면 五十九刺를 하고; 熱病이 먼저 眩冒하면서 熱하고 胸脇이 滿하면, 足少陰(과 足)少陽을 刺합니다.

太陽의 脈色이 顴骨에 榮(發現)하면 熱病인데, 榮이 아직 夭(原作 '交', 據《新校正》改. 夭: 色不明而惡)하지 아니하였으면, 가로되, 이제 장차 (大)汗을 得하리니, 時《當旺之時: 上文의 이른바 '所勝日'》를 待하면 (熱이) 已할 것이라고 하는데, 厥陰脈(色)과 더불어 爭見하는 者는 死期가 三日을 지나지 못하니, 그 熱病이 안으로 腎에 連하여서이며《'少陽之脈色也' 六字疑衍》; 少陽의 脈色이 頰前에 榮하면 熱病인데, 榮이 아직 夭(原作'交', 據《新校正》改)하지 아니하였으면, 가로되, 이제 장차 (大)汗을 得하리니 時를 待하면 已할 것이라고 하는데, 少陰脈(色)과 더불어 爭見하는 者는 死期가 三日을 지나지 못합니다.

第三章

熱病氣穴, 三椎下間主胸中熱, 四椎下間主鬲1)中熱, 五椎下間主肝熱, 六椎下間主脾熱, 七椎下間主腎熱, 榮在骶也2). 項上三椎, 陷者中也. 頰下逆顴爲大瘕, 下牙車爲腹滿, 顴後爲脇痛, 頰上者, 鬲上也.

〔校勘〕 1) 甲乙에는 '鬲'이 '胃'로 되어 있고, 太素에는 '鬲' 밑에 '中'字가 없다.
　　　　2) 榮在骶也: 太素에는 '骶也' 二字가 없고 '榮在' 二字는 뒤에 붙여 읽는다. 孫鼎宜는 "太素가 옳다. '榮'은 응당 '營'이 되니 옛날에는 通用하였다. 廣雅〈釋詁一〉에 "'營' 度也"라 했는데, 여기서는 脊椎 재는 법을 보여주는 것이다. 項上三椎는 바로 項骨·第三節이니 脊數의 수에 들지 않으므로, 그 밑의 '陷者'는 바로 첫째 마디 즉 肺兪이다."라고 하였다.

熱病의 氣穴은: 三椎의 下間은 胸中의 熱을 主하고, 四椎의 下間은 鬲中의 熱을 刺하고, 五椎의 下間은 肝熱을 主하고, 六椎의 下間은 脾熱을 主하고, 七椎의 下間은 腎熱을 主합(主하며 榮은 骶에 있습니다. 項上의 三椎는 陷者가 中입)니다《'榮

在顴也, 項上三椎, 陷者中也'句는 뜻이 難解함). (赤色이) 頰下에서 顴으로 逆上
하면 大瘕가 되고 下牙車는(赤色이 下牙車에 나타나면) 腹滿이 되고, 顴後는 脇痛
이 되고, 頰上은 鬲上(에 病이 있는 것)입니다.

評熱病論篇 第三十三

〔해제〕　本篇은 一部의 發熱病證을 評論했으므로 篇名을 評熱病論이라 했다.

本篇의 主要內容은 陰陽交, 風厥, 勞風, 風水 등 病證의 病機, 病狀, 治法 및 豫後
에 대해 論述하였다.

第 一 章

黃帝問曰：有病溫者, 汗出輒$^{1)}$復熱, 而脈躁疾$^{2)}$, 不爲汗衰, 狂言
不能食, 病名$^{3)}$爲何? 岐伯對曰：病名陰陽交, 交$^{4)}$者死也. 帝曰：願
聞其說. 岐伯曰：人所以汗出者, 皆生於穀, 穀生於精, 今邪氣交爭
於骨肉$^{5)}$而得汗者, 是邪却$^{6)}$而精勝也, 精勝, 則當能$^{7)}$食而不復熱.
復$^{8)}$熱者, 邪氣也, 汗者, 精氣也, 今汗出而輒復熱者, 是邪勝也, 不
能食者, 精無俾也$^{9)}$, 病而留者$^{10)}$, 其壽可立而傾也. 且夫熱論曰：汗
出而脈尙$^{11)}$躁盛者死. 今脈不與汗相應, 此不勝$^{12)}$其病也, 其死明矣.
狂言者是失志, 失志者死. 今見$^{13)}$三死, 不見一生, 雖愈必死也.

〔校勘〕　1) 傷寒百證歌에는 '輒'이 '而身'으로 되어 있다.
　　　　2) 病源에는 '疾'이 '病'으로 되어 있다.
　　　　3) '病名' 앞에 '曰'字가 탈락된 듯하다. 〈陰陽類論〉의 王注 引文에는 '曰'字가 있
　　　　　　다.
　　　　4) 病源에는 '交者' 위에 '陰陽' 二字가 더 있다.
　　　　5) 病源, 外臺, 傷寒百證歌에는 '骨肉' 밑에 모두 '之間' 二字가 더 있다.
　　　　6) 甲乙에는 '却'이 '退'로 되어 있다.
　　　　7) 太素에는 '當' 밑에 '能'字가 없다. '當'은 조동사이니 '應'으로 푼다.
　　　　8) 太素, 脈經, 外臺, 傷寒百症歌에는 모두 '熱' 위에 '復'字가 없다.
　　　　9) 精無俾也: 太素에는 "精母, 痺也"로 되어 있다. 楊上善은 말하기를, "邪旣勝, 則
　　　　　　精液無, 精液無者, 唯有熱也. 痺, 熱也"라고 하였다.
　　　 10) 病而留者: 脈經과 傷寒補亡論에는 모두 '汗而熱留者'로 되어 있다.
　　　 11) 甲乙에는 '脈' 밑에 '尙'字가 없다.
　　　 12) 病源에는 '勝'이 '稱'으로 되어 있다.
　　　 13) 今見: 脈經, 甲乙에는 모두 '見'이 '有'로 되어 있다.

黃帝께서 물어 가라사대, "溫(病)에 걸린 者가 汗이 出하고(나서) 곧 다시 熱하

면 脈(象)이 躁疾하여 (發)汗으로(도)〔汗으로 因하여(爲汗)〕(病勢가) (減)衰해지지 아니하고 狂言하며 能히 食하지 못함이《못하는 경우가》 있는데, 病名은 무엇이 됩니까《病名이 무엇입니까》?"

岐伯이 對(答)하여 가로되, "病名은 陰陽交인데, (陰陽이) 交한 者는 死합니다."

帝께서 가라사대, "願컨대 그 說(明)을 듣고 싶습니다."

岐伯이 가로되, "사람이 써 汗이 出하는 것은 모두 穀에서 生하(는 것이)니, 穀이 (汗을 化生하는) 精을 生함《生하기 때문》입니다.《모두 穀이 化生하는 精에서 生하(는 것이)니,》 이제 邪氣가 骨肉에서 交爭하는데 汗을 得하는 者는〔得하면〕이는 邪가 (退)却하고 精이 勝함이니, 精이 勝하면 마땅히 能히 食하고 다시 熱하지 않아야 하는데, 다시 熱하는 것은 邪氣(가 勝한 때문)이고 汗은 精氣이니, 이제 汗이 出하고(나서) 곧 다시 熱하는 것은〔熱하면〕, 이는 邪가 勝함이며《勝한 때문이며》, 能히 食하지 못하는 것은 精이〔精을〕俾《裨: 補益》함이 없음이라, (이와 같이) 病에 걸려 (邪氣가 逗)留(不去)하는 者는 그 壽가《목숨이》可히 立한 채로 곧》傾할 것입니다. 또 저《熱論》에 가로되, 汗이 出하였는데도 脈이 오히려〔아직〕躁盛한 者는 死한다 하였습니다. 이제 脈이 汗과 더불어 相應하지 아니하니, 이는 그 病을 勝하지 못함이라, 그 死함이 (分)明합니다. 狂言하는 것 — 이는 失志함인데, 失志한 者는 死합니다. 이제 세가지 死(症)를 見《發現; 目見》하고 한가지의 生(機)도 見하지 않으니〔못하니〕, 비록 (잠시 病勢가) 愈《減輕》할지라도 반드시 死합니다."

第 二 章

帝曰 : 有病身熱汗出煩滿, 煩滿不爲汗解, 此爲何病? 岐伯曰 : 汗出而身熱者, 風也, 汗出而煩滿不解者, 厥也, 病名曰風厥. 帝曰 : 願卒聞之. 岐伯曰 : 巨陽主氣[1], 故先受邪, 少陰與其爲表裏也[2], 得熱則上從之, 從之則厥也. 帝曰 : 治之奈何? 岐伯曰 : 表裏刺之, 飲之服[3]湯.

〔校勘〕　1) 巨陽主氣 : 甲乙에는 '太陽爲諸陽主氣'로 되어 있다.
　　　　2) 少陰與其爲表裏也 : 熊本에는 '其' 밑에 '爲'字가 없다. 甲乙에는 '少陰其表裏也'로 되어 있다.
　　　　3) 太素에는 '飲之' 밑에 '服'字가 없다.

帝께서 물어 가라사대, "病으로 身熱, 汗出, 煩滿한데, 煩滿이 (發)汗으로 (因하여) (緩)解〔解(消)〕되지 아니함이 있으니, 이는 무슨 病이 됩니까?"

岐伯이 가로되, "發汗하여 身熱한 것은 風이고, 發汗하여도 煩滿이 (緩)解[解(消)]되지 않는 것은 厥이니, 病名을 風厥이라고 합니다."

帝께서 가라사대, "願컨대 모두 듣고 싶습니다."

岐伯이 가로되, "巨陽은 氣를 主하는 까닭으로 먼저 邪를 受하는데, 少陰은 그와 《巨陽과》 表裏가 되니[되므로], (少陰이) 熱을 得하면 上으로 이를《巨陽(之氣)를》從하(게 되)는데, 이를 從하면 厥하게 됩니다."

帝께서 가라사대, "이를 治함은 어떻게 합니까?"

岐伯이 가로되, "(太陽, 少陰의) 表裏(兩經)를 刺하고 그에게(之) 服하는 湯을 飮하게 합니다《'服'字疑衍:《校釋》》."

第 三 章

帝曰: 勞風爲[1]病何如? 岐伯曰: 勞風法[2]在肺下, 其爲病也, 使人强上[3]冥[4]視, 唾出若涕, 惡風而振寒, 此爲勞風之病[5]. 帝曰: 治之奈何? 岐伯曰: 以救俛仰. 巨陽引精者三日, 中年者五日, 不精者七日, 咳出靑黃涕, 其狀如[6]膿, 大如彈丸, 從口中若鼻中出[7], 不出[8]則傷肺, 傷肺則死也.

〔校勘〕 1) 醫壘元戎에는 '爲'가 '之'로 되어 있다.
2) '法'은 응당 醫壘元戎에 의거 '發'로 고쳐야 하니, '法'은 '發'의 聲誤이다.《郭靄春》
3) 于鬯이 말하기를, "'上'은 아마 '工'의 誤字일 것이다. '工'은 아마 '項'의 假借일 것이니, 强工은 즉 强項이다. 王注에도 '使人頭項强'이라고 했으니, 곧 그 증거이다."라고 하였다.
4) 甲乙에는 '冥'이 '瞑'으로 되어 있다.
5) 此爲勞風之病: 이 六字는 衍文일 것이니, 앞에 이미 '其爲病也'라고 했으므로 여기에 다시 '此爲勞風之病'이라고 이를 필요는 없는 것이다. 千金 卷第一의 引文에도 이 六字가 없는 바, 응당 이에 의거 刪去해야 할 것이다.
6) 太素에는 '如' 밑에 '稠'字가 더 있다.
7) '鼻中出' 밑에 '爲善' 二字가 탈락되어 있다. 응당 千金, 醫心方 卷三에 의거 보충해야 한다.
8) 千金方에는 '不出' 위에 '若'字가 더 있다.

帝께서 가라사대, "勞風의 病됨은 어떠합니까?"

岐伯이 가로되, "勞風(의 受邪하는 部位)은 法이 (항상) 肺下에 在하는데, 그 病됨이 사람으로 하여금 强上(頭項强直) 冥視(目 視物不明)하고(위를 뻣뻣하게 하며 눈을 어둡게 하고) 涕와 같이 (痰液을) 唾出하며 [唾出함이 涕와 같으며] 惡風, 振寒하게 하니, 이것이 勞風(의)病이 됩니다."

帝께서 가라사대, "이를 治함은 어떻게 합니까?"

岐伯이 가로되, "(먼저 그) 俯仰(이 不利한 것)을 救(治)함으로써 (治療를) 하는데, 巨陽引精者(巨陽之氣가 盛하여 能히 腎精을 引上하는 少壯者)는 三日, 中年(精衰)者는 五日, (衰年)不精者는 七日만에, (各各) 靑黃(色)涕를 咳出하는데, 그 狀이 膿과 같고 크기가 彈丸만 하며 口中이나 鼻中을 좇아 出하는데, 出하지 아니하면 肺를 傷하(게 되)고, 肺를 傷하면 死합니다."

第四章

帝曰: 有病腎風者, 面胕痝然[1)]壅, 害於言, 可刺不? 岐伯曰: 虛[2)]不當刺, 不當刺而刺[3)], 後五日其氣必至. 帝曰: 其至何如? 岐伯曰: 至必少氣時熱, 時熱[4)]從胸背上至頭, 汗出, 手熱, 口乾[5)]苦[6)]渴, 小便黃, 目下腫, 腹中鳴. 身重難以[7)]行, 月事不來, 煩而不能食[8)], 不能正偃, 正偃則咳[9)], 病名曰風水, 論在刺法中. 帝曰: 願聞其說. 岐伯曰: 邪之所湊, 其氣必虛, 陰虛者, 陽必湊之, 故少氣時熱而汗出也[10)]. 小便黃者, 少腹中[11)]有熱也. 不能正偃者, 胃中不和也. 正偃則咳甚, 上[12)]迫肺也. 諸有水氣者, 微腫[13)]先見於目下也. 帝曰: 何以言? 岐伯曰: 水者陰也, 目下亦陰也, 腹者至陰之所居, 故水在腹[14)]者, 必使目下腫也. 眞[15)]氣上逆, 故[16)]口苦舌乾, 臥[17)]不得正偃, 正偃則咳出淸水也. 諸水病者, 故不得臥, 臥則驚, 驚則咳甚也. 腹中鳴者, 病本[18)]於胃也. 薄脾[19)]則煩不能食, 食不[20)]下者, 胃脘隔也. 身重難以行者, 胃脈在足也. 月事不來者, 胞脈閉也, 胞脈者, 屬[21)]心而絡於胞中, 今氣上迫肺, 心氣不得下通, 故月事不來也. 帝曰: 善.

〔校勘〕　1) 甲乙에는 '然' 밑에 '腫'字가 더 있다.
　　　　 2) 太素에는 '虛' 밑에 '虛'字가 겹쳐있다.
　　　　 3) 太素에는 '而刺' 위에 '不當刺' 三字가 중첩되어 있지 않다.
　　　　 4) 甲乙에는 '時' 밑에 '熱'字가 없다.
　　　　 5) 吳本에는 '口乾' 二字가 없다.
　　　　 6) 滑抄本에는 '苦'가 '善'으로 되어 있다.
　　　　 7) 甲乙에는 '難' 밑에 '以'字가 없다.
　　　　 8) 滑抄本에는 '煩而' 밑에 '不能食' 三字가 없다.
　　　　 9) 下文 '正偃則咳甚'에 비추어 볼 때, '咳' 밑에 '甚'字가 탈락되어 있다. 甲乙에는 '甚'字가 있다.
　　　　10) 甲乙에는 '也'가 '小便黃'으로 되어 있다.

11) 太素에는 '中' 위에 '少腹' 二字가 없다.
12) 뒤의 '今氣上迫肺' 句에 비추어 볼 때 '上' 위에 '氣'字가 탈락되어 있다. 太素 楊注에도 "仰臥氣上迫肺故咳"라고 되어 있다.
13) 微腫: 太素에는 '其征'으로 되어 있다.
14) 〈平人氣象論〉의 '目裏微腫' 句의 王注 引文에는 '腹' 밑에 '中'字가 더 있다.
15) 滑抄本에는 '眞'이 '其'로 되어 있다.
16) 太素에는 '口' 위에 '故'字가 없다.
17) 太素에는 '臥'가 '故'로 되어 있다.
18) 明抄二에는 '病' 밑에 '本'字가 없다. 張琦는 말하기를, "'胃'는 응당 '脾'가 되어야 한다. 邪氣와 正氣가 相激하므로 腹中鳴하고 脾虛에 근본하므로 水를 제지하지 못한다."고 하였다.
19) 醫疊元戎에는 '脾'가 '胃'로 되어 있다. 張琦는 말하기를, "'胃'로 함이 옳으니, 胃는 心藏에 가까워 風水가 薄하게 함으로 心煩해지며, 陰水가 泛濫하면 關門이 不利하여 胃가 逆하므로 먹을 수 없게 된다."고 하였다.
20) 元殘二, 越本, 吳本, 朝本, 藏本, 熊本에는 모두 '食不' 밑에 '能'字가 더 있다.
21) 〈陰陽別論〉 '女子不月' 句의 王注에는 '屬' 밑에 '于'字가 더 있다.

帝께서 가라사대, "腎風에 걸린 者가 있어, 面이 胕《浮腫》하여 龐然히 (目下가) 壅하고, 말하기에 害되는데, 可히 (鍼)刺(하여 治療) 할 수 있습니까 없습니까?"

岐伯이 가로되, "虛는 刺함이 마땅하지 아니하니, 刺함이 마땅하지 아니한데(도 이를) 刺하면, 五日 後에 그 (病)氣가 반드시 至합니다."

帝께서 가라사대, "그 至함이 어떠합니까?"

岐伯이 가로되, "(病氣가) 至하면, 반드시 少氣 時熱하는데, 時熱이 胸背로부터 위로 頭까지 至하며[至함에], 汗이 出하고 手가 熱하며, 口가 乾하고 苦渴하여《몹시 渴하며》, 小便이 黃하고, 目下가 腫하며, 腹中이 鳴하고, 身重하여 써 行하기 難하며, 月事가 來하지 아니하고, 煩하여 能히 食하지 못하며, 能히 正偃하지 못하고 正偃하면 咳가 甚해지며《原文에는 '甚'字가 없다. 據《甲乙》補.》病名은 風水라고 하는데, 論이 《刺法》中에 있습니다."

帝께서 가라사대, "願컨대 그 說(明)을 듣고 싶습니다."

岐伯이 가로되, "邪가 湊하는 곳은 그 氣가 반드시 虛하니《虛한 데니》, 陰이 虛한 者는 陽이 반드시 거기에 湊하(게 되)므로 少氣 時熱하며 汗出하(는 것이)고, 小便이 黃한 것은 少腹中에 熱이 있음이며, 能히 正偃하지 못하는 것은 胃中이 不和함이며, 正偃하면 咳가 甚해짐은 上으로 肺를 迫함이며, 모든 水氣가 있는 者는 微腫이 먼저 目下에 見합니다."

帝께서 가라사대, "무엇으로써 그(렇다는)것을 言합니까《무엇을 근거로 하여 그렇게 말할 수 있습니까)?"

岐伯이 가로되, "水는 陰이며 目下도 또한 陰입니다. 腹은 至陰이 居하는 곳이므로 水가 腹에 있은 者는 반드시 目下가 腫(하게)하(는 것이)며; 眞氣가 上逆하는 까닭으로 口苦, 舌乾하며 臥함에 正偃(함을 得)하지 못하고, 正偃하면 淸水를 咳出

하(는 것이)며; 모든 水病者는 그러므로 臥(함을 得)하지 못하(는 법이)니, 臥하면 驚하(게 되)고, 驚하면 咳가 甚하(여 지는 것이)며; 腹中이 鳴하는 것은 病이 胃에 本(하는 것)이며; (水氣가) 脾를 薄하면 煩하여 能히 食하지 못하며, 食이 下하지 않는[못하는] 것은 胃脘이 (水氣에 의해) 隔함이며; 身重하여 써 行하기 難한 것은 胃脈이 足에 在함이며(있기 때문이며); 月事가 來하지 않는 것은 胞脈이 閉함이니, 胞脈은 心에 屬하고 胞中에 絡하고 있는데, 이제 氣가 上으로 肺를 迫하여 心氣가 아래로 通(함을 得)하지 못하므로 月事가 來하지 아니하는 것입니다."

帝께서 가라사대, "善합니다."

逆調論篇 第三十四

〔해제〕 本篇은 陰陽, 營衛 등의 기능 실조로 일어나는 疾病에 대해 주로 논술했으므로 篇名을 逆調論이라고 했다.

本篇의 主要內容은 아래와 같다.

1. 陰陽이 逆調되어 일어나는 寒熱.
2. 水火가 逆調되어 일어나는 肉爍(肌肉의 消瘦) 擊節(骨節拘擊).
3. 營衛가 逆調되어 일어나는 肉苛.
4. 經絡의 氣가 逆調되어 일어나는 喘息으로 눕지를 못하는 경우.

第 一 章

黃帝問曰: 人身非常[1]溫也, 非常[1]熱也, 爲之熱而煩滿者, 何也?
岐伯對曰: 陰氣少而陽氣勝, 故熱而煩滿也.

帝曰: 人身非衣寒也, 中非有寒氣[2]也, 寒從中生[3]者, 何? 岐伯曰:
是人多痺氣也[4], 陽氣少, 陰氣多, 故身寒如從水中出.

〔校勘〕 1) 常溫, 常熱: 于鬯이 말하기를, "'常'은 본래 '裳'字이다. 說文 〈巾部〉에 '常'은 下帬이니 혹 '裳'으로 쓰기도 한다."고 하였는 바, 이 '常'과 '裳'은 一字이다. 여기서는 '裳'이라 하고 下文에는 '衣'라고 한 것은 말을 바꾸었을 뿐이다.〔郭靄春〕
　　　　　2) 太素 〈身寒〉에는 '寒' 밑에 '氣'字가 없다.
　　　　　3) 滑抄本에는 '生'이 '出'로 되어 있고, 太素에도 '出'로 되어 있어 이와 합치한다.
　　　　　4) 甲乙에는 '痺' 밑에 '氣也' 二字가 없다.

黃帝께서 물어 가라사대, "人身이 常(常, 下帬也, 或體作裳:《說文》)이 溫함도 〔常(裳)으로 溫하게 함도〕 아니오 常(裳)이 熱함도〔常(裳)으로 熱하게 함도〕 아닌데, (그것 때문에) 熱이 나며 煩滿하는 것은 어째서입니까?"

岐伯이 對(答)하여 가로되, "陰氣는 少하고 陽氣는 勝한 故로 (發)熱하며 煩滿합니다."

帝께서 가라사대, "人身의 衣가 寒함도 아니오 (身)中에 寒氣가 있음도 아닌데, 寒이 中으로부터 生하는 것은 어째서입니까?"

岐伯이 가로되, "이 사람은 痺氣가 多함이니〔多한지라〕, 陽氣는 少하고 陰氣는

多한 故로 身이 寒함이 水中에서 出함과 같습니다.”

第 二 章

帝曰: 人有四支¹⁾熱, 逢風寒²⁾, 如炙如火者, 何也? 岐伯曰: 是人者, 陰氣虛, 陽氣盛, 四支³⁾者, 陽也, 兩陽相得而陰氣⁴⁾虛少, 少⁵⁾水不能滅⁶⁾盛火, 而陽⁷⁾獨治⁸⁾, 獨治者, 不能生長也, 獨勝⁹⁾而止耳, 逢風而如炙如火¹⁰⁾者, 是人當肉爍也.

帝曰: 人有身寒, 湯火不能熱, 厚衣不能溫, 然不凍慄, 是爲何病? 岐伯曰: 是人者, 素腎氣勝, 以水爲事, 太陽氣衰, 腎脂枯不長, 一水不能勝兩火¹¹⁾, 腎者水也, 而生於骨¹²⁾, 腎不生¹³⁾, 則髓不能¹⁴⁾滿, 故寒甚至骨也. 所以不能¹⁵⁾凍慄者, 肝一陽也¹⁶⁾, 心二陽也¹⁷⁾, 腎孤藏也, 一水不能勝¹⁸⁾二火, 故不能¹⁵⁾凍慄, 病名曰骨痺, 是人當攣節也.

[校勘]　1) ‘四支’ 밑에 ‘先’字가 빠진 듯하다. 太素 卷三十 肉爍 楊注에는 ‘先’字가 있다.
　　　　2) 뒤의 ‘逢風而如炙如火者’라고 한 말을 비추어 볼 때 ‘寒’은 衍文이다. 全生指迷方에도 ‘寒’字가 없다. 그리고 ‘如火’는 마땅히 ‘于火’로 되어야 한다.《郭靄春》
　　　　3) 甲乙에는 ‘四支’ 밑에 ‘熱’字가 더 있다.
　　　　4) 周本에는 ‘陰氣’ 위에 ‘而’字가 없다.
　　　　5) 太素에는 ‘水’ 위에 ‘少’字가 없다.
　　　　6) 太素에는 ‘滅’이 ‘減’으로 되어 있다.
　　　　7) 甲乙에는 ‘陽’ 밑에 ‘氣’字가 더 있다.
　　　　8) 全生指迷方에는 ‘陽獨治’ 밑에 ‘于外’ 두 자가 더 있다.
　　　　9) 甲乙에는 ‘勝’이 ‘盛’으로 되어 있다.
　　　10) 如火: 林校에 太素에는 ‘于火’로 되어 있다고 했다.
　　　11) 一水不能勝兩火: 高世栻은, 이 七字는 뒤에 있는 것이 잘못 여기에 중복된 것으로 衍文이라고 하였다.
　　　12) 生於骨: 太素와 甲乙에는 모두 ‘生’이 ‘主’로 되어 있다.
　　　13) 聖濟總錄에는 ‘生’이 ‘榮’으로 되어 있다.
　　　14) ‘能’은 衍文일 것이다. 王注에도 “腎不生則髓不滿”으로 되어 있어, 그의 所據本 역시 ‘能’字가 없었음을 알 수 있다.
　　　15) 上文의 ‘然不凍慄’ 句를 비추어 보건대 이 ‘能’字는 衍文일 것이다. 뒤의 ‘故不能凍慄’의 ‘能’字도 역시 衍文일 것이다.
　　　16) 肝一陽也: 孫鼎宜는 “응당 ‘膽一陽也’로 해야 비로소 全經과 부합하게 된다. 膽은 少陽이고 少陽은 相火이며, 肝은 一陰으로 風에 속하여 火와는 관계가 없다.”고 하였다.
　　　17) 心二陽也: 孫鼎宜는, “응당 ‘心二陰也’로 해야 한다. 心은 少陰이므로 二陰이며,

二陰은 君火이다."라고 하였다.
18) 甲乙에는 '勝' 밑에 '上下' 두 字가 더 있다.

帝께서 가라사대, "사람이 四支가 熱하고, 風寒을 逢하면 炙함 같고 火같은 者[火에 炙함 같은 者]가 있는데, 어째서입니까?"

岐伯이 가로되, "이 사람은 陰氣가 虛하고 陽氣가 盛함이니, 四支는 陽이라 兩陽이 相得함에 陰氣가 虛小해져서 少水가 能히 盛火를 滅하지 못함에 陽이 홀로 治하(게 되)는데, 홀로 治하는 者는 能히 生長하지 못하고 홀로[오직] 勝함에 止할[홀로 勝할] 따름이라, 風을 逢함에 炙함과 같고 火같은 者[火에 炙함 같은 者], 이 사람은 마땅히(반드시; 틀림없이) 肉이 爍할 것입니다."

帝께서 가라사대, "사람의 身이 寒하여 湯火로도 能히 熱하게 하지 못하고 厚衣로도 能히 溫하게 하지 못합니다. 그러나 凍慄하지는 아니 함이 있는데, 이는 무슨 病입니까?"

岐伯이 가로되, "이 사람은 본디 腎氣가 勝(盛)한데 水로써 事를 삼아 太陽氣가 衰함에 腎脂가 枯하여 長하지 못하고('一水不能勝兩火'는 涉下衍文이므로 생략함), 腎은 水이고 骨을 生[主(《太素》 '生于'作 '主')]하니, 腎이 生하지 아니하면 髓가 能히 滿하지 못하므로, 寒이 甚하여 骨에 至하(는 것이)며; 써 能히 凍慄하지 아니하는 바는(까닭은), 肝은 一陽이고 心은 二陽인데, 腎은 孤藏이라, 一水가 能히 二火를 이기지 못하므로 能히 凍慄하게 하지 못하(는 것이)며, 病名을 骨痺라고 하는데, 이 사람은 마땅히(반드시) (拘)攣할 것입니다.

第 三 章

帝曰: 人之¹⁾肉苛者, 雖近²⁾衣絮, 猶尙苛也, 是謂何疾? 岐伯曰: 榮氣虛, 衞氣實也³⁾, 榮氣虛則不仁, 衞氣虛則不用, 榮衞俱虛, 則不仁且不用, 肉如故⁴⁾也, 人身與志不相有, 曰死.

〔校勘〕 1) 甲乙에는 '之' 밑에 '有'字가 더 있다.
　　　 2) 元殘二, 吳本, 朝本, 藏本, 熊本에는 모두 '近' 밑에 '于'字가 더 있다.
　　　 3) 榮氣虛衞氣實也: 素問識에 이르기를, "下文에 '榮氣虛則不仁, 衞氣虛則不用, 榮衞俱虛, 則不仁且不用'이라 한 것과 이 七字는 연결이 안되는 바, 衍文이 아닌가 한다. 前注는 억지로 끌어낸 말 같다."고 했다.
　　　 4) 太素와 甲乙에는 모두 '故'가 '苛'로 되어 있다.

帝께서 가라사대, "肉苛(病)에 걸린 사람은 비록 衣絮를 가까이 해도 오히려[여전히] 苛(頑木沈重)하는데, 이를 무슨 疾(病)이라고 합니까?"

岐伯이 가로되, "『榮氣는 虛하고 衞氣는 實함이니(此句恐是衍文)』, 榮氣가 虛하

면 不仁하고, 衛氣가 虛하면 不用하며, 榮衛가 함께 虛하면 不仁하고 또 不用하나 肉은 如故하니(《太素》: '如故'作'如苛': 不仁하고 또 不用하여 苛같으니), 사람의 身과 志는 相有하지 않으면 가로되 死한다고 합니다(死합니다)."

第 四 章

帝曰: 人有逆氣不得臥而息有音者, 有不得臥而息無音者, 有起居如故而息有音者, 有得臥行而喘者, 有不得臥不能行¹⁾而喘者, 有不得臥臥而喘者, 皆何藏使然? 願聞其故. 岐伯曰: 不得臥而息有音者, 是陽明之逆也, 足三陽者下行, 今逆而上行, 故息有音也. 陽明者, 胃脈也, 胃者, 六府之海, 其氣亦下行, 陽明逆不得從其道, 故不得臥也. 下經曰: 胃不和則臥不安. 此之謂也. 夫起居如故而息有音者, 此肺²⁾之絡脈逆也, 絡脈³⁾不得隨經上下, 故留經而不行, 絡脈之病人也微, 故起居如故而息有音也. 夫不得臥臥則喘者, 是水氣之客也, 夫水者, 循津液而流也, 腎者, 水藏, 主津液, 主臥與喘也. 帝曰: 善.

〔校勘〕　1) 滑壽는 '能行' 위의 '不'字가 衍文이라고 하였다.
　　　　　2) 太素에는 '肺'가 '脾'로 되어 있다.
　　　　　3) 病源에는 '絡脈' 밑에 '之氣' 두 字가 더 있다.

帝께서 가라사대, "人이, 逆氣로[氣가 逆하여] (安)臥(함을 得)하지 못하고 息에 音이 있는 者가 있으며, (安)臥(함을 得)하지 못하나 息에 音이 없는 者가 있으며, 起居는 如故하나 息에 音이 있는 者가 있으며, (安)臥함을 得하기는 하나 行함에 喘하는 者가 있으며, (安)臥(함을 得)하지도 못하고 能히 行하지도 못하며 喘하는 者가 있으며, (安)臥(함을 得)하지 못하고 臥함에 喘하는 者가 있는데, (이는) 모두 어느 藏이 그러하게 하는 것입니까? 願컨대 그 (緣)故를 듣고 싶습니다."

岐伯이 가로되, "(安)臥(함을 得)하지 못하고 息에 音이 있는 者──이는 陽明이 逆함이니, 足의 三陽은 下行하는데, 이제 逆하여 上行하는 故로 息에 音이 있습니다(있는 것입니다). 陽明은 胃脈이며 胃는 六府의 海라 그 氣가 또한 下行하는데, 陽明이 逆하여 그 道를 從(함을 得)하지 못하므로 (安)臥(함을 得)하지 못하(는 것이)니, 《下經》에 가로되, 胃가 不和하면 臥하여도 不安하다 함이 이를 이름입니다(이른 것입니다). 저[무릇] 起居는 如故한데 息에 音이 있는 者──이는 肺의 絡脈이 逆함이니, 絡脈이 經을 隨하여 上하고 下(함을 得)하지 못하는 故로 經에 留하여 行하지 못하는데, 絡脈이 사람을 病들게 함은 微하므로, 起居는 如故하나 息에 音이 있습니다(있는 것입니다). 저 (安)臥(함을 得)하지 못하고 臥하면 喘하는

者—이는 水氣가 客함이니, 무릇 水는 津液(이 行하는 길)을 따라(循)하여 流하는데, 腎은 水藏으로[水藏이라] 津液을 主하고 臥와 喘을 主합니다."

帝께서 가라사대, "善합니다."

瘧論篇 第三十五

〔解題〕　本篇은 전적으로 瘧疾의 病因, 病機, 症狀과 治療 등의 方面에 대한 問題를 論하였
　　　　으므로 篇名을 瘧論이라고 했다.

　　　　本篇의 主要內容은 아래와 같다.

　　1. 瘧疾의 每日發作과 間日發作이 나날이 늦어지고 나날이 빨라지는 病機.

　　2. 寒瘧, 溫瘧, 癉症의 病因 病機와 症狀에 있어서의 區別.

　　3. 風證과 瘧疾의 病理區別.

　　4. 瘧疾의 治療原則과 "堅束四末"의 治療方法.

　　5. 瘧이 四時에 應하는 것과 四時에 反하는 것의 病理特點.

第 一 章

黃帝問曰: 夫痎瘧¹⁾皆生於風, 其蓄作有時者, 何也? 岐伯對曰:
瘧之始發也, 先起於毫毛, 伸欠乃作, 寒慄鼓頷, 腰脊俱²⁾痛, 寒去則
內外皆熱, 頭痛如破³⁾, 渴欲冷飲. 帝曰: 何氣使然? 願聞其道. 岐伯
曰: 陰陽上下交爭, 虛實更作, 陰陽相移也. 陽幷於陰, 則陰實而陽⁴⁾
虛, 陽明虛, 則寒慄鼓頷也; 巨陽虛, 則腰背⁵⁾頭項痛; 三陽俱虛, 則
陰氣勝, 陰氣勝, 則骨寒而痛; 寒生於內, 故中外皆寒; 陽盛則外熱,
陰虛則內熱, 外內皆熱, 則喘而渴, 故欲冷飲也. 此皆⁶⁾得之夏傷於
暑, 熱氣盛, 藏於皮膚之內, 腸胃之外, 此榮氣之所舍也. 此令人汗⁷⁾
空⁸⁾疎, 腠理開, 因得秋氣, 汗出遇風, 及⁹⁾得之以浴, 水氣舍於皮膚
之內, 與衛氣幷居. 衛氣者, 晝日¹⁰⁾行於陽, 夜行於陰, 此氣得陽而外
出, 得陰而內薄, 內外相薄¹¹⁾, 是以日作.

〔校勘〕　1) 太素 〈瘧解〉에는 '痎'가 '瘖'로 되어 있고, '瘧' 밑에 '者'字가 더 있다.

　　　　2) 太素에는 '脊' 밑에 '俱'字가 없다.

　　　　3) 病源에는 '頭痛' 밑에 '如破' 二字가 없다.

　　　　4) 太素에는 '陽' 밑에 '明'字가 더 있다.

　　　　5) 太素에는 '背'가 '脊'으로 되어 있다.

　　　　6) 太素, 病源, 太平聖惠方에는 모두 '此' 밑에 '皆'字가 없다.

　　　　7) 太素, 甲乙, 病源에는 모두 '汗' 밑에 '出'字가 더 있다.

　8)太平聖惠方에는 '空'이 '肉'으로 되어 있다.
　9)太素와 病源에는 모두 '及'이 '乃'로 되어 있다.
10)甲乙에는 '畫' 밑에 '日'字가 없다.
11)太素와 病源에는 '內外相薄' 四字가 없다.

黃帝께서 問하여 가라사대, "무릇 痎瘧은 모두 風에서 生하는데, 그 (病의) 蓄作에 時가 있는 것은 어째서 입니까?"

岐伯이 對(答)하여 가로되, "瘧이 처음 發할 때에는[瘧의 始發은], 먼저 毫毛에서[毫毛를] 起하며, 伸欠(《'伸'은 四肢 伸展, '欠'은 呵欠》)이 이에 作하고, 寒慄鼓頷하며 腰와 脊이 함께 痛하다가, 寒이 去하면 內外가 모두 熱하며, 머리가 뻐개지는 듯이 아프고 (口)渴하여 冷飲하고자《冷水를 마시고자》 합니다."

帝께서 가라사대, "무슨[어느] 氣가 그러하게 합니까? 願컨대 그 道(理)를 듣고 싶습니다."

岐伯이 (對答하여) 가로되, "(그 까닭은) 陰陽이 上下로 交爭함에, 虛實이 번갈아 作하며 陰陽이 서로 옮겨감이니《옮겨가기 때문이니》, 陽이 陰에 幷하면 陰은 實해지고 陽은 虛해지는데, 陽明(經)이 虛해지면 寒慄鼓頷하(게 되)고, 巨陽(經)이 虛해지면 腰背와 頭項이 痛하(게 되)고, 三陽(經)이 함께 虛해지면 陰氣가 勝하(게 되)는데, 陰氣가 勝하(게 되)면 骨이 寒하며 痛하(게 되)고 寒이 內에(서) 生하므로 中外가 모두 寒하(는 것이)며, 陽이 盛하면 外가 熱하고 陰이 虛하면 內가 熱하여(서), 外內가 모두 熱하면 喘하며 (口)渴하(게 되)므로 冷飲하고자 하는 것입니다. 이는 모두 夏에 暑熱氣가 盛함《盛한 暑熱氣》에 傷한 데서 得하(는 것이)니, 皮膚의 內와 腸胃의 外에 (伏)藏하고 있다가 ― 이는[여기는] 營氣가 舍하는 곳입니다 ― 이것《伏藏한 暑熱》이 사람으로 하여금 汗空《汗孔》이 疎하고 腠理가 열리게 하여, 因하여 秋氣를 得하거나 汗出한 데에 風을 遇하고(나서) (沐)浴함으로써 이를《水氣를》 得함에 미치면, 水氣가 皮膚의 內에 舍하여 衛氣와 더불어 幷居하(게 되)는데, 衛氣가 晝日《낮》에는 陽(分)에 行하고 夜에는 陰(分)에 行하는데, 이

(瘧)氣가 陽을 得하면 밖으로 出하고 陰을 得하면 안으로 薄《搏》하여 內外가 相薄《相搏》하(게 되)니, 이러한 까닭으로 날마다 (發)作합니다《發作하는 것입니다》."

第 二 章

帝曰：其間日而作者, 何也? 岐伯曰：其氣之¹⁾舍深, 內薄於陰, 陽氣獨發, 陰邪內著, 陰與陽爭不得出, 是以間日而作也. 帝曰：善. 其作日晏與其日早者, 何氣使然? 岐伯曰：邪氣客於風府, 循膂²⁾而下, 衛氣一日一夜大³⁾會於風府, 其明日日⁴⁾下一節, 故其作也晏⁵⁾, 此先客於脊背也，每至於風府則腠理開，腠理開則邪氣入，邪氣入則病作，以此日作稍益晏也[6]. 其出於風府[7]，日下一節[8]，二十五[9]日下至骶骨，二十六[10]日入於脊內，注於伏膂之脈[11]，其氣上行[12]，九日出於缺盆之中，其氣日高[13]，故作日益早[14]也. 其間日發者[15]，由邪氣內薄於五藏，橫連募原也，其道遠，其氣深，其行遲，不能與衛氣俱行，不得皆出[16]，故間日[17]乃作也.

〔校勘〕　1) 聖濟總錄에는 '之' 밑에 '所'字가 더 있다.
　　　　 2) 太素에는 '膂'가 '侶'로 되어 있다. '侶'는 '膂'와 同義이니, 척추의 兩旁을 이른다.
　　　　 3) 病源과 外臺에는 모두 '大' 위에 '常'字가 더 있다.
　　　　 4) 病源과 外臺에는 모두 '日' 밑에 '日'字가 겹쳐 있지 않다.
　　　　 5) 病源에는 '作' 밑의 '也晏' 以下 '風府' 까지의 十四字가 없다.
　　　　 6) 以此日作稍益晏也: 病源, 外臺에는 모두 '以此'가 '此所以'로 되어 있다. 孫鼎宜는 말하기를, "'稍'字는 衍文인 듯하다. '益晏'은 예컨대 첫날에 申이면 다음날에는 酉, 이와 같이 점차 늦어지는 것을 말한다."고 했다.
　　　　 7) 其出於風府: 病源에는 '衛氣之行風府'로 되어 있다.
　　　　 8) 太素에는 '節'이 '椎'로 되어 있다.
　　　　 9) 二十五日: 太素, 甲乙, 病源에는 모두 '五'가 '一'로 되어 있다.
　　　　 10) 二十六日: 太素, 甲乙에는 모두 '六'이 '二'로 되어 있다.
　　　　 11) 注於伏膂之脈: 周本에는 '注' 밑에 '於'字가 없다. 甲乙에는 '伏膂'가 '太冲'으로 되어 있다. 病源에는 '伏膂之脈'이 '伏冲'으로 되어 있다. '伏'은 '伏'의 誤字이니 '伏冲'은 곧 '太冲'이다.
　　　　 12) 其氣上行: 病源에는 '伏冲脈其行'으로 되어 있다.
　　　　 13) 日高: 病源에는 '旣上'으로 되어 있다.
　　　　 14) 故作日益早也: 病源에는 '故其病稍早發'로 되어 있다.
　　　　 15) 其間日發者: 太素에는 이 五字가 없다. '其間日' 以下 四十四字는 위와 語意가 서로 銜接하지 않으니 錯簡인 것같다. 高注本에는, 이 44字를 앞의 '其氣之舍' 위에 두어, '帝曰間日而作者何也'의 答語로 하고 있다.
　　　　 16) 不能與衛氣俱行不得皆出: 太平聖惠方의 引文에는 '俱行不得' 四字가 없이, '不能與衛氣皆出'로 되어 있다.
　　　　 17) 外臺의 引文에는 '間日' 밑에 '蓄積' 二字가 더 있다.

　帝께서 가라사대, "그(것이) 하루 걸러 (發)作하는 것은 어째서입니까?"
　岐伯이 가로되, "그 (邪)氣의 舍(하는 데)가 深하여 內로 陰을 薄《搏》함에 陽氣가 홀로 (밖으로) 發하고 陰氣가 안에 (留)著하여 陰이 陽과 더불어 爭하며 (바로) 出함을 得하지 못하니, 이러한 까닭으로 하루 걸러 (發)作합니다."
　帝께서 가라사대, "善합니다. 그 (發)作이 날로 늦어지는 것과 그 (發作이) 날로 빨라지는 것은 무슨[어느] 氣가 그러하게 합니까?"
　岐伯이 가로되, "邪氣는 風府에 客하면 膂를 循하여 下하고, 衛氣는 一日一夜에

風府에서 大會하니, 그 다음날(明日)에는, (邪氣가) 날마다 一節씩 下하(여 衛氣와 서로 만나는 時刻이 一節만큼의 距離差로 因한 時間差만큼 늦어지)므로, 그 (發)作이 (날마다) 조금씩 늦어지는데 이는 (邪氣가) 먼저 脊背에 客하여 있던 것입니다. (衛氣가) 매양 風府에 至하면 腠理가 열리는데 腠理가 열리면 邪氣가 入하고, 邪氣가 入하면 病이 (發)作하니, 이로써(이 때문에; 邪氣가 날마다 脊를 따라 一節씩 下하므로) 날로 (發)作(하는 時間)이 조금씩 더 늦어지는 것입니다.

그것이(邪氣가) 風府에서 出하여(나와서) 날마다 一節씩 下하여 二十五(《甲乙》·《太素》作'二十一')日이면 아래로[下함이] 骶骨에 이르고, 二十六(《甲乙》·《太素》作'二十二')日엔 脊內로 入하여 伏膂의 脈으로 注하여 그 (邪)氣가 上行하는데, 九日이면 (兩) 缺盆의 中(央)으로 出하여 그 (邪)氣가 날로 高(上)하므로 그 (發)作이 날로 (조금씩) 더 빨라지는 것입니다.

그 하루 걸러 (病이) 發(作)하는 것은 邪氣가 內로 五藏에 薄(搏)하고 募原에 橫으로 連함을 말미암음이니, 그 道는 遠하고 그 氣는 深한(데에 있는)데 그 行함은 遲하여, 能히 衛氣와 더불어 함께 行하지 못하고 함께(《'皆'同'偕'》) 出하지 못하므로 하루를 걸러서야 비로소(乃) (發)作하는 것입니다."

第 三 章

帝曰: 夫子言衛氣每至於風府, 腠理乃發, 發則邪氣[1]入, 入[2]則病作. 今衛氣日下一節, 其氣之發也[3], 不當風府, 其日作者[4], 奈何? 岐伯曰: 此邪氣客於頭項[5]循脊而下者也, 故虛實不同, 邪中異所, 則不得當其風府也. 故邪中於頭項者, 氣至頭項而病; 中於背者, 氣至背而病; 中於腰脊者, 氣至腰脊而病; 中於手足者, 氣至手足而病. 衛氣之所在, 與邪氣相合, 則病作. 故[5]風無常府, 衛氣之所發[6], 必開其腠理, 邪氣之所合[7], 則其府也[8].

[校勘] 1) 太素, 病源, 甲乙에는 모두 '邪' 밑에 '氣'字가 없다.
2) 太素에는 '入則' 위에 '邪'字가 더 있다.
3) 病源에는 '其氣之發也' 五字가 없다.
4) 病源에는 '其日作者' 四字가 없다.
5) 林校에 이르기를, "全元起本과 甲乙, 太素에는 모두 '此邪氣客於頭項'부터 '則病作故'까지의 88字가 없다.'고 했는데, 이는 病源에도 또한 없으니, 아마 古 注文이 竄入된 것 같다."고 하였다.
6) 病源에는 '發'이 '應'으로 되어 있다.
7) 明抄本에는 '合'이 '舍'로 되어 있다. '合'은 위 '邪氣相合'에 영향을 받아 잘못된 것이니, 太素와 病源에도 모두 '舍'로 되어 있어 明抄二와 합치한다.

8) 甲乙과 病源에는 모두 '府也'가 '病作'으로 되어 있다.

帝께서 가라사대, "夫子께서 말씀하시기를 衛氣가 매양 風府에 至하면 腠理가 이에 發(開)하고, (腠理가) 發(開)하면 邪氣가 入하며, (邪氣가) 入하면 病이 (發)作한다고 하셨는데, 이제 衛氣가 날마다 一節을 下하여 그 (衛)氣의 發함이 風府에 當하지 아니하거늘, 그 (病이) 날마다 (發)作하는 것은 어째서입니까?"

岐伯이 가로되, "『이는(그것은) 邪氣가 頭項에 客하여 脊를 따라(循) 下하는 者(境遇)입니다. 그러므로 虛實이 同하지 아니하여 邪가 異所(다른 部位)에 中하면 시러곰 그 風府에 當하지 못합니다. 그러므로 邪가 頭項에 中한 者는 (衛)氣가 頭項에 至함에 病(이 發作)하고, 背에 中한 者는 (衛)氣가 背에 至함에 病(이 發作)하고, 腰脊에 中한 者는 (衛)氣가 腰脊에 至함에 病(이 發作)하고, 手足에 中한 者는 (衛)氣가 手足에 至함에 病(이 發作)하(게 되)니, 衛氣가 있는 곳이 邪氣와 더불어 相合되면 病이 (發)作하는 것입니다』. 故로《以上의 『 』 부분은 아마도 古 注 文인 듯함》 風에는 常府가 없으며, 衛氣가 發하는 곳은 반드시 그 腠理를 開하니《腠理가 열리(게 되)니》, 邪氣가 合(舍)하는 곳이 곧(則=卽) 그 府(인 것)입니다."

帝께서 가라사대, "善합니다.

第四章

帝曰: 善. 夫風之與瘧也, 相似同類, 而風獨常在, 瘧得¹⁾有時而休者, 何也? 岐伯曰: 風氣²⁾留其處, 故常在³⁾; 瘧氣隨經絡沈以內薄⁴⁾, 故衛氣應乃作. 帝曰: 瘧先寒而後熱者, 何也? 岐伯曰: 夏傷於大⁵⁾暑, 其⁶⁾汗大出, 腠理開發, 因遇夏氣⁷⁾凄滄之水⁸⁾寒, 藏於腠理⁹⁾皮膚之中, 秋傷於風, 則病成矣. 夫寒者, 陰氣也¹⁰⁾, 風者, 陽氣也¹⁰⁾, 先傷於寒, 而後傷於風, 故先寒而後熱也, 病以時作, 名曰寒瘧. 帝曰: 先熱而後寒者, 何也? 岐伯曰: 此先傷於風而後傷於寒, 故先熱而後寒也, 亦以時作, 名曰溫瘧. 其但熱而不寒者, 陰氣先¹¹⁾絕, 陽氣獨發, 則少氣煩冤¹²⁾, 手足熱而欲嘔, 名曰癉瘧.

[校勘] 1) 病源에는 '得'이 '特'으로 되어 있다. '特'에는 '乃'의 뜻이 있다.
2) 甲乙에는 '氣' 밑에 '常'字가 더 있다.
3) 病源과 外臺에는 모두 '故常在' 三字가 없다.
4) 沈以內薄: 林校에 甲乙에는 '次以內傳'으로 되어 있다고 했다.
5) 病源에는 '於' 밑에 '大'字가 없다.

6) 太素와 甲乙, 病源에는 모두 '汗' 위에 '其'字가 없다.

7) 太素에는 '夏' 밑에 '氣'字가 없다.

8) 于鬯은 말하기를, "'水'는 '小'의 誤字이니, 林校에 甲乙과 太素에는 '小寒迫之'로 되어 있다고 한 것으로도 알 수 있다. 그러나 '迫之' 二字는 이에 의거해서 꼭 보충해야 할 필요는 없다."고 하였다.

9) '腠理' 二字는 衍文이다. 前文에 '藏于皮膚'라 이르고 다시 '舍于皮膚'라 일렀으되 모두 '腠理'는 언급하지 않고 있다. 太平聖惠方에도 '腠理' 二字가 없다.

10) 陰氣也, 陽氣也: 太平聖惠方의 引文에는 '陰'과 '陽' 밑의 '氣'字가 모두 없다.

11) 太素에는 '氣' 밑에 '先'字가 없다. 三因方에는 '先'이 '孤'로 되어 있다.

12) 煩冤: 太平聖惠方에는 '冤'이 '豌'으로 되어 있는데 '豌'은 '悗'의 誤字이다.

대저 風은 瘧과 서로 비슷한 同類인데, 風은 홀로 常在하고 瘧은 시러곰 (一定한) 때를 두어 休하는 것은 어째서입니까?"

岐伯이 가로되, "風氣는 그 處에 留하는 故로 常在하나, 瘧氣는 經絡을 따라(隨) 沈하여《深入하여》써 內薄《內搏》하는 故로 衛氣가 應하여야 비로소(乃) (發)作합니다."

帝께서 가라사대, "瘧이 먼저 寒하다가 後에 熱한 것은 어째서입니까?"

岐伯이 가로되, "여름에 大暑에 傷하여 그 汗이 크게 出하고 腠理가 열린 데에 (開發), 因하여 夏氣의 凄滄한 水寒《甲乙》: 小寒이 迫함》을 遇하여 (邪氣가) 腠理皮膚의 中에 (伏)藏하(여 있)다가 가을에 風에 傷하면 病이 成하는데, 대저 寒은 陰氣이고 風은 陽氣이니, 먼저 寒에 傷하고 後에 風에 傷한 故로 먼저 寒하고 後에 (發)熱하며, 病이 時로써《一定한 時間을 두고》(發)作하므로 (病)名을 寒瘧이라고 합니다."

帝께서 가라사대, "먼저 熱하고 後에 寒하는 것은 어째서입니까?"

岐伯이 가로되, "이는 먼저 風에 傷하고 後에 寒에 傷한 故로 먼저 熱하고 後에 寒하(는 것이)며, 또한 時로써 (發)作하므로 (病)名을 溫瘧이라고 합니다. 그 다만 熱하고 寒하지 아니하는 것《癉》은, 陰氣가 먼저 絶함에 陽氣만 홀로 發하면 少氣, 煩冤하고 手足이 熱하면서 嘔하려 하는데, (病)名을 癉瘧이라고 합니다."

第 五 章

帝曰: 夫[1]經言有餘者寫之, 不足者補之. 今熱爲有餘, 寒爲不足. 夫瘧者之寒, 湯火不能溫也, 及其熱, 冰水不能寒也, 此皆有餘不足之類. 當此之時, 良工不能止, 必須[2]其[3]自衰, 乃刺之, 其故何也? 願聞其說. 岐伯曰: 經言無刺熇熇之熱, 無刺渾渾之脈, 無刺漉漉之汗, 故[4]爲其病逆未可治也. 夫瘧之始發也, 陽氣幷於陰[5], 當是之時,陽虛而陰盛6), 外無7)氣, 故先寒慄也. 陰氣逆極, 則復出之陽, 陽與陰復幷於外8), 則9)陰虛而陽實, 故先10)熱而渴. 夫瘧氣者11), 幷於陽則陽勝, 幷於陰則陰勝, 陰勝則寒, 陽勝則熱. 瘧者, 風寒之12)氣不常也, 病極則復. 至病之發也13), 如火之熱, 如風雨不可當也. 故經言曰 : 方其盛時14)必毀, 因其衰也, 事必大昌, 此之謂也. 夫瘧之未發也, 陰未幷陽, 陽未幷陰, 因而調之, 眞氣得安, 邪氣乃亡15), 故工不能治其已發, 爲其氣逆也. 帝曰 : 善. 攻之奈何? 早晏何如? 岐伯曰 : 瘧之且發也, 陰陽之且移也, 必從四末始也, 陽已傷, 陰從之, 故16)先其時堅束其處, 令邪氣不得入, 陰氣不得出, 審候見之在孫絡盛堅而血者皆取之, 此眞17)往而未得幷者也. 帝曰 : 瘧不發, 其應何如? 岐伯曰 : 瘧氣者, 必更盛更虛, 當18)氣之所在也, 病在陽, 則熱而脈躁 ; 在陰, 則寒而脈靜 ; 極則陰陽俱衰, 衛氣相離, 故病得19)休 ; 衛氣集, 則復病也.

〔**校勘**〕 1) 周本에는 '經' 위에 '夫'字가 없다.
　　　 2) 甲乙에는 '須'가 '待'로 되어 있다.
　　　 3) 太素에는 '其' 밑에 '時'字가 더 있다.
　　　 4) 明抄二에는 '爲' 앞에 '故'字가 없다. 甲乙에도 이와 같다.
　　　 5) 前節 '陽幷於陰'에 비추어 보건대, '陽' 밑의 '氣'字는 衍文이라고 본다.
　　　 6) '盛'은 응당 '實'로 해야 한다. 素問玄機原病式에도 '實'로 되어 있다. '陽虛陰實'과 뒤의 '陰虛陽實'과는 對文이다.
　　　 7) 上揭書에는 '外無' 밑에 '陽'字가 더 있다.
　　　 8) 陽與陰復幷於外 : 張琦는 "'外'는 응당 '內'의 誤字이다. 이는 陽이 陰에 들어가는 것이다."라고 했다.
　　　 9) 周本에는 '陰虛' 위에 '則'字가 없다.
　　 10) 太素에는 '故' 밑에 '先'字가 없다.
　　 11) 甲乙에는 '瘧' 밑에 '氣者' 二字가 없다.
　　 12) 林校에, 甲乙에는 '風寒之' 밑에 '暴'字가 더 있다고 하였다.
　　 13) 至病之發也 : 林校는 '至'를 위에 붙여 읽는다고 했으나, 기실 '復'는 '復發'을 뜻하므로, 구태여 '至'字를 더해서 그 뜻을 이룰 것까지는 없다. '至'字는 원래대로 밑에 붙여 읽는 것이 합당한 바, '至'에는 '是'의 引申義가 있으므로 '至病之發也'는 곧 '是病之發也'라고 함과 같은 것이다.
　　 14) 太素에는 '盛時' 밑에 '勿敢' 二字가 더 있다.
　　 15) 太素에는 '亡'이 '已'로 되어 있다.
　　 16) 甲乙에는 '故' 밑에 '氣味幷' 三字가 더 있다.
　　 17) 太素에는 '眞'이 '直'으로 되어 있다.
　　 18) 太素, 甲乙에는 모두 '當'이 '隨'로 되어 있다.

19) 明抄二에는 '得'이 '乃'로 되어 있다.

帝께서 가라사대, "대저 經에 말하기를 有餘한 것은 瀉하고 不足한 것은 補하라고 하였습니다. 이제 熱은 有餘함이 되고 寒은 不足함이 되는데, 저[무릇] 瘧(疾을 앓는) 者의 惡寒은 湯火로도 能히 溫하게 하지 못하고, 그 (發)熱함에 미쳐서는 冰水로도 能히 寒하게 하지 못하니, 이것이 모두 有餘 不足의 類이나, 이 때를 當하여서는 良工도 能히 止하지 못하며, 반드시 그것이 스스로 衰함을 기다려서야(須) 비로소(乃) 이를 刺하(여야 하)니, 그 까닭이 무엇입니까? 願컨대 그 說(明)을 듣고 싶습니다."

岐伯이 가로되, "經에 말하기를 熇熇한 熱은[熱을] 刺하지 말며, 渾渾한 脈은[脈을] 刺하지 말며, 漉漉한 汗은[汗을] 刺하지 말라고 하였으니, 본디(《'故' 通固'》) 그 病이 逆하여 可히 治할 수 없기 때문입니다.

(대)저 瘧이 始發함엔《처음 發할 때에는》 陽氣가 陰에 幷하는데, 이 때를 當하면 陽은 虛하(여지)고 陰은 盛하여(져서) 外에 (陽)氣가 無한 故로 먼저 寒慄하(게 되)나, 陰氣가 逆極하면 다시 陽으로 出하는데, 陽과 陰이[陽이 陰과 더불어] 다시 外에 幷하면 陰은 虛하(여지)고 陽은 實하(여지)는 故로 먼저 (發)熱하(게 되)며 (口)渴하(게 되)니, 대저 瘧氣는 陽에 幷하면 陽이 勝하(게 되)고, 陰에 幷하면 陰이 勝하(게 되)는데, 陰이 勝하(게 되)면 (惡)寒하고, 陽이 勝하(게 되)면 (發)熱합니다.

瘧은 風寒의 氣가 常하지 못함이니[瘧(을 앓고 있는) 者는 風寒의 氣가 常《一定》하지 아니하여], 病이 極하면 다시 至하는데, 病이 發함엔[病이 極하면 復하(게 되)나, 病이 (發)作함에 至하여서는] 火의 熱함과(도) 같고 風雨와(도) 같아서 可히 (堪)當하지 못하니, 그러므로 經言에 가로되, '바야흐로 그 盛할 때에는 敢히 毁傷하지 말것이니(《'必毁'當作'勿敢毁傷', 故據 靈樞 改》)[바야흐로 그 (邪氣)가 盛할 때에는 (邪를 攻하면) 반드시 (正氣가) 毁하니], 그 衰함을 因하(여 調治하)면 事가 반드시 크게 昌하리라.' 하였으니, 이를 이름입니다. 대저 瘧이 未發함엔, 陰이 아직 陽에 幷하지 않았고 陽도 아직 陰에 幷하지 않았으니[瘧이 아직 發(作)하지 아니하여 陰이 아직 陽에 幷하지 아니하고 陽도 아직 陰에 幷하지 아니한 데에], 因하여 調(治)하면 眞氣가 安함을 得하여 邪氣가 이에 亡합니다. 그러므로 工은 能히 이미 發(作)한 것은 治하지 못하니, 그 氣가 逆한 때문입니다."

帝께서 가라사대, "善합니다. 이를 攻《治療》함은 어떻게 (해야) 하며, (攻하는 時間의) 早晏은 어떻게 (해야) 합니까?"

岐伯이 가로되, "瘧이 장차 發하려 함엔, 陰陽의 장차 移함이 반드시 四末로부터 始하는데, 陽이 이미 傷하였으면 陰이 이를 從하므로 그 (發作하는) 때보다 먼저 그 곳을 堅(固)하게 束하여, 邪氣로 하여금 入(함을 得)하지 못하고 陰氣로 하여금 出(함을 得)하지 못하게 하고(나서), 孫絡을 審, 候, 見하여[이를 審, 候, 見하여 孫絡에] (充)盛堅(實)하면서 (瘀)血이 있는 곳은 모두 이를 取하는데, 이는 直

往《原作'眞往', 據《太素》改》하여 幷(함을 得)하지 못한 것을 取하는 것입니다《《太素》에 '此直往而取未得幷者也'로 되어 있음을 좇아 번역함》."

帝께서 가라사대, "瘧(疾)이 (아직) 發(作)하지 않았을 때에는 그 應(하여 나타나는 症狀)이 어떠합니까?"

岐伯이 가로되, "瘧氣는 반드시 번갈아 盛하(였)다가 (번갈아) 虛하(였)다가 하는데, 氣의 所在에 當《隨》하여서 하니, 病이 陽에 있으면 (發)熱하면서 脈이 躁하고, (病邪가) 陰에 있으면 (惡)寒하면서 脈이 靜하고, 極하면 陰陽이 함께 衰하고 衛氣가 (邪氣와) 相離하(게 되)므로 病이 休를 得하며《休하게 되며》, 衛氣가 (다시 邪氣와) 集하면 다시 病(이 發作)합니다."

第 六 章

帝曰: 時有間二日或至數日發, 或渴或不渴, 其故何也? 岐伯曰: 其間日者, 邪氣與衛氣客於六府[1], 而有時相失, 不能相得, 故休數日乃作也. 瘧者, 陰陽更勝也, 或甚或不甚, 故或渴或不渴. 帝曰: 論言夏傷於暑, 秋必病瘧, 今瘧不必應者, 何也? 岐伯曰: 此應四時者也. 其病異形者, 反四時也. 其以秋病者寒甚, 以冬病者寒不甚, 以春病者惡風, 以夏病者多汗.

〔校勘〕 1) 客於六府: 素問識에 이르기를, "上文을 고찰하건대 '客於六府'의 說이 없는 바, 아마 '風府' 文의 訛인 듯하다."고 했다.

帝께서 가라사대, "(發作하는) 때에 (있어서) 이틀을 거르거나 혹은 數日에 至하여서《數日만에》 發(作)함이 있으며, 혹은 (口)渴하고 혹은 渴하지 아니하는데, 그 까닭이 무엇입니까?"

岐伯이 가로되, "그 間日(에 發作하는) 者는 邪氣가 衛氣와 더불어 六府에 客하여 있다가 相失하는 때가[때로 相失함이] 있으면《本句가《吳注素問》에는 '邪氣客于六府, 而有時與衛氣相失(邪氣가 六府에 客하여 있다가 衛氣와 相失하는 때가 있으면)'으로 되어 있음》, 能히 相得하지 못하므로 數日을 休하여서야 비로소 (發)作하(는 것이)며, 瘧은 陰陽이 번갈아 勝함이라 或은 甚하(여지기도 하)고 或은 甚하지 아니하(기도 하)므로, 或은 (口)渴하(기도 하)고 或은 (口)渴하지 아니하(기도 하)는 것입니다."

帝께서 가라사대, "論에 言하기를, '여름에 暑에 傷하면 가을에 반드시 瘧을 앓는다.'고 했는데, (現)今에[今의] 瘧이 반드시 (이 말에 副)應하지는 않는 것은 어째서입니까?"

岐伯이 가로되, "이는《論에 말한 것은》四時에 應하는 것이며, 그 病의 形이 異

한 것은 四時에 反함이니, 그 (瘧疾을) 가을에 앓는(病) 者는 寒이 甚하고 겨울에 앓는 者는 寒이 甚하지 아니하며, 봄에 앓는 者는 惡風하고 여름에 앓는 者는 汗이 多합니다."

第 七 章

帝曰: 夫病¹⁾溫瘧與寒瘧而皆²⁾安舍? 舍於何藏? 岐伯曰: 溫瘧者³⁾, 得之冬中於風寒, 氣藏於骨髓之中, 至春則陽氣大發, 邪⁴⁾氣不能自出, 因遇大暑, 腦髓爍, 肌肉消⁵⁾, 腠理發泄, 或⁶⁾有所用力, 邪氣與汗皆出, 此病⁷⁾藏於腎, 其氣先從內出之⁸⁾於外也. 如是者, 陰虛而陽盛, 陽盛則熱矣, 衰則氣復反入, 入則陽虛, 陽虛則⁹⁾寒矣, 故先熱而後寒, 名曰溫瘧. 帝曰: 癉瘧何如? 岐伯曰: 癉瘧者, 肺素有熱氣盛於身, 厥逆上衝¹⁰⁾, 中¹¹⁾氣實而不外泄, 因有所用力, 腠理開, 風寒舍於皮膚之內, 分肉之間而發, 發則陽氣盛, 陽氣盛而不衰, 則病矣. 其氣不及於陰¹²⁾, 故但熱而不寒, 氣¹³⁾內藏於心¹⁴⁾, 而外舍於分肉之間, 令人消爍脫¹⁵⁾肉, 故命曰癉瘧. 帝曰: 善.

[校勘] 1) 太素에는 '夫' 밑에 '病'字가 없다.
2) 太素에는 '而皆'가 '各'으로 되어 있다.
3) 胡本, 吳本, 讀本, 越本, 朝本, 藏本, 熊本에는 모두 '瘧' 밑에 '者'字가 없다.
4) 甲乙에는 '邪'가 '寒'으로 되어 있다. 何夢瑤는 '邪' 위에 응당 '若'字가 더 있어야 한다고 했다.
5) 太素에는 '消'가 '銷澤'으로 되어 있다. '消'와 '銷'는 通用한다. '澤'은 誤字이니, 응당 病源과 外臺에 의거 '釋'으로 해야 한다. 禮記〈月令〉에 "冰凍消釋"이라 한 바, 사람의 削瘦함을 얼음의 消釋함에 비유한 것이다.
6) 太素, 病源, 外臺에는 모두 '或'이 '因'으로 되어 있다.
7) 病藏於腎: 千金에는 '病' 밑에 '邪氣先' 三字가 더 있다.
8) 太平聖惠方에는 '出' 밑에 '之'字가 없다.
9) 外臺에는 '則陽虛' 밑에 '復'字가 더 있다.
10) 厥逆上衝: 甲乙, 外臺에는 모두 '厥氣逆上'으로 되어 있다.
11) 太平聖惠方에는 '氣' 위에 '中'字가 없다.
12) 不及於陰: 太素, 甲乙에는 모두 '不反之陰'으로 되어 있다.
13) '氣內' 앞에 '邪'字가 탈락되어 있다. 응당 金匱와 千金에 의거 보충해야 한다.
14) '心'은 '裏'의 誤字이니 응당 衛生寶鑑에 의거 고쳐야 한다.
15) 消爍脫肉: 明抄二에는 '脫'이 '肌'로 되어 있다. 病源에도 이와 일치한다. '消爍'은 同義複詞이다. '消'와 '削'은 통하므로 本句는 肌肉이 削瘦함을 말한다.

帝께서 가라사대, "무릇 溫瘧과 寒瘧에 걸렸을(病) 때 (邪氣는) 모두 어디에 舍《留》하며 어느 藏에 舍《藏》합니까?"

岐伯이 가로되, "溫瘧은 겨울에 風寒에 中한 데서 得하는데, 邪氣가 骨髓의 中에 (伏)藏하(고 있)다가 봄에 이르면, 陽氣가 크게 發하나 邪氣가 (비교적 깊이 潛藏하여 있어서) 能히 스스로 出하지 못하고, (여름에 이르러) 大暑를 遇함으로 因하여 腦髓가 (消)爍하고 肌肉이 消(瘦)하며 腠理가 發泄하거나《發泄하고》, 혹 用力한 바가 있으면, 邪氣가 汗과 더불어 모두 (밖으로) 出하는 바, 이는 病(邪)이 腎에 藏하고 있다가 그 (邪)氣가 먼저 안으로부터 밖으로 나감(出之於外)인데 ── 이와같은 者는 陰은 虛하(여지)고 陽은 盛하(여지)는데 ── 陽이 盛하(여지)면 (發)熱하며, (陽이) 衰하(여지)면 氣가 다시 反入《返入》하(게 되)는데, (返)入하면 陽이 虛하여지고, 陽이 虛하여지면 寒하(게 되)므로, 먼저 熱하고 後에 寒하(는 것이)며, (病)名을 溫瘧이라고 합니다."

帝께서 가라사대, "癉瘧은 어떠합니까?"

岐伯이 가로되, "癉瘧은 肺에 본디 熱氣가 있어 氣가 身에 盛하여짐에, 厥逆(하여) 上衝하여 中氣가 實해져서 밖으로 泄하지 못하는 데다, (마침) 用力한 바가 있어서 腠理가 開함을 因하여 風寒이 皮膚之內와 分肉之間에 (侵入하여) 舍하(고 있)다가 (病을) 發하는데, 發하면 陽氣가 盛하여지며, 陽氣가 盛하고 衰하지 아니하면 (瘧疾을) 앓(게 되)는데, 그 (邪)氣가 陰(分)에 미치지《返하지》 못하므로 다만 (發)熱하고 寒하지 아니하며, 邪(氣)가 안으로 心에 藏하고 밖으로 分肉之間에 舍하여 사람으로 하여금 消爍脫肉하게 하므로 命하여 癉瘧이라고 합니다."

帝께서 가라사대, "善합니다."

刺瘧篇 第三十六

[해제]　本篇은 瘧疾을 針刺하여 治療하는 方法에 대해서 重點論述하였으므로 刺瘧篇이라 이름하였다.

　　本篇의 主要內容은 아래와 같다.

1. 六經瘧, 五藏瘧, 胃瘧 等의 十二種瘧疾의 症狀과 刺治方法.

2. "先其發時如食頃而刺之(其發作이 일어나기 전 약 밥먹을 정도의 시간에 刺한다)."라는 刺瘧의 基本法則 및 "病之所先發者, 善刺之(병이 먼저 發하는 곳을 먼저 刺한다)."의 刺瘧方法을 제출했으며, 아울러 瘧疫을 治療함에 임기응변, 융통성있는 刺治의 重要性을 예를 들어 설명했다.

3. 風瘧, 溫瘧, 腑髓病, 瘧疾渴과 不渴 등 病症의 針刺方法.

第 一 章

足太陽之瘧, 令人腰痛頭重, 寒從背起, 先寒後熱, 熇熇暍暍然, 熱止汗出[1], 難已, 刺[2]隙中出血. 足少陽之瘧, 令人身體解㑊[3], 寒不甚, 熱不甚[4], 惡見人, 見人心惕惕然, 熱多汗出甚, 刺足少陽. 足陽明之瘧, 令人先寒, 洒淅洒淅[5], 寒甚久乃熱, 熱去汗出[6], 喜見日月光火氣[7], 乃快然, 刺足陽明跗上[8]. 足太陰之瘧, 令人不樂, 好大息, 不嗜食, 多寒熱[9]汗出, 病至則善[10]嘔, 嘔已乃衰, 卽取之[11]. 足少陰之瘧, 令人[12]嘔吐甚, 多寒熱, 熱多寒少; 欲閉戶牖而處[13], 其病難已[14]. 足厥陰之瘧, 令人腰痛少腹滿, 小便不利, 如癃[15]狀, 非癃也[16], 數便, 意[17]恐懼, 氣不足, 腹[18]中悒悒, 刺足厥陰.

[校勘]　1) 熇熇暍暍然熱 止汗出：太素에는 '渴渴止汗出'로 되어 있다. '熇熇'는 아마 '暍暍'의 旁注인데 傳刻할 때 正文에 誤入된 것 같다. 林校引 全本, 甲乙, 病源에는 모두 '暍暍然熱止汗出'이 '渴渴止汗出'로 되어 있다고 한 바, 역시 太素와 합치된다. '暍'과 '渴'은 모두 曷聲이므로 相通한다. '渴渴止汗出'은 盛熱이 그치고 땀이 나는 것을 말한다.

　　2) 太素에는 '刺' 위에 '日'字가 더 있다.

　　3) 病源에는 '㑊'이 '倦'으로 되어 있다.

　　4) 熱不甚：甲乙에는 이 三字가 없는데, '熱不甚'과 뒤의 '熱多'는 부합하지 않으므로 응당 甲乙을 좇는 것이 옳다고 본다.

5) '先寒' 밑의 '洒淅' 二字는 衍文이다. '洒淅'은 추운 모양이다. 聖濟總錄 醫疊元戎에는 모두 '洒淅' 二字가 중첩되어 있지 않다.

6) '出'은 誤字이니 응당 王注에 의거 '已'로 해야 한다.

7) 喜見日月光火氣: 病源, 聖濟總錄에는 모두 '日' 밑에 '月'字가 없다. 此節은 '少陰瘧'과 互竄錯簡인 듯하다. 〈陽明脈解篇〉에 "足陽明之脈, 病惡人與火"라 한 것과 여기에 '喜見日月光火氣'라고 말한 것은 모순을 면치 못한다. 전후를 比勘해 볼 때 少陰瘧의 嘔吐는 다름아닌 胃氣가 逆上함이고 熱多寒小는 곧 陽盛함이며, 창문을 닫고 있고자 함은 바로 '惡人與火'이므로 '少陰瘧' 云云한 것은 足陽明의 瘧症임에 틀림없으므로, 此는 응당 '足陽明之瘧, 令人嘔吐甚, 多寒熱, 熱多寒少, 欲閉戶牖而處, 刺足陽明跗上'으로 해야 할 것이다.《郭靄春》

8) 甲乙에는 '跗上' 밑에 '及調冲陽' 四字가 더 있다.

9) 多寒熱: 甲乙에는 '多寒少熱'로 되어 있다.

10) 聖濟總錄에는 '則' 밑에 '善'字가 없다.

11) 甲乙에는 '取之' 밑에 '足太陰' 三字가 더 있다. 各經으로써 비추어볼 때 足太陽은 刺隙中出血하고 足少陽은 刺足少陽하고, 足陽明은 刺足陽明跗上하고 足厥陰은 刺足厥陰이라 했으므로, 이 '取之' 밑에도 응당 刺할 곳을 밝혀야 할 것인 바, 甲乙에 의거 보충해야만 한다.《郭靄春》

12) 外臺 醫疊元戎에는 모두 '令人' 밑에 '間'字가 더 있다.

13) 欲閉戶牖而處: 此節과 陽明節은 誤竄錯簡인 듯하다. 靈樞〈經脈篇〉에 "足陽明之脈, 是動則病, 獨戶塞牖 而處"라 했는데, 어찌 少陰에 옮겨 속할 수 있겠는가? 이는 응당 "足少陰之瘧, 令人先寒, 洒淅, 久乃熱, 熱去汗已, 喜見日光火氣乃快然, 其病難已, 刺足少陰"으로 하여야 할 것이다.《郭靄春 》

14) '難已' 밑에 '刺足少陰' 四字가 탈락된 듯하다. 王注의 例를 살펴보면, '刺足少陽'의 注에는 "俠谿主之", '刺手太陰陽明'의 注에는 "列缺主之"라 하고, 此注에는 "大鍾太谿 悉主之"라 한 바, 이로 보건대 王의 所據本에는 '刺足少陰' 四字가 있었음을 알 수 있다.

15) 四庫本에는 '癃'이 '是'로 되어 있으나 그른 듯하다. 응당 圖經에 의거 '淋'으로 해야 할 것이다. '淋'은 옛날에 '痳'로 썼는데, 釋名에 "痳"는 小便難이라 했다. 이는 小便이 頻數하고 澁하여 淋과 비슷한 것을 말하므로 上文에 "小便不利"라고 한 것이다.

16) '非癃也' 三字는 '如癃'의 옆에 기록된 것이 正文에 混入된 듯하다. 대개 '如癃狀'은 '小便不利'를 보충하는 말이므로, 다시 '非癃也'를 붙여 해석할 필요는 없는 것이다.

17) 林校에이르기를, "'數便意' 三字는 '數噫' 二字로 해야 한다."고 했는데, 이것이 옳다. 위에 이미 '小便不利'라고 말했는데, 여기서 또 '數便'이라고 하면 上下가 부합되지 않는다.

18) 太素에는 '腹'이 '腸'으로 되어 있다.

足太陽의 瘧은 사람으로 하여금 腰痛, 頭重하게 하고, 寒이 등으로부터 起하여 먼지 (惡)寒하다가 뒤에 (發)熱하는데, (熱이) 熇熇하고 暍暍然하며[暍暍然하다가] 熱이 止하면(서) 汗이 出하는데 낫(게 하)기(已) 어려우며, (治療時에는) 隙中을 刺하여 血을 出합니다.

足少陽의 瘧은 사람으로 하여금 身體가 解㑊하게 하고, (惡)寒이 甚하지 않고 (發)熱이 甚하지 아니하며, 사람 見하기를 싫어하고, 사람을 見하면 惕惕然하고 熱이 多하며 汗이 出함이 甚한데, (治療時에는) 足少陽(經의 穴)을 刺합니다.

足陽明의 瘧은 사람으로 하여금 먼저 (惡)寒하게 하여 洒淅洒淅 (惡)寒이 甚하다가 오래(되)면 이에[비로소] (發)熱하며, 熱이 去하면 汗이 出하고 日月光火氣를 喜見하여 이에 快然하는데, (治療時에는) 足陽明의 跗上《衝陽穴》을 刺합니다.

足太陰의 瘧은 사람으로 하여금 樂하지 아니하고 太息하기를 好하고 食을 嗜하지 아니하게 하며, (惡)寒 (發)熱 汗出함이 多하며, 病이 至하면 잘 嘔하다가 嘔가 그치면 이에 (病이) 衰하여지는데, (이 때에) 곧 이를 取해야 합니다.

足少陰의 瘧은 사람으로 하여금 嘔吐를 甚하게 하고, 寒熱이 (모두) 多하나 熱이 (더) 多하고 寒이 少하며, 戶牖를 閉하고 處하려 (하게) 하는데, 그 병이 낫기 어렵습니다.

足厥陰의 瘧은 사람으로 하여금 腰痛하고 小腹이 滿하게 하며, 小便이 不利함이 癃의 狀과 같으나 癃은 아니고 자주 便함《小便을 봄》(일 뿐)이며, 意恐懼하며《心中에 恐懼함이 있으며》, (肝)氣가 不足하여 腹中이 悒悒하는데, (治療는) 足厥陰(經의 穴)을 刺합니다.

第 二 章

肺瘧者, 令人心寒, 寒甚熱1), 熱間2)善驚, 如有所3)見者, 刺手太陰陽明. 心瘧者, 令人煩心甚, 欲得4)淸水, 反5)寒多, 不甚熱, 刺手少陰. 肝瘧者, 令人色蒼蒼然, 太息6), 其狀若死者, 刺足厥陰見血. 脾瘧者, 令人寒7), 腹中痛, 熱則腸中8)鳴, 鳴已9)汗出, 刺足太陰. 腎瘧者, 令人洒洒10)然, 腰脊痛宛轉11), 大便難, 目12)眴眴13)然, 手足寒, 刺足太陽少陰. 胃瘧者, 令人且14)病也, 善飢而不能食, 食而15)支滿腹大, 刺足陽明太陰橫脈出血.

〔校勘〕 1) 寒甚熱 : 千金에는 '寒甚則發熱'로 되어 있다. 外臺에도 이와 합치한다.
　　　 2) 千金에는 '間' 밑에 '則'字가 더 있다.
　　　 3) 太素와 千金翼方에는 모두 '有' 밑에 '所'字가 없다.
　　　 4) 千金, 外臺에는 '得'이 모두 '飮'으로 되어 있다.
　　　 5) 甲乙에는 '反'字가 없다.
　　　 6) 太息 : 甲乙에는 이 二字가 없으며, 千金에는 "氣息喘悶, 戰掉"로 되어 있는데 뜻이 더욱 周備하다.
　　　 7) 令人寒 : 甲乙, 千金翼方, 外臺에는 '令人' 밑에 모두 '病'字가 더 있다.
　　　 8) 太素의 楊注와 醫疊元戎에는 모두 '中'字가 없다.

9) 千金에는 '鳴已' 二字가 없다.

10) 洒洒然 : 甲乙, 千金翼方, 外臺에는 모두 '悽悽然'으로 되어 있다.

11) '宛轉' 앞에 탈락이 있으나 舊注는 모두 언급하지 않았는데, 醫壘元戎에는 '宛轉' 위에 '不能' 二字가 있어 語義가 비로소 명확해졌다. '宛轉'은 곧 '展轉'이니 '展轉'은 同義複詞이다. '不能展轉'은 腰脊病으로 轉動不能함을 이른다.《郭靄春》

12) 病源에는 '目' 밑에 '眩'字가 더 있다.

13) '眴'은 '旬' 字의 重文이니, 說文에 "旬, 目搖也"라 한 바, '旬旬'은 眩의 형용사이다. 太素에는 '詢'으로 되어 있는데, 합당치 않다.

14) 太素에는 '且'가 '疸'으로 되어 있는데, 이것이 옳다. 千金과 聖濟總錄에는 모두 '旦'으로 되어 있는 바, '旦'은 '疸'의 壞字인데, '旦'으로 말미암아 '且'로 잘못된 것이다.《郭靄春》

15) 千金翼方에는 '食而' 二字가 없다.

肺瘧은 사람으로 하여금 心이 寒하게 하는데, 寒이 甚하면 熱하고 熱이 間하면《輕해지면》잘 驚하여 (마치) 보이는 것이 있는 것처럼 하는데, (治療는) 手太陰(肺經의 穴과 手)陽明(大腸經의 穴)을 刺합니다.

心瘧은 사람으로 하여금 煩心이 甚하여 淸水를 得하고자 하게 하나, 오히려 寒이 多하고 熱이 甚하지 아니한데, (治療는) 手少陰(心經의 穴)을 刺합니다.

肝瘧은 사람으로 하여금 色이 蒼蒼然하고 太息하게 하며 그 狀이 死者와 같게 하는데, (治療는) 足厥陰(肝經의 穴)을 刺하여 血을 見《出》합니다.

脾(瘧)는 사람으로 하여금 寒하여 腹中이 痛하게 하며, 熱하(여지)면 腸中이 鳴하게 하고, 鳴이 그치면 汗이 出하(게 하)는데, (治療는) 足太陰(肝經의 穴)을 刺합니다.

腎瘧은 사람으로 하여금 洒洒然하게 하고, 腰脊이 痛하며 宛轉《轉側不利?》하고 大便이 難하며 目이 眴眴然《目不明》하고 手足이 寒하게 하는데, (治療는) 足太陽(膀胱經의 穴과 足)少陰(腎經의 穴)을 刺합니다.

胃瘧은 사람으로 하여금 장차 病(이 發作)하려 함에, 善飢하나 能히 食하지 못하고 食함에 支滿,腹大하게 하는데, (治療는) 足陽明(胃經과 足)太陰(脾經)의 橫脈을 刺하여 血을 出합니다.

第 三 章

瘧發身方熱, 刺跗上動脈, 開其空, 出其[1]血, 立寒, 瘧方欲寒刺手陽明太陰足陽明太陰.

瘧脈滿大, 急刺背兪, 用中鍼傍伍胠兪各一, 適肥瘦出其[2]血也. 瘧脈小實, 急灸脛少陰, 刺指井. 瘧脈[3]滿大, 急刺背兪, 用五胠兪背

俞各一, 適行至於血也. 瘧脈緩大虛, 便宜⁴⁾用藥, 不宜用鍼, 凡治瘧
⁵⁾, 先發如食頃, 乃可以治, 過之則失時也, 諸瘧而⁶⁾脈不見⁷⁾, 刺十指
閒出血, 血去必已, 先視身之赤如小豆者, 盡取之.

十二瘧者, 其發各不同時, 察其病形, 以知其何脈之病也. 先其⁸⁾
發時如食頃而刺之, 一刺則衰, 二刺則知, 三刺則已. 不已, 刺舌下
兩脈出血, 不已, 刺隙中盛經出血, 又刺項已下俠脊者, 必已. 舌下
兩脈者, 廉泉也.

[校勘] 1) 甲乙에는 '出' 밑에 '其'字가 없다.
2) 甲乙에는 '出' 밑에 '其'字가 없다.
3) 林校에 '瘧脈' 이하 22字는 前文과 중복되므로 응당 删削되어야 한다고 했다.
4) 胡本, 讀本, 元殘二, 越本, 吳本, 藏本에는 모두 '便' 밑에 '宜'字가 없다. 甲乙에
도 이와 같다. '便'에는 '卽'의 뜻이 있으니, '便用藥'은 '약을 쓰면'의 뜻이다.
5) 太素에는 '瘧' 밑에 '者'字가 더 있다.
6) 甲乙에는 '而'가 '如'로 되어 있다.
7) 太素와 聖濟總錄에는 모두 '見' 밑에 '者'字가 더 있다.
8) 太素에는 '先其' 밑에 '病'字가 더 있다.

瘧(疾)이 發(作)하여 몸이 바야흐로 (發)熱함엔《熱이 날 때에는》附上의 動脈
을 刺하여 그 孔(穴)을 開하여 그 血을 出(하게)하면, 바로 寒해집니다. 瘧이 바
야흐로 寒하려 함엔《寒하려 할 때에는》 手陽明(大腸經의 穴과 手)太陰(肺經의
穴)·足陽明(胃經의 穴과 足)太陰(脾經의 穴)을 刺합니다.

瘧(疾)에 脈이 滿大하면 急히 背俞를 刺하되 中鍼을 用하여 傍 五胠俞에 各 一
(次)하고 肥瘦에 適(當)하게 그 血을 出합니다. 瘧에 脈이 小實하면 急히 脛少陰
을 灸하고 指井을 刺합니다. 『瘧(疾)에 脈(狀)이 滿大하면 急히 背俞를 刺하되 써
五胠俞와 背俞에 각각 한 번씩 (刺)하는데, (肥瘦에) 適(當)하게 (그 鍼을) 行하
여 血에 至하게 합니다《出血을 시킵니다》.』《本句當删去》

瘧疾에 脈狀이 緩 大 虛하면 곧(便) 藥을 用함이 宜하고, 鍼을 用함은 宜하지 아
니합니다.

무릇 瘧을 治함에는 發(作하는 時間)보다 食頃 만큼 먼저해야 비로소(乃) 可히
써 治할 수 있고, 이(때)를 지나치면 때를 失합니다.

모든 瘧(疾)에 脈이 見하지 아니함에는[아니하면] 十指間을 刺하여 血을 出하
는데 ―血이 去하면《除去되면》 반드시 나음[已하는데] ― 먼저 身의 붉기가 小豆
《팥》와 같은 것을 視하여 이를 모두(盡) 取《除去》합니다.

十二瘧은 그 發(作)함이 각각 時가 같지 아니하니, 그 病形을 察하여 써 그 어느

脈의 病인지를 知합니다. (治療는) 그 發(作)하는 時보다 食頃만큼 먼저하여 刺하는데, 한 번 刺하면 (病氣가) 衰하고, 두 번 刺하면 (病勢가 가벼워짐을) 知하(게되)고, 세 번 刺하면 已합니다. (만약) 已하지(낫지) 아니하면 舌下의 兩脈을 刺하여 血을 出하고, (그래도) 낫지 아니하면 隙中의 盛經을 刺하여 血을 出하고, 또項 以下(已＝以)의 脊을 俠하고 있는 者(穴)를 刺하면 반드시 낫습니다──舌下兩脈은 廉泉입니다.

第 四 章

刺瘧者, 必先問其病之所先發者, 先刺之. 先頭痛及重者, 先刺頭上及兩額眉閒出血. 先項背痛者, 先刺之. 先腰脊痛者, 先刺隙中出血. 先手臂痛者, 先刺手少陰陽明¹⁾十指閒. 先足脛痠痛者, 先刺足陽明²⁾十指閒出血. 風瘧, 瘧發則汗出惡風, 刺三陽經背兪之血者. 䯒痠痛甚³⁾, 按之不可, 名曰胕⁴⁾髓病, 以鑱鍼鍼絶骨出血, 立已. 身體小痛, 刺至陰⁵⁾諸陰之井, 無出血, 閒日一刺. 瘧不渴, 閒日而作, 刺足太陽. 渴而閒日作, 刺足少陽. 溫瘧汗不出, 爲五十九刺.

[校勘] 1) 手少陰陽明: 林校에 別本과 全本에는 '手陰陽'으로 되어 있다고 했다.
　　　 2) '足陽明'은 아마 '足陰陽'으로 위 '手陰陽'과 對文인 듯하다. 手足 十指는 모두 12經脈의 井穴인데, 만약 '足陽明'이라고 하면 단지 一經을 가리켜서 하는 말이 므로 '刺十指閒出血'이라고 이를 수 없다.
　　　 3) 甲乙에는 '痛' 밑에 '甚'字가 없다.
　　　 4) 吳本에는 '胕'가 '附'로 되어 있다. 高世栻은 "누를 수 없음은 골이 아프기 때문 인데, 髓는 骨속에 감춰져 있으므로 이름하여 附髓病이라 하는 것이다."라고 하 였다.
　　　 5) 甲乙에는 '至陰' 두 字가 없다. '刺'字는 밑에 붙여 읽는다.

.瘧을 刺하는 者는 반드시 먼저 그 病이 먼저 發한 (바의) 곳(者)을 問하여 먼저거기를 刺해야 하니, 먼저 머리가 아프고 무거워진 者는 먼저 頭上 및 兩額 兩眉間을 刺하여 血을 出하고, 먼저 項背가 痛한 者는 먼저 거기(項背)를 刺하고, 먼저腰脊이 痛한 者는 먼저 隙中을 刺하여 血을 出하고, 먼저 手臂가 痛한 者는 먼저 手少陰(·手)陽明(經)과 十指間을 刺하고, 먼저 足脛이 痠痛한 者는 먼저 足陽明과十指間을 刺하여 血을 出합니다.

風瘧은 瘧이 發하면 汗出,惡風하는데, (治療時에는) 三陽經과 背兪의 血을 刺합니다. 䯒이 痠(하며)痛이 甚하여 按함이 可하지 아니하면 (病)名을 胕髓病이라고하는데, (治療는) 鑱鍼으로 絶骨을 鍼(刺)하여 血을 出하면 바로 낫습니다(立已).

身體가 小痛하면 (至陰과) 諸 陰(經)의 井(穴)을 刺하되 血을 出하지 말며, 하루 걸러 한 번씩 刺합니다.

瘧(疾)이 渴하지 아니하고 하루 걸러 (發)作하면 足太陽을 刺하며, 渴하고 하루 걸러 (發)作하면 足少陽을 刺합니다. 溫瘧이 汗이 出하지 아니하면 五十九刺를 합니다.

氣厥論篇 第三十七

〔해제〕 本篇은 五藏六腑의 寒熱이 서로 옮겨 일어나는 各種 病變에 對하여 重點的으로 討論했는데, 이를 病變이 藏氣의 厥逆을 말미암아 일어나기 때문에 篇名을 氣厥論이라고 했다.

本篇의 主要內容은 아래와 같다.

1. 五臟의 寒邪가 서로 옮겨져서 야기되는 病變.

2. 臟腑熱邪가 서로 옮겨져서 야기되는 病變.

第 一 章

黃帝問曰: 五藏六府, 寒熱相移者, 何? 岐白曰: 腎移寒於肝, 癰[1]腫少氣. 脾移寒於肝, 癰腫筋攣. 肝移寒於心, 狂隔[2]中. 心移寒於肺, 肺消, 肺消[3]者, 飮一溲二, 死不治. 肺移寒於腎, 爲涌水, 涌水者, 按[4]腹不[5]堅, 水氣客於大腸, 疾行則[6]鳴濯濯如囊裹漿, 水之病也[7].

〔校勘〕 1) 醫疊元戎에는 '癰' 위에 '發爲' 二字가 더 있다. 뒤의 '癰腫筋攣' 句도 같다.
2) 太素에는 '膈'이 '鬲'으로 되어 있다.
3) 甲乙, 聖濟總錄, 內經拾遺方論에는 '肺消' 위에 모두 '爲'字가 더 있는 바, 뒤의 '爲涌水' 句에 비추어 볼 때 이것이 옳다고 본다.
4) 甲乙에는 '按' 밑에 '其'字가 더 있다.
5) 太素에는 '不'이 '下'로 되어 있다.
6) 甲乙에는 '則'이 '腸'으로 되어 있다.
7) 水之病也: 太素에는 '治主肺者'로 되어 있다.

黃帝께서 問하여 가라사대, "五藏六府가 寒熱을 서로 移하는 것은 어떠합니까(何)?"

岐伯이 가로되, "腎이 寒을 脾〈原作'肝', 據《新校正》·《甲乙》·《太素》 改〉로 移하면 癰腫 少氣하며; 脾가 寒을 肝으로 移하면 癰腫 筋攣하며; 肝이 寒을 心으로 移하면 狂 隔中하며; 心이 寒을 肺로 移하면 肺(가) 消하는데, 肺(가) 消하는 者《肺消病에 걸린 者》는 一을 飮하면 二를 溲하여 死不治이며〔死하니 治하지 못하며〕; 肺가 寒을 腎으로 移하면 涌水가 되는데──涌水(症이 있는) 者는 腹을 按하면 堅하지 않음──水氣가 大腸에 客한(것인)지라, 疾行하면 鳴하여 濯濯함이〔濯濯하게 鳴함이〕 囊으로 漿을 裹함과 같으니, 水의 病입니다.

第 二 章

脾移熱於肝, 則爲驚衄. 肝移熱於心, 則死. 心移熱於肺, 傳爲鬲消. 肺移熱於腎, 傳爲柔痓. 腎移熱於脾, 傳爲虛¹⁾, 腸澼死, 不可治.

〔校勘〕 1) 張琦는 '虛'字가 衍文이라고 했는데, 이것이 옳다고 본다. 各經의 移轉에 모두
　　　　　 '虛'를 말하지 않았다.

脾가 熱을 肝으로 移하면 驚衄이 되며, 肝이 熱을 心으로 移하면 死하며, 心이 熱을 肺로 移하면 傳하여 隔消가 되며, 肺가 熱을 腎으로 移하면 傳하여 柔痓가 되며, 腎이 熱을 脾로 移하면 傳하여 (虛) 腸澼이 되어 死하니 可히 治하지 못합니다.

第 三 章

胞移熱於膀胱, 則癃¹⁾溺血. 膀胱移熱於小腸, 鬲腸²⁾不便, 上爲口麋³⁾. 小腸移熱於大腸, 爲虙瘕⁴⁾, 爲沈. 大腸移熱於胃, 善食而瘦人謂之食亦⁵⁾. 胃移熱於膽, 亦曰食亦. 膽移熱於腦, 則辛頞⁶⁾鼻淵, 鼻淵⁷⁾者, 濁涕下不止也, 傳爲衄衊瞑目, 故得之氣厥⁸⁾也.

〔校勘〕 1) 四庫本에는 '癃'이 '必'로 되어 있다.
　　　　　 2) 傷寒論 成注에는 '腸'이 '熱'로 되어 있다.
　　　　　 3) 太素에는 '麋'가 '靡'로 되어 있으나, '麋'는 응당 '糜'('爛'의 뜻)로 해야 한다.
　　　　　　　 '麋'는 '糜'의 假借字이다. '靡'와 '麋'는 통한다.
　　　　　 4) 虙瘕: 太素에는 '密疝'으로 되어 있다.
　　　　　 5) 食亦: 本草衍義에는 '亦'이 '㑊'으로 되어 있는데, 이것이 〈脈要精微論〉의 林校
　　　　　　　 와 합치되어 옳다고 본다. 宣明論方에, 食㑊은 胃中에 熱이 結하여 먹기는 잘하
　　　　　　　 나 살이 찌지 않는 것이라고 하였다.
　　　　　 6) '頞'이 袁刻 太素에는 '額'으로 되어 있고, 蕭刻 太素에는 '煩'으로 되어 있으나,
　　　　　　　 '額'은 聲誤이고 '煩'은 形誤로서, 원래대로 '頞'로 함이 옳다고 본다. '頞'은 또
　　　　　　　 한 '下極'으로 칭하는 바, 左右側 눈 內眥의 中間에 위치한다.
　　　　　 7) 聖濟總錄에는 '鼻淵者' 以下 九字가 없다.
　　　　　 8) 氣厥: 太素에는 '厥氣'로 되어 있다.

胞가 熱을 膀胱으로 移하면 癃, 溺血하며, 膀胱이 熱을 小腸으로 移하면 腸을 隔(塞)하여 便하지《便을 보지》 못하고 위로는 口麋가 되며, 小腸이 熱을 大腸으로 移하면 虙瘕가 되고 沈이 되며, 大腸이 熱을 胃로 移하면 잘 먹으나(善食) 人《原作'入', 據《太素》改》을 瘦하게 하니[瘦하니 또한《又:原作'入', 讀連上文. 據《新校正》改作'又'》]이를 食亦이라고 하며, 胃가 熱을 膽으로 移하여도 또한 가로되 食亦이라고 하

며, 膽이 熱을 腦로 移하면 辛頞 鼻淵하는데〔頞을 辛하게 하고 鼻淵하게 하는데〕, 鼻淵은 濁涕가 下함이 그치지 아니하며 傳하여 衄衊, 瞑目이 됩니다. 故로 氣厥에서 이를 .得합니다.”

咳論篇 第三十八

〔해제〕 本篇은 咳嗽의 病因, 病機, 症狀 및 治療原則을 重點的으로 討論하였으므로 篇名을 咳論이라고 했다.

本篇의 主要內容은 아래와 같다.

1. 咳嗽의 病因, 病機와 四時, 五臟의 關係.

2. 五臟六腑 咳의 具體的인 症狀과 相互 傳變의 關係.

3. 咳嗽의 治療原則.

第 一 章

黃帝問曰: 肺之令人咳, 何也? 歧伯對曰: 五藏六府, 皆¹⁾令人咳, 非獨肺也. 帝曰: 願聞其狀. 歧伯曰: 皮毛者, 肺之合也, 皮毛先受邪²⁾氣, 邪氣以從其合也. 其寒飮食入胃, 從肺脈上至³⁾於肺, 則肺寒⁴⁾, 肺寒則外內合邪, 因而客之, 則爲肺咳. 五藏各以其時受病, 非其時, 各傳以與之. 人與天地相參, 故五藏各以治時, 感於寒, 則受病, 微則爲咳, 甚者爲泄爲痛. 乘秋則⁵⁾肺先受邪, 乘春則肝先⁶⁾受之, 乘夏則心先⁶⁾受之, 乘至陰⁷⁾則脾先⁶⁾受之, 乘冬則腎先⁶⁾受之.

〔校勘〕 1) 素問病機氣宜保命集에는 '皆' 밑에 '能'字가 더 있다.

2) 傷寒明理論에는 '邪'가 '寒'으로 되어 있다.

3) 太素에는 '至'가 '注'로 되어 있다.

4) 則肺寒: 太素와 傷寒明理論에는 이 三字가 없다.

5) 太素와 林校引 全本에는 '乘秋則' 三字가 없다. 姚止庵은 "'乘秋則' 三字는 이제 刪去한다. 咳病은 肺가 먼저 邪를 받되 감염에 따라 받아 가을에만 한하는 것은 아니다."라고 하였다.

6) 病源 太平聖惠方에는 모두 '肝' 밑에 '先'字가 없다. 以下 '心'·'脾'·'腎' 後에도 모두 '先'字가 없다.

7) 至陰: 外臺와 太平聖惠方에는 모두 '季夏'로 되어 있다.

黃帝께서 問하여 가라사대, "肺가 사람으로 하여금 咳하게 함은 어째서입니까?"

歧伯이 對(答)하여 가로되, "五藏六府가 모두 사람으로 하여금 咳하게 하니, 오직(獨) 肺만(사람으로 하여금 咳하게 하는 것)이 아닙니다."

帝께서 가라사대, "願컨대 그(것들의) 狀을 듣고 싶습니다."

岐伯이 가로되, "皮毛는 肺의 合이니, 皮毛가 먼저 邪氣를 受하면 邪氣는 써 그 合(肺)을 從하(게 되)는데, (거기에다 또) 그 寒한 飮食이 胃에 入하여 肺脈을 從하여 上하여 肺에 이르면 肺가 寒하(여지)고, 肺가 寒하(여지)면 外內로 合한 邪가[外內가 合하(게 되)고 邪] 因하여 이를《肺를》客(犯)하면 肺咳가 됩니다.

五藏은 각기 그 (主하는 바의) 時(令)에 病을 受하는데, 그 (肺하 主하는) 時가 아니면 각기 써 (病邪를 肺에) 傳하여 줍니다. 人과 天地는 相參하는 故로 五藏이 각각 (그) 治《主》하는 時에 寒에 感하면 病을 受하는데, 微하면 咳가 되고, 甚한 者는 泄이 되고 痛이 됩니다.

秋를 乘하면 肺가 먼저 邪를 受하며, 春을 乘하면 肝이 이를《邪를》먼저 受하며, 夏를 乘하면 心이 먼저 이를 受하며, 至陰을 乘하면 脾가 먼저 이를 受하며, 冬을 乘하면 腎이 먼저 이를 受합니다."

第二章

帝曰：何以異之？ 歧伯曰：肺咳之狀, 咳而喘息有音[1], 甚則唾血；心咳之狀, 咳則心痛. 喉中介介如梗[2]狀, 甚則咽腫喉痺；肝咳之狀, 咳則兩[3]脇下痛, 甚則不可以轉[4], 轉則兩胠[5]下滿；脾咳之狀, 咳則右脇下[6]痛, 陰陰引肩[7]背, 甚則不可以動, 動則咳劇[8]；腎咳之狀, 咳則腰背相引而痛, 甚則咳涎.

帝曰：六府之咳, 奈何？ 安所受病？ 歧伯曰：五藏之久咳, 乃移於六府. 脾咳不已, 則胃受之, 胃咳之狀, 咳而嘔, 嘔甚則長蟲出；肝咳不已, 則膽受之, 膽咳之狀, 咳嘔膽[9]汁；肺咳不已, 則大腸受之, 大腸咳狀, 咳而遺失[10]；心咳不已, 則小腸受之, 小腸咳狀, 咳而失氣, 氣與咳俱失[11]；腎咳不已, 則膀胱受之, 膀胱咳狀, 咳而遺溺；久咳不已, 則三焦受之, 三焦咳狀, 咳而腹[12]滿, 不欲食飲[13]. 此皆[14]聚於胃, 關於肺, 使人多涕唾而面[15]浮腫氣逆也.

帝曰：治之奈何？ 歧伯曰：治藏者, 治其兪；治府者, 治其合. 浮腫者, 治其經. 帝曰：善.

[校勘] 1) 病源과 外臺에는 모두 '音' 밑에 '聲'字가 더 있다.
　　　 2) 太素와 外臺에는 모두 '梗'이 '哽'으로 되어 있고, 千金에는 '梗' 밑에 '狀'字가 없다. '哽'으로 함이 옳다고 본다. 莊子 釋文에 "哽, 塞也"라 하였다. '介介'는

喉塞을 형용하는 말이다.

3) 兩脇: 千金과 外臺에는 모두 '左脇'으로 되어 있다.

4) 甚則不可以轉: 上揭書에는 모두 '甚者不得轉側'으로 되어 있는데, 이것이 옳다. 後漢書 賢注에 '轉側'은 去來와 같다고 했으니, '去來'는 곧 行走의 뜻이다. 此節은 咳가 甚하면 行路가 곤란함을 말한 것이다.

5) 胈: 醫心方에는 '脚'으로 되어 있는 바, 이것이 옳다. '胈'는 '脚'의 壞字이다. '兩脚下滿'이라 함은 대개 肝은 筋과 合하여 風寒이 肝을 傷하면 陽氣가 內勝하고 陽氣가 勝하면 肝이 實해지고 肝이 實해지면 筋이 實해지므로 능히 兩足에 영향을 미칠 수 있음을 말함이니, 聖濟總錄에 丹參湯이 "治實極 兩脚下腫滿而痛 不得遠行"이라 하였는데, 이로 미룬다면, 이를 알 수 있다.《郭靄春》

6) 外臺에는 '脇' 밑에 '下'字가 없다.

7) 病源 醫心方에는 모두 '肩'이 '轉'으로 되어 있다. 孫鼎宜는 '陰'이 '殷'의 聲誤인 바, 詩〈正月〉의 傳에 "殷殷然痛也"라 했다고 말하였다.

8) 太素, 醫心方에는 모두 '咳' 밑에 '劇'字가 없다.

9) '膽'은 蒙上誤이니 千金과 中藏經에는 모두 '淸苦'로 되어 있다. 王注는 "故嘔溫苦汁"으로 되어 있어 王의 所據本엔 원래 '靑苦汁'이던 것이 傳寫할 때 '淸'字를 잘못 '溫'字로 한 것 같다.《郭靄春》

10) 太素, 甲乙에도 모두 '矢'가 '失'로 되어 있으나 '矢'가 옳다. '失'은 '矢'의 形誤이다. 病源과 醫心方에는 모두 '屎'로 되어 있는데, 이는 '矢'의 釋文이다.

11) 氣與咳俱矢: 太素에는 '氣' 밑에 '者'字가 더 있고, '失'이 '出'로 되어 있다. '失'은 蒙上衍이니, 千金, 中藏經에도 모두 '失'이 '出'로 되어 있다.

12) 醫心方에는 '腹'이 '腸'으로 되어 있다.

13) '飮'字는 衍文이니, 응당 楊·王 兩注에 의거 刪去해야 한다.《郭靄春》

14) 太平聖惠方에는 '此皆' 밑에 '寒氣' 二字가 더 있다.

15) 聖濟總錄에는 '面' 밑에 '目'字가 더 있다.

帝께서 가라사대, "어떻게[무엇으로써] 그것(들)을 異《區別》합니까?"

岐伯이 가로되, "肺咳의 狀은 咳하면서 喘息에 音이 있고, 甚하면 唾血하며; 心咳의 狀은 咳하면 心痛하고, 喉中이 介介함이 (마치) 梗(塞함이 있는)狀과 같고, 甚하면 咽이 腫하고 喉(가)痺하며; 肝咳의 狀은 咳하면 兩脇下가 痛하며, 甚하면 可히 써 轉(側)하지 못하고 轉(側)하면 兩胈의 下가 滿하며; 脾咳의 狀은 咳하면 右脇下가 痛하고, 陰陰《隱隱》하게 肩背가 땅기며, 甚하면 可히 써 動하지 못하고 動하면 咳가 極하여지며; 腎咳의 狀은 咳하면 腰(와) 背가 서로 땅기며 痛하고, 甚하면 (痰)涎을 咳(吐)합니다."

帝께서 가라사대, "六府의 咳는 어떻게 (해서 하게) 하며 어느 곳[어디]에서 病을 受합니까?"

岐伯이 가로되, "五藏의 오랜 咳라야[五藏이 오래도록 咳하면 이에: 즉, 五藏의 咳가 오래되면 비로소] 六府로 移하니, 脾咳가 已하지 아니하면 胃가 이를 受하는데, 胃咳의 狀은 咳함에 嘔하고, 嘔가 甚하면 長蟲이 出하며; 肝咳가 已하지 아니하면 膽이 이를 受하는데, 膽咳의 狀은 咳함에 膽汁을 嘔하며; 肺咳가 已하지 아니하면 大腸이 이를 受하는데, 大腸咳의 狀은 咳함에 矢(原作'失', 據 甲乙·太素 改. '矢', 屎也)를 遺하며; 心咳가 已하지 아니하면 小腸이 이를 受하는데, 小腸咳의 狀은 咳함에 氣를 失하여 氣와 咳가 함께 失하며; 腎咳가 已하지 아니하면 膀胱이 이를 受하는데, 膀胱咳의 狀은 咳함에 溺(尿)를 遺하며; 久咳가 已하지 아니하면 三焦가 이를 受하는데, 三焦咳의 狀은 咳하면서 腹이 滿하고 食飮하려 하지 아니합니다. (總括컨대) 이는 모두 胃에 聚하고 肺에 關(系)하여 사람으로 하여금 涕唾를 많이 하고 面이 浮腫하여 氣逆하게 함입니다."

帝께서 가라사대, "이를 治함은 어떻게 합니까?"

岐伯이 가로되, "藏을 治하는 者는 그 兪(穴)를 治하고, 府를 治하는 者는 그 合(穴)을 治하고, 浮腫을 治하는 者는 그 經(穴)을 治합니다."

帝께서 가라사대, "善합니다."

擧痛論篇 第三十九

[해제]   本篇은 各種 疼痛 發生의 病因, 病機와 基本特徵을 중점적으로 論述하고 있으므로
篇名을 擧痛論이라고 했다.

本篇의 主要內容은 아래와 같다.

1. 五臟卒痛의 各種 特徵, 病因과 病機.

2. 痛證에 대한 望診, 切診의 臨床應用.

3. 九氣가 病될 때의 症狀과 病機.

第 一 章

黃帝問曰: 余聞善言天者, 必有驗於人; 善言古者, 必有合語今;
善言人者, 必有厭於已. 如此, 則道不惑而要數極, 所謂明¹⁾也. 今余
問於夫子, 令言而可知, 視而可見, 捫而可得, 令驗於已而²⁾發蒙³⁾解
惑, 可得而聞乎? 歧伯再拜稽首對曰: 何道之問也?

[校勘]   1) 胡本, 讀本, 元殘二, 越本, 吳本, 周本, 藏本, 熊本, 滑抄本에는 모두 '明' 밑에
'明'字가 중첩되어 있다. '明明'은 심히 밝음을 이른다.

2) 全本, 吳本, 讀本, 元殘二, 越本에는 모두 '而'가 '如'로 되어 있고, 太素에도 各
本과 일치한다.

3) 柯逢時는 "'蒙'과 '矇'은 通하며, 王注는 그르니, 說文에 '矇'은 '밝지 못함'이라
했다."고 말하였다.

黃帝께서 물어 가라사대, "余가 듣건대 天을 잘 言한 것은[言하는 者는] 반드시
人에 (徵)驗함이 있고, 古를 잘 言한 것은[言하는 者는] 반드시 今에 (符)合함이
있고, (他)人을 잘 言한 것은[言하는 者는] 반드시 (自)己에게 厭(合)함이 있다고
하니, 이와 같으면 道가[道에] (迷)惑되지 아니하고 要數가[要數에] 極하게 되니,
이른바 明입니다.[明이(라 하겠)거니와,] 이제 余가 夫子께 여쭙건대, (余로) 하
여금 言함에 可히 知하며 視함에 可히 見하며 捫함에 可히 得하여, (余로) 하여금
己에 (徵)驗(하게)하여 發蒙 解惑하게 함을, 可히 얻어 들을 수 있겠습니까?"

岐伯이 再拜하고 稽首하며 對(答)하여 가로되, "무슨[어느] 道를 물으시는 것입
니까?"

第 二 章

帝曰: 願聞人之五藏卒痛, 何氣使然? 歧伯對曰: 經脈流行不止, 環周不休, 寒氣入經而稽遲[1], 泣而不行, 客於脈外則血少, 客於脈中則氣不通, 故卒然而痛.

帝曰: 其痛或卒然而止者, 或[2]痛甚不休者, 或痛甚不可按者, 或按之而痛止者, 或按之無益者, 或喘動[3]應手者, 或心與背相引[4]而痛者, 或[5]脇肋與少腹相引而痛者, 或腹痛引陰股者, 或痛宿[6]昔而成積者, 或卒然痛死不知人有少[7]間復生者, 或痛而嘔者[8], 或腹痛而後[9]泄者, 或痛而閉[10]不通者, 凡此諸痛, 各不同形, 別之奈何?

歧伯曰: 寒氣客於脈[11]外, 則脈[11]寒, 脈寒則縮踡, 縮踡則脈絀急, 絀急則外引小絡, 故卒然而痛, 得炅則痛立止, 因重中於寒, 則痛久矣. 寒氣客於經脈之中, 與炅氣相薄, 則脈滿, 滿則痛而不可按[12]也. 寒氣稽留, 炅氣從上[13], 則脈充大而血氣亂, 故痛甚不可按也. 寒氣客於腸胃之間・膜原之下, 血[14]不得散, 小絡[15]急引故痛, 按之則血[16]氣散, 故按之痛止. 寒氣客於俠脊之脈, 則深[17]按之不能及, 故按之無益也. 寒氣客於衝脈, 衝脈起於關元, 隨腹直上, 寒氣客[18]則脈不通, 脈不通則氣因之[19], 故喘動應手矣. 寒氣客於背俞之脈則脈泣, 脈泣則血虛, 血虛則痛, 其[20]俞注[21]於心, 故相引而痛, 按之則熱氣至, 熱氣至則痛止矣. 寒氣客於厥陰之脈, 厥陰之脈者, 絡陰器繫於肝, 寒氣客於脈中, 則血泣脈急, 故脇肋與少腹相引痛矣. 厥氣客於陰股, 寒氣上及少腹[22], 血泣在下相引, 故腹痛引陰股. 寒氣客於小腸膜原之間・絡血之中, 血泣不得注於大經, 血氣稽留不得行, 故宿昔而成積矣. 寒氣客於五藏, 厥逆上泄[23], 陰氣竭[24], 陽氣未入, 故卒然痛死不知人, 氣復反[25]則生矣. 寒氣客於腸胃, 厥逆上出, 故痛而嘔也. 寒氣客於小腸, 小腸不得成聚, 故後泄腹痛矣. 熱氣留於小腸, 腸中痛, 癉熱焦渴, 則堅乾[26]不得出, 故痛而閉不通矣. 帝曰[27]: 所謂言而可知者也.

[校勘] 1) 寒氣入經而稽遲: 太素에는 '入' 밑에 '焉'字가 더 있고, '而'가 '血'로 되어 있다.
太素가 옳다. '而'는 '血'의 아래 橫劃이 誤倒되어 위에 붙은 것이다. '稽遲'는
곧 '留遲'니, 寒氣가 經脈에 침입하면 經血의 운행이 留遲不暢함을 이른다.《郭
靄春》

2) 或痛: 太素에는 '或' 밑에 '常'字가 더 있다.

3) 喘動: '喘'은 '揣'의 偏旁致誤일 것이다. 靈樞〈百病始生篇〉의 "其著于伏冲之脈
者, 揣之應手而動"으로서 이를 충분히 알 수 있다. '動'에는 '痛'의 뜻이 있으므
로 宣明論方에 '喘' 밑에 '痛'字를 더한 것은 옳지 않다.《郭靄春》

4) 太素에는 '引'이 '應'으로 되어 있다.

5) 太素에는 '或' 밑에 '心'字가 더 있다.

6) 滑抄本에는 '宿'이 '夙'으로 되어 있다. '宿昔'은 雙聲인 同義複詞로서 오래되었
음을 뜻한다.

7) 胡本, 元殘二, 越本, 吳本, 藏本, 熊本, 滑抄本에는 모두 '少'字가 없다.

8) 或痛而嘔者: 太素에는 '或腹痛而悗悗嘔者'로 되어 있다.

9) 太素에는 '後'가 '復'으로 되어 있다.

10) 滑抄本에는 '閉'가 '悶'으로 되어 있다.

11) 脈外, 脈寒: 太素에는 '脈'이 모두 '腸'으로 되어 있다. 뒤의 '脈寒'·'脈細急'의
경우에도 같다.

12) 而不可按: 滑抄本, 柯校本에는 모두 '甚而不體'로 되어 있다.

13) 從上: '上'은 篆文으로 '之'字와 비슷하여 혼동하기 쉬운 바, 응당 '之'로 해야
할 것 같다.《郭靄春》

14) 太素에는 '血'이 '而'로 되어 있다.

15) 宣明論方에는 '絡'이 '腹'으로 되어 있다.

16) '血'字는 誤니, 응당 '寒'으로 해야 할 것이다. 王注에도 "手按之則寒氣散"으로
되어 있다.

17) 史載之方에는 '則' 밑에 '深'字가 없다.

18) 太素에는 '寒氣客' 三字가 없다.

19) 脈不痛則氣因之: 史載之方에는 '脈因之則氣不通'으로 되어 있다.

20) 史載之方에는 '其'가 '背'로 되어 있는데, 이것이 옳다. '背兪主心相引而痛'은
앞의 '或心與背相引而痛'의 물음과 상응한다.《郭靄春》

21) 上揭書에는 '注'가 '主'로 되어 있고, 袁刻 太素에도 이와 같다.

22) 厥氣客於陰股, 寒氣上及少腹: '厥氣'는 뒤의 '寒氣'와 誤倒이니, 上下 各節에 비
추어 보건대, 이 '厥氣' 二字는 句首에 놓임이 마땅치 않으니, 응당 '寒氣客於陰
股, 厥氣上及少腹'으로 하여야 비로소 합당하게 된다.《郭靄春》

23) 柯校本에는 '泄'이 '壅'으로 되어 있고, 宣明論方에도 이와 일치한다.

24) 張琦는 말하기를, "'竭'은 응당 '極'으로 해야 하니, 陰寒의 氣는 극도로 厥逆하
면 陽氣가 막혀 통하지 못하므로 猝然히 죽은 듯하나 氣가 行하게 되면 낫게 된
다."고 하였다.

25) '反'字는 衍文이니, '復'의 旁記字인 듯하다. 王注에도 "氣復得痛則已"라 했고,
內外傷辨惑論 역시 王注와 합치한다.

26) 堅乾: 儒門事親에 '便堅'으로 되어 있어 王注와 합치된다.

27) 柯逢時는, '帝曰' 二字가 '視而' 앞으로 와야 할 것이라고 하였다.

帝께서 가라사대, "願컨대 사람의 五藏이 卒(然히)痛함은 무슨 氣가 그러하게 한 것입니까?"

岐伯이 對(答)하여 가로되, "經脈은 流行함을 그치지 아니하며 環周하기를 쉬지 아니하는데, 寒氣가 經에 入하여 稽(留)遲(滯)하면 (血脈이) 凝泣하여 (流)行하지 못하며, (寒氣가) 脈外에 客하면 血이 少해지고, (寒氣가) 脈中에 客하면 氣가 通하지 못하므로 卒然히 痛하게 되는 것입니다."

帝께서 가라사대, "그 痛이 或은 卒然히 止하는 者, 或은 痛이 甚하고 쉬지 않는 者, 或은 痛이 甚하여 可히 按할 수 없는 者, 或은 按하면 痛이 止하는 者, 或은 按하여도 無益한 者, 或은 喘動이 手에 應하는 者, 或은 心과 背가 서로 引하며 痛하는 者, 或은 脇肋과 少腹이 서로 引하며 痛하는 者, 或은 腹이 痛하며 陰股를 引하는 者, 或은 痛이 宿昔《經久》함에 積을 成하는 者, 或은 卒然히 痛하며 死하여 사람을 알(아 보)지 못하다가 少間에 復生하는《다시 살아나는》者, 或은 痛하며 嘔하는 者, 或은 腹痛한 뒤에 泄(瀉)하는 者, 或은 痛하며 閉하여 不通하는 者, 무릇 이(러한) 모든 痛(症)은 각각 그 形이 同하지 아니한데, 이를 (區)別함은 어떻게 합니까?"

岐伯이 가로되, "寒氣가 脈外에 客하면 脈이 寒하(여지)고, 脈이 寒하면 縮踡하고, 縮踡하면 脈이 細急하고, (脈이) 細急하면 外로 小絡을 引하는 故로 卒然히 痛하나, 炅《熱》을 得하면 痛이 바로 止하는데, 因하여 거듭 寒에 中하면 痛이 오래가며; 寒氣가 經脈의 中에 客하여 炅氣와 더불어 相薄《相搏》하면 脈이 滿하(여 지)고, 滿하면 痛하여 可히 按하지 못하(는 것이)며; 寒氣가 稽留하고 있는데 炅氣가 上으로 從하면, 脈이 充大하고 血氣가 亂하(여 지)므로 痛이 甚하여 可히 按하지 못하(는 것이)며; 寒氣가 腸胃之間과 膜原의 下에 客하면, 血이 散(함을 得)하지 못하여 小絡이 急引하(게 되)는 故로 痛하(게 되)는데, 按하면 血氣가 散하(게 되)므로 按하면 痛이 止하(는 것이)며; 寒氣가 俠脊의 脈에 客하면, 深하여 이를 按하여도 能히 及하지 못하므로 이를 按하여도 無益하(無益한 것이)며; 寒氣가 衝脈에 客하면, 衝脈은 關元에서 起하여 腹을 隨하여 直上하는데, 寒氣가 客하면 脈이 通하지 못하고, 脈이 通하지 못하면 氣가 이것에 因하(게 되)므로 喘動이 手에 應하(는 것이)며; 寒氣가 背兪의 脈에 客하면 (血)脈이 (凝)泣하고, (血)脈이 (凝)泣하면 血이 虛하(여지)고 血이 虛하(여 지)면 痛하는데, 그 兪가 心에 注하므로 (心과 背가) 서로 引하며 痛하(는 것이)며; {按하면 熱氣가 至하고〔至하는데〕 熱氣가 至하면 痛이 止하(는 것이)며}《此句는 마땅히 刪去하거나, 上文의 '按之則血氣散, 故按之痛止'의 下로 옮겨져야 함》; 寒氣가 厥陰의 脈에 客하면, 厥陰의 脈은 陰器를〔陰器에〕絡하고 肝에 繫하는데, 寒氣가 (厥陰의 脈中에) 客하면, 血이 (凝)泣하고 脈이 急하게 되므로, 脅肋과 少腹이 서로 引하며 痛하(는 것이)며; 厥氣가 陰股에 客하면, 寒氣가 上하여 少腹에 及하고, 血이 下에서 (凝)泣하여 서

로 引하게 되므로, 腹이 痛하여 陰股를 引하(는 것이)며; 寒氣가 少腸과 膜原의
間, 絡血의 中에 客하면, 血이 (凝)泣하여 大經에 注(함을 得)하지 못하고 血氣가
稽留하여 行(함을 得)하지 못하므로, 宿昔《經久》함에 積을 成하(는 것이)며; 寒氣
가 五藏에 客하여 厥逆하며 위로 泄《吐》(하게) 하면, (五藏의) 陰氣가 (안에서)
竭하고 陽氣가 入하지 못하(여 陰陽이 잠시 相離하게 되)므로, 卒然히 痛하며 死하
여 사람을 알(아 보)지 못하나, (陽)氣가 다시 反《返》하면 生하(는 것이)며; 寒氣
가 腸胃에 客하면, 厥逆하여 上出하는 故로 痛하며 嘔하(는 것이)며; 寒氣가 小腸
에 客하면, 小腸은 聚함을 成하지 못하므로 뒤로 泄(瀉)하며 腹痛하(는 것이)며;
熱氣가 小腸에 留하여 腸中이 痛하고, 癉熱 焦渴하면, 堅乾하여 出하지 못하므로
痛하며 閉하여 不通함(不通하는 것입)니다."

帝께서 가라사대, "이른바 言함에 可히 知하는《알 수 있는》것(들)입니다.

第 三 章

視而可見, 奈何? 歧伯曰: 五藏六府, 固[1]盡有部, 視其五色, 黃赤
爲熱, 白爲寒, 靑黑爲痛, 此所謂視而可見者也. 帝曰: 捫而可得, 奈
何? 歧伯曰: 視其主病之脈, 堅而血[2]及陷下者, 皆可捫而得也.

〔校勘〕 1) 明抄本에는 '固'가 '面'으로 되어 있다.
  2) 而血: 太素에는 '血' 밑에 '皮'字가 더 있다. '而血' 二字는 難解하다. 太素에
    皮'字가 더 있으나 역시 명료하지 못한 바, 아마 錯誤가 있을 것이다.

視함에 可히 見함은 어떻게 합니까(奈何)[見할 수 있는 것은 어떠한 것입니
까]?"

岐伯이 가로되, "五藏 六府는 본디(固) 모두 部(位)가 있으니, 그 五色을 視하여
[視함에] 黃赤(色)은[黃赤(色)이면] 熱이 되고, 白(色)은[白(色)이면] 寒이 되
고, 靑黑(色)은[靑黑(色)이면] 痛이 되니, 이것이 이른바 視함에 可히 見하는[見
할 수 있는] 것입니다."

帝께서 가라사대, "捫함에 可히 得함은 어떻게 합니까[得할 수 있는 것은 어떠
한 것입니까]?"

岐伯이 가로되, "그 主病의 脈을 視하여[視함에] 堅하며 血('盛'의 食脫字?)하
고《瘀血이 있고》陷下한 (것이 있는)者는 모두 可히 捫하여 得합니다[得할 수 있
는 것들입니다]."

第四章

帝曰: 善. 余知[1]百病生於氣也, 怒則氣上[2], 喜則氣緩, 悲則氣消, 恐則氣下, 寒則氣收[3], 炅[4]則氣泄, 驚[5]則氣亂, 勞則氣耗, 思則氣結, 九氣不同[6], 何病之生? 歧伯曰: 怒則[7]氣逆, 甚則嘔血及飱泄, 故氣上矣; 喜則氣和[8]志達, 榮衛通利, 故氣緩矣; 悲則心系急, 肺布葉擧, 而上焦[9]不通, 榮衛不散[10], 熱氣在中, 故氣消矣; 恐則精却, 却[11]則上焦閉, 閉則氣還, 還則下焦脹, 故氣不行[12]矣; 寒則腠理閉[13], 氣不行[14], 故氣收[15]矣; 炅則腠理開, 榮衛通, 汗大泄, 故氣泄[16]; 驚則心無所倚, 神無所歸, 慮無所定, 故氣亂矣; 勞則喘息[17]汗出, 外內皆越, 故氣耗矣; 思則心有所存[18], 神有所歸正[19]氣留而不行, 故氣結矣.

[校勘]　1) 太素에는 '知'가 '聞'으로 되어 있다.

　　　　2) 病源, 鷄峰普濟方에는 모두 '上'이 '逆'으로 되어 있는 바, 아래의 答詞와 부합된다.

　　　　3) 雲笈七籤, 類篇朱氏 集驗醫方에는 모두 '收'가 '聚'로 되어 있다.

　　　　4) 病源, 太平聖惠方, 類篇朱氏集驗醫方에는 모두 '炅'이 '熱'로 되어 있다.

　　　　5) 太素, 病源에는 '驚'이 '憂'로 되어 있다.

　　　　6) 類說에는 '同'이 '動'으로 되어 있다.

　　　　7) 聖濟總錄에는 '怒則' 위에 '百病所生, 生于五藏, 肺之所主, 獨主于氣, 不足有餘, 蓋由虛實, 故所病不同, 其證亦異' 33字가 더 있다.

　　　　8) 病源, 太平聖惠方에는 '氣和' 밑에 모두 '志達' 二字가 없다.

　　　　9) 而上焦: 太素, 甲乙에는 모두 '兩焦'로 되어 있다.

　　　　10) 太平聖惠方에는 '榮衛不散' 四字가 없다.

　　　　11) 病源, 太平聖惠方에는 모두 '却則' 위에 '精'字가 더 있다.

　　　　12) 林校에 '不行'은 응당 '下行'으로 해야 한다고 했는데, '下行'은 帝問에 바로 부합된다.

　　　　13) 寒則腠理閉: 病源, 太平聖惠方에는 모두 '寒則經絡淭澀'으로 되어 있다.

　　　　14) 氣不行: 林校에, 甲乙에는 '營衛不行'으로 되어 있다고 했다.

　　　　15) 聖濟總錄에는 '氣收' 밑에 '而不散' 三字가 더 있다.

　　　　16) 金本, 元殘二, 越本, 吳本, 周本, 朝本, 藏本, 守校本에는 모두 '氣泄' 밑에 '矣'字가 더 있다.

　　　　17) 金本, 讀本, 元殘二, 越本, 吳本, 胡本, 藏本, 熊本에는 모두 '息'이 '且'로 되어 있는데, 病源, 太平聖惠方, 聖濟總錄에도 이와 일치한다.

　　　　18) 甲乙에는 '存'이 '傷'으로 되어 있다.

　　　　19) 太素에는 '歸正' 二字가 '止' 一字로 되어 있는데, 林校引 甲乙에도 이와 일치한다.

帝께서 가라사대, "善합니다, 余가 知하건대 百病이 氣에서 生하니, 怒하면 氣가 上하고, 喜하면 氣가 緩하고, 悲하면 氣가 消하고, 恐하면 氣가 下하고, 寒하면 氣가 收하고, 炅하면 氣가 泄하고, 驚하면 氣가 亂하고, 勞하면 氣가 耗하고, 思하면 氣가 結하여, 九氣가 (모두) 같지 아니한데, (각각) 어떻게[무슨] 病을 生합니까?"

岐伯이 가로되, "怒하면, 氣가 逆하고, 甚하면 嘔血하며 (飱)泄하(게 되)므로, 氣가 上하(는 것이)며; 喜하면, 氣가 和하고 志가 達하여 榮衞가 通利하(게 되)므로, 氣가 緩하(는 것이)며; 悲하면, 心系가 急하여지고 肺의 布葉이 擧하여 上焦가 通하지 못하고, 榮衞가 散하지 못하여 熱氣가 中에 在하(게 되)므로, 氣가 消하(는 것이)며; 恐하면, 精이 却하는데[却하고], (精이) 却하면 上焦가 閉하고, (上焦가) 閉하면 氣가 還하고, (氣가) 還하면 下焦가 脹하(게 되)므로, 氣가 下《原作 '不' 當作 '下', 據《新校正》改》로 行하(는 것이)며; 寒하면, 腠理가 閉하여 氣가 行하지 못하(게 되)므로, 氣가 收하(는 것이)며; 炅하면 腠理가 開하여 榮衞가 通하며[腠理가 開하고 榮衞가 通하여] 汗이 大泄하(게 되)므로, 氣가 泄하(는 것이)며; 驚하면, 心이 倚《依附》할 바가 없(게 되)고, 神이 歸할 바가 無하(게 되)며, 慮가 定할 데가 無하(게 되)므로, 氣가 亂하(는 것이)며; 勞하면, 喘息하며 汗出하여 外內가 모두 越하므로, 氣가 耗하(는 것이)며; 思하면 心이 (依)存할 바가 있(게 되)고 神이 歸할 바가 있(게 되)어, 正氣가 留하여 行하지 못하(게 되)므로 氣가 結하는 것입니다."

腹中論篇 第四十

〔해제〕 本篇은 鼓脹, 血枯, 伏梁, 熱中, 頭中, 厥逆 등의 病因, 症狀, 治法 및 主要事項 등에 대해 중점적으로 討論했는데, 이러한 질병이 모두 腹中에서 生하므로 篇名을 腹中論이라고 名했다.

本篇의 主要內容은 아래와 같다.

1. 鼓脹의 病因, 症狀 및 雞矢禮를 써서 治療하는 方法.
2. 血枯病의 病因, 症狀 및 四烏鰂骨 一蘆茹丸을 써서 治療하는 方法.
3. 伏梁病의 病因, 症狀 및 治療原則.
4. 熱中, 消中病의 病因, 病機 및 禁忌.
5. 厥逆病의 症狀, 病機 및 治療原則.
6. 姙娠과 腹中疾病의 區別.
7. 外邪가 속으로 들어가서 熱이 나고, 頭痛腹脹하는 病機와 脈象.

黃帝問曰: 有病心腹滿, 旦食則不能暮食, 此爲何病? 岐伯對曰: 名爲鼓脹¹⁾. 帝曰: 治之奈何? 岐伯曰: 治之以雞矢²⁾醴, 一劑知, 二劑已. 帝曰: 其時有復發者, 何也? 岐伯曰: 此飮食不節, 故時有³⁾病也. 雖然其病且已時, 故當病⁴⁾ 氣聚於腹⁵⁾也.

曰: 有病胸脇支⁶⁾滿者, 妨於食, 病至則先聞腥臊臭⁷⁾, 出淸液⁸⁾, 先⁹⁾唾血, 四支淸, 目眩, 時時前後血, 病名爲何? 何以得之? 岐伯曰: 病名血枯. 此得之年¹⁰⁾少時, 有所¹¹⁾大脫血, 若醉入房, 中氣竭, 肝傷, 故月事衰少不來也. 帝曰: 治之奈何? 復以何術? 岐伯曰: 以四烏鰂骨一蘆茹¹²⁾, 二物幷合之, 丸以雀卵, 大如小豆, 以五丸爲後飯, 飮以鮑魚汁, 利腸¹³⁾中及傷肝也.

帝曰: 病有少腹盛, 上下左右皆有根, 此爲何病? 可治不? 岐伯曰: 病名曰伏梁. 帝曰: 伏梁, 何因而得之? 岐伯曰: 裹大¹⁴⁾膿血, 居腸胃之外, 不可治, 治之, 每切按之致¹⁵⁾死. 帝曰: 何以然? 岐伯曰: 此下則因¹⁶⁾陰必下膿血, 上則迫胃脘生¹⁷⁾鬲, 俠¹⁸⁾胃脘內癰, 此久病也,難治. 居齊上爲逆19), 居齊下爲從19), 勿動亟奪20), 論在刺法中. 帝曰: 人有身體髀股䯒皆腫, 環齊而痛, 是爲何病? 岐伯曰: 病名伏梁, 此風根也. 其氣溢21)於大腸而著於肓, 肓之原在齊下, 故環齊而痛也. 不可動之22), 動之爲水溺濇之病.

帝曰: 夫子數言熱中消中, 不可服高梁芳草石藥, 石藥發瘨23), 芳草發狂. 夫熱中消中者, 皆富貴人也, 今禁高梁, 是不合其心, 禁芳草石藥, 是病不愈, 願聞其說. 岐伯曰: 夫芳草之氣美24), 石藥之氣悍, 二者其氣急疾堅勁, 故非緩心和人, 不可以服此二者25). 帝曰: 不可以服此二者, 何以然? 岐伯曰: 夫熱氣慄悍, 藥氣亦然, 二者相遇, 恐內傷脾. 脾者土也而惡木, 服此藥者, 至甲乙日更論26).

帝曰: 善. 有病膺腫頸痛胸滿腹脹, 此爲何病? 何以得之? 岐伯曰: 名厥逆. 帝曰: 治之奈何? 岐伯曰: 灸之則瘖, 石之則狂, 須其氣幷, 乃可治也. 帝曰: 何以然? 岐伯曰: 陽氣重上27), 有餘於上, 灸之則陽氣入陰, 入則瘖; 石之則陽氣虛28), 虛29)則狂; 須其氣幷而治之, 可使全30)也.

帝曰: 善. 何以知懷子之且生也? 岐伯曰: 身有病而無邪脈也.

帝曰: 病熱而有所痛者, 何也? 岐伯曰: 病熱者, 陽脈也, 以三陽之動31)也, 人迎一盛32)少陽, 二盛太陽, 三盛陽明, 入陰也33) 夫陽入於陰, 故病在頭與腹, 乃䐜脹而頭痛也. 帝曰: 善.

〔校勘〕 1) 甲乙에는 '名' 위에 '此'字가 더 있다. 林校에 太素에는 '鼓'가 '穀'으로 되어 있다고 했다.
2) 太素에는 '難' 밑에 '矣'字가 없다.
3) '有'는 앞의 '時有'의 영향으로 잘못된 衍文이다. 文選〈養生論〉善注引文에는 '有'字가 없다.《郭靄春》
4) 時故當病: 甲乙에는 '因當風'으로 되어 있다. 柯校에 '時'는 '氣'字 앞으로 옮김이 마땅할 것이라 했으나, 本句는 응당 '故當風'으로 해야 한다. 鼓脹이 復發하는 원인에는 두 가지가 있으니, 하나는 飮食不節이요, 또 하나는 病後에 風冷을 感受하는 경우이다. 甲乙에도 이와 똑같이 말하고 있다.
5) 氣聚於腹: 이는 柯說에 의거 응당 '時氣聚于腹也'로 해야 한다. '時'에는 '而'의 뜻이 있다.

6) 甲乙에는 '支'가 '榰'로 되어 있는데 이 둘은 音同義通字이다. '胸脇支滿'은 胸脇撐脹을 말한다.

7) 全生指迷方에는 '臭'가 '鼻'로 되어 있는데, '臭'는 '鼻'의 形誤이다. '鼻'는 뒤에 붙여 읽는다.《郭靄春》

8) 甲乙에는 '液'이 '涕'로 되어 있다.

9) 于鬯은 이 '先'字는 응당 上文의 '先'字로 인한 衍文이라고 하였다.

10) 太素에는 '得之' 밑에 '年'字가 없다.

11) '所'字는 衍文이니 太素의 楊注에 의거 刪去해야 한다.《郭靄春》

12) 藘茹: 太素, 甲乙, 政和經史類證備用本草에는 모두 '藘'가 '藺'로 되어 있으나 '茹藘'로 바로잡아야 할 것 같다. 廣雅에 "地血茹藘, 蒨也. 蒨卽洒草"라 했고, 또 이르기를 "屈居, 藘茹也"라 했고, 王氏〈疏證〉에, '藘'와 '藺'는 같다고 했으므로, 茹藘와 藘茹는 본래 兩種草名이니 '茹藘'로 함이 옳다.

13) 太素에 '腸'이 '脇'으로 되어 있는데, '脇'은 앞의 '病胸脇支滿'과 상응한다.

14) 太素, 千金에는 '裏' 밑에 모두 '大'字가 없다.

15) 聖濟總錄에는 '致'가 '至'로 되어 있다.

16) 孫鼎宜는, '因'은 '困'의 形誤이니, '困陰'은 '迫胃'와 對文이 된다고 하였다.

17) 孫鼎宜는, '生'이 '至'의 形誤라고 하였다.

18) 太素에 '俠'이 '使'로 되어 있다.

19) 居濟上爲逆, 居濟下爲從: 孫鼎宜는, "逆, 從 二字는 응당 서로 바꾸어야만 비로소 上文의 '不可活'의 뜻과 부합된다. '居'는 '生'과 같다. 臍上에 腹內癰이 생기면 비록 險證이라도 丹田 부위에 미치지는 않았으므로 비교적 順하다. 臍下丹田은 生氣의 근원으로 邪가 침입할 수 없다."고 하였다.

20) 勿動亟奪: 千金에는 '愼勿動亟'으로 되어 있는데, 이것이 옳다. '亟'은 '屢'의 뜻이니, '愼勿屢動'은 환자에게 반드시 靜養할 것을 타이르는 말이다.

21) 甲乙校注引〈素問〉에는 '溢'이 '泄'로 되어 있다.

22) 太素에는 '動' 밑에 '之'字가 없다.

23) 柯校에 "甲乙에는 '癀'이 '疽'로 되어 있으니 이것이 옳다."고 했다.

24) 孫鼎宜는 "'美'는 응당 '羕'이니 形誤이다. 說文에 '羕, 小熟也'라고 하였다."고 했다.

25) 不可以服此二者: 明抄二에는 이 七字가 없다. 이는 涉下誤衍인 듯하다. 儒門事親에도 이 七字가 없다.

26) 更論: 甲乙에는 '當愈甚'으로 되어 있다.

27) '上'字는 涉下誤衍인 듯하다.

28) 胡本, 元殘二, 藏本에는 '氣虛'가 '出內'로 되어 있다.

29) '虛' 字는 誤이니, 王注에 의거 '出'로 해야 할 것이다.

30) 甲乙에는 '全'이 '愈'로 되어 있다.

31) 甲乙에는 '動'이 '盛'으로 되어 있다.

32) 甲乙에는 '盛' 밑에 '在'字가 더 있다.

33) 太素, 甲乙에는 모두 '入陰也' 三字가 없다.

黃帝께서 물어 가라사대, "心腹이 滿하여 旦에 食하면 暮에 能히 食하지 못하는 病이 있는데, 이는 무슨 病이 됩니까?"

岐伯이 (對)答하여 가로되, "(病)名은 鼓脹이 됩니다."

帝께서 가라사대, "이를 治함은 어떻게 합니까?"

岐伯이 가로되, "이를 治함은 雞矢醴로써 하는데, 一劑에 知하(게 되)고, 二劑에 已합니다."

帝께서 가라사대, "그(것이) 때때로 다시 發하는 者가 있는데, 어째서입니까?"

岐伯이 가로되, "이는 飮食을 節(制)하지 아니한 까닭으로 때때로 病이 있게 되는 것인데, (그 경우엔) 비록 그 病이 장차 나으려는 때일지라도 (再發하려 하는) 故로 마땅히《반드시 ; 틀림없이》病氣가 腹에 聚하여 있을 것입니다."

帝께서 가라사대, "病이 있어 胸脇이 支滿한 者가 食에 妨하다가 病이 至하면 먼저 腥臊한 臭를 聞하고 淸液을 出하며, 먼저 唾血하고 四支가 淸하며 目眩하고 時時로 前後로 (出)血함은《出血하는 것은》病名이 무엇이(되)며, 어떻게[무엇 때문에] 이를 得합니까?"

岐伯이 가로되, "病名은 血枯이며, 이는 年少時에 크게 脫血한[脫血된] 바가 있거나, 또는(若) 醉하고[醉한 채로] 入房하여 (精)氣가 竭하고 肝이 傷한 까닭으로 月事가 衰少하여 來하지 못하게 된 데에서 得합니다[肝이 傷한 데에서 得하니, 그러므로 月事가 衰少하여(져서) 來하지 못하게 됩니다]."

帝께서 가라사대, "이를 治함은 어떻게 하며, (恢)復은[다시 ; 또] 무슨 術로써 합니까?"

岐伯이 가로되, "烏鰂骨《烏賊骨》四와 藘茹 一(의 비율)로써 二物을 幷合하여, 雀卵으로써 丸을 짓되 크기를 小豆만하게 하여, 五丸으로써 後飯을 삼아《五丸을 食前에 먹는데》《먼저 약을 먹고 뒤에 飯을 먹는 것을 '後飯'이라 함》, 鮑魚汁으로 飮하면 腹中[別本作'傷中'(中을 傷한 데)]과 傷肝《肝을 傷한 데》에 利합니다."

帝께서 가라사대, "病으로 少腹이 盛(滿)함이 있고 上下左右에 모두 根이 있으면, 이는 무슨 病이(되)며, 可히 治할 수 있습니까 없습니까?"

岐伯이 가로되, "病名은 伏梁이라고 합니다."

帝께서 가라사대, "伏梁은 무엇을 (原)因하여서 得합니까?"

岐伯이 가로되, "大膿血을 裹(藏)한 것이 腸胃의 外에 居하여 可히 治하지 못하니, 이를 治(療하려)하면 매양 거기를 切按함에 致死하게 됩니다."

帝께서 가라사대, "어찌하여 그렇습니까?"

岐伯이 가로되, "이것은 下로는 陰에 因하여[因하면] 반드시 膿血이 下하고 上으로는 胃脘을 迫하여 鬲을 出(하게)하고《'出'原作'生', 據《太素》王註改》俠胃脘內가 癰하(게 하)니, 이는 久病이라 治하기 어렵습니다. 臍上에 居하면 逆이 되고 臍下에 居하면 從이 되는데, 動(搖)하여 자주 奪하지 말 것이니, 論이 《刺法》 中에 있습니다."

帝께서 가라사대, "사람이 身體의 髀·股·胻이 모두 腫하고 臍를 環(繞)하여 痛함이《痛하는 경우가》있는데, 이는 무슨 病이 됩니까?"

岐伯이 가로되, "病名은 伏梁인데 이는 風根이니, 그 氣가 大腸에(서) 溢하여 肓에 著하면 肓의 原은 臍下에 있으므로 臍를 環(繞)하여 痛하는데, 可히 動(搖)하지 못하니(動(搖)하여서는 아니되니), 動(搖)하면 水溺가 濇하는 病이 됩니다."

帝께서 가라사대, "夫子께서는, 熱中과 消中에 可히 膏梁·芳草·石藥을 服(用)하지 못하니 石藥은 瘨을 發하고 芳草는 狂을 發한다고(發하기 때문이라고) 자주 言(及)하셨는데, 무릇 熱中 消中者는 모두 富貴人이라, 이제 膏梁을 禁하면 이는 그(의) 心에 合하지 아니하고, 芳草와 石藥을 禁하면 이는 病이 愈하지 못하(게 함이)니, 願컨대 그 說(明)을 듣고 싶습니다."

岐伯이 가로되, "대저 芳草의 氣는 美하고 石藥의 氣는 悍하니, (이) 두 가지는 그 氣가 急疾하고 堅勁한 故로 緩心和人《性情이 和緩한 사람》이 아니면, 可히 써 이 두가지를 服(用)하지 못합니다[이 두가지를 服用해서는 아니 됩니다]."

帝께서 가라사대, "可히 써 이 두가지를 服(用)하지 못하는 것은 어찌하여 그렇습니까?"

岐伯이 가로되, "무릇 熱氣는 慓悍한(法인)데 藥氣 또한 그러하니, 兩者가 서로 遇하면 안으로 脾를 傷할까 恐함이거니와, 脾는 土이라 木을 惡하니, 이 藥을 服用한 者는 甲乙日에 至하면, (그 病이 반드시 深해질 것이므로 마땅히) 다시 論(해야)할 것입니다."

帝께서 가라사대, "善합니다. 膺腫, 頸痛, 胸滿, 腹脹하는 病이 있는데, 이는 무슨 病이(되)며, 어떻게[무엇 때문에; 무엇으로써] 이를 得합니까?"

岐伯이 가로되, "(病)名은 厥逆이라고 합니다."

帝께서 가라사대, "이를 治함은 어떻게 합니까?"

岐伯이 가로되, "이를 灸하면 瘖하고(벙어리가 되고) 石하면《砭石으로 治療하면》(發)狂하니, 모름지기 그 氣가 幷한 然後에야('乃'='然後')[그 氣가 幷함을 기다린(須) 然後에야] 可히 治할 수 있습니다."

帝께서 가라사대, "어찌하여 그렇습니까?"

岐伯이 가로되, "陽氣가 거듭 上하여 上에 有餘한데[陽氣가 거듭 上하면 上이 有餘해지는데], 이를 灸하면 陽氣가 陰(分)으로 入하(게 되)고, 入하면 瘖하(게 되)며, 이를 石하면 陽氣가 虛해지(게 되)는데, 虛하면 狂하(게 되)니, 모름지기 그 氣가 幷함에 이를 治하여야[그 氣가 幷함을 須하여 이를 治하여야] 可히 (穩)全하게 할 수 있습니다."

帝께서 가라사대, "善합니다. 어떻게[무엇으로써] 懷子《姙婦》의 장차 生함을《出産할 것을》知합니까[懷子가 장차 (無事히) (出)生함에 之(至)함을 知합니까]?"

岐伯이 가로되, "身은 病이 있으나 邪脈이 없(는 것으로 그것을 알 수 있)습니다."

帝께서 가라사대, "病이 熱하면서 痛한 바가 있는 것은 어째서입니까."

岐伯이 가로되, "病이 熱한 것은 陽脈이니, 三陽이 動함으로써입니다. 人迎이 (寸口보다) 一(倍)盛하면 (病이) 少陽(에 있는 것)이며, 二盛하면 (病이) 太陽 (에 있는 것)이며, 三盛하면 (病이) 陽明(에 있는 것)입니다.

대저 陽이 陰(分)에 入한 까닭으로 病이 頭와 腹에 있(게 되)어 이에 䐜脹하며 頭痛하(는 것입)니다."

帝께서 가라사대, "善합니다."

刺腰痛篇 第四十一

〔해제〕 本篇은 諸經의 病變에서 發生하는 腰痛의 症狀과 針刺治療의 方法을 重點的으로 論述하였으므로 篇名을 刺腰痛이라고 하였다.

本篇의 主要內容은 아래와 같다.

1. 足三陰, 足三陽, 奇經八脈의 病變에서 發生하는 腰痛의 不同한 兼症과 循經取穴의 針刺方法.
2. 腰痛에 兼하여 痛上寒, 痛上熱, 少腹滿 等症의 針刺方法.

第 一 章

足太陽脈, 令人腰痛, 引項脊尻背如重¹⁾狀; 刺其郄中太陽正經出血, 春無見血. 少陽²⁾令人腰痛, 如以鍼刺其皮中³⁾, 循循然⁴⁾不可以俛仰, 不可以顧⁵⁾; 刺少陽成骨之端出血, 成骨在膝外廉之骨獨起者⁶⁾, 夏無見血. 陽明令人腰痛, 不可以顧, 顧如有見者, 善悲; 刺陽明於胻前三痏, 上下和之出血, 秋無見血. 足少陰令人腰痛, 痛引脊內廉⁷⁾; 刺少陰於內踝上二痏, 春無見⁸⁾血, 出血太多⁹⁾, 不可復也. 厥陰之脈, 令人腰痛, 腰中如張弓¹⁰⁾弩弦; 刺厥陰之脈¹¹⁾, 在腨踵魚腹之外, 循之累累然, 乃刺之, 其病令人善¹²⁾言, 默默然不慧, 刺之三痏. 解脈令人腰痛, 痛引肩, 目䀮䀮¹³⁾然, 時遺溲; 刺解脈, 在膝¹⁴⁾筋肉¹⁵⁾分間郄外廉之橫脈出血, 血變而止. 解脈令人腰痛如引帶¹⁶⁾, 常如折腰狀, 善恐¹⁷⁾, 刺解脈, 在郄中結絡如黍米, 刺之血射以¹⁸⁾黑, 見赤血而已. 同陰之脈, 令人腰痛, 痛如小錘¹⁹⁾居其中, 怫然腫²⁰⁾; 刺同陰之脈, 在外踝上絕骨之端, 爲三痏. 陽維之脈, 令人腰痛, 痛上怫然²¹⁾腫; 刺陽維之脈, 脈與太陽合腨下間, 去地一尺所. 衡絡之脈, 令人腰痛, 不可以俛仰, 仰則恐仆, 得之擧重傷腰, 衡絡絕, 惡血歸²²⁾之; 刺之在郄陽筋之²³⁾間, 上郄數寸, 衡居爲二痏出血. 會陰之脈, 令人腰痛, 痛上²⁴⁾漯漯²⁵⁾然汗出, 汗乾令人欲飲, 飲已欲走²⁶⁾; 刺直陽²⁷⁾之脈上三痏, 在蹻上郄下五寸橫居, 視其盛者出血. 飛陽之脈, 令人腰痛, 痛上拂拂然,甚則悲以恐；刺飛陽之脈，在內踝上五寸[28]，少陰之前，與陰維[29]之會. 昌陽之脈，令人腰痛，痛引膺，目眮眮然，甚則反折，舌卷不能言；刺內筋爲二痏，在內踝上大筋前太陰後上踝二寸所. 散脈令人腰痛而熱，熱甚生煩，腰下如有橫木[30]居其中，甚則遺溲；刺散脈，在膝前骨[31]肉分間，絡外廉束脈爲三痏. 肉裏之脈，令人腰痛，不可以咳，咳則筋縮[32]急[33]；刺肉裏之脈爲二痏[34]，在太陽之外·少陽絶骨之後[35].

〔校勘〕　1) 甲乙에는 '重'이 '腫'으로 되어 있으나 옳지 않다. '重'은 沈重함을 이른다. 針灸資生經에 "秩邊, 治腰尻重不能擧, 崑崙, 療腰尻重不欲起, 腰兪, 療腰重如石"이라 한 말을 보면 '重'의 뜻을 가히 알 수 있다.

2) '少陽' 밑에 '脈'字가 탈락되어 있는 바, 前後 各節의 文例를 살펴보면 가히 알 수 있다. 뒤의 '陽明'과 '足少陰' 역시 '脈'字가 탈락되어 있다.

3) 聖濟總錄에는 '皮' 밑에 '中'字가 없다.

4) 太素에는 '循循然'이 '循然'으로 되어 있다.

5) 甲乙에는 '可以' 밑에 '左右' 二字가 더 있다.

6) '成骨在膝' 以下 十一字는 上文 '成骨'의 풀이말인데, 옮겨 쓸 때 正文에 誤入된 것 같다. 聖濟總錄에는 이 11字가 夾注로 되어 있어 그 참모습을 보존하고 있다.

7) 痛引脊內廉: 太素에는 '引脊內痛'으로 되어 있다.

8) 太素에는 '見'이 '出'로 되어 있다.

9) 出血太多: 太素에는 '太多'가 '太虛'로 되어 있는데, 太素에 '多'字가 탈락된 것이니 대개 出血이 많을 때 비로소 '虛'라고 말할 수 있다. '虛'字는 甲乙에 의거 밑에 붙여 읽는다.

10) 太素에는 '張' 밑에 '弓'字가 없다.

11) 林校에, '脈'字는 '絡' 字의 誤인 듯하다고 했다.

12) 太素에는 '人' 밑에 '善'字가 없다. 林校引 全本도 이와 일치한다. 素問識에는 '其病' 이하 15字는 앞 四經腰脊의 例와 같지 않으므로 衍文인 듯하다고 했다.

13) 太素에는 '眮'가 '眐'으로 되어 있다. '眮《音荒》'과 '眐'은 疊韻이다. 玉篇에 "眮目不明"이라고 했다.

14) 太素에는 '膝'이 '引'으로 되어 있다.

15) 哀刻 太素에는 '筋肉'이 '筋內'로 되어 있다.

16) 如引帶: 太素에는 '如別'로, 甲乙에는 '如裂'로 되어 있다. '如裂'은 아래의 '折腰'와 文義가 일관하나, '引帶'라고 하면 '折腰'와 무관하게 된다.

17) 太素에는 '恐'이 '怒'로 되어 있고, 林校引 甲乙에도 같다.

18) 太素에는 '以'가 '似'로 되어 있다.

19) 太素에는 '錘'가 '鍼'으로 되어 있으나 '錘'가 옳다. 少陽腰痛은 針으로 피부를 찌르는 듯하니 이것이 刺痛이며, 少陰腰痛은 錘가 가운데에 들어 있는 듯하니 이것이 重痛인 바, 兩者가 같지 않다. 針灸資生經에 이르기를, "陽輔, 主腰痛如錘居中, 腫痛不可咳"라 했는데, 참고할 만하다.

20) 四庫本에는 '腫'이 '痛'으로 되어 있다.

21) 太素에는 '怫然' 밑에 '脈'字가 더 있다.

22) 銅人圖經에 '歸'가 '注'로 되어 있다.

23) 甲乙에는 ‘筋之’가 ‘之筋’으로 되어 있다.

24) 明抄二에는 ‘上’이 ‘止’로 되어 있다.

25) 甲乙에는 ‘澡澡’이 ‘濈濈’으로 되어 있다.

26) ‘走’字는 ‘溲’의 聲誤인 듯하다. 腰痛에 어찌 달리고자 하는 이치가 있겠는가? 會陰의 脈이 胞中에서 起하니, 腰痛에 물을 마시면 오줌이 마려운 것은 病理에 더욱 부합된다.《郭靄春》

27) 刺直陽之脈: ‘直陽’은 ‘會陰’으로 해야 한다. 楊注에 “直陽有本作會陽”이라 했는데, ‘陽’字는 ‘直陽’으로 인해 잘못된 것이나 ‘會’字는 옳은 것이다. 林校에 “直陽의 脈은 곧 會陰의 脈이니 文은 바뀌었으나 내용은 다르지 않다.”고 한 말은 內容이 未盡하다.《郭靄春》

28) 太素, 甲乙에는 ‘五寸’이 모두 ‘二寸’으로 되어 있다.

29) 太素에는 ‘維’ 밑에 ‘之’字가 더 있다.

30) 明抄二의 夾注에 “一本作脈”이라 하였다.

31) 太素에는 ‘膝前’ 밑에 ‘骨’字가 없다.

32) 太素에는 ‘縮’이 ‘攣’으로 되어 있다.

33) 甲乙에는 ‘縮’ 밑에 ‘急’字가 없다.

34) 爲二痏: 이 三字는 착간인 듯하니, 聖濟總錄에 의거 ‘少陽絶骨之後’ 句아래로 옮기면 뜻이 通한다.

35) 甲乙에는 ‘後’가 ‘端’으로 되어 있다.

足太陽(經)脈이 (病이 들어) 사람으로 하여금 腰痛하게 하는데, 項 脊 尻 背가 引함이 (負)重한 狀과 같으면, 그 隙中인 太陽正經《委中穴》을 刺하여 血을 出하되, 春에는 血을 見하지《出血시키지》 말아야 합니다.

少陽(經脈)이 (病이 들어) 사람으로 하여금 腰痛하게 하는데, 鍼으로 皮中을 刺함과 같고 循循然히 可히 俛仰하지 못하며 可히 써 顧하지 못하면, 少陽 成骨《脛骨》의 端을 刺하여 血을 出하되 ── 成骨은 膝外廉에 있는 骨이 홀로 起한 것임 ── 夏에는 血을 見《出》하지 말아야 합니다.

陽明(經脈)이 (病이 들어) 사람으로 하여금 腰痛하게 하는데, 可히 써 顧하지 못하고 顧하면 보이는 것이 있는 듯하며 잘 悲하면, 骬前에 (있는) 陽明(經)을 刺하기를 三痏《세 번》하는데, 上下《上巨虛・下巨虛》로 이를 和하여 血을 出하되 秋에는 血을 見하지 말아야 합니다.

足少陰(經脈)이 (病이 들어) 사람으로 하여금 腰痛하게 하는데, 痛이 脊內廉을 引하면, 內踝上에 (있는) (足)少陰(經 復溜穴)을 刺하기를 二痏《두번》하되, 春에는 血을 見《出》하지 말 것이니, 出血이 太多하면 可히 (恢)復하지 못합니다.

厥陰의 (經)脈이 (病이 들어) 사람으로 하여금 腰痛하게 하는데, 腰中이 弓弩의 弦을 張함과 같으면, 厥陰의 脈[絡]을 刺하되 腨踵에 있는 魚腹의 外를 循함에 累累然하면 이에 거기를 刺하(여 出血시키)는데, 『그 病이 사람으로 하여금 (善)言 默默然하고 不慧하게 하면 刺하기를 三痏합니다.』《《素問識》云: 恐是衍文》

解脈이 사람으로 하여금 腰痛하게 하는데, 痛이 肩을 引하고 目이 䀮䀮然하며 때로 溲《尿》를 遺하면, 解脈을 刺하는데, 膝에 있는 筋肉分間의 隙外廉의 橫脈을 出

血시키되 血이 變하면 止합니다. 解脈이 사람으로 하여금 腰痛하게 하는데, 帶를 引함과 같고 항상 腰를 折하는 狀과 같으며 잘 恐하면, 解脈을 刺하되, 隙中에 있는 黍米과 같은 結絡을 刺하면 血이 射(出)하되 黑(色血)으로써 하는데, 붉은 피가 보이면 (刺하기를) 그만둡니다.

同陰의 脈이 (病이 들어) 사람으로 하여금 腰痛하게 하는데, 痛(症)이 小鍾가 그 中에 居함과 같고 怫然하게 腫하면, 外踝上의 絕骨의 端에 있는 同陰의 脈을 刺하되 三痏를 합니다.

陽維의 脈이 (病이 들어) 사람으로 하여금 腰痛하게 하는데, 痛(處)上이 怫然하게 腫하면 陽維의 脈을 刺합니다. (陽維의) 脈은 太陽(脈)과 膃의 下間에서 合하는데, 地(面)에서 一尺쯤 去합니다(떨어져 있습니다).

衡絡의 脈이 (病이 들어) 사람으로 하여금 腰痛하게 하는데, 可히 써 俛仰하지 못하고 仰하면 仆할까 두려우면, (이는) 무거운 것을 들다가 허리를 傷하여 衡絡이 絕하여 惡血이 거기에 歸한 데서 得하는데, 隙陽(委陽)의 筋之間과 隙에서 數寸을 上한 데(殷門穴)에 在하는 衡居(橫居)를 刺하되 二痏하여 血을 出합니다.

會陰의 脈이 (病이 들어) 사람으로 하여금 腰痛하게 하는데, 痛(處)上에 漯漯然히 汗이 出하고, 汗이 乾함에 사람으로 하여금 飮하고자 하며 飮하기를 마침에(已) 走하고자 하게 하면, 直陽의 脈上을 刺하되 三痏(를) 하는데, (陽)蹻上과 隙下 五寸(處)에 在하는 橫居를 視하여 그 盛한 者를 出血시킵니다.

飛陽의 脈이 (病이 들어) 사람으로 하여금 腰痛하게 하는데, 痛(處)上이 拂拂然하고 甚하면 悲하며 恐하게 하면, 飛陽의 脈을 刺하는데, (그 부위는) 內踝上 二寸(復溜穴)('五寸'當作'二寸')과 少陰의 前과 陰維의 會에 在합니다.

昌陽의 脈이 (病이 들어) 사람으로 하여금 腰痛하게 하는데, 痛이 膺을 引하고 目이 眈眈然하며 甚하면 反折하고 舌이 卷하여 能히 言하지 못하면, 內筋(復溜穴)을 刺하기를 二痏를 하는데, (內筋은) 內踝上 大筋의 前, (足)太陰(經)의 後, (足內)踝上으로 二寸되는 곳에 있습니다.

散脈이 (病이 들어) 사람으로 하여금 腰痛하면서 熱하게 하는데, 熱이 甚하면 煩을 生하며 腰下가 (마치) 橫木이 그 中에 있는 것 같고 甚하면 溲를 遺하게 하면, 膝前의 骨肉分間에 在하며 外廉에 絡하는 散脈의 束脈을 刺하기를 三痏합니다.

肉里(肉裏)의 脈이 (病이 들어) 사람으로 하여금 腰痛하게 하는데, 可히 써 咳하지 못하고 咳하면 筋이 縮急하게 하면, 肉里의 脈을 刺하기를 二痏를 하는데, (그 穴은) (足)太陽의 外, (足)少陽 絕骨의 後에 在합니다.

第 二 章

腰痛俠脊而痛至[1]頭几几然, 目眈眈[2]欲僵仆; 刺足太陽隙中出血[3], 腰痛上寒, 刺足太陽陽明; 上熱, 刺足厥陰; 不可以俛仰, 刺足少陽;

中熱而喘, 刺足少陰, 刺隙中出血³⁾. 腰痛上寒⁴⁾不可顧, 刺足陽明;
上熱, 刺足太陰, 中熱而喘, 刺足少陰. 大便難, 刺足少陰. 少腹滿,
刺足厥陰. 如折不可以俛仰不可擧, 刺足太陽. 引脊內廉, 刺足少陰.
腰痛引少腹控䏚, 不可以仰, 刺腰尻交者, 兩髁胛上, 以月生死爲痏
數, 發鍼立已, 左取右, 右取左.

〔校勘〕 1) '至' 밑에 靈樞〈雜病〉에 의거 '項'字를 보충해야 한다. '頭'字는 아래에 붙여 읽
        는다.《郭靄春》
     2) 眈眈 : 太素에는 '眡眡'로 되어 있는데 이것이 옳다. 이는 앞의 解脈과 昌陽脈의
        腰痛과는 같지 않다. 類篇에 "眡眡, 驚視貌"라 하였다.
     3) '出血'은 응당 靈樞, 甲乙에 의거 '血絡'으로 해야 한다.《郭靄春》
     4) 林校에 이르기를, "全元起本과 甲乙經 및 太素에는 '腰痛上寒'부터 '引脊內廉,
        刺足少陰'까지의 文이 없는 바, 王氏가 첨가한 것이다."라고 하였다.

腰痛이 脊을 俠하고 痛이 頭에 至하며 几几然하고 目이 眈眈하여 僵仆하려 하면
足太陽의 隙中을 刺하여 血을 出합니다.

腰痛하며, 上(部가) 寒하면 足太陽(과 足)陽明을 刺하고, 上(部가) 熱하면 足厥
陰을 刺하고, 可히 써 俛仰하지 못하면 足少陽을 刺하고, 中이 熱하며 喘하면 足少
陰을 刺하고 隙中을 刺하여 血을 出합니다.

腰痛하면서, 上(部가)寒하며 可히 顧하지 못하면 足陽明을 刺하고, 上(部가)熱
하면 足太陰을 刺하고, 中이 熱하며 喘하면 足少陰을 刺하고, 大便이 難하면 足少陰
을 刺하고, 少腹이 滿하면 足厥陰을 刺하고, (마치) 折하는 듯하여 可히 써 俛仰하
지 못하고 可히 擧하지 못하면 足太陽을 刺하며, 脊의 內廉을 引하면 足少陰을 刺합
니다.

腰痛하며〔腰痛이〕 少腹을 引하고 䏚를 控하며 可히 써 仰하지 못하면, 腰尻交者
《下髎穴》·兩髁胛上을 刺하되 月의 生死로써 痏數를 삼으면 發鍼함에 바로 낫는데,
左는 右를 取하고 右는 左를 取합니다.

風論篇 第四十二

〔해제〕 本篇은 風邪가 人體에 侵入한 後에 일으키는 各種 疾病의 病機, 症狀 및 診察方法을 重點的으로 論述하였으므로 篇名을 風論이라고 하였다.

本篇의 主要內容은 아래와 같다.

1. 風邪가 人을 傷하여 發하는 寒熱, 熱中, 寒中, 癘風, 偏枯의 病機와 不同한 季節에 風邪에 傷하여서 일어나는 風病.

2. 五臟風, 胃風과 首風, 漏風, 內風, 腸風, 泄風 등 病의 病機, 症狀과 診察方法.

第 一 章

黃帝問曰:風之傷人也, 或爲寒熱, 或爲熱中, 或爲寒中, 或爲癘[1]風, 或爲偏枯[2], 或爲[3]風也;其病各異, 其名不同, 或內至五藏六府, 不知其解, 願聞其說. 岐伯對曰:風氣[4]藏於皮膚之間, 內不得通[5], 外不得泄[6];風者, 善行而數變, 腠理開則洒[7]然寒, 閉則熱而悶, 其寒也則衰食飮, 其熱也則消肌肉, 故使人怢慄[8]而不能食, 名曰寒熱. 風氣與陽明入胃, 循脈而上至目內眥, 其人肥則風氣不得外泄[9], 則爲熱中而目黃;人瘦則外泄而寒[10], 則爲寒中而泣[11]出. 風氣與太陽俱入, 行諸脈兪, 散於分肉[12]之間, 與衛[13]氣相干[14], 其[15]道不利, 故使肌肉憤[16]䐜而有瘍;衛氣有所凝而不行, 故其肉有不仁也. 癘者, 有榮氣熱胕[17], 其氣不淸[18], 故使其[19]鼻柱壞而[20]色敗, 皮膚瘍[21]潰, 風寒客於脈而不去, 名曰癘風, 或名曰寒熱[22].

以春甲乙[23]傷於風者爲肝風;以夏丙丁傷於風者爲心風;以季夏戊已傷於邪[24]者爲脾風;以秋庚辛中於邪[25]者爲肺風;以冬壬癸中於邪者爲腎風. 風[26]中五藏六府之兪, 亦爲藏府之風, 各入其門戶所[27]中, 則爲偏風. 風氣[28]循風府而上, 則爲腦風;風入係頭[29], 則爲目風眼[30]寒;飮酒中風, 則爲漏[31]風;入房汗出中風, 則爲內風;新沐中風, 則爲首風;久風入中, 則爲腸風飱泄[32];外在腠理, 則爲泄風. 故[33]風者,百病之長也, 至其變化, 乃爲他病也, 無常方, 然致有³⁴⁾風氣也.

〔校勘〕　1) 甲乙과 千金에는 ‘癘’가 모두 ‘厲’로 되어 있다. 說文에 “‘癘’는 惡疾이니, 옛날에
　　　　　　자주 ‘厲’로 대신해 썼다.”고 하였다. ‘癘風’은 곧 ‘麻風’이다.

　　　2) 滑壽는, 下文의 ‘以春甲乙’ 云云한 것으로 볼 때, ‘偏枯’를 응당 ‘偏風’으로 함이
　　　　　옳다고 하였다.

　　　3) 明抄二에는 ‘或爲’ 以下 12字가 없다.

　　　4) 張琦는, ‘風氣’ 以下 16字는 錯簡이니, 응당 ‘風氣與太陽俱入’ 節의 ‘其道不利’
　　　　　밑에 있어야 한다고 하였다.

　　　5) 千金과 醫心方에는 모두 ‘痛’이 ‘池’로 되어 있다.

　　　6) 千金, 醫心方에는 ‘泄’이 모두 ‘散’으로 되어 있다.

　　　7) 甲乙에는 ‘洒’가 ‘凄’로 되어 있는데, ‘洒然’·‘凄然’ 둘은 모두 寒冷을 형용하는
　　　　　말이다.

　　　8) 怢慄: 甲乙에는 ‘解㑊’으로 되어 있다. 林校에 全本에는 ‘失味’로 되어 있다고 했
　　　　　는데, 옳은 듯하다.

　　　9) 滑抄本에는 ‘泄’이 ‘出’로 되어 있다.

　　10) 人瘦則外泄而寒: ‘人’ 위에 ‘其’字가 탈락되어 있으므로 聖濟總錄에 의거 보충해
　　　　　야 한다. ‘其人瘦’와 앞의 ‘其人肥’는 對文이며, ‘則外泄’과 앞의 ‘不得外泄’ 또한
　　　　　對文이다. ‘而寒’ 二字는 衍文인 듯하다. 王注에도, “人瘦則腠理開疏, 風得外泄”
　　　　　이라 하여 ‘而寒’ 二字에 대한 注釋이 없다. 醫心方의 “瘦人有風, 肌肉薄則恒外
　　　　　行”도 字句는 비록 다르지만 ‘而寒’ 二字가 없다는 旁證이 될 수 있다.

　　11) 千金에는 ‘泣’이 ‘淚’로 되어 있다.

　　12) ‘分肉’ 二字는 誤倒이니, 王注에 의거 응당 ‘肉分’으로 해야 한다. ‘肉分’은 肉의
　　　　　分理를 이름이니, 大分, 小分의 구별이 있는 바, 股肱의 肉은 각기 界畔이 있어
　　　　　大分이 되고, 肌肉의 肉은 각기 文理가 있어 小分이 된다. 〈氣穴論〉에 “肉分之
　　　　　間, 溪谷之會, 以行榮衛”라 이른 것이 이것이다.《郭靄春》

　　13) 病源에는 ‘衛’가 ‘血’로 되어 있다.

　　14) 太平聖惠方에는 ‘干’이 ‘搏’으로 되어 있다. 王注에는 ‘薄’으로 되어 있는데, 옛
　　　　　날에는 ‘薄’과 ‘搏’이 통하였다.

　　15) ‘其’는 ‘氣’의 聲誤인 듯하다. 王注에도 “故氣道澁而不利”라 하였다.

　　16) 太素에는 ‘憤’이 ‘賁’으로 되어 있다. ‘憤’과 ‘賁’은 통한다. 禮記 鄭注에 “賁讀爲
　　　　　憤”이라 했다. ‘憤䐜’은 ‘肌肉이 憤然히 부풀어 오름’을 이른다.

　　17) 有榮氣熱胕: 胡本, 越本, 吳本에는 ‘氣’가 모두 ‘衛’로 되어 있다. 太素에는 ‘榮’
　　　　　앞에 ‘有’字가 없다. 聖濟總錄에는 ‘熱’ 밑에 ‘胕’字가 없다. 이상 引據한 바를 종
　　　　　합하면 ‘有榮氣熱胕’는 응당 ‘榮衛熱’로 해야 할 것이다.

　　18) 太素에는 ‘清’이 ‘精’으로 되어 있다.

　　19) 胡本, 吳本, 藏本, 滑抄本에는 ‘故使’ 밑에 ‘其’字가 없다.

　　20) ‘而’는 ‘面’의 形誤이니, 응당 病源에 의거 고쳐야 한다. ‘面色敗’와 ‘鼻柱壞’는
　　　　　對文이다.

　　21) 太素에는 ‘瘍’이 ‘傷’으로 되어 있다.

　　22) 滑抄本에는 ‘或名曰寒熱’ 五字가 없다.

　　23) 外臺와 ‘甲乙’에는 밑에 ‘日’字가 더 있다. 뒤의 ‘丙丁’ 等의 경우에도 같다.

　　24) 甲乙, 千金에는 ‘邪’가 모두 ‘風’으로 되어 있다.

25) 中於邪: 甲乙, 千金에는 모두 '傷于風'으로 되어 있다.

26) 太素, 甲乙에는 '風' 밑에 모두 '氣'字가 더 있다.

27) 太素에는 '所'가 '之'로 되어 있고, 甲乙에는 '所中' 앞에 '風之' 二字가 더 있다.

28) 太平聖惠方에는 '氣'가 '邪'로 되어 있다.

29) 系頭: 千金에는 '入' 밑에 '系'字가 없다. 甲乙注에 一本에는 '頭系'로 되어 있다 고 하였다. 頭系는 頭中의 目系니, 目系는 目睛入腦의 系를 이룬다.

30) 太素에는 '眼'이 '眠'으로 되어 있다. '眠寒' 二字는 아래에 붙여 읽는다.

31) 千金에는 '漏'가 '酒'로 되어 있다.

32) 千金에는 '腸風' 밑에 '飱泄' 二字가 없다.

33) 千金에는 '故' 밑에 '曰'字가 더 있다.

34) 吳注本에는 '有'가 '自'로 되어 있다. 于鬯이 말하기를, "吳本에 改易한 글자는 모두 注 가운데 밝혀 놓았는데, 이것은 注하지 않았으므로 그 所據本에는 원래 '自'字로 되어 있었음을 알 수 있다."고 하였다.

黃帝께서 問하여 가라사대, "風이 人을 傷함에, 或은 寒熱이 되고 或은 熱中이 되며, 或은 寒中이 되고, 或은 癘風이 되며, 或은 偏枯가 되고 或은 風이 되어《의심컨대 '或爲風也' 句는 錯簡이거나 脫誤가 있는 듯함》, 그 病이 각각 異하고 그 名이 各各 不同하며, 或 內로 五藏 六府에 至하는데, 그 解를 알지 못하겠으니, 願컨대 그 說(明)을 듣고 싶습니다."

岐伯이 對(答)하여 가로되, "『風氣가 皮膚의 間에 藏하여 內로는 通하지 못하고 外로는 泄하지 못하는데』《此句는 錯簡이니 마땅히 뒤의 '風氣與太陽俱入'節의 '其 道不利' 句 뒤로 옮겨야 한다는 說이 있는데, 이 경우 해석은 『風氣가 皮膚의 사이에 藏하여 안으로 通하지(도) 못하고 밖으로 泄하지(도) 못하므로』로 번역함》, 風은 잘 行하며 자주 變하니〔變하므로〕腠理가(살결이) 열리면 洒然히 寒하고, 閉하면 熱하면서 悶하는데, 그 寒함엔《寒할 때에는》飮食(欲)을 衰하게 하고 그 熱함엔《熱할 때에는》肌肉을 消하게 하므로 사람으로 하여금 怢慄《失味 ; 解㑊》하여 能히 食하지 못하게 하니, 이름을 寒熱이라고 합니다.

風氣가 陽明과 더불어 胃로 入하여 脈을 따라(循) 위로 目內眥에 至하면, 그 사람이 肥하여 風氣가 外泄(함을 得)하지 못하면 熱中이 되어 目이 黃하고, (그) 사람이 瘦하여 外泄하여 寒하(여 지)면 寒中이 되어 泣이 出합니다.

風氣가 太陽과 더불어 함께 入하여 모든 脈兪로 行하여 分肉의 間에 散하다가 衛氣와 相干하면, 그 道가 利하지 못하게 되는 까닭으로 肌肉으로 하여금 憤䐜하며 瘍이 있게 하고 衛氣가 凝한 바가 있(게 되)어 行하지 못하(게 되)니, 故로 그 (肌)肉이 不仁함이 있게 됩니다.

癘는 營氣와 熱로 胕《腐》(潰)함이 있어 그 氣가 淸하지 못한 故로 그 鼻柱가 壞하며 (面)色이 敗하고 皮膚가 瘍潰하게 하는데, (이는) 風寒이 脈에 客하여 去하지 아니함이니《아니 한 때문이니》, 이름을 癘風이라고 하며 或은 이름을 寒熱이라고 합니다

春 甲乙(日)에 風에 傷한 것은 肝風이 되고, 夏 丙丁(日)에 風에 傷한 것은 心風이 되며, 季夏 戊己(日)에 邪에 中한 것은 脾風이 되고, 秋 庚辛(日)에 邪에 傷한 것은 肺風이 되고, 冬 壬癸(日)에 邪에 中한 것은 腎風이 됩니다.

風이 五藏六府의 兪(穴)에 中하면 또한 藏府의 風이 되며, 各各 門戶로 入하는 데 中한 바는 偏風이 됩니다

風氣가 風府를 循하여 上하면 腦風이 되며, 風이 頭에 入係하면[風이 頭系에 入하면:《甲乙》] 目風이 되어 眼이 寒하며, 飮酒하고 風에 中하면[飮酒한 데에 風이 中하면] 漏風이 되며, 入房하여 汗이 出한 데에 風에[風이] 中하면 內風이 되며, 新沐하고 風에 中하면[新沐한 데에 風이 中하면] 首風이 되며, 久風이 中에 入하면 腸風, 飧泄이 되며, 外로 腠理에 在하면 泄風이 됩니다. 그러므로 風은 百病의 長이라, 그 變化함에 至하여 이에 他病이 되는데, 常方은 없으나, 그러나 (그 病의) 致함은《所致는》 風氣가 있음입니다《있기 때문입니다》.

第 二 章

帝曰: 五藏風之形狀不同者, 何? 願聞其診及其病能. 岐伯曰: 肺風之狀, 多汗惡風, 色皏然白, 時咳短氣, 晝日則差, 暮則甚, 診在眉上, 其色白; 心風之狀, 多汗惡風, 焦絶[1]善怒嚇[2], 赤色, 病甚則言不可快[3], 診在口[4], 其色赤; 肝風之狀, 多汗惡風, 善悲[5], 色微蒼, 嗌乾善怒, 時憎女子, 診在目下, 其色靑; 脾風之狀, 多汗惡風, 身體怠憜[6], 四支不欲動, 色薄[7]微黃, 不嗜食, 診在鼻上, 其色黃; 腎風之狀, 多汗惡風, 面㾫然浮[8]腫, 脊[9]痛不能正[10]立, 其色炲, 隱曲不利[11], 診在肌[12]上, 其色黑. 胃風之狀, 頸[13]多汗惡風, 食飮不下, 鬲[14]塞不通, 腹善[15]滿, 失衣則䐜脹, 食寒則泄, 診[16]形瘦而腹大; 首風之狀, 頭[17]面多汗惡風, 當先[18]風一日則病甚, 頭痛不可以出內[19], 至其風日[20], 則病少愈; 漏風之狀, 或[21]多汗, 常[22]不可單衣, 食則汗出, 甚則身汗[23], 喘息[24]惡風, 衣常[25]濡, 口乾善渴, 不能勞事; 泄[26]風之狀, 多汗, 汗出泄衣上[27], 口中乾, 上漬, 其風[28]不能勞事, 身體盡痛則寒. 帝曰: 善.

[校勘] 1) 焦絶: 醫心方에는 '膲悴'로 되어 있다. '焦'와 '膲'는 통한다. '悴'는 원래 '胞'로 되어 있으니, '胞'는 '絶'과 形似致誤이다.
2) 善怒嚇: '善怒'는 肝에 속하니 아래의 肝風節의 '善悲'와 서로 잘못 바뀌어진 것일 것이다.

3) 言不可快: 千金과 類編朱氏集險醫方에는 모두 '言語不快'로 되어 있다.

4) 高注本에는 '口'가 '舌'로 되어 있다. 三因方에도 이와 일치한다. 病源에는 "心氣通于舌"이라 하였다.

5) '善悲'는 肝에 속하지 않으니 傳抄할 때 上節의 영향으로 끼어든 衍文일 것이다.

6) 怠憻: 聖濟總錄 引文에는 '憻'가 '惰'로 되어 있다.

7) 色薄微黃: '薄'字는 衍文일 것이다.   太素 楊注에는 '薄'字가 없다. '色微黃'은 앞의 '色微蒼'과 句法이 같다.

8) 太素에는 '浮'가 '胕'로 되어 있다. '胕'는 '浮'의 假借字이니, 예컨대, 〈至眞要大論〉에, "少陽司天, 身面胕腫"·"太陰之勝, 胕腫于上"의 '胕'가 이 것이다. 만일, '胕'의 本義로써 해석하여 足面의 腫이라 하면 틀린다.

9) 太素에는 '脊' 위에 '腰'字가 더 있다.

10) '正'字는 誤니 응당 外臺와 醫心方에 의거 '久'字로 고쳐야 한다.《郭靄春》

11) 隱曲不利: 外臺에는 '隱曲膀胱不通'으로 되어 있다.

12) 太素에는 '肌'가 '頤'로 되어 있고, 三因方에는 '耳'로 되어 있다. 楊注에 頤上은 腎部라 했는 바, 〈刺熱論〉의 "腎熱病者, 頤先赤"과 합치한다. 또 '耳'는 腎의 官인 바 耳黑이면 腎病이 되니, '頤'와 '耳' 모두 쓸 수 있다.

13) 病源에는 '頸'이 '頭'로 되어 있고, 三因方에는 '額'으로 되어 있다.

14) 病源, 千金, 醫心方에는 '鬲'이 모두 '鬲下'로 되어 있다.

15) 病源에는 '腹' 밑에 '善'字가 없다.

16) 五臟 各節의 '診在'의 例를 비추어 보건대, '診' 밑에 '在'字가 탈락되어 있다. 雲笈七籤에는 '在'字가 있다. 응당 이에 의거 보충해야 한다.

17) 甲乙에는 '頭' 밑에 '痛'字가 더 있다.

18) 太素, 甲乙에는 '當先'이 모두 '先當'으로 되어 있다. 雲笈七籤도 이와 일치한다.

19) 三因方에는 '出' 밑에 '內'字가 없다.

20) 雲笈七籤에는 '日'이 '止'로 되어 있다.

21) 滑抄本에는 '或'字가 없다.

22) 聖濟總錄에는 '不可' 위에 '常'字가 없다.

23) 聖濟總錄에는 '汗'이 '寒'으로 되어 있다.

24) 太素에는 '息' 위에 '喘'字가 없으나, '息惡風'은 말이 안되므로 楊注에 의거 응당 '喘息' 二字를 없애야 한다.《郭靄春》

25) 金本에는 '常'이 '裳'으로 되어 있다. 太素, 聖濟總錄도 모두 이와 일치한다.

26) 林校에 '泄'字는 '內'의 誤인 듯하다고 했다.

27) 泄衣上: '泄'은 '沾'의 形誤이고 '上'은 '裳'의 聲誤이다. 醫心方에는 '泄衣上'이 '沾衣裳'으로 되어 있어 林校引孫思邈文과 합치된다.《郭靄春》

28) 明抄二에는 '上漬其風' 四字가 없다. 素問識에 말하기를 "'上漬其風' 四字는 未詳하니 혹 衍文이 아닌가 한다."고 하였다.

　帝께서 가라사대, "五藏風의 形狀이 不同한 점(者)은 무엇입니까? 願컨대 그 診(察하는 곳)과 病能을 듣고 싶습니다."

　岐伯이 가로되, "肺風의 狀은 多汗, 惡風하며, 色이 皏然하게 白하고, 時咳, 短氣하는데, 낮이면 差하고 저물면 甚합(甚하여 짐)니다. (그) 診(察하는 곳)은 眉上에 있는데, 그 色은 白입니다.

心風의 狀은 多汗, 惡風하고 焦絕, 善怒嚇하고 赤色하며, 病이 甚하면 言이 可히 快하지 못합니다. (그) 診은 口에 있는데, 그 色은 赤입니다.

肝風의 狀은 多汗, 惡風, 善悲하며, 色이 微蒼하고 嗌乾, 善怒하며, 때로(는) 女子를 憎합니다. (그) 診은 目下에 있는데, 그 色은 靑입니다.

脾風의 狀은 多汗, 惡風하며, 身體가 怠墮하고 四支를 움직이고 싶어하지 아니하며, 色이 薄微黃하고 食(함)을 嗜하지 아니합니다. (그) 診은 鼻上에 있는데, 그 色은 黃입니다.

腎風의 狀은 多汗, 惡風하며, 面이 痝然하게 浮腫하고 (腰)脊이 痛하여 能히 正立하지《바로 서지》못하며, 그 (面)色이 炲하고 隱曲이 不利합니다. (그) 診은 肌上에 있는데, 그 色은 黑입니다.

胃風의 狀은 頸이 多汗하고 惡風하며, 飮食이 내려가지 않고, 鬲이 塞하여 不通하며 腹이 잘 滿하고, 失衣하면 (陽明이 밖으로 부터 寒을 受하므로) 䐜脹하며 寒(한 음식)을 食하면 泄하는데, 診(察의 요점)은 形瘦하며 腹大하(는 것입)니다

首風의 狀은 頭面이 多汗하고 惡風하며, (首)風(이 發病)하기 一日 前에 當하면, 病이 甚하여(져서) 頭痛으로 可히 써 出內《出入》하지 못하며, 그 風日에 至하면 病이 조금 愈합니다.

漏風의 狀은 或 多汗하여 항상 可히 單衣하지는《홑 옷만을 입지는》못하며, 食하면 汗이 出하는데, 甚하면 身汗, 喘息, 惡風하고 衣가 항상 濡하며, 口乾, 善渴하고, 能히 事에 勞하지 못합니다.

泄風의 狀은 多汗하여 汗이 옷 위로 出泄하고[出泄하여], 口中이 乾하며, 上(半身)이 (浸)漬하니, 그 風은 能히 事에 勞하지 못하며, 身體가 盡痛하면 寒합니다." 《이 '泄風之狀' 節은 錯簡, 脫誤 또는 衍文이 있는 것 같음.》

帝께서 가라사대, "善합니다."

痺論篇 第四十三

[해제]　本篇은 各種 痺病의 成因과 그 特徵을 重點 論述하였으므로 篇名을 痺論이라고 하였다.

　　　　本篇의 主要內容은 아래와 같다.

　1. 痺病의 原因이 風寒濕의 氣가 되는 것과 三氣가 偏勝하여 나타나는 行痺, 痛痺, 着痺를 指出하였다.

　2. 四時에 邪를 受한 데에 起因되는 骨, 筋, 脈, 肌, 皮 등 五體의 痺.

　3. 五體의 痺病이 오래 낫지 않고 다시 邪氣에 感하여서 안으로 五臟에 傳해진 데에서 起因하는 五臟痺病의 症候特徵.

　4. 營衛의 氣는 痺病을 發生하지 않는 原因.

　5. 痺病의 病機 및 治療原則.

第 一 章

　黃帝問曰: 痺之¹⁾安生? 岐伯對曰: 風寒濕三氣雜²⁾至, 合³⁾而爲痺也. 其風氣勝者爲行痺, 寒氣勝者爲痛痺, 濕氣勝者爲著痺也. 帝曰: 其有五者, 何也? 岐伯曰: 以冬遇此者爲骨痺, 以春遇此者爲筋痺, 以夏遇此者爲脈痺, 以至陰⁴⁾遇此者爲肌痺, 以秋遇此者爲皮痺. 帝曰: 內舍五藏六府, 何氣使然? 岐伯曰: 五藏皆有合, 病久而不去者, 內舍於其合也. 故骨痺不已, 復感於邪, 內舍於腎; 筋痺不已, 復感於邪, 內舍於肝; 脈痺不已, 復感於邪, 內舍於心; 肌痺不已, 復感於邪, 內舍於脾; 皮痺不已, 復感於邪, 內舍於肺. 所謂痺者, 各以其時, 重⁵⁾感於風寒濕之氣也.

[校勘]　1) 甲乙에는 '之'가 '將'으로 되어 있고, 太素에는 이 '之'字가 없다.

　　　　2) 甲乙에는 '雜'이 '合'으로 되어 있다.

　　　　3) 甲乙에는 '合'이 '雜'으로 되어 있다.

　　　　4) 張琦는 '至陰'이 응당 '季夏'로 되어야 한다고 했다.

　　　　5) 甲乙에는 '感' 위에 '重'字가 없다.

　黃帝께서 問하여 가라사대, "痺는 어떻게[어째서 ; 어디서] (發)生합니까?"

岐伯이 對(答)하여 가로되, "風·寒·濕 三氣가 雜하게 至하여 合하여 痺가 되는데, 그 (가운데서) 風氣가 勝한 것은 行痺가 되고, 寒氣가 勝한 것은 痛痺가 되며, 濕氣가 勝한 것은 著痺가 됩니다."

帝께서 가라사대, "그 (種類에) 다섯가지가 있는 것은 (무엇) 무엇입니까?"

岐伯이 가로되, "冬에 이를 遇한 者는 骨痺가 되고[遇한 것은 骨痺라고 하고: 以下 倣此], 春에 이를 遇한 者는 筋痺가 되고, 夏에 이를 遇한 者는 脈痺가 되고, 至陰《長夏》에 이를 遇한 者는 肌痺가 되고, 秋에 이를 遇한 者는 皮痺가 됩니다."

帝께서 가라사대, "(病邪가) 內로 五藏六府에 舍(하게)함은 무슨[어느] 氣가 그러하게 합니까?"

岐伯이 가로되, "五藏에는 모두 合이 있는데, 病이 오래되어도 去하지 않는 것은 그 合에 內舍함입니다《舍하기 때문입니다》. 그러므로 骨痺가 已하지 아니하여[아니한 데에] 다시 邪에 感하면 (病邪가) 腎에 內舍《居》하며, 筋痺가 已하지 아니하여[아니한 데에] 다시 邪에 感하면 肝에 內舍하며, 脈痺가 已하지 아니하여[아니한 데에] 다시 邪에 感하면 心에 內舍하며, 肌痺가 已하지 아니하여[아니한 데에] 다시 邪에 感하면 脾에 內舍하며, 皮痺가 已하지 아니하여[아니한 데에] 다시 邪에 感하면 肺에 內舍하니, 이른바 痺는[痺라고 이르는 것은] 각각 그 (本藏의 氣가 旺한) 時에 거듭 風·寒·濕의 氣에 感한 것입니다.

第二章

凡痺之客五藏者, 肺痺者[1], 煩滿喘而[2]嘔; 心痺者, 脈不通, 煩則心下鼓, 暴上氣而喘, 嗌乾善噫, 厥氣上則恐; 肝痺者, 夜臥則驚, 多飮數小便, 上爲引如懷[3]; 腎痺者, 善脹, 尻以代踵, 脊以代頭; 脾痺者, 四支解㑊, 發咳[4]嘔汁[5], 上爲大[6]塞; 腸痺者, 數飮而出不得[7], 中氣喘爭[8], 時發飧泄; 胞痺者, 少腹膀胱, 按之內痛[9], 若沃以湯, 澀於小便, 上爲淸涕.

[校勘] 1) 聖濟總錄에는 '肺痺者' 밑에 '胸背痛甚上氣' 六字가 더 있다.
    2) 滑抄本에는 '喘'字 밑에 '而'字가 없다. 太素 楊注에도 "而"字가 없다.
    3) 上爲引如懷: '爲'字는 衍文이다. 本句는 응당 全生指迷方처럼 '上引如懷妊'으로 해야 할 것이다.
    4) 發咳嘔汁: 全生指迷方에는 '咳'가 '渴'로 되어 있다.
    5) 三因方에는 '汁'이 '沫'로 되어 있다.
    6) '大'는 '不'의 形誤인 바, '不'과 '否'는 옛날에 통하였다. 廣雅에 "否, 不也"라 했다. '否'는 '痞'와 통하므로 '大塞'은 곧 '痞塞'이다.
    7) 數飮而出不得: 聖濟總錄에는 '數飮而不得出'로 되어 있다. 王注에도, "故多飮水

而不得下出"로 되어 있어 聖濟總錄과 부합된다.
8) 三因方에는 ‘爭’이 ‘急’으로 되어 있다.
9) 內痛: 太素에는 ‘兩髀’로 되어 있다. 全元起本을 인용한 林校도 “兩髀”로 되어
있으며 太素도 이와 같다. ‘兩髀’은 太陽脉氣가 지나는 곳이다.

무릇 痺가 五藏에 客한 것으로서, 肺痺는, 煩滿, 喘(息)하며 嘔하고; 心痺는, 脈이
不通하며, 煩하면 心下가 鼓하고, 갑자기 上氣하면서 喘하며, 嗌乾, 善噫하고, 厥氣
가 上하면 恐하며; 肝痺는, 夜에 臥하면 驚하고, 多飮하며 小便을 자주 보고, 上으
로 懷(孕)한 것처럼 引(滿)《盛滿: 여기서는 ‘腹滿’을 가리킴》하며; 腎痺는, 善脹하
며, 尻로써 踵를 代하고, 脊으로써 頭를 代하며; 脾痺는, 四支가 解憤하고, 咳를 發
하며 汁을 嘔하고, 上이 크게 (否)塞합니다.
腸痺는, 자주 飮하나 (大・小便을) 出(함을 得)하지 못하고 中氣가 喘爭하며《腸
胃의 氣가 肺로 上迫하여 喘息, 氣急하게 됨을 말함》때로 飱泄을 發합니다.
胞痺는, 少腹 膀胱이 (이를) 按하면 內痛하고 湯(液)으로써 (灌)沃하는 듯하며,
小便에[小便이] 澀하고 위로는 清涕가《鼻流清涕하게》됩니다.

第三章

陰氣者, 靜則神藏, 躁則消亡. 飲食自倍, 腸胃乃傷. 淫氣喘息, 痺
聚在肺; 淫氣憂思, 痺聚在心; 淫氣遺溺[1], 痺聚在腎; 淫氣乏竭[2], 痺
聚在肝; 淫氣肌[3]絶, 痺聚在脾. 諸痺不已, 亦益內[4]也. 其風氣勝者,
其人易已也. 帝曰: 痺[5], 其時有死者, 或疼久者, 或易已者, 其故何
也? 岐伯曰: 其入藏者死, 其留[6]連筋骨閒者疼久, 其留皮膚閒者易
已.

[校勘] 1) 遺溺: 太素에는 ‘嘔唾’로 되어 있다. 〈宣明五氣篇〉에 “腎爲唾”라 하였다.
2) 太素에는 ‘竭’이 ‘渴’로 되어 있다.
3) 太素에는 ‘肌’가 ‘飢’로 되어 있다. 楊上善은 “飢者胃少穀也, 飢過絶食則胃虛, 故
痺聚”라 하였다.
4) 內也: 太素에는 ‘于內’로 되어 있다.
5) 太素, 甲乙에는 ‘曰’ 밑에 모두 ‘痺’字가 없다.
6) 太素에는 ‘留’가 ‘流’로 되어 있다.

(五藏의) 陰氣《藏氣》는, 靜하면 神《五藏의 精神魂魄志를 말함》이 藏하나, 躁하
면 (神이) 消亡하(여 五藏의 痺가 發生하게 되)며, 飮食을 스스로 倍하면 腸胃가
이에 傷합(傷하여 六府의 痺가 發生하게 됨)니다.
淫氣로《(邪)氣를 淫함으로》(因하여) 喘息함은 痺가 肺에 聚함이며《聚한 때문이

며), 淫氣로 憂思함은 痺가 心에 聚함이며, 淫氣로 遺溺《遺尿》함은 痺가 腎에 聚함
이며, 淫氣로 (疲)乏(力)竭함은 痺가 肝에 聚함이며, 淫氣로 肌(肉이 竭)絶함은 痺
가 脾에 聚함이니, 모든 痺는 已하지 아니하면 또한 점차 안으로 들어가는데(益
內), 그 風氣가 勝한 것은 (그 사람이) 已하기 쉽습니다[쉽게 已합니다]."

帝께서 가라사대, "痺(病 中)에 그 時로 死하는 者(가 있고), 或은 疼(痛)이 오
래가는 者(가 있으며), 或은 쉽게 낫는 者가 있는데, 그 까닭은 무엇입니까?"

岐伯이 가로되, "그(것이) 藏에 入한 者는 死하며, 그(것이) 筋骨의 間에 留連한
者는 疼(痛)이 오래가며, 그(것이) 皮膚의 間에 留한 者는 쉽게 낫습니다."

第 四 章

帝曰: 其客於六府者, 何也? 岐伯曰: 此亦其食飮居處, 爲其病本
也. 六府亦各有兪, 風寒濕氣中其兪, 而食飮應之, 循兪而入, 各舍其
府也. 帝曰: 以鍼治之, 奈何? 岐伯曰: 五藏有兪, 六府有合, 循脈之
分, 各有所發, 各隨¹⁾其過, 則病瘳也.

〔校勘〕 1) 太素, 甲乙에는 모두 '隨'가 '治'로 되어 있다.

帝께서 가라사대, "그(것이) 六府에 客한 것은 어째서입니까?"

岐伯이 가로되, "이(것) 또한 그 食飮과 居處가 그 病(의)本이 됩니다. 六府도
또한 각기 兪가 있는데, 風·寒·濕의 (邪)氣가 (밖에서) 그 兪를 中함에[中한 데
에] 食飮(所傷)이 (안에서) 이에 應하면, (邪氣가) 兪를 循하여 入하여 각기 그 府
에 舍하게 됩니다."

帝께서 가라사대, "鍼으로 이를 治함은[治(療)하려면] 어떻게 (해야) 합니까?"

岐伯이 가로되, "五藏에 兪가 있고 六府에 合이 있으며 (經)脈을 循하는 分에
[(經)脈의 分을 循하여] 각각 發하는 곳이 있으니, 각각 그 過를 隨하(여 治하)면
病이 瘳합니다."

第 五 章

帝曰: 榮衛之氣, 亦令¹⁾人痺乎? 岐伯曰: 榮者, 水穀之精氣也, 和
調於五藏, 灑陳於六府, 乃能入於脈也; 故循脈上下, 貫五藏絡六府
也. 衛者, 水穀之悍氣也, 其氣慓²⁾疾滑利, 不能入於脈也; 故循皮膚
之中, 分肉之間, 熏於肓膜, 散³⁾於胸腹, 逆其氣則病, 從其氣則愈.

不與風寒濕氣合, 故不爲痺. 帝曰: 善. 痺或痛, 或不痛, 或不仁, 或寒, 或熱, 或燥⁴⁾, 或濕, 其故何也? 岐伯曰: 痛者, 寒氣多也, 有⁵⁾寒故痛也. 其不痛不仁者, 病久入深, 榮衛之行澀, 經絡時疏, 故不通⁶⁾, 皮膚不營, 故爲不仁. 其寒者, 陽氣少, 陰氣多, 與病相益, 故寒也⁷⁾; 其熱者, 陽氣多, 陰氣少, 病氣勝⁸⁾, 陽遭⁹⁾陰, 故爲痺¹⁰⁾熱. 其多汗¹¹⁾而濡者, 此其逢濕甚¹²⁾也, 陽氣少, 陰氣盛, 兩氣相感, 故汗出而濡也. 帝曰: 夫痺之爲病, 不痛何也? 岐伯曰: 痺在於¹³⁾骨則重, 在於¹³⁾脈則血¹⁴⁾凝而不流, 在於¹³⁾筋則屈不伸, 在於¹³⁾肉則不仁, 在於¹³⁾皮則寒, 故具此五者, 則不痛也. 凡痺之類, 逢寒則蟲¹⁵⁾, 逢熱則縱. 帝曰: 善.

[校勘] 1) 榮衛之氣, 亦令人痺乎: 太素에는 '令'이 '合'으로 되어 있다.
2) 甲乙에는 '慓'가 '剽'로 되어 있다. '慓'와 '剽'는 통한다.
3) 甲乙에는 '散'이 '聚'로 되어 있다.
4) 或燥: 이 二字는 下文의 答詞에 '燥'의 內容을 언급하지 않은 것으로 보아 衍文인 것 같다.
5) 太素에는 '有' 밑에 '衣'字가 더 있다. 楊上善은 "內受寒氣旣多, 復衣單生寒, 內外有寒, 故痺有痛"이라고 하였다.
6) 甲乙에는 '通'이 '痛'으로 되어 있다. 于鬯은 '痛'과 '通'은 모두 甬聲이므로 假借할 수 있다고 하였다.
7) 甲乙에는 '寒也'가 '爲寒'으로 되어 있다.
8) 聖濟總錄에는 '病氣勝' 三字가 없다.
9) 明抄本에는 '遭'가 '乘'으로 되어 있고, 甲乙도 이와 일치한다.
10) 故爲痺熱: 甲乙에는 '痺'字가 없는데, 이것이 옳다고 본다. 위의 '故爲寒'과 이 '故爲熱'은 바로 相對가 된다.
11) 甲乙에는 '汗' 밑에 '出'字가 더 있다.
12) 太素에는 '甚'이 '勝'으로 되어 있다.
13) 太素, 甲乙, 聖濟總錄에는 모두 '在' 밑에 '於'字가 없다.
14) 甲乙에는 '則' 밑에 '血'字가 없는데 이것이 옳다. '凝而不流'는 뒤의 '屈而不伸'과 句法이 같다.
15) 太素와 甲乙에는 모두 '蟲'이 '急'으로 되어 있다.

帝께서 가라사대, "榮衛의 氣도 또한 사람으로 하여금 痺하게 합니까?"

岐伯이 가로되, "營은 水穀의 精氣이니, 五藏에[五藏을] 和調하고 六府에[六府를] 灑陳하여야 비로소[灑陳한 然後에(乃)] 脈에 能히 入하므로 (經)脈을 循하여 上下(로 運行)하고 五藏을 貫하며 六府에 絡합니다. 衛는 水穀의 悍氣이니, 그 氣가 慓疾하고 滑利하여 能히 脈에 入하지 못하므로 皮膚의 中과 分肉의 間을 循하며 肓膜에 熏하고 胸腹에 散(布)합니다. 그 (榮衛의) 氣를 逆하면 病하고 그 氣를 從

하면 愈하는데, (榮衛의 氣는) 風・寒・濕의 氣와(는) 더불어 合하지 아니하므로 (그에 의해) 痺가 되지(는) 않습니다."

帝께서 가라사대, "善합니다. 痺는, 或은 痛하고 或은 不痛하며, 或은 不仁하며, 或은 寒하고 或은 熱하며, 或은 燥하고 或은 濕하는데, 그 까닭은 무엇입니까?"

岐伯이 가로되, "痛한 것은 寒氣가 多함이니, 寒이 있는 까닭으로 痛하(는 것이)며; 그 不痛, 不仁한 것은, 病이 오래되어 深(處)에 入하여 榮衛의 (運)行이 濇하여(져서) 經絡이 時로 疎[疏]하(여 지)므로 不通하고, 皮膚를 榮하지 못하므로 不仁하(는 것이)며; 그 寒한 것은 陽氣는 少하고 陰氣는 多하여 病(氣)과 더불어 서로 (助)益하므로 寒하(는 것이)며; 그 熱한 것은 (평소) 陽氣가 多하고 陰氣가 少하여, 病氣가 勝하나[勝하여도] (盛)陽이 陰을 遭한 故로 痺熱이 되(는 것이)며; 그 汗이 多하여 濡한 것 —— 이는 濕을 逢함이 甚함이니, (體內에) 陽氣는 少하고 陰氣는 盛하여 兩氣《體內의 陰氣와 外在한 濕氣》가 相應하므로 汗이 出하여 濡하는 것입니다."

帝께서 가라사대, "대저 痺의 病됨이 痛하지 아니함은 어째서입니까?"

岐伯이 가로되, "痺가, 骨에 있으면 重하며, 脈에 있으면 血이 凝하여 流하지 못하며, 筋에 있으면 屈하(기는 하)나 伸하지(는) 못하며, 肉에 있으면 不仁하며, 皮에 있으면 寒합니다. 그러므로 이 다섯가지를 具(備)한 者는 痛하지 아니합니다. 무릇 痺의 類는 寒을 逢하면 (筋脈이 拘)急《原作'蟲', 據《甲乙》・《太素》改》하고, 熱을 逢하면 (筋脈이) 縱(緩)합니다."

帝께서 가라사대, "善합니다."

痿論篇 第四十四

〔解題〕   本篇은 痿證의 原因, 病機 및 治療原則을 重點 論述하였으므로 篇名을 痿論이라고 하였다.

本篇의 主要內容은 아래와 같다.

1. 五臟과 五體의 關係에서 發生하는 痿躄, 脈痿, 筋痿, 肉痿, 骨痿의 病因과 病機.
2. 五種 痿證의 診察特點.
3) 痿病을 治하는데 陽明을 獨取하는 理由 및 기타 痿病을 治하는 原則.

第 一 章

黃帝問曰：五藏使人痿, 何也? 岐伯對曰：肺主身之皮毛, 心主身之血脈, 肝主身之筋膜, 脾主身之肌肉, 腎主身之骨髓. 故肺[1]熱葉焦, 則皮[2]毛虛弱, 急薄著則生痿躄也; 心氣熱, 則下脈厥而上, 上則下脈虛, 虛則生脈痿, 樞折挈[3], 脛縱[4]而不任地也; 肝氣熱, 則膽泄口苦, 筋膜乾, 筋膜乾則筋[5]急而攣, 發爲筋痿; 脾氣熱, 則胃乾而渴, 肌肉不仁, 發爲肉痿; 腎氣熱, 則腰脊不擧, 骨枯而[6]髓減, 發爲骨痿.

〔校勘〕 1) 太素, 甲乙에는 '肺' 밑에 모두 '氣'字가 더 있다.
   2) 甲乙에는 '則皮' 위에 '焦'字가 더 있는데, 이것이 옳다. '肺氣熱葉焦, 焦則皮毛虛弱急薄'은 뒤의 '上則下脈虛, 虛則生脈痿'와 句法이 一律이다.《郭靄春》
   3) '挈' 위에 '不'字가 탈락된 듯하다. 王注에도 "膝腕樞紐如折去而不相提挈"이라 했으므로 王注本에는 '不挈'로 되어 있었음이 분명하다. 만일 原文에 다만 '挈'이라 하였다면 어떻게 '不相提挈'이라 注를 하였겠는가?《郭靄春》
   4) '縱'이 太素에는 '瘲'으로 되어 있다. '縱'과 '瘲'은 상통하니, 朱駿聲의 이른바 "瘲之言縱"이라 함이 이것이다. 甲乙에는 '腫'으로 되어 있으나 痿症과 부합되지 않는다.
   5) 太素에는 '則' 밑에 '筋'字가 없다.
   6) 難經의 虞注 引文에는 '枯' 밑에 '而'字가 없다.

黃帝께서 問하여 가라사대, "五藏이 사람으로 하여금 痿하게 함은 어째서입니까?"

岐伯이 對(答)하여 가로되, "肺는 身의 皮毛를 主하고, 心은 身의 血脈을 主하고, 肝은 身의 筋膜을 主하고, 脾는 身의 肌肉을 主하고, 腎은 身의 骨髓를 主합니다.

그러므로 肺가 熱하여 (肺)葉이 焦하면 皮毛가 虛弱하여지며 急薄하여지고, 著하면 痿躄을 生하(게 되)며; 心氣가 熱하면 下脈이 厥하여 上하는데, 上하면 下脈이 虛하여지고, 虛하(여지)면 脈痿를 生하여, 樞《四肢關節》가 折(한 듯)하며 (提)挈하(지 못하)고 脛이 縱하여 地를 任하지 못하(게 되)며; 肝氣가 熱하면 膽(汁이 溢)泄하여 口苦하(게 되)고 筋膜이 乾하(게 되)며, 筋膜이 乾하(게 되)면 筋이 (拘)急하고 攣(縮)하(게 되)니, (病이) 發하여 筋痿가 되며[攣(縮)하(게 되)여 筋痿(證)를 發하(게 되)며]; 脾氣가 熱하면 胃가 乾하여 (口)渴하며 肌肉이 不仁하(게 되)니, (病이) 發하여 肉痿가 되며[不仁하여 肉痿(證)가 發하(게 되)며]; 腎氣가 熱하면 腰脊이 들리지(擧) 아니하여 骨이 枯하고 髓가 減하(게 되)니, (病이) 發하여 骨痿가 됩니다[減하여 骨痿(證)를 發하게 됩니다]."

第二章

帝曰: 何以得之? 岐伯曰: 肺者, 藏之長也, 爲心之蓋也; 有所失亡, 所求[1]不得, 則發肺鳴[2], 鳴則肺熱葉焦, 故曰: 五藏因肺熱葉焦[3], 發爲痿躄, 此之謂也. 悲哀太甚, 則胞[4]絡絶, 胞絡絶, 則陽氣內動, 發則心下崩[5]·數溲血也. 故本病曰: 大經空虛, 發爲肌[6]痺, 傳爲脈痿. 思想無窮, 所願不得, 意淫[7]於外, 入房太甚, 宗筋弛縱, 發爲筋痿, 及爲白淫. 故下經曰: 筋痿者, 生於肝[8], 使內也. 有漸於濕, 以水爲事, 若有所留居處相[9]濕, 肌肉濡漬, 痺而不仁, 發爲肉痿. 故下經曰: 肉痿者, 得之濕地也. 有所遠行勞倦, 逢大熱而渴, 渴則陽氣內伐[10], 內伐則[11]熱舍於腎, 腎者, 水藏也, 今水不勝火, 則骨枯而髓虛[12], 故足不任身, 發爲骨痿. 故下經曰: 骨痿者, 生於大熱也. 帝曰: 何以別之? 岐伯曰: 肺熱者, 色白而毛敗; 心熱者, 色赤而絡脈溢; 肝熱者, 色蒼而爪枯; 肝熱者, 色黃而肉蠕動[13]; 腎熱者, 色黑而齒槁.

[校勘] 1) 所求: 滑抄本에는 '求之'로 되어 있다.
2) 太素에는 '鳴'이 '喝'로 되어 있다.〈生氣通天論〉王注에 '喝'은 '大呵出聲'이라 하였다.
3) 故曰五藏因肺熱葉焦: 甲乙에는 이 九字가 없다. 錢熙祚는 "按上下文皆五藏平列, 未嘗歸重于肺, 此處但言肺痿之由, 不當有此九字."라 하였다.
4) 高世栻이 말하기를, "'胞'는 응당 '包'로 해야 한다. 悲哀가 太甚하면 心氣가 안으로 손상되어 包絡이 끊어지니 包絡은 心包의 絡이다."라고 하였다.
5) 聖濟總錄에는 '胞絡絶則陽氣內動發則心下崩'의 13字가 '陽氣動中'으로 되어 있다.

6) 太素에는 '肌'가 '脈'으로 되어 있다.

7) 素問校譌에 古抄本에는 '淫'이 '浮'로 되어 있다고 하였다.

8) 太素에는 '於' 밑에 '肝'字가 없다.

9) '相'이 甲乙에는 '傷'으로, 全生指迷方에는 '卑'로 되어 있다.

10) 三因方에는 '伐'이 '乏'으로 되어 있는데, 이것이 옳다. '伐'은 '乏'의 聲誤이다. 陽氣가 內乏하면 虛해지고 虛하면 熱이 생긴다.

11) 明抄二에는 '內伐則' 三字가 없다.

12) 甲乙에는 '虛'가 '空'으로 되어 있다.

13) 蠕動: 太素에는 '蠕'이 '濡'로 되어 있고, 太平御覽에는 '蠕動'이 '軟'으로 되어 있다. 史記〈匈奴傳〉의 索隱에 "蠕音軟"이라 했으니, '濡'는 또한 '軟'과 통한다. 이 '蠕'·'濡'·'軟' 三字는 音義가 모두 같다. '動'은 '蠕'의 旁記字가 正文에 誤入된 듯하다.

帝께서 가라사대, "어떻게 (해서) 이를 得합니까?"

岐伯이 가로되, "肺는 (諸)藏의 長이(되)며[長으로] 心의 蓋가 되니, 失亡한 바나 求하여 得하지 못 한 바가 있으면 肺鳴(함)을 發하는데, (肺가 喘)鳴하면 肺가 熱하여 (肺)葉이 焦(枯)하게 됩니다. 그러므로 가로되, '五藏이 肺가 熱하여 葉이 焦함을 因하여 發하여 痿躄이 된다.'고 했으니, 이를 이름입니다《이르는 것입니다》.

悲哀가 太甚하면 (心)胞絡이 絶하고, 胞絡이 絶하면 陽(熱之)氣가 內動하며, (病이) 發하면 心(氣)가 下로 崩하여 자주 溲血합니다《血尿를 보게 됩니다》.

그러므로 《本病》에 가로되, '大經이 空虛하면 發하여 脈痺《原作'肌痺', 據《太素》改》가 되고 傳하여 脈痿가 된다.' 고 하였습니다《한 것입니다》. 思想이 無窮하며 願하는 바를 得하지《이루지》 못하고 意가 外로 淫(泆)하며 入房이 太甚하면, 宗筋이 弛縱하여[入房이 太甚하여 宗筋이 弛縱하면] 發하여 筋痿가 되고 白淫이 되는 데에 미칩니다《白淫이 됩니다》. 그러므로 《下經》에 가로되, '筋痿는 肝과 使內한《內를 使한: 入房한》데서 生한다.'고 하였습니다.

濕에 漸《浸漬》함이 있거나 水로써 事를 삼아서, 만약 (水濕이) 留한 바 있거나 居處가 相濕하여[濕에 漸하여 水로써 事를 삼음이 있거나 또는(若) (濕邪가) 留(滯)한 바가 있는 데에 居處가 相濕하여; 濕에 漸하여 水로써 事를 삼음이 있거나 또는(若) 留하는 바의 居處에 相濕함이 있어서] 肌肉이 濡漬하면, 痺하여 不仁하며, 發하여 肉痿가 됩니다. 그러므로 《下經》에 가로되, '肉痿는 濕地에서 得한다.' 고 하였습니다.

遠行하여 勞倦한 바가 있는 데에 大熱을 逢하면 渴하는데, 渴하면 陽氣가 內伐하고, 內伐하면 熱이 腎에 舍하(게 되)는데, 腎은 水藏이니, 이제 水가 火를 勝하지 못하면, 骨이 枯하고 髓가 虛하여지므로 足이 身을 任하지 못하며, 發하여 骨痿가 됩니다. 그러므로 《下經》에 가로되, '骨痿는 大熱에서 生한다.'고 하였습니다."

帝께서 가라사대, "어떻게 이를 (區)別합니까"

岐伯이 가로되, "肺熱者는 色이 白하고 毛가 敗하며, 心熱者는 色이 赤하고 絡脈이 溢하며, 肝熱者는 色이 蒼하고 爪가 枯하며, 脾熱者는 色이 黃하고 肉이 蠕動하며, 腎熱者는 色이 黑하고 齒가 槁합니다."

第三章

帝曰 : 如夫子言可矣, 論言治痿者獨取陽明, 何也? 岐伯曰 : 陽明者, 五藏六府之海, 主潤宗筋, 宗筋主束骨[1]而利機關也 ; 衝脈者, 經脈之海也, 主滲灌谿谷, 與陽明合於宗筋, 陰陽摠宗筋之會, 會於氣街, 而陽明爲之長, 皆屬於帶脈, 而絡於督脈. 故陽明虛則宗筋縱, 帶脈不引, 故足痿不用也. 帝曰 : 治之奈何? 岐伯曰 : 各補其榮而通其俞, 調其虛實, 和其逆順, 筋脈骨肉, 各以其時受月[2], 則病已矣. 帝曰 : 善.

[校勘] 1) 宗筋主束骨 : 太素에는 '宗筋' 밑에 '者'字가 더 있고 '主束骨'이 '束骨肉'으로 되어 있다. '束骨肉'과 '利機關'은 對文이다.
   2) 太素에는 '月'이 '日'로 되어 있다.

帝께서 가라사대, "만약 夫子의 말씀이 可하다면[夫子의 말씀이 可한 듯하나], 論에 言하기를, '痿를 治하는 者는 오직 陽明을 取한다.'고 한 것은 어째서입니까?"

岐伯이 가로되, "陽明은 五藏六府의 海이며[海로] 宗筋을 潤(養)함을 主하는데, 宗筋은 骨을 束하고 機關(大關節을 가리킴)을 (滑)利하게 함을 主하며 ; 衝脈은 經脈의 海이며[海로] 谿谷을 滲灌함을 主하고 陽明(經脈)과 더불어 宗筋에서 (會)合하니, 陰陽(여기서는 陽明經脈과 衝脈을 가리킴)이 宗筋의 會(足三陰·陽明·少陽·衝·任·督·蹻의 九脈이, 宗筋이 聚하고 있는 前陰에서 會함)를 總(統)하여 氣街에서 會(合)하는데, (氣街는 陽明의 脈氣가 發하는 곳이므로) 陽明이 그것들을 爲하여 長(노릇을)하며(陽明이 그 長이 되며), (그것들이 또한) 모두 帶脈에 (連)屬하고 督脈에 絡하(고 있으)므로, 陽明이 虛하면 宗筋이 縱(弛緩)하며 帶脈이 (收)引하지 못하므로 足이 痿하여 쓰지 못합(못하게 되니, 이상이 痿를 治하는 데에 오직 陽明을 取한 까닭입)니다."

帝께서 가라사대, "이를 治함은 어떻게 합니까?"

岐伯이 가로되, "각각 그 榮(穴)을 補하고 그 俞(穴)를 通하(게 하)며, 그 虛實을 調하고[調하여] 그 順逆을 和하게 하여, 筋·脈·骨·肉이 각기 그 時에 月을 受(하게)하면 病이 已합니다."

帝께서 가라사대, "善합니다."

厥論篇 第四十五

[해제]　本篇은 厥證의 病因, 病機, 症狀과 治療原則을 重點 論述하였으므로 篇名을 厥論이라고 하였다.

　　　本篇의 主要內容은 아래와 같다.
　　1. 寒厥, 熱厥의 病因 및 病機.
　　2. 六經厥證 및 十二經厥逆의 症狀과 治療原則.

第 一 章

黃帝問曰：厥之寒熱者, 何也? 岐伯對曰：陽氣衰於下, 則爲寒厥; 陰氣衰於下, 則爲熱厥. 帝曰：熱厥之爲熱也[1], 必起於足下者, 何也? 岐伯曰：陽氣起[2]於足五指之表, 陰脈者[3], 集於足下而聚於足心, 故陽氣[4]勝, 則足下熱也. 帝曰：寒厥之爲寒也[5], 必從[6]五指而上於膝者[7], 何也? 岐伯曰：陰氣起於五指之裏, 集於膝下[8]而聚於膝上, 故陰氣勝, 則從五指至膝上寒, 其寒也, 不從外, 皆從內也[9]. 帝曰：寒厥, 何失[10]而然也? 岐伯曰：前陰者, 宗[11]筋之所聚, 太陰陽明之所合也. 春夏, 則陽氣多而陰氣少, 秋冬, 則陰氣盛而陽氣衰. 此人者質壯, 以秋冬奪於所用, 下氣上爭不能復, 精氣溢下, 邪氣因從之而上也; 氣因[12]於中, 陽氣衰, 不能滲營其經絡, 陽氣[13]日損, 陰氣獨在, 故手足爲之寒也. 帝曰：熱厥, 何如而然也? 岐伯曰：酒入於胃, 則絡脈滿而經脈虛; 脾主爲胃行其津液者也, 陰氣虛, 則陽氣入[14], 陽氣入, 則胃不和, 胃不和, 則精氣竭, 精氣竭, 則不營其四支也. 此人必數醉若飽以[15]入房, 氣聚於脾中不得散, 酒氣與穀氣相薄[16], 熱盛於中[17], 故熱徧於身, 內熱而溺赤也. 夫酒氣盛而慄悍, 腎氣有[18]衰, 陽氣獨勝, 故手足爲之熱也. 帝曰：厥或令人腹滿, 或令人暴不知人, 或至[19]半日遠至一日乃知人者, 何也? 岐伯曰：陰氣盛於上則下虛, 下虛則腹脹[20]滿; 陽氣盛於上, 則下氣重上而邪氣逆, 逆則陽氣亂, 陽氣亂則不知人也.

[校勘] 1) 甲乙과 千金에는 모두 '熱厥' 밑에 '之爲熱也' 四字가 없다.

2) 林校에, 甲乙에는 '起'가 '走'로 되어 있다고 했다.

3) 太素, 病源, 千金에는 모두 '集於' 위에 '陰脈者' 三字가 없다.

4) 太素, 甲乙, 病源, 千金에는 '陽' 밑에 모두 '氣'字가 없다.

5) 甲乙, 千金에는 '寒厥' 밑에 '之爲寒也' 四字가 없다.

6) 甲乙, 千金에는 모두 '從'이 '起'로 되어 있다.

7) 太素, 病源에는 모두 '而上於膝者'가 '始上于膝下'로 되어 있다.

8) 千金에는 '膝' 밑에 '下'字가 없다.

9) 內也: 太素, 病源에는 모두 '內寒'으로 되어 있다.

10) '失'字는 誤니, 응당 下節의 '熱厥何如而然' 句를 비추어 보건대, '如'로 해야 할 것이다.

11) 甲乙에는 '宗'이 '衆'으로 되어 있다.

12) 太素에는 '因'이 '居'로 되어 있다.

13) 太素와 病源에는 모두 '陽氣' 앞에 '故'字가 더 있다.

14) 孫鼎宜는 말하기를 "'入'은 '實'의 聲誤이다. 胃는 陽이고 脾는 陰이라, 술이 胃에 들어가면 반드시 脾에 歸하여, 濕熱이 脾에 있으면 脾陰이 虛해지고 습열이 胃를 熏蒸하면 胃陽이 實해진다."고 하였다.

15) 太素와 病源에는 모두 '以'가 '已'로 되어 있다. '以'와 '已'는 모두 表態副詞로서 '甚'의 뜻이 있다.

16) '薄'이, 太素에는 '搏'으로, 病源에는 '幷'으로 되어 있다.

17) 病源에는 '盛于中'이 '起于內'로 되어 있다.

18) 胡本, 元殘二, 吳本, 朝本, 藏本, 熊本, 滑抄本에는 모두 '有'가 '日'로 되어 있으며, 甲乙도 이와 일치한다.

19) 病源에는 '或' 밑에 '至'字가 없다.

20) 甲乙, 千金에는 '腹' 밑에 모두 '脹'字가 없는데, 이것이 帝問과 相應하므로 옳다. 楊注에도 "下虛故腹滿"으로 되어 있어 甲乙과 합치된다.

黃帝께서 問하여 가라사대, "厥이 寒熱하는 것은 어째서입니까?"

岐伯이 對(答)하여 가로되, "陽氣가 下에서 衰하면 寒厥이 되고, 陰氣가 下에서 衰하면 熱厥이 됩니다."

帝께서 가라사대, "熱厥의 熱됨은, 반드시 足下에서 起하는 것은 어째서입니까."

岐伯이 가로되, "(足三陽脈의) 陽氣는 足 五指의 表(面)에서 起하며, (足三)陰脈은 足下에 集(中)하여[集(中)하고] 足心에(서) 聚(會)하므로, 陽氣가 勝하면 足下가 熱하게 됩니다."

帝께서 가라사대, "寒厥의 寒됨은 반드시 (足) 五指로부터 膝로 上하는 것은 어째서입니까?"

岐伯이 가로되, "陰氣는 (足) 五指의 裏에서 起하여 膝下에 (匯)集하여[集하고] 膝上에 聚하므로 陰氣가 勝하면 五指로부터 膝上까지가 寒하는데, 그 寒함은 外로부터가 아니고 모두 內로부터 (發生한 것)입니다."

帝께서 가라사대, "寒厥은 무엇을 失하여 그러합니까?"

岐伯이 가로되, "前陰은 宗筋《衆筋》이 聚하는 곳이며, 太陰과 陽明이 合하는 곳입니다. 春夏에는 陽氣가 多하고 陰氣가 少하며, 秋冬에는 陰氣가 盛하고 陽氣가 衰하는데, 이 사람은 (평소) (體)質이 壯한데 秋冬에 用한 바에 (腎精을) 奪하여[奪함으로써; 奪한 까닭으로]《陰勝之時, 必多情欲之用》, 下氣가 上(에서)爭(하여 끌어다가 下의 不足함을 채우려고)하여도 能히 (恢)復하지 못하고 (腎氣가 虛하여封藏,固攝하지 못하므로) 精氣가 (계속) 下로 溢(泄)하며, (陰寒의) 邪氣가 이를《上爭之氣를》因從하여 上하여 (邪)氣가 中에 因함에[因從하여 上함에, (脾胃의)氣는 中(焦)에서 因하는데], (脾胃의) 陽氣가 衰하여(져서 水穀을 化하지 못하므로) 能히 그 經絡을 滲營하지 못하고 陽氣가 날로 損(傷)됨에 (따라) 陰氣가 홀로在하(게 되)므로, 手足이 이 때문에 寒하여집니다《寒하게 되는 것입니다》."

帝께서 가라사대, "熱厥은 어떠하여서 그러합니까?"

岐伯이 가로되, "酒가 胃에 入하면 絡脈은 滿하(게 되)고 經脈은 虛하여지는데, 脾는 胃를 爲하여 그 津液을 行함을 主하는 者이니, 陰氣가 虛하(여지)면《嗜酒損胃,則陽氣盛陰氣虛》陽氣《陽邪》가 (虛를 乘하여) 入하(게 되)고, 陽氣가 入하면 胃가 和하지 못하(게 되)며, 胃가 和하지 못하면 (精氣의 化源이 衰竭해지므로; 脾도따라서 虛衰해져서 精微를 化生하지 못하게 되므로) 精氣가 竭하(게 되)고, 精氣가竭하면 그 四支를 營(養)하지 못하게 됩니다."

이 (熱厥을 앓는) 사람은 반드시 자주 醉할 텐데, 만약 飽하고(나서) 入房하면(酒氣와 穀)氣가 脾中에 聚하여 散(함을 得)하지 못하여, 酒氣와 穀氣가[酒氣가 穀氣와 더불어] 相薄《相搏》함에 熱이 中에 盛하(여지)므로, 熱이 身에 遍[徧]하며內가 熱하여 溺가 赤합니다《赤한 것입니다》.

대저 酒氣는 盛하고(도) 慓悍하여 腎氣가 衰함이 있으면[腎氣가 날로 衰함에:《甲乙》] 陽氣만 홀로 勝하(게 되)므로 手足이 이 때문에 熱하게 됩니다."

帝께서 가라사대, "厥이, 或은 사람으로 하여금 腹滿하게 하며, 或은 사람으로 하여금 갑자기 사람을 알(아보)지 못하게 하다가, 或 半日에 至하거나 멀게는(遠) 一日에 至하여서야 비로소(乃) 사람을 알아보(게 되)는 것은 어째서입니까?"

岐伯이 가로되, "陰氣가 上에(서) 盛하면 下에서(는) 虛하(여지)고, 下에서 虛하면 腹이 脹滿하(게 되)며, 腹이 (脹)滿하면《'陽氣盛於上'當作'腹滿':《校釋》上冊 p.587》下氣가 거듭 上하여 邪氣가 逆하(게 되)는데[逆하(게 되)고], (邪氣가)逆하면 陽氣가 亂하(게 되)고, 陽氣가 亂하(여지)면 사람을 알(아보)지 못하게 됩니다."

第二章

帝曰：善. 願聞六經脈之厥狀病能[1]也. 岐伯曰：巨陽之厥, 則腫首[2]頭重, 足不能行, 發爲眴仆；陽明之厥, 則癲疾欲走呼, 腹滿不得[3]

臥, 面赤而熱, 妄見而妄言；少陽之厥, 則暴聾頰腫而⁴⁾熱, 脇痛, 骱⁵⁾ 不可以運；太陰之厥, 則腹滿䐜脹, 後不利, 不欲食, 食⁶⁾則嘔, 不得 臥；少陰之厥, 則口⁷⁾乾溺赤, 腹滿心痛；厥陰之厥, 則少腹腫痛, 腹⁸⁾ 脹, 涇⁹⁾溲不利, 好臥屈膝, 陰縮腫¹⁰⁾, 骱¹¹⁾內熱, 盛則寫之, 虛則補 之, 不盛不虛, 以經取之. 太陰厥逆¹²⁾, 骱急攣, 心痛引腹, 治主病者； 少陰厥逆, 虛滿嘔變, 下泄清¹³⁾, 治主病者；厥陰厥逆, 攣腰痛, 虛滿 前閉譫言, 治主病者；三陰俱逆, 不得前後, 使人手足寒, 三日死. 太 陽厥逆, 僵仆嘔血善衄, 治主病者；少陽厥逆, 機關不利, 機關不利 者, 腰不可以行, 項不可以顧, 發腸癰不可¹⁴⁾治, 驚者死；陽明厥逆, 喘咳身熱, 善驚衄¹⁵⁾嘔血. 手太陰厥逆, 虛滿而咳, 善嘔沫, 治主病者 ；手心主少陰厥逆, 心痛引喉, 身熱, 死不可治¹⁶⁾. 手太陽厥逆, 耳聾 泣出, 項不可以顧, 腰不可以俛仰¹⁷⁾, 治主病者；手陽明少陽厥逆, 發 喉痺, 嗌腫, 痓¹⁸⁾, 治主病者.

〔校勘〕 1) '病能'(能卽態字) 二字는 衍文인 듯하다. 아마 '厥狀'의 旁注가 傳寫할 때 正文 에 誤入된 것 같다. 王注에도 "請備聞諸經厥也"라 하여 '病能' 二字가 없다.
2) 腫首：太素에는 '腫'이 '踵'으로 되어 있는데, 이것이 옳다. '首'는 '頭'와 互文이 되므로 '首'와 '頭'를 겹쳐 쓸 필요가 없는데, 太素의 楊注에는 '頭'가 '皆'로 되 어 있으니, 아래의 "足不能行, 發爲胸仆"와 일치된다.
3) 太素에는 '得'이 '能'으로 되어 있다.
4) 病源에는 '而'가 '胸'으로 되어 있는데, 이것이 옳다고 본다. 膽脈은 胸中으로 내려가므로 所生病에 胸痛이 있다.
5) 千金에는 '骱'이 '髀'로 되어 있는 바, 膽脈이 髀陽을 循行하므로 이것이 옳다고 본다.
6) 病源에는 '食' 밑에 '之'字가 더 있다.
7) 太素, 病源, 千金에는 모두 '口'가 '舌'로 되어 있는 바, 腎脈이 侠舌本하므로 이 것이 옳다고 본다.
8) 太素에는 '腹'이 '䐜'으로 되어 있다.
9) 太素에는 '涇'字가 없는데, 이것이 옳다.
10) 甲乙에는 '縮' 밑에 '腫'字가 없다.
11) 太素, 病源에는 '骱'이 모두 '脛'으로 되어 있다.
12) 太陰厥逆：太素에는 '足太陰脈厥逆'으로 되어 있는 바, 이것이 뒤의 '手太陰厥 逆'과 對文이 되어 옳다. (밑의 '少陰' 等도 이에 類推할 것.)
13) 太素에는 '清'이 '青'으로 되어 있다. 柯校에, "'清'은 '青水' 二字가 아닌가 한 다."라고 하였다.
14) 太素 楊注를 살펴보건대 '不可'는 응당 '猶可'로 하여야 한다. 대저 足少陽脈은 脇裏로 行하여 氣街에 나감으로 腸癖을 發하더라도 오히려 고칠 수 있지만 만일

厥逆而聲하면 肝을 손상하게 되므로 죽게 된다.
15) 甲乙에는 '衄' 밑에 '血'字가 더 있다.
16) 不可治: 太素, 甲乙에는 '不'字 밑에 모두 '熱'字가 더 있다. 楊上善은 "若身不熱, 足則逆氣不周三集, 故可療之"라 하였다.
17) 王冰은 "'項不可以顧, 腰不可以府仰'의 兩句가 脈에 상응되지 않아 옛날의 錯簡文이 아닌가 한다."고 하였다.
18) 林校에 全文에는 '痓'가 '痙'으로 되어 있다고 했다. '痙'은 頸項強急을 이른다. 說文에는 '痙'은 있으나 '痓'는 없는데, 王筠의 說文釋例에 이르기를 "六朝 때에 草書를 씀으로 인하여, '痙'로 訛傳된 것을 뒷사람들이 音을 달리 만든 것이다."라고 했는데, 그 說이 옳다.

帝께서 가라사대, "善합니다, 願컨대 六經脈의 厥狀과 病能을 듣고 싶습니다."
岐伯이 가로되, "巨陽(經)의 厥은《巨陽(經)이 厥하면》, 腫首頭重《頭部가 浮腫하여 沈重함》하고 足이 能히 行하(여지)지 못하며, 發하여 眴《眩》仆가 됩니다.
陽明(經)의 厥은《陽明(經)이 厥하면》, 癲疾하여 《狂》走하며 呼(叫)하고자 하고, 腹이 (脹)滿하여 臥(함을 得)하지 못하며, 面赤하면서 熱하여 (허깨비 따위를) 妄見하고 妄言합니다.
少陽(經)의 厥은《少陽(經)이 厥하면》, 갑자기 귀먹고《暴聾》頰이 腫하면서 熱하고, 脇이 痛하고, 骭이 可히 써 運하지 못합니다.
太陰(經)의 厥은《太陰(經)이 厥하면》, 腹이 滿하여 䐜脹하고, 後가 不利하며, 먹으려 하지 않고 먹으면 嘔하며, 臥(함을 得)하지 못합니다.
少陰(經)의 厥은《少陰(經)이 厥하면》, 입이 마르고 溺가 赤하며 腹이 滿하고 心이 痛합니다.
厥陰(經)의 厥은《厥陰(經)이 厥하면》, 少腹이 腫痛하고 腹이 脹하며, 涇溲가《小便이》不利하고, 臥하여 膝을 屈함을《무릎을 구부리고 눕기를》好하며, (前)陰이 (攣)縮(하면서) 腫(起)하고, 骭의 內가 熱합니다.
盛하면 이를 瀉하고, 虛하면 이를 補하며, 盛하지도 아니하고 虛하지고 아니하면, (그 本)經으로써 이를 取합니다.
(足)太陰(脾經)이 厥逆하면[(足)太陰(脾經)의 厥逆은《以下放此》], 骭이 (拘)急(痓)攣하고 心痛하며 腹을 引하니, 病을 主하는 곳(者)《主治穴》을 治(刺)합니다.
(足)少陰(腎經)이 厥逆하면, 虛滿嘔變《헛배가 부르면서 위로 嘔吐함》하며, 아래로 淸(稀)을 泄하니, 病을 主하는 곳를 治(刺)합니다.
(足)厥陰(肝經)이 厥逆하면, (拘)攣, 腰痛, 虛滿, 前閉《小便不通》, 譫言하니, 病을 主하는 곳을 治합니다. (足)三陰(經脈)이 함께 (厥)逆하여 前後를 得하지《大小便을 보지》못하고 사람으로 하여금 手足이 寒하게 하면[(足)三陰(經脈)이 함께 (厥)逆하면, 前後를 得하지 못하고 사람으로 하여금 手足이 寒하게 하며], 三日만에 死합니다.
(足)太陽(膀胱經脈)이 厥逆하면, 僵仆하고 嘔血하며 善衄하니, 病을 主하는 곳

을 治(刺)합니다. (足)少陽(膽經脈)이 厥逆하면, 機關이 不利한데(不利하게 되는데), 機關이 不利한 者는 腰를 可히 써 行하지 못하고 項을 可히 써 顧하지 못하며, 腸癰을 發하면 可히 治(療)하지 못하고, 驚하는 者는[驚하면] 死합니다.

(足)陽明(胃經脈)이 厥逆하면, 喘咳하고 身熱하며, 잘 驚하고 衄하며 血을 嘔합니다.

手太陰(肺經脈)이 厥逆하면, 虛滿하면서 咳하고 (涎)沫을 잘 嘔하니, 病은 土하는 곳을 治(刺)합니다. 手心主(手厥陰心胞經)(와 手)少陰(心經脈)이 厥逆하면, 心痛하면서 喉를 引하고 身이 熱하는데, 死하니 可히 治하지 못합니다.

手太陽(小腸經脈)이 厥逆하면, 耳聾, 泣出하며, 項이 可히 써 顧하지(돌아보지) 못하(게 되)고 腰가 可히 써 俯仰[俛仰]하지 못하(게 되)니, 病을 主하는 곳을 治(刺)합니다.

手陽明(大腸經脈과 手)少陽(三焦經脈)이 厥逆하면, 喉痺, 嗌腫, 痓를 發하니, 病을 主하는 곳을 治(刺)합니다."

病能論篇 第四十六

〔해제〕 本篇은 써 胃腕癰, 臥不安, 不得偃臥, 腰痛, 頸癰, 怒狂, 酒風 등 病의 形態를 例로
들어, 그것들의 病因, 病機, 脈象, 診斷 및 治法을 選擇的으로 分析하였으므로 篇名을
病能論(能은 態와 同)이라고 하였다.
　　本篇의 主要內容은 아래와 같다.
　1. 胃腕癰, 腰痛의 病機와 診斷方法.
　2. 臥不安, 不得偃臥의 病因, 病機.
　3. 頸癰의 不同한 治法과 同病 異治의 意義.
　4. 怒狂, 酒風病의 病機, 診斷과 治法.

黃帝問曰：人病胃腕[1]癰者, 診當何如? 岐伯對曰：診此者, 當候胃
脈, 其脈當[2]沈細[3], 沈細者, 氣逆, 逆者, 人迎甚盛, 甚盛則熱, 人迎
者, 胃脈也, 逆而盛, 則熱聚於胃口而不行, 故胃腕爲癰也.

帝曰：善. 人有臥而有所不安者, 何也? 岐伯曰：藏有所傷, 及精有
所之寄則安[4], 故人不能懸其病也.

帝曰：人之不得偃臥者, 何也? 岐伯曰：肺者, 藏之蓋也, 肺氣盛則
脈大, 脈大則不得偃臥, 論在奇恒陰陽中.

帝曰：有病厥者, 診右脈沈而緊, 左脈浮而遲, 不然[5], 病主安在?
岐伯曰：冬診之, 右脈固當沈緊, 此應四時；左脈浮而遲, 此逆四時.
在左當主病在腎, 頗關在肺, 當腰痛也. 帝曰：何以言之? 岐伯曰：少
陰脈貫腎絡肺, 今得肺脈, 腎爲之病, 故腎爲腰痛之病也.

帝曰：善. 有病頸癰者, 或石治之, 或[6]鍼灸[7]治之, 而皆已, 其眞[8]
安在? 岐伯曰：此同名異等者也. 夫癰氣之息者, 宜以鍼開除[9]去之；
夫氣盛血聚者, 宜石而寫之. 此所謂同病異治也.

帝曰：有病怒狂[10]者, 此病安生? 岐伯曰：生於陽也, 帝曰：陽何以

使人狂? 岐伯曰: 陽氣者[11], 因暴折而難決, 故善怒也, 病名曰陽厥.
帝曰: 何以知之? 岐伯曰: 陽明者常動, 巨陽少陽不動, 不動而動太
疾, 此其候也. 帝曰: 治之奈何? 岐伯曰: 奪其食卽已. 夫食入於陰,
長氣於陽, 故奪[12]其食卽已. 使之服以生鐵洛[13]爲飮, 夫生鐵洛[13]者,
下氣疾也.

帝曰: 善. 有病身熱解墮[14], 汗出如浴, 惡風少氣, 此爲何病? 岐伯
曰: 病名曰酒風. 帝曰: 治之奈何? 岐伯曰: 以澤瀉朮各十分, 麋銜五
分, 合以三指撮爲後飯.

所謂深之細者, 其中手如鍼也, 摩之切之, 聚者堅也, 博[15]者大也.
上經者, 言氣之通天也; 下經者, 言病之變化也; 金匱者, 決死生也;
揆度者, 切度之也; 奇恒者, 言奇病也. 所謂奇者, 使奇病不得以四時
死也; 恒者, 得以四時死也. 所謂揆者, 方切求之也, 言切求其脈理也
[16]; 度者得其病處, 以四時度之也.

〔校勘〕 1) 太素에는 '脘'이 '管'으로 되어 있다.
2) 聖濟總錄에는 '脈' 밑에 모두 '當'字가 없다.
3) 甲乙에는 '細'가 '濇'으로 되어 있다. 아래의 '細'字도 이와 같다.
4) 乃精有所之寄則安: 甲乙에는 '情有所倚, 則臥不安'으로 되어 있으나, 甲乙과 같
    으면, 뒤의 '懸其病'은 여전히 뜻이 통하지 않는다. 三因方에는 '情有所倚, 人不
    能懸其病, 則臥不安'으로 되어 있어 文義가 비교적 順通한다. 대개 臥不安의 원
    인에 둘이 있으니, 하나는 藏이 損傷을 받아 虛한 것이요, 또 하나는 너무 기뻐하
    거나 너무 근심하는 것과 같이 情이 편벽된 것이니 만약 그 傷한 바와 치우친 바
    를 제거한다면 자연 安臥할 수 있게 될 것이다. 本句의 '倚'字는 '偏'으로 '懸'字
    는 '消'로, '病'字는 '患'의 뜻으로 해석해야 한다. 以上을 綜合해 보면 藏이 損傷
    된 바가 있거나 情이 편벽된 바가 病의 근원이 되니 그 根源을 消除하지 않으면,
    반드시 臥而不安한 지경에 이른다는 뜻이니, 이렇게 해야만 비로소 帝問과 相合
    하게 된다.《郭靄春》
5) 于鬯이 말하기를, "'然'은 '倗(音冉)'으로 읽는다. 說文에 '倗'은 '意膬(音粹)'라
    했는데, '意膬'는 아마 뜻으로 미루어 헤아림을 이르는 것 같다. '不膬病主安在'
    는 감히 추측할 수 없으므로 묻는 것이다. 甲乙에는 '不然'이 '不知'로 되어 있
    다."고 하였다.
6) 太素, 甲乙에는 모두 '或' 밑에 '以'字가 더 있다.
7) 柯校에, "下文에 依하건대 '灸'字가 衍文인 듯하다."고 했다.
8) 甲乙에는 '眞'이 '治'로 되어 있다. '其治何在'는 陽厥・酒風의 '治之奈何'와 뜻
    이 같다. 莊子 〈山木篇〉의 釋文에, '眞'이 司馬本에는 '直'으로 되어 있다고 했
    다. 이는 '眞'과 '直'이 古書에 相誤함이 있었다는 뜻이다. 이 '治'字는 아마 먼저

聲誤로써 '直'이 된 후에 다시 形誤로서 '眞'이 되어 마침내 文義가 알 수 없게 된 것 같다.

9) '除'字는 衍文으로 '去'의 旁記字인 것 같다. 左傳 釋文에 '去'는 '除'라 하였고, 楊注에도, "宜以針刺開其穴, 瀉去其氣."라고 되어 있다.

10) 怒狂: 太素에는 '喜怒'로 되어 있다.

11) 千金에는 '氣' 밑에 '者'字가 없다.

12) 太素, 甲乙, 千金에는 모두 '奪'이 '衰'로 되어 있다.

13) 太素에는 '洛'이 '落'으로 되어 있다.

14) 政和經史證類備用本草에는 '身熱' 밑에 '者'字가 더 있다. 이 경우 '解㑊' 二字는 스스로 句를 이룬다.

15) '博'은 '搏'의 偏旁誤이다. '搏者大也'는 陰陽이 搏結하면 그 脈이 커짐을 말한다.

16) 太素에는 '言切求其脈理也' 七字가 없다.

黃帝께서 물어 가라사대, "人이 胃脘癰을 앓는(病) 者는, 診(察)이 《診(察)하면》 마땅히 어떠하여야 합니까?"

岐伯이 對(答)하여 가로되, "이를 診(察)하는 者는 마땅히 胃脈을 候하여야 하며, (胃脈을 候하면) 그 脈이 마땅히 《반드시》 沈細할 텐데, (寸口脈이) 沈細한 것은 氣가 逆함이고, (氣가) 逆한 者는 人迎이 매우 盛하며, (人迎이) 매우 盛하면 熱하는데, 人迎은 胃脈이니, 逆하여 盛하면 熱이 胃口에 聚하여 行하지 못하므로 胃脘이 癰하게 됩니다."

帝께서 가라사대, "善합니다. 人이 臥함에 安하지 못한 바가 있는 경우(者)가 있는데, 어째서입니까?"

岐伯이 가로되, "『藏이 傷及한 바가 있거나 情이 (偏)倚한 바가 있으면 臥함에 安하지 못하므로('及精有所之寄則安'이 《甲乙》에는 '情有所寄, 則臥不安'으로 되어 있는데, 이를 좇아 번역함)[精에 乏寄한 바가 있으면 不安하므로: 《太素》] 人이 能히 그 病을 懸하지 못합니다.』《此句는 難解하니 錯簡이 있는 듯함.》

帝께서 가라사대, "人이 偃臥(함을 得)하지 못하는 것은 어째서입니까?"

岐伯이 가로되, "肺는 藏의 蓋이니, 肺氣가 盛하면 脈이 大하며, 脈이 大하면 偃臥(함을 得)하지 못하는데, 論은 《奇恒陰陽》中에 있습니다."

帝께서 가라사대, "厥(病)을 앓는(病) 者가 있어 (切)診하(여 보)니, 右脈은 沈하면서 緊하고 左脈은 浮하면서 遲한데, 病의 主가 어디에 있는지를 알지 못하겠습니다《'不然': 《甲乙》作'不知', 今從之》."

岐伯이 가로되, "冬에 이를 診하면, 右脈은 본디 沈緊함이 마땅하니 이는 四時에 (相)應하거니와, 左脈은 浮하면서 遲하니 이는 四時에 逆하는(것인)데, (病脈이) 左에 있으니 마땅히 主病이 腎에 있고, (肺脈인 浮遲한 脈象이 나타나므로) 자못 關(連)이 肺에(도) 있는데, (腰는 腎의 府이므로) 마땅히 《반드시; 틀림없이》 腰가

痛합니다《痛할 것입니다》."

帝께서 가라사대, "무엇으로써《무엇을 根據로 해서》 그(렇다는)것을 言합니까?"

岐伯이 가로되, "少陰脈은 腎을 貫하고 肺에 絡하(고 있)는데, 이제 (冬季에) 肺脈을 得하였으니, 腎이 그 때문에 病하므로 腎이 腰痛의 病이 되는 것입니다."

帝께서 가라사대, "善합니다. 頸癰을 앓는(病) 者가 있는데, 或은 石으로 이를 治하고 或은 針灸로 이를 治하되 모두 已하니, 그 治(療되는 理由)가《'治'原作'眞', 據《甲乙》改》어디에 있습니까?"

岐伯이 가로되, "이는 名은 同하나 等은《類는》異한 것이니, 무릇 癰(中)에 氣息者《癰이, 氣가 結하여 留止不散하여 된 것》는 이를 鍼으로 開(導)하여 除去함이 (適)宜하고[마땅히 이를 鍼으로 開導하여 除去해야 하고], 무릇 氣盛 血聚(하여 된) 者는 石으로 이를 瀉함이 (適)宜하[마땅히 石으로 이를 瀉해야 하](고 膚頑內陷者는 灸하여 引함이 (適)宜하)니《《吳注素問》에 依據하여 '膚頑內陷者, 宜灸以引之.'를 補充하여 飜譯함》, 이것이 이른바 同病異治입니다."

帝께서 가라사대, "怒狂을 앓는(病) 者가 있는데, 이 病은 어디서 生합니까?"
岐伯이 가로되, "陽에서 生합니다."
帝께서 가라사대, "陽이 어떻게 (해서) 人을 狂하게 합니까?"
岐伯이 가로되, "陽氣는 暴折함을 因하면 決하기 어려우므로 善怒(하여 發狂하게)하(는 것이)니, 病名을 陽厥이라고 합니다."
帝께서 가라사대, "어떻게《무엇으로써》 그(렇다는) 것을 압니까?"
岐伯이 가로되, "陽明(經脈)은 (恒)常 動하나[動하며] 巨陽 少陽(經脈)은 動하지 않는(法인)데, 動하지 아니 할 것이 動함이 大(하고)疾하니, 이것이 그 候입니다."
帝께서 가라사대, "이를 治함은 어떻게 합니까?"
岐伯이 가로되, "그 食을 奪하면 곧 已합니다. 무릇 食이 陰에 入하면 陽에 氣를 (助)長하므로 그 食을 奪하면 곧 已하거니와, 生鐵洛으로 飮을 만들어 그로 하여금 (服)用하게 하는데, 무릇 生鐵洛은 氣를 下함이 疾합니다《疾하기 때문입니다》[氣疾을 下하기 때문입니다]."

帝께서 가라사대, "善합니다. 身이 熱하고 解㑊하며, 汗出함이 미역 감는 듯하고 (如浴), 惡風, 少氣하는 病이 있는데, 이는 무슨 病이 됩니까?"
岐伯이 가로되, "病名을[病名은] 酒風이라고 합니다."
帝께서 가라사대, "이를 治함은 어떻게 합니까?"
岐伯이 가로되, "澤瀉와 朮 各 十分과 麋銜 五分을 合하여 (갈아서 粉末로 만들어 每次) 三指撮(세 손가락으로 撮하는 藥量)로 後飯(먼저 服藥하고 뒤에 飯을 함)을 삼습니다《매번 藥末을 세 손가락으로 집어지는 만큼 服用하고나서 뒤에 밥을 먹습니다).

"『(이를) 깊이(按)하면 (脈이) 細하다고 이른 바는, 그것《脈搏》이 手(指腹)에 中함이 針과 같음(을 말하는 것)이며《其脈在指下細小如針》, (이를) 摩하고 切함에, (脈氣가) 聚한 것은 堅(脈)이고 搏한《搏擊于指下》것은 大(脈)입니다. 《上經》은 (人身의) 氣가 天(地自然)에 通함을 言하였으며《言한 것이며》, 《下經》은 (疾)病의 變化를 言하였으며《言한 것이며》, 《金匱》는 (疾病을 診斷하여) 死生을 決(하는 法을 言)하였고, 《揆度》은 切(脈)하여 (疾病을) 度하(는 法을 言하)였고, 《奇恒》은 奇病을 言하였습니다《言한 것입니다》.

奇라고 이른 바는[이른바 奇는] 奇病이 四時(變化의 影響으)로써 死(함을 得)하지 못하게 함이며, 恒(病)은 四時로써 死함을 得하는 것입니다.《이른바 奇病이란 환자의 死亡과 四時가 相應하지 않는 것이고, 常病이란 환자의 死亡과 四時가 상응하는 것입니다). 이른바 揆는 方(法上)으로 切(脈)하여 이를 求함이니, 切(脈)하여서 그 脈理를 求함을 言함이며《言하는 것이며》, 度은 그 病處를 (度)得하여 四時로써 이를 度함(을 言하는 것)입니다.』"《以上의 『 』한 部分은 前後의 經文과 文義가 相接하지 아니하니, 아마 錯簡文인 듯하다는 것이 通說임.》

奇病論篇 第四十七

[해제]   本篇에 論한 바 疾病, 즉 婦女가 姙娠 九個月이 되어서 發하는 瘖, 息積, 伏梁, 胎病, 巓疾 등은 모두 일반적인 病과 다른 奇病이므로, 篇名을 奇病論이라고 했다.
    本篇의 主要内容은 아래와 같다.
1. 婦女가 姙娠 9개월이 되어서 發生하는 瘖의 病機와 "無損不足, 益有餘"의 治療原則.
2. 息積, 伏梁病의 病因, 病機, 症狀, 治法과 그 注意事項.
3. 疹筋, 癃病, 腎風病의 症狀, 病機, 脈象과 그 豫後.
4. 厥逆 頭痛, 胎病巓疾의 病因과 病機.
5. 脾癉消渴, 膽癉의 病因, 病機, 症狀과 治法.

黃帝問曰：人有重身, 九月而瘖, 此爲何也？岐伯對曰：胞之絡[1]脈絕也. 帝曰：何以言之？岐伯曰：胞絡者[2], 繫於腎, 少陰之[3]脈, 貫[4]腎繫舌本, 故不能言. 帝曰：治之奈何？岐伯曰：無治也, 當十月復. 刺[5]法曰：無損不足, 益有餘, 以成其瘖[6], 然後調之[7]. 所謂無損不足者, 身羸瘦, 無用鑱石也；無益其[8]有餘者, 腹中有形而泄[9]之, 泄之則精出而病獨擅中, 故曰瘖成[10]也.

帝曰：病脇下滿氣逆[11], 二三歲不已, 是爲何病？岐伯曰：病名曰息積[12], 此不妨於食, 不可灸刺, 積爲導引服藥[13], 藥不能獨治也.

帝曰：人有身體髀股䯒皆腫, 環齊而痛, 是爲何病？岐伯曰：病名曰伏梁, 此風根也, 其氣溢於大腸, 而著於肓, 肓之原在齊下, 故環齊而痛也. 不可動之, 動之, 爲水溺濇之病也.

帝曰：人有尺脈數[14]甚, 筋急而見, 此爲何病？岐伯曰：此所謂疹[15]筋, 是人[16]腹必急, 白色黑色見, 則病甚.

帝曰：人有病頭痛以[17]數歲不已, 此安得之？名爲何病？岐伯曰：當有所犯大寒, 內至骨髓, 髓[18]者以腦爲主, 腦逆故令[19]頭痛, 齒亦[20]

痛, 病名曰厥逆²¹⁾. 帝曰: 善.

　帝曰: 有病口甘者, 病名爲何? 何以得之? 岐伯曰: 此五²²⁾氣之溢也, 名曰脾癉. 夫五味入²³⁾口, 藏於胃, 脾爲之行其精²⁴⁾氣, 津液在脾²⁵⁾, 故令人口甘也; 此肥美之所發也, 此人必數食甘美而多肥也, 肥者令人內熱, 甘者令人中滿, 故其氣上溢, 轉爲消渴. 治之以蘭, 除陳氣也.

　帝曰: 有病²⁶⁾口苦, 取陽陵泉, 口苦者, 病名爲何? 何而得之? 岐伯曰: 病名曰膽癉. 夫肝者, 中之將也²⁷⁾, 取決於膽, 咽爲之使. 此人者, 數謀慮不決, 故膽虛²⁸⁾, 氣上溢²⁹⁾, 而口爲之苦. 治之以膽募兪, 治在陰陽十二官相使中.

　帝曰: 有癃者, 一日數十溲, 此不足也; 身熱如炭³⁰⁾, 頸膺如格, 人迎躁盛, 喘息氣逆, 此有餘也; 太陰脈微³¹⁾細如髮者, 此不足也. 其病安在? 名爲何病? 岐伯曰: 病在太陰, 其盛在胃, 頗在肺, 病名曰厥, 死不治, 此所謂³²⁾得五有餘二不足也. 帝曰: 何爲五有餘·二不足? 岐伯曰: 所謂五³³⁾有餘者, 五³³⁾病之氣³⁴⁾有餘也; 二³⁵⁾不足者, 亦病氣之不足也. 今外得五有餘, 內得二不足, 此其身不表不裏, 亦正死³⁶⁾明矣.

　帝曰: 人生而有³⁷⁾病巓疾者, 病名曰何? 安所得之? 岐伯曰: 病名爲胎病, 此得之在母³⁸⁾腹中時, 其母有所³⁹⁾大驚, 氣上而不下, 精氣幷居⁴⁰⁾, 故令子發爲⁴¹⁾巓疾也.

　帝曰: 有病疹然如有水⁴²⁾狀, 切其脈大緊, 身無痛者, 形不瘦, 不能食, 食少, 名爲何病? 岐伯曰: 病生⁴³⁾在腎, 名爲腎風. 腎風而不能食, 善驚, 驚⁴⁴⁾已, 心氣⁴⁵⁾痿者死. 帝曰: 善

［校勘］　1) ‘之絡’ 二字는 誤倒니, 응당 太平御覽에 의거 ‘絡之’로 바로 잡아야 한다.
　　　　2) 太平御覽에는 ‘絡’ 밑에 ‘者’字가 없다.
　　　　3) 太平御覽에는 ‘陰’ 밑에 ‘之’字가 없다.
　　　　4) 太平御覽에는 ‘貫’이 ‘實’로 되어 있고, 靈樞〈經脈篇〉에는 ‘屬’으로 되어 있다.
　　　　5) 甲乙에는 ‘刺’가 ‘治’로 되어 있다.

  6) 甲乙에는 '疹'이 '辜'로 되어 있다.

  7) 太素, 甲乙에는 모두 '然後調之' 四字가 없다. 林校에, "이 四字는 본래 全元起의 注文인데, 이곳에 誤書된 것이므로 응당 刪去해야 한다."고 하였다.

  8) '其'字는 衍文이니, 上文 '益有餘' 句를 살피건대, 응당 刪去해야 할 것이다.

  9) 孫鼎宜는 말하기를, "'泄'은 응당 '補'로 해야 한다(下同). '形'은 積聚의 類를 이름이니, 形이 있으면 응당 瀉해야 되는데 도리어 補하므로 '益有餘'라고 말한 것이다."라고 하였다.

 10) 疹成: 甲乙에는 '成辜'로 되어 있다.

 11) 太素, 甲乙에는 '氣逆' 밑에 모두 '行'字가 더 있다. '行'字는 응당 밑에 붙여 읽는다. 國語〈晉語〉에 '行'은 '歷'이라 하였다.

 12) 甲乙에는 '積'이 '賁'으로 되어 있다. 錢熙祚는 말하기를, "'積'字는 傳寫之誤니, 難經에 '息賁'이 오랫동안 낫지 않으면, 病氣가 逆하여 喘咳한다고 하였으니 經文과 바로 부합된다."고 하였다.

 13) '服藥' 二字는 涉下誤衍인 듯하다. 聖濟經에는 '服藥' 二字가 없다.

 14) 甲乙에는 '脈數'이 '膚緩'으로 되어 있다.

 15) 甲乙에는 '疹'이 '狐'로 되어 있다.

 16) 太素에는 '是' 밑에 '人'字가 없다.

 17) 甲乙에는 '數' 위에 '以'字가 없다.

 18) 甲乙에는 '髓' 위에 '骨'字가 더 있다.

 19) 太素에는 '令' 밑에 '人'字가 더 있다.

 20) 太素에는 '亦' 밑에 '當'字가 더 있다.

 21) 針灸資生經에는 '厥逆' 밑에 '頭痛' 二字가 더 있다.

 22) 醫說에는 '五'가 '土'로 되어 있다. '五'는 '土'의 形誤이니 張琦가 "五當作脾.'라고 한 것은 아마 醫說의 '五'가 '土'로 되어 있음을 살피지 못했기 때문일 것이다.

 23) 太素에는 '入' 밑에 '於'字가 더 있다. 〈腹中論〉의 王注도 이와 일치한다.

 24) 太素에는 '精'이 '清'으로 되어 있다.

 25) 津液在脾: 外臺에는 '溢在于脾'로 되어 있다.

 26) 明抄本과 明抄二에는 '有病' 밑에 모두 '口苦取陽陵泉' 六字가 없다. 太素도 이와 일치한다.

 27) 肝者中之將也: 林校에 "按甲乙曰 '膽者中精之府, 五藏取決于膽, 咽爲之使,'"라 하였다.

 28) 甲乙에는 '膽' 밑에 '虛'字가 없다.

 29) '溢'은 아마 '嗌'의 偏旁 形誤일 것이다.

 30) 太素에는 '炭' 밑에 '火'字가 더 있다.

 31) 明抄本에는 '細' 위에 '微'字가 없다. 甲乙도 이와 일치한다.

 32) 甲乙에는 '此' 밑에 '所謂' 二字가 없다.

 33) 張琦는 '五有餘'의 五는 아래 '五病'의 '五'字와 함께 衍文이라고 하였다.

 34) '之氣' 二字는 誤倒니 응당 '氣之'로 되어야 한다. '病氣之有餘'는 아래의 '亦病氣之不足'과 句法이 같다.

 35) 張琦는 '二'字가 衍文이라고 하였다.

 36) 甲乙에는 '正死'가 '死證'으로 되어 있다.

 37) 太平御覽, 醫說에는 '而' 밑에 모두 '有'字가 없다.

38) 太素, 聖濟總錄에는 ‘在’ 밑에 모두 ‘母’字가 없다. ‘母’字는 涉下誤衍이니 太平
　　御覽에도 ‘母’字가 없어 太素와 합치한다.
39) 千金, 聖濟總錄에는 모두 ‘所’ 밑에 ‘數’字가 더 있다.
40) 太平御覽의 引文에는 ‘幷’ 밑에 ‘居’字가 없다.
41) 太平御覽에는 ‘發’ 밑에 ‘爲’字가 없다.
42) 太素, 甲乙에는 모두 ‘水’ 밑에 ‘氣’字가 더 있다.
43) 甲乙에는 ‘生’이 ‘主’로 되어 있다.
44) 甲乙에는 ‘驚’이 ‘不’로 되어 있다.
45) 太素에는 ‘心’ 밑에 ‘氣’字가 없다.

黃帝께서 물어 가라사대, “人이 重身《姙娠》九月에 瘖이《벙어리가》되는 境遇가
있는데, 이는 무엇 때문입니까?”

岐伯이 對(答)하여 가로되, “胞의 絡脈이 絶하여서 입니다.”

帝께서 가라사대, “무엇으로써 그(렇다는)것을 말합니까?”

岐伯이 (對答하여)가로되, “胞絡은 腎에 繫하는데, 少陰(腎)의 脈은 腎을 貫하
고 舌本에 繫하므로 能히 言하지 못하는 것입니다.”

帝께서 가라사대, “治(療)는 어떻게 합니까?”

岐伯이 가로되, “治하지 말 것이니《治療할 필요가 없으니》, 열 달이면 (恢)復됩
니다. 《刺法》에 가로되, ‘不足(한 것)을 損하고 有餘(한 것)를 補하여 疹을 成하지
말라《‘然後調之’ 四字當刪去》.’고 하였는데, 이른바 ‘不足(한 것)을 損하지 말라’는
것은, (姙娠으로 因해) 몸이 嬴瘦한 데에 鑱石을 쓰지 말라는 것이며, ‘그 有餘(한
것)을 益《治》하지 말라’는 것은, (일반적으로) 腹中에 形이 있으면 이를 瀉하는데,
(姙娠으로 因해 形이 있는 境遇에는) 이를 泄하면 精이 出하여 病만 홀로 中에 擅
《據》하므로 疹《病》이 成한다고 말한 것입니다.”

帝께서 가라사대, “脇下가 滿하여 氣逆하는 病이 二,三年이 되어도 낫지 아니하
면, 이는 무슨 病이 됩니까?”

岐伯이 가로되, “病名을 息積이라 하는데, 이는 밥먹는 데에는 妨(碍)되지 않으
나, (治療時에) 灸하거나 (鍼)刺해서는 안되고, 導引하기를 積하면서 服藥하여야
하며, 藥만으로는 能히 治(療)하지 못합니다.”

帝께서 가라사대, “사람이 身體의 髀·股·䯒이 모두 붓고 배꼽을 環(繞)하면서
아픈 境遇가 있는데, 이는 무슨 病입니까?”

岐伯이 가로되, “病名을 伏梁이라고 하는데, (이는) 風이 (發病의) 根(本原因)
이니, 그 氣《風邪》가 大腸에 流溢하여 肓(膜)에 (留)著하면, 肓의 原이 臍下에 있
는 까닭으로 배꼽을 環(繞)하면서 痛합니다. (이를 攻下法을 써서) 動(搖)하여서
는 아니되니, 이를 動(搖)하면 水溺가《小便이》澁《不利》하는 病이 됩니다.”

帝께서 가라사대, “사람이 尺脈이 數함이 甚하고 筋이 (拘)急하면서 (밖으로) 나

타나는 境遇가 있는데, 이는 무슨 病입니까?"

岐伯이 가로되, "이는 疹筋이라고 하는 것이니, 이런 사람은 (少)腹이 반드시 (拘)急하는데, (얼굴에) 白色, 黑色이 나타나면 病이 甚한 것입니다."

帝께서 가라사대, "사람이 頭痛病이 이미(以=已) 여러 해가 되었는데도 낫지 않는 境遇가 있는데, 이는 어디서 得한(걸린) 것이며, 이름을 무슨 病이라고 합니까?"

岐伯이 가로되, "마땅히(틀림없이; 반드시) 大寒을 犯한 바가 있어서 寒邪가 안으로 骨髓에까지 至했을 텐데, 骨髓는 腦를 主로 삼는데, 腦가 逆하는(寒邪가 腦로 上逆하는) 까닭으로 머리를 아프게 하고 齒 또한 아프게 하(는 것이)며, 病名은 厥逆이라고 합니다."

帝께서 가라사대, "口甘(病)을 앓는 者가 있는데, 病名은 무엇이며, 어떻게 (해서)[어떠한 까닭으로] 이를 得합니까?"

岐伯이 가로되, "이는 五氣가 溢함이며(넘친 때문이며), (病)名을 脾癉이라고 합니다. 대저 五味가 口로 入하면 胃에 藏하며[口로 入하여 胃에 藏하면] 脾가 이(胃)를 爲하여 그 精氣를 行하는데, (病으로 인해 精氣가 行해지지 못하여) 津液이 脾에 있는 까닭으로 사람이 口甘하게 하는(口가 甘하게 되는) 것이며, 이는 肥味가 發한 것이니, 이 사람은 반드시 자주 甘美 多肥한(맛이 달고 좋으며 기름진) 飮食을 먹었을텐데, 肥한(기름진) 것은 사람의 內가 熱하게 하며, 甘한 것은 사람의 中이 滿하게 하므로 그 氣가 上溢하며, 轉하여 消渴이 되는 것입니다. 이를 治함은 蘭으로써 하니, 陳氣를 除(去)함입니다[이를 治함은(治療하는 方法은) 蘭으로 陳氣를 除(去)합니다]."

帝께서 가라사대, "口苦하는 病이 들면 陽陵泉을 取하는데, 口苦한 것은 病名이 무엇이며, 어떻게 (해서) 이를 得합니까?"

岐伯이 가로되, "病名은 膽癉이라고 합니다. 대저 肝은 中의 將으로 膽에서 取決하며 咽이 그 使가 되는데, 이 사람은 자주 謀慮를 決(斷)하지 아니한 까닭으로 膽이 虛해져서 氣가 上溢하여 口가 이 때문에 苦한 것입니다. 이를 治함은 膽의 募(穴)과 兪(穴)로써 하는데, 治(法)는 《陰陽十二官相使》中에 있습니다."

帝께서 가라사대, "癃病이 있는 者가 하루에 數十(次) 溲하면(小便을 보면), 이는 (精氣가) 不足함이며; 몸이 숯불처럼 熱하며 頸(咽喉)과 膺(胸)이 格한 듯(이 上下가 不通)하고 人迎(脈)이 躁盛하며 喘息하고 氣가 逆하면, 이는 (邪氣가) 有餘함이며; 太陰脈이 머리털 같이 微細한 者는, 이는 不足함인데, 그 病(因)은 어디에 있으며, 이름은 무슨 病이라 합니까?"

岐伯이 가로되, "病(因)은 太陰(脾의 陰不足)에 있으나 그 (邪熱이 熾)盛함은 胃에 있으며, 자못 肺에도 (관련이) 있고, 病名은 厥이라 하는데, 死不治이니, 이는 이른바 '五有餘'와 '二不足'을 得함입니다."

帝께서 가라사대, "무엇을 일러 '五有餘', '二不足'이라고 합니까?"

岐伯이 가로되, "이른바 '五有餘'란 다섯가지 病氣의 有餘함(을 말함)이고, '二不足'이란 또한 두가지 病氣의 不足함(을 말함)이니, 이제 밖으로는 '五有餘'를 得하고 안으로는 '二不足'을 得하였으니, 이는 그 몸이 (단순한) 表(證)에 屬하지도 아니하고 (단순한) 裏(證)에 屬하지도 아니하니, 또한 바로 죽을 것이 (分)明합니다."

帝께서 물어 가라사대, "사람이 나면서부터 巓疾을 앓는 者가 있는데, 病名은 무엇이라 하며, 어느 곳에서 得한 것입니까?"

岐伯이 가로되, "病名은 胎病이라 하는데, 이는 어머니 뱃속에 있을 때에 얻은 것이니, 그 母가 크게 놀란 바가 있어서 氣가 上하여 下하지 못하고 精氣가 幷居한 까닭으로 자식으로 하여금 發하여 巓疾이 되게(巓疾을 發(生)하게)한 것입니다."

帝께서 가라사대, "瘲然히 水가 있는 듯한 狀이고, 그 脈을 切함에 大緊하나 몸이 아프지 아니한 病에 걸린 者가 있으니, (外)形은 瘦하지 아니하나 먹더라도 적게 먹는데, 이름을 무슨 病이라고 합니까?"

岐伯이 가로되, "病이 腎에서 生한 것으로 이름을 腎風이라고 합니다. 腎風으로 能히 먹지 못하고 잘 놀라며 놀란 다음에 心氣가 痿한 者는 死합니다."

帝께서 가라사대, "善합니다."

大奇論篇 第四十八

〔해제〕　本篇은 脈象의 變化에 重點을 두어 일부 疾病의 機轉과 그 豫後를 論述하였는데, 論한 바가 모두 비교적 드물게 보는 奇病이므로 篇名을 大奇論이라고 했다.

本篇의 主要內容은 아래와 같다.

1. 疝, 瘕, 腸澼, 偏枯, 暴厥 등 疾病의 機轉과 그 豫後.
2. 心, 肝, 腎, 胃, 膽, 胞, 大腸, 小腸, 十二經 등의 精氣不足의 情況과 각자의 死期.

第 一 章

肝滿1)腎滿1)肺滿1)皆實, 卽2)爲腫. 肺之雍3), 喘而兩胠4)滿;肝雍, 兩胠滿, 臥則驚, 不得小便;腎雍, 脚5)下至少6)腹滿, 脛有大小, 髀䯒大7)跛, 易偏枯.

心脈滿大, 癇瘛8)筋攣. 肝脈小急, 癇瘛筋攣. 肝脉鶩暴, 有所驚駭, 脈不至若瘖, 不治自已. 腎脈小急, 肝脈小急, 心脈小急9), 不鼓皆爲瘕.

腎肝幷沈10)爲石水, 幷浮爲風水, 幷虛爲死, 幷小絃欲驚11). 腎脈大急沈, 肝脈大急沈, 皆爲疝;心脈搏12)滑急爲心疝, 肺脈沈搏13)爲肺疝. 三陽急爲瘕, 三陰急爲疝14), 二陰急爲癇厥, 二陽急爲驚.

脾脈外鼓沈, 爲腸澼, 久自已, 肝脈小緩, 爲腸澼, 易治. 腎脈小搏沈, 爲腸澼下血, 血溫15)身熱者死. 心肝澼亦下血16), 二藏同病者, 可治. 其脈小沈濇爲腸澼, 其身熱者死, 熱見17)七日死.

胃脈沈鼓濇18), 胃外鼓大, 心脈小堅19)急, 皆鬲20)偏枯. 男子發左, 女子發右, 不瘖舌轉21), 可治, 三十日起. 其從者瘖, 三歲起. 年不滿二十者, 三歲死.

脈至而搏, 血衂22)身熱者死, 脈來23)懸鉤浮爲常脈. 脈至如喘, 名曰暴²⁴⁾厥, 暴厥者, 不知與人言. 脈至如²⁵⁾數, 使人暴驚, 三四日自已.

[校勘] 1) 郭靄春은 '滿'은 '脈'의 聲近致誤라고·보아 '肝滿腎滿肺滿'은 '肝脈腎脈肺脈'이
되어야 한다고 하였다.

2) 太素에는 '卽'이 '皆'로 되어 있다.

3) 肺之雍: 太素와 甲乙에는 '雍'이 '癕'으로 되어 있다. '肺' 밑의 '之'字는 下文의
'肝雍', '腎雍'에 비추어 볼 때 衍文이다.

4) '胠'가 太素에는 '脇'으로 되어 있다. 甲乙에는 '脛'으로 되어 있으나 內容으로
보아 어울리지 않는다.

5) 太素, 甲乙에는 모두 '脚'이 '胠'로 되어 있다.

6) 脈經에는 '少'가 '小'로 되어 있다.

7) 甲乙에는 '骺'이 '徑'으로 되어 있고, '大'字가 없다.

8) 甲乙에는 '瘛'가 '痓'로 되어 있고 脈經에는 '瘈'로 되어 있는데, '瘈'는 '瘛'와 같
으며, '痓'는 그르다.

9) 太素에는 '心脈' 밑에 '小急' 二字가 없다. '心脈'은 아래에 붙여 읽는다.

10) 腎肝幷沈: 脈經에는 '肝'이 '脈'으로 되어 있다. 살피건대 '腎肝'의 各字 밑에 모
두 '脈'字가 탈락되어 있다고 본다. 脈經에 '腎脈'으로 되어 있음은 진실로 옳으
나 '肝'이 없다고 한다면 어찌 '幷沈'이라 할 수 있겠는가? 王注를 보건대, '腎肝'
各字의 밑에 모두 '脈'字가 있으니 응당 이에 의거하여 보충하여야 한다.

11) 郭靄春은 "'欲'은 誤니 '爲'로 해야 한다. '爲驚'은 앞의 '爲石水'·'爲風水'·'爲
死'와 句法이 一律이다. 全生指迷方에도 '爲'로 되어 있다."라고 하였다.

12) 太素에는 '搏'이 '揗'로 되어 있으니 '搏'은 '搏'으로 해야할 것이니, 形誤이다.
'搏'은 '揗'와 같다. 史記에 '控搏'이라 한 것을, 漢書에는 '控揗'으로 되어 있음
이 그 증거이다. 廣雅에 "'揗', 動也."라 했는 바, '心脈搏'은 心脈의 動함을 이른
다. '滑急'은 곧 '滑緊'함이다.

13) 肺脈沈搏: 上文例에 준하건대 이 '搏' 또한 '搏'으로 해야 마땅하며, '沈搏'은 '搏
沈'으로 순서를 바꾸어야 한다.

14) 太素, 甲乙에는 모두 '三陰脈爲疝' 五字가 없다.

15) 尤怡가 말하기를 "'溫'은 응당 '溢'로 해야 한다. 血이 이미 流溢하고 다시 身熱
이 보인다면 이는 陽이 너무 亢進되어 陰이 핍박을 받는 것이니, 不書不已의 勢
가 있어 죽게 된다.

16) 郭靄春은 "心肝澼亦下血: '澼亦下血' 四字는 위 腎脈의 '腸澼下血'의 영향으로
잘못된 衍文인 듯하다. 뒤의 '脈小沈濇爲腸澼' 七字는 응당 '心肝' 二字의 밑에
있어야 한다. 이미 轉寫가 잘못된 데다 다시 '脈' 위에 '其'字를 더하여 文義를
이루려 했기 때문에, 竄衍의 자취를 살피기 어렵게 된 것이다. 全生指迷方에는
'心肝脈小沈濇爲腸澼'으로 바로 되어 있다. 이와 같아야만 '肝脈小緩爲腸澼',
'腎脈小搏沈爲腸澼下血'과 上下의 句例가 일치하게 된다."라고 하였다.

17) 甲乙에는 '見'이 '甚'으로 되어 있다.

18) 胃脈沈鼓濇: '鼓'字는 涉下衍이니, 此句는 응당 '胃脈沈濇'으로 해야 한다. 대개
脈은 中和를 귀하게 여기는데, 이 '沈濇'은 陰에 치우친 것이요, 뒤의 '外鼓大'는
陽에 치우친 것이니, 陰陽의 어느 한쪽이 勝한 것은 모두 偏枯의 病을 發할 수 있
는 것이다. 만약 '沈鼓'라고 하면 말이 통하지 않는다.《郭靄春》

19) 全生指迷方에는 '小' 밑에 '堅'字가 없다.

20) '鬲'字는 誤니 응당 '爲'로 해야 할 것이다. '皆爲偏枯'라야 위의 '皆爲瘻'·'皆爲疝'과 句法이 일치한다. 全生指迷方에도 '膈'이 '爲'로 되어 있는 바, 舊注는 모두 그르다.《郭靄春》

21) 甲乙에는 '轉'字 밑에 '者'字가 더 있다.

22) 血衄: 甲乙에는 '衄血'로 되어 있다. 太素의 楊注에도, "陽虛衄血, 身體應冷, 而衄血身熱, 虛爲逆, 故死."로 되어 있어 甲乙과 부합한다.

23) 脈經 卷五 第五에는 '脈來' 밑에 '如'字가 더 있다.

24) 太素, 脈經에는 '暴'이 모두 '氣'로 되어 있다.

25) 甲乙에는 '如'가 '而'로 되어 있다. 下 各節의 '脈至如' 云云한 것으로 비추어 볼 때 '至' 밑에 '如'字가 탈락되어 있다. 王注에도 "如浮波之合."으로 되어 있다.

肝(經)이 滿하고, 腎(經)이 滿하고, 肺(經)가 滿하여 (脈이) 모두 實하면 腫이 됩니다. 肺의 雍《雍滯不暢의 뜻》은 喘(息)하면서 兩胠가 滿하며, 肝雍은 兩胠가 滿하고 누우면 驚하고 小便을 得하지(보지) 못하며, 腎雍은 胠下《原作'脚下', 據《太素》《甲乙》改》에서 少腹까지 滿하고 脛《정강이》에 大小가 있어《한편은 크고 한편은 작음》髀䯒이 크게 跛하며《절뚝거리며》偏枯《한쪽이 마름》하기 쉽습니다.

心脈이 滿大하면 癎, 瘈, 筋攣하고[筋攣이고], 肝脈이 小急하면 癎, 瘈, 筋攣하며[筋攣이며], 肝脈이 鶩暴하면 驚駭한 바가 있음인데, 脈이 瘖과 같이 不至하면[脉이 不至하고 만약 瘖하면] 治(療)하지 아니하여도 저절로 나으며, 腎脈이 小急하거나 肝脈이 小急하거나 心脈이 小急하면서, 不鼓하면 모두 瘕가 됩니다.

腎肝(脈)이, 아울러 沈하면 石水가 되고, 아울러 浮하면 風水가 되고, 아울러 虛하면 死가 되고, 아울러 小弦하면 驚하려 함이며; 腎脈이 大 急沈하거나, 肝脈이 大 急沈하면 모두 疝이 되며, 腎脈이 搏 滑急하면 心疝이 되고, 肺脈이 沈搏하면 肺疝이 되며; 三陽《太陽》(脈)이 急하면 瘕가 되고, 三陰《太陰》(脈)이 急하면 疝이 되고, 二陰《少陰》(脈)이 急하면 癎厥이 되고, 二陽《陽明》(脈)이 急하면 驚이 됩니다.

脾脈이 外鼓하면서 沈하면 腸澼인데《脾脈이 外鼓하면서 沈한 腸澼은: 下同例》, 오래되면 저절로 나으며; 肝脈이 小緩하면 腸澼인데, 治(療)하기가 쉬우며; 腎脈이 小 搏 沈하면 腸澼 下血인데, (血이 溫《《醫學讀書記》曰: '溫'當作'盜'》하고) 身이 熱한 者는 死하며; 心肝澼 또한 下血하는데, 二藏 同病者는 可히 治하며; 그 脈이 小 沈 濇하면 腸澼인데, 그 身이 熱한 者는 死하니, 熱이 보인 지 七日만에 死합니다.

胃脈이 沈 鼓 濇하거나, 胃脈이 外鼓 大하거나, 心脈이 小 堅 急하면 모두 隔《塞不通》하여 偏枯가 되는데, 男子가 左에 發하거나 女子가 右에 發하고 不瘖舌轉하면, 可治니《治療할 수 있으니》三十日만에 起하며, 그 從한 者《男子發右 女子發左 爲從》가 瘖하면 三年만에 起하며, 나이가 二十이 못된 者는 三年만에 死합니다.

脈이 至함이 搏하면서 血衄, 身熱한 者는 死하며, 脈來가 懸 鉤 浮한 것은 (失血者

의) 常脈이(니 念慮할 것이 없으)며, 脈의 至함이 喘한 듯하면, (病)名을 暴厥이라 하는데, 暴厥者는 사람과 더불어 말을 할 줄 모르며, 脈의 至함이 數한 듯하면《진짜 數脈이 아님》사람으로 하여금 暴驚하게 하나 (實熱症의 眞數脈이 아니므로) 三,四 日이면 저절로 낫습니다.

第 二 章

脈至浮合, 浮合如數[1], 一息十至[2]以上, 是經氣予不足也[3], 微見九十日死; 脈至如火薪[4]然, 是心精之予奪[5]也, 草乾而死; 脈至如散葉[6], 是肝氣予虛也, 木葉落而死; 脈至如省客, 省客者, 脈塞而鼓, 是腎氣予不足也, 懸去棗華而死; 脈至如丸泥, 是胃精予不足也, 楡莢[7]落而死; 脈至如橫格, 是膽氣予不足也, 禾熟而死; 脈至如弦縷, 是胞精予不足也, 病善言, 下霜而死, 不言, 可治; 脈至如交漆[8], 交漆者, 左右傍至也, 微見三十日死; 脈至如[9]湧泉, 浮鼓肌[10]中, 太陽[11]氣予不足也, 少氣味[12], 韭英而死. 脈至如頹[13]土之狀, 按之不得[14], 是肌氣予不足也, 五色先[15]見黑白壘發死; 脈至如懸雍, 懸雍者浮, 揣切之益大, 是十二俞之[16]予不足也, 水凝而死[17]; 脈至如偃刀, 偃刀者, 浮之小急, 按之堅大急[18], 五藏菀熟, 寒熱獨幷於腎也, 如此其人不得坐, 立春而死, 脈至如丸滑不直[19]手, 不直手者, 按之不可得也, 是大腸氣予不足也, 棗葉生而死; 脈至如華[20]者, 令人善恐, 不欲坐臥, 行立常聽, 是小腸氣予不足也, 季秋而死.

[校勘]　1) 浮合如數: 後文 各例에 준하건대, '浮合' 밑에 '者'字가 탈락된 것 같다. 張琦는 이 四字를 衍文이라 했는데 文義를 살피지 못한 듯하다.
　　　　2) 脈經에는 '十至' 밑에 '十至' 二字가 다시 겹쳐 있다.
　　　　3) 是經氣予不足也: 脈經에는 '是' 밑에 '爲'字가 더 있다. '予'와 '于'는 통하며, 于'와 '之'는 同義이므로, 本句는 '是爲經氣之不足也'라 함과 뜻이 같다. 下 '予'字도 응당 모두 '之'의 뜻으로 解하여야 한다.《郭靄春》
　　　　4) 明抄本에는 '薪'이 '新'으로 되어 있다. 太素, 脈經에도 이와 일치한다. 謝星煥이 말하기를, '脈來如火新然'의 '然'은 '燃'이니 이는 '洪大已極之脈이라고 하였다.
　　　　5) 甲乙에는 '精' 밑에 '予'字가 없다. 甲乙이 옳다. '予奪'은 곧 '之奪'이다. '奪'은 '脫'의 뜻이다.《郭靄春》
　　　　6) 散葉: 甲乙에는 '叢棘'으로 되어 있는 바, 張琦는 '叢棘'이 弦硬雜亂의 象이라고 했다.
　　　　7) 脈經校注 引文에는 '莢'이 '葉'으로 되어 있다.

  8) '漆'이 太素에는 '茨'으로, 甲乙에는 '棘'으로 되어 있다.
  9) 太素에는 '如' 밑에 '湧'字가 더 있다.
 10) 太素에는 '肌'가 '胞'로 되어 있다.
 11) 脈經에는 '太陽' 위에 '是'字가 더 있다.
 12) 張奇는 '少氣味' 三字가 衍文이라고 하였다.
 13) 太素, 脈經에는 모두 '頹'가 '委'로 되어 있다. '委'에는 '棄'의 뜻이 있다.
 14) 甲乙에는 '不得'이 '不足'으로 되어 있다.
 15) 甲乙에는 '五色' 밑에 '先'字가 없다.
 16) 甲乙에는 '之' 밑에 '氣'字가 있다.
 17) 甲乙에는 '凝'이 '凍'으로 되어 있고 太素에는 '死' 밑에 '亟'字가 더 있다.
 18) 甲乙에는 '大' 밑에 '急'字가 없다.
 19) 甲乙에는 '直'이 '著'로 되어 있다.
 20) 脈經, 甲乙에는 모두 '華'가 '春'으로 되어 있다.

  脈의 至함이 浮合하되《如浮波之合, 後至者凌前, 速疾而動, 無常候也》浮合함이
數한 듯하여 一息에 十至 以上이면, 이는 經氣의 予《投與；給與》함이 不足함이니,
始見한 지 九日만에 死하며；脈의 至함이 불이 새로 타는 듯이 하면, 이는 心精의
予함이 奪함이니, 풀이 고스라질 때 死하며；脈의 至함이 흩어지는 나뭇잎 같으면,
이는 肝氣의 予함이 虛함이니, 나뭇잎이 떨어질 때 死하며；脈의 至함이 省客과 같
으면, 省客은 脈이 塞하고 鼓함인데, 이는 腎氣의 予함이 不足함이니, 대추꽃이 懸
去할《피고 질》 때에 死하며；脈의 至함이 丸泥와 같으면, 이는 胃精의 予함이 不足
함이니, 楡莢이 떨어질 때 死하며；脈의 至함이 橫格한 듯하면, 이는 膽氣의 予함이
不足함이니, 벼가 익을 때 死하며, 脈의 至함이 弦縷《새로 맨 활시위와 같이 팽팽하
면서 실처럼 가늠》와 같으면, 이는 胞精의 予함이 不足함이니, 病(者)가 말을 잘하
면 서리 내릴 때 死하나, 말을 못하면 可히 治(療)할 수 있으며；脈의 至함이 交漆
과 같으면, 交漆은 左右에 傍으로 至함인데, 微見한 지 三十日만에 死하며；脈의 至
함이 湧泉과 같아서 肌(肉)中에 浮鼓하면, 太陽氣의 予함이 不足함이니, 少氣하면
韭英《韭葉》을 먹을(味) 때[少氣味하면 韭가 꽃필(英) 때] 死하며；脈의 至함이 頹
土의 狀과 같아서 이를 按하면 얻지 못하면, 이는 肌氣의 予함이 不足함이니, (얼굴
에) 五色(中)에 黑(色)이 먼저 나타나면 白壘《白藟》가 필 때[五色(中)에 黑白이
먼저 나타나면 壘《藟》가 필 때] 死하며；脈의 至함이 懸離《原作'懸雍', 據《新校正》
改》한 듯하면, 懸離는[懸雍같으면, 懸雍은] 浮揣《脈搏浮動有力：《校釋》》하고 이
를 切하면 더욱 커지는 것이니, 이는 十二兪의 予함이 不足함이니, 물이 (얼어서)
凝(結)할 때 死하며；脈의 至함이 偃刀와 같으면, 偃刀는 浮(取)하면 小急하고 按
하면 堅 大急한 것인데, 五藏이 鬱熱《'熱'原作'熟', 據《甲乙》改》하여 寒熱이 오직
腎에 幷함이니, 이와 같고 그 사람이 시러곰 앉지 못하면, 立春에 死하며；脈의 至
함이 丸같고《短하고 小함》滑하며 手에 直(當)하지 않으면, 手에 直하지 않는다는
것은 按하면 可히 得하지 못한다는 것인데, 이는 大腸氣의 予함이 不足함이니, 대춧
잎이 생길 때 死하며；脈의 至함이 華와 같은 者는 사람으로 하여금 잘 恐하고 坐臥

하려 하지 않고 行하거나 立하거나 항상 엿듣게 하는데(恐懼多疑故也), 이는 小腸氣의 予함이 不足함이니, 季秋에 死합니다.

脈解篇 第四十九

〔해제〕　本篇은 주로 六經의 配合月份과 아울러 四時에 따른 陰陽의 變化로써 不同한 經脈에 發生하는 病變을 解釋하였으므로 篇名을 脈解라고 하였다.

　　　本篇의 主要內容은 아래와 같다.

　1. 六經과 月份의 配合.

　2. 六經의 病證과 四時月份에 따른 陰陽盛衰의 關係.

第 一 章

　太陽所謂腫腰[1]脽痛者, 正月太陽[2]寅, 寅, 太陽也, 正月陽氣出在[3]上, 而陰氣盛, 陽末得自次也, 故腫腰脽痛也; 病[4]偏虛爲跛者, 正月陽氣凍[5]解, 地氣而出也; 所謂偏虛者, 冬寒頗有不足者[6], 故偏虛爲跛也; 所謂强上引背[7]者, 陽氣大上而爭, 故强上也; 所謂耳鳴者, 陽氣萬物[8]盛上而躍, 故耳鳴也, 所謂甚則[9]狂巓疾者, 陽盡在上, 而陰氣從下, 下虛上實, 故狂巓疾也; 所謂浮爲聾者, 皆在氣也; 所謂入中爲瘖者, 陽盛已衰, 故爲瘖也; 內奪而厥, 則爲瘖俳[10], 此腎虛也, 少陰不至[11]者, 厥也.

〔校勘〕　1) 柯校에 이르기를 "'腫腰'는 응당 '腰腫'으로 해야 한다. 이 '腰腫'은 〈著至敎論〉의 '乾嗌喉塞'과 같은 句法이다."라고 하였다.

　　2) 于鬯이 말하기를, "'太陽' 二字는 涉下衍文이다. '太陽'은 '寅'義를 바로 해석한 것이니, 두 개의 '太陽'을 두면 復疊無理하다. 응당 '正月, 寅, 寅, 大陽也.'로 하여야 한다."고 하였다.

　　3) 明抄本에는 '在'가 '于'로 되어 있다.

　　4) 太素에는 '偏' 위에 '病'字가 없다. '偏' 앞에 '所謂' 二字가 탈락되어 있으니 아마 아래의 '所胃偏虛者'句에 있는 '所謂' 二字가 위에 있던 것인데 잘못하여 여기에 들어간 것 같다.

　　5) 讀本, 越本, 吳本, 朝本, 藏本, 熊本에는 모두 '凍'이 '東'으로 되어 있다. 素問識에 이르기를, "'東'을 '凍'으로 하면 '而'字가 타당하지 않다. 대개 陽氣가 東方으로부터 地氣가 얼어 있는 것을 풀면서 위로 나옴을 이르는 것일 것이다."라고 하였다.

　　6) 四庫本에는 '足' 밑에 '者'字가 없다. 孫鼎宜는 '不' 위에 '陽'字가 빠진 듯하다고 하였다.

7) 太素에는 '引背' 두 자가 없다. 孫鼎宜는, "'強上'은 頭項強痛'을 이름이다. '上'은 頭項이다."라고 하였다.

8) 張文虎는 말하기를, "'萬物' 二字는 衍文이다. 위에 '陽氣大上而爭'이라 이른 것이 그 例이다."라고 하였다. 素問玄機原病式에 '萬物盛上'이 '上甚'으로 되어 있으니 河間 역시 '萬物' 二字를 衍文이라고 본 것이다.

9) 圖經 注 引文에는 '甚則' 二字가 없다.

10) 太素에는 '俳'가 '痱'로 되어 있다. '痱'가 옳다고 본다.

11) 太素에는 '不地' 밑에 '少陰不至' 四字가 겹쳐 있다.

太陽(經)의, 腫腰 脽痛《腰部腫脹, 臀部疼痛》한다고 이른 것은, 正月은 太陽(인) 寅이요, 寅은 太陽이니, 正月은 陽氣가 上으로 出하(기는 하)나 陰氣가 盛하여 陽이 아직 자기 次(例)를 얻지 못하므로 腫腰 脽痛하(는 것이)며; 偏虛한 病으로 跛가 되는 것은, 正月의 陽氣에 凍이 解함에 地氣가 出함인데《出하기 때문인데》, 偏虛라고 이른 것은, 冬寒에 자못 不足한 것이 있으므로 偏虛하여(져서) 跛가 되(는 것이)며; 上《頭項》을 強(直)하게 하고 背를 引한다고《위가 뻣뻣해지고 등이 땅긴다고》 이른 것은, 陽氣가 크게 올라가 爭하므로 上을 뻣뻣하게(強) 하(는 것이)며; 耳가 鳴한다고 이른 것은, 陽氣와 萬物이《'萬物' 二字疑衍》 盛하게 올라가서[上에 盛하여] 躍하므로 耳가 鳴하(는 것이)며; 甚하면 狂巔疾이 된다고 이른 것은, 陽은 모두 上에 있고 陰氣는 下를 從하여 下는 虛해지고 上은 實해지므로 狂巔疾이 되(는 것이)며; (陽氣가) 浮하여 聾《귀머거리》이 된다고 이른 것은, 모두 氣에 있는 것이며; 中에 入하여 瘖이 된다고 이른 것은, 陽盛함이 이미 衰하였으므로 瘖이 되(는 것이)며; 內奪하여 厥하면 瘖俳《'俳'通'痱'》가 되는데, 이는 腎虛《한 때문》이니, 少陰이 至하지 못하는 者는 厥합니다.

第 二 章

少陽所謂心脇痛者, 言少陽盛[1]也, 盛者心之所表也, 九月陽氣盡而陰氣盛, 故心脇痛也; 所謂不可反側者, 陰氣[2]藏物也, 物藏[3]則不動, 故不可反側也; 所謂甚則躍者, 九月萬物盡衰, 草木畢落而墮, 則氣去陽而之陰, 氣盛而陽之下長, 故謂躍.

[校勘] 1) 太素에는 '盛'이 '戌'로 되어 있다《下 '盛者'同》. '戌'로 함이 옳으니, '寅, 太陽也'・'陽明者, 午也'와 例가 같다. 楊上善은 "'戌'은 九月이며 九月은 陽이 적으므로 少陽이라 한다."고 하였으며, 孫鼎宜는 '言'字가 衍文이라고 하였다.

2) '陰氣' 위에 '九月' 二字가 탈락되어 있으므로, 응당 太素의 楊注와 圖經의 注 引文에 의거하여 보충하여야 한다.

3) 四庫本에는 '物藏'이 '藏物'로 되어 있다.

少陽(經)의, 心脇이 痛하다고 이른 것은, 少陽(인) 戌《原作'盛', 據《太素》改.
下'戌'亦同》을 말함인데, 戌(月)은 心의[心을] 表하는 바이니, 九月은[九月엔] 陽
氣가 盡하고 陰氣가 盛하여지므로 心脇이 痛하(는 것이)며; 可히 反側하지 못한다
고 이른 것은, 陰氣는 物을 藏하는데, 物이 藏하면 動하지 못하므로 可히 反側하지
못하(는 것이)며; 甚하면 躍한다고 이른 것은, 九月에 萬物이 모두 衰하여 草木(의
잎)이 모두(畢) 떨어지면(落而墮) (人身의 陽)氣가 陽《表》에서 (離)去하여 陰
《裏》으로 之하는데, (陰分에서) 氣가 盛함에 陽이 아래로 가서(之下) 長하므로 躍
한다고 이른 것입니다.

第 三 章

陽明所謂洒洒振寒者, 陽明者, 午也, 五月盛陽之陰也, 陽盛而陰
氣加之, 故洒洒振寒也; 所謂脛腫而股不收者, 是五月盛陽之陰也,
陽者衰於五月, 而一陰氣上, 與陽始爭, 故脛腫而股不收也; 所謂上
喘而爲水者, 陰氣下而復上, 上則邪客於藏府間, 故爲水也. 所謂胸
痛少氣者, 水氣[1]在藏府也, 水者, 陰氣也, 陰氣在中, 故胸痛少氣也;
所謂甚則厥, 惡人與火, 聞木音則惕然而驚者, 陽氣與陰氣相薄. 水
火相惡, 故惕然而驚也; 所謂欲獨閉戶牖而處者, 陰陽相薄也, 陽盡
而陰盛, 故欲獨閉戶牖而居; 所謂病至則欲乘高而歌, 棄衣而走者,
陰陽復爭, 而外幷於陽, 故使之棄衣而走也; 所謂客孫脈則頭痛鼻衄
腹腫者, 陽明幷於上, 上者則其孫絡[2]太陰也, 故頭痛鼻衄腹腫也.

〔校勘〕 1) 太素에는 '水' 밑에 '氣'字가 없다.
        2) 太素에는 '絡'이 '脈'으로 되어 있다.

陽明(經)의, 洒洒히 振寒한다《추워 떤다》고 이른 것은, 陽明은 午(月)인데, (午
月인) 五月은 盛陽의 陰《姤卦 ䷫의 象》이니, 陽이 盛한 데에 陰氣가 加하므로 洒
洒히 振寒하(는 것이)며; 脛이 腫하여 股(다리)를 收하지《오그리지》 못한다고 이
른 것은, 이는 五月이 盛陽의 陰이라, 陽이 五月에 衰해짐에 (따라) 一陰의 氣가 올
라가서 陽과 더불어 다투기 시작하므로 脛이 腫하고 股를 收하지 못하(는 것이)며;
上하여 喘하면서 水가 된다고 이른 것은, 陰氣가 下(降)하였다가 다시 上(行)하는
데, 上(行)하면 邪(氣)가 藏府間에 客《侵犯》하므로 水가 되(는 것이)며; 胸痛, 少
氣한다고 이른 것은, 水氣가 藏府에 있음이니, 水는 陰氣인데 陰氣가 中에 있으므로
胸痛, 少氣하(는 것이)며; 甚하면 厥하여 人과 火를 惡하며《싫어하며》 木音을 聞하
면 惕然히 驚한다고 이른 것은, 陽氣가 陰氣와 相薄하여 水火가[水火처럼] 서로 꺼

리므로(相惡) 惕然히 驚하(는 것이)며; 홀로 戶牖를 閉하고 處하려 한다고 이른 것은, 陰陽이 相薄함에 陽은 盡하고 陰은 盛하여진 까닭으로 홀로 戶牖를 閉하고 居하려 하(는 것이)며; 病이 至하면 높은 데에 올라가 노래하고 옷을 (벗어) 버리고 走하려고 한다고 이른 것은, 陰陽이 다시 다투어 밖으로 陽에 幷한 까닭으로 그로 하여금 옷을 버리고 走하게 하(는 것이)며; 孫脈에 客하면 頭痛, 鼻衄, 腹腫한다고 이른 것은, 陽明이 上에 幷함인데, 上者는《위에 있는 것은》그(陽明經의) 孫絡과 太陰(脾經)이므로 頭痛, 鼻衄, 腹腫하는 것입니다.

第四章

太陰所謂病脹者, 太陰[1]子也, 十一月萬物氣皆藏於中, 故曰病脹; 所謂上走心爲噫者, 陰盛而上走於陽明, 陽明絡屬心, 故曰上走心爲噫也; 所謂食則嘔者, 物盛滿而上溢, 故嘔也; 所謂得後與氣則快然如衰者, 十一[2]月陰氣下衰, 而陽氣且[3]出, 故曰得後與氣則快然如衰也.

〔校勘〕 1) 太素에는 '太陰' 밑에 '者'字가 더 있다.
2) 胡本, 讀本, 越本, 吳本, 朝本, 藏本, 熊本, 守校本에는 '二'가 모두 '一'로 되어 있다.
3) 圖經 注 引文에는 '且'가 '自'로 되어 있다.

太陰(經)의, 脹(病)에 걸린다고 이른 것은, 太陰은 子(月)인데, (子月인) 十一月은 萬物의 氣가 모두 中에 藏하므로 脹(病)에 걸린다고 한 것이며; 위로 心에 走하여 噫가 된다고 이른 것은, 陰(氣)이 盛하면 위로 陽明으로 走하는데, 陽明은 心에 絡屬하(고 있으)므로 위로 心에 走하여 噫가 된다고 한 것이며; 먹으면 嘔한다고 이른 것은, 物이 盛滿하여 위로 溢하므로 嘔하(는 것이)며; 後(大便)와 氣(矢氣)를 得하면 快然히 衰하는 듯하다고 이른 것은, 十一月은[十一月엔] 陰氣가 下에서 衰하고 陽氣가 장차 出하려고 하므로《復卦 ䷗의 象》後와 氣를 得하면 快然히 衰하는 듯하다고 한 것입니다.

第五章

少陰所謂腰痛者, 少陰者, 腎[1]也, 十[2]月萬物陽氣皆傷, 故腰痛也; 所謂嘔咳上氣喘者, 陰氣在下, 陽氣在上, 諸陽氣浮, 無所依從, 故嘔咳上氣喘也; 所謂色色[3]不能久立, 久坐起則目䀮䀮無所見者, 萬物陰陽不定未有主4)也, 秋氣始至, 微霜始下, 而方殺萬物5), 陰陽內奪, 故目眈眈無所見也; 所謂少氣善怒者, 陽氣不治, 陽氣不治, 則陽氣不得出, 肝氣當治而未得, 故善怒, 善怒者, 名曰煎6)厥; 所謂7)恐如人將捕之者, 秋氣萬物未有8)畢去, 陰氣少, 陽氣入, 陰陽相薄, 故恐也; 所謂惡聞食臭者, 胃無氣, 故惡聞食臭也; 所謂面黑如地9)色者, 秋氣內奪, 故變於色也; 所謂咳則有血者, 陽脈傷也, 陽氣未盛於上而脈滿10), 滿則咳, 故血見於鼻也.

〔校勘〕 1) '腎'은 '申'의 聲誤이다. '少陰申'은 위의 '太陽寅'·'少陽戌'·'陽明午'·'太陰子'와 아래의 '厥陰辰'과 句例가 一律이다.
  2) 太素에는 '十'이 '七'로 되어 있다. '十'은 '七'의 形誤이다. '七月建申'은 '少陰者申也'와 서로 부합된다.
  3) 太素에는 '色色'이 '邑邑'으로 되어 있는 바, 이 둘은 옛날에 통용되었다. 大載禮의 '而志不邑邑'이 荀子에는 '色色'으로 되어 있다. '邑邑'은 근심하는 모양이다.
  4) 圖經 注 引文에는 '主'가 '生'으로 되어 있다.
  5) 圖經의 注 引文에는 '萬物' 二字가 없다.
  6) 太素에는 '煎'이 '前'으로 되어 있다.
  7) 圖經 注 引文에는 '所謂' 밑에 '善'字가 더 있다.
  8) 太素에는 '有'가 '得'으로 되어 있다.
  9) 孫鼎宜는 말하기를, "'地'는 응당 '坤'로 지야 하니 形誤이다. '坤《音謝》'는 炭이다. 廣雅에 '炭'은 '坤'라고 하였다."고 했다.
  10) 孫鼎宜는 말하기를 "'未'字는 衍文인 듯하다. '陽氣盛於上'은 곧 上文의 '陽氣在上'의 뜻이다. '滿'은 邪滿을 이른다."고 하였다.

少陰(經)의, 腰痛한다고 이른 것은, 少陰은 申(月)인데《'申'은 원래는 '腎'으로 되어 있으나, 前後의 文例에 의거하여 '申'으로 改作함》, (申月인) 七月《'七'原作 '十', 《太素》作 '七', 與下文合, 據改》은 萬物의 陽氣가 모두 傷하므로 허리가 아픈 것이며; 嘔하고 咳하고 上氣하고 喘한다고 이른 것은, 陰氣는 下에 있고 陽氣는 上에 있어서 모든 陽氣가 浮하여 依從할 바가 없으므로 嘔하고 咳하고 上氣하고 喘하(는 것이)며; 邑邑(原作 '色色', 據《新校正》改)하여 能히 久立하지(오래 서 있지) 못하고 오래 앉아 있다가 일어나면 目이 眈眈하여 보이는 바가 없다고 이른 것은, 萬物의 陰陽이 定해지지 않아 아직 主가 있지 아니할 제, 秋氣가 비로소 至함에 微霜이 비로소 내리어서 바야흐로 만물을 (肅)殺함에 陰陽이 안에서 奪하므로 目이 眈眈하여 보이는 바가 없는 것이며; 少氣, 善怒한다고 이른 것은, 陽氣가 다스려지지 않음이니, 陽氣가 다스려지지 않으면 陽氣가 出(함을 得)하지 못하여, 肝氣가 마땅히 다스려져야 하는데 다스려지지 못하므로(當治而未得) 善怒하(는 것이)니, 善怒하는 것을 이름하여 煎厥이라고 하며; 사람이 장차 그를 잡으러 오는 듯이 두려워(恐) 한다고 이른 것은, 秋氣에 萬物이 아직 모두 去하지 아니한 때에, 陰氣가

(아직) 少한데 陽氣가 入함에 陰陽이 相薄하므로 두려워(恐) 하(는 것이)며; 밥 냄새 맡기를 싫어한다고 이른 것은, 胃에 기운이 없으므로 밥 냄새 맡기를 싫어 하(는 것이)며; 面(色)이 땅색과 같이 검다고 이른 것은, 秋氣에 內奪된 까닭으로 色에 變한 것이며; 咳하면 血이 있다고 이른 것은, (上焦의) 陽脈이 傷함이니, 陽氣가 위에서 (아직) 盛하지 못한데 脈이 滿하니, (脈)이 滿하면 咳하므로[脈이 滿하므로 ─ (脈이) 滿하면 咳함 ─] 血이 鼻에 見합니다.

第 六 章

厥陰所謂癲疝婦人少腹腫者, 厥陰者, 辰也, 三月陽中之陰, 邪在中, 故曰癲疝少腹腫也; 所謂腰脊¹⁾痛不可以俛仰者, 三月一振, 榮華萬物²⁾, 一俛而不仰也; 所謂癲癃疝³⁾膚脹者, 曰陰亦盛而脈脹不通⁴⁾, 故曰癲癃疝⁵⁾也; 所謂甚則嗌乾熱中者, 陰陽相薄而熱, 故嗌乾也.

[校勘] 1) '脊'字는 衍文인 듯하다. 靈樞〈經脈〉에 肝足厥陰之脈이 動하면 腰痛이 온다고 했을 뿐 '脊'을 언급함은 없다.
2) 太素에는 '萬物' 위에 '而'字가 더 있다.
3) 癲癃疝: 太素에는 '釘癃'으로 되어 있다. 楊上善은, "毒熱客于厥陰, 故爲釘腫. 邪客于陰器, 遂爲癃病, 小便難也."라고 하였다.
4) 曰陰亦盛而脈脹不通: 太素에는, 曰陰一盛而脹, 陰脹不通'으로 되어 있다.
5) 太素에는 '疝'字가 없다.

厥陰(經)의, (男子는) 癲疝하고 婦人은 少腹이 腫한다고 이른 것은, 厥陰은 辰(月)인데, (辰月인) 三月은 陽中의 陰이라 邪가 中에 在하므로 癲疝하고 少腹이 腫한다고 한 것이며; 腰脊이 痛하여 可히 俛仰하지 못한다고 이른 것은, 三月에 (陽氣가) 一振하면 萬物을 榮華하게 하나, (餘寒이 尙在하므로 陰氣가 或 盛하면 陽氣가 屈하여) 一俛하면 (萬物이) 仰하지 못하(나니 사람도 이에 應하여 腰脊이 痛하여 可히 俛仰하지 못하는 것이)며[(陽氣가 一振하면 (萬物이) 榮華하나 萬物이 一俯함에 (사람도 이에 應하여 腰脊이 痛하여 俯)仰하지 못하(는 것이)며]; 癲, 癃, 疝, 膚脹한다고 이른 것은, 陰 또한 盛함으로 말미암아('曰'當作'由', 據 《吳注素問》 改) 脈이 脹(閉)하여 通하지 못하므로 癲, 癃, 疝한다고 한 것이며; 甚하면 嗌乾, 熱中한다고 이른 것은, 陰陽이 相薄《相搏》하여 熱하므로 嗌乾한 것입니다.

刺要論篇 第五十

〔해제〕 本篇은 針刺에 있어서의 深淺의 重要意義에 대하여 重點 論述하였으므로 篇名을 刺要論이라고 하였다.

本篇의 主要內容은 주로 針刺의 淺深과 有關한 理論原則 및 針刺의 적당치 못함으로 因해 야기되는 病證을 論述하였다.

黃帝問曰：願聞刺要. 岐伯對曰：病有浮沈，刺有淺深，各至其理，無過其道；過之則內傷，不及則生[1]外壅，壅則邪從之. 淺深不得，反爲大賊，內動[2]五藏，後生大病. 故曰：病有在毫毛腠理者，有在皮膚者，有在肌肉者，有在脈者，有在筋者，有在骨者，有在髓者. 是故刺毫毛腠理，無傷皮，皮傷則內動肺，肺動則秋病溫瘧[3]，泝泝[4]然寒慄；刺皮，無傷肉，肉傷則內動脾，脾動則七十二日四季之月，病腹脹，煩[5]，不嗜食；刺肉，無傷脈，脈傷則內動心，心動則夏病心痛；刺脈，無傷筋，筋傷則內動肝，肝動則春病熱而筋弛；刺筋，無傷骨，骨傷則內動腎，腎動則冬病脹腰痛；刺骨，無傷髓，髓傷則銷鑠[6]，胻酸，體解㑊然不去矣.

〔校勘〕 1) ‘生’字는 아래의 ‘後生’ 句의 영향을 받은 誤衍이다. 王注에, "不及外壅"이라 한 것을 보면 王의 所據本에도 원래 ‘生’字가 없었음을 알 수 있다.

2) 甲乙에는 ‘動’이 ‘傷’으로 되어 있다.

3) 甲乙에는 ‘溫瘧’ 밑에 ‘熱厥’ 二字가 더 있다.

4) 泝泝：甲乙에는 ‘淅淅’으로 되어 있다.

5) 甲乙에 ‘煩’ 밑에 ‘滿’字가 더 있는 바, 있는 것이 文義가 充足하게 된다. 千金에는 "脾脈沈之而濡, 浮之而虛, 苦腹脹煩滿."으로 되어 있다.

6) 銷鑠：甲乙에는 ‘消鑠’으로 되어 있다. ‘銷鑠’과 ‘消鑠’은 모두 疊韻, 宵部이다. ‘銷鑠’은 焦枯함을 이른다.

黃帝께서 물어 가라사대, "願컨대 刺要《針刺의 要點》를 듣고 싶습니다." 岐伯이 對（答）하여 가로되, "病에는 浮沈《淺深》이 있고, 刺（하는 데）에는 淺深（의 구분）이 있으니, 각기 그 理에 至하여[淺深（의 구분）이 있어서 각기 그 理에 至하（나）니,] 그 道를 過하지 말아야 합니다. 이를 過하면 안으로 傷하고 不及하면 外壅을 生하는데, 壅하면 邪가 이를 從하며；淺深（의 적당한 정도）을 得하지 못하면, 도리어 大賊이《大害가》되어 안으로 五藏을 動하여 後에 大病을 生합니다.

　그러므로 가로되, 病에는 毫毛 腠理에 있는 것이 있고, 皮膚에 있는 것이 있고, 肌肉에 있는 것이 있고, 脈에 있는 것이 있고, 筋에 있는 것이 있고, 骨에 있는 것이 있고, 髓에 있는 것이 있다고 했습니다.

　이런 까닭으로 毫毛 腠理를 刺할 때에는 皮를 傷하지 말아야 하니, 皮가 傷하면 안으로 肺를 動하고《動搖시키고》, 肺가 動하면 秋에 溫瘧에 걸려서《病》 浙浙然히 寒慄하《게 되》며 ; 皮를 刺할 때에는 肉을 傷하지 말아야 하니, 肉이 傷하면 안으로 脾를 動하고, 脾가 動하면 七十二日 四季의 月《季春十八日, 季夏十八日, 季秋十八日, 季冬十八日해서 合하면 七十二日이 됨》에 腹脹, 煩《滿》, 不嗜食하는《먹기를 즐기지 않는》病에 걸리《게 되》며 ; 肉을 刺할 때에는 脈을 傷하지 말아야 하니, 脈이 傷하면 안으로 心을 動하고, 心이 動하면 夏에 心痛하는 病에 걸리《게 되》며 ; 脈을 刺할 때는 筋을 傷하지 말아야 하니, 筋이 傷하면 안으로 肝을 動하고, 肝이 動하면 春에 《發》熱하면서 筋이 弛하는 病에 걸리《게 되》며 ; 筋을 刺할 때에는 骨을 傷하지 말아야 하니, 骨이 傷하면 안으로 腎을 動하고, 腎이 動하면 冬에 脹, 腰痛하는 病에 걸리《게 되》며 ; 骨을 刺할 때에는 髓를 傷하지 말아야 하니, 髓가 傷하면 《骨髓가 날로》銷鑠하여 胻이 酸하며《骨髓가 減少되어 정갱이가 시큰거림》몸이 解㑊《몸이 나른하고 힘이 없는 것》然하여 去《行》하지 못합니다.”

刺齊論篇 第五十一

[해제] 本篇은 皮, 脈, 肉, 筋, 骨의 不同한 分部로써 針刺 淺深의 한결같지 않은 分齊를 삼는 것에 대해 論述하였으므로 篇名을 刺齊論이라 했다. 齊와 劑는 같다.
　　　　本篇의 主要內容은 皮, 脈, 肉, 筋, 骨 等 不同한 部位의 針刺方法을 論述했다.

第 一 章

黃帝問曰：願聞刺淺深之分. 岐伯對曰：刺骨者無傷筋, 刺筋者無傷肉, 刺肉者無傷脈, 刺脈者無傷皮；刺皮者無傷肉, 刺肉者無傷筋, 刺筋者無傷骨.

黃帝께서 물어 가라사대, "願컨대 (鍼)刺(하는 데에 있어서)의 淺深의 分을 듣고 싶습니다."

岐伯이 對(答)하여 가로되, "骨을 刺하는 者는 筋을 傷하지 말고, 筋을 刺하는 者는 肉을 傷하지 말고, 肉을 刺하는 者는 脈을 傷하지 말고, 脈을 刺하는 者는 皮를 傷하지 말며；皮를 刺하는 者는 肉을 傷하지 말고, 肉을 刺하는 者는 筋을 傷하지 말고, 筋을 刺하는 者는 骨을 傷하지 말아야 합니다."

第 二 章

帝曰：余未知其所謂, 願聞其解. 岐伯曰：刺骨無傷筋者, 鍼至筋而去, 不及骨也. 刺筋無傷肉者, 至肉而去, 不及筋也. 刺肉無傷脈者, 至脈而去, 不及肉也. 刺脈無傷皮者, 至皮而去, 不及脈也. 所謂刺皮無傷肉者, 病在皮中, 鍼入皮中, 無傷肉也. 刺肉無傷筋者, 過肉中筋也. 刺筋無傷骨者, 過筋中骨也. 此之謂[1]反也.

[校勘] 1) 此之謂反也 : 越本, 吳本, 明抄本에는 모두 '之謂'가 '謂之'로 되어 있다.

帝께서 가라사대, "余는 아직 그 이른 바(가 무슨 뜻인지)를 알지 못하겠으니, 願컨대 그 解(說)를 듣고 싶습니다."

岐伯이 가로되, "骨을 刺하여[刺함에] 筋을 傷하지 말(아야 할) 者에 鍼이 筋에 이름에 去하여 骨에 미치지 못하거나(그러면 도리어 筋氣를 손상하게 됨), 筋을 刺하여[刺함에] 肉을 傷하지 말(아야 할) 者에 (鍼이) 肉에 이름에 去하여 筋에 미치지 못하거나, 肉을 刺하여[刺함에] 脈을 傷하지 말(아야 할) 者에 (鍼이) 脈에 이름에 去하여 肉에 미치지 못하거나, 脈을 刺하여[刺함에] 皮를 傷하지 말(아야할) 者에 (鍼이) 皮에 이름에 去하여 脈에 미치지 못하거나(이상은 마땅히 刺해야 할 깊이보다 淺刺하는 경우를 말한 것임), 이른바 皮를 刺함에 肉을 傷하지 말라는 것은, 病이 皮中에 있으면 鍼을 皮中에 入하여 肉을 傷하지 말도록 하라는 것이니, 肉을 刺함에 筋을 傷하지 말(아야 할) 者에 肉을 過하여 筋에 中하거나, 筋을 刺함에 骨을 傷하지 말(아야 할) 者에 筋을 過하여 骨에 中하는 것(以上은 마땅히 刺해야 할 깊이보다 더 深刺하는 경우를 말한 것임)——이를 일러 反이라고 합니다."

刺禁論篇 第五十二

〔해제〕 本篇이 論述한 內容이 針刺禁忌이므로 篇名을 刺禁論이라 했다.
　　　　　本篇의 主要內容은 다음과 같다.
　　1. 禁刺의 若干의 部位와 誤刺後 發生되는 各種의 不良한 結果.
　　2. 禁刺의 諸證을 列擧.

第 一 章

黃帝問曰：願聞禁數. 岐伯對曰：藏有要害[1], 不可不察, 肝生於左,
肺藏於右, 心部於表, 腎治[2]於裏, 脾爲[3]之使, 胃爲之市. 鬲盲之上,
中有父母, 七節之傍, 中有小[4]心, 從之有福, 逆之有咎.

〔校勘〕 1) 要害 : 四庫本에는 '五象'으로 되어 있다.
　　　　2) 雲笈七籤에는 '治'가 '位'로 되어 있다.
　　　　3) 越本, 吳本, 藏本에는 모두 '爲'가 '謂'로 되어 있다.
　　　　4) 太素, 甲乙에는 '小'가 모두 '志'로 되어 있다.

黃帝께서 물어 가라사대, "願컨대 禁數를 듣고 싶습니다."
岐伯이 對(答)하여 가로되, "藏에는 要害(處)가 있으니[있어서], 可히 察하지
아니하면 아니됩니다.
肝은 左에서 生하고, 肺는 右에 藏하며, 心은 表에 部(分布)하고, 腎은 裏에서
治하며, 脾는 그(心肝肺腎의) 使가 되고, 胃는 그(心肝肺腎의) 市(저자)가 되며；
鬲盲의 上의 中에 父母가 있고, 七節(일곱째 마디)의 傍의 中에 小心이 있으니, 이
를 從하면 福이 있게 되고, 이를 逆하면 咎(災殃)가 있게 됩니다.

第 二 章

刺[1]中心, 一日死[2], 其動爲噫；刺中肝, 五日死, 其動爲語[3]；刺中
腎, 六[4]日死, 其動爲嚔；刺中肺, 三[5]日死, 其動爲咳；刺中脾, 十[6]
日死, 其動爲呑；刺中膽, 一日半死, 其動爲嘔.

〔校勘〕 1) 太平聖惠方에는 '刺' 밑에 '若'字가 더 있다. 下同.

2) 一日死: 診要經絡論에는 '環死'로 되어 있다. 經氣가 環周하면 반드시 十二辰을 돌게 되므로 一日이 된다.

3) 甲乙에는 '語'가 '欠'으로 되어 있다. 全元起는, "腎傷則欠, 子母相感也"라고 하였다.

4) '六'이 〈診要經終論〉에는 '七'로, 甲乙에는 '三'으로 되어 있다.

5) 三日死: 〈診要經終論〉에는 '三'이 '五'로 되어 있다. 王冰은 말하기를, "金數는 四니, 金數가 다하여 五日에 이르면 죽는다. 一云, '三日死'라 한 것은 字誤이다."라고 하였다.

6) 〈診要經終論〉에는 '十'이 '五'로 되어 있고, 甲乙에는 '十五'로 되어 있다.

刺함에 心에 中하면 一日 만에 죽는데, 그 (變)動은 噫가 되고; 刺함에 肝에 中하면 五日 만에 죽는데, 그 (變)動은 語가 되며; 刺함에 腎에 中하면 六日 만에 죽는데, 그 (變)動은 嚏가 되고, 刺함에 肺에 中하면 三日 만에 죽는데, 그 (變)動은 咳가 되며; 刺함에 脾에 中하면 十日 만에 죽는데, 그 (變)動은 呑이 되고, 刺함에 膽에 中하면 一日 半 만에 죽는데 그 (變)動은 嘔가 됩니다.

第三章

刺跗上, 中大脈, 血出不止, 死; 刺面, 中溜脈, 不幸爲盲. 刺頭, 中腦戶, 入腦[1]立死; 刺舌下, 中脈太過, 血出[2]不止, 爲瘖. 刺足下布絡, 中脈, 血不出, 爲腫; 刺郄, 中[3]大脈, 令人仆脫色; 刺氣街, 中脈, 血不出, 爲腫鼠僕[4]; 刺脊閒, 中髓, 爲傴; 刺乳上, 中乳房, 爲腫根蝕; 刺缺盆中, 內陷氣泄, 令人喘咳[5]逆; 刺手魚腹, 內陷爲腫. 無刺大醉, 令人氣亂; 無刺大怒, 令人氣[6]逆; 無刺大勞人, 無刺新[7]飽人, 無刺大饑人, 無刺大渴人, 無刺大驚人. 刺陰股, 中大脈, 血出不止, 死. 刺客主人, 內陷[8]中脈, 爲內漏爲聾; 刺膝髕出液, 爲跛; 刺臂太陰脈, 出血多, 立死; 刺足少陰脈, 重虛出血, 爲舌難以言; 刺膺中, 陷中肺[9], 爲喘逆仰息; 刺肘中, 內陷, 氣歸之, 爲不屈伸; 刺陰股下三寸, 內陷, 令人遺溺; 刺掖下脇間, 內陷, 令人咳; 刺少腹, 中膀胱溺出, 令人少腹滿; 刺腨腸, 內陷爲腫; 刺[10]匡上陷骨中脈, 爲漏爲盲. 刺關節中液出, 不得屈伸.

〔校勘〕 1) 聖濟總錄에는 '入腦' 二字가 없다. 살피건대, '入腦'는 너무 깊이 찌르는 것을 이름이니, 실상 '腦戶'는 얕게 찌르고 또한 신중히 해야 하는 곳이다. 圖經에 "腦戶禁不可針, 亦不可妄灸"라 하였으니 가히 參考할 만하다.

2) 醫心方에는 '血' 밑에 '出'字가 없다.

3) '隙中' 밑에 '中'字가 탈락되어 있다. '刺隙中, 中大脈'은 위의 '刺跗上, 中大脈'과 句式이 같다. 針灸大成 楊注에, "委中(卽隙中), 四畔紫脈皆可出血, 弱者愼之"라 하였다.

4) 千金, 聖濟總錄에는 '伏'이 모두 '鼷'로 되어 있는 바, 이것이 林校引別本과 합치된다. 爾雅와 釋文에서 인용한 博物志에 "鼷, 鼠之最少者"라 했다. 橫骨이 다한 곳에서 가운데로 五寸을 더 가면 '鼠鼷'라 이름하는 肉核이 있다. 氣街를 잘못 찌르면 피가 나오지 않을 경우 瘀血이 맺혀 腫이 되어, 鼠鼷까지 당기는 듯한 아픔이 온다. 圖經에, 期門穴은 鼠鼷腫痛을 다스린다고 하였다.

5) 醫心方에는 '喘' 밑에 '咳'字가 없다.

6) '氣'는 응당 '脈'으로 해야할 것이다. 靈樞에도 '脈'으로 되어 있고, 王注에도 "脈數過度, 故因刺而亂"이라 하였다.《郭靄春》

7) 太平聖惠方에는 '新'이 '大'로 되어 있다.

8) 聖濟總錄에는 '內陷' 밑에 ' 及刺目上陷骨'의 六字가 더 있다.

9) 聖濟總錄에는 '肺'가 '脈'으로 되어 있다.

10) 千金에는 '刺' 밑에 '目'字가 더 있다.

跗上을 刺함에 大脈에 中하여 出血이 그치지 아니하면 죽고, 面을 刺함에 溜脈에 中하면 不幸하면 盲이 되며, 頭를 刺함에 腦戶에 中하면 腦에 入하는 즉시 죽고(立死), 舌下를 刺함에 脈에 中함이 太過하여 出血이 그치지 아니하면 瘖이 되며, 足下의 布絡을 刺함에 脈에 中하여 血이 (밖으로) 나오지 못하면 腫이 되고, 隙을 刺함에 大脈에 中하면 사람으로 하여금 仆(倒)하여 脫色《面色이 蒼白해짐》이 되게 하며, 氣街를 刺함에 脈에 中하여 血이 出하지 못하면 鼠僕《鼠鼷》을 腫(하게)함이 되고, 脊間을 刺함에 髓에 中하면 傴가 되며, 浮上을 刺함에 乳房에 中하면 腫根蝕이 되며, 缺盆中을 刺함에 안으로 陷하면 氣가 泄하여[안으로 陷하여 氣가 泄하면] 사람으로 하여금 喘咳逆하게 하며, 手의 魚腹을 刺함에 內陷하면 腫이 됩니다.

大醉한 사람은 刺하지 말지니, 사람의 氣를[사람으로 하여금 氣가] 亂하게 함이며; 大怒한 사람은 刺하지 말지니, 사람의 氣를[사람으로 하여금 氣가] 逆하게 함이며; (이외에) 大勞한 사람은[사람을] 刺하지 말며, 新飽한 사람은[사람을] 刺하지 말며, 大饑한 사람은[사람을] 刺하지 말며, 大渴한 사람은[사람을] 刺하지 말며, 大驚한 사람은[사람을] 刺하지 말아야 합니다.

陰股를 刺함에 大脈에 中하여 血이 出함을 그치지 아니하면 죽고, 客主人을 刺함에 內陷하여 脈에 中하면 內漏가 되고 聾이 되며, 膝髕을 刺함에 液이 出하면 跛가 되고, 臂太陰脈을 刺함에 出血이 多하면 立死《그자리에서 죽음》하며, 足少陰脈을 刺함에 出血하여 重虛하게 되면 舌이 써 言하기 어렵게 되며, 膺을 刺함에 中으로 陷하여 肺에 中하면[膺中을 刺함에 肺에 陷中하면] 喘逆, 仰息이 되고, 肘中을 刺함에 안으로 陷하면 氣가 거기에 歸하여[안으로 陷하여 氣가 거기에 歸하면] 屈伸하지 못함이 되며, 陰股下 三寸을 刺함에 內陷하면 사람으로 하여금 遺溺하게 하고, 掖下脇間을 刺함에 內陷하면 사람으로 하여금 咳하게 하며, 少腹을 刺함에 膀胱에

中하여 溺《尿》가 出하면 사람으로 하여금 少腹이 滿하게 하고, 腨腸《장딴지》을 刺함에 內陷하면 腫이 되며, (目)匡上陷骨을 刺함에 脈에 中하면[匡上陷骨中脈을 刺하면] 漏《눈물이 그치지 않음》가 되고 盲이 되며, 關節中을 刺함에 液이 出하면[關節을 刺함에 中의 液이 出하면], 屈伸(함을 得)하지 못합니다."

刺志論篇 第五十三

〔해제〕 本篇에서 論한 바는 虛實의 要와 補瀉法인데 이는 針刺함에 있어서 마땅히 기억해야 할 사항에 屬하므로 篇名을 刺志論이라 했다. 志와 誌, 識는 뜻이 같다.

本篇의 主要內容은 氣와 形, 穀과 氣, 脈과 血의 虛實關係, 正常과 反常變化의 原因을 說明하고 同時에 針刺手法을 結合하여 針刺의 補瀉意義를 說明하고 있다.

黃帝問曰: 願聞虛實之要. 岐伯對曰: 氣實形實, 氣虛形虛, 此其常也, 反此者病; 穀盛氣盛, 穀虛氣虛, 此其常也, 反此者病; 脈實血實, 脈虛血虛, 此其常也, 反此者病.

帝曰: 如何而反? 岐伯曰[1]: 氣虛身熱, 此謂反也; 穀入多而氣少, 此謂反也; 穀不入[2]而氣多, 此謂反也; 脈盛血少, 此謂反也; 脈少[3]血多, 此謂反也.

氣盛身寒, 得之傷寒; 氣虛身熱, 得之傷暑; 穀入多而氣少者, 得之有所脫血濕居下也; 穀入少而氣多者, 邪在胃及與肺也; 脈小血多者, 飲中熱也; 脈大血少者, 脈有風氣, 水漿不入, 此之謂[4]也.

夫實者, 氣入也; 虛者, 氣出也. 氣實者, 熱也; 氣虛者, 寒也. 入實者, 左手開鍼空也; 入虛[5]者, 左手閉鍼空也.

〔校勘〕 1) 林校에 이르기를, "甲乙에 의거하면 '曰' 밑에 '氣盛身寒' 四字를 보충해야 한다."고 하였다.
2) 穀不入而氣多: 下文 '穀入少而氣多' 句를 살피건대, '不入'은 '入少'로 고쳐야 한다. 대저 '入少氣多'를 反이라고 한다면 穀이 들어오지 않았는데 氣가 도리어 많아진다는 것은 이치에 닿지 않는다.(郭靄春)
3) 下文을 살피건대 '少'는 誤니 응당 '小'로 해야 한다.
4) 張琦는, '此之謂' 三字는 衍文이라고 하였다.
5) 素問識에 이르기를, '入虛'는 응당 '出虛'로 해야 한다고 했다.

黃帝께서 물어 가라사대, "願컨대 虛實의 要를 듣고 싶습니다."
岐伯이 對(答)하여 가로되, "氣가 實하고 形이 實하거나, 氣가 虛하고 形이 虛한 것─이것이 그 (正)常이니, 이에 反한 것은 病이며; 穀이 盛하고 氣가 盛하거나, 穀이 虛하고 氣가 虛한 것─이것이 그 (正)常이니, 이에 反한 것은 病이며; 脈이 實하고 血이 實하거나, 脈이 虛하고 血이 虛한 것─이것이 그 (正)常이니, 이에 反한 것은 病입니다."

帝께서 가라사대, "어떠함이《어떠한 것이》反입니까?"

岐伯이 가로되, "氣가 盛한데 身이 寒하거나《'氣盛身寒'：原無. 據《新校正》補》, 氣가 虛한데 身이 熱한 것─이를 일러 反이라고 하며; 穀이 入함은 多한데 氣가 少한 것─이를 일러 反이라고 하며; 穀이 入하지 않는데 氣가 多한 것─이를 일러 反이라고 하며; 脈이 盛한데 血이 少한 것─이를 일러 反이라고 하며; 脈이 少한데 血이 多한 것─이를 일러 反이라고 하(나)니,

氣가 盛한데 身이 寒함은 傷寒에서 得하(는 것이)며, 氣가 虛한데 身이 熱함은 傷暑에서 得하(는 것이)며, 穀이 入함이 多한데 氣가 少한 것은 脫血한 바가 있거나 濕이 下에 居한《있는》데서 得하(는 것이)며, 穀이 入함이 少한데 氣가 多한 것은 邪가 胃와 肺에 在함이며, 脈이 少한데 血이 多한 것은 (술을) 飮하여 中이 熱함이며, 脈이 大한데 血이 少한 것은 脈에 風氣가 있고 水漿이 入하지 못함입니다《'此之謂也'는 衍文임.》.

무릇 實해진 것은 (邪)氣가 入함이고《入한 때문이고》, 虛해진 것은 (正)氣가 出함이며《出한 때문이며》; 氣가 實한 것은 熱이고, 氣가 虛한 것은 寒이니, 實(證)에 (刺)入한 者는 (出鍼時에) 左手로 鍼空을 開하고, 虛(證)에 (刺)入한 者는 (出鍼時에) 左手로 鍼空을 閉합니다."

鍼解篇 第五十四

〔해제〕　本篇은 主로《九鍼》과 그와 有關한 針刺의 基本道理를 解釋하였으므로 篇名을 鍼解篇이라 했다.

　　本篇의 主要內容은 다음과 같다.

1. '虛則實之' '滿則瀉之' 等 針刺의 基本原則을 論述하고,

2. 徐疾補瀉의 操作方法과 醫師의 行針時의 態度를 說明하였으며,

3. 天地四時陰陽 等, 人과 自然의 關係를 結合하여 九鍼의 意義와 用途를 說明하였다.

第一章

黃帝問曰: 願聞九鍼之解·虛實之道. 　岐伯對曰: 刺虛則實之者, 鍼下熱也, 氣實乃熱也[1]. 滿而泄之者, 鍼下寒也, 氣虛乃寒也[2]. 菀陳則除之者, 出惡血也. 邪勝則虛之者, 出鍼勿按. 徐而疾則實者, 徐出鍼而疾按之. 疾而徐則虛者, 疾出鍼而徐按之. 言實與虛者, 寒溫氣多少也. 若無若有者, 疾不可知也. 察後與先者, 知病先後也. 爲虛與實者[3], 工[4]勿失其法. 若得若失者, 離其法也. 虛實之要, 九鍼最妙者, 爲其各有所宜也. 補寫之時[5]者, 與氣開闔相合也. 九鍼之名, 各不同形者, 鍼窮其所當補寫也.

〔校勘〕　1) 太素에는 '氣實乃熱也' 五字가 없다.

　　2) 太素에는 '氣虛乃寒也' 五字가 없다.

　　3) 爲虛與實者: 林校引甲乙에는 '若存若亡 爲虛爲實'로 되어 있다고 하였다.

　　4) 太素에는 '工' 밑에 '守'字가 더 있다. 王注引〈針經〉에도 '愼守勿失'이라 한 것을 보면 그의 所據本에도 '守'字가 있었던 것 같다.

　　5) 林校에, 甲乙經을 의거하여 '補瀉之時' 밑에 '以針爲之' 四字가 탈락되어 있다고 했다.

　黃帝께서 물어 가라사대, "願컨대 九鍼의 解와《九鍼에 대한 解說과》虛實의 道(理)를 듣고 싶습니다."

　岐伯이 對(答)하여 가로되, "(이른바) 刺함에, 虛하면 實하게 하라는 것은 鍼下가 熱하도록 함이니, 氣가 實해지면 이에 熱하(게 되)며; 滿하면 泄하라는 것은 鍼下가 寒하도록 함이니, 氣가 虛해지면 이에 寒하(게 되)며; 菀陳하면 除하라는 것

은 惡血을 出하라는 것이며 ; 邪가 勝(盛)하면 虛하게 하라는 것은 鍼을 出하고(나서) 按하지 말라는 것이며 ; 천천히 하고 빨리하면 實해진다는 것은, 천천히 鍼을 빼고 빨리 거기를 按하라는 것이며 ; 빨리 하고 천천히 하면 虛해진다는 것은, 빨리 鍼을 빼고 천천히 거기를 按하라는 것이며 ; 實과 虛라고 말한 것은 寒(氣와)溫氣의 많고 적음(을 말한 것)이며 ; 없는 듯 있는 듯하다는 것은 빨라서 可히 알지 못함(을 말한 것)이며 ; 後와 先을 살피라는 것은 病의 先後를 知(하고자)함이며 ; 虛(하게 함)와 實(하게 함)을 하라《虛하게 하고 實하게 하라》는 것은, (醫)工이 그 (補瀉하는) 法을 잃지 말라는 것이며 ; 得(效)한 듯 失(效)한 듯하다는 것은 그 (補瀉하는) 法을 離함이며 ; 虛實의 要는 九鍼이 가장 妙하다는 것은 그것이 각기 (適)宜한 바가 있기 때문이며 ; 補瀉할 때에는 鍼으로써 이를 한다《"以鍼爲之"가 原脫된 故로 《新校正》과 《靈樞》 《甲乙》에 依據, 이를 보충하여 解釋함》고 한 것은, 氣의 開闔과 더불어[氣와 더불어 開闔이] 相合되게 함이며 ; 九鍼의 이름에 (따라) 각각 形이 같지 않은 것은, 鍼으로 그 마땅히 補하고 瀉할 바를 窮(究)함입니다.

第 二 章

刺[1]實須其虛者, 留鍼陰氣隆至[2], 乃去鍼也. 刺虛須其實者, 陽氣隆至, 鍼下熱乃去鍼也. 經氣已至, 愼守勿失者, 勿變更也. 深淺在志者, 知病之內外也. 近遠如一者, 深淺其候等也. 如臨深淵者, 不敢憚[3]也. 手如握虎者, 欲其壯也. 神無營於衆物者, 靜志觀病人, 無左右視也. 義無邪下者, 欲端以正也. 必正其神者, 欲瞻病人目, 制其神, 令氣易行也.

〔校勘〕 1) 太素에는 '刺' 밑에 '其'字가 더 있다. 下 '刺虛' 同.
　　　　 2) 明抄本에는 '隆至' 밑에 '針下寒' 三字가 더 있다.
　　　　 3) 守校本에는 '憚'가 '惰'로 되어 있다.

實(證)을 刺함에 그 虛해지기를 기다리라(須)는 것은, 留鍼시켜 陰氣가 隆(盛)하게 至하(여 鍼下가 寒해지)면 이에 鍼을 去하라는 것이며 ; 虛를 刺함에 그 實해지기를 기다리라는 것은, 陽氣가 隆(盛)하게 至하여 鍼下가 熱해지면 이에 鍼을 去하라는 것이며 ; 經氣가 이미 至하였거든 愼守하여 失하지 말라는 것은, (手法을 隨意)變更하지 말라는 것이며 ; 深淺《鍼刺하는 깊이》이 志에 있다는 것은, 病(位)의 內外를 알(아서 鍼刺의 深淺을 定하)라는 것이며 ; 近遠을《가까운 데와 먼 데를》한결같이 하라는 것은, (鍼刺의) 深淺에 그 候를 (同)等하게 하라는 것이며 ; 마치 깊은 연못에 臨하듯이 하라는 것은, 敢히 憚(惰)하지《소홀하지》 말라는 것이며 ; 手를 범을 잡은 듯이 하라는 것은, 그 壯함《指持鍼應堅而有力如握虎之勢》을 欲함이며 ;

(精)神을 衆物에 營하지《빼앗기지》 말라는 것은, (神)志를 고요히 하여 (오직) 病
人을 觀(察)하고 左右를 視하지 말라는 것이며 ; 義하게《바르게》 하여 비스듬히
《‘邪’通‘斜’》 下(鍼)하지 말라《(鍼을) 바르게 下해야지 비스듬히 下해서는 안된다》
는 것은, 端正히《端하여 써 正하게 ; 端하고 正하게》 하고자 함이며 ; 반드시 그 (患
者의) 神을 바르게 하라는 것은, 病人의 目을 瞻하여 그 神을 制(壓)하여 氣가 쉽게
行하게 하고자 함이며 ;

第 三 章

所謂三里者, 下膝三寸也. 所謂跗之[1]者, 擧膝分易見也[2]. 巨虛者,
蹺足, 䯒獨陷者[3]. 下廉者, 陷下者也.

〔校勘〕 1) 跗之 : 太素에는 ‘跗’가 ‘付’로 되어 있다. 林校에는 ‘跗之’를 ‘跗上’으로 해야 될
　　　　　 것 같다고 했다. ‘跗上’은 冲陽穴을 가리켜 하는 말이니, 이 ‘所謂冲陽’은 앞의
　　　　　 ‘所謂三里’의 句와 幷列된다. 舊注에 此句를 三里를 취하는 방법으로 해석한 것
　　　　　 은 합당치 않다.《郭靄春》
　　　　 2) 擧膝分易見也 : 胡本, 越本에는 모두 ‘膝’이 ‘脈’으로 되어 있다. 王注에도 본문처
　　　　　 럼 ‘膝’로 되어 있으나 ‘脈’의 誤字이다. ‘分’은 ‘則’의 誤字인 듯하다. ‘擧脈則易
　　　　　 見’은 動脈을 取하면 冲陽穴이 쉽게 보인다는 뜻이다. 呂代春秋에 “擧, 取也”라
　　　　　 고 하였다.《郭靄春》
　　　　 3) 金本에는 ‘者’가 ‘也’로 되어 있다.

이른바 三里는 무릎에서 三寸을 내려가며 ; 이른바 跗之《當作 ‘低跗取之’ :《素問
識》》하라는 것은, 膝分을 들면 (三里穴이) 쉽게 나타나기 때문이며 ; 巨虛는 足을
들면 䯒(外 兩筋間)에 홀로 陷(下) 하는 곳(者)이며, 下廉은 (䯒外 兩筋間에 홀로)
陷下하는 곳입니다.”

第 四 章

帝曰 : 余聞九鍼, 上應天地四時[1]陰陽, 願聞其方, 令可傳於後世以
爲常也[2]. 岐伯曰 : 夫一天二地三人四時五音六律七星八風九野, 身[3]
形亦應之, 鍼各有所宣, 故曰九鍼. 人皮應天, 人肉應地, 人脈應人,
人筋應[4]時, 人聲應音, 人陰陽合氣[5]應律, 人齒面目應星, 人出入氣[6]
應風, 人九竅三百六十五絡應[7]野. 故一鍼皮, 二鍼肉, 三鍼脈, 四鍼
筋, 五鍼骨, 六鍼調陰陽, 七鍼益精, 八鍼除風, 九鍼通九竅, 除[8]三
百六十五節氣, 此之謂各有所主[9]也.

〔校勘〕　1) 類說, 醫說에는 '天地' 밑에 모두 '四時' 二字가 없다.

　　　　2) 太素에는 '也' 밑에 '而'字가 더 있다.

　　　　3) 太素에는 '身'이 '人'으로 되어 있다.

　　　　4) 太平聖惠方에는 '應' 밑에 '四'字가 더 있다.

　　　　5) 柯逢時는, 〈九針論〉에 의거하면 '合氣' 二字는 衍文이라고 하였다.

　　　　6) 太素에는 '氣' 밑에 '口'字가 더 있다.

　　　　7) 太平聖惠方에는 '應' 밑에 '九'字가 더 있다.

　　　　8) '除'字는 蒙上誤이니 太素의 楊注에 의거하여 응당 '應'으로 고쳐야 한다.《郭靄
　　　　　　春》

　　　　9) 太平聖惠方 引文에는 '主'가 '立'으로 되어 있다.

帝께서 가라사대, "余가 들으니 九鍼은 위로 天地의 四時 陰陽에 應한다고 하는
데, 願컨대 그 方(道)을 聞하여 하여금 可히 後世에 傳하여 써 常(度)을 삼도록 하
여 주십시오."

岐伯이 (對答하여) 가로되, "대저 一天, 二地, 三人, 四時, 五音, 六律, 七星, 八
風, 九野에 身形도 또한 應하는데, 鍼이 각각 그 (適)宜한 바가 있으므로 九鍼이라
합니다. 人의 皮는 天에 應하고, 人의 肉은 地에 應하고, 人의 脈은 人에 應하고, 人
의 筋은 時에 應하고, 人의 聲은 音에 應하고, 人의 陰陽合氣는 律에 應하고, 人의
齒·面·目은 星에 應하고, 人의 出入하는 氣는 風에 應하고, 人의 九竅·三百六十
五絡은 野에 應하므로, (第) 一鍼은 皮(를 刺하고), (第) 二鍼은 肉(을 刺하고),
(第) 三鍼은 脈(을 刺하고), (第) 四鍼은 筋(을 刺하고), (第) 五鍼은 骨(을 刺하
고), (第) 六鍼은 陰陽을 調(節)하고, (第) 七鍼은 精을 益하고, (第) 八鍼은 風을
除(去)하고, (第) 九鍼은 九竅를 通하게 하며 三百六十五節의 (邪)氣를 除(去)하
는 바, 이를·일러 각각 主하는 바가 있다고 합니다.

第 五 章

人心意應八風, 人氣應天, 人髮齒耳目五聲, 應五音六律, 人陰陽
脈血氣應地, 人肝目應之九, 九竅三百六十五[1]. 人一以觀動靜天二
以候五色七星應之以候髮母澤五音一以候宮商角徵羽六律有餘不足
應之二地一以候高下有餘九野一節兪應之以候閉節三人變一分候齒
泄多血少十分角之變五分以候緩急六分不足三分寒關節第九分四時
人寒溫燥濕四時一應之以候相反一四方各作解[2].

〔校勘〕　1) 九竅三百六十五: 林校에 全本에는 이 七字가 없다고 하였다.

　　　　2) 王冰은, '九竅三百六十五, 人一以觀動靜'부터 '四方各作解'까지의 124字(林校에
　　　　　　는 123字로 1字가 더 없음)는 蠹簡爛文이라 義理가 殘缺하여 可히 尋究할 수가

없다고 하였다.

人의 心意는 八風에 應하고, 人의 氣는 天에 應하고, 人의 髮·齒·耳·目 五聲은 五音·六律에 應하고, 人의 陰陽脈의 血氣는 地에 應하고, 人의 肝·目은 九에 應합니다."

《'九竅 三白六十五' 以下 一百二十字, 蠹簡爛文, 文義殘缺, 莫可尋究, 故不解釋, 而略之.》

長刺節論篇 第五十五

〔해제〕　本篇은 刺節問題를 廣範하게 論하였으므로 篇名을 長刺節論이라 했다. 長은 廣과 같다.

　　本篇의 主要內容은 頭痛, 寒熱, 痺病, 積, 疝 等 十種病證의 針刺治療方法을 論述한 것이다.

刺家不¹⁾診, 聽病者言在頭, 頭疾痛, 爲藏²⁾鍼之, 刺至骨病已, 上³⁾無傷骨肉及皮, 皮者道也.

陰⁴⁾刺, 入一傍四處⁵⁾. 治寒熱, 深專者, 刺大藏, 迫藏刺背, 背⁶⁾俞也, 刺之迫藏, 藏會, 腹中寒⁷⁾熱去而止, 與⁸⁾刺之要, 發鍼而淺出血.

治腐⁹⁾腫者, 刺腐上, 視癰小大深淺刺¹⁰⁾, 刺大者多血, 小者深之¹¹⁾, 必端內鍼爲故止.

病在少腹¹²⁾有積, 刺皮䯏¹³⁾以下, 至少腹而止, 刺俠脊兩傍四椎間, 刺兩髂髎季脇肋間, 導腹中氣熱¹⁴⁾下已.

病在少¹⁵⁾腹, 腹¹⁶⁾痛不得大小便, 病名曰疝, 得之寒, 刺少腹兩股間¹⁷⁾, 刺腰髁骨間, 刺而多¹⁸⁾之, 盡炅病已.

病在筋, 筋攣¹⁹⁾節痛, 不可以行, 名曰筋痺, 刺筋上爲故, 刺分²⁰⁾肉間, 不可中骨也, 病起²¹⁾筋炅, 病已止.

病在肌膚, 肌膚盡痛, 名曰肌痺, 傷於寒濕, 刺大分小分, 多發鍼而深之, 以熱爲故, 無傷筋骨, 傷筋骨, 癰²²⁾發若變, 諸分盡熱, 病已止.

病在骨, 骨重不可擧, 骨髓酸痛, 寒氣至²³⁾, 名曰骨痺, 深者刺無傷脈肉爲故, 其道²⁴⁾大分小分, 骨熱病已止.

病在諸陽脈, 且寒且熱²⁵⁾, 諸分且寒且熱, 名曰狂, 刺之虛脈, 視分盡熱, 病已止.

病初發, 歲一發, 不治月一發, 不治, 月四五發, 名曰癲病, 刺諸分諸脈26), 其無寒者, 以鍼調之27), 病止28).

病風且寒且熱, 炅汗出, 一日數過29), 先刺諸分理絡脈, 汗出且寒且熱, 三日一刺, 百日而已.

病大風, 骨節重, 鬚眉墮30), 名曰大風, 刺肌肉爲故, 汗出百日, 刺骨髓, 汗出百日, 凡二百日, 鬚眉生而止鍼

〔校勘〕 1) 孫鼎宜는 말하기를, '不診'은 '來診'일 것이다. 荀子〈大略〉에 '從諸侯不' 句의 楊注에, "'不'當爲'來'"라고 하였다.

2) 林校에 全本에는 '藏'字가 없다고 했다.

3) 朝本, 明抄本에는 모두 '上'이 '止'로 되어 있는데, 이것이 옳다. 이는 病이 나아서 針治療를 그친다는 말인 바, 뒤에 '病已止'의 句式이 모두 세 번 보이는 것으로 알 수 있다.

4) 太素에는 '陰'이 '陽'으로 되어 있다. 林校에도 '陰刺'는 '陽刺'인 듯하다고 하여 太素와 합치된다.

5) 太素에는 '四' 밑에 '處'字가 없다.

6) 太素에는 '刺背' 밑에 '背'字가 겹쳐 있지 않다.

7) 太素에는 '寒熱' 밑에 '氣'字가 더 있다.

8) '與'字는 아마 '舉'字의 壞字인 듯하다. '舉'에는 '凡'의 뜻이 있다. 이는, 太凡 針刺의 要諦는 發針時에 약간 出血을 시킴으로써 絡經을 通하게 하는 것을 귀히 여긴다는 말이다.

9) 太素에는 '腐'가 '癰'으로 되어 있다. 林校에 全本과 甲乙에도 '癰'으로 되어 있다고 하였다.

10) 太素에는 '深淺' 밑에 '刺'字가 없다.

11) 樓英은 말하기를, "'大者多血, 小者深之' 八字는 衍文이다. '視癰大小深淺刺' 七字에 膿을 取하는 방법이 모두 갖추어져 있다."고 하였다.

12) 少腹: 太素에는 '小腸者'로 되어 있다.

13) 皮髓: 太素에는 '腹齊'로 되어 있다. 林校에, 釋音에는 '皮骺'로 되어 있는 바, 皮骺은 臍下 橫骨의 끝이라고 하였다.

14) 氣熱 金本에는 '熱氣'로 되어 있다.

15) 少腹: '少'는 '小'로 해야 한다.

16) 太素, 甲乙에는 모두 '痛' 위에 '腹'字가 없다.

17) 得之寒, 刺少腹兩股間: 甲乙에는 '得寒則少腹脹, 兩股間冷'으로 되어 있다.

18) '多'는 '灸'의 形近致誤일 것이다.

19) 太素에는 '攣' 밑에 '諸'字가 더 있다.

20) 太素에는 '分' 밑에 '肉'字가 없다. 王注에 "分, 謂肉分間有筋維絡處也"라 한 것을 보면 그의 所據本 역시 '肉'字가 없었음을 알 수 있다.

21) '病起' 二字는 衍文인 듯하다. 王注에 이 두 字가 없으며, 吳注本에는 이를 刪去했는 바, 옳다.

22) 甲乙에는 '癉'이 '寒'으로 되어 있다.

23) 孫鼎宜는 '至' 밑에 '骨'字가 더 있을 것이라고 하였다.

24) 太素에는 '其道'가 '至其'로 되어 있다.

25) '且寒且熱' 四字는 涉下誤衍으로 본다. 太素 楊注에도 "身及四肢諸分且有寒熱, 名之爲狂"으로 되어 있어 이 네 字가 중복되지 않았음을 알 수 있다.

26) 諸脈 : 甲乙에는 '其脈'으로 되어 있고 아래에 이어서 읽는다.

27) 其無寒者, 以鍼調之 : 甲乙에는 '其'字가 없고, '無'가 '尤'로, '調'가 '補'로 되어 있다.

28) 病止 : 金本, 胡本, 讀本, 越本, 吳本, 胡本, 藏本, 熊本, 守校本에는 모두 '病' 밑에 '已'字가 더 있다.

29) 甲乙에는 '過'가 '欠'으로 되어 있는데, '欠'은 '次'의 壞字인 듯하다.

30) 太素에는 '墮'가 '隨落'으로 되어 있는 바, '隨'는 '墮'의 壞字이다. 病源에도 "大風病, 鬚眉墮落"으로 되어 있다.

　刺家가 診하지 아니하고 病者의 言을 들음에, (病邪가) 頭에 있어서 頭가 疾痛하면, 爲하여 깊히(藏, 深也) 鍼(刺)하여 (鍼尖이) 骨에 이르도록까지 刺하되, 病이 已하면(나으면) (鍼刺하기를) 止(原作'上', 據《吳注素問》·《內經評文》改)하고 骨肉과 皮는 傷하지 말것이니, 皮는 (鍼이 通過하는) 道(路이기 때문)입니다.

　陽刺(法)(原作'陰刺', 據《新校正》改)는 (가운데) 한 군데와 (그) 傍(周圍)의 四處(上下左右)에 (鍼을) (刺)入합니다.

　寒熱에 深專함(寒熱의 病邪가 深入하여 藏을 專攻하는 경우)을 治하는 者는 大藏(五藏)(의 幕穴)을 刺하되 藏에 迫하였으면 背 ― 背兪(즉, 五藏의 背部兪穴)를 刺하는데, 藏을 迫함에 거기를 刺함은, 藏會(藏氣가 會集하는 곳)일새며, 腹中의 寒熱이 去하면 (刺하기를) 止하는데, (鍼)刺를 (施)與하는 要(要點, 要領)는, 發鍼하고(나서)[發鍼하면서] 약간(淺)[淺(部)에서] 血을 出합니다.

　癰(原作'腐'據《太素》《新校正》改, 下 '腐' 同)腫을 治하는 者는 癰上을 刺하되 癰의 小大·深淺을 보아서 刺하는데, 큰 것을 刺할 때에는 血을 (出함을) 많이 하고, 작은 것(을 刺할 때에)은 깊이 (刺)하되, 반드시 端(正)하게 鍼을 內(納 : 入)하는 것으로 故를(基準을) 삼아 止합니다.

　病이 少腹에 있어서 積이 있으면, 皮䯏에서 아래로 少腹에 이르기까지 刺하여 그치고, (아울러) 俠脊(脊(椎)를 낀) 兩傍의 四椎間을 刺하고, 兩 髂髎(髂骨 兩傍의 居髎穴)와 季脇肋間(京門穴)을 刺하여, 腹中의 氣를 導(引)하여 熱이 下하면(떨어지면) 已합니다.

　病이 少腹에 있어서 腹痛하며 大·小便을 得하지 못하면, 病名을 疝이라고 하는데, 寒에서 得한 것이니, 少腹과 兩股間을 刺하고 腰髁骨間을 刺하되, 刺하고 나서 灸(原作 '多', 當作 '灸')할 것이니[刺하기를 많이 할 것이니: 原文대로 釋한 것임], 모두 炅(熱)하여지면 病이 已합니다.

病이 筋에 있어서 筋이 攣하고 節이 痛하여 可히 써 行하지 못하면, (病)名을 筋痺라 하는데, 筋上에 刺함을 故로《基準으로》삼아 分肉間을 刺하되 骨을 中하여서는 아니되며, (病이 起한) 筋이 炅(熱)하여 病이 已하면(나으면) (刺하기를) 止합니다.

病이 肌膚에 있어서 肌膚가 모두 痛하면, (病)名을 肌痺라 하는데, 寒濕에 傷한 것이니, 大分과 小分을 刺하되 發鍼(刺鍼)을 많이 하고 깊게 (刺)하여 發熱하는 것으로 故를《原則을》삼되 筋骨을 傷하지는 말 것이니, 筋骨을 傷하면 癰이 發하거나 또는 (若)變하(기 때문이)거니와, 諸分이 모두 熱하여 病이 已하면(나으면) 止합니다.

病이 骨에 있어서 骨이 重하여 可히 들지 못하고, 骨髓가 酸하며 痛하고 寒氣가 至하면, (病)名을 骨痺라고 하는데, (刺하는) 깊이는, 刺하되 脈肉을 傷하지 아니하는 것으로 故를 삼으며, 그 道는 大分·小分(까지)인데, 骨이 熱하여 病이 已하면 (刺하기를) 止합니다.

病이 모든 陽脈에 있어서 (寒하다가 熱하다가 하고:《素問識》云: "疑衍") 모든 分이 寒하다가 熱하다가 하면, (病)名을 狂이라고 하는데, (瀉法을 써서) 刺하여 (그 寒邪를 瀉하여) 脈을 虛하게 하되, (諸)分을 視하여 모두 熱하여 病이 나으면 止합니다.

病이 처음 發할 때에는 歲(一年)에 한 번 發하다가, 다스리지 아니함에 月(한 달)에 한 번 發하고, (또) 다스리지 아니함에 月에 四,五번 發하(게 되)면, (病)名을 癲病이라 하는데, 諸分과 諸脈을 刺하되 그 寒이 無한《尤(甚)한:《甲乙》》者는 鍼으로 이를 調하고, 病이 나으면 止합니다.

風에 病들어 寒하다가 熱하다가 하며, 炅(熱)汗이 出하기를 하루에 여러 차례 (數) 겪으면(過), 먼저 모든 分理와 絡脈을 刺하되, 汗出하고 잠시(且) 寒하다가 잠시(且) 熱하다가 하면('汗出且寒且熱':《素問釋義》云: "六字衍文"), 三日에 한 번 刺하는데, 百日이면 已합니다.

大風(病)에 걸려 骨節이 重하고 鬚眉가 墮하면, (病)名을 大風이라 하는데, 肌肉을 刺함을 故로 삼아 땀내기를 百日(동안)하고, (또) 骨髓를 刺하여 땀내기를 百日(동안)하여, 모두(凡) 二百日(동안)을 하여 鬚眉가 生하면 鍼(刺) 하기를 止합니다.

皮部論篇 第五十六

〔해제〕　本篇은 主로 十二經脈의 人體皮膚上에 있어서의 分屬部位를 論述하였으므로 篇名
을 皮部論이라 했다.
　　　本篇의 主要內容은 다음과 같다.
　1. 三陰三陽經脈의 不同한 部位의 名稱과 그 經脈의 不同한 顏色을 視하여 疾病의 性
質을 測知함을 說明.
　2. 外邪가 人體를 表로부터 侵犯하는 傳遞途徑과 早期治療의 意義를 說明.

第 一 章

黃帝問曰：余聞皮有分部，脈有經紀，筋有結絡，骨有度量，其所
生病各異，別其分部・左右上下・陰陽所在・病之始終，願聞其道.
岐伯對曰：欲知皮部以經脈爲紀者[1]，諸經皆然. 陽明之陽，名曰害
蜚，上下[2]同法，視其部中有浮絡者，皆陽明之絡也，其色多靑則痛，
多黑則痺，黃赤[3]則熱，多白則寒，五色皆見，則寒熱也，絡盛則入客
於經，陽主外，陰主內. 少陽之陽，名曰樞持[4]，上下同法，視其部中
有浮絡者，皆少陽之絡也，絡盛則入客於經，故在陽者[5]主內，在陰者
主出以滲於內，諸經皆然[5]. 太陽之陽，名曰關樞，上下同法，視其部
中有浮絡者，皆太陽之絡也，絡盛則入客於經. 少陰之陰，名曰樞儒
[6]，上下同法，視其部中有浮絡者，皆少陰之絡也，絡盛則入客於經，
其入經也，從陽部注於經[7]，其[8]出者，從陰內[9]注於骨. 心主[10]之陰，
名曰害[11]肩，上下同法，視其部中有浮絡者，皆心主之絡也，絡盛則
入客於經. 太陰之陰，名曰關蟄[12]，上下同法，視其部中有浮絡者，皆
太陰之絡也，絡盛則入客於經. 凡十二經絡[13]脈者，皮之部也.

〔校勘〕　1) 太素에는 '紀' 밑에 '者'字가 없다.
　　　　2) 甲乙에는 '上下' 위에 '十二經' 三字가 더 있다.
　　　　3) 太素에는 '黃赤' 앞에 '多'字가 있다.
　　　　4) 甲乙에는 '持'가 '杼'로 되어 있다. 素問識에 '樞杼'는 곧 樞軸이라고 했다.
　　　　5) 滑壽는 말하기를, '故在陽者'부터 '諸經皆然' 까지의 19字는 上下가 서로 연결되

지 않아 무슨 말인지 알 수 없다고 했다. 살피건대 이 19字는, 張琦는 譌誤로, 孫
鼎宜는 衍文으로 보았으며, 吳注本에는 删去되어 있는 바, 모두 滑壽의 說과 부
합된다.

6) 太素에는 '襦'가 '檽'로 되어 있다. 林校에 甲乙에도 '檽'로 되어 있다고 했다. 素
問識에 이르기를, "'檽'가 옳을 듯하다. '檽'는 기둥 위의 斗를 잇는 曲木이다. 少
陰之陰의 이름이 樞上柱頭의 檽에서 따왔기 때문에 '樞檽'라 했을 것이다."라 하
였다.

7) 注於經 : '經'은 위에 있는 '經'字의 영향을 받아 잘못된 '筋'의 聲誤일 것이다.
'注於筋'과 뒤의 '注於骨'은 對文이다.

8) 其出者 : 太素에는 '其' 밑에 '經'字가 더 있다.

9) 太素에는 '陰' 밑에 '內'字가 없다. 甲乙에는 '陰部'로 되어 있다. '陰部'는 脈을
이른다.

10) 心主之陰 : 張琦는, "'心主' 當作 '厥陰'"이라고 했다.

11) 四庫本에는 '害'가 '寒'으로 되어 있다.

12) 林校에 甲乙에는 '蜇'이 '執'으로 되어 있다고 했다.

13) 太素에는 '經' 밑에 '絡'字가 없다.

黃帝께서 물어 가라사대, "余가 듣건대, 皮에는 分部가 있고 脈에는 經紀가 있으
며 筋에는 結絡이 있고 骨에는 度量《大小長短》이 있는데[있으며], 그 生하는 바의
病이 각각 다름에[달라(서)], 그 分部와[分部의] 左右上下, 陰陽所在와 病의 始終
을 (辨)別한다고 하니, 願컨대 그 道를 듣고 싶습니다."

岐伯이 對(答)하여 가로되, "皮部를 알고자 함에 經脈(의 循行部位)으로써 (綱)
紀를 삼는 것은, 모든 經이 다 그러합니다.

陽明의 陽은 이름을 害蜇라 하는데, 上下《手經과 足經》가 (診)法이 同하니, 그
部中을 視함에[視하여] 浮絡이 있는 것은 모두 陽明의 絡(脈)인데, 그 色이, 靑
色)이 많으면 痛이고, 黑(色)이 많으면 痺이고, 黃赤(色)이면 熱이고, 白(色)이 많으
면 寒이고, 五色이 모두 나타나면 寒熱이며, 絡이 盛하면 經에《經으로》入(하여)
客하는데, 陽은 外를 主(管)하고 陰은 內를 主(管)합니다.

少陽의 陽은 이름을 樞持라고 하는데, 上下가 (診)法이 同하니, 그 部中을 視함
에[視하여] 浮絡이 있는 것은 모두 少陽의 絡(脈)인데, 絡이 盛하면 經에 入(하
여)客합니다. 故로 陽에 在한 것은 內《納》를 主하고 陰에 在한 것은 出을 主하여,
써 內로 滲하는데, 諸經이 모두 그러합니다.

太陽의 陽은 이름을 關樞라고 하는데, 上下가 同法이니, 그 部中을 視함에[視하
여] 浮絡이 있는 것은 모두 太陽의 絡(脈)인데, 絡이 盛하면 經으로 入(하여) 客합
니다.

少陰의 陰은 이름을 樞儒라고 하는데, 上下가 同法이니, 그 部中을 視함에[視하
여] 浮絡이 있는 것은 모두 少陰의 絡이며, 絡이 盛하면 經으로 入(하여)客하는데,
그 經에 들어감은 陽部를 좇아 經으로 注하고, 그 出하는 것은 陰을 좇아 안으로 骨
에 注합니다.

心主의 陰은 이름을 害肩이라고 하는데, 上下가 同法이니, 그 部中을 視함에[視하여] 浮絡이 있는 것은 모두 心主의 絡인데, 絡이 盛하면 經으로 入(하여)客합니다.

太陰의 陰은 이름을 關蟄이라고 하는데, 上下가 同法이니, 그 部中을 視함에[視하여] 浮絡이 있는 것은 모두 太陰의 絡인데, 絡이 盛하면 經에[經으로] 入(하여)客합니다. 무릇 十二經의 絡脈은 皮의 部입니다.

第 二 章

是故百病之始生也, 必先¹⁾於皮毛²⁾, 邪中之則腠理開, 開則入客於絡脈, 留而不去, 傳入於經, 留而不去, 傳入於府, 廩於³⁾腸胃. 邪之始入於皮也, 泝然⁴⁾起毫毛, 開腠理; 其入於絡也, 則絡脈盛, 色變; 其入客於經也,　則感虛乃陷下; 其留於筋骨之間,　寒多則筋攣骨痛, 熱多則筋弛骨消, 肉爍䐃破, 毛直而敗. 帝曰: 夫子言皮之十二部, 其生病皆何如? 岐伯曰: 皮者, 脈之部也. 邪客於皮則腠理開, 開則邪入客於絡脈,　絡脈滿則注於經脈,　經脈滿則入舍於府藏也,　故皮者⁵⁾有分部, 不與⁶⁾, 而生大病也. 帝曰: 善

[校勘] 1) 太素, 甲乙에는 모두 '先' 밑에 '客'字가 더 있다.
　　　 2) 吳注本에는 '毛'가 '也'로 되어 있다.
　　　 3) 類說에는 '入於' 밑에 '府廩於' 三字가 없다.
　　　 4) 甲乙에는 '泝'가 '淅'으로 되어 있다. '泝'는 '淅'의 壞字이다. '淅然'은 으쓱으쓱 추운 모양이다.
　　　 5) 甲乙에는 '皮' 밑에 '者'字가 없다.
　　　 6) 林校에 甲乙과 全元起本에는 '不與'가 '不愈'로 되어 있다고 했다.

이러한 까닭으로 百病이 처음 生함엔《처음 생길 때에는》 반드시 皮毛에서 먼저 (生)하나니, 邪가 여기《皮毛》에 中하면 腠理가 열리고, (腠理가) 열리면 絡脈에 入(하여)客하고, (邪氣가 絡脈에) 留하여 去하지《나가지》 아니하면 經으로 傳入하고, (邪氣가 經에) 留하여 去하지 아니하면 府로 傳入하여 腸胃에 廩《積; 聚》합니다. 邪가 皮에 처음 入할 때에는 淅然하게 毫毛를 일으키고 腠理를 열며, 그것이 絡에 入할 때에는 絡脈이 盛하여 色이 變하고, 그것이 經에 入(하여)客할 때에는 虛를 感하여《틈타》 이에 陷下하며, 그것이 筋骨의 사이에 留할 때에는, 寒이 많으면, 筋이 攣하며 骨이 痛하고; 熱이 많으면, 筋이 弛하며 骨이 消하고, 肉이 爍하며 䐃이 破하고, 毛가 直하면서 敗합니다."
帝께서 가라사대, "夫子께서 皮(膚)의 十二部를 말씀하셨는데, 그 病을 生함은 모두 어떠합니까?"

岐伯이 가로되, "皮는 脈의 部이니, 邪가 皮에 客하면 腠理가 열리고, (腠理가) 열리면 邪가 絡脈에 入(하여) 客하고, 絡脈이 滿하면 經脈에 注하고, 經脈이 滿하면 府藏에 入(하여) 舍하므로 皮는 分部가 있는 것이며, 與《療, 愈》하지 아니함에 [아니하여 ; 아니하면] 大病이 生하는 것 입니다."

帝께서 가라사대, "善합니다."

經絡論篇¹⁾ 第五十七

[해제]　本篇은 主로 經絡의 色澤變化를 論述하였으므로 篇名을 經絡論이라 했다.

　　　　本篇의 主要內容은, 經脈의 色이 五臟의 常色과 相應하여 不變함을 說明하고, 經脈의 色이 變하고 不變하는 道理를 具體的으로 說明하였다. 이로 因하여 經脈色澤의 變化를 診察하면 可히 病情을 測知할 수 있다고 함.

　　黃帝問曰: 夫絡脈之見也, 其五色各異, 青黃赤白黑不同²⁾, 其故何也? 岐伯對曰: 經有常色, 而絡無常變也. 帝曰: 經之常色何如? 岐伯曰: 心赤, 肺白, 肝青, 脾黃, 腎黑, 皆亦³⁾應其經脈之色也. 帝曰: 絡⁴⁾之陰陽, 亦應其經乎? 岐伯曰: 陰絡之色應其經, 陽絡之色變無常, 隨四⁵⁾時而行也. 寒多則凝泣, 凝泣則青黑, 熱多則淖澤, 淖澤則黃赤, 此皆常色, 謂之無病⁶⁾. 五色具⁷⁾見者, 謂之寒熱. 帝曰: 善.

[校勘]　1) 林校에 이르기를, 本篇은 全元起本에는 〈皮膚論〉의 끝에 있던 것인데 王氏가 나누어 놓은 것이라고 하였다.
　　　　2) 甲乙에는 '青黃赤白黑不同' 七字가 없다.
　　　　3) 明抄二에는 '皆' 밑에 '亦'字가 없다.
　　　　4) 太素와 甲乙에는 모두 '絡' 위에 '其'字가 더 있다.
　　　　5) 太素에는 '隨' 밑에 '四'字가 없다.
　　　　6) 此皆常色, 謂之無病 : 明抄二 夾注에 이르기를, 이 八字는 응당 '隨時而行'의 밑에 있어야 한다고 하였다.
　　　　7) 太素에는 '具'가 '俱'로 되어 있다.

　　黃帝께서 물어 가라사대, "무릇 絡脈이 나타남《見》에 그 五色이 각기 달라 青黃赤白黑으로 같지 아니하니, 그 까닭은 무엇입니까?"

　　岐伯이 對(答)하여 가로되, "經은 常色이 있으나, 絡은 常이 없이 變합니다."

　　帝께서 가라사대, "經의 常色은 어떠합니까?"

　　岐伯이 가로되, "心(의)赤, 肺(의)白, 肝(의)青, 脾(의)黃, 腎(의)黑이 모두 또한 그 經脈의 (常)色에 應합니다."

　　帝께서 가라사대, "絡의 陰陽도 또한 그 經에 應합니까?"

　　岐伯이 가로되, "陰絡의 色은 그 經에 應하나, 陽絡의 色은 變하여 常이 없이 四時를 따라서 行합니다《變化하여 나타납니다》. 이는 모두 常色이니, 이를 일러 無病이라 합니다《此句는 원래 下文의 '五色이 모두 나타나는 者'앞에 있으나, 文義에 좇아《吳注素問》에 의거, 이곳으로 옮겨 옴). 寒이 많으면 凝泣하고, 凝泣하면 검푸르러지며(靑黑), 熱이 많으면 淖澤하고, 淖澤하면 黃赤해집니다. 五色이 모두 나타나는 者, 이를 寒熱이라고 이릅니다."

帝께서 가라사대, "善합니다."

氣穴論篇 第五十八

〔해제〕 本篇은 主로 人體臟腑經絡의 氣가 發하는 三百六十五個의 氣穴을 論述하였으므로 篇名을 氣穴論이라 했다.

　　本篇의 主要內容은, 人體氣穴의 所在部位 및 熱病, 諸水 等을 刺할 때에 마땅히 取해야 할 兪穴을 紹介하였으며 아울러 氣穴과 孫絡, 溪谷의 關係 및 病理와 治療方面에 있어서의 意義를 說明하였다.

第 一 章

黃帝問曰: 余聞氣穴三百六十五, 以應一歲, 未知其所¹⁾, 願卒聞之. 岐伯稽首再拜對曰: 窘乎哉問也! 其非聖帝, 孰能窮其道焉? 因²⁾請溢意盡言其處. 帝捧手逡巡³⁾而却曰: 夫子之開余道也, 目未見其處, 耳未聞其數, 而目以明, 耳以聰矣. 岐伯曰: 此所謂聖人易語, 良馬易御也. 帝曰: 余非聖人之易語也, 世言眞數開人意, 今余所訪⁴⁾問者眞數, 發蒙解惑, 未足以論也. 然余願聞夫子溢志盡言其處, 令解其意, 請藏之金匱, 不敢復出. 岐伯再拜而起曰: 臣請言之, 背與心相控而痛, 所治天突與十椎及上紀⁵⁾, 上紀者, 胃脘也, 下紀者, 關元也. 背胸⁶⁾邪繫⁷⁾陰陽左右. 如此其病前後痛濇, 胸脇痛而不得息, 不得臥, 上氣短氣偏⁸⁾痛, 脈滿起斜出尻脈, 絡胸脇⁹⁾支心貫鬲, 上肩加天突, 斜下肩交十椎下¹⁰⁾. 藏兪五十穴, 府兪七十二穴, 熱兪五十九穴, 水兪五十七穴, 頭上五行行五, 五五二十五穴, 中䯒¹¹⁾兩傍各五, 凡十穴, 大椎上¹²⁾兩傍各一, 凡二穴, 目瞳子浮白¹³⁾二穴, 兩髀厭分¹⁴⁾中二穴, 犢鼻二穴, 耳中多所聞二穴, 眉本二穴, 完骨二穴, 頂¹⁵⁾中央一穴, 枕骨二穴, 上關二穴, 大迎二穴, 下關二穴, 天柱二穴, 巨虛上下廉¹⁶⁾四穴, 曲牙二穴, 天突一穴, 天府二穴, 天牖二穴, 扶突二穴, 天窓二穴, 肩解二穴, 關元一穴, 委陽二穴, 肩貞二穴, 瘖門一穴, 齊一穴, 胸兪十二穴, 背兪二穴, 膺兪十二穴, 分肉二穴, 踝上橫¹⁷⁾二穴, 陰陽蹻四穴, 水兪在諸分, 熱兪在氣穴, 寒熱¹⁸⁾兪在兩骸厭中二穴, 大禁二十五, 在天府下五寸[19), 凡三百六十五穴, 鍼之所由[20) 行也.

〔校勘〕 1) 太素에는 '所' 밑에 '謂'字가 더 있다.
2) 太素에는 '因'이 '固'로 되어 있다.
3) 逡巡: 太素에는 '遵循'으로 되어 있다. '逡巡'과 '遵循'은 같은 疊韻의 文部로, '遵循'은 '逡巡'의 假借字이다. 文選 翰注에 "逡巡, 猶退讓也"라고 하였다.
4) 太素에는 '訪'이 '方'으로 되어 있다. 살피건대 이 둘은 통용된다. '方'은 時間副詞로 '바야흐로'의 뜻이다.
5) 太素에는 '上紀' 밑에 '下紀' 二字가 더 있다.
6) 太素에는 '邪' 위에 '背胸' 二字가 없다.
7) 太素에는 '系'가 '繫'으로 되어 있다.
8) 林校에, 別本에는 '偏'이 '滿'으로 된 것이 있다고 하였다.
9) 絡胸脇: 太素에는 '胸' 밑에 '脇'字가 없다. 王注를 살펴보건대 '絡' 밑에 '胸'字가 없다.
10) 太素에는 '下' 밑에 '藏'字가 더 있는데, 楊上善은, "下藏者, 下絡腎藏也"라고 했다. 林校에 이르기를, "'背與心相控而痛'부터 '交十椎下'까지는 〈骨空論〉의 文이 簡脫되어 잘못 여기에 있는 것이 아닌가 한다."고 했다.
11) 太素에는 '胻'가 '侶'로 되어 있다.
12) 大椎上: 太素에는 '大椎'가 '大杼'로 되어 있다. 살피건대 '上'은 아마 '下'字의 誤일 것이다. 篆文에 '上・下' 兩字는 쉽게 혼동된다. 大椎 下兩方은 바로 大杼가 된다. 따라서 太素에 '大杼'로 고친 것은 합당치 않을 것 같다.
13) '浮白' 밑에 '各'字가 탈락되어 있다. 王注에 "左右言之, 各二爲四也."라 한 것을 보면 이를 알 수 있다. 顧觀光은 "依前後文例, 當云四穴."이라고 했으나, 其實 '各'字를 보충하여 文義가 더욱 명백해지는 것만 같지 못하다.《郭靄春》
14) 太素에는 '厭' 밑에 '分'字가 없다.
15) 金本, 越本, 藏本에는 모두 '頂'이 '項'으로 되어 있다. 太素에도 이와 합치된다. 圖經에, '風府'는 項髮際上一寸에 있다고 하였다.
16) 太素에는 '上下' 밑에 '廉'字가 없다.
17) 太素에는 '橫' 밑에 '骨'字가 더 있다. 顧觀光은 "依前後文例, 當云四穴."이라고 했다.
18) 太素에는 '寒' 밑에 '熱'字가 없다.
19) 在天府下五寸: 張琦는 '五里' 手陽明穴과 부합되지 않으므로 衍文인 듯하다고 했다.
20) 孫鼎宜는 말하기를, "'由'는 응당 '游'의 聲誤인 바, 後文에 '游鍼之居'라 한 것이 그 분명한 증거이다."라고 하였다.

黃帝께서 물어 가라사대, "余가 듣건대, 氣穴 三百六十五(個)로써 一年(의 日數)에 應한다고 하는데, (아직) 그 곳을 알지 못하니, 願컨대 모두 듣고 싶습니다."

岐伯이 머리를 조아리며 再拜하고 對(答)하여 가로되, "窘하시도다, 問(하심)이여! 其《아마; 만약》 聖帝가 아니시라면, 누가 能히 그 道를 窮(究)할 수 있겠습니까? 因하여 請컨대 뜻을 다하여(溢意) 그 곳을 모두 말씀드리겠습니다."

帝께서 捧手《손을 들어올림. 두 손을 마주 잡아올려 拱手의 예를 행하는 일》하시고 逡巡하시면서 却하시어《물러나시어》 가라사대, "夫子께서 余에게 道를 열어 주심에, 눈으로 (아직) 그 곳을 보지 못하고 귀로 (아직) 그 數를 듣지는 못하(였으)나, 눈이 써[이미] 明하고 귀가 써[이미] 聽합니다."

岐伯이 가로되, "이것이 聖人은 語하기가《깨우치기가》 쉽고 좋은 말은 御하기가《부리기가》 쉽다고 이르는 바입니다."

帝께서 가라사대, "余는 聖人의 語하기 쉬움이《語하기가 쉬운 聖人이》 아니거니와, 世(上)에서 眞數는 사람의 意를 열어 준다고 말하는데, 이제 余가 訪問하는《여쭙는》 바는 眞數이니, 發蒙解惑은 써 論하기에 足하지 아니하거니와[足히 써 論하지 못하거니와《足히 써 論할 바가 못되거니와》], 그러나 余는 願컨대 夫子께서 뜻을 다하여 그 곳을 모두 말씀하(여 주)심을 듣고 (余로) 하여금 그 뜻을 (모두 理)解하게 하여 주시면, 請컨대 이를 金匱에 藏하여 敢히 다시 出하지 않겠습니다."

岐伯이 再拜하고 일어나 가로되, "臣이 請컨대 이를 말씀드리겠습니다. 背와 心이 서로 控하면서 아프면, 治하는 곳은 天突과 十椎 및 上紀(, 下紀)인데, 上紀(라는 것)는 胃脘《中脘》이고, 下紀(라는 것)는 關元입니다. (왜냐하면) 背胸은 陰陽左右에 비껴 매여《邪繫》 있어서 이와 같이, 그 病은 前後가 痛濇하며, 胸脇이 痛하여 息을 得하지《숨을 쉬지》 못하고 臥(함을 得)하지 못하며, 上氣되고 숨이 짧으며 偏(側)이 아프고, 脈이 滿起하는데, (脈은) 尻脈에서 비껴[비스듬히] 나와 胸脇에 絡하고, 心을 支하면서 鬲을 貫하고, 肩을 上하여 天突에 加하고, 肩에서 비스듬히 내려와 十椎下에서 交합(交하기 때문입)니다.

藏兪 五十穴, 府兪 七十二穴, 熱兪 五十九穴, 水兪 五十七穴, 머리 위에 다섯줄로 줄마다 다섯씩(해서) 五五 二十五穴, 中䏚《脊椎》兩 傍으로 각 다섯씩(해서) 모두(凡) 十穴, 大椎 위 兩 傍으로 각 하나씩(해서) 모두(凡) 二穴, 目瞳子《瞳子膠》浮白 二穴, 兩 髀厭分中《環跳》二穴, 犢鼻 二穴, 耳中多所聞《聽宮》二穴, 眉本《攢竹》二穴, 完骨 二穴, 項中央《風府》一穴, 枕骨 二穴, 上關 二穴, 大迎 二穴, 下關 二穴, 天柱 二穴, 巨虛 上下廉《上巨虛, 下巨虛》四穴, 曲牙《頰車》二穴, 天突 一穴, 天府 二穴, 天牖 二穴, 扶突 二穴, 天窓 二穴, 肩解《肩井穴》二穴, 關元 一穴, 委陽 二穴, 肩貞 二穴, 瘖門 一穴, 臍《神闕》一穴, 胸兪《兪府, 彧中, 神藏, 靈墟, 神封, 步廊》十二穴, 背兪《大杼》二穴, 膺兪《雲門, 中部, 周榮, 胸鄕, 天溪, 食竇》十二穴, 分肉 二穴, 踝上橫《交信, 附陽》二穴, 陰陽蹻《照海, 申脈》四穴, 諸分에 있는 水兪, 氣穴에 있는 熱兪, 兩骸厭中에 있는 寒熱兪《陽關?》二穴, 天府下 五寸에 있는 大禁 二十五《五里》—

(이상) 모두(凡) (해서) 三百六十五穴이니, 鍼의 말미암아 行하는 곳입니다."

第 二 章

帝曰 : 余已知氣穴之處, 遊鍼之居, 願聞孫絡谿谷, 亦有所[1]應乎?

岐伯曰：孫絡[2]三百六十五穴會，亦[3]以應一歲，以溢奇邪，以通榮衛[4]，榮衛稽留，衛散榮溢[5]，氣竭[6]血著，外爲發熱，內爲少氣，疾寫無怠，以通榮衛，見而寫之，無問所會.

帝曰：善[7]. 願聞谿谷之會也. 岐伯曰：肉[8]之大會爲谷，肉之[9]小會爲谿，肉分之間，谿谷之會，以行榮衛，以會[10]大氣. 邪溢[11]氣壅，脈[12]熱肉敗，榮衛不行，必將爲膿[13]，內銷骨髓，外破大膕[14]，留於節湊[15]，必將爲敗. 積寒留舍，榮衛不居，卷肉[16]縮筋，肋肘[17]不得伸，內爲骨痺，外爲不仁，命曰不足，大寒留於谿谷也. 谿谷三百六十五穴會，亦應一歲. 其小痺[18]淫溢，循脈往來，微鍼所及，與法相同.

帝乃闢左右而起再拜曰：今日發蒙解惑，藏之金匱，不敢復出，乃藏之金蘭之室，署[19]曰氣穴所在. 岐伯曰：孫絡之脈別經者，其血盛而當寫者，亦三百六十五脈，竝注於絡，傳注十二絡[20]脈，非獨十四絡脈也，內解寫於中者十脈.

〔校勘〕 1) 甲乙에는 ‘有所’가 ‘各有’로 되어 있다.
2) 甲乙에는 ‘孫絡’ 밑에 ‘谿谷’ 二字가 더 있으나, 이는 옳지 않으니, 下節의 “願聞谿谷之會”와 부합되지 않는다.
3) 太素, 甲乙에는 모두 ‘以’ 위에 ‘亦’字가 없다.
4) ‘以通榮衛’ 四字는 涉下誤衍이다.《郭靄春》
5) ‘衛散榮溢’ 四字는 ‘氣竭血署’의 旁注가 正文에 屬入된 것이 아닌가 한다.
6) 太素에는 ‘竭’이 ‘濁’으로 되어 있다.
7) 胡本, 讀本, 越本, 藏本에는 모두 ‘曰’ 밑에 ‘善’字가 없다.
8) 太素에는 ‘肉’ 위에 ‘分’字가 더 있다.
9) 太素 卷三의 楊注 引文에는 ‘肉之’ 二字가 없다.
10) 甲乙에는 ‘會’가 ‘舍’로 되어 있다.
11) 藏本에는 ‘溢’이 ‘盒’으로 되어 있다.
12) 外科精義에는 ‘脈’이 ‘血’로 되어 있다.
13) 孫鼎宜는 “‘膿’은 韻에 맞지 않으니 응당 ‘膹’이라고 해야 한다. ‘膹’은 살이 부어오르는 것이다.”라고 하였다.
14) 大膕: 太素, 類說에는 ‘膕’이 ‘胭’으로 되어 있다.
15) 太素, 類說에는 모두 ‘湊’가 ‘腠’로 되어 있다. ‘節腠’는 骨肉이 서로 이어진 곳을 가리킨다.
16) 卷肉縮筋: 金本, 越本, 吳本, 朝本에는 모두 ‘肉’이 ‘內’로 되어 있다. 哀刻 太素에는 ‘卷’이 ‘寒’으로 되어 있다. 林校에 全元起本에도 ‘卷’이 ‘寒’으로 되어 있다고 하여 哀刻과 합치된다.
17) 肋肘: 太素에는 ‘肋肘’가 ‘時’로 되어 있다. 類說의 引文에는 ‘肋’字가 없다. ‘肘’

는 '時'의 形誤이다.《郭靄春》

18) 少痺: '痺'는 誤字이니 응당 王注에 의거 '寒'으로 고쳐야 한다. '小寒'과 위의 '大寒'은 서로 對가 된다.《郭靄春》

19) 太素에는 '署' 밑에 '之'字가 더 있다.

20) 傳注十二絡脈: 孫鼎宜는 '絡'은 응당 '經'의 誤字이다. 呂覽 注에 "傳, 猶轉."이라 했다.

帝께서 가라사대, "余가 이미 氣穴의 處와 遊鍼의 居《鍼이 遊行하는 곳》를 知하(고 있)거니와, 願컨대 孫絡과 谿谷 또한 應하는 바가 있는지를 듣고 싶습니다."

岐伯이 가로되, "孫絡과 三百六十五穴의 會함 또한 써 一歲에 應하여서, 써 奇邪를 溢(하게)하고 써 榮衞를 通(하게)하니, 榮衞가 稽留되거나 衞(氣)가 (外)散하고 榮(血)이 (滿)溢하거나 氣가 竭하여 血이 著《留滯》하여, 밖으로 發熱하고 안으로 少氣하면, 빨리 瀉하기를 게을리 하지 말아서 써 榮衞를 通하게 할지니, 見함에 瀉하고《見하는 대로 瀉할 따름이요》(穴의) 會하는 곳은 묻지 않습니다《물을 필요가 없습니다》."

帝께서 가라사대, "善합니다. 願컨대 谿谷의 會를《會에 대해서》 듣고 싶습니다."

岐伯이 가로되, "肉의 大會는 谷이 되고 肉의 小會는 谿가 되니, 肉分의 사이와 谿谷의 會로, 써 榮衞를 行하고, 써 大氣《宗氣》를 會합니다. 邪가 溢하여 氣가 壅하면[壅하며], 脈이 熱하고 肉이 敗하며, 榮衞가 行하지 못하여[못하면], 반드시 장차 膿이 되며, 안으로 骨髓가[骨髓를] 銷하고 밖으로 大膕이[大膕을] 破하며, (邪가) (關)節과 湊《肌腠》에 留하면, 반드시 장차 敗(壞)하게 됩니다. 積寒이 留舍하면《머물러 去하지 아니하면》, 榮衞가 居하지《正常으로 運行하지》 못하여 肉筋이 卷縮하고 肋肘를 시러곰 伸하지 못하여 안으로 骨痺가 되고 밖으로 不仁이 되니, 命하여 不足이라고 하는데, 大寒이 谿谷에 留한 때문입니다. 谿谷과 三百六十五穴의 會함 또한 一歲에 應합니다. 그[만약] 小痺가 淫溢하여 脈을 따라 往來하면, 微鍼이 미치는 바인데, (方法은 孫絡을 刺하는) 法과 더불어 서로 같습니다."

帝께서 이에 左右를 물리치시고 일어나 再拜하고 가라사대, "今日의 發蒙解惑(해 주신 內容)은 金匱에 藏하여 敢히 다시 出하지 않겠습니다."하시고, 이에 金蘭의 室에 藏하시고 署하여 가로되 '氣穴所在'라 하셨다.

岐伯이 가로되, "孫絡의 脈이 經에서 別한 것(中)에 그 血이 盛하여 마땅히 瀉할 者 또한 三百六十五脈이 아울러 絡에 注하고 十二絡脈에 傳注하여 오직 十四絡脈뿐만이 아니니, 안으로 中에서 解瀉《解, 解散也, 瀉, 瀉去其實也, 中, 五臟也》할 者는 十脈입니다."

氣府論篇 第五十九

[해제] 本篇에서 論한 바는 各 經脈의 氣가 發하는 兪穴에 대한 것인데, 諸經脈의 氣가 交
會하여 發하는 府가 곧 兪穴의 所在處이기 때문에 篇名을 氣府論이라 했다.
本篇의 主要內容은 主로 手, 足 三陽六腑經脈과 任·督·沖 三脈의 氣가 發하는 兪
穴을 論述한 것이며, 아울러 陰陽蹻脈과 手少陰, 足厥陰經의 個別 兪穴도 이야기한
것이다.

足太陽脈氣所發者七十八1)穴：兩眉頭各一，入髮至項2)三寸半，傍
五，相去三寸，其浮氣在皮中者凡五行，行五，五五二十五，項中大筋
兩傍各一，風府兩傍各一，俠背3)以下至尻尾二十一節十五4)間各一，
五藏之兪各五，六府之兪各六，委中以下至足小指傍各六兪.

足少陽脈氣所發者六十二穴：兩角上各二，直目上髮際內各五，耳
前角上各一，耳前角下各一，銳髮下各一，客主人各一，耳後陷中各
一，下關各一，耳下牙車之後各一，缺盆各一，掖下三寸脇下至胠八
間各一，髀樞中傍5)各一，膝以下至足小指次指各六兪.

足陽明脈氣所發者六十八穴：額顱髮際傍各三，面鼽骨空各一，大
迎之骨空各一，人迎各一，缺盆外骨空各一，膺中骨間各一，俠鳩尾
之外，當乳下三寸，俠胃脘各五，俠齊廣三6)寸各三，下齊二寸俠之各
三，氣街動脈各一，伏菟上各一，三里以下至足中指各八兪，分之所
在穴空.

手太陽脈氣所發者三十六穴：目內眥各一，目外7)各一，鼽骨下各
一，耳郭8)上各一，耳中各一，巨骨穴各一，曲掖上骨穴各一，柱骨上
陷者各一，上天窓四寸各一，肩解各一，肩解下三寸各一，肘以下至
手小指本各六兪.

手陽明脈氣所發者二十二穴：鼻空外廉項上各二，　大迎骨空各一，

柱骨之會各一, 䯏骨之會各一, 肘以下至手大指次指本各六俞.

手少陽脈氣所發者三十二穴: 䪼骨下各一, 眉後各一, 角上⁹⁾各一, 下完骨後各一, 項中足太陽之前各一, 俠¹⁰⁾扶突各一, 肩貞各一, 肩貞下三寸分間各一, 肘以下至手小指次指本各六俞.

督脈氣所發者二十八穴: 項中央二, 髮際後中八, 面中三, 大椎以下至尻尾及傍十五穴; 至骶下凡二十一節, 脊椎法也.

任脈之¹¹⁾氣所發者二十八穴, 喉中央二, 膺中骨陷中各一, 鳩尾下三寸, 胃脘五寸, 胃脘以下至橫骨六寸半一¹²⁾, 腹脈法也, 下陰別一, 目下各一, 下脣¹³⁾一齗交一.

衝脈氣所發者二十二穴: 俠鳩尾外各半寸至齊寸一, 俠齊下傍各五分至橫骨寸一, 腹脈法也.

足少陰舌下厥陰毛中急脈各一, 手少陰各一, 陰陽蹻各一, 手足諸魚際脈氣所發者¹⁴⁾, 凡三百六十五穴也.

〔校勘〕　1) 太素에는 ‘八’이 ‘三’으로 되어 있다.
　　　　　2) 林校에, ‘項’은 응당 ‘頂’으로 해야 된다고 하였다.
　　　　　3) 太素에는 ‘背’가 ‘脊’으로 되어 있다.
　　　　　4) 柯逢時는, 王注에 의거할 때 ‘五’는 응당 ‘三’으로 해야 된다고 하였다.
　　　　　5) ‘傍’字는 衍文인 듯하다. 圖經에 “環跳穴在髀樞中”이라 하였다. 林校에는 “傍各一者, 謂左右各一穴.”이라 하였다. 다만 本篇의 文例로 말한다면, ‘客主人各一’과 ‘下關各一’에는 모두 ‘傍’字가 없고, ‘各一’은 곧 左右二穴을 가리키므로 ‘傍’字가 衍文임은 명백하다. 張琦는 ‘中’字 역시 衍文이라고 했으나 반드시 그런 것 같지는 않다.
　　　　　6) 俠臍廣三寸: 高注本에는 ‘三’이 ‘二’로 되어 있어 林校와 합치된다.
　　　　　7) 明抄本에는 ‘外’ 밑에 ‘眥’字가 더 있다. 資生經에, “瞳子髎在目外眥五分”이라 하였다.
　　　　　8) 甲乙에는 ‘郭’이 ‘廓’으로 되어 있다. 耳部上은 耳轂上角의 陷凹處이니 곧 兩角孫穴을 가리킨다.
　　　　　9) 林校에 “按足少陽脈中言角下 此云角上 疑此誤”라 했다. 林校에 이것이 그르다고 한 것은 王注의 ‘懸釐’라고 한 말에 기인하나, 太素의 楊注에 ‘角上各一’은 頷厭左右의 二穴이라 한 바 곧 ‘角上’이니 그르지 않다.
　　　　　10) 太素에는 ‘扶’ 위에 ‘俠’字가 없다. 楊注에 ‘扶突’은 手少陽經에 가깝다고 하였다.
　　　　　11) ‘之’字는 衍文이니, 下文의 ‘督脈氣’・‘沖脈氣’ 句에 비추어 보면 알 수 있다. 圖

經에는 '之'字가 없다.《郭靄春》

12) 顧觀光은 "'一' 위에 '寸'字가 탈락되어 있는 바, '寸一'은 每寸一穴을 이른다. 뒤의 沖脈穴과 똑같은 것이다."라고 하였다.

13) '下脣'은 응당 '脣下'로 고쳐야 한다. 앞의 '目下' 句의 예와 같다. 圖經에, "'承漿' 在頤前脣下宛富中"이라 하였다.

14) 孫鼎宜는 말하기를, "'者'字 밑에 '各一' 두字가 탈락되어 있다. 手足이 모두 넷이므로 '諸'라고 한다. 手魚際는 肺經穴의 이름이며, 足魚際는 足太陰大都穴이다."라고 하였다.

足太陽(膀胱經)의 脈氣가 發하는 (바의) 것[곳](이) (모두) 七十八穴(이니): 兩眉頭의 各 一(穴)《攢竹》, 入髮(際)에서 정수리(頂)[목《項》]까지 三寸 半(인 人身 正中線의 督脈)《神庭, 上星, 凶會》과 (그 左右 兩)傍(의 各 二行을 合해서) 五(行), 一(그 各 行의) 相(互間의)去(離)는 三寸임—그 (頭部에) 浮(하는 脈)氣가 皮中에 있는 것이 모두 五行인데, (各) 行마다 다섯이므로 五五 二十五(穴), 項中大筋 兩 傍의 各 一(穴)《天柱》, 風府의 兩 傍의 各 一(穴)《風池》, 脊을 俠하여 以下 尻尾(에 至하기)까지 二十一節 十五間의 (左右) 各 一(穴), 五藏의 兪 (左右) 各 五(穴), 六府의 兪 (左右) 各 六(穴), 委中 以下 足小指의 傍(에 至하기)까지의 (左右) 各 六(個의)兪(穴임)《委中, 昆侖, 京骨, 束骨, 通谷, 至陰》.

足少陽(膽經의) 脈氣가 發하는 (바의) 것[곳](이) (모두) 六十二穴(이니): 兩(頭)角上의 各 二(穴)《天衝, 曲鬢》, 目《눈동자》을 直上한 髮際 內의 (左右) 各 五(穴), 耳前角上의 (左右) 各 一(穴)《頷厭》, 耳前 角下의 (左右) 各 一(穴)《懸釐》, 銳髮下의 (左右) 各 一穴《和髎》, 客主人 (左右) 各 一(穴), 耳後 陷中의 (左右) 各 一(穴)《翳風》, 下關 (左右) 各 一(穴), 耳下 牙車 뒤의 (左右) 各 一(穴)《天容》, 缺盆 (左右) 各 一(穴), 腋下 三寸(에 있는 穴)《淵液, 輒筋, 天池 》과 脇에서 아래로 胠(에 至하기)까지 八間의 (左右) 各 一(穴)《日月, 章門, 帶脈, 五樞, 維道, 居髎》, 髀樞 中傍의 (左右) 各 一(穴)《環跳》, 膝以下 足小指次指《넷째 발가락》(에 至하기)까지의 (左右) 各 六(個의) 兪(穴임)《陽陵泉, 陽輔, 丘墟, 臨泣, 俠溪, 竅陰》.

足陽明(胃經의) 脈氣가 發하는 (바의) 것[곳](이) (모두) 六十八穴(이니): 額顱 髮際 傍의 (左右) 各 三(穴), 面鼽骨《面鼽骨》空《眶下空》의 (左右) 各 一(穴)《四白》, 大迎 骨空의 (左右) 各 一(穴), 人迎 (左右) 各 一(穴), 缺盆外骨空의 (左右) 各 一(穴)《天髎》, 膺中骨間의 (左右) 各 一(穴), 俠鳩尾之外 當乳下 三寸과 俠胃脘의 (左右) 各 五(穴)《不容, 承滿, 梁門, 關門, 大乙》, 臍를 俠한 廣 三寸의 (左右) 各 三(穴)《肉門, 天樞, 外陵》, 臍下 二寸(부위)을 俠하고 있는 (左右) 各 三(穴)《大巨, 水道, 歸來》, 氣街動脈의 (左右) 各 一(穴)《氣衝》, 伏兎上의 (左右) 各 一(穴)《髀關》, (足)三里 以下 足中指(에 至하기)까지의 (左右) 各 八(個의) 兪(穴임)《足三里, 上廉, 下廉, 解溪, 衝陽, 陷谷, 內庭, 厲兌》.(이상은 모두 陽明部)分의 所在 穴空임.

手太陽(少陽經의) 脈氣가 發하는 (바의) 것[곳](이) 三十六穴(이니): 目內眥의 (左右) 各 一(穴)《睛明》, 目外의 (左右) 各 一(穴)《瞳子髎》, 顴骨下의 (左右) 各 一(穴), 耳郭上의 (左右) 各 一(穴)《角孫》, 耳中의 (左右) 各 一(穴)《聽宮》, 巨骨穴(左右) 各 一(穴), 曲掖上骨穴 (左右) 各 一(穴)《臑兪》, 柱骨上 陷者《陷한 데》의 (左右) 各 一(穴)《肩井》, 天窓 위 四寸(부위)의 (左右) 各 一(穴), 肩解의 (左右) 各 一(穴)《屏風》, 肩解下 三寸(부위)의 (左右) 各 一(穴)《天宗》, 肘 以下 手小指本(에 至하기)까지의 各 六(個의)兪(穴임)《小海, 陽谷, 腕骨, 後溪, 前谷, 少澤》.

手陽明(大腸經의) 脈氣가 發하는 (바의) 것[곳](이) 二十二穴(이니): 鼻空外廉과 項上의 (左右) 各 二(穴)《迎香, 扶突》, 大迎骨空의 (左右) 各 一(穴), 柱骨之會의 (左右) 各 一(穴)《天鼎》, 髃骨之會의 (左右) 各 一(穴)《肩髃》, 肘 以下 手大指次指本(에 至하기)까지의 各 六(個의)兪(穴임)《曲池, 陽溪, 合谷, 三間, 二間, 商陽》.

手少陽(三焦經의) 脈氣가 發하는 (바의) 것[곳](이) 三十二穴(이니): 顴骨下의 (左右) 各 一(穴)《顴髎》, 眉後의 (左右) 各 一(穴)《絲竹空》, (耳前)角上의 (左右) 各 一(穴)《頷厭》, 下完骨後의 (左右) 各 一(穴)《天牖穴》, 項中 足太陽의 前의 (左右) 各 一(穴)《風池》, 扶突을 俠한 (左右) 各 一(穴)《天窓》, 肩貞 (左右) 各 一(穴), 肩貞下 三寸 分間의 (左右) 各 一(穴)《肩髎, 臑會, 消濼》, 肘 以下 手小指次指本(에 至하기)까지의 (左右) 各 六(個의)兪(穴임)《天井, 支溝, 陽池, 中渚, 液門, 關衝》.

督脈氣가 發하는 (바의) 것[곳](이) 二十八穴(이니): 項中央의 二(穴)《風府, 瘂門》, 髮際後中의 八(穴)《神廷, 上星, 囟會, 前頂, 百會, 後頂, 強間, 腦戶》, 面中의 三(穴)《素髎, 水溝, 兌端》, 大椎 以下 尻尾(에 至하기)까지 및 (그) 傍의 十五穴(임)《大椎, 陶道, 身柱, 神道, 靈臺, 至陽, 筋縮, 中樞, 脊中, 懸樞, 命門, 陽關, 腰兪, 長強, 會陽》— (大椎에서) 骶下(에 이르기)까지 모두(凡) 二十一節이 脊椎의 (計算方)法임.

任脈의 氣가 發하는 (바의) 것[곳](이) 二十八穴(이니): 喉中央의 二(穴)《廉泉, 天突》, 膺中骨 陷中의 各一(穴)《璇璣, 華蓋, 紫宮, 玉堂, 膻中, 中庭, 》, 鳩尾下 三寸과 胃脘 五寸과 胃脘 以下 橫骨(에 至하기)까지 六寸 半의 (各 一寸마다의 各) 一穴《鳩尾, 巨闕, 上脘; 中脘, 建里, 下脘, 水分, 臍中; 陰交, 丹田, 關元, 中極, 曲骨》— (이상이) 腹脈의 (取穴하는 方)法임 — 陰別下의 一(穴)《陰陽》, 目下의 (左右) 各 一(穴)《承泣》, 脣下의 一(穴)《承醬》, 斷交 一(穴)임.

衝脈氣가 發하는 (바의) 것[곳](이) 二十二穴(이니): 俠鳩尾外 各半寸에서 臍(에 至하기)까지 (每一) 寸마다의 (各) 一(穴)과 俠臍下傍 各 五分에서 橫骨까지

(每一)寸마다의 (各) 一(穴임) ― (이상이) 腹脈의 (取穴하는 方)法임.

『足少陰舌下와 厥陰毛中急脈에 各 一穴, 手少陰 各 一穴, 陰陽蹻 各 一穴《申脈, 照海》, 手足 諸魚際의 脈氣가 發하는 곳임.』《此節은 文이 相順하지 아니하니, 의심컨대 古經의 殘文인 듯함.》(이상) 모두(凡) 三百六十五穴임.

骨空論篇 第六十

[해제] 本篇에서 말하는 骨空은 곧 兪穴의 所在處인데, 內容은 비록 風病, 經脈 等 多種의
不同한 疾病을 言及하였지만, 取하는 바의 兪穴이 매양 骨空中에 있으므로 篇名을 骨
空論이라 했다.

本篇의 主要內容은 다음과 같다.

1. 風邪로 인한 病證의 針灸治療穴位와 取穴方法.

2. 任, 沖, 督 三脈의 循行部位, 病候 및 針灸治療方法.

3. 諸水病을 治療하는 兪穴.

4. 部分 骨骼의 名稱, 病證과 骨孔의 部位 및 寒熱病에 灸하는 部位 等.

第 一 章

黃帝問曰 : 余聞風者百病之始也, 以鍼治之, 奈何? 岐伯對曰 : 風
從外入, 令人振寒, 汗出頭痛, 身重惡[1]寒, 治在風府, 調其陰陽, 不
足則補, 有餘則寫.

大風頸項痛, 刺風府, 風府在上椎. 大風汗出, 灸譩譆, 譩譆在背下
俠脊傍三寸所, 厭之令病者呼譩譆, 譩譆應手. 從風憎風, 刺眉頭. 失
枕在肩上[2]橫骨間, 折使楡[3]臂齊肘正, 灸脊中. 䏚絡[4]季脇引少腹而
痛脹, 刺譩譆. 腰痛不可以轉搖, 急引陰卵, 刺八髎與痛上, 八髎在腰
尻分間.

鼠瘻寒熱, 還刺寒府[5], 寒府在附[6]膝外解營. 取膝上外者, 使之拜,
取足心者, 使之跪. 任脈者, 起於中極之下, 以上[7]毛際, 循腹裏上關
元, 至咽喉, 上頤循面入目[8]. 衝脈者, 起於氣街, 並少陰[9]之經, 俠齊
上行, 至胸中而散. 任脈爲病, 男子內結七疝, 女子帶下[10]瘕聚. 衝脈
爲病, 逆氣裏急. 督脈爲病, 脊強反折[11]. 督脈者, 起於少腹以下骨中
央, 女子入繫廷孔, 其孔, 溺孔之端也, 其絡循陰器合篡[12]間. 繞篡
後, 別繞臀至少陰, 與巨陽中絡者[13]合, 少陰上股內後廉, 貫脊屬腎,

與太陽起於目內眥, 上額交巓, 上入絡腦, 還出別下項, 循肩髆內, 俠脊抵腰中, 入循膂絡腎14). 其男子循莖下至篡, 與女子等. 其少腹直上者, 貫齊中央, 上貫心入喉, 上頤環脣, 上繫兩目之下中央15). 此生病, 從少腹上衝心而痛, 不得前後, 爲衝疝, 其女子不孕, 癃痔16)遺溺嗌乾. 督脈生病治督脈, 治在骨上, 甚者在齊下營, 其上氣有音者, 治其喉中央·在缺盆中者. 其病17)上衝喉者, 治其漸, 漸者, 上18)俠頤也.

〔校勘〕 1) 太素에는 '惡'字 밑에 '風'字가 더 있다.
2) 在肩上橫骨間: 太素에는 '上' 밑에 '之'字가 더 있다. 살피건대, '在'위에 '治'字가 탈락된 듯하다. '失枕'은 病狀이지 穴名이 아니므로 '在肩上'이라는 말에 부합되지 않는다. 楊注에 "可取肩上橫骨間."이라고 한 말로 보아도 응당 '治'字가 있었음을 잘 알 수 있다. 取穴은 肩井穴인 듯하다.
3) 吳本에는 '楡'字가 '揄'字로 되어 있다. 太素에도 '揄'字로 되어 있는데 吳本과 더불어 합치된다.
4) 眇絡季脇: 太素에는 '眇洛' 위에 '除'字가 더 있다. 甲乙에는 '除'字가 없으며 '眇'의 밑의 '絡'字도 없다. 아마 太素는 季脇少腹痛을 除去하는 것으로 앞의 '灸脊中'과 부합되게 하려 한 것 같다.
5) 鼠瘻寒熱; 還刺寒府: '還'字는 舊注에 未詳하다. 아마 '還' 위에 '往'字가 탈락된 듯하다. '往還'의 위에 붙어 句가 되니 응당 "鼠瘻, 寒熱往還, 刺寒府"로 해야 文義에 順하게 된다. 또 '寒府'는 太素의 楊注에 의거하건대 '寒熱府'로 해야 할 것 같다.
6) 太素에는 '在' 밑에 '附'字가 없다.
7) 甲乙에는 '上'이 '下'로 되어 있다. 太素의 楊注에는 '上'으로 되어 있어 지금의 素問과 합치된다.
8) 上頤循面入目: 林校에 難經과 甲乙에는 이 六字가 없다고 했으나 지금의 甲乙을 살펴보면 그대로 있을 뿐더러, 任脈 또한 上行하는 바, 太素楊注에 "目下巨髎, 承泣左右四穴, 有陽蹻脈任脈之會, 則知任脈亦有分岐上行者"라고 한 것으로 알 수 있다. 고로, '上頤循面入目'은 督脈과 直交하지 않고 足陽明 承泣穴을 경유하여 目內眥의 足太陽 睛明穴로 들어가서 비로소 督脈과 交會하게 되며, 總히 陰脈之海가 됨을 이른다.
9) 林校에 難經과 甲乙經에는 '少陰'이 '陽明'으로 되어 있다. 太素 楊注에도 '陽明'으로 되어 있어 難經과 합치된다.
10) 難經·二十九難에는 '帶下'가 '爲'로 되어 있다.
11) 反折: 滑抄本에는 '折'이 '張'으로 되어 있고, 難經, 脈經에는 '反折'이 '而厥'로 되어 있다.
12) 太素, 甲乙에는 모두 '篡'이 '纂'으로 되어 있다. 說文에 '纂'은 '組'와 같으나 붉다고 했는 바, 兩陰의 사이에 한 가닥의 縫處가 있어 그 모양이 纂과 같으므로 '纂'이라고 이른 것이다.
13) '者'字는 아마 衍文인 듯하다. 王注를 보아 이를 알 수 있다.

14) 太素에는 '絡腎' 밑에 '而止' 二字가 더 있다.
15) 甲乙에는 '之下' 밑에 '中央' 二字가 없다.
16) 太素 楊注에는 '痔'字가 없는 本이 있다고 하였다.
17) 孫鼎宜는 '病' 밑에 아마 '氣'字가 더 있을 것이라고 하였다.
18) 孫鼎宜는 '上'字는 上文에 영향받은 衍文이라 하였다.

黃帝께서 물어 가라사대, "余가 듣건대 風은 百病의 始라 하는데, 이를 鍼으로써 治함은[治하려면] 어떻게 (해야) 합니까?"

岐伯이 對(答)하여 가로되, "風이 밖으로부터 들어오면, 사람으로 하여금 振寒, 汗出, 頭痛, 身重, 惡寒하게 하는데, 治(法)는 風府(穴)에 있으니, 그 陰陽을 調하되 不足하면 補하고 有餘하면 瀉합니다.

大風으로 頸項이 痛하면 風府를 刺하는데, 風府는 上椎에 있습니다. 大風으로 汗出하면 譩譆를 灸하는데, 譩譆는 背下 俠脊 傍(등 아래 脊椎를 낀 곁의) 三寸쯤(되는 곳)에 있는데, 거기를 厭(壓)하면(손가락으로 누르면) 病者로 하여금 譩譆하고 呼하게(소리내게) 하며 譩譆(하는 소리)가 (누르는) 手(指)에 應합니다.[應하여 납니다.] 風을 從(迎)함에 風을 憎(惡)하면 眉頭(攢竹穴)를 刺합니다.

失枕은 (치료 穴이) 肩上 橫骨間에 있습니다. (脊痛如)折하면 (患者로) 하여금 臂를 楡(揄)하게 하여 (兩) 팔꿈치가 바르게 되도록(肘正) 가지런히 하여 (이를 기준으로 脊中을 헤아려서 그) 脊中에 灸합니다[(兩) 팔꿈치를 가지런히 하여 (이를 기준으로 脊中을 헤아려서 그) 脊中에 正(確)히 灸합니다]. 眇絡季脇이 少腹을 引하면서 痛脹하면 譩譆를 刺합니다. 腰痛으로 可히 써 轉搖하지 못하고 陰卵을 急引하면, 八髎와 痛(處)上을 刺하는데, 八髎는 腰尻分間에 있습니다.

鼠瘻로 寒熱하면 또한(還)[寒熱이 (往)還하면('還'上疑脫'往'字)] 寒府를 刺하는데, 寒府는 附膝外(슬관절 외측)의 解營(骨縫中間에 있는 穴)에 있으며, 膝上外(側穴)를 取하는 者는[取하려면] (患者로) 하여금 拜하게(하여 取穴)하고, 足心을 取하는 者는[取하려면] (患者로) 하여금 跪하게 (하여 取穴)합니다.

任脈은 中極의 下에서 起하여, 써 毛際를 上하여 腹裏를 循하여 關元을 上하여 咽喉에 이르고, 頤를 上하여 面을 循하여 目에 入하며; 衝脈은 氣街에서 起하여, 少陰의 經을 幷하여 배꼽을 끼고 上行하여 胸中에 이르러 散하는데, 任脈이 病들면 男子는 內結七疝하고 女子는 帶下瘕聚하며, 衝脈이 病들면 逆氣裏急합니다.

督脈이 病들면 脊强反折합니다. 督脈은 少腹 以下 骨中央에서 起하며[少腹에서 起하여 써 骨中央을 下하며]—女子는 廷孔에 入繫하는데 그 孔은 溺孔의 端임—그 絡은 陰器를 循하여 篡(纂)間에 合하고 篡后를 繞하며, (여기서 다시 分支한) 別(다른 가닥)이 臀을 繞하여 少陰에 至하여 巨陽의 中에 絡한 것과 (더불어) 合하는데, 少陰(經)은 股內後廉을 上하여 脊을 貫하며 腎에 屬하고, (또한 別絡은) 太陽과 더불어 目內眥에서 起하여 額을 上하여 巔上에서 交하고[巔에서 交하고 위로]

腦에 入絡하며, 다시 別을 出하여 項을 下하여 肩髆內를 循하고 脊을 俠하고 腰中에 抵하여, 들어가 膂를 循하여 腎에 絡하는데, 그것이 男子(의 경우에)는 (陰)莖을 循하여 아래로 篡에 至함은 女子와 같으나(等) (女子와 다른 점은) 그 少腹에서 直上하는 것이 臍中央을 貫하여 위로 心을 貫하고 喉에 入하여, 頤를 上하여 脣을 環(繞)하고 위로 兩目의 아래 中央에 繫합(繫하는 것입)니다. 여기에《督脈에》病이 生하면[이것이 病을 生하면], (男子의 경우에는) 少腹으로부터 위로 心을 衝하면서 痛하고 前後를 得하지《大・小便을 보지》못하여 衝疝이 되며, 그것이 女子(의 경우에 있어서)는 孕(胎)하지 못하며, 癃, 痔, 遺溺, 嗌乾합(嗌乾하게 됨)니다. 督脈에 病이[督脈이 病을] 生하면 督脈을 治하는데, 治(療穴)는 (橫)骨上(의 曲骨穴)에 있으며, 甚한 者(의 治療穴)는 臍下 營《陰交穴》에 있습니다.

그 上氣되면서 (喘鳴)音이 있는 者는, 그 喉 中央《廉泉穴》과 (兩) 缺盆의 가운데 있는 者《天突穴》를 治합니다. 그 病(氣)이 喉에 上衝하는 者는 그 漸《大迎穴》을 治하는데, 漸은 (陽明脈이) 上하여 頤를 俠하는 곳입니다.

第 二 章

蹇膝伸不屈, 治其楗; 坐而膝痛治其機. 立而暑解[1], 治其骸關. 膝痛, 痛及拇指治其膕. 坐而膝痛如物隱者, 治其關. 膝痛不可屈伸, 治其背內. 連䯏若折, 治陽明中俞髎. 若別治巨陽少陰滎. 淫濼脛痠[2], 不能久立, 治少陽之維[3], 在外[4]上五寸. 輔骨上橫骨下爲楗, 俠髖爲機, 膝解爲骸關, 俠膝之骨爲連骸, 骸下爲輔, 輔上爲膕, 膕上爲關, 頭[5]橫骨爲枕.

水俞五十七穴者, 尻上五行, 行五, 伏菟上兩行, 行五, 左右各一行, 行五, 踝上各一行, 行六穴.

〔校勘〕 1) 暑解: 尤怡는 말하기를, "'暑'는 응당 '骨'字이어야 한다. '骨解'는 마치 骨이 떨어져 나가는 듯함을 말한다. '骨'과 '暑'가 相似함으로 인한 傳寫之誤이다"라고 하였다.
　　　　2) 太素에는 '淫濼' 밑에 '脛痠' 二字가 없다.
　　　　3) '維'는 誤니 응당 '絡'으로 해야 한다. 王注를 보면 원래 '絡'으로 되어 있었음을 알 수 있다.
　　　　4) 金本에는 '外' 밑에 '踝'字가 더 있다. 太素와 聖濟總錄에도 모두 '踝'字가 더 있어 金本과 합치된다.
　　　　5) 太素에는 '頭'가 '項'으로 되어 있다. 楊上善은 "項橫骨, 項上頭後玉枕也"라고 하였다.

塞하여 膝이 伸하(기는 하)나《펴지기는 하나》屈하지《굽혀지지》아니하면[膝을 伸하(기는 하)나 屈하지 못하면], 그 楗《曲骨에서 膝蓋骨사이의 股骨》(에 있는 穴을) 治합니다. 座함에《앉아 있을 때》 무릎이 아프면, 그 機《環跳穴》를 治합니다. 起함에《일어날 때》(膝)解를 引하면《'起而引解'：原作'立而署解', 義難通, 據王注改》[骨이《'署'當作'骨'》解(하는 듯)하면：《醫學讀書記》], 그 骸關《陽關穴》을 治합니다. 무릎이 아픈데 痛(症)이 엄지 발가락까지 미치면, 그 䐃《委中穴》을 治합니다. 坐함에《앉아 있을 때》 무릎이 마치 (속에) 物이 숨어 있는 것 같이 아픈 者는, 그 關《承扶穴》을 治합니다. 무릎이 아파서 可히 屈伸하지 못하면, 그 背內《膀胱經上의 背部 兪穴》를 治합니다. 連骺이 끊어지는 듯 하(게 아프)면, 陽明(經의) 中兪髎《陷谷穴》를 治하며, 만약 別하는《떨어져 나가는》 듯하게 아프면, 巨陽과 少陰(經)의 滎穴《通谷 然谷穴》을 治합니다. 淫濼脛痠하여 能히 오래 서있지 못하면, 少陽의 絡《原作'維', 據《甲乙》改》《光明穴》을 治하는데, 外踝上 五寸에 있습니다. (膝의) 輔骨 위 橫骨 아래가 楗이 되고, 髋을 俠하(고 있)는 데가 機가 되고, 膝解가 骸關이 되고, 膝을 끼고 있는 骨이 連骸가 되며, 骸 아래가 輔가 되고, 輔 위가 䐃이 되며, 䐃 위가 關이 되고, 頭 橫骨이 枕이 됩니다.

水兪 五十七穴은, 尻 위 다섯 줄로 (각) 줄마다 五穴과 伏菟 위 두 줄로 (각) 줄마다 五穴과 (또) 左右 各 한 줄로 줄마다 五穴과 (左右) 踝上 各 한 줄로 줄마다 六穴입니다.

第 三 章

髓空在腦後三[1]分, 在[2]顱際銳骨之下, 一在齗基[3]下, 一在項後中復骨下, 一在脊骨上空在風府上. 脊骨下空在尻骨下空, 數髓空在面俠鼻, 或骨[4]空在口下當兩肩. 兩髆骨空在髆中之陽. 臂骨空在臂[5]陽, 去踝四寸兩骨空[6]之間. 股骨上空在股陽出上[7]膝四寸. 骺骨空在輔骨之上端. 股際骨空在毛中動[8]下. 尻骨空在髀骨之後, 相去四寸. 扁骨有滲理湊[9], 無髓孔, 易髓[10]無空.

灸寒熱之法, 先灸[11]項大椎, 以年爲壯數, 次灸橛[12]骨, 以年爲壯數, 視背兪陷者灸之, 擧[13]臂肩上陷者灸之, 兩季脇之間灸之, 外踝上絶骨之端灸之, 足小指次指間灸之, 䐃下[14]陷脈灸之, 外踝後灸之, 缺盆骨上切之堅痛[15]如筋者灸之, 膺中陷骨間灸之, 掌束骨下灸之, 齊下關元三寸[16]灸之, 毛際動脈灸之, 膝下三寸分間灸之[17], 足陽明[18]

跗上動脈灸之, 巓上一灸之, 犬所囓[19]之處灸之三壯, 卽以犬傷病法灸之, 凡當灸二十九[20]處, 傷食灸之, 不已者, 必視其經之過於陽者, 數刺其兪而藥之.

〔校勘〕 1) 胡本, 越本, 讀本, 吳本, 明抄本, 朝本, 藏本, 熊本, 守校本은 모두 '三'이 '五'로 되어 있다.

2) 明抄本에는 '顑際' 위에 '在'字가 없다.

3) 斷基: 太素에는 '新纂'으로 되어 있다.

4) 或骨: 沈彤이 말하기를, "'或'은 '域'의 本字이다. '或骨'이라고 이른 것은 그 骨이 口頰下에 있는 것이 마치 城의 回巾 같기 때문이다."라고 하였다.

5) 太素에는 '在' 밑에 '臂'字가 없다.

6) 太素에는 '骨' 아래에 '空'字가 없다.

7) 孫鼎宜는 말하기를, "'出上' 二字는 顚倒된 게 아닌 가 한다. 詩〈賓之初筵〉의 箋에 '出, 猶去也'라 했다."고 하였다.

8) 太素에는 '動' 밑에 '脈'字가 더 있다.

9) 太素에는 '理' 밑에 '湊'字가 없다.

10) 易髓無空: 顧觀光이 말하기를, '易髓' 二字는 응당 '髓易'이 되어야 한다고 했는데, 옳다고 본다. 王注에, "骨若無空, 髓亦無空"이라 한 것을 보면 그의 所據本에도 원래 '髓易'으로 되어 있었음을 알 수 있다. '易'은 '亦'의 뜻이다.

11) 太素, 甲乙에는 모두 '灸'가 '取'로 되어 있다.

12) 越本, 吳本, 藏本에는 모두 '橛'이 '撅'로 되어 있고, 太素에는 '厥'로 되어 있으나, '橛'은 응당 '骰'로 해야 한다. 說文에 "骰, 臀骨也"라고 하였다.《郭靄春》

13) 太素에는 '擧'가 '與'로 되어 있다.

14) 甲乙에는 '下'가 '上'으로 되어 있다. 楊注에 이것이 承山穴이라고 한 것을 보면 '腨下'로 하는 것이 합당하다.

15) 胡本, 越本, 吳本에는 모두 '痛'이 '動'으로 되어 있다.

16) 齊下關元三寸: '關元'과 '三寸'은 誤倒이니 응당 '齊下三寸關元'으로 고쳐야 한다.

17) 膝下三寸分間灸之: '膝'이 '臍'로, '三'이 '二'로 되어 있다.

18) 太素에는 '足陽明' 밑에 '灸之' 二字가 더 있다. 林校에 甲乙 및 全本에도 '灸之' 二字가 더 있다고 하였는데 太素와 합치된다.

19) 太素에는 '囓'가 '齧'로 되어 있는데, 이것이 옳다고 본다. 說問에 "齧, 噬也"라고 하였다.

20) 太素에는 '九'가 '七'로 되어 있다.

髓空은, 腦後 三分(되는 곳)에 있고, (또) 顑際 銳骨의 아래《風府穴》에 있으며, 하나는 斷基 아래에 있고, 하나는 項後 가운데 復骨 아래《瘂門穴》에 있으며, 하나는 風府 위에 있는 脊骨上空에 있습니다. 脊骨下空은 尻骨下空에 있으며, 몇 개의 髓空은 面과 鼻를 俠한 곳《迎香穴》에 있으며, 或 骨空이 口下의 兩肩을 當하는 곳《承漿》에 있습니다. 兩髆의 骨空은 髆中의 陽《外側》에 있습니다. 臂骨空은 臂의 陽《外側》에 있는데, 踝《尺骨莖突起》에서 四寸 去한(떨어진) 兩 骨空의 사이《尺骨과

橈骨의 사이)에 있습니다. 股骨上空은 股의 陽에 있는데, 膝에서 上으로 四寸 出하여(떨어져) 있습니다. 骭骨空은 輔骨의 上端에 있고(犢鼻穴), 股際骨空은 毛中動(脈)의 아래에 있습니다. 尻骨空은 髀骨의 뒤에 있는데, 서로 四寸을 去합니다(떨어져 있습니다). 扁骨은 理湊(腠理)에 滲함은 있으나 髓孔은 없는데, 髓를 易하여(대신하여) (腠理에 滲하므로) 空이 없습니다.

寒熱을 灸하는 法은, 먼저 項大椎를 灸하되 나이(를 표준으)로 壯數를 (定)하며, 다음으로 橛骨(長强穴)을 灸하되 나이로 壯數를 (定)하며, 背兪를 視하여 陷한 데(者)를 灸하고, 팔을 들어 어깨 위 陷한 데를 灸하며, 兩 季脇의 사이(京門穴)를 灸하고, 外踝上 絶骨의 端(陽輔穴)을 灸하며, 足小指次指間(다섯째 발가락과 넷째 발가락 사이의 俠溪穴)을 灸하고, 腨下 陷脈(承山穴)을 灸하며, 外踝後(昆崙穴)를 灸하고, 缺盆骨上에 切하면(누르면) 筋과 같이 堅(하며)痛한 곳을 灸하며, 膺中 陷骨間(天突穴)을 灸하고, 掌束骨下(大陵穴)를 灸하며, 臍下 關元 三寸을 灸하고, 毛際 動脈(氣衝穴)을 灸하며, 膝下 三寸 分間(足三里穴)을 灸하고, 足陽明 跗上動脈(衝陽穴)을 灸하며, 巓上(百會穴)을 한 번 灸하고, 개가 齧한 곳은 三壯을 灸하되 犬傷病의 法으로써 灸하니, (이상) 모두(凡) 해서 마땅히 二十九處를 灸해야 합니다.

傷食(으로 인한 寒熱往來)에(도) 거기를 灸하는데, 낫지 않는 者는 반드시 그 經의 陽에 過하는(지나는; 病이 있는) 者(其經之過於陽者)를 보아 그 兪를 여러번 刺하고(나서) 藥을 씁니다.

水熱穴論篇 第六十一

〔해제〕 本篇은 主로 水腫과 熱病을 治療하는 兪穴을 論述하였으므로 水熱穴論이라 했다.
本篇의 主要內容은, 風水의 病因, 病理, 症狀 및 本病을 治療하는 五十七個兪穴과
熱病을 治療하는 五十九個兪穴을 闡述했으며, 그 外에 春, 夏, 秋, 冬 四季의 取穴이
不同한 意義를 比較的 詳細히 論述했다.

第 一 章

黃帝問曰: 少陰何以主腎? 腎何以主水? 岐伯對曰: 腎者, 至¹⁾陰
也, 至陰者, 盛水也. 肺者, 太陰也²⁾, 少陰者, 冬脈也, 故其本在腎,
其末在肺, 皆積水也. 帝曰: 腎何以能聚水而生病? 岐伯曰: 腎者, 胃
之關也³⁾, 關門⁴⁾不利, 故聚水而從其類也, 上下溢於皮膚, 故爲胕腫,
胕⁵⁾腫者, 聚水而生病也.

帝曰: 諸水皆生⁶⁾於腎乎? 岐伯曰: 腎者, 牝藏也, 地氣上者⁷⁾, 屬於
腎, 而生水液也, 故曰至陰. 勇⁸⁾而勞甚則腎⁹⁾汗出, 腎汗出逢於風¹⁰⁾,
內不得入於藏府¹¹⁾, 外不得越於皮膚, 客於玄¹²⁾府, 行於皮裏¹³⁾, 傳爲
胕腫, 本之於腎, 名曰風水. 所謂玄府者, 汗空也¹⁴⁾.

帝曰: 水兪五十七處者, 是何¹⁵⁾主也? 岐伯曰: 腎兪五十七穴, 積
陰之所聚也, 水所從出入也. 尻上五行行五者, 此¹⁶⁾腎兪. 故水病, 下
爲胕¹⁷⁾腫大腹, 上爲喘呼, 不得臥者, 標本俱病, 故肺爲喘呼, 腎爲水
腫, 肺爲逆¹⁸⁾不得臥, 分爲相輸俱受者, 水氣之所留也. 伏菟上各二
行行五者, 此腎之街¹⁹⁾也, 三陰之所交結於脚也. 踝上各一行行六者,
此腎脈之下行也, 名曰太衝. 凡五十七穴者, 皆藏之陰絡²⁰⁾, 水之所客
也.

〔校勘〕 1) 太素에는 '陰' 위에 '至'字가 없다.
2) 肺者太陰也: 太素에는 '腎者少陰'으로 되어 있는 데, 이것이 옳다고 본다. 대개
帝의 두 질문에 대하여 岐伯이 먼저 '腎者至陰'으로 '腎何以主水'의 물음에 답하

고, '腎者少陰'으로 '少陰何以主腎'의 물음에 응답한 것이니, 語意가 분명하다.
그런데, 傳寫할 때 잘못 밑에 '其末在肺'의 句가 있어 '腎者少陰'을 '肺者太陰'으
로 고쳐 下文에 부합하기를 구한 것이다.《郭靄春》

3) 太素에는 '也'가 '閉'로 되어 있다.

4) 關門不利 : 越本, 朝本에는 모두 '閉'로 되어 있고 太素에도 '閉'로 되어 있다. 釋
音에 '闕'字가 나오며 宋人이 본 本에는 '闕'로 되어 있는데 이는 越本에 '闕'으
로 된 것을 근본으로 한 것 같다. '闕'와 '閉'는 뜻이 같다.

5) 醫疊元戎에는 '腑'가 '胕'로 되어 있으나 그르다. '腑'와 '胕'는 뜻이 통하니, 說
文에 '胕'는 '小腹痛'이라 하였다. '腑腫'은 곧 '腹腫'이니 腹水일 것이다. 王注에
"肺腎俱溢, 故聚水于腹中而生病"이라 한 것은 正確한 解釋이다. 혹 '腑'와 '浮'
가 통한다하여 '附腫'이 '浮腫'이라고 하는 해석도 있으나 文義에 있어서 적절하
지 못한 것 같다.

6) 甲乙에는 '生'이 '主'로 되어 있다.

7) 醫疊元戎에는 '地氣' 밑에 '上者' 二字가 없다.

8) 聖濟總錄에는 '勇' 위에 '故人' 二字가 더 있다.

9) 孫鼎宜는 '腎'字가 앞의 '甚'字에 영향을 받은 聲衍이라고 하였다.

10) 腎汗出逢于風 : 太素에는 '汗' 위에 '腎'字가 없고 '逢' 밑에 '于'字가 없다.

11) 入于藏府 : 太素에는 '入其藏'으로 되어 있다.

12) 太素에는 '玄'이 '六'으로 되어 있다.

13) 四庫本에는 '裏'가 '膚'로 되어 있다. 太素에도 이와 일치한다.

14) 所謂玄府者汗空也 : 太素에는 이 8字가 없다.

15) 太素에는 '何' 밑에 '所'字가 더 있다.

16) 太素에는 '此' 밑에 '皆'字가 더 있다.

17) 金本, 越本, 吳本, 熊本에는 모두 '腑'가 '胕'으로 되어 있다.

18) 太素에는 '逆' 밑에 '故'字가 더 있다.

19) 太素에는 '街'가 '所冲'으로 되어 있다.

20) 皆藏之陰絡 : 太素에는 '皆藏陰之所絡也'로 되어 있다.

黃帝께서 물어 가라사대, "少陰이 어째서 腎을 主하며, 腎은 어째서 水를 主합니
까?"

岐伯이 對(答)하여 가로되, "腎은 至陰인데 至陰은 盛水이며, 肺는 太陰이고 少
陰은 冬脈이므로, 그 本은 腎에 있고 그 末은 肺에 있으니, 모두 積水입니다."

帝께서 가라사대, "腎은 어째서 能히 水를 聚하여 病을 生합니까?"

岐伯이 가로되, "腎은 胃의 關(門)인데, 關門이 不利하므로 水를 聚하여 그 類를
從하는 것입니다. (水氣가) 上下로 皮膚에 溢하므로 腑腫이 되니, 腑腫은 水를 聚
하여 病을 生한 것입니다[水를 聚하여 生한 病입니다].

帝께서 가라사대, "모든 水가 다 腎에서 生합니까?"

岐伯이 가로되, "腎은 牝臟이니, 地氣가 올라가는 것은 腎에 屬하여 水液을 生하
므로 至陰이라 합니다. 勇하되 勞가 甚하면 腎汗이 出하는데, 腎汗이 出한 때에 風
을 逢하여 內로 藏府에 들어가지(도) 못하고 外로 皮膚에 越하지(도) 못하여, 玄府

에 客하여 皮裏에 行하다가 傳하여 胕腫이 되는데, 腎에 本하니, (病)名을 風水라고 합니다. 이른바 玄府란 汗空(을 두고 한 말)입니다."

帝께서 가라사대, "水兪 五十七處 — 이는 무엇을 主합니까?"

岐伯이 가로되, "腎兪 五十七穴은 積陰이 聚한 곳이며, 水가 좇아 出入하는 穴입니다. 尻上에 다섯 줄로 (各) 줄마다 다섯 놈(穴) — 이것이 (모두) 腎兪입니다. 그러므로 水病에 아래로 大腹이 胕腫하고 위로 喘呼하며 臥(함을 得)하지 못하는 것은, 標本이 함께 病듦이니, 그러므로 肺는 喘呼하게 되고 腎은 水腫이 되며 肺(氣)가 逆하여 臥(함을 得)하지 못함이 되는데, (肺腎 二經의) 分이 서로 輸(應)하여 함께 受한(病든) 것은, 水氣가 留한 바입니다(때문입니다). 伏菟上에 各 두 줄로 줄마다 다섯 놈(穴) — 이것이 腎의 街이며, 三陰이 脚에서 交結하는 곳입니다. 踝上에 各 한 줄로 줄마다 여섯 놈(穴) — 이것이 腎脈의 下行이니, 이름을 太衝이라고 합니다. 무릇 (以上의) 五十七穴은 모두 藏의 陰絡이며 水(氣)의 客한 곳입니다."

第二章

帝曰: 春取絡脈分肉, 何也? 岐伯曰: 春者, 木始治, 肝氣始[1]生, 肝氣急, 其風疾, 經脈常深, 其氣少, 不能深入, 故聚絡脈分肉[2]間. 帝曰: 夏取盛經分腠, 何也? 岐伯曰: 夏者, 火始治, 心氣始長, 脈瘦氣弱, 陽氣留[3]溢, 熱熏分腠[4], 內至於經, 故取盛經分腠, 絕膚而病去者, 邪居淺也, 所謂盛經者, 陽脈也. 帝曰: 秋取經兪, 何也? 岐伯曰: 秋者, 金始治, 肺將收殺[5], 金將勝火, 陽氣在合, 陰氣初勝, 濕氣及體, 陰氣未盛, 未能深入, 故取兪以寫陰邪, 取合以虛陽邪, 陽氣始衰, 故取於合. 帝曰: 冬取井滎, 何也? 岐伯曰: 冬者, 水始治, 腎方閉, 陽氣衰少, 陰氣堅盛[6], 巨陽伏沈, 陽脈[7]乃去, 故取井以下陰逆, 取滎以實[8]陽氣. 故曰, 冬取井滎, 春不鼽衄, 此之謂也.

〔校勘〕 1) 太素에는 '氣' 밑에 '始'字가 없다.
2) 甲乙에는 '肉' 밑에 '之'字가 있다.
3) 太素, 甲乙에는 '留'가 '流'로 되어 있다. 林校에 別本에도 '流'로 되어 있다고 하였다.
4) 熱熏分腠: 甲乙에는 '血溫于腠'로 되어 있다.
5) '殺'은 '斂'의 形近致誤일 것 같다. 尚書大典·堯典 注에 "秋, 收斂貌"라 한 바, 收斂이 가을에 응하므로 肺에 응하는 것으로 擴大한 것이다. '殺'로써 가을에 비유할 때, '肅殺'이란 말은 있어도 '收殺'이란 말은 없다.

6) 堅盛: 太素에는 '緊'으로 되어 있다.
7) 陽脈: 越本, 朝本에는 '脈'이 '氣'로 되어 있다.
8) 林校에, '實'이, 全元起本에는 '遺'로, 千金方에는 '通'으로 되어 있다고 했다.

帝께서 가라사대, "봄에는 絡脈의 分肉을 取함은[取하는데] 어째서입니까?"

岐伯이 가로되, "봄에는 木이 始治하고 肝氣가 始生하니, 肝氣가 急하고 그 風이 疾하나, 經脈은 항상 深하고《깊이 있고》 그 氣는 (아직) 적어서, 能히 깊이 들어가지 못하므로 絡脈의 分肉間을 取함(는 것입)니다."

帝께서 가라사대, "여름에는 盛經의 分腠를 取함은[取하는데] 어째서입니까?"

岐伯이 가로되, "여름은 火가 始治하고 心氣가 始長하여[始長하니], 脈이 瘦하고 氣가 弱하나, 陽氣가 留[流]溢하여 熱이 分腠를 熏하고 안으로 經에 이르므로 盛經의 分腠를 取하는데, 膚를 絶透《過》함에 病이 去하는 것은 邪가 淺한 데에 居함입니다《居하기 때문입니다》. 盛經이라 이른 것은 陽脈(을 두고 한 말)입니다."

帝께서 가라사대, "가을에는 經俞를 取함은[取하는데] 어째서입니까?"

岐伯이 가로되, "가을은 金이 始治하여 肺가 장차 收殺하고 金이 장차 火를 勝하(는 때이)니, 陽氣는 合(穴)에 在하(게 되)고 陰氣는 初勝하여 濕氣가 體에 미치는데, 陰氣가 아직 盛하지 못하여 能히 깊이 들어가지 못하므로, 俞(穴)를 取하여 써 陰邪를 瀉하고 合(穴)을 取하여 써 陽邪를 虛하게 하는데, 陽氣가 始衰하므로 合(穴)을 取하는 것입니다."

帝께서 가라사대, "겨울에는 井滎을 取함은[取하는데] 어째서입니까?"

岐伯이 가로되, "겨울은 水가 始治하니, 腎이 바야흐로 閉하고, 陽氣는 衰少하(여지)며 陰氣는 堅盛하여(져서) 巨陽이 伏沈하고 陽脈이 이에 去하므로, 井을 取하여 써 陰逆을 下하고《내리고》滎을 取하여 써 陽氣를 實하게 합(實하게 하는 것입)니다. 그러므로 가로되, '겨울에 井滎을 取하면, 봄에 鼽衄하지 않는다.'고 하였으니, 이를 이름입니다."

第三章

帝曰: 夫子言治熱病五十九俞, 余論[1]其意, 未能領[2]別其處, 願聞其處, 因聞其意. 岐伯曰: 頭上五行行五者, 以越諸陽之熱逆也; 大杼膺俞缺盆背俞此八者, 以寫胸中之熱也; 氣街三里巨虛上下廉此八者, 以寫胃中之熱也; 雲門髃骨委中髓空此八者, 以寫四支之熱也; 五藏俞傍五此十者, 以寫五藏之熱也; 凡此五十九穴者, 皆熱之左右也. 帝曰: 人傷於寒而傳[3]爲熱, 何也? 岐伯曰: 夫寒盛[4], 則生熱也.

〔**校勘**〕 1) '論'은 아마 '諭'의 形近致誤인 것 같다. 廣雅에 "諭, 曉也"라고 하였다.

2) 太素에는 '能' 밑에 '領'字가 없다.

3) '傳'은 '轉'으로 해야 하니, '傳'과 '轉'은 聲形易誤字이다. 王注에 "故人傷于寒, 轉而爲熱"이라 한 것으로 보아 王의 所據本에는 원래 '轉'으로 되어 있었음을 알 수 있다. 文選·風賦 善注와 太平御覽에도 모두 '轉'으로 되어 있어 王注와 합치된다.《郭靄春》

4) 太素에는 '盛'이 '甚'으로 되어 있다.

帝께서 가라사대, "夫子께서 熱病을 治하는 五十九兪를 말씀하셨는데〔말씀하시고〕, 余가 그 意를 論(하긴)하였으나 (아직) 그 處(穴자리)(가 어딘지)를 領別하지 못하고 있으니, 願컨대 그 處를 듣고, 因하여 그 意를 듣고(알고) 싶습니다."

岐伯이 가로되, "頭上의 다섯 줄에 줄마다 다섯 놈(穴)은, 써 諸陽의 熱逆을 越(하게)하며; 大杼·膺兪·缺盆·背兪 —— 이 여덟 놈(穴)은, 써 胸中의 熱을 瀉하며; 氣街·三里·巨虛上下廉 —— 이 여덟 놈(穴)은 胃中의 熱을 瀉하며; 雲門·髃骨·委中·髓空 —— 이 여덟 놈(穴)은 四支의 熱을 瀉하며; 五藏兪의 곁 다섯 놈(穴) —— 이 열 놈(穴)은 써 五藏의 熱을 瀉합니다. 무릇 이 五十九穴은 모두 熱의 左右(熱을 治하는 左右穴)입니다."

帝께서 가라사대, "사람이 寒에 傷했는데 傳하여 熱이 됨은 어째서입니까?"

岐伯이 가로되, "무릇 寒이 盛하면 熱을 生합니다《生하기 때문입니다》."

調經論篇 第六十二

〔해제〕　本篇은 經脈이 內로는 臟腑에 連하고 外로는 肢節에 結하여 臟腑肢節에 病이 生하면 반드시 經脈에까지 波及되기 때문에 治療할 때에도 應當 經脈을 調治해야 함을 指出하였으므로 篇名을 調經論이라 했다.

　　本篇의 主要內容은 다음과 같다.

1. 神, 氣, 血, 形, 志의 有餘不足의 臨床表現과 治法.

2. 氣血相幷, 風雨寒濕中人, 喜怒不節, 陰陽偏盛衰 等의 要素가 臟腑經絡에 虛實變化를 發生시키는 것과 針刺의 補瀉手法을 論述함.

3. 針刺治療時 應當 病人의 體質, 四時氣候, 病變所在 및 病情의 虛實 等의 方面을 結合하여 相應하는 刺法을 採用하여 其經脈을 調治해야 함을 強調했음.

第 一 章

黃帝問曰：余聞刺法言，有餘寫之，不足補之，何謂有餘？何謂不足？ 岐伯對曰：有餘有五，不足亦[1]有五，帝欲何問？ 帝曰：願盡聞之. 岐伯曰：神有[2]餘有不足，氣有餘有不足，血有餘有不足，形有餘有不足，志有餘有不足，凡此十者，其氣不等也. 帝曰：人有精氣津液，四支九竅，五藏十六部，三百六十五節，乃生百病，百病之生，皆有虛實，今夫子乃言有餘有五，不足亦有五，何以生之乎？ 岐伯曰：皆生於五藏也. 夫心藏神，肺藏氣，肝藏血，脾藏肉，腎藏志，而此成[3]形，志意通[4]，內連骨髓，而成身形五藏[5]. 五藏之道，皆出於經隧，以行血氣，血氣不和，百病乃變化而生，是故守經隧[6]焉.

〔校勘〕　1) 太素에는 '亦'이 '又'로 되어 있다.

　　2) 甲乙에는 '神有' 밑에 '有'字가 더 있다. '神有'의 '有'는 傳疑副詞로서 '或'과 뜻이 같다. '神有有餘有不足'은 곧 '神或有餘或不足'이라 함과 같으니, 뒤의 氣·血·形·志의 경우에도 같다.

　　3) 而此成形：明抄本에는 '此'가 '各'으로 되어 있다. 于鬯은, "'此成' 二字는 아마 倒置된 듯하다. '此'는 五藏을 가리키니, '成此形'은 '成五藏之形'의 뜻인 바, 下文의 '身形'과는 다르다."고 하였다.

　　4) 甲乙에는 '通' 밑에 '達'字가 더 있다.

　　5) 而成身形五藏：林校에 甲乙에는 '五藏' 二字가 없다고 했다. 지금의 甲乙에는

‘身’字가 없다. 高氏의 直解에는 林校에 의거하여 ‘五藏’ 二字를 删去하고 있다.
6) 林校에 甲乙에는 ‘隧’가 ‘渠’로 되어 있는 바, 뜻이 各各 通한다고 하였다.

黃帝께서 물어 가라사대, “余가 듣건대 《刺法》에 말하기를 有餘하면 瀉하고 不足하면 補하라고 했는데, 무엇을 일러 有餘하다고 하며 무엇을 일러 不足하다고 합니까?”

岐伯이 對(答)하여 가로되, “有餘함이 다섯 가지이고 不足함이 또한 다섯 가지가 있는데, 帝께서는 어느 것을[무엇을] 묻고자 하십니까?”

帝께서 가라사대, “願컨대 모두 듣고 싶습니다.”

岐伯이 가로되, “神에 餘가 있고 不足이 있으며, 氣에 餘가 있고 不足이 있으며, 血에 餘가 있고 不足이 있으며, 形에 餘가 있고 不足이 있으며, 志에 餘가 있고 不足이 있는데, 무릇 이 열가지는 그 氣가 等하지《같지》 아니합니다.”

帝께서 가라사대, “사람은 精氣津液과 四支九竅와 五藏十六部와 三百六十五節이 있어서 이에 百病을 生하고, 百病의 生함엔 모두 虛實이 있는(法인)데, 이제 夫子께서는 이에[겨우](乃) 有餘함이 다섯 가지가 있고 不足함이 또한 다섯 가지가 있다고 말씀하시니, 어떻게 (해서) 이를 生합니까?”

岐伯이 가로되, “모두 五藏에서 生합니다. 대저 心은 神을 藏하고, 肺는 氣를 藏하고, 肝은 血을 藏하고, 脾는 肉을 藏하고, 腎은 志를 藏하여, (이에[이것들이] 形을 이룹니다.) 志意가 通하고 안으로 骨髓에 連하여서 身形·五藏을 이룹니다. 五藏의 道는 모두 經隧에서 出하여 써 血氣를 行하니, 血氣가 不和하면 百病이 이에 變化하여 生합니다. 이러한 까닭으로 經隧를 守합니다.”

第 二 章

帝曰:神有餘不足何如? 岐伯曰:神有餘則笑不休, 神不足則悲[1]. 血氣未幷, 五藏安定[2], 邪客於形, 洒淅[3]起於毫毛, 未入於經絡也, 故命曰神之微. 帝曰:補寫奈何? 岐伯曰:神有餘, 則寫其小絡之血[4], 出血勿之深斥, 無中其大經, 神氣乃平;神不足者, 視其虛絡, 按[5]而致之, 刺而利[6]之, 無出其血, 無泄其氣, 以通其經, 神氣乃平. 帝曰:刺微奈何? 岐伯曰:按摩勿釋, 著鍼勿斥, 移氣於不足[7], 神氣乃得復.

帝曰:善. 有餘[8]不足奈何? 岐伯曰:氣有餘則喘咳, 上氣, 不足則息[9]利少氣. 血氣未幷, 五藏安定, 皮膚微病, 命曰白氣微泄. 帝曰:補寫奈何? 岐伯曰:氣有餘, 則寫其經隧, 無傷其經, 無出其血, 無泄其氣;不足, 則補其經隧, 無出其氣. 帝曰:刺微奈何? 岐伯曰:按摩勿釋, 出鍼視之, 曰我[10]將深之, 適人[11]必革, 精氣自伏, 邪氣散亂, 無所休[12]息, 氣泄腠理, 眞氣乃相得.

帝曰：善. 血有餘不足, 奈何? 岐伯曰：血有餘則怒, 不足則恐[13]. 血氣未幷, 五藏安定, 孫絡水[14]溢, 則經[15]有留血. 帝曰：補寫奈何? 岐伯曰：血有餘, 則寫其盛經出其[16]血；不足, 則視[17]其虛經, 內鍼其脈中, 久留而視[18], 脈大, 疾出其鍼, 無令血泄. 帝曰：刺留血, 奈何? 岐伯曰：視其血絡, 刺出其血, 無令惡血得入於經, 以成其疾.

帝曰：善. 形有餘不足奈何? 岐伯曰：形有餘則腹脹涇[19]溲不利, 不足則四支不用. 血氣未幷, 五藏安定, 肌肉蠕[20]動, 命曰微風. 帝曰：補寫奈何. 岐伯曰：形有餘則寫其陽經, 不足則補其陽絡. 帝曰：刺微奈何? 岐伯曰：取分肉間, 無中其經, 無傷其絡, 衛氣得復, 邪氣乃索.

帝曰：善. 志有餘不足奈何? 岐伯曰：志有餘則腹脹飧泄[21], 不足則厥. 血氣未幷, 五藏安定, 骨節有動[22]. 帝曰：補寫奈何? 岐伯曰：志有餘則寫然筋血者[23], · 不足則補其復溜. 帝曰：刺未幷奈何? 岐伯曰：卽取之, 無中其經, 邪所[24]乃能立虛.

〔校勘〕　1) 太素, 甲乙에는 모두 '悲'가 '憂'로 되어 있다. 于鬯은 "'憂'로 함이 옳다. 上文에 '神有餘則笑不休.'라 했다."고 하였다.

2) 太素에는 '安定' 밑에 '神不定則' 四字가 더 있다. 楊上善은 "神者身之主, 故神順理而動, 則其神必安, 神安則百體和適, 和則腠理周密, 周密則風寒暑濕無如之何. 若忘神任情, 則哀樂妄作, 作則喜怒動形, 動則腠理開發, 腠理開則邪氣競入, 競入爲災, 遂成百病."이라고 했다.

3) 洒淅: 太素에는 '澠泝'으로 되어 있고, 甲乙에는 '凄厥'로 되어 있다. 張文虎는 "'凄厥' 또한 추운 모양이니 '洒淅'과 文異義同한 바, '澠'은 '洒'와 形近하여 잘못된 誤字이고, '泝'는 '淅'의 壞字이다."라 했다.

4) 小絡之血: 守校本에는 '血'이 '脈'으로 되어 있다.

5) 太素, 甲乙에는 '按'이 '切'로 되어 있다.

6) 甲乙에는 '利'가 '和'로 되어 있다.

7) 移氣於不足: 林校에 甲乙과 太素에는 '足'字 위에 '不'字가 없다고 하였다.

8) 金本, 胡本, 讀本, 越本, 吳本, 明抄本, 朝本, 藏本, 守校本에는 '有餘' 위에 '氣'字가 더 있다. 太素에도 이와 같다.

9) '息' 밑에 '不'字가 탈락되어 있다. 靈樞 · 本神篇에 "肺氣虛, 則鼻塞不利, 少氣"라고 하였다.

10) 甲乙에는 '我'가 '故'로 되어 있다. '故'와 '固'는 통용되는 바, '固'는 본디 '본래'의 뜻이다.

11) 適人必革: 太素의 蕭校에 甲乙에는 '人'이 '入'으로 되어 있다고 했는데, 이것이 옳을 것 같다. '適'은 시간부사로 '마침, 막, 바로' 등의 뜻이 있다. 앞에 '我將深之'라 하고 여기에 '適入必革'이라 한 것은 침을 꽂자마자 바로 淺刺로 바꾸는 것을 이르는 것이니, 王冰의 "謂其深而淺刺之"라 이른 것이 이것이다.

12) 太素에는 '休'가 '伏'으로 되어 있다.

13) 則恐: 太素에는 '恐'이 '悲'로 되어 있다. 林校에 全本과 甲乙에 모두 '悲'로 되어 있다고 했는데, 지금의 甲乙經에는 '慧'로 잘못되어 있다.

14) 金本, 越本, 明抄本, 朝本에는 모두 '水'가 '外'로 되어 있다.

15) 甲乙에는 '經'이 '絡'으로 되어 있다.

16) '出' 밑의 '其'字는 上文의 영향으로 衍文이다.

17) 太素에는 '視'가 '補'로 되어 있다.

18) 久留而視: 林校에 甲乙과 太素에는 모두 '久留之血至'로 되어 있다고 했다.

19) 太素에는 '涇'字가 없다.

20) '蠕'이, 太素에는 '濡'로 되어 있고, 甲乙에는 '溢'로 되어 있으나, 모두 그르다고 본다. '蠕'는 篆文으로는 '蠕'으로 쓰는 바, 說文에 "蠕, 動也"라 했고, 荀子의 楊注에 "蠕, 微動也"라 하였다. 따라서 '肌肉蠕動'은 肌肉이 蠕蠕然히 微動함이니 곧 肉䐃함이다.

21) 聖濟經에는 '飧泄' 二字가 없다.

22) 甲乙에는 '動'이 '傷'으로 되어 있다.

23) 則寫然筋血者: 林校에 "詳諸處引然谷者, 多云 '然骨之前血者'. 疑少 '骨之' 二字. '前'字誤作'筋'字"라 했는데 이것이 옳다. 〈膠刺論〉에, "邪客于足少陰之絡, 無積者, 刺然骨之前出血"이라 하였다.《郭靄春》

24) '邪所'가 太素에는 '以邪'로 되어 있고, 甲乙에는 '以去其邪'로 되어 있는 바, 甲乙이 옳다고 본다. 王注에 "不求穴兪, 直取居邪之處"라 한 것을 보면, 王의 所據本에는 원래 '以取其邪'로 되어 있었던 것 같다. 甲乙에 '去'라고 한 것은 '取'의 聲誤인 듯하다.《郭靄春》

帝께서 가라사대, "神의 有餘·不足은 어떠합니까?"

岐伯이 가로되, "神이 有餘하면 웃음을 쉬지 않고, 神이 不足하면 悲합니다. 血氣가 未幷(幷은 偏聚함을 말함)하면 五藏이 安定하나, 邪가 形에 客하면 洒淅함이 毫毛에서 일어나는데, 아직 經絡에 入하지는 않았으므로 命하여 神의 微(病이)라고 합니다."

帝께서 가라사대, "補瀉는 어떻게 합니까?"

岐伯이 가로되, "神이 有餘하면, 그 小絡의 血을 瀉하고 血을 出하되 深斥《深刺》하지는 말아서 그 大經을 中하지 않으면, 神氣가 이에 平합(平하여짐)니다. 神이 不足한 者는, 그 虛絡을 視하여 按하여 이를《氣를》(招)致하고, 刺하여 이를 利(하게)하되, 그 血을 出하지 말고 그 氣를 泄하지 말아서 써 그 經을 通하(게 하)면, 神氣가 이에 平합(平하여집)니다."

帝께서 가라사대, "微(邪)를 刺함은 어떻게 합니까?"

岐伯이 가로되, "按摩하되[按摩하기를] 釋하지 말고, 鍼을 著(刺)하되 斥(推;深刺)하지 말아서 氣를 不足한 데로 移하면, 神氣가 이에 復하게 됩니다."

帝께서 가라사대, "善합니다. (氣의) 有餘·不足은 어떠합니까?"

岐伯이 가로되, "氣가 有餘하면 喘咳, 上氣하고, 不足하면 息利 少氣(呼吸은 順調로우나 숨이 短少함)합니다. 血氣가 未幷하면 五藏이 安定하나, 皮膚가 微病하면 命하여 白氣 微泄(肺氣 微虛)이라고 합니다."

帝께서 가라사대, "補瀉는 어떻게 합니까?"

岐伯이 가로되, "氣가 有餘하면, 그 經隧를 瀉하되 그 經은 傷하지 말아서 그 血을 出하지 말고 그 氣를 泄하지(도) 말며; 不足하면, 그 經隧를 補하되 그 氣는 出하지 말아야 합니다."

帝께서 가라사대, "微(邪)를 刺함은 어떻게 합니까?"

岐伯이 가로되, "按摩하되[按摩하기를] 釋하지 말며, 鍼을 出하고 (患者를) 視하면서 가로되, 내가 장차 이를 深하게 하려(깊이 찌르려) 한다고 하고, (鍼이) 人(部)에 適(至)하면 반드시 (앞에 한 말을) 革하(여 淺刺하)면, 精氣는 自伏하고 邪氣는 散亂하여 休息할 데가 없어, (邪)氣가 腠理에서 泄하며 眞氣가 이에 相得하게 됩니다."

帝께서 가라사대, "善합니다. 血의 有餘·不足은 어떠합니까?"

岐伯이 가로되, "血이 有餘하면 怒하고 不足하면 恐합니다. 血氣가 未幷하면 五藏이 安定하나, 孫絡이 外溢하면 絡(原作 '經' 據《甲乙》改)에 留血이 있게 됩니다."

帝께서 가라사대, "補瀉는 어떻게 합니까?"

岐伯이 가로되, "血이 有餘하면, 그 盛한 經을 瀉하여 그 血을 빼고(出); 不足하면, 그 虛한 經을 視하여 그 脈中에 (鍼을) 內(納)하되 오래 留하고, 視하여 脈이 大하면, 그 鍼을 빨리 빼되 血로 하여금[血이] 泄하지 말게 합니다."

帝께서 가라사대, "留血을 刺함은[刺하려면] 어떻게 합니까?"

岐伯이 가로되, "그 血絡을 視하여 그 血을 刺出하여 惡血로 하여금[惡血이] 經에 入(함을 得)하여 써 그 疾을 이루지 못하게 하여야 합니다."

帝께서 가라사대, "善합니다. 形의 有餘·不足은 어떠합니까?"

岐伯이 가로되, "形이 有餘하면 腹脹하고 涇溲가 不利하며, 不足하면 四支를 쓰지 못합니다. 血氣가 未幷하면 五藏이 安定하나, (邪가 侵犯하여) 肌肉이 蠕動하면 命하여 微風이라고 합니다."

帝께서 가라사대, "補瀉는 어떻게 합니까?"

岐伯이 가로되, "形이 有餘하면 그 陽經을 瀉하고, 不足하면 그 陽絡을 補합니다."

帝께서 가라사대, "微(邪)를 刺함은 어떻게 합니까?"

岐伯이 가로되, "分肉間을 取하되 그 經을 中하지 말고 그 絡을 傷하지 말 것이니, 衛氣가 復하게 되면 邪氣가 이에 索《消散》합니다."

帝께서 가라사대, "善합니다. 志의 有餘·不足은 어떠합니까?"

岐伯이 가로되, "志가 有餘하면 腹脹, 飧泄하고 不足하면 厥합니다. 血氣가 未幷하면 五藏이 安定하나, (邪氣가 侵襲하여 骨에 客하면) 骨節에 動함이 있습니다."

帝께서 가라사대, "補瀉는 어떻게 합니까?"

岐伯이 가로되, "志가 有餘하면 然筋의 血者를〔然骨의 前血을: 楊上善〕瀉하고, 不足하면 그 復溜(穴)을 補합니다."

帝께서 가라사대, "未幷을 刺함은〔刺하려면〕 어떻게 (해야) 합니까?"

岐伯이 가로되, "곧 取《刺》하되 그 經은 中하지 말 것이니, 邪所《病邪가 있는 곳》가 이에 能히 그 자리에서 虛해집니다."

第 三 章

帝曰: 善. 余已聞虛實之形, 不知其何以生. 岐伯曰: 氣血以¹⁾幷, 陰陽相傾, 氣亂於衛, 血逆²⁾於經, 血氣離居, 一實一虛, 血幷於陰, 氣幷於陽, 故爲驚狂; 血幷於陽, 氣幷於陰, 乃爲炅中; 血幷於上, 氣幷於下, 心煩惋³⁾善怒; 血幷於下, 氣幷於上, 亂⁴⁾而喜忘. 帝曰: 血幷於陰, 氣幷於陽, 如⁵⁾是血氣離居, 何者爲實? 何者爲虛? 岐伯曰: 血氣者, 喜溫而惡寒, 寒則泣不能流, 溫則消而去之. 是故氣之所幷爲血虛, 血之所幷爲氣虛. 帝曰: 人之所有者, 血與氣耳. 今夫子乃言⁶⁾血幷爲虛, 氣幷爲虛, 是無實乎? 岐伯曰: 有者爲實, 無者爲虛, 故氣幷則無血, 血幷則無氣, 今血與氣相失, 故爲虛焉. 絡之與孫脈⁷⁾俱輸⁸⁾於經, 血與氣幷, 則爲實焉. 血之與氣, 幷走於上, 則爲大厥, 厥則暴死, 氣⁹⁾復反則生, 不反則死. 帝曰: 實者何道從來? 虛者何道從去? 虛實之要, 願聞其故. 岐伯曰: 夫陰與陽, 皆有兪會, 陽注於陰, 陰滿之外, 陰陽勻¹⁰⁾平, 以充其形, 九候若一, 命曰平人.

〔校勘〕 1) 氣血以幷: 越本에는 '以'가 '已'로 되어 있다.
2) 太素에는 '逆'이 '留'로 되어 있으나 '逆'이 옳다고 본다. '逆'과 위의 '亂'字는 對句이다.
3) 太素에는 '惋'이 '悗'으로 되어 있고, 甲乙에는 '悶'으로 되어 있다. '悗'과 '悶'은 통한다.

4) 太素에는 '亂' 위에 '氣'字가 더 있다.

5) 太素에는 '如'가 '于'로 되어 있다.

6) 四庫本에는 '言'이 '曰'로 되어 있다.

7) 明抄本에는 '孫脈'이 '孫絡'으로 되어 있다.

8) 甲乙에는 '輸'가 '注'로 되어 있다.

9) 太素에는 '復反' 위에 '氣'字가 없다. 楊上善은 "手足還暖復生"이라고 하였다.

10) 太素에는 '均'이 '旬'으로 되어 있다. 甲乙에는 '絪'으로 되어 있으나 그르다고 본다. 均은 勻과 같고 '均'은 '旬'과 통한다. '陰陽均平'은 陰陽에 平衡을 이루어 한 쪽으로 치우침이 없음을 이른다.

帝께서 가라사대, "善합니다. 余가 이미 虛實의 形은《形態에 대해서는》들었으나 그것《虛實》이 어떻게 해서 生하는지는 알지 못합니다."

岐伯이 가로되, "氣血이 써 幷《偏盛》하면, 陰陽이 相傾하여 氣는 衛에서 亂하(게 되)고 血은 經에서 逆하(게 되)여, 血氣가 離居하여[離居하면] 하나는 實하(여지)고 하나는 虛하여(져서), 血은 陰에 幷하고 氣는 陽에 幷하므로[血이 陰에 幷하고 氣가 陽에 幷하므로] 驚狂이 되며, (만약) 血이 陽에 幷하고 氣가 陰에 幷하면 이에 炅中이 되고, 血이 上에 幷하고 氣가 下에 幷하면 心이 煩惋, 善怒하게 되며, 血이 下에 幷하고 氣가 上에 幷하면 亂하여 喜忘하게《잘 잊어버리게》됩니다."

帝께서 가라사대, "血이 陰에 幷하고 氣가 陽에 幷하여, 이와 같이 血氣가 離居하면, 어느 것이 實이 되고 어느 것이 虛가 됩니까?"

岐伯이 가로되, "血氣는 溫을 喜하고 寒을 惡하니, 寒하면 (凝)泣하여 能히 流하지 못하고, 溫하면 消하여 去《行》합니다. 이러한 까닭으로[그러므로] 氣가 幷한 곳은 血虛가 되고, 血이 幷한 곳은 氣虛가 됩니다."

帝께서 가라사대, "사람이 所有하는 것은 血과 氣뿐인데, 이제 夫子께서 이에[단지](乃) 言하시기를, 血이 幷함이 虛가 되고 氣가 幷함이 虛가 된다고 하시니, 이는 實이 없음입니까?"

岐伯이 가로되, "있는 것은 實이 되고 없는 것은 虛가 됩니다. 그러므로 氣가 幷하면 血이 없(게 되)고, 血이 幷하면 氣가 없(게 되)어, 이제 血과 氣가 相失하게 되므로 (거기에(焉) 虛함이 됩니다. 絡은 孫脈과 더불어 함께 經에 輸(注)하니, 血이 氣와 더불어[血과 氣가] 幷하면 (거기에(焉) 實함이 되며, 血이 氣와 더불어 上에 幷走하면 大厥이 되고, 厥하면 暴死하는데, 氣가 다시 反하면 生하고 反하지 못하면 死합니다."

帝께서 가라사대, "實한 것은 어느 길을 좇아 來하며, 虛한 것은 어느 길을 좇아 去합니까? 虛實의 要를, 願컨대 그 까닭을 듣고 싶습니다."

岐伯이 가로되, "무릇 陰과 陽은 모두 兪會가 있어서 陽은 陰에 注하고 陰은 滿하면 外로 之하는데, 陰陽이 勻平하여 써 그 形을 充하고 九候가 한결같으면 命하여 平人이라고 합니다.

第 四 章

夫邪之¹⁾生也, 或生於陰, 或生於陽. 其生於陽者, 得之風雨寒暑²⁾; 其生於陰者, 得之飲食居處³⁾, 陰陽喜怒. 帝曰: 風雨之傷人奈何? 岐伯曰: 風雨之傷人也, 先客於皮膚, 傳入於孫脈, 孫脈滿則傳入於絡脈, 絡脈滿則輸⁴⁾於大⁵⁾經脈, 血氣與邪幷客於分腠之閒, 其脈堅大, 故曰實. 實者外堅⁶⁾充滿, 不可按之⁷⁾, 按之則痛. 帝曰: 寒濕之傷人奈何? 岐伯曰: 寒濕之中人也, 皮膚不⁸⁾收, 肌肉堅緊⁹⁾, 榮血泣, 衞氣去, 故曰虛. 虛者聶¹⁰⁾闢氣不足¹¹⁾, 按之則氣足以溫之, 故快然而不痛. 帝曰: 善. 陰之生實奈何? 岐伯曰: 喜怒不節, 則陰氣上逆, 上逆則下虛, 下虛則陽氣走之, 故曰實矣. 帝曰: 陰之生虛奈何? 岐伯曰: 喜¹²⁾則氣下, 悲則氣消, 消則脈虛空¹³⁾, 因寒飮食, 寒氣熏滿¹⁴⁾, 則血泣氣去, 故曰虛矣.

〔校勘〕 1) 邪之生也: 甲乙에는 '之' 밑에 '所'字가 더 있다.
2) '暑'는 뒤의 帝問 '寒濕傷人'으로 비추어볼 때 '濕'으로 해야 한다.《郭靄春》
3) 居處: 太素, 甲乙에는 '起居'로 되어 있다.
4) 甲乙에는 '則輸'가 '乃注'로 되어 있다.
5) 孫鼎宜는, '大'字가 衍文인 듯하다고 하였다.
6) 孫鼎宜는, '外堅'은 '外邪'로 해야 되니 上文의 영향으로 잘못된 것이라고 하였다.
7) 太素, 甲乙에는 모두 '按' 밑에 '之'字가 없다.
8) 太素, 甲乙에는 모두 '膚' 밑에 '不'字가 없다. '皮膚收'는 밑의 '肌肉堅'과 뜻이 一貫된다. 楊注에 "收者, 言皮膚急而聚也"라고 하였다.
9) 太素에는 '堅' 밑에 '緊'字가 없다.
10) '聶'이, 太素에는 '儡'으로, 甲乙에는 '攝'으로 되어 있다. 張琦는 '攝辟'은 怯弱恐懼의 뜻이라고 하였다.
11) 太素, 甲乙에는 모두 '不足' 밑에 '血泣' 二字가 더 있다.
12) 喜則氣下: '喜'字는 誤로 응당 '恐'으로 해야 할 것 같다. 〈舉痛論〉에 '恐則氣下'라 하였다.
13) 太素에는 '虛' 밑에 '空'字가 없다.
14) 熏滿: 甲乙에는 '動藏'으로, 太素에는 '熏藏'으로 되어 있다.

대저 邪의 生함은 或은 陰에서 生하고 或은 陽에서 生하니, 그 陽에서 生한 것은 風雨寒暑에서 得한 것이고, 그 陰에서 生한 것은 飮食(不節)·居處(居處環境, 또는 起居失常)·陰陽(失調)·喜怒(不節 等)에서 得한 것입니다."

帝께서 가라사대, "風雨의 人을 傷함은 어떻게 해서 입니까?"

岐伯이 가로되, "風雨의 人을 傷함은, 먼저 皮膚에 客하여 孫脈으로 傳入하고, 孫脈이 滿하(여 지)면 絡脈에 傳入하고, 絡脈이 滿하(여 지)면 大經脈에 輸하여, 血氣와 邪가 分腠의 사이에 아울러 客하면 그 脈이 堅大해지니, 그러므로 가로되 實하다[實이라]고 합니다. 實한 者는 外堅充滿하여 可히 이를 按하지 못하니, (이를) 按하면 痛합니다."

帝께서 가라사대, "寒濕의 人을 傷함은 어떻게 해서입니까?"

岐伯이 가로되, "寒濕이 人에 中하면, 皮膚가 (不)收하고 肌肉이 堅緊하여 榮血이 (凝)泣하고 衞氣가 去하(게 되)니, 그러므로 가로되 虛하다고[虛라고] 합니다. 虛한 者는 聶辟하여[聶辟하며] 氣가 不足하(고 血이 泣하)나, 이를 按하면 氣가 足히 써 이를 溫하게 하므로 快然《시원》하면서 痛하지 않습니다《않게 됩니다》."

帝께서 가라사대, "善합니다. 陰의 實을 生함은 어떻게 해서입니까?"

岐伯이 가로되, "喜怒가 節(制)되지 못하면 陰氣가 上逆하(게 되)는데, (陰氣가) 上逆하면 下가 虛해지고, 下가 虛해지면 陽氣가 거기로 走하므로 가로되 實하다고[實이라고] 합니다."

帝께서 가라사대, "陰의 虛를 生함은 어떻게 해서입니까?"

岐伯이 가로되, "喜하면 氣가 下하고 悲하면 氣가 消하며, (氣가) 消하면 脈이 空虛해지는데, 因하여 寒하게 飮食하여[寒한 飮食으로 因하여] 寒氣가 藏《原作 '滿', 據《太素》改》을 熏《動》하면 血氣가 (凝)泣하고 氣가 去하니, 그러므로 가로되 虛하다고[虛라고] 합니다."

第 五 章

帝曰: 經言陽虛則外寒, 陰虛則內熱, 陽盛則外熱, 陰盛則內寒, 余已聞之矣, 不知其所由然也. 岐伯曰: 陽受氣於上焦, 以溫皮膚分肉之間. 令[1]寒氣在外, 則上焦不通, 上焦[2]不通, 則寒氣[3]獨留於外, 故寒慄. 帝曰: 陰虛生內熱奈何? 岐伯曰: 有所勞倦, 形氣衰少, 穀氣不盛, 上焦不行, 下脘[4]不通, 胃氣熱, 熱氣[5]熏胸中, 故內熱. 帝曰: 陽盛生外熱奈何? 岐伯曰: 上焦不通[6]利, 則皮膚緻密, 腠理閉塞, 玄府[7]不通, 衞氣不得泄越, 故外熱. 帝曰: 陰盛生內寒奈何? 岐伯曰: 厥氣上逆, 寒氣積於胸中而不寫, 不寫[8]則溫氣去, 寒獨留, 則血凝泣[9], 凝則脈不通[10], 其脈盛大以濇, 故中寒[11].

〔校勘〕 1) 金本, 讀本, 越本, 朝本에는 모두 '令'이 '今'으로 되어 있다.
　　　 2) 則上焦不通, 上焦不通則: 太素, 甲乙, 病源에는 모두 '不通' 위에 '上焦' 二字가 없다.

3) 太素, 甲乙, 病源에는 모두 '寒' 밑에 '氣'字가 없다.
4) 甲乙에는 '下脘'이 '下焦'로 되어 있다.
5) 甲乙, 病源에는 모두 '熱氣' 二字가 없다.
6) 上焦不通利: '通'字는 뒤의 '玄府不通'의 영향으로 된 衍文이다.
7) 太素, 甲乙, 病源에는 모두 '玄府' 二字가 없다.
8) 吳本에는 '則' 위에 '不瀉' 二字가 없다.
9) 太素에는 '則血凝泣'의 '凝'字가 '涘' 字로 되어 있다.
10) 凝則脈不通: 太素, 病源에는 모두 '凝'이 '血涘泣'으로 되어 있다. 林校에, 甲乙에는 '脈不通'이 '腠理不通'으로 되어 있다고 했다.
11) 中寒: 楊注에 의거 응당 '寒中'으로 고쳐야 한다. 衛生寶鑑에도 '寒中'으로 되어 있어 楊注와 부합된다.

帝께서 가라사대, "經에 말하기를, '陽이 虛하면 外寒하고 陰이 虛하면 內熱하며, 陽이 盛하면 外熱하고 陰이 盛하면 內寒하다.'고 한 것은 余가 이미 들었으나, 그(것이) 말미암아 그러한 바는[그(것이) 그러한 까닭은] (아직) 알지 못합니다."

岐伯이 가로되, "陽은 上焦에서 氣를 受하여 써 皮膚와 分肉의 사이를 溫하는데, 이제 寒氣가 밖에 있으면 上焦가 (宣)通하지 못하(게 되)고, 上焦가 通하지 못하면 寒氣가 홀로 外에 留하게 되므로 寒慄하게 됩니다."

帝께서 가라사대, "陰虛하면 內熱을[內熱이] 生함은 어떻게 해서입니까(奈何)?"

岐伯이 가로되, "勞倦한 바가 있어서 形氣가 衰少하(여지)고 穀氣가 盛하지 못하(게 되)면, 上焦가 行하(여 지)지 못하고 下脘이 通하지 못하(게 되)여, 胃氣가 熱하여(져서) 熱氣가 胸中을 熏하(게 되)므로 內熱하게 됩니다."

帝께서 가라사대, "陽이 盛하면 外熱을 生함은 어떻게 해서입니까?"

岐伯이 가로되, "上焦가 通利하지 못하면 皮膚가 緻密해지고 腠理가 閉塞되어, 玄府가 通하지 못하여 衛氣가 泄越하지 못하게 되므로 外熱하게 됩니다."

帝께서 가라사대, "陰이 盛하면 內寒을 生함은 어떻게 해서입니까?"

岐伯이 가로되, "厥氣가 上逆하면 寒氣가 胸中에 積하여 瀉해지지 못하고, 瀉해지지 못하면 溫氣가 去하는데, (溫氣가 去하여) 寒(氣)이 홀로 留하면 血이 凝泣하고, 凝泣하면 脈이 通하지 못하여 그 脈이 盛大하며 濇하여지므로 中寒하게 됩니다."

第六章

帝曰: 陰與陽幷[1], 血氣以幷, 病形以成, 刺之奈何? 岐伯曰: 刺此者, 取之經隧, 取血於營, 取氣於衛, 用形哉, 因四時多少高下. 帝曰: 血氣以幷, 病形以成, 陰陽相傾, 補寫奈何? 岐伯曰: 寫實者, 氣盛乃內鍼, 鍼與氣俱內[2], 以開其門, 如利其戶, 鍼與氣俱出, 精氣不傷,邪氣乃下, 外門不閉, 以出其疾, 搖大其道, 如利其路, 是謂大寫, 必切而出, 大氣乃屈. 帝曰: 補虛奈何? 岐伯曰: 持鍼勿置, 以定其意, 候呼內鍼, 氣出鍼入, 鍼空四塞, 精無從去, 方實而疾出鍼, 氣入鍼出, 熱不得還³⁾, 閉塞其門, 邪氣布散, 精氣乃得存, 動氣候時⁴⁾, 近氣不失, 遠氣乃來, 是謂追之.

〔校勘〕 1) 陰與陽幷: 太素에는 '陰之與陽'으로 되어 있다.
2) 素問校譌에 古抄本에는 '俱' 밑에 '內'字가 없다고 하였다.
3) 太素에는 '還'이 '環'으로 되어 있다. '還'과 '環'은 뜻이 같다. 史記·李將軍傳의 正義에 "還謂轉也"라고 하였다.
4) 動氣候時: 太素에는 '動無後時'로 되어 있다. 林校에 甲乙에도 '動無後時'로 되어 있다고 했는데, 지금의 甲乙에는 '無'字가 탈락되어 있다. '動無後時'는 때에 맞춰 入鍼하고 出鍼함을 이른다.

帝께서 가라사대, "陰과 陽이 幷하고 血氣가 써 幷하여 病形이 써 이루어지면, 刺함을 어떻게 (해야) 합니까?"

岐伯이 가로되, "이를 刺하는 者는 經隧를 取하여 營에서 血을 取하고 衞에서 氣를 취하되, 形을 쓰고, 四時에 因하여 (鍼刺하는 횟수를) 많이 하고 적게 하며 (鍼刺하는 身體部圍를, 즉 取穴部位를) 高하고 下합니다."

帝께서 가라사대, "血氣가 써 幷하여 病形이 써 이루어져서 陰陽이 相傾하면, 補寫를 어떻게 (해야) 합니까?"

岐伯이 가로되, "實을 寫하는 者는 (숨을 들이마셔서) 氣가 盛하여지면 이에〔盛해진 然後에 (乃)〕鍼을 內(納)하여, 鍼이 氣와 더불어 함께 內(納)하(게 하)고, (發鍼時에는 숨을 내쉴 때 發鍼하되) 써 그 門(鍼孔)을 열어서, 그 戶를 이롭게 하여('如'='而') 鍼이 氣와 더불어 함께 出하(게 하)면, 精氣가 傷하지.않고 邪氣가 이에 下하는데, 外門을 閉하지 아니하여 써 그 疾을 出하게 하되 그 길을〔鍼孔을〕搖하여 크게 하여 그 路를 利(하게)할 것이니, 이를 일러 大寫라 하는데, 반드시 (왼손으로 鍼孔주위를) 切(按)하면서 (오른손으로) 出(鍼)하면, 大氣(大邪之氣)가 이에 屈하게 됩니다."

帝께서 가라사대, "虛를 補함은 어떻게 합니까?"

岐伯이 가로되, "鍼을 持하되〔持하기를〕置(立)하지 말며 써 그 意를 (安)定하고, 呼를(숨을 내쉴 때를)候하여 內鍼(納鍼: 刺入)하여 氣가 出할 때 鍼을 入하고, 鍼孔을 四塞(鍼 周圍 四方을 꼭조여 막음)하여 精이 좇아 去하지 못하게〔去함이 없게〕하여, (氣至하여) 바야흐로 (鍼下가) 實해지면 빨리 出鍼하되, 氣가 入할 때《숨을 들이 쉴 때》鍼을 빼면, (鍼下에 모인) 熱(氣)가 還(함을 得)하지《돌아가지》못하고, 그 門을 閉塞하면 邪氣는 布散되고 精氣는 이에 存할《保存될》수 있게 되는데〔鍼을 빼서 (鍼下에 모인) 熱(氣)가 還(함을 得)하지 못하게 하고, 그 門을 閉

塞하여 邪氣는 布散되(게 하)고 精氣는 이에 存할 수 있게 하는데], 氣를 動(하게)
함에 時를 候하여 近氣《已至之氣》가 失하지《散失되지》않고 遠氣《未至之氣》가 이
에 來하(게 하)면, 이를 일러 追《補》한다고 합니다."

第 七 章

帝曰: 夫子言虛實者¹⁾有十, 生於五藏, 五藏²⁾五脈耳. 夫十二經脈,
皆生其病³⁾, 今夫子獨言五藏, 夫十二經脈者, 皆絡三百六十五節, 節
有病, 必被經脈, 經脈之病, 皆有虛實, 何以合之? 岐伯曰: 五藏者,
故得六府與爲表裏, 經絡支節, 各生虛實, 其病⁴⁾所居, 隨而調之. 病
在脈, 調之血⁵⁾; 病在血, 調之絡; 病在氣, 調之衛; 病在肉, 調之分
肉; 病在筋, 調之筋; 病在骨, 調之骨⁶⁾. 燔鍼劫刺其下及與急者, 病
在骨, 焠⁷⁾鍼藥熨; 病不知⁸⁾所痛, 兩蹻爲上; 身形有痛, 九候莫病, 則
繆刺之; 痛⁹⁾在於左而右脈病者, 巨¹⁰⁾刺之. 必謹察其九候, 鍼道備¹¹⁾
矣.

[校勘] 1) 太素와 甲乙에는 모두 '實' 밑에 '者'字가 없다.
2) 甲乙에는 '五脈' 위에 '五藏' 二字가 겹처 있지 않다.
3) 太素, 甲乙에는 '其病'이 모두 '百病'으로 되어 있다.
4) 太素에는 '其病' 위에 '視'字가 더 있다.
5) 病在脈, 調之血: 林校에 全元起本과 甲乙에는 '病在血, 調之脈'으로 되어 있다고
했다.
6) 病在骨, 調之骨: 太素에는 이 六字가 없다. 살피건대, 뒤의 '燔針劫刺其下及與急
者'는 調筋을 바로 이어서 하는 말이다. 만약 '病在骨, 調之骨' 六字를 그 가운데
에 끼워두면 上下의 文義가 이어지지 않는다.
7) 太素에는 '焠'가 '卒'로 되어 있다. 楊上善은, "卒, 窮也. 痛痺在骨, 窮針深之至
骨, 出針以藥熨之, 以骨病痛深故也"라고 하였다.
8) 太素에는 '知' 밑에 '其'字가 더 있다.
9) 太素, 甲乙에는 모두 '痛'이 '病'으로 되어 있다.
10) 太素, 甲乙에는 모두 '巨刺' 위에 '則'字가 더 있다.
11) 甲乙에는 '備'가 '畢'로 되어 있다.

帝께서 가라사대, "夫子께서는 虛實者가《虛한 것과 實한 것이》 열가지가 있어서
(모두) 五藏에서 生하고 五藏은 五脈일 따름이라고 말씀하셨는데[五藏에서 生한다
고 말씀하셨는데, 五藏은 五脈일 따름이거니와], 대저 十二經脈이 모두 그 病을 生
하거늘, 이제 夫子께서는 단지 五藏만을 말씀하시니, 대저 十二經脈은 모두 三百六
十五節에 絡하여 節에 病이 있으면 반드시 經脈에 미치며(被), 經脈의 病은 모두

虛實이 있는데, 어떻게 (五藏의 虛實을) 이와 合합니까?"

岐伯이 가로되, "五藏이 본디 六府를 얻어 더불어 表裏가 되며, 經絡 支節이 각기 虛實을 生하므로, 그 病의 居하는 곳을 따라 調하(나)니, 病이 脈에 있으면 血을 調하고, 病이 血에 있으면 絡을 調하며, 病이 氣에 있으면 衞를 調하고, 病이 肉에 있으면 分肉을 調하며, 病이 筋에 있으면 筋을 調하고, 病이 骨에 있으면 骨을 調합니다. (病이 筋에 있으면) 燔鍼으로 그 下 및 急한 者《寒邪로 因한 筋脈拘急證을 가리킴》를 劫刺하고; 病이 骨에 있으면, 焠鍼하고《불에 달군 침을 놓고》藥熨하며《辛熱한 藥物로 患處를 인두질하며》; 病에 아픈 데를 알지 못하면, 兩蹻《脈을 취함》이 上이 되고《제일 좋고》; 身形에(는) 痛이 있으나 九候에(는) 病이 없으면, 繆刺하며; 痛은 左에 있는데 右脈이 病든 者는, 巨刺하되 반드시 삼가 그 九候를 察할 것이니, (이와 같이만 하면) 鍼道가 (完)備하여집니다[完備하여질 것입니다]."

繆刺論篇 第六十三

〔해제〕 本篇은 主로 各 經絡脈의 發病에 左病取右, 右病取左하는 繆刺法을 論述한 까닭으로 篇名을 繆刺論이라 했다.

本篇의 主要內容은 다음과 같다.

1. 繆刺와 巨刺의 意義 및 둘의 異同을 說明함.
2. 各 經絡脈病證과 針刺治療의 方法을 分別 紹介함.
3. 邪가 五臟之間과 五絡에 客하였을 때 發生하는 病證과 治法을 紹介하고 經, 絡과 皮部血絡에 대한 診察과 刺治原則을 指出함.

第 一 章

黃帝問曰：余聞繆刺, 未得其意, 何謂繆刺? 岐伯對曰：夫邪之客於形也, 必先舍於皮毛, 留而不去, 入舍於孫脈¹⁾, 留而不去, 入舍於絡脈, 留而不去, 入舍於經脈, 內連五藏, 散於腸胃, 陰陽俱感²⁾, 五藏乃傷, 此邪之從皮毛而入, 極於五藏之次也, 如此則治其經焉. 今邪客於皮毛, 入舍於孫絡, 留而不去, 閉塞不通, 不得入於經, 流³⁾溢於大絡, 而生奇病也. 夫邪客大絡者, 左注右, 右注左, 上下左右⁴⁾, 與經相干, 而布於四末, 其氣無常處, 不入於經兪, 命曰繆刺. 帝曰：願聞繆刺, 以左取右, 以右取左, 奈何? 其與巨刺何以別之? 岐伯曰：邪客於經, 左盛則右病, 右盛則左病, 亦有移易者, 左痛未已而右脈先病, 如此者, 必巨刺之, 必中其經, 非絡脈也. 故絡病者, 其痛與經脈繆處, 故命曰繆刺.

〔校勘〕 1) 孫脈：明抄本에는 '脈'이 '絡'으로 되어 있다. 甲乙, 外臺에도 모두 '絡'으로 되어 있어 明抄와 합치된다.
2) 太素에는 '俱感'이 '更盛'으로 되어 있다.
3) 甲乙, 外臺에는 모두 '溢' 위에 '流'字가 없다.
4) 太素에는 '上下' 밑에 '左右' 二字가 없다.

黃帝께서 물어 가라사대, "余가 繆刺(에 관한 내용)을 듣기는 하였으나 아직 그 뜻을 알지 못하고 있는데, 무엇을 繆刺라 합니까?"

岐伯이 對(答)하여 가로되, "대저 邪가 形에 客하면 반드시 먼저 皮毛에 舍하고, 留하고[留하여] 去하지 않다가[않으면] 孫脈에 入舍하며, 留하고[留하여] 去하지 않다가[않으면] 絡脈에 入舍하고, 留하고[留하여] 去하지 않다가[않으면] 經脈에 入舍하며[入舍하여], 內로 五藏에 連하고 腸胃에 散하여 陰陽(經)이 모두 感하면 五藏이 이에 傷하(나)니, 이것이 邪가 皮毛로부터 入하여 五藏에 極하는 次(序)인데, 이와 같으면 그 經을 治하거니와, [治합니다.] 이제 邪가 皮毛에 客하여 孫絡 《甲乙》作'孫脈'》에 入舍하여 留하고 去하지 아니하다가, (絡脈이) 閉塞 不通하여 (邪氣가) 經에 入하지 못하게 되면, 大絡에 流溢하여 寄病《病氣가 左에 있으면 症은 右에 나타나고 病氣가 右에 있으면 症은 左에 나타나는 이상한 病》을 生하는데, [生합니다.] 무릇 邪가 大絡에 客한 者는, (邪氣가) 左에서 右로 注하거나 右에서 左로 注하여 上下左右로 經과 서로 干하며 四末에 布하되, 그 氣가 (流注함에 있어서) 常處《일정한 부위》가 없고 經愈에(도) 들어 가지 아니하니, (그 刺法을) 命하여 繆刺라 합니다."

帝께서 가라사대, "願컨대 繆刺에 (있어서) 左로써 右를 取하고 右로써 左를 取함은 어떻게 하며, 그것과 巨刺는 어떻게 (區)別하는지를 듣고 싶습니다."

岐伯이 가로되, "邪가 經에 客함에, 左가[左에] 盛하면 右가 病이 들고 右가[右에] 盛하면 左가 病이 드는데, 또한 移易하는 者도 있어서 左痛이 (아직) 已하지 아니하여 右脈이 먼저 病이 드니, 이와 같은 者는 반드시 巨刺해야 하는데, 반드시 그 經을 中해야지 絡脈(을 中하는 것)이 아닙니다. 그러므로 絡이 病든 者는 그 痛이 經脈과 處를 繆하므로《달리 하므로》命하여 繆刺라 합니다."

第二章

帝曰: 願聞繆刺奈何[1]? 取之何如? 岐伯曰: 邪客於足少陰之絡, 令人卒心痛暴脹胸脇支滿, 無積者, 刺然骨之前出血, 如食頃而已; 不已[2], 左取右, 右取左, 病新發者, 取[3]五日已.

邪客於手少陽之絡, 令人喉痺舌卷, 口乾心煩, 臂外[4]廉痛, 手不及頭, 刺手中指[5]次指爪甲上, 去端如韭葉各一痏, 壯者立已, 老者有頃已, 左取右, 右取左, 此新病數日已.

邪客於足厥陰之絡, 令人卒疝暴痛, 刺足大指爪甲上與肉交者各一痏, 男子立已, 女子有頃已, 左取右, 右取左.

邪客於足太陽之絡, 令人頭項[6]肩痛, 刺足小指爪甲上, 與肉交者各一痏, 立已, 不已, 刺外踝下[7]三痏[8], 左取右, 右取左, 如食頃已[9].

邪客於手陽明之絡, 令人氣滿胸中, 喘息[10] 而支胠, 胸中熱, 刺手大指次指爪甲上, 去端如韭葉各一痏, 左取右, 右取左, 如食頃已.

邪客於臂掌之間, 不可[11]得屈, 刺其踝後, 先以指按之痛, 乃刺之, 以月死生爲[12]數, 月生一日一痏, 二日二痏[13], 十五日十五痏, 十六日十四痏[14]. 邪客於足[15]陽蹻之脈, 令人目痛從內眥始, 刺外踝之下半寸所各二痏, 左刺右, 右刺左, 如行十里頃而已. 人有所墮墜, 惡血留內, 腹中滿[16]脹, 不得前後, 先飮利藥, 此上傷厥陰之脈, 下傷少陰之絡, 刺足內踝之下, 然骨之前血脈出血[17], 刺足跗上動脈, 不已, 刺三毛上各一痏, 見血立已, 左刺右, 右刺左. 善悲[18]驚不樂, 刺如右方.

邪客於手陽明之絡, 令人耳聾時不聞音[19], 刺手大指次指爪甲上, 去端如韭葉各一痏, 立聞, 不已, 刺中指爪甲上與肉交者, 立聞, 其不時聞者, 不可刺也. 耳中生風者, 亦刺之如此數, 左刺右, 右刺左.

凡痺往來行無常處者, 在分肉間痛而刺之, 以月死生爲數, 用針者, 隨氣盛衰, 以爲痏數[20], 針過其日[21]數則脫氣, 不及日數則氣不寫, 左刺右, 右刺左, 病已, 止; 不已[22], 復刺之如法, 月生一日一痏, 二日二痏, 漸多之, 十五日十五痏, 十六日十四痏, 漸少之.

邪客於足陽明之經[23], 令人鼽衄上[24]齒寒, 刺足中指次指[25]爪甲上, 與肉交者各一痏, 左刺右, 右刺左.

邪客於足少陽之絡, 令人脇痛不得息, 咳而汗出, 刺足小指次指[26]爪甲上, 與肉交者各一痏, 不得息立已, 汗出立止, 咳者溫衣飮食一日已, 左刺右, 右刺左, 病立已, 不已, 復刺如法.

邪客於足少陰之絡, 令人嗌[27]痛不可內食, 無故善怒, 氣上走賁上[28], 刺足下中央之脈各三痏, 凡六刺, 立已, 左刺右, 右刺左. 嗌中腫, 不能內唾, 時不能出唾者, 刺[29]然骨之前, 出血立已, 左刺右, 右刺左.

邪客於足太陰之絡, 令人腰痛, 引少腹控䏚, 不可以仰息, 刺腰尻之解, 兩胂之上, 是腰俞30), 以月死生爲痏數, 發鍼立已, 左刺右, 右刺左.

邪客於足太陽之絡, 令人拘攣背急, 引脇而痛31), 刺之從項始數脊椎俠脊, 疾按之, 應手如痛32), 刺之傍三痏, 立已.

邪客於足少陽之絡, 令人留於33)樞中痛, 髀不可擧, 刺樞中以毫鍼, 寒則久留鍼, 以月死生爲34)數, 立已.

治諸經刺之, 所過者不病35), 則繆刺之. 耳聾, 刺手陽明, 不已, 刺其通36)脈出耳前者. 齒齲, 刺手陽明37), 不已, 刺其脈入齒中38), 立已. 邪客於五藏之閒, 其病也, 脈引而痛, 時來時止, 視其病39), 繆刺之於手足爪甲上, 視其脈, 出其血, 閒日一刺, 一刺不已, 五刺已. 繆傳引上齒, 齒脣寒痛40), 視其手背脈血41)者去之, 足陽明42)中指爪甲上一痏, 手大指次指爪甲上各一痏, 立已, 左取右, 右取左.

邪客於手足少陰太陰足陽明之絡, 此五絡43), 皆會於耳中, 上絡左角, 五絡俱竭, 令人身脈皆動44), 而形無知也, 其狀若尸, 或曰尸厥, 刺其45)足大指內側爪甲上, 去端如韭葉, 後刺足心, 後刺足中指46)爪甲上各一痏, 後刺手大指內側, 去端如韭葉, 後刺手心主47), 少陰銳骨之端各一痏, 立已; 不已, 以竹管吹其兩耳48), 鬎49)其左角之髮方一寸, 燔治飮以美酒一杯, 不能飮者灌之, 立已.

〔校勘〕　1) 甲乙에는 ‘奈何’ 二字가 없다.
　　　　2) 太素, 甲乙에는 不已 二字가 없다.
　　　　3) 上揭書에는 ‘五日’ 위에 ‘取’字가 없다.
　　　　4) 太素에는 ‘外’가 ‘內’로 되어 있다.
　　　　5) 太素에는 ‘中指’가 ‘小指’로 되어 있다.
　　　　6) 太素, 甲乙에는 모두 ‘項’ 밑에 ‘痛’字가 더 있다.
　　　　7) 素問識에, 甲乙에는 ‘上’으로 되어 있으니 곧 跗陽穴이요, 跗陽穴은 足上三寸에 있다고 하였다.
　　　　8) 四庫本에는 ‘痏’가 ‘分’으로 되어 있다.
　　　　9) 太素에는 ‘如食頃已’ 四字가 없다.
　　　10) 甲乙에는 ‘息’이 ‘急’으로 되어 있다.

11) 甲乙에는 '不' 밑에 '可'字가 없다. 太素楊注에도 '可'字가 없어 甲乙과 합치된다. 全生指迷方에는 '臂痛不能屈伸'으로 되어 있어 文義가 더 잘 통하는 것 같으나, 다만 王氏가 뜻대로 增損하지 않았나 의심될 뿐이다.

12) 明抄本에는 '爲' 밑에 '痺'字가 더 있어 明抄와 합치된다.

13) '二痏' 밑에 '漸多之' 三字가 탈락되어 있다. 응당 〈刺腰痛篇〉王注에 의거 보충해야 한다.《郭靄春》

14) '十四痏' 밑에 '漸少之' 三字가 탈락되어 있다. 응당 〈刺腰痛篇〉王注에 의거 보충해야 한다.《郭靄春》

15) 太素 〈量緊刺篇〉에는 '於' 밑에 '足'字가 없고, 〈陰陽喬脈篇〉에는 '足'字가 있다. 難經과 針經을 인거한 王注를 살펴볼 때 '足'字가 없는 것이 옳다고 본다.

16) 衛生寶鑑에는 '滿'이 '痛'으로 되어 있다. 千金에 腹中滿痛과 大小便通을 다스리는 처방이 있다.

17) 血脈出血 : 林校에 '脈'字는 '絡'字가 아닌가 의심된다고 하였다.

18) 太素에는 '悲' 밑에 '善'字가 더 있다.

19) 太素에는 '聞' 밑에 '音'字가 없다.

20) 用針者, 隨氣盛衰, 以爲痏數 : 明抄本에는 이 十一字가 없다. 吳崑은, 이 十一字가 원래는 注文이던 것이 正文에 竄入된 것이라고 하였다.

21) 太素에는 '日'이 '月'로 되어 있다.

22) 病已止不已 : 甲乙에는 '病如故'로 되어 있다.

23) 太素, 甲乙, 聖濟總錄에는 모두 '經'이 '絡'으로 되어 있다.

24) 太素에는 '上'이 '下'로 되어 있다.

25) 太素, 甲乙에는 '中止' 밑에 '次指' 二字가 없다.

26) 甲乙에는 '小指' 밑에 '次指' 二字가 없다.

27) 太素, 甲乙에는 모두 '嗌'이 '咽'으로 되어 있다.

28) 四庫本에는 '貫' 밑에 '上'字가 없다.

29) 太素, 甲乙에는 '刺' 위에 모두 '繆'字가 더 있다. 살피건대 '繆'字를 응당 보충하는 것이 王注에 '二十九' 字라고 한 것과 부합된다.

30) 是腰兪 : 太素에는 이 三字가 없다. 林校에 소本에도 이 三字가 없다고 했다.

31) 太素, 甲乙에는 '而痛' 밑에 모두 '內引心而痛' 五字가 더 있다. 林校에 소本에도 이 五字가 더 있다고 하였다.

32) 全生指迷方에는 '如痛'이 '痛者'로 되어 있다.

33) '留於' 二字는 衍文이니 針灸資生經에 의거 删去해야 한다.《郭靄春》

34) '爲' 밑에 '痏'字가 탈락되어 있으므로 太素, 甲乙에 의거 보충해야 한다.

35) 太素에는 '病'이 '痛'으로 되어 있다.

36) 甲乙에는 '通'이 '過'로 되어 있다.

37) 甲乙에는 '陽明' 밑에 '立已' 二字가 더 있다.

38) 金刻本, 胡本, 讀本, 越本에는 '中' 밑에 모두 '者'字가 더 있다.

39) 太素, 甲乙에는 모두 '病' 밑에 '脈'字가 더 있다.

40) 甲乙에는 '寒' 밑에 '痛'字가 없다. 太素 楊注에는 '唇' 밑에 '寒'字가 없다.

41) '脈血'은 아마 '血絡'으로 해야 될 것 같다. 楊注에 "取手陽明血絡, 以去齒唇痛"이라고 한 것을 보면 楊의 所據本에는 원래 '血絡'으로 되어 있었던 것 같다.《郭靄春》

42) 甲乙에는 '足陽明' 위에 '刺'字가 더 있다.

43) '絡' 밑에 '者'字가 탈락되어 있다. 甲乙과 針灸資生經에 의거 보충해야 한다.

44) 令人身脈皆動: '皆動' 二字는 脫誤가 있는 듯하다. 王注에 "言其卒冒悶 而如死, 身脈猶如常人而動也"라고 한 注文과 正文이 부합되지 않는다. 千金과 針灸資生經을 살펴보면 '皆動'이 모두 '動如故'로 되어 있는 바, 이에 의거하면 本句는 원래 '令人身脈如故'로 되어 있었다. 그래서 王注에 그렇게 이른 것이니, 기타의 舊注는 모두 부합되지 않는다.《郭靄春》

45) 太素에는 '刺' 밑에 '其'字가 없다.

46) '中指'는 응당 '大指次指'로 해야 한다. 醫心方에 "厲兌在足大指次指之端, 主暴厥欲死, 脈動如故, 其形無知."라고 하였다.

47) 後刺手心主: 太素에는 이 5字字가 없다.

48) 以竹管吹其兩耳: 甲乙에는 '耳' 밑에 '中'字가 더 있다. 살피건대 '兩耳' 밑에 '立已, 不已' 四字가 탈락되어 있다《郭靄春》.

49) 甲乙에는 '鬄'가 '剔'으로 되어 있다. '鬄'와 '剔'은 같으며, '剔'은 '剃'와 뜻이 같다.

帝께서 가라사대, "願컨대 繆刺는 어떻게 하며, 이를 取함은 어떻게 하는지를 듣고 싶습니다."

岐伯이 가로되, "邪가 足少陰의 絡에 客하여 사람으로 하여금 卒心痛,暴脹,胸脇支滿하게 하되 積이 없는 者는, 然骨의 앞《然谷穴》을 刺하여 出血시키면 食頃쯤에 낫는데(已), 낫지 않으면 左는 右를 取하고 右는 左를 取하는데, 病이 새로 發한 者는 五日 동안 取하면 낫습니다.

邪가 手少陽의 絡에 客하여 사람으로 하여금 喉痺,舌卷,口乾,心煩하며 臂外廉이 痛하고, 手가 頭에 미치지 못하게 하면, 手小指次指《넷째손가락》('小指' 原作 '中指', 據《新校正》改) 爪甲上의 끝에서 韮葉만큼 去한(떨어진) 데《關衝穴》에[데를] 各 一痏하되《한 번씩 鍼刺하되》─壯者《젊은이》는 바로 낫고 (立已) 老者는 얼마간 있다가 낫습니다(有頃已) ─ 左는 右를 取하고 右는 左를 取하는데, 이것이 新病이면 數日에 낫습니다.

邪가 足厥陰의 絡에 客하여 사람으로 하여금 卒疝暴痛하게 하면, 足大指 爪甲上의 肉과 交하는 데《大敦穴》를[데에] 各 一痏하되《한번씩 鍼刺하되》─男子는 바로 낫고(立已) 女子는 얼마간 있다가 낫는데 ─ 左는 右를 取하고 右는 左를 取합니다.

邪가 足太陽의 絡에 客하여 사람으로 하여금 頭・項・肩이 痛하게 하면, 足小指 爪甲上의 肉과 交하는 데《至陰穴》를 各 一痏하되《한 번씩 鍼刺하되》─(그렇게 하면) 바로 낫는데 낫지 않으면 外踝下《金門穴》를 세 번 刺합니다─左는 右를 取하고 右는 左를 取하는데, 食頃이면 낫습니다.

邪가 手陽明의 絡에 客하여 사람으로 하여금 氣가 胸中에 滿하고 喘息하면서 胠를 支하며 胸中이 熱하게 하면, 手大指次指《둘째 손가락》爪甲上의 끝에서 韮葉만큼 去한 데《商陽穴》를 各 一痏하되《한 번씩 刺하되》, 左는 右를 取하고, 右는 左를 取하는데, 食頃쯤이면 낫습니다.

邪가 臂掌의 사이에 客하여 可히 屈《함을 得》하지 못하면 그 踝後를 刺하는데, 먼저 손가락으로 按하여 痛하면 이에 刺하되, 月의 死生으로 (回)數를 (定)하는데 月이 生한지 一日이면 一痏《한번》, 二日이면 二痏《두번》, 十五日이면 十五痏《十五번》, 十六日이면 十四痏를《十四번을》(刺)합니다.

邪가 (足)陽蹻의 脈에 客하여 사람으로 하여금 目痛이 內眥로부터 始하게 하면, 外踝의 아래 半寸《申脈穴》쯤에 各 두 번씩 刺하되, 左는 右를 刺하고 右는 左를 刺하는데, 十里쯤 갈 동안이면 낫습니다.

사람이 墮墜한 바가 있어서 惡血이 內에 留하여 腹中이 滿脹하고 前後를 得하지《大·小便을 보지》못하면 먼저 利藥을 飮하는데, 이는 위로 厥陰의 脈을 傷하고 아래로 少陰의 絡을 傷한 것이니, 足內踝의 下와 然骨의 前 血脈[血絡《《新校正》云 : 詳 '血脈出血', '脈'字疑是'絡'字)]을 刺하여 血을 出하고 足跗上 動脈《보통은 胃經의 衝陽穴을 가리키나 여기서는 肝經의 太衝穴을 가리키는 듯함》을 刺합니다. 낫지 않으면 三毛上《大敦穴》에 各 一痏하는데《한번씩 刺하는데》 피를 보면《피가 나오면》그 자리에서 낫습니다. 左는 右를 刺하고 右는 左를 刺합니다. 잘 悲《하고》驚《하며》不樂하면, 右의《上의》方《法》과 같이 刺합니다.

邪가 手陽明의 絡에 客하여 사람으로 하여금 耳聾하거나 때때로 音을 듣지 못하게 하면, 手大指次指《둘째 손가락》爪甲上의 끝에서 韭葉만큼 去한 데《商陽穴》를 各 一痏하면《한번씩 刺하면[刺하는데]》, (그 자리에서) 바로 듣게 되며[들을 수 있게 되며](立聞) ; 낫지 않으면, 中指 爪甲上의 肉과 交하는 데《中衝穴》를 刺하면 [刺하는 데], (그 자리에서) 바로 듣게 됩니다[들을 수 있게 됩니다](立聞). 그 때 때로 소리를 듣지 못하는 者는 刺해서는 아니됩니다. 耳中에 風이 生한 者도 또한 이와 같은 數로《方法으로》刺합니다. 左는 右를 刺하고 右는 左를 刺합니다.

무릇 痺가 往來하며 行함에 常處가 없는 者는 分肉間에 있어서 痛하는 데를 刺하되, 月의 死生으로써 (鍼刺 回)數를 (定)하는데 — 鍼을 쓰는 者는 氣의 盛衰를 따라 써 痏數를 (定)하는 바, 鍼이《鍼刺 回數가》그 日數를 (超)過하면 脫氣하고《正氣가 脫失되고》, 日數에 못미치면 (病)氣가 瀉해지지 않습니다[않기 때문입니다] — 左는 右를 刺하고 右는 左를 刺하되, 病이 나으면(已) (鍼刺하기를) 그칩니다. 낫지 않으면 같은 (方)法으로 다시 刺합니다. 月生 一日이면 一痏하고《한 번 刺하고》, 二日이면 二痏하여《두 번 刺하여》점차 (鍼刺 回數를) 많이 하고, 十五日이면 十五痏하고《十五번 刺하고》, 十六日이면 十四痏하여《十四번 刺하여》점차 (鍼刺 回數를) 적게 합니다.

邪가 足陽明의 絡《原作'經', 據《新校正》改》에 客하여 사람으로 하여금 鼽衄하고 上齒가 寒하게 하면, 足大指次指('大'原作'中', 傳寫之誤也》爪甲上의 肉과 交하는 데《厲兌穴》를 各 一痏하되《한번 刺하되》, 左는 右를 刺하고 右는 左를 刺합니다.

邪가 足少陽의 絡《原作'經', 據《新校正》改》에 客하여 사람으로 하여금 脇痛하며[脇痛하여] 숨을 쉬지 못하고 기침하면서[기침하여] 땀이 나게 하면, 足小指次指 爪甲上의 肉과 交하는 데《竅陰穴》를 各 一痏하면, 숨쉬지 못하던 것이 바로 낫고(立已) 땀이 나던 것이 (그 자리에서) 바로 그치며, 기침하는 것은 따뜻하게 옷을 입고 飮食하면《음식을 먹으면》 하루만에 낫습니다. 左는 右를 刺하고 右는 左를 刺하면, 病이 바로 낫는데(立已), 낫지 않으면 같은 (方)法으로 다시 刺합니다.

邪가 足少陰의 絡에 客하여 사람으로 하여금 嗌痛하여 可히 食을 內《納》하지 못하고 (緣)故 없이 잘 怒하여 氣가 위로 貫上《膈上》에 走하게 하면, 足下 中央의 脈《湧泉穴》을 各 三痏하며《세 번씩 刺하며》, 모두 여섯번 刺하면 바로 낫는데, 左는 右를 刺하고 右는 左를 刺합니다. 咽中이 腫하면 能히 唾를 內《納》하지《삼키지》 못하고 때로는 能히 唾를 出하지《뱉지》 못하는 者는, 然骨의 前《然谷穴》을 繆刺하여 出血시키면 바로 낫는데, 左는 右를 刺하고 右는 左를 刺합니다.

邪가 足太陰의 絡에 客하여 사람으로 하여금 腰痛하면서 少腹을 引하고 胁를 控하여 可히 써 仰息하지 못하게 하면, 腰尻의 解와 兩胂의 上(——이것이 腰俞임《'是腰俞'三字當删去》——)을 刺하되 月의 死生으로 痏數를 (定)하면, 發鍼하는 즉시 낫는데(立已), 左는 右를 刺하고 右는 左를 刺합니다.

邪가 足太陽의 絡에 客하여 사람으로 하여금 拘攣,背急하고 脇을 引하면서 아프(며 안으로 心을 引하면서 아프게 하)면('內引心而痛' 此句는 원래는 없으나 《新校正》에 의거하여 보충함), 項으로부터 始하여 脊椎의 俠脊《兩傍》을 數하면서 疾按하여[疾按함에] 手에 應하며('如' '而' 古通用》痛한 데를 刺하는데, 傍《脊柱兩傍 足太陽經穴》에 三痏를 刺하면 바로 낫습니다.

邪가 足少陽의 絡에 客하여 사람으로 하여금 樞中痛에 留하여 髀를 可히 擧하지 못하게 하면[樞中이 痛하여 髀를 可히 擧하지 못함에 留하게 하면], 樞中《環跳穴》을 毫鍼으로 刺하되, 寒하면 오래 留鍼시키는데, 月의 死生으로써 數를 (定)하면 바로 낫습니다.

諸 經(病)을 治할 때는 거기를《그 經을》 刺하고, (經脈이) 지나는 곳이 病들지 않았으면 (이를) 繆刺합니다. 耳聾은 手陽明《經의 商陽穴》을 刺하는데, 낫지 않으면 耳前에 出하는 그 通脈《聽會穴 부위》을 刺합니다. 齒齲는 手陽明을 刺하는데, 낫지 않으면, 그 脈이 齒中에 들어가는 데를 刺하면 바로 낫습니다.

邪가 五藏의 사이에 客하여 그 病듦에 脈이 당기면서 아픈 것이 때로 왔다가 때로 그치다가 하면, 그 病을 視하여 手足 爪甲上《井穴》에 繆刺하는데, 그 脈을 視하여 그 血을 出하되 間日에《하루 걸러》 한 번 刺합니다. 한 번 刺하여 낫지 않으면 [않더라도], 다섯 번 刺하면 낫습니다.

　（邪가 手陽明經別에 客하여 足陽明經으로）繆傳《交錯傳》하여 上齒로 引（入）하여 齒脣이 寒하면서 痛하면, 그 手背脈을 視하여 血者를 去하고 足陽明의 中指 爪甲上《厲兌穴》에 一痏하고 手大指次指 爪甲上에 一痏하면 바로 낫는데, 左는 右를 取하고 右는 左를 取합니다.

　邪가 手足 少陰・太陰과 足陽明의 絡에 客하여——이 五絡은 모두 耳中에 會하고 위로 左角《左耳上 額角》에 絡하는데——五絡이 모두 竭하면 사람으로 하여금 身脈은 모두 動하나 形（體）은 知（覺）함이 없게 하여[사람이 （全）身脈은 모두 動하나 形（體）은 知（覺）하지 못하게 되어] 그 狀이 尸와 같아서 或 尸厥이라고도 하는데, 그 足大指 內側 爪甲上의 끝에서 韭葉만큼 去한 데《隱白穴》를 刺하고, 뒤에 足心을 刺하고, 뒤에 足中指 爪甲上《厲兌穴?》에 各 一痏를 刺하고, 뒤에 手大指 內側의 끝에서 韭葉만큼 去한 데《少商穴》를 刺하고, 뒤에 手心主와 少陰 銳骨의 端《神門穴》을 各 一痏 刺하면 바로 낫는데, 낫지 않으면 竹管으로 그 兩耳에 吹하고, 그 左角의 髮을 方 一寸을 鬚（剃）하여 燔治《燒末》하고 美酒一杯를[燔治하여 美酒一杯로] 마시게 하면——能히 마시지 못하는 者는 灌한다——바로 낫습니다.

第三章

　凡刺之數, 先[1]視其經脈, 切而從[2]之, 審其虛實而調之, 不調者經刺之, 有痛而經不病者, 繆刺之, 因視其皮部有血絡者, 盡取之, 此繆刺之數也.

〔校勘〕　1) 太素에는 '先' 위에 '必'字가 더 있다.
　　　　2) 甲乙에는 '從'이 '循'으로 되어 있다.

　무릇 刺하는 數는《方法은》, 먼저 그 經脈을 視하여 切하여 이를 從（하게 ）하고, 그 虛實을 審하여 이를 調하는데, （經脈이） 不調한 者는 （그） 經을 刺하고, 痛은 있으나 經이 病들지 않은 者는 繆刺하고, 因하여 그 皮部를 視하여 血絡이 있는 者는 모두 取합니다.
　이것이《以上이》 繆刺의 數《繆刺하는 方法》입니다."

四時刺逆從論篇 第六十四

〔해제〕 本篇은 主로 針刺로 治病함에 應當 四時의 氣에 順從해야 되는 이치를 論述했고, 아울러 四時에 逆하여 刺했을 때 나타나는 危害를 설명하였으므로, 篇名을 四時刺逆從論이라 했다.

本篇의 主要內容은 다음과 같다.

1. 六經之氣의 有餘, 不足과 脈象의 滑, 澁이 표현하는 不同한 病證을 說明함.
2. 人氣와 四時變化의 關係를 論述함.
3. 四時에 逆하여 刺했을 때 나타나는 亂氣 症狀 및 五藏에 刺中했을 때의 死期와 病候를 闡明함.

第 一 章

厥陰有餘病陰痺, 不足病生1)熱痺; 滑則病狐疝風2), 澁則病少腹積氣. 少陰有餘病皮痺隱軫3), 不足病肺痺; 滑則病肺風疝, 澁則病積溲血. 太陰有餘病肉痺, 寒中, 不足病脾痺; 滑則病脾風疝, 澁則病積心腹時滿. 陽明有餘病脈痺身時熱, 不足病心痺; 滑則病心風疝, 澁則病積時善驚, 太陽有餘病骨痺重4), 不足病腎痺; 滑則病腎風疝, 澁則病積善時5)巓疾. 少陽有餘病筋痺脇滿, 不足病肝痺; 滑則病肝風疝, 澁則病積時筋急目痛.

〔校勘〕 1) 明抄本, 明抄二에는 ‘病’ 밑에 모두 ‘生’字가 없다. ‘生’字는 衍文이니 ‘病熱痺’는 위의 ‘病陰痺’와 對文이다.
2) 病狐疝風: 于鬯이 말하기를 下文의 모든 ‘風疝’은 이 ‘疝風’이 倒置된 것이라고 했다.
3) 隱軫: 永樂大典에는 ‘軫’이 ‘疹’으로 되어 있다. ‘隱軫’은 곧 ‘癮胗’이다. 切韻殘卷에, "癮胗, 皮上小起"라고 한 바, 현재의 蕁麻疹과 같은 듯하다. ‘胗’은 ‘疹’의 古今字이다.
4) 明抄二에는 ‘重’ 밑에 ‘滿’字가 더 있다.
5) 明抄二에는 ‘積’ 밑에 ‘善時’ 二字가 없다. ‘善時’ 二字는 誤倒이니 ‘時善巓疾’과 위의 ‘時善驚’과는 句式이 같다.

厥陰이 有餘하면 陰痺를 앓고(病), 不足하면 熱을 生하는 痺를 앓으며〔病이 熱痺를 生하며〕; (脈이) 滑하면 狐疝風을 앓고, 澁하면 少腹積氣를 앓습니다《少腹에 積

氣가 있습니다》.

少陰이 有餘하면 皮痺 隱軫《癮胗》을 앓고, 不足하면 肺痺를 앓으며 ; (脈이) 滑하면 肺風疝을 앓고, 濇하면 積,溲血을 앓습니다《積이있고 血尿를 봅니다》.

太陰이 有餘하면 肉痺,寒中을 앓고, 不足하면 脾痺를 앓으며 ; 滑하면 脾風疝을 앓고, 濇하면 積,心腹時滿을 앓습니다《積이 있고 心腹이 때때로 滿합니다》.

陽明이 有餘하면 脈痺,身時熱을 앓고《脈痺를 앓고 身이 때때로 (發)熱하며), 不足하면 心痺를 앓으며 ; 滑하면 心風疝을 앓고, 濇하면 積을 앓고 때때로 잘 놀랍니다.

太陽이 有餘하면 骨痺,身腫을 앓고, 不足하면 腎痺를 앓으며 ; 滑하면 腎風疝을 앓고, 濇하면 積을 앓고 잘 때때로 巓疾을 앓습니다.

少陽이 有餘하면 筋痺,脇滿을 앓고, 不足하면 肝痺를 앓으며 ; 滑하면 肝風疝을 앓고, 濇하면 積을 앓고 때때로 筋急하며 目이 痛합니다.

第 二 章

是故春氣在經脈, 夏氣在孫絡, 長夏氣在肌肉, 秋氣在皮膚, 冬氣在骨髓中. 帝曰 : 余願聞其故. 岐伯曰 : 春者, 天氣始開, 地氣始泄, 凍解冰釋, 水行經通, 故人氣在脈 ; 夏者, 經滿氣溢, 入¹⁾孫絡受血, 皮膚充實 ; 長夏者, 經絡皆盛, 內溢肌中 ; 秋者, 天氣始收, 腠理閉塞, 皮膚引急 ; 冬者蓋藏, 血氣在中, 內著骨髓, 通於五藏. 是故邪氣者, 常隨四時之氣血而入客也, 至其變化, 不可爲²⁾度, 然必從其經氣, 辟除其邪, 除其邪³⁾, 則亂氣不生.

〔校勘〕 1) '入'字는 姚止庵은 衍文이라 하였다.
   2) 明抄二에는 '爲'가 '以'로 되어 있다.
   3) 除其邪 : 明抄二에는 이 三字가 없다.

이러한 까닭으로 春氣는 經脈에 있고, 夏氣는 孫絡에 있으며, 長夏의 氣는 肌肉에 있고, 秋氣는 皮膚에 있으며, 冬氣는 骨髓中에 있습니다.

帝께서 가라사대, "願컨대 그 까닭을 듣고 싶습니다."

岐伯이 가로되, "봄에는 天氣가 始開하고 地氣가 始泄하여, 凍이 解하고 冰이 釋하여《얼음이 풀려), (땅에서는) 水가 行하고 (인체에서는) 經(脈)이 通하므로 人氣가 脈에 있으며 ; 여름에는 經(脈이 充)滿하고 氣가 溢하여 孫絡에 들어감에 (孫絡이) 血을 受하여 皮膚가 充實해지며 ; 長夏에는 經絡이 모두 盛하여 안으로 肌中에 溢하며 ; 가을에는 天氣가 始收하니, 腠理가 閉塞하고 皮膚가 引急하며 ; 겨울에는 蓋藏(閉藏)하여 血氣가 中에 在하여, 안으로 骨髓에 著하고 五藏에 通합니다. 이러한 까닭으로 邪氣는 항상 四時의 氣血을 따라 入(하여)客하지만, 그 變化함에 이르러서는 可히 헤아릴 수가 없습니다. 그러나 반드시 그 經氣를 좇아서 그 邪를 辟除할 것이니, 그 邪를 除(去)하면 亂氣가〔亂氣는〕 生하지 못합니다.”

第三章

帝曰：逆四時而生亂氣, 奈何? 岐伯曰：春刺絡脈, 血氣外溢, 令人少氣；春刺肌肉, 血氣環逆, 令人上氣；春刺筋骨, 血氣內著, 令人腹脹. 夏刺經脈, 血氣乃竭, 令人解㑊[1]；夏刺肌肉, 血氣內却, 令人善恐；夏刺筋骨, 血氣上逆, 令人善怒. 秋刺經脈, 血氣上逆, 令人善忘；秋刺絡脈, 氣不外行[2], 令人臥不欲動；秋刺筋骨, 血氣內散, 令人寒慄. 冬刺經脈, 血氣皆脫, 令人目不明；冬刺絡脈, 內[3]氣外泄, 留爲大痺；冬刺肌肉, 陽氣竭絕, 令人善忘[4]. 凡此四時刺者, 大逆之病[5], 不可不從也, 反之, 則生亂氣相淫病焉. 故刺不知四時之經, 病之所生, 以從爲逆, 正氣內亂, 與精相薄, 必審九候, 正氣不亂, 精氣不轉.

〔校勘〕　1) 解㑊：〈診要經終論〉의 林校에 本句를 引用한 곳에 ‘㑊’이 ‘墮’로 되어 있다. ‘墮’은 ‘惰’의 借字이니 ‘解㑊’은 곧 ‘解惰’이다.
　　　　　2) 氣不外行：林校에 全本에는 ‘痺不衛外’로 되어 있다고 했다. 張介賓은, “氣處不能衛外, 氣屬陽, 陽虛故臥不欲動”이라고 하였다.
　　　　　3) ‘內’는 ‘血’의 誤字이니, 診要經終論의 林校에 本文을 引用한 곳에 ‘血’로 되어 있는 바, 응당 이에 의거하여 고쳐야 한다.《郭靄春》
　　　　　4) 上揭書에는 ‘善忘’이 ‘善渴’로 되어 있다.
　　　　　5) 大逆之病：林校에 全本에는 ‘六經之病’으로 되어 있다고 했다.

帝께서 가라사대, “(刺法이) 四時를 逆하여 亂氣를 生(하게)함은 어떻게 해서입니까(奈何)?”

岐伯이 가로되, “봄에 絡脈을 刺하면 血氣가 外溢하여 사람으로 하여금 少氣하게 하고, 봄에 肌肉을 刺하면 血氣가 環逆하여 사람으로 하여금 上氣하게 하고, 봄에 筋骨을 刺하면 血氣가 內著하여 사람이 腹脹하게 하며；여름에 經脈을 刺하면 血氣가 이에 竭하여 사람으로 하여금 解㑊하게 하고, 여름에 肌肉을 刺하면 血氣가 內却하여 사람으로 하여금 善恐하게 하고, 여름에 筋骨을 刺하면 血氣가 上逆하여 사람으로 하여금 善怒하게 하며；가을에 經脈을 刺하면 血氣가 上逆하여 사람으로 하여

금 잘 잊게 하고, 가을에 絡脈을 刺하면 氣가 밖으로 行하지 못하여 사람으로 하여
금 누워서 움직이고 싶지 않게 하고, 가을에 筋骨을 刺하면 血氣가 內散하여 사람으
로 하여금 寒慄하게 하며 ; 겨울에 經脈을 刺하면 血氣가 모두 脫하여 사람의 눈이
밝지 못하게 하고, 겨울에 絡脈을 刺하면 內氣가 外泄하여 大痺가 됨에 留하게 하고
〔留하여 大痺가 되고〕, 겨울에 肌肉을 刺하면 陽氣가 竭絶하여 사람이 잘 잊게 합니
다. 무릇 이와 같이 四時에 刺하는 者는 病에 크게 逆하니, (四時를) 可히 좇지 않
으면 안되니, (그렇지 않고) 이(四時)를 反하면 亂氣를 生하여 서로 淫하여 病(들
게)합니다. 그러므로 刺함에 四時의 經과 病의 生한데《所在》를 알지 못하고 從으
로 逆을 삼으면, 正氣가 內亂하여 精과 더불어 相薄하게 되나니, 반드시 九候를 審
하여(서 四時에 맞게 針刺를 해)야 正氣가 亂하지 아니하고 精氣가 轉하지 않습니
다《《校釋》에, ‘必審九候,正氣不亂’ 八字를 刪去해야 文義가 順하다고 했는데, 이경
우, “正氣가 內亂하여 精과 더불어 相薄함에 精氣가 轉하지 못하게 됩니다.”로 번
역함).”

第 四 章

帝曰 : 善. 刺五藏, 中心一日死, 其動爲噫 ; 中肝五日死, 其動爲語
[1] ; 中肺三日死, 其動爲咳 ; 中腎六日死, 其動爲嚏欠[2]. 中脾十日死,
其動爲呑. 刺傷人五藏必死, 其動, 則依其藏之所變候知其死也.

〔校勘〕 1) 林校에 甲乙에는 ‘語’가 ‘欠’으로 되어 있다고 했다.
2) 林校에 甲乙에는 ‘欠’字가 없다고 하였다.

帝께서 가라사대, “善합니다. 五藏을 刺함에, 心을 中하면 一日 만에 死하는데,
그 (變)動은 噫가 되고 ; 肝을 中하면 五日 만에 死하는데, 그 (變)動은 語가 되고 ;
肺를 中하면 三日 만에 死하는데, 그 (變)動은 咳가 되고 ; 腎을 中하면 六日만에 死
하는데, 그 動은 嚏欠이 되고 ; 脾를 中하면 十日 만에 死하는데, 그 動은 呑이 됩니
다. 사람의 五藏을 刺傷하면 반드시 죽는데, 그것이 動하면 그 藏의 變한 바 候에
依하여 그 死를《어느 藏을 刺傷했는지를 알아서 몇 일 만에 죽는지를》압니다〔그
藏의 變한 바에 依하여 그 死를 候知합니다〕.”

標本病傳論篇 第六十五

〔해제〕　本篇의 前半部分은 疾病의 標本逆從을 重點的으로 論述했고, 後半部分은 疾病의 傳變規律과 豫後를 重點的으로 論述하였으므로, 篇名을 標本病傳論이라 했다.

　　本篇의 主要內容은 다음과 같다.

1. 疾病의 標本緩急에 根據하여 針刺를 진행하는 方法.
2. 疾病의 傳變規律과 豫後 및 針刺의 原則.

第 一 章

　　黃帝問曰: 病有標本, 刺有逆從, 奈何? 岐伯對曰: 凡刺之方, 必別陰陽, 前後相應, 逆從得施, 標本相移, 故曰有其在標而求之於標, 有其在本而求之於本, 有其在本而求之於標, 有其在標而求之於本. 故治有取標而得者, 有取本而得者, 有逆取而得者, 有從取而得者. 故知逆與從, 正行無問, 知標本者, 萬擧萬當, 不知標本, 是謂[1] 妄行.

〔校勘〕　1) 是謂妄行: 〈至眞要大論〉의 '夫標本之道'를 引用한 文章이다. 林校에 本句를 引用한 곳에는 '謂'가 '爲'로 되어 있다.

　　黃帝께서 물어 가라사대, "病에는 標本이 있고 刺에는 逆從이 있는데, 어떻게 (해야) 합니까?"

　　岐伯이 對(答)하여 가로되, "무릇 刺하는 方(法)은 반드시 陰陽과 前後(前病과 後病)의 相應함과 逆從(逆治와 從治)의 得施함(病情에 맞게 施治함을 得함)과 標本의 相移함(病情에 따라 標治와 本治를 서로 바꾸어 行함)을 (辨)別해야 합니다. 그러므로 가로되, 그것이 標에 있어서 이를 標에서 求하는 경우가 있고, 그것이 本에 있어서 이를 本에서 求하는 경우가 있으며, 그것이 本에 있으나 이를 標에서 求하는 경우가 있고, 그것이 標에 있으나 이를 本에서 求하는 경우가 있다고 한 것입니다.

　　그러므로 治함에 標를 取하여 得하는 경우(者)가 있고 本을 取하여 得하는 경우(者)가 있으며, 逆取하여 得하는 경우(者)가 있고 從取하여 得하는 경우(者)가 있습니다. 그러므로 逆과 從을 알면 바르게 行함은 물을 것도 없(이 잘 할 수 있)고, 標本을 아는 者는 萬擧萬當(行하는 바가 모두 正當함)하거니와, 標本을 알지 못하면 이를 妄行이라고 합니다.

第二章

夫陰陽逆從, 標本之爲[1]道也, 小而大, 言一而知百病之害, 少而多, 淺而博, 可以言一而知百也. 以淺而知深, 察近而知遠, 言標與本, 易而勿及. 治反爲逆, 治得爲從. 先病而後逆者治其本, 先逆而後病者治其本, 先寒而後生病者治其本, 先病而後生寒者治其本, 先熱而後生病者治其本, 先熱而後生中滿者治其標, 先病而後泄者治其本, 先泄而後生他病者治其本, 必且調之, 乃治其他病, 先病而後生中滿者治其標, 先中滿而後煩心者治其本. 人有客氣有同[2]氣. 小大不利治其標, 小大利治其本. 病發而有餘, 本而標之, 先治其本, 後治其標. 病發而不足, 標而本之, 先治其標, 後治其本. 謹察間甚, 以意調之, 間者幷行, 甚者獨行, 先小大不利而後生病者治其本[3].

〔校勘〕 1) 標本之爲道: 聖濟經에는 '之' 밑에 '爲'字가 없다.
2) 林校에 全本에는 '同'이 '固'로 되어 있다. 素問識에 이르기를 "'固'로 함이 옳을 것 같다. 대개 客氣는 邪氣를 이르고 固氣는 眞氣를 이른다."고 하였다.
3) 先小大不利而後生病者治其本: 明抄本, 明抄二에는 이 十三字가 앞의 '小大利治其本' 句 밑에 옮겨져 있다.

대저 陰陽·逆從·標本의 道됨은 小하나 大하여 하나를 말함에 百病의 害를 알(수 있으)며, 小하나 多하고 淺하나 博하여, 可히 써 하나를 말함에 百을 알 수 있습니다. 淺으로써 深을 알(수 있)고 近을 察하여 遠을 知하(ㄹ 수 있으)니, 標와 本을 말함은 쉬우나 (實踐으로) 미치지는 못합니다《미치기는 어렵습니다》. 治함에 (標本을 알지 못하여 이에) 反하면 逆이 되고, 治함에 得(宜)하면 從이 됩니다.

먼저 病이 들고 後에 逆한 者는 그 本을 治하고, 먼저 逆한 後에 病이 된 者는 그 本을 治하며; 먼저 寒하고 後에 病을[病이] 生한 者는 그 本을 治하고, 먼저 病이 들고 後에 寒을[寒이] 生한 者는 그 本을 治하며; 먼저 熱하고 뒤에 病을[病이] 生한 者는 그 本을 治하고, 먼저 熱하고 뒤에 中滿을[中滿이] 生한 者는 그 標를 治하며; 먼저 病이 들고 뒤에 泄한 者는 그 本을 治하고, 먼저 泄하고 뒤에 他病을[他病이] 生한 者는 그 本을 治하되, 반드시 잠시《且: 姑且 暫且之義》[먼저:《甲乙》] 이를《泄을》調하고 然後에《乃=然後》그 他病을 治하며; 먼저 病이 들고 뒤에 中滿을[中滿이] 生한 者는 그 標를 治하고, 먼저 中滿하고 煩心한 者는 그 本을 治합니다. 사람에게는 客氣《新感病氣》가 있고 固氣《固有病氣: '固'字 原作'同', 據《新校正》改》가 있습니다. 大·小(便)가 不利하면 (먼저) 그 標를 治하고, 小·大(便)가 利하면 그 本을 治합니다. 病이 發함에 有餘하면《發生한 病이 有餘한 實證에 속하면》, 本하고서 標함이니, 먼저 그 本을 治하고 뒤에 그 標를 治하며; 病이 發함에 不

足하면, 標하고서 本함이니, 먼저 그 標를 治하고 뒤에 그 本을 治합니다. 間甚《病勢가 더하고 덜함》을 謹察하여 意로써《잘 생각해서》 調하되, 間한 者《病이 輕한 者》는 (標治와 本治를) 아울러 行하고《標本兼治하고》 甚한 者는 (標治와 本治 中) 한가지만《獨》 行합니다. (만약) 먼저 小·大(便)가 不利하고 뒤에 病을 生한 者는 그 本을 治합니다.

第三章

夫病傳者, 心病先心痛, 一日而咳, 三日脇支痛, 五日閉塞不通, 身痛體重, 三日不已, 死, 冬夜半, 夏日中. 肺病喘咳, 三日而脇支滿痛, 一日身重體痛, 五日而脹, 十日不已, 死, 冬日入, 夏日出. 肝病頭目眩脇支滿[1], 三日體重身痛, 五日而脹, 三日腰脊少腹痛胻痠, 三日不已, 死, 冬日入[2], 夏早食. 脾病身痛體重, 一日而脹, 二日少腹腰脊痛胻痠, 三日背䯏筋痛小便閉, 十日不已, 死, 冬人定, 夏晏食. 腎病少腹腰脊痛䯒痠, 三日背䯏筋痛小便閉, 三日腹脹, 三日兩脇支痛[3], 三日不已, 死, 冬大晨, 夏晏晡. 胃病脹滿, 五日少腹腰脊痛䯒痠, 三日背려筋痛小便閉, 五日身體重[4], 六日不已, 死, 冬夜半後, 夏日昳. 膀胱病小便閉, 五日少腹脹腰脊痛䯒痠, 一日腹脹, 一日身體痛[5], 二日不已, 死, 冬鷄鳴, 夏下晡. 諸病以次是[6]相傳, 如是者, 皆有死期, 不可刺. 間一藏止[7], 及至三四藏者, 乃可刺也.

〔校勘〕 1) 金本에는 '滿'이 '痛'으로 되어 있다.
　　　 2) 日入: 林校에 甲乙에는 '日中'으로 되어 있다고 했다.
　　　 3) 兩脇支痛: 樓英은, 小腸에서 心藏으로 傳病하는 경우이므로, '兩脇'은 錯簡이 아닌가 한다고 하였다.
　　　 4) 身體重: 樓英은 膀胱水에서 心水로 傳病해 가는 경우이므로, '身體重' 또한 錯簡인 듯하다고 했다.
　　　 5) 身體痛: 樓英은 少腸에서 心으로 傳病해 가는 경우이므로 '身體痛' 역시 錯簡이라고 하였다.
　　　 6) 金本에는 '次' 밑에 '是'字가 없다.
　　　 7) 林校에 甲乙에는 '止'字가 없다고 했다. 靈樞〈病傳〉에도 '止'字가 없어 林校와 合致한다.

무릇 病傳者《病이 所勝之藏으로 傳變한 者》는: 心病은 먼저 心痛하는데, 一日에 (病이 肺에 傳해지면) 咳하며, 三日에 (病이 肝에 傳해지면) 脇支痛하고, 五日에

(病이 脾에 傳해지면) 閉塞不通하여(막혀 통하지 아니하여) 身痛,體重하며, (다시) 三日(을 지난 뒤)에(도) 낫지 않으면 죽(게 되)는데, 겨울에는 夜半에, 여름에는 日中(할 때)에 죽습니다.

肺病은 喘咳하는데, 三日에 (病이 肝에 傳해지면) 脇支滿痛하며, 一日에 (病이 脾에 傳해지면) 身重,體痛하고, 五日에 (病이 胃에 傳해지면) 脹하며, (다시) 十日 (을 지난 뒤)에(도) 낫지 않으면 죽(게 되)는데, 겨울에는 日入(할 때)에, 여름에는 日出(할 때)에 죽습니다.

肝病은 頭目이 眩하고 脇支滿하는데, 三日에 (病이 脾에 傳해지면) 體重, 身痛하고, 五日에 (病이 胃에 傳해지면) 脹하며, (다시) 三日에 (病이 腎에 傳해지면) 腰脊少腹痛,脛痠하고, (다시) 三日(을 지난 뒤)에(도) 낫지 않으면 죽(게 되)는데, 겨울에는 日入(할 때)에, 여름에는 早食(할 때)에 죽습니다.

脾病은 身痛, 體重하는데, 一日에 (病이 胃에 傳해지면) 脹하며, 二日에 病이 (腎에 傳해지면) 少腹·腰脊이 痛하고, 脛痠하며, 三日에 (病이 膀胱에 傳해지면) 背胠(背膂)筋痛하고 小便이 閉하며, 다시 十日(이 지난 뒤)에(도) 낫지 않으면 죽 (게 되)는데, 겨울에는 人定에, 여름에는 晏食(할 때)에 죽습니다.

腎病은 少腹과 腰脊이 痛하고 骱痠하는데, 三日에 (病이 膀胱에 傳해지면) 背膂筋痛하고 小便閉하며, 三日에 (病이 胃에 傳해지면) 腹脹하고, (다시) 三日에 (病이 肝에 傳해지면) 兩脇支痛하며, (다시) 三日(이 지난 뒤)에(도) 낫지 않으면 죽는데, 겨울에는 大晨(새벽 여명기)에 여름에는 晏哺(黃昏의 戌時)에 죽습니다.

胃病은 脹滿하는데, 五日에 (病이 腎에 傳해지면) 少腹과 腰脊이 痛하고 骱痠하며, 三日에 (病이 膀胱에 傳해지면) 背胠筋痛하고 小便이 閉하며, 五日에 (病이 脾에 傳해지면) 身體가 重하고, (다시) 六日(이 지난 뒤)에(도) 낫지 않으면 죽는데, 겨울에는 夜半 後에, 여름에는 日昳(未時)에 죽습니다.

膀胱病은 小便이 閉하는데, 五日에 (病이 腎에 傳해지면) 少腹이 脹하고 腰脊이 痛하고 骱痠하며, 一日에 (病이 胃에 傳해지면) 腹脹하고, (다시) 一日에 (病이 脾에 傳해지면) 身體痛하며, (다시) 二日(이 지난 뒤)에 낫지 않으면 죽는데, 겨울에는 鷄鳴(丑時)에, 여름에는 下哺(申時)에 죽습니다.

모든 病이 次로써(순서에 따라) 相傳하여[相傳함이] 이와 같은 者는, 모두 死期가 있으니, 刺해서는 아니되며; (傳變이) 一藏을 間하여 止한 者('者'字原無, 據王注補. 間一藏止者: 한 藏을 건너 뛰어 相剋으로 傳變한 뒤 다시 傳變하지 않는 것으로, 예컨대 木傳土나 水傳火 等이 이것이다.》 및 (傳變이) 三, 四藏에 至한 者는 [三, 四藏에 至한 者에 미쳐서] 이에[(傳變이) 三, 四藏까지 미친 者에라야 비로소] 可히 刺할 수 있습니다."

天元紀大論篇 第六十六

〔해제〕 本篇은 天地(自然界)의 運氣變化의 一般 規律을 重點的으로 論述했으며, 아울러
運氣變化가 萬物生化의 本元이요 綱紀임을 說明하였으므로, 篇名을 天元紀大論이라
했다.

　　本篇의 主要內容은 다음과 같다.

1. 五運陰陽이 天地의 道가 됨과, 形氣相感과 萬物生化의 關係를 說明함.
2. 氣와 萬物 生化와의 關係 및 氣의 多少와 形의 盛衰의 具體的 表現.
3. 天地陰陽의 上下 相對的 具體情況과 五運六氣의 運轉周期.
4. 天干이 五運을 主함과 地支가 六氣를 主함 및 六氣와 三陰三陽의 結合情況.

第 一 章

黃帝問曰：天有五行, 御五位, 以生寒暑燥濕風, 人有五藏, 化五氣, 以生喜怒思憂恐[1], 論言五運相襲而皆治之, 終朞之日, 周而復始, 余已知之矣, 願聞其與三陰三陽之候, 奈何合之? 鬼臾區稽首再拜對曰：昭乎哉問也! 夫五運陰陽者, 天地之道也, 萬物之綱紀, 變化之父母, 生殺之本始, 神明之府也, 可不通乎! 故物生謂之化, 物極謂之變, 陰陽不測謂之神, 神用無方謂之聖. 夫變化之爲用也, 在天爲玄, 在人爲道, 在地爲化, 化生五味, 道生智, 玄生神. 神在天爲風, 在地爲木, 在天爲熱, 在地爲火, 在天爲濕, 在地爲土, 在天爲燥, 在地爲金, 在天爲寒, 在地爲水, 故在天爲氣, 在地成形, 形氣相感而化生萬物矣. 然天地者, 萬物之上下也；左右者, 陰陽之道路也；水火者, 陰陽之徵兆也；金木者, 生成之終始也. 氣有多少, 形有盛衰, 上下相召, 而損益彰矣.

〔校勘〕 1) 喜怒思憂恐：陰陽應象大論에는 '喜怒悲憂恐'으로 되어 있다.

黃帝께서 問하여 가라사대 "天에는 五行이 있어 五位를 (臨)御하여 寒暑燥濕風을 生하고, 人에는 五藏이 있어서 五氣《五藏의 氣》를 化하여 喜怒思憂恐을 生하는데, 論에 言하기를, '五運이 相襲하여 모두 다스리나니, 朞를 終하는 日에 周하여

다시 始한다.'고 한 것은 余가 이미 알거니와, 願컨대 그것이 三陰三陽의 候(六氣) 와 어떻게 (符)合하는지를 듣고 싶습니다."

鬼臾區가 머리를 조아리며 再拜하고 對(答)하여 가로되, "昭하시도다, 問(하심) 이여! 대저 五運陰陽은 天地의 道라, 萬物의 綱紀이며 變化의 父母이며 生殺의 本 始이며 神明의 府이니, 可히 通하지 아니할 수 있겠습니까! 그러므로 物이 生함, 이 를 化라고 이르고 ; 物이 極함, 이를 變이라 이르며 ; 陰陽으로 헤아리지 못함, 이를 神이라 이르고 ; 神(의)用에 方이 없음, 이를 聖이라 이릅니다. 무릇 變化의 用됨은 《變化의 作用으로 나타남을 볼 것 같으면》, 하늘에 있어서는 玄이 되고 사람에 있어 서는 道가 되고 땅에 있어서는 化가 되니, 化는 五味를 生하고 道는 智를 生하고 玄 은 神을 生합니다. 神은, 하늘에 있어서는 風이 되고 땅에 있어서는 木이 되며, 하 늘에 있어서는 熱이 되고 땅에 있어서는 火가 되며, 하늘에 있어서는 濕이 되고 땅 에 있어서는 土가 되며, 하늘에 있어서는 燥가 되고 땅에 있어서는 金이 되며, 하늘 에 있어서는 寒이 되고 땅에 있어서는 水가 됩니다. 그러므로 하늘에 있어서는 氣가 되고 땅에 있어서는 形을 이루어, 形과 氣가 서로 感하여 萬物을 化生합니다. 그러 나 天地는 萬物의 上下이고, 左右는 陰陽의 道路이며, 水火는 陰陽의 徵兆이고, 金 木은 生成의 終始입니다. 氣에는 多少가 있고 形에는 盛衰가 있으니, 上下가 相召하 여 損益이 彰합니다."

第二章

帝曰 : 願聞五運之主時也何如? 鬼臾區曰 : 五氣運行, 各終朞日, 非獨主時也. 帝曰 : 請聞[1]其所謂也. 鬼臾區曰 : 臣積[2]考太始天元册 文, 曰 : 太虛寥[3]廓, 肇基化元, 萬物資始, 五運終天, 布氣眞靈, 摠統 坤元, 九星懸朗, 七曜周旋, 曰陰曰陽, 曰柔曰剛, 幽顯旣位, 寒暑弛 張, 生生化化, 品物咸章. 臣斯十世, 此之謂也. 帝曰 : 善. 何謂氣有 多少, 形有盛衰? 鬼臾區曰 : 陰陽之氣各有多少, 故曰三陰三陽也. 形有盛衰? 謂五行之治, 各有太過不及也. 故其始也, 有餘而往, 不 足隨之, 不足而往, 有餘從之, 知迎知隨, 氣可與期. 應天爲天府, 承 歲爲歲直, 三合爲治. 帝曰 : 上下相召奈何? 鬼臾區曰 : 寒暑燥濕風 火, 天之陰陽也, 三陰三陽上奉之 ; 木火土金水火, 地之陰陽也, 生長 化收藏下應之. 天以陽生陰長, 地以陽殺陰藏 ; 天有陰陽, 地亦有陰 陽. 木火土金水火, 地之陰陽也, 生長化收藏[4]. 故陽中有陰, 陰中有 陽. 所以欲知天地之陰陽者, 應天之氣, 動而不息, 故五歲而右遷, 應地之氣, 靜而守位, 故六朞而環會. 動靜相召, 上下相臨, 陰陽相錯, 而變由生也.

〔校勘〕 1) 請聞: 守校本에는 ‘聞’이 ‘問’으로 되어 있다.
2) ‘積’은 ‘稽’가 아닌가 생각된다.
3) 守校本에는 ‘廖’가 ‘寥’로 되어 있다.
4) 木火土金水火, 地之陰陽也, 生長化收藏: 困學紀聞에는 이 十六字가 없다. 錢熙祚는 “이 16字는 上文으로 因한 誤衍임에 틀림없다. 上下의 文勢가 바로 이어지므로 이 16字는 중간에 끼어든 것은 마땅치 않다.”고 하였다.

帝께서 가라사대, “願컨대 五運이 時를 主함이 어떠한지를 듣고 싶습니다.”

鬼臾區가 가로되, “五氣의 運行은 각기 朞日(1년 365일)을 終하니, 다만 時를 主하는 것만은 아닙니다.”

帝께서 가라사대, “請컨대 그 이르는 바(가 무엇인지)를 듣고 싶습니다.”

鬼臾區가 가로되, “臣이 積考하건대(오래도록 詳考해 보건대)《太始天元册》文에 가로되, ‘太虛寥廓(크게 비어 廣大無邊함)이 化元(造化의 根源)을 肇基(비로소 基礎함)하니, 萬物이 資始(化元에서 始生함)하며 五運이 終天(天運을 終함)하고, 化元의 氣를 布하는 眞靈이[眞靈의 氣를 布하고] 坤元(萬物을 資生하는 地德)을 總統하며, 九星이 懸朗(하늘에 매달려 밝게 빛남)하고 七曜가 周旋하니, 가로되 陰陽이라고(도) 하고 가로되 剛柔라고(도) 하는데, 幽顯이 이미 자리함에 寒暑가 弛張(往來)하며 生生化化함에 品物이 咸章(다 드러남)한다’고 하였는데, 臣이 이에 十世를 했다 함이 이를 이름입니다.”

帝께서 가라사대, “善합니다. 氣에는 多少가 있고 形에는 盛衰가 있다 함은 무엇을 이름입니까?”

鬼臾區가 가로되, “陰陽의 氣는 각각 多少가 있으니, 故로 가로되 三陰三陽이라 하(는 것이)며, 形에는 盛衰가 있다 함은 五行의 治에 각기 太過와 不及이 있음을 이름입니다(이르는 것입니다). 그러므로 그 처음에 有餘함이 往하면 不足함이 隨하고 不足함이 往하면 有餘함이 從하(나)니, 迎을 알고 隨를 알면 氣(運氣의 盛衰情況)에 可히 期를 與(豫期)할 수 있습니다. 應天(中運이 司天之氣에 應하여 그 五行屬性이 같음)하면 天符가 되고, 承歲(中運과 年支의 五行屬性이 같음)하면 世直이 되고, 三合(中運과 司天之氣와 年支의 五行屬性이 모두 같음)하면 治가 됩니다.

帝께서 가라사대, “上下가 相召(相互應召)함은 어떻게 합니까?”

鬼臾區가 가로되, “寒暑燥濕風火는 天의 陰陽(昇降의 變化)이니, (地의) 三陰三陽이 위로 이를(天의 寒暑燥濕風火를) 받들고; 木火土金水(火)는 地의 陰陽이니, (天의) 生長化收藏이 아래로 이에(地의 木火土金水에) 應합니다. 天은 陽生陰長(陽氣는 發生시키고 陰氣는 자라게 함)으로써 하고, 地는 陽殺陰藏(陽氣는 殺하고 陰氣는 갈무리함)으로써 하나니, 天에 陰陽이 있으며 地에도 또한 陰陽이 있으므로 陽中에 陰이 있고 陰中에 陽이 있습니다. 써 天地의 陰陽을 알고자 하는 바는, 天에

應하는 氣는 動하여 息하지 아니하므로 五歲에 右遷하고, 地에 應하는 氣는 靜하여
位를 守하므로 六朞에 環會합니다. 動과 靜이 相召하고 上과 下가 相臨하여 陰陽이
相錯하면 變이《變化가》 말미암아 生합니다."

第三章

帝曰︰上下周紀, 其有數乎? 鬼臾區曰︰天以六爲節, 地以五爲制.
周天氣者, 六朞爲一備; 終地紀者, 五歲爲一周. 君火以明, 相火以
位[1]. 五六相合, 而七百二十氣, 爲一紀, 凡三十歲, 千四百四十氣,
凡六十歲, 而爲一周, 不及太過, 斯皆見矣. 帝曰︰夫子之言, 上終天
氣, 下畢地紀, 可謂悉矣. 余願聞而藏之, 上以治民, 下以治身, 使百
姓昭著, 上下和親, 德澤下流, 子孫無憂[2], 傳之後世, 無有終時, 可
得聞乎? 鬼臾區曰︰至數之機, 追迮以微, 其來可見, 其往可追, 敬之
者昌, 慢之者亡, 無道行私, 必得天殃, 謹奉天道, 請言眞要. 帝曰︰
善言始者, 必會於終, 善言近者, 必知其遠, 是則至數極而道不惑, 所
謂明矣. 願夫子推而次之, 令有條理, 簡而不匱, 久而不絶, 易用難
忘, 爲之綱紀, 至數之要, 願盡聞之. 鬼臾區曰︰昭乎哉問, 明乎哉道
! 如鼓之應桴, 響之應聲也. 臣聞之, 甲己之歲, 土運統之; 乙庚之
歲, 金運統之; 丙辛之歲, 水運統之; 丁壬之歲, 木運統之; 戊癸之
歲, 火運統之; 帝曰︰其於三陰三陽, 合之奈何? 鬼臾區曰︰子午之
歲, 上見少陰; 丑未之歲, 上見太陰; 寅申之歲, 上見少陽; 卯酉之
歲, 上見陽明. 辰戌之歲, 上見太陽; 巳亥之歲, 上見厥陰. 少陰, 所
謂標也, 厥陰, 所謂終也. 厥陰之上, 風氣主之; 少陰之上, 熱氣主之
; 太陰之上, 濕氣主之; 少陽之上, 相火主之; 陽明之上, 燥氣主之;
太陽之上, 寒氣主之. 所謂本也, 是謂六元[3]. 帝曰︰光乎哉道, 明乎
哉論! 請著之玉版, 藏之金匱, 署曰天元紀.

〔校勘〕　1) 君火以明, 相火以位︰明抄本에는 이 八字가 없다.
　　　　2) 使百姓昭著, 上下和親, 德澤下流, 子孫無憂︰明抄本에는 이 17字가 없다.
　　　　3) 六元︰林校에 別本에는 '天元'으로 되어 있다고 했다.

帝께서 가라사대, "上下周紀《天干은 五運에 配하여 五年에 一周하고 地支는 六

氣에 配하여 六年에 一周하므로 五運과 六氣가 相臨하는 데에 三十年이 걸리며, 五運은 六周하고 六氣는 五周하여 氣와 運이 다시 始作하는데, 이를 一紀라 함.)는 그 것에 數《일정한 法則》가 있습니까?"

鬼臾區가 가로되, "天은 六으로써 節을 삼고 地는 五로써 制를 삼으니, 天氣《司天之氣》를 周함은 六朞《六年》를 一備로 삼고, 地氣《司地之氣》를 終함은 五歲를 一周로 삼습니다. 君火는 써 明하고 相火는 써 位합니다. 五와 六이 서로 《結》合하여 七百二十氣에 一紀가 되니[七百二十氣로 一紀를 삼으니], 모두(凡) 三十歲이며《五日이 一候이고 三候가 一氣이니, 一年이면 모두 二十四氣가 되며, 三十年이면 모두 七百二十氣가 됨》, 千四百四十氣 모두(凡) 六十歲에 一周가 되니, 不及과 太過가 이에[여기서] 모두 나타납니다."

帝께서 가라사대, "夫子의 말씀은 위로 天氣를 終하였고 아래로는 地紀를 畢하였으니, 可히 悉했다고 할 것입니다. 余가 願컨대 들어서 藏하여《간직하여》 위로는 써《藏한 내용으로써》 百姓을 다스리고 아래로는 써 몸을 다스려서, 百姓으로 하여금 昭著하게 하여 上下가 和親하며 德澤이 下流하여 子孫이[子孫으로 하여금] 근심이 없도록 後世에 傳하여 終時가 없게 하고 싶은데, 可히 들을 수 있겠습니까?"

鬼臾區가 가로되, "至數《至極한 理致》의 機(理)는 迫迮《切近》하고[迫迮하면서도] 微하여[微하나], 그(것이) 來함을 可히 볼 수 있으며 그 往함을 可히 追할 수 있거니와[있나니], 이를 敬하는 자는 昌(盛)하고 이를 慢하는 자는 亡하며, 道가 없이 私를 行하면 반드시 天殃을 得하(ㄹ 것이)니, 삼가 天道를 奉하여 眞要를 말하겠습니다."

帝께서 가라사대, "始를 잘 말하는 者는 반드시 終에서 會하고, 近을 잘 말하는 者는 반드시 遠을 知하나니, 이는 至數가 極하나[極하여] 道가[道에] (迷)惑되지 않음이라, 이른바 明입니다. 願컨대 夫子께서는 이를 推하고 次하시어 하여금 條理가 있게 하여 簡하나[簡하고도] 匱(貧乏)하지 아니하여[아니하며] 오래도록 (滅)絶하지 않고 易用難忘하도록《쓰기는 쉽고 잘 잊지는 않도록》 綱紀를 하시되《만드시되》, 至數의 要를 願컨대 다 듣고 싶습니다."

鬼臾區가 가로되, "昭하시도다, 問(하심)이여! 明하시도다, 道하심이여《이르심이여》! 마치 북이 북채에 應함과 같고 메아리가 소리에 應함과 같습니다. 臣이 듣(자옵)건대, 甲己의 해에는 土運이 이를 統하고, 乙庚의 해에는 金運이 이를 統하고, 丙辛의 해에는 水運이 이를 統하고, 丁壬의 해에는 木運이 이를 統하고, 戊癸의 해에는 火運이 이를 統한다고 합니다."

帝께서 가라사대, "그것《五運》을 三陰三陽에 合함을 어떻게 합니까[어떻게 《結》合시킵니까]《그것이 三陰三陽과는 어떻게 合합니까》?"

鬼臾區가 가로되, "子午年에는 위에 少陰이 見하고, 丑未年에는 위에 太陰이 見하고, 寅申年에는 위에 少陽이 見하고, 卯酉年에는 위에 陽明이 見하고, 辰戌年에는 위에 太陽이 見하고, 巳亥年에는 위에 厥陰이 見하니, 少陰은 이른바 標이고 厥陰은 이른바 終입니다. 厥陰의 上에는《厥陰이 司天할 때에는》風氣가 主하고, 少陰의 上에는 熱氣가 主하고, 太陰의 上에는 濕氣가 主하고, 少陽의 上에는 相火가 主하고, 陽明의 上에는 燥氣가 主하고, 太陽의 上에는 寒氣가 主합니다. 이른바 本이니, 이를 일러 六元이라 합니다."

帝께서 가라사대, "光하(시)도다, 道(하심이)여《빛나시도다, 말씀(하심)이여 ; 빛나도다, 道(理)여》! 明하(시)도다, 論(하심)이여! 請컨대 玉版에 이를 著하여 金匱에 藏하고 署하여 가로되 天元紀라 하겠습니다."

五運行大論篇 第六十七

〔해제〕　本篇은 五氣五運의 運行規律 및 그것과 人體 및 宇宙 萬物과의 關係를 重點的으로
論述하였으므로, 篇名을 五運行大論이라 했다.

本篇의 主要內容은 다음과 같다.

1. 五氣經天과 五運의 關係.
2. 六氣의 司天在泉, 左右間氣의 變化規律 및 氣의 相得과 不相得의 人體에 對한 影響.
3. 五運六氣의 變化와 人體 및 萬物의 生化와의 關係.

第 一 章

黃帝坐明堂, 始正天綱, 臨觀八極, 考建五常, 請天師而問之曰: 論言天地之動靜, 神明爲之紀, 陰陽之升降, 寒暑彰其兆. 余聞五運之數於夫子, 夫子之所言, 正五氣之各主歲爾, 首甲定運, 余因論之. 鬼臾區曰: 土主甲己, 金主乙庚, 水主丙辛, 木主丁壬, 火主戊癸. 子午之上, 少陰主之; 丑未之上, 太陰主之; 寅申之上, 少陽主之; 卯酉之上, 陽明主之; 辰戌之上, 太陽主之; 巳亥之上, 厥陰主之. 不合陰陽, 其故何也? 岐伯曰: 是明道也, 此天地之陰陽也. 夫數之可數者, 人中之陰陽也, 然所合, 數之可得者也. 夫陰陽者, 數之可十, 推之可百, 數之可千, 推之可萬. 天地陰陽者, 不以數推, 以象之謂也.

黃帝께서 明堂에 坐하시어 비로소 天綱(天의 綱紀)을 (釐)正하시고 八極을 臨觀하시어 五常(五行運氣政令之常)을 考(察)建(立)하시고, 天師를 請하여 이를 問하여 가라사대, "論에 言하기를, 天地의 動靜은 神明이 이를 爲하여 紀하고(神明이 그 紀가 되고), 陰陽의 升降은 寒暑가 그 (徵)兆를 彰한다고 했습니다. 余가 五運의 數를 夫子께 聞하였는데, 夫子께서 말씀하신 바는 바로 五(運의)氣가 각기 歲를 主(管)한다는 것일 따름이라, 甲을 首로 하여 運을 定하는 것을 余가 因하여 論하겠거니와, 鬼臾區가 가로되, 土는 甲(과)己를 主하고, 金은 乙(과) 庚을 主하고, 水는 丙(과)辛을 主하고, 木은 丁(과)壬을 主하고, 火는 戊(와) 癸를 主하며; 子(와)午의 上에는 少陰이 主하고, 丑(과)未의 上에는 太陰이 主하고, 寅(과)申의 上에는

少陽이 主하고, 卯(와)酉의 上에는 陽明이 主하고, 辰(과)戌의 上에는 太陽이 主하고, 巳(와)亥의 上에는 厥陰이 主한다고 하니, (이는) 陰陽에 (符)合하지 않는데《甲乙은 木인데 甲은 土라 하고 乙은 金이라 하며, 亥子는 水인데 亥는 木이라 하고 子는 火라 하여 運氣에서의 干支의 陰陽(五行)屬性과 方位에서의 干支의 陰陽(五行)屬性이 서로 符合되지 아니함을 가리켜 한 말임》, 그 까닭은 무엇입니까?"

岐伯이 가로되, "이는 道를 明함이니, 이는 天地의 陰陽(變化를 말한 것)입니다. 무릇 數 중에서 可히 數할(셀) 수 있는 것은 人(身)中의 陰陽입니다. 그러나 合하는(符合되는) 것은 數中에서[數하여서] 可히 得할 수 있는 것입니다. 무릇 陰陽은 數하면 可히 十(을 數)할 수 있고(十이 될 수 있고), 推하면 可히 百(까지도 推)할 수 있으며(百이 될 수도 있으며), 數하면 可히 千할 수 있고(千이 될 수도 있고), 推하면 可히 萬할 수 있어서(萬이 될 수도 있어서) 數로써는 推하지 못하나니, 象으로써 함을 이르는 것입니다《陰陽은 象을 가지고 하는 말입니다》."

第 二 章

帝曰：願聞其所始也. 岐伯曰：昭乎哉問也! 臣覽太始天元册文, 丹天之氣經于牛女戊分, 黅天之氣經于心尾己分, 蒼天之氣經于危室柳鬼, 素天之氣經于亢氐昴畢, 玄天之氣經于張翼婁胃. 所謂戊己分者, 奎壁角軫, 則天地之門戶也. 夫候之所始, 道之所生, 不可不通也.

帝께서 가라사대, "願컨대 그것이 비롯된 바를 듣고 싶습니다."

岐伯이 가로되, "昭하시도다, 問(하심)이여! 臣이《太始天元册》의 文을 覽하니《보니》, 丹天의 氣는 牛, 女, 戊의 分을 經하고(지나고), 黅天의 氣는 心·尾·己의 分을 經하고, 蒼天의 氣는 危·室·柳·鬼를 經하고, 素天의 氣는 亢·氐·昴·畢을 經하고 玄天의 氣는 張·翼·婁·胃를 經하는데, 이른 바 戊己의 分이란 奎·壁·角·軫이니, 곧(則, 卽也) 天地의 門戶입니다. 무릇 候의 始하는 바는[바이고] 道가 生하는 바이니, 可히 通하지 않으면 안됩니다."

第 三 章

帝曰：善論言天地者, 萬物之上下, 左右者, 陰陽之道路, 未知其所謂也. 岐伯曰：所謂上下者, 歲上下見陰陽之所在也. 左右者, 諸上見厥陰, 左少陰右太陽；見少陰, 左太陰右厥陰；見太陰, 左少陽右少陰；見少陽, 左陽明右太陰；見陽明, 左太陽右少陽；見太陽, 左厥陰右陽明. 所謂面北而命其位, 言其見也. 帝曰：何謂下? 岐伯曰：厥陰在上則少陽在下, 左陽明右太陰；少陰在上則陽明在下, 左太陽右少陽；太陰在上則太陽在下, 　左厥陰右陽明；少陽在上則厥陰在下, 左少陰右太陽；陽明在上則少陰在下, 左太陰右厥陰；太陽在上則太陰在下, 左少陽右少陰. 所謂面南而命其位, 言其見也. 上下相遘, 寒暑相臨, 氣相得則和, 不相得則病. 帝曰：氣相得而病者, 何也? 岐伯曰：以下臨上, 不當位也. 帝曰：動靜何如. 岐伯曰：上者右行, 下者左行, 左右周天, 餘而復會也. 帝曰：余聞鬼臾區曰：應地者靜. 今夫子乃言下者左行, 不知其所謂也, 願聞何以生之乎? 岐伯曰：天地動靜, 五行遷復, 雖鬼臾區其上候而已, 猶不能徧明. 夫變化之用, 天垂象, 地成形, 七曜緯虛, 五行麗地. 地者, 所以載生成之形類也；虛者, 所以列應天之精氣也. 形精之動, 猶根本之與枝葉也, 仰觀其象, 雖遠可知也.

帝께서 가라사대, "善합니다. 論에 言하기를, 天地는 萬物의 上下이며, 左右는 陰陽의 道路라고 하였는데, (아직) 그 이르는 바를 알지 못하겠습니다."

岐伯이 가로되, "이른바 上下란[上下라 이른 바는] 歲의 上과 下에 陰陽의 所在가 見함이며, (이른바) 左右란 모두(諸), 上에 厥陰이 見하면《厥陰이 司天하면》, 左(間)는 少陰이 (在下)고 右(間)는 太陽이 (在下)며, 少陰이 見하면 左는 太陰이고 右는 厥陰이며, 太陰이 見하면 左는 少陽이고 右는 少陰이며, 少陽이 見하면 左는 陽明이고 右는 太陰이며, 陽明이 見하면 左는 太陽이고 右는 少陽이며, 太陽이 見하면 左는 厥陰이고 右는 陽明이니, 이른 바 北을 面하여 그 位를 命하고[命함으로써] 그 見을 言함입니다."

帝께서 가라사대, "무엇을 일러 下라고 합니까[무엇을 下라고 이릅니까]?"

岐伯이 가로되, "厥陰이 上에 在하면, 少陽이 下에 在하고, 左(間)에 陽明, 右(間)에 太陰이(在下)며；少陰이 上에 在하면, 陽明이 下에 在하고, 左(間)에 太陽, 右(間)에 少陽이(在下)며；太陰이 上에 在하면, 太陽이 下에 在하고, 左에 厥陰, 右에 陽明이(在下)며；少陽이 上에 在하면, 厥陰이 下에 在하고, 左에 少陰, 右에 太陽이며；陽明이 上에 在하면, 少陰이 下에 在하고, 左에 太陰, 右에 厥陰이며；太陽이 上에 在하면, 太陰이 下에 在하고, 左에 少陽, 右에 少陰이(在下)니, 이른바 南을 面하여 그 位를 命하고[命함으로] 그 見을 言함입니다. 上(과 下)이 서로 遘하고 寒과 暑가 서로 臨함에, 氣가 相得하면 和하고, 相得하지 못하면 病합니다."

帝께서 가라사대, "氣가 相得하였는데도 病듦은 어째서입니까?"

岐伯이 가로되, "下가 上에 臨하여 位에 마땅하지 않기 때문입니다《主氣가 客氣를 生하는 경우를 말함》."

帝께서 가라사대, "動靜은 어떠합니까?"

岐伯이 가로되, "上者는 右行하고 下者는 左行하여 左右로 周天하며, 餘(가 積)하여 다시 (원래의 위치에) 會(合)합니다."

帝께서 가라사대, "余가 듣건대, 鬼臾區가 가로되 地에 應하는 者는 靜하다고 했는데, 이제 夫子께서는 도리어[오히려] 下者는 左行한다고 言하시니, 그 이르신 바를 알지 못하겠습니다. 願컨대 어떻게 生하는지를 듣고 싶습니다."

岐伯이 가로되, "天地의 動靜과 五運의 遷復은, 비록 鬼臾區라도 그 上을 候할 따름이지, 오히려[아직] 能히 두루하지는 못합니다. 무릇 變化의 用《天地變化의 作用》은, 天은 象《日, 月, 二十八宿 등의 星象》을 垂하고 地는 形을 成하여, 七曜는 虛《太虛 즉 天空》를 緯《圍》하고 五行은 地에 麗《附着》하니, 地는 써 生成의 形類를 載하는 것이고, 虛는 써 應天의 精氣를[天의 精氣를 應(受)한 것, 즉 日月星辰을: 《校釋》] 列하는 것인데, (地의) 形과 (天의) 精의 動은 根本의 枝葉과(의 관계와) 같아서, 그 象을 仰觀하면 비록 멀지만 可히 알 수 있습니다."

第四章

帝曰 : 地之爲下否乎? 岐伯曰 : 地爲人之下, 太虛之中者[1]也. 帝曰 : 馮乎? 岐伯曰 : 大氣擧之也. 燥以乾之, 暑以蒸之, 風以動之, 濕以潤之, 寒以堅之, 火以溫之. 故風寒在下, 燥熱在上, 濕氣在中, 火遊行其間, 寒暑六入, 故令虛而生化[2]也. 故燥勝則地乾, 暑勝則地熱, 風勝則地動, 濕勝則地泥, 寒勝則地裂, 火勝則地固矣.

〔校勘〕 1) 太虛之中者也: 明抄本에는 '中' 밑에 '者'字가 없다.
2) 生化: 胡本, 鍼本, 吳本, 朝本에는 모두 '化生'으로 되어 있다.

帝께서 가라사대, "地가 下가 되지 않습니까?"

岐伯이 가로되, "地는 人의 下가 되나 太虛의 가운데에 있는 것입니다[地는 人의 下, 太虛의 가운데(에 있는) 者가 됩니다]."

帝께서 가라사대, "憑하고 있습니까?"

岐伯이 가로되, "大氣가 이를 擧하고 있습니다. 燥는 써 (이를) 乾하(게 하)고, 暑는 써 (이를) 蒸하고, 風은 써 (이를) 動(하게) 하고, 濕은 써 (이를) 潤하(게 하)고, 寒은 써 (이를) 堅(固)하게 하고, 火는 써 (이를) 溫(하게)합니다. 그러므로 風과 寒은 下에 在하고 燥와 熱은 上에 在하고, 濕氣는 中에 在하고, 火는 그 사이를 遊行하여 寒暑六入《風·寒·暑·濕·燥·火의 六氣가 地에 入《下臨?)》하므로 虛로 하여금 化生케 합니다. 그러므로 燥가 勝《盛)하면 地가 乾하고, 暑가 勝하면 地가 熱하고, 風이 勝하면 地가 動하고, 濕이 勝하면 地가 泥하고, 寒이 勝하면 地가 裂하고, 火가 勝하면 地가 固합(固하여짐)니다."

第五章

帝曰：天地之氣, 何以候之? 岐伯曰：天地之氣, 勝復之作, 不形於診也. 脈法曰：天地之變, 無以脈診, 此之謂也. 帝曰：閒氣何如? 岐伯曰：隨氣所在, 期於左右. 帝曰：期之奈何? 岐伯曰：從其氣則和, 違其氣則病, 不當其位者病, 迭移其位者病, 失守其位者危, 尺寸反者死, 陰陽交者死. 先立其年, 以知其氣, 左右應見, 然後乃可以[1] 言死生之逆順也.

帝曰：寒暑燥濕風火, 在人合之奈何? 其於萬物, 何以生化? 岐伯曰：東方生風, 風生木, 木生酸, 酸生肝, 肝生筋, 筋生心. 其在天爲玄, 在人爲道, 在地爲化；化生五味, 道生智, 玄生神, 化生氣[2]. 神[3] 在天爲風, 在地爲木, 在體爲筋, 在氣爲柔, 在藏爲肝. 其性爲暄, 其德爲和[4], 其用爲動, 其色爲蒼, 其化爲榮[5], 其蟲毛, 其政爲散, 其令宣發, 其變摧拉[6], 其眚爲隕[7], 其味爲酸, 其志爲怒. 怒傷肝, 悲勝怒 ；風傷肝[8], 燥勝風；酸傷筋, 辛勝酸.

南方生熱, 熱生火, 火生苦, 苦生心, 心生血, 血生脾. 其在天爲熱, 在地爲火, 在體爲脈, 在氣爲息, 在藏爲心. 其性爲暑, 其德爲顯[9], 其用爲躁, 其色爲赤, 其化爲茂[10], 其蟲羽, 其政爲明[11], 其令鬱蒸, 其變炎爍, 其眚燔焫[12], 其味爲苦, 其志爲喜. 喜傷心, 恐勝喜；熱傷氣, 寒勝熱；苦傷氣, 鹹勝苦.

中央生濕, 濕生土, 土生甘, 甘生脾, 脾生肉, 肉生肺. 其在天爲濕, 在地爲土, 在體爲肉, 在氣爲充, 在藏爲脾. 其性靜兼, 其德爲濡[13], 其用爲化, 其色爲黃, 其化爲盈[14], 其蟲倮. 其政爲謐[15], 其令雲雨,其變動注16), 其眚淫潰17), 其味爲甘, 其志爲思. 思傷脾, 怒勝思;濕傷肉, 風勝濕;甘傷脾18), 酸勝甘.

西方生燥, 燥生金, 金生辛, 辛生肺, 肺生皮毛, 皮毛生腎. 其在天爲燥, 在地爲金, 在體爲皮毛, 在氣爲成, 在藏爲肺, 其性爲涼, 其德爲淸19), 其用爲固, 其色爲白, 其化爲斂20), 其蟲介, 其政爲勁21), 其令霧露, 其變肅殺, 其眚蒼落, 其味爲辛, 其志爲憂. 憂傷肺, 喜勝憂;熱傷皮毛, 寒勝熱;辛傷皮毛, 苦勝辛.

北方生寒, 寒生水, 水生鹹, 鹹生腎, 腎生骨髓, 髓生肝. 其在天爲寒, 在地爲水, 在體爲骨, 在氣爲堅, 在藏爲腎, 其性爲凜, 其德爲寒22), 其用爲23), 其色爲黑, 其化爲肅24), 其蟲鱗, 其政爲靜25), 其令26), 其變凝冽27), 其眚冰雹28), 其味爲鹹, 其志爲恐. 恐傷腎, 思勝恐;寒傷血, 燥勝寒;鹹傷血, 甘勝鹹.

五氣更立, 各有所先, 非其位則邪, 當其位則正. 帝曰:病生之29)變何如? 岐伯曰:氣相得則微, 不相得則甚. 帝曰:主歲何如? 岐伯曰:氣有餘, 則制己所勝而侮所不勝;其不及, 則己所不勝侮而乘之, 己所勝輕而侮之. 侮反受邪, 侮而受邪30), 寡於畏也. 帝曰:善.

〔校勘〕 1) 及可以言:素問入式運氣論奧에는 "可"밑에 "以"字가 없다.
2) 其在天爲玄~化生氣:林校에 이르기를, "詳考하건대, 이 七句는 六氣 五行이 生化하는 大法을 通言한 것으로 동방에만 있는 것이 아니다."라고 했다.
3) 神在天爲風:'神'字는 誤니 응당 '其'로 해야한다. 응당 下文 南方 各例에 의거고쳐야 한다.《郭靄春》
4) 其德爲和:〈氣交變大論〉作 '其德敷和'.
5) 其化爲榮:〈氣交變大論〉作 '其化生榮'.
6) 其變摧拉:〈氣交變大論〉作 '其變振發'.
7) 其生爲隕:〈氣交變大論〉作 '其災散落'.
8) 風傷肝:〈陰陽應象大論〉作 '風傷筋'.
9) 其德爲顯:〈氣交變大論〉作 '其德彰顯'.
10) 其化爲茂:〈氣交變大論〉作 '其化番茂'.
11) 其政爲明:〈氣交變大論〉作 '其政明曜'.
12) 其眚燔炳:〈氣交變大論〉作 '其災燔炳'.
13) 其德爲濡:〈氣交變大論〉作 '其德溽蒸'.
14) 其化爲盈:〈氣交變大論〉作 '其化豊備'.
15) 其政爲謐:〈氣交變大論〉作 '其政安靜'.

16) 其變動注：〈氣交變大論〉作'其變驟注'.
17) 其眚淫潰：〈氣交變大論〉作'其災霖潰'.
18) 甘傷脾：〈陰陽應象大論〉作'甘傷肉'.
19) 其德爲淸：〈氣交變大論〉作'其德淸潔'.
20) 其化爲斂：〈氣交變大論〉作'緊斂'.
21) 其政爲勁：〈氣交變大論〉作'其政勁切'.
22) 其德爲寒：〈氣交變大論〉作'其德凄滄'.
23) 其用爲：明抄本에는 '爲' 밑에 '藏'字가 보충되어 있다.
24) 其化爲肅：〈氣交變大論〉作'其化淸謐'.
25) 其政爲靜：〈氣交變大論〉作'其政凝肅'.
26) 其令：明抄本에는 '令' 밑에 '霰雪' 二字가 더 보충되어 있다.
27) 其變凝冽：〈氣交變大論〉作'其變凜冽'.
28) 其眚冰雹：〈氣交變大論〉作'其災冰雪霜雹'.
29) 病生之變：越本, 讀本, 吳本, 藏本, 熊本, 守校本에는 '生之'가 모두 '之生'으로 되어 있다.
30) 侮而受邪：滑抄本에는 이 四字가 없다.

帝께서 가라사대, "天地의 氣《司天之氣와 在泉之氣》는 어떻게[무엇으로] 候합니까?"

岐伯이 가로되, "天地의 氣와 勝復의 作은 (脈)診에 形하지《表現되지》 않으니, 《脈法》에 가로되, '天地의 變은 脈診으로 알아내지 못한다.'고 한 것이 이를 이름입니다."

帝께서 가라사대, "間氣는 어떠합니까?"

岐伯이 가로되, "(司天之)氣의 所在를《氣가 있는 곳을》隨하여 左와 右에 期합니다."

帝께서 가라사대, "이를 期함은 어떻게 합니까?"

岐伯이 가로되, "(脈이,) 그 (主令之)氣를 從하면 和이고[和하고], 그 氣를 違하면 病이며[病하며], 그 位에 當하지 않는 者는 病이고, 그 位를 迭移한 者는 病이며, 그 位를 失守한 者는 危(殆)하고, 尺과 寸이 反(見)하는 者는 死하며, 陰陽이 交한 者는 死하니, 먼저 그 해(의 運氣)를 (確)立하여 그 氣를 알면 左右가 마땅히 見하리니, 그런 뒤에야 비로소 可히 써 死生의 逆順을 말할 수 있습니다."

帝께서 가라사대, "寒暑燥濕風火를 人에 있어서 合함은 어떻게 하며《寒暑濕燥風火가 人에 있어서는 어떻게 合하며》, 그것이 萬物에 있어서는 어떻게 化生합니까?"

岐伯이 가로되, "東方은 風을 生하고, 風은 木을 生하고, 木은 酸을 生하고, 酸은 肝을 生하고, 肝은 筋을 生하고, 筋은 心을 生합니다. 그것이, 하늘에 있어서는 玄이 되고, 사람에 있어서는 道가 되고, 땅에 있어서는 化가 되는데, 化는 五味를 生하고, 道는 智를 生하고, 玄은 神을 (生하고, 化는 氣를) 生합니다. 神은 하늘에 있어서는 風이 되고, 땅에 있어서는 木이 되고, 몸에 있어서는 筋이 되고, 氣에 있어서는 柔가 되고, 藏에 있어서는 肝이 됩니다. 그 性은 暄이 되고, 그 德은 和가 되고, 그 用은 動이 되고, 그 色은 蒼이 되고, 그 化는 榮이 되고, 그 蟲은 毛이며, 그 政은 散이 되고, 그 令은 宣發이(되)며, 그 變은 摧拉이(되)고 그 眚은 隕이 되며, 그 味는 酸이 되고, 그 志는 怒가 됩니다. 怒는 肝을 傷하는데 悲가 怒를 勝하며, 風은 肝을 傷하는데 燥가 風을 勝하며, 酸은 筋을 傷하는데 辛이 酸을 勝합니다.

南方은 熱을 生하고, 熱은 火를 生하고, 火는 苦를 生하고, 苦는 心을 生하고, 心은 血을 生하고, 血은 脾를 生합니다. 그것이, 하늘에 있어서는 熱이 되고, 땅에 있어서는 火가 되고, 몸에 있어서는 脈이 되고, 氣에 있어서는 息이 되고, 藏에 있어서는 心이 됩니다. 그 性은 暑가 되고, 그 德은 顯이 되고, 그 用은 躁가 되고, 그 色은 赤이 되고, 그 化는 茂가 되고, 그 蟲은 羽이며, 그 政은 明이 되고, 그 令은 鬱蒸이(되)며 그 變은 炎爍이(되)고, 그 眚은 燔焫이(되)며, 그 味는 苦가 되고, 그 志는 喜가 됩니다. 喜는 心을 傷하는데 恐이 喜를 勝하고, 熱은 氣를 傷하는데 寒이 熱을 勝하고, 苦는 氣를 傷하는데 鹹이 苦를 勝합니다.

中央은 濕을 生하고, 濕은 土를 生하고, 土는 甘을 生하고, 甘은 脾를 生하고, 脾는 肉을 生하고, 肉은 肺를 生합니다. 그것이, 하늘에 있어서는 濕이 되고, 땅에 있어서는 土가 되고, 몸에 있어서는 肉이 되고, 氣에 있어서는 充이 되고, 藏에 있어서는 脾가 됩니다. 그 性은 靜廉이고, 그 德은 濡가 되고, 그 用은 化가 되고, 그 色은 黃이 되고, 그 化는 盈이 되고, 그 蟲은 倮《裸》이며, 그 政은 謐이 되고, 그 令은 雲雨이고, 그 變은 動注이고, 그 眚은 淫潰이며, 그 味는 甘이 되고, 그 志는 思가 됩니다. 思는 脾를 傷하는데 怒가 思를 勝하고, 濕은 肉을 傷하는데 風이 濕을 勝하며, 甘은 脾를 傷하는데 酸이 甘을 勝합니다.

西方은 燥를 生하고, 燥는 金을 生하고, 金은 辛을 生하고, 辛은 肺를 生하고, 肺는 皮毛를 生하고, 皮毛는 腎을 生합니다. 그것이, 하늘에 있어서는 燥가 되고, 땅에 있어서는 金이 되고, 몸에 있어서는 皮毛가 되고, 氣에 있어서는 成이 되고, 藏에 있어서는 肺가 됩니다. 그 性은 涼이 되고, 그 德은 淸이 되고, 그 用은 固가 되고, 그 色은 白이 되고, 그 化는 斂이 되고, 그 蟲은 介이며, 그 政은 勁이 되고, 그 令은 霧露가 되고, 그 變은 肅殺이(되)고, 그 眚은 蒼落이(되)며, 그 味는 辛이 되고, 그 志는 憂가 됩니다. 憂는 肺를 傷하는데 喜가 憂를 勝하고, 熱은 皮毛를 傷하는데 寒이 熱을 勝하며, 辛은 皮毛를 傷하는데 苦가 辛을 勝합니다.

北方은 寒을 生하고, 寒은 水를 生하고, 水는 鹹을 生하고, 鹹은 腎을 生하고, 腎은 骨髓를 生하고, 髓는 肝을 生합니다. 그것이, 하늘에 있어서는 寒이 되고, 땅에 있어서는 水가 되고, 몸에 있어서는 骨이 되고, 氣에 있어서는 堅이 되고, 藏에 있어서는 腎이 됩니다. 그 化는 肅이 되고, 그 性은 凜이 되고, 그 德은 寒이 되고, 그 用은 藏이 되고, 그 色은 黑이 되고, 그 蟲은 鱗이며, 그 政은 靜이 되고, 그 令은 霰

雪이고, 그 變은 凝冽이고 그 眚은 冰雹이며, 그 味는 鹹이 되고, 그 志는 恐이 됩니다. 恐은 腎을 傷하는데 思가 恐을 勝하고, 寒은 血을 傷하는데 燥가 寒을 勝하고, 鹹은 血을 傷하는데 甘이 鹹을 勝합니다.

　五氣가 更立함에 각기 먼저하는 바를 두는데[바가 있는데], 그 位가 아니면 邪(氣)이고, 그 位에 當하면 正(氣)입니다."

　帝께서 가라사대, "病이 生하는 變은 어떠합니까?"

　岐伯이 가로되, "氣가 相得하면 微하고, 相得하지 못하면 甚합니다."

　帝께서 가라사대, "歲를 主함은 어떠합니까?"

　岐伯이 가로되, "氣가 有餘하면, 己가 勝하는 것을 制하고 勝하지 못하는 것을 侮하며 ; 그것이 不及하면, 己가 勝하지 못하는 것이 (己를) 侮하며 乘하고, 己가 勝하는 것이 (己를) 가볍게 여겨 侮합니다. 侮하다가 도리어 邪를 받는데, 侮하여[侮하다가] 邪를 받는 것은 畏함을 寡하기《적게 하기》때문입니다."

　帝께서 가라사대, "善합니다."

六微旨大論篇 第六十八

〔해제〕 本篇은 天道六六之節과 地理六節氣位 및 五運六氣의 主歲主時를 重點的으로 論述
했다. 論한 바 內容의 旨義가 精微하므로 篇名을 六微旨大論이라 했다.

本篇의 主要內容은 다음과 같다.

1. 六氣의 盛衰와 標本中氣의 相互關係 및 六節氣位와 亢害承制의 具體情況.

2. 天符, 歲會, 太乙天符의 規律과 그 致病의 情況.

3. 一年中 六氣 始終의 具體的인 時間과 萬物의 出入升降 生化極變의 道理.

第 一 章

黃帝問曰: 嗚呼遠哉[1]! 天之道也, 如迎浮雲, 若視深淵, 視深淵尙
可測, 迎浮雲莫知其極! 夫子數言謹奉天道, 余聞而藏之, 心私異之,
不知其所謂也. 願夫子溢志盡言其事, 令終不滅, 久而不絶, 天之道
可得聞乎? 岐伯稽首再拜對曰: 明乎哉! 問天之道也, 此因天之序,
盛衰之時也.

帝曰: 願聞天道六六之節盛衰何也? 岐伯曰: 上下有位, 左右有紀.
故少陽之右, 陽明治之; 陽明之右, 太陽治之; 太陽之右, 厥陰治之;
厥陰之右, 少陰治之; 少陰之右, 太陰治之; 太陰之右, 少陽治之. 此
所謂氣之標, 蓋南面而待也. 故曰: 因天之序, 盛衰之時, 移光定位,
正立而待之, 此之謂也. 少陽之上, 火氣治之, 中見厥陰; 陽明之上,
燥氣治之, 中見太陰; 太陽之上, 寒氣治之, 中見少陰; 厥陰之上, 風
氣治之, 中見少陽; 少陰之上, 熱氣治之, 中見太陽; 太陰之上, 濕氣
治之, 中見陽明. 所謂本也. 本之下, 中之見也; 見之下[2], 氣之標也.
本標不同, 氣應異象.

帝曰: 其有至而至, 有至而不至, 有至而太過, 何也? 岐伯曰: 至而
至者和; 至而不至, 來氣不及也; 未至而至, 來氣有餘也. 帝曰: 至
而不至, 未至而至, 如何? 岐伯曰: 應則順, 否則逆, 逆則變生, 變則

病. 帝曰：善. 請言其應. 岐伯曰：物, 生其應也；氣, 脈其應也.

〔校勘〕　1) ‘黃帝問曰嗚呼遠哉’부터 ‘莫知其極’까지의 文章은 〈疏五過論〉과 중복되어 있다.
　　　　2) 見之下：張琦는 “‘下’는 응당 ‘上’으로 해야 하니, 위에 있는 司天을 이른다.”고
　　　　　　했다.

　黃帝께서 問하여 가라사대, “嗚呼라, 遠하도다! 天의 道여! 浮雲을 迎함과 같고
深淵을 視함과 같으니, 深淵을 視함은 오히려 可히 測할 수 있거니와 浮雲을 迎함은
그 極(다한 곳)을 알 수[이] 없도다! 夫子께서 자주 天道를 삼가 받들라고 말씀하
셔서 余가 들어서 이를 藏하고는(간직하고는) 있으나 心에(마음 속으로) 스스로
[혼자](私) 이를 異(常)하게 여기고 있는데, 그 이르시는 바를 알지 못하겠습니다
[못하여서입니다]. (아무쪼록) 夫子께서는 溢志하시어 그 일을 모두 말씀하시어,
하여금 끝내 滅하지 아니하며 오래도록 絶하지 않게 하시기를 願하나니, 天의 道를
可히 (얻어) 들을 수 있겠습니까?”
　岐伯이 稽首하며 再拜하고 對(答)하여 가로되, “明하시도다, 天道를 問(하심)이
여! 그것은 天의 序와 盛衰하는 時에 因합니다[天의 序에 因하여 盛衰하는 時(를
말한 것)입니다].”

　帝께서 가라사대, “願컨대 天道의 六六의 節에 盛衰는 어떠합니까?”
　岐伯이 가로되, “上下에는 位가 있고 左右에는 紀(條理)가 있습니다. 그러므로
少陽의 右에는 陽明이 이를 다스리고, 陽明의 右에는 太陽이 이를 다스리고, 太陽의
右에는 厥陰이 이를 다스리고, 厥陰의 右에는 少陰이 이를 다스리고, 少陰의 右에는
太陰이 이를 다스리고, 太陰의 右에는 少陽이 이를 다스리니, 이는 이른바 氣의 標
인데, 대개 南으로 面하여 待합니다. 그러므로 가로되, ‘天의 序와 盛衰하는 時에
因하여[天의 時에 因하여 盛(하고)衰하는 時에(따라)] 移하는 光으로 位를 定하
고 正立하여 待한다.’고 하였으니, 이를 이름입니다.
　少陽의 上에는 火氣가 다스리고 厥陰이 中見하며, 陽明의 上에는 燥氣가 다스리
고 太陰이 中見하며, 太陽의 上에는 寒氣가 다스리고 少陰이 中見하며, 厥陰의 上에
는 風氣가 다스리고 少陽이 中見하며, 少陰의 上에는 熱氣가 다스리고 太陽이 中見
하며, 太陰의 上에는 濕氣가 다스리고 陽明이 中見하니, 이른 바 本(六氣)이라, 本
의 下는 中의 見이며, 見의 下는 氣의 標(三陰三陽)인데, 本과 標가 不同하니 (六)
氣와 (脈의) 應함이 象을 달리합니다[(六)氣(의 다름)에 應하여 (病)象을 달리 합
니다].”

　帝께서 가라사대, “그 (時令이) 至할 때 (氣가) 至하는 경우(者)가 있으며, (時
令은) 至하였으나 (氣는) 至하지 않은 경우가 있으며, (時令이) 至한 때에 (氣는
이보다 먼저 至하여 이미) 太過한 경우가 있으니, 어째서입니까?”
　岐伯이 가로되, “至함에 至하는 것은 和이며, 至하였으나 至하지 않음은 來氣가

不及함이며, 아직 至하지 않았는데 至함은 來氣가 有餘함입니다."

帝께서 가라사대, "至하였으나 至하지 않은 경우와 아직 至하지 아니하였는데 至한 경우는 어떠합니까?"

岐伯이 가로되, "應하면 順하고[順이고] 그렇지 않으면 逆하는데[逆인데], 逆하면 變이 生하며, 變이 生하면 (發)病합니다."

帝께서 가라사대, "善합니다. 請컨대 그 應을 말씀해 주십시오."

岐伯이 가로되, "物은 生이 그 應이며, 氣는 脈이 그 應입니다."

第 二 章

帝曰 : 善. 願聞地理之應六節氣位何如? 岐伯曰 : 顯明之右, 君火之位也 ; 君火之右, 退行一步, 相火治之 ; 復行一步, 土氣治之 ; 復行一步, 金氣治之 ; 復行一步, 水氣治之 ; 復行一步, 木氣治之 ; 復行一步, 君火治之. 相火之下, 水氣承之 ; 水位之下, 土氣承之 ; 土位之下, 風氣承之 ; 風位之下, 金氣承之 ; 金位之下, 火氣承之 ; 君火之下, 陰精承之. 帝曰 : 何也? 岐伯曰 : 亢則害, 承乃制, 制則生化[1], 外列盛衰, 害則敗亂, 生化大病.

帝曰 : 盛衰何如? 岐伯曰 : 非其位則邪, 當其位則正, 邪則變甚, 正則微. 帝曰 : 何謂當位? 岐伯曰 : 木運臨卯, 火運臨午, 土運臨四季, 金運臨酉, 水運臨子, 所謂歲會, 氣之平也. 帝曰 : 非位何如? 岐伯曰 : 歲不與會也. 帝曰 : 土運之歲, 上見太陰, 火運之歲, 上見少陽少陰, 金運之歲, 上見陽明, 木運之歲, 上見厥陰, 水運之歲, 上見太陽, 奈何? 岐伯曰 : 天之與[2]會也. 故天元册曰 : 天符. 天符歲會何如? 岐伯曰 : 太一天符之會也. 帝曰 : 其貴賤何如? 岐伯曰 : 天符爲執法, 歲位爲行令, 太一天符爲貴人. 帝曰 : 邪之中也奈何? 岐伯曰 : 中執法者, 其病速而危 ; 中行令者, 其病徐而持 ; 中貴人者, 其病暴而死. 帝曰 : 位之易也何如? 岐伯曰 : 君位臣則順, 臣位君則逆, 逆則其病近, 其害速, 順則其病遠, 其害微, 所謂二火也.

〔校勘〕　1) 制則生化 : 胡本, 讀本, 越本, 吳本, 藏本에는 모두 '制生則化'로 순서가 바뀌어 있다.
　　　　2) 天之與會也 : 吳注本에는 '之與'가 '與之'로 되어 있다.

帝께서 가라사대, "善합니다. 願컨대 地理의 六節 氣位에 應함은 어떠한지를 듣고 싶습니다."

岐伯이 가로되, "顯明《日出하는 곳, 즉 卯正方》의 右가 君火의 位이고, 君火의 右로 一步를 退行하면 相火가 다스리고, 다시 一步를 行하면 土氣가 다스리고, 다시 一步를 行하면 金氣가 다스리고, 다시 一步를 行하면 水氣가 다스리고, 다시 一步를 行하면 木氣가 다스리고, 다시 一步를 行하면 君火가 다스리며; 相火의 下에 水氣가 이를 承하고, 水位의 下에 土氣가 이를 承하고, 土位의 下에 風氣가 이를 承하고, 風位의 下에 金氣가 이를 承하고, 金位의 下에 火가 이를 承하고, 君火의 下에 陰精이 이를 承합니다."

帝께서 가라사대, "어째서입니까?"

岐伯이 가로되, "亢하면 害(가)되고 承하여야 이에 制(가)되는데, 制하여지면 生化되어 밖으로 盛衰함을 列하고[外列이 盛衰하고]; 害하면 敗亂하여 生化가 크게 病이 듭니다."

帝께서 가라사대, "盛衰는 어떠합니까?"

岐伯이 가로되, "그 位가 아니면 邪이고 그 位에 當하였으면 正인데, 邪이면 變이 甚하고, 正이면 (變이) 微합니다."

帝께서 가라사대, "무엇을 일러 當位라고 합니까[무엇을 當位라고 이릅니까]?"

岐伯이 가로되, "木運이 卯에 臨하거나 火運이 午에 臨하거나 土運이 四季에 臨하거나 金運이 酉에 臨하거나 水運이 子에 臨함이니, 이른바 歲會이며[歲會라고 이르는 것인데], 氣가 平합니다."

帝께서 가라사대, "位가 아니면 어떠합니까?"

岐伯이 가로되, "歲가《歲運이》(歲支와) 더불어 會하지 아니합니다."

帝께서 가라사대, "土運의 歲에 上에 太陰이 見하거나, 火運의 歲에 上에 少陽이나 少陰이 見하거나, 金運의 해에 上에 陽明이 見하거나, 木運의 해에 上에 厥陰이 見하거나, 水運의 해에 上에 太陽이 見하면, 어떠합니까?"

岐伯이 가로되, "天이《司天之氣가》더불어 會함이니, 그러므로 《天元册》에 天符라고 하였습니다."

帝께서 가라사대, "天符(이면서) 歲會이면 어떠합니까[어떠한 것입니까]?"

岐伯이 가로되, "太一天符가 會합니다[太一天符의 會입니다]"

帝께서 가라사대, "그 貴賤은 어떠합니까?"

岐伯이 가로되, "天符는 執法이 되고, 歲位《歲會》는 行令이 되고, 太一天符는 貴人이 됩니다."

帝께서 가라사대, "邪가 中함엔《中한 경우에는》어떠합니까?"

岐伯이 가로되, "執法에 中한 者는 그 病이 速하고 危하며, 行令에 中한 者는 그 病이 徐하고 持하며, 貴人에 中한 者는 그 病이 暴하고 死합니다."

帝께서 가라사대, "位가 바뀜엔《바뀐 경우에는》 어떠합니까?"

岐伯이 가로되, "君이 臣(의 位)에 位하면 順하고[順이고], 臣이 君(의 位)에 位하면 逆하는데[逆인데], 逆하면[逆이면] 그 病이 近하고 그 害가 速하며, 順하면[順이면] 그 病이 遠하고 그 害가 微하니, 이른바 二火입니다."

第 三 章

帝曰: 善. 願聞其步何如? 岐伯曰: 所謂步者, 六十度而有奇, 故二十四步積盈百刻而成日也. 帝曰: 六氣應五行之變何如? 岐伯曰: 位有終始, 氣有初中, 上下不同, 求之亦異也. 帝曰: 求之奈何? 岐伯曰: 天氣始於甲, 地氣始於子, 子甲相合, 命曰歲立, 謹候其時, 氣可與期.

帝曰: 願聞其歲六氣始終早晏何如? 岐伯曰: 明乎哉問也! 甲子之歲, 初之氣, 天數始於水下一刻, 終於八十七刻半; 二之氣, 始於八十七刻六分, 終於七十五刻; 三之氣, 始於七十六刻; 終於六十二刻半; 四之氣, 始於六十二刻六分, 終於五十刻; 五之氣, 始於五十一刻, 終於三十七刻半; 六之氣, 始於三十七刻六分, 終於二十五刻. 所謂初六, 天之數也. 乙丑歲, 初之氣, 天數始於二十六刻, 終於一十二刻半; 二之氣, 始於一十二刻六分, 終於水下百刻; 三之氣, 始於一刻, 終於八十七刻半; 四之氣, 始於八十七刻六分, 終於七十五刻; 五之氣, 始於七十六刻; 終於六十二刻半; 六之氣, 始於六十二刻六分, 終於五十刻. 所謂六二, 天之數也. 丙寅歲, 初之氣, 天數始於五十一刻, 終於三十七刻半; 二之氣, 始於三十七刻六分, 終於二十五刻; 三之氣, 始於二十六刻, 終於一十二刻半; 四之氣, 始於一十二刻六分, 終於水下百刻; 五之氣, 始於一刻, 終於八十七刻半; 六之氣, 始於八十七刻六分, 終於七十五刻. 所謂六三, 天之數也. 丁卯歲, 初之氣, 天數始於七十六刻, 終於六十二刻半; 二之氣, 始於六十二刻六分, 終於五十刻; 三之氣, 始於五十一刻, 終於三十七刻半; 四之氣, 始於三十七刻六分, 終於二十五刻; 五之氣, 始於二十六刻, 終於一十二刻半; 六之氣, 始於一十二刻六分, 終於水下百刻. 所謂六四, 天之數也. 次戊辰歲, 初之氣, 復始於一刻, 常如是無已, 周而復始. 帝曰: 願聞其歲候何如? 岐伯曰: 悉乎哉問也! 日行一周, 天氣始於一刻, 日行再周, 天氣始於二十六刻, 日行三周, 天氣始於五十一刻, 日行四周, 天氣始於七十六刻, 日行五周, 天氣復始於一刻, 所謂一紀也. 是故寅午戌歲氣會同, 卯未亥歲氣會同, 辰申子歲氣會同, 巳酉丑歲氣會同, 終而復始.

帝曰: 願聞其用也. 岐伯曰: 言天者求之本, 言地者求之位, 言人者求之氣交. 帝曰: 何謂氣交? 岐伯曰: 上下之位, 氣交之中, 人之居也. 故曰: 天樞之上, 天氣主之; 天樞之下, 地氣主之; 氣交之分, 人氣從之, 萬物由之, 此之謂也.

帝께서 가라사대, "善합니다. 願컨대 그 步가 어떠한지를 듣고 싶습니다."

岐伯이 가로되, "步라고 이른 것은[이른바 步는] 六十度하고 奇《나머지》가 있습니다. 그러므로 二十四步에 盈《매년 六步의 나머지인 二十五刻을 말함》이 쌓여서 百刻이 되면 하루가 됩니다."

帝께서 가라사대, "六氣가 五行의 變(化)에 應함은 어떠합니까?"

岐伯이 가로되, "位에는 終始가 있고 氣에는 初中이 있어서, 上下《天氣와 地氣》가 不同하니, 이를 求함 또한 다릅니다."

帝께서 가라사대, "이를 求함은 어떻게 합니까?"

岐伯이 가로되, "天氣는 甲에서 始하고 地氣는 子에서 始하여 子甲이 相合하니, 命하여 歲立이라고 하는데, 삼가 그 時를 候하면 氣에 可히 期를 與할《豫期할》 수 있습니다."

帝께서 가라사대, "願컨대 그 歲의 六氣의 終始와 早晏이 어떠한지를 듣고 싶습니다."

岐伯이 가로되, "明하시도다, 問(하심)이여! 甲子의 歲에는《甲子年에는》, 初之氣는 天數가 水下一刻에서 始하여 八十七刻 半에서 終하며, 二之氣는 (天數가) 八十七刻 六分에서 始하여 七十五刻에서 終하며, 三之氣는 (天數가) 七十六刻에서 始하여 六十二刻 半에서 終하며, 四之氣는 (天數가) 六十二刻 六分에서 始하여 五十刻에서 終하며, 五之氣는 (天數가) 五十一刻에서 始하여 三十七刻 半에서 終하며, 六之氣는 (天數가) 三十七刻 六分에서 始하여 二十五刻에서 終하니, 이른바 初六의 天의 數《天時六氣 終始의 刻數》입니다.

乙丑年에는, 初之氣는 天數가 二十六刻에서 始하여 十二刻 半에서 終하며, 二之

氣는 十二刻 六分에서 始하여 水下 百刻에서 終하며, 三之氣는 一刻에서 始하여 八十七刻 半에서 終하며, 四之氣는 八十七刻 六分에서 始하여 七十五刻에서 終하며, 五之氣는 七十六刻에서 始하여 六十二刻 半에서 終하며, 六之氣는 六十二刻 六分에서 始하여 五十刻에서 終하니, 이른바 六二의 天의 數입니다.

丙寅年에는, 初之氣는 天數가 五十一刻에서 始하여 三十七刻 半에서 終하고, 二之氣는 三十七刻 六分에서 始하여 二十五刻에서 終하며, 三之氣는 二十六刻에서 始하여 十二刻 半에서 終하며, 四之氣는 十二刻 六分에서 始하여 水下 百刻에서 終하며, 五之氣는 一刻에서 始하여 八十七刻 半에서 終하며, 六之氣는 八十七刻 六分에서 始하여 七十五刻에서 終하니, 이른바 六三의 天의 數입니다.

丁卯年에는 初之氣는 天數가 七十六刻에서 始하여 六十二刻 半에서 終하고, 二之氣는 六十二刻 六分에서 始하여 五十刻에서 終하고, 三之氣는 五十一刻에서 始하여 三十七刻 半에서 終하고, 四之氣는 三十七刻 六分에서 始하여 二十五刻에서 終하고, 五之氣는 二十六刻에서 始하여 十二刻 半에서 終하고, 六之氣는 十二刻 六分에서 始하여 水下 百刻에서 終하니, 이른바 六四의 天의 數입니다. 다음 戊辰歲는《戊辰年은》初之氣가 다시 一刻에서 始하니, 항상 이와 같이 已하지《그치지；쉬지》않고 周하여 다시 始합니다."

帝께서 가라사대, "願컨대 그 歲候는 어떠한지를 듣고 싶습니다."

岐伯이 가로되, "悉하시도다, 問(하심)이여! 日行 一周엔《太陽이 天體 視運動 軌道上 一周하는 時間으로, 其實 地球의 公轉 周氣인 1年에 해당함》天氣가 一刻에서 始하고, 日行 再周엔 天氣가 二十六刻에서 始하고, 日行 三周엔 天氣가 五十一刻에서 始하고, 日行 四周엔 天氣가 七十六刻에서 始하고, 日行 五周엔 天氣가 다시 一刻에서 始하니, 이른바 一紀입니다. 이러한 까닭으로《그러므로》寅午戌의 歲氣《歲時와 六氣》가 會同하고, 卯未亥의 歲氣가 會同하며, 辰申子의 歲氣가 會同하고, 巳酉丑의 歲氣가 會同하며, 終하면 다시 始합니다."

帝께서 가라사대, "願컨대 그 用《六氣의 用. 즉, 六氣의 變化・動靜・昇降・出入을 말함: 高士宗 註》을 듣고 싶습니다."

岐伯이 가로되, "天을 말하는 者는 本《六氣, 六元》에서 求하고, 地를 말하는 者는 位《六氣가 五行에 應하는 地理位置, 즉 地의 六步인 木火土金水火를 말함》에서 求하며, 人을 말하는 者는 氣交에서 求합니다."

帝께서 가라사대, "무엇을 일러 氣交라고 합니까?"

岐伯이 가로되, "上下의 位에 氣交하는 가운데가 人의 居(處)입니다《人이 居하는 곳입니다》. 그러므로 가로되, 天樞의 上은 天氣가 이를 主하고, 天樞의 下는 地氣가 이를 主하며, 氣交의 分은 人氣가 이를 從하고 萬物이 이를 말미암는다고 하였으니, 이를 이름입니다《이르는 것입니다》."

第 四 章

帝曰：何謂初中？　岐伯曰：初凡三十度而有奇，中氣同法．帝曰：初中何也？　岐伯曰：所以分天地也．帝曰：願卒聞之．岐伯曰：初者，地氣也，中者，天氣也．帝曰：其升降何如？岐伯曰：氣之升降，天地之更用也．帝曰：願聞其用何如？岐伯曰：升已而降，降者謂天；降已而升，升者謂地．天氣下降，氣流于地；地氣上升，氣騰于天．故高下相召，升降相因，而變作矣．

帝曰：善．寒濕相遘，燥熱相臨，風火相值，其有聞¹⁾乎？岐伯曰：氣有勝復，勝復之作，有德有化，有用有變，變則邪氣居之．帝曰：何謂邪乎？岐伯曰：夫物之生從於化，物之極由乎變，變化之相薄，成敗之所由也．故氣有往復，用有遲速，四者之有，而化而變，風之來也．帝曰：遲速往復，風所由生，而化而變，故因盛衰之變耳．成敗倚伏遊乎中，何也？岐伯曰：成敗倚伏生乎動，動而不已，則變作矣．帝曰：有期乎？岐伯曰：不生不化，靜之期也．帝曰：不生化乎？岐伯曰：出入廢則神機化滅，升降息則氣立孤危．故非出入，則無以生長壯老已；非升降，則無以生長化收藏．是以升降出入，無器不有．故器者，生化之宇，器散則分之，生化息矣．故無不出入，無不升降．化有小大，期有近遠，四者之有而貴常守，反常則災害至矣．故曰無形無患，此之謂也．帝曰：善．有不生不化乎？岐伯曰：悉乎哉問也！與道合同，惟眞人也．帝曰：善．

[校勘] 1) 其有聞乎：讀本, 吳本, 朝本, 守校本에는 모두 ‘聞’이 ‘間’으로 되어 있다.

帝께서 가라사대, “무엇을 일러 初・中이라고 합니까?〔무엇을 初 中이라고 이릅니까〕“

岐伯이 가로되, “初는 무릇 三十度하고 奇(나머지)가 있으며, 中氣도 同法입니다.”

帝께서 가라사대, “初中은 무엇입니까?”

岐伯이 가로되, “써 天地를 分하는 것입니다.”

帝께서 가라사대, “願컨대 이를 모두 듣고 싶습니다.”

岐伯이 가로되, "初는 地氣이고, 中은 天氣입니다."

帝께서 가라사대, "그 升降은 어떠합니까?"

岐伯이 가로되, "氣의 升降은 天地의 更用《更相爲用》입니다."

帝께서 가라사대, "願컨대 그 用은 어떠한지를 듣고 싶습니다."

岐伯이 가로되, "升이 已하면 降하니, 降하는 者를 일러 天이라고 하고 ; 降이 已하면 升하니, 升하는 者를 일러 地라고 합니다.[하는데,] 天氣가 下降함에 氣가 地로 流하고, 地氣가 上升함에 氣가 天으로 騰합니다. 그러므로 高下가 相召하고 升降이 相因하여 變이 作합니다."

帝께서 가라사대, "善합니다. 寒濕이 相遘하거나 燥熱이 相臨하거나 風火가 相値함에, 그 間《他本作'聞'》함이 있습니까?"

岐伯이 가로되, "氣에는 勝復이 있고, 勝復의 作함에 德이 있고 化가 있고 用이 있고 變이 있는데, 變하면 邪氣가 거기에 居합니다."

帝께서 가라사대, "무엇을 일러 邪라고 합니까[무엇을 邪라고 이릅니까]?"

岐伯이 가로되, "대저 物의 生은[物이 生함은] 化를 從하고, 物의 極은[物이 極함은] 變을 말미암으니, 變化의 相薄이 成敗의 말미암는 바입니다. 그러므로 氣는 往復이 있고 用은 遲速이 있는데, (이 往復遲速의) 四者가 있음에 化하기도 하고 變하기도 하니, 風의 來함입니다."

帝께서 가라사대, "遲速往復이, 風의 말미암아 生하여[生하며] 化하기도 하고 變하기도 하는 바이므로, (氣의) 盛衰의 變(化)에 因할 따름인데, 成敗倚伏이 中에 遊함은 어째서입니까?"

岐伯이 가로되, "成敗倚伏이 動에서 生하는데, 動하여 已하지《動함을 그치지》 않으면 變이 作합니다."

帝께서 가라사대, "期가 있습니까?"

岐伯이 가로되, "不生不化가《生하지도 아니하고 化하지도 아니함이》 靜의 期입니다."

帝께서 가라사대, "生化(를)하지 않습니까?"

岐伯이 가로되, "出入이 廢하면 神機가 化滅하고, 升降이 息하면 氣가 立하여 孤危해집니다. 그러므로 出入함이 아니면《出入이 없으면》써 生長壯老已하지 못하고, 升降함이 아니면[升降이 없으면] 써 生長化收藏하지 못합니다. 이러한 까닭으로 升降 出入이 있지 않은 器는 없습니다. 그러므로 器는 生化의 宇이니, 器가 散하면 分하여 生化가 息합니다. 그러므로 出入하지 않는 것이 없고 升降하지 않는 것이 없습니다. 化에는 小大가 있고 期에는 近遠이 있어서 (小大近遠의) 네가지(의 경우)가 있으나, (어떠한 경우든지 모두) 常守함을 貴히 여기니, 常에 反하면 災害가 至합니다. 그러므로 가로되 形이 없으면 患이 없다고 하였으니, 이를 이름입니다."

帝께서 가라사대, "善합니다. 不生不化《生하지도 않고 化하지 않는 者》가 있습니까?"

岐伯이 가로되, "悉하시도다, 問(하심)이여! 道와 더불어 合同한 이는 오직 眞人 (뿐)입니다."

帝께서 가라사대, "善합니다."

氣交變大論篇 第六十九

[해제]　本篇은 五運의 氣가 氣交中에 있어서 發生하는 太過, 不及 等의 變化를 重點的으로
論述하였으므로 篇名을 氣交變大論이라고 했다.

本篇의 主要內容은 다음과 같다.

1. 五運의 太過不及이 自然界에서 일으키는 變化와 人體에 미치는 影響.
2. 五氣의 變과 四時가 相應하는 化, 應 및 勝, 復의 變化 規律.
3. 五方의 氣의 德, 化, 政, 令, 災, 變 等의 具體情況.
4. 五運變化와 五星의 關係.

第 一 章

黃帝問曰 : 五運更治, 上應天朞, 陰陽往復, 寒暑迎隨, 眞邪相薄,
內外分離, 六經波蕩, 五氣傾移, 太過不及, 專勝兼幷, 願言其始, 而
有常名, 可得聞乎? 岐伯稽首再拜對曰 : 昭乎哉問也! 是明道也. 此
上帝所貴, 先師傳之, 臣雖不敏, 往聞其旨. 帝曰 : 余聞得其人不敎,
是謂失道 ; 傳非其人, 慢泄天寶. 余誠菲德, 未足以受1)至道, 然而衆
子衰其不終, 願夫子保於無窮, 流於無極, 余司其事, 則而行之, 奈
何? 岐伯曰 : 請遂言之也. 上經曰 : 夫道者, 上知天文, 下知地理, 中
知人事, 可以長久, 此之謂也. 帝曰 : 何謂也? 岐伯曰 : 本氣位也. 位
天者, 天文也 ; 位地者, 地理也 ; 通於人氣之變化者, 人事也. 故太過
者先天, 不及者後天, 所謂治化而人應之也.

[校勘]　1) 讀本에는 '受'가 '爲'로 되어 있다.

黃帝께서 問하여 가라사대, "五運이 번갈아(更) 治함에 위로 天朞(一年의 天氣)
에 應하고, 陰陽이 往復함에 寒暑가 迎隨(往來)하며, 眞(氣와) 邪(氣)가 相薄(相
搏)함에 內外가 分離되고, 六經이 波蕩함에 五(藏)氣가 傾移하며, 太過하고 不及함
에 專勝(太過하면 本氣가 獨勝하여 他氣를 勝함)하고 兼病(不及하면 他氣가 本氣
를 兼病함)하니, 願컨대 그 始를 言하여 常名을 두고 싶은데, 可히 (얻어) 들을 수
있겠습니까?"

岐伯이 稽首하며 再拜하고 對(答)하여 가로되, "昭하시도다, 問(하심)이여! 이는 明道입니다. 이것은 上帝께서 貴히 여기신 바로 先師께서 傳하(여 주)신 것인데, 臣이 비록 不敏하오나 그 旨를 往(時)에 聞하였습니다."

帝께서 가라사대, "余가 듣건대 그 사람을 得하고(도) 敎하지 아니하면, 이를 일러 失道라 하고, 그 사람이 아닌데(도) 傳하면 天寶를 慢泄함이라 하니, 余가 참으로 菲德한지라 足히 至道를 受할 만하지(는) 못하(겠으)나[써 至道를 受하기에 足하진 않(겠)으나], 그러나 衆子가 그 終하지 못함을 哀(惜)하(게 여기)나니, 願컨대 夫子께서 無窮(한 데)에 保하시고 無極(한 데)에 流(傳되게)하시면, 제가 그 일을 司하여, 則하여 이를 行하고 싶은데, 어떻게 (해야) 합니까?"

岐伯이 가로되, 請컨대 모두(遂) 말씀드리겠습니다. 《上經》에 가로되, '무릇 道는 上으로 天文을 알고 下로 地理를 알며 中으로 人事를 알아야, 可히 써 長久한다.'함이 이를 이름입니다."

帝께서 가라사대, "무엇을 이름입니까?"

岐伯이 가로되, "氣의 位에 (根)本함이니[本은 氣의 位이니; 本氣는 位이니; 本氣가 位함에] 天에 位한(자리한) 것은 天文이며, 地에 位한 것은 地理이며, 人氣의 變化에 通한 것은 人事입니다. 그러므로, 太過한 것은 天(時)보다 先하(여 至하)고, 不及한 것은 天(時)보다 後하(여 至하)니, 治化《運氣 主治로 發生하는 氣候變化》함에 人이 이를 應한다고 이르는 바입니다[이른바 治化함에 人이 이를 應함입니다]."

第 二 章

帝曰 : 五運之化, 太過何如? 岐伯曰 : 歲木太過, 風氣流行, 脾土受邪 民病飱泄食減. 體重煩冤, 腸鳴腹支滿, 上應歲星. 甚則忽忽善怒, 眩冒巓疾, 化氣不政, 生氣獨治, 雲物飛動[1], 草木不寧, 甚而搖落, 反[2]脇痛而吐甚, 衝陽絶者, 死不治, 上應太白星.

歲火太過, 炎暑流行, 金肺[3]受邪. 民病瘧, 少氣咳喘, 血溢血泄注下, 嗌燥耳聾, 中熱肩背熱, 上應熒惑星. 甚則胸中痛, 脇支滿脇痛[4], 膺背肩胛間痛, 兩臂內痛, 身熱骨[5]痛, 而爲浸淫. 收氣不行, 長氣獨明, 雨水霜寒[6], 上應辰星. 上臨少陰少陽, 火燔焫, 冰泉涸[7], 物焦稿, 病反譫妄狂越, 咳喘息鳴, 下甚[8]血溢泄不已, 太淵絶者, 死不治, 上應熒惑星.

歲土太過, 雨濕流行, 腎水受邪. 民病腹痛, 淸厥意不樂, 體重煩冤, 上應鎮星. 甚則肌肉萎, 足痿不收, 行善瘈, 脚下痛, 飮發中滿食減, 四支不擧. 變生得位, 藏氣伏, 化氣獨治之, 泉湧河衍, 涸澤生魚, 風雨大至, 土崩潰, 鱗見于陸, 病腹滿溏泄腸鳴, 反下甚, 而太谿絶者, 死不治, 上應歲星.

歲金太過, 燥氣流行, 肝木受邪. 民病兩脇下少腹痛, 目赤痛眥瘍⁹⁾, 耳無所¹⁰⁾聞. 肅殺而甚, 則體重煩冤, 胸痛引背, 兩脇滿且痛引少腹, 上應太白星. 甚則喘咳逆氣, 肩背痛, 尻陰股膝髀腨胻足皆病, 上應熒惑星. 收氣峻, 生氣下, 草木斂, 蒼乾凋隕, 病反暴痛, 胠脇不可反側, 咳逆甚而血溢, 太衝絶者, 死不治, 上應太白星.

歲水太過, 寒氣流行, 邪害心火. 民病身熱煩心躁悸, 陰厥上下中寒, 譫妄心痛, 寒氣早至, 上應辰星. 甚則腹大脛腫, 喘咳, 寢汗出憎風, 大雨至, 埃霧朦鬱, 上應鎮星. 上臨太陽, 雨冰雪¹¹⁾霜不時降, 濕氣變物, 病反腹滿腸鳴溏泄, 食不化, 渴而妄冒, 神門絶者, 死不治, 上應熒惑辰星.

〔校勘〕 1) 明抄本에는 '動'이 '揚'으로 되어 있다.
  2) 反脇痛: 史載之方에는 '反'字가 없다.
  3) 金肺: 吳本에는 '肺金'으로 되어 있다.
  4) 脇支滿脇痛: 三因方에는 '脇痛' 二字가 없다.
  5) 林校에 '骨' 字는 '膚'字의 誤라고 하였다.
  6) 雨水霜寒: 林校에 '水'는 '冰'으로 해야 한다고 했다. 本句를 〈五常政大論〉에는 '雨冰霜雹'이라 하였다.
  7) 冰泉涸: 讀本, 越本, 明抄本, 藏本에는 모두 '冰'이 '水'로 되어 있다.
  8) 張琦는 '下甚' 二字가 衍文이라고 하였다.
  9) 眥瘍: 三因方에는 '瘍'이 '痒'으로 되어 있다.
  10) 三因方에는 '無' 밑에 '所'字가 없다.
  11) 雨冰雪: '雨' 앞에 '則'字가 탈락되어 있으므로, 〈五常政大論〉 '流衍之紀' 節의 林校에 의거 보충해야 한다.

帝께서 가라사대, "五運의 化가 太過하면 어떠합니까?"
岐伯이 가로되, "歲木이 太過하면 風氣가 流行하여 脾土가 邪를 受하니, 民은 飧泄,食減,體重,煩冤,腸鳴,腹支滿(등)을 앓으며(病), 上으로는 歲星《木星》에 應하는데, 甚하면 忽忽히 善怒하며, 眩冒, 巓疾합니다《頭眩,目眩 등의 頭部 疾患을 앓습니다》. 化氣《土氣》가 (布)政하지 못하고 生氣《木氣》가 獨治하여, 雲物이 飛動하고 草木이 寧하지 못하며, 甚하면 (金氣의 來復으로) 搖落합니다. (사람은) 도리어 脇痛하고 吐가 甚한데, (萬若 足陽明胃脈인) 衝陽(脈)이 絶하면 死하니 治하지 못하

며[死不治이며], 上으로는 太白星에 應합니다.

歲火가 太過하면 炎暑가 流行하여 金肺가 邪를 受하니, 民은 瘧, 少氣, 咳喘, 血溢, 血泄注下, 嗌燥, 耳聾, 中熱, 肩背熱(等)을 앓으며, 上으로는 熒惑星《火星》에 應하는데, 甚하면 胸中痛, 脇支滿, 脇痛, 膺背肩胛間痛, 兩臂內痛, 身熱膚痛('膚'原作'骨', 據《新校正》改)하며 浸淫이 됩니다. 收氣《金氣》가 行하지 못하고 長氣《火氣》가 獨明하여, 雨冰(原作'雨水', 據《新校正》改)霜寒하며, 上으로는 辰星《水星》에 應합니다. 上에 少陰이나 少陽이 臨하면《少陰君火나 少陽相火의 氣가 司天하면》, 火가 燔焫하고 水泉이 涸하여[涸하며], 物이 焦枯합니다. (사람은) 病이 도리어 譫妄, 狂越, 咳喘息鳴하며, (下甚하면) 血이 溢泄하기를 그치지 아니하며, (萬若 手太陰肺脈인) 太淵(脈)이 絶하면 死하니 治하지 못하며, 上으로는 熒惑星에 應합니다.

歲土가 太過하면 雨濕이 流行하여 腎水가 邪를 受하니, 民의 病은 腹痛, 清厥, 意不樂, 體重, 煩冤하며, 上으로는 鎭星《土星》에 應하는데, 甚하면 肌肉이 萎하고, 足이 痿하여 收하지 못하고, 行함에 잘 瘈하며[足이 痿하여 收行하지 못하고 잘 瘈하며], 脚下痛하고, 飮으로 中滿을 發하며 食減하고[飮이 發하여 中滿, 食減하고], 四支를 擧하지 못합니다. 變이 得位(한 때인 土旺之節)에 發生하면, 藏氣《水氣》가 伏하고, 化氣《土氣》가 獨治하여 泉湧河衍《샘이 솟구치고 河川이 범람함》하고, 涸澤에 魚가 生하며, 風雨가 大至하여, 土가 崩潰하며, 鱗《鱗魚》이 陸(地)에 나타납니다. (사람은) 病이 腹滿, 溏泄, 腸鳴하고, 도리어 下甚하는데, (萬若 足少陰腎脈인) 太谿(脈)이 絶하면 死하니 治하지 못하며, 上으로는 歲星《木星》에 應합니다.

歲金이 太過하면 燥氣가 流行하여 肝木이 邪를 受하니, 民의 病은 兩脇下와 少腹이 痛하며, 目赤痛하고, 眦瘍하며, 耳에 들리는 바가 없습니다. 肅殺이 甚하면 體重하며 煩冤하고, 胸이 痛하면서 背가 땅기며, 兩脇이 滿하며 또 痛하고 少腹이 땅기며, 上으로는 太白星《金星》에 應하는데, 甚하면 喘咳逆氣하며, 肩背가 痛하고, 尻·陰·股·膝·髀·腨·足이 모두 痛하며, 上으로는 熒惑星《火星》에 應합니다. 收氣가 峻하고 生氣가 下하여, 草木이 斂하며 蒼乾하고 雕隕《凋隕》합니다. (사람은) 病이 도리어 暴痛하며, 胠脇이 可히 反側하지 못하며, 咳逆이 甚하고 血이 溢하는데, (萬若 足厥陰肝脈인) 太衝(脈)이 絶하면 死하니 治하지 못하며, 上으로는 太白星《金星》에 應합니다.

歲水가 太過하면 寒氣가 流行하여 邪가 心火를 害하니, 民의 病은 身熱, 煩心, 躁悸하며, 陰厥하여 上·下·中이 寒하며, 譫妄, 心痛하며, 寒氣가 일찍 至하며, 上으로는 辰星에 應하는데, 甚하면 腹이 (腫)大하고 脛이 腫하며, 喘咳하며, 寢汗이 出하고 風을 憎하며, (藏氣는 盛하고 長氣는 失政하여) 大雨가 至하며, 埃霧가 朦鬱하며, 上으로는 鎭星에 應합니다《水氣 太過하여 火가 受邪하고 火의 子인 土가 復한 경우임》. 上에 太陽이 臨하면《太陽 寒水之氣가 司天하면》, 雨冰雪霜이 不時에 降하여, 濕氣가 物을 變하며, 病은 도리어 腹滿하며 腸鳴, 溏泄하고, 食이 不化하며,

渴하면서 妄冒하는데, (萬若 手少陰心脈인) 神門(脈)이 絶하면 死하니 治하지 못
하며, 上으로는 熒惑(星)과 辰星에 應합니다.

第 三 章

帝曰: 善. 其不及, 何如? 岐伯曰: 悉乎哉問也. 歲木不及, 燥乃大
行, 生氣失應, 草木晚榮, 肅殺而甚, 則剛木闢著, 悉萎蒼乾, 上應太
白星, 民病中清, 胠脇痛, 少腹痛, 腸鳴溏泄, 凉雨時至, 上應太白星,
其穀蒼. 上臨陽明, 生氣失政, 草木再榮, 化氣乃急, 上應太白鎭星,
其主蒼早¹⁾. 復則炎暑流火, 濕性燥, 柔脆草木焦稿, 下體再生, 華實
齊化, 病寒熱瘡瘍痱疹癰痤, 上應熒惑太白, 其穀白堅. 白露早降, 收
殺氣行, 寒雨害物, 蟲食甘黃, 脾土受邪, 赤氣後化, 心氣晚治, 上勝
肺金, 白氣乃屈, 其穀不成, 咳而鼽, 上應熒惑太白星.

歲火不及, 寒乃大行, 長政不用, 物榮而下, 凝慘而甚, 則陽氣不
化, 乃折榮美, 上應辰星, 民病胸中²⁾痛, 脇支滿, 兩脇痛, 膺背肩胛
間及兩臂內痛, 鬱冒朦昧, 心痛暴瘖, 胸腹大, 脇下與腰背相引而痛,
甚則屈不能伸, 髖髀如別, 上應熒惑辰星, 其穀丹. 復則埃鬱, 大雨且
至, 黑氣乃辱, 病鶩溏腹滿, 食飲不下, 寒中腸鳴, 泄注腹痛, 暴攣痿
痹, 足不任身, 上應鎭星辰星, 玄穀不成.

歲土不及, 風乃大行, 化氣不令, 草木茂榮, 飄揚而甚, 秀而不實,
上應歲星, 民病飧泄霍亂, 體重腹痛, 筋骨繇復³⁾, 肌肉瞤酸, 善怒,
藏氣舉事, 蟄蟲早附, 咸病寒中, 上應歲星鎭星, 其穀黅. 復則收政嚴
峻, 名木蒼凋, 胸脇暴痛, 下引少腹, 善大息, 蟲食甘黃, 氣客於脾,
黅穀乃減, 民食少失味, 蒼穀乃損, 上應太白歲星. 上臨厥陰, 流水不
冰, 蟄蟲來見, 藏氣不用, 白乃不復, 上應歲星, 民乃康.

歲金不及, 炎火乃行, 生氣乃用, 長氣專勝, 庶物以茂, 燥爍以行,
上應熒惑星, 民病肩背瞀重, 鼽嚔, 血便注下, 收氣乃後, 上應太白
星, 其穀堅芒. 復則寒雨暴至, 乃零冰雹霜雪殺物, 陰厥且格, 陽反上
行, 頭腦戶痛, 延及囟頂, 發熱, 上應辰星, 丹穀不成, 民病口瘡, 甚
則心痛.

歲水不及,. 濕乃大行, 長氣反用, 其化乃速, 暑雨數至, 上應鎭星, 民病腹⁴⁾滿身重, 濡泄寒瘍流水, 腰股痛發, 膕腨股膝不便, 煩冤, 足痿, 清厥, 脚下痛, 甚則胕腫, 藏氣不政, 腎氣不衡, 上應辰星, 其穀秬. 上臨太陰, 則大寒數擧, 蟄蟲早藏, 地積堅冰, 陽光不治, 民病寒疾於下, 甚則腹滿浮腫, 上應鎭星, 其主黅穀. 復則大風暴發, 草偃木零, 生長不鮮, 面色時變, 筋骨併闢, 肉䐃瘈, 目視䀮䀮, 物疎璺, 肌肉胗發, 氣幷鬲中, 痛於心腹, 黃氣乃損, 其穀不登, 上應歲星.

〔校勘〕 1) 其主蒼早: 沈祖綿은, '主' 앞에 '穀'字가 탈락되어 있으며, '早'는 '白'의 訛라고 하였다.
　　　　 2) 胸中: 三因方에는 '胃'로 되어 있다.
　　　　 3) 繇復: 林校에는 〈至眞要大論〉에 依據하여 '復'은 '倂'字의 잘못이 아닌가 한다고 하였다. 聖濟總錄에도 '倂'으로 되어 있어 林校와 합치된다. '繇倂'은 筋骨이 搖動치고 强直되는 것을 이른다.
　　　　 4) 腹滿: 三因方에는 '腹'이 '腫'으로 되어 있다.

帝께서 가라사대, "善합니다. 그 不及은 어떠합니까?"

岐伯이 가로되, "悉하시도다, 問(하심)이여!"

歲木이 不及하면 燥氣가 이에 大行하고 生氣《木氣》가 (時令에) 應함을 失하여, 草木이 늦게 榮하며 肅殺하는데, 甚하면 剛木은 辟著《잎사귀가 말라 나무에 매달려 있는 모양》하고, 모두(悉)〔柔(木)은〕 시들어 蒼乾하며, 上으로는 太白星에 應합니다. 民의 病은 中淸, 胠脇痛, 少腹痛, 腸鳴, 溏泄입니다. 凉雨가 때때로 至하며, 上으로는 太白星《歲星》에 應하며, 그 穀은 蒼입니다. 上에 陽明이 臨하면《陽明燥金이 司天하면》, 生氣《木氣》가 失政하며, 草木이 다시 榮하고, 化氣《土氣》가 이에 急하(여지)며, 上으로는 太白(星)과 鎭星에 應하며, 그 主는 蒼早입니다〔그 穀은 蒼白입니다:《校釋》〕. 復하면 炎暑가 火(氣)를 流하고〔炎暑와 流火로〕 濕(한)性(質을 가진 것)이 燥하여(져서), 柔脆한 草木이 焦枯해지고 下體《뿌리》가 再生하며, 華實《꽃피고 열매 맺음, 開花와 結實》이 함께(齊) 化하며《일어나며》, (사람은) 寒熱, 瘡瘍, 痤胗, 癰痤를 앓는데, 上으로는 熒惑(星)과 太白(星)에 應하며, 그 穀은 白堅《白色이면서 堅實한 穀類》입니다. 白露가 早降하고, 收殺의 氣가 行하며, 寒雨가 物을 害하고, 蟲이 甘黃(한 곡물)을 (喜)食하며, 脾土가 邪를 受하며, 赤氣《火氣》가 (金氣가 衰해진) 뒤에 化하여, 心氣가 늦게 治하고, 上으로 肺金을 勝하여, 白氣가 이에 屈하니, 그 穀이 成하지 못하며, (사람은) 咳하고 鼽하는데, 上으로는 熒惑(星)·太白(星)에 應합니다.

歲火가 不及하면, 寒이 이에 大行하고, 長政《火氣》이 用하지 못하여, 物이 榮하나 下하며 凝慘하는데, 甚하면 陽氣가 化하지 못하고, 이에 榮美함을 折하며, 上으로는 辰星에 應하는데, 民病은 胸中痛, 脇至滿, 兩脇痛하며, 膺·背·肩胛間과 兩臂의 內(側)가 痛하며, 鬱冒朦昧하며, 心痛暴瘖하며, 胸腹이 大하면서 脇下와 腰背가 서로 땅기면서 痛하는데, 甚하면 屈하(기는 하)나 能히 伸하지(는) 못하고, 髖髀가 떨어져 나가는 듯하며(如別), 上으로는 熒惑(星)과 辰星이 應하며, 그 穀은 丹입니다. 復하면 埃鬱하고, 大雨가 장차 至하여, 黑氣가 이에 辱(屈)하며, 病은 騖溏하며 腹滿하고, 食飮이 下하지 아니하며[食飮을 下하지 못하며], 寒中으로 腸鳴, 泄注하며 腹痛하고 暴攣, 痿痹(돌연한 四肢 拘攣과 痿軟麻痺)하며, 足이 身을 任하지 못하며(서지 못하며), 上으로는 鎭星과 辰星에 應하며, 玄穀이 成하지 못합니다.

歲土가 不及하면 風이 이에 大行하고, 化氣가 令하지 못하여, 草木이 茂榮하며 飄揚함이 甚하여 秀하나(이삭은 나오나) (結)實하지 못하며, 上으로는 歲星에 應합니다. 民의 病은 飧泄하고 霍亂하며, 體重하고 腹痛하며, 筋骨이 繇復(筋骨이 動搖를 反復함)하고, 肌肉이 瞤酸하며, 잘 怒합니다. 藏氣(水氣)가 擧事하여, 蟄蟲이 일찍 附(《吳注素問》作'伏')하며, (사람은) 모두 寒中病에 걸리며, 上으로는 歲星과 鎭星에 應하며, 그 穀은 黅입니다. 復하면 收政(金氣之政)이 嚴峻하여, 名木이 蒼凋하며, (사람은) 胸脇이 暴痛하고, 아래로 少腹이 땅기며, 太息을 잘하고, 蟲이 甘黃(한 穀類)을 (喜)食하며, 氣가 脾에 客하며, 黅穀이 이에 減하며, 民이 食少하고 失味하며(飮食의 맛을 잃어 적게 먹음), 蒼穀이 이에 損하며, 上으로는 太白(星과)歲星이 이에 應합니다. 上에 厥陰이 臨하면(厥陰이 司天하면), 流水가 얼지 않고, 蟄蟲이 來見하며, 藏氣가 不用하여 白이 이에 復하지 못하며, 上으로(는) 歲星이 應하며, 民이 이에 (健)康합니다.

歲金이 不及하면 炎火가 이에 行하고, 生氣(木氣)가 이에 用하며, 長氣(火氣)가 專勝하여, 庶物이 茂하고 燥爍이 써 行하며, 上으로는 熒惑星에 應합니다. 民의 病은 肩背가 瞀重하며, 鼽嚏하며, 血便이 注下하며, 收氣(金氣)가 이에 後하며, 上으로는 太白星과 熒惑星에 應하며, 그 穀은 堅芒입니다. 復하면, 寒雨가 暴至하여 이에 冰雹을 零하고, 霜雪이 物을 殺하며, 陰이 厥(逆)하고 또 格(拒)하며, (이에)陽은 도리어 上行하여, 頭와 腦戶가 痛하며 囟頂(頭頂)까지 延及하고 發熱하며, 上으로는 辰星과 熒惑(星)에 應하며, 丹穀이 成하지 못하며, 民의 病은 口瘡하며, 甚하면 心痛합니다.

歲水가 不及하면, 濕이 이에 大行하고, 長氣가 도리어 用하며, 그 化가 이에 速하여, 暑雨가 자주 이르며, 上으로는 鎭星에 應합니다. 民의 病은 腹滿하고 身重하고, 濡泄하며, 寒瘍으로 (膿)水가 흐르며, 腰股痛이 發하고 膕腨股膝이 不便하며, 煩冤하며, 足痿하고 淸厥하며, 脚下가 痛하며, 甚하면 (足)跗가 腫합니다. 藏氣가 政하지 못하여 腎氣가 (平)衡하지 못하며, 上으로는 (鎭星)辰星에 應하며, 그 穀은 秬입니다. 上에 太陰이 臨하면(太陰이 司天하면) 大寒이 자주 擧하고, 蟄蟲이 일찍 藏하며, 땅에 堅冰이 쌓이고 陽光이 不治하여, 民이 下에 寒疾을 앓는데, 甚하면 腹

滿하고 浮腫하며, 上으로는 鎭星(·熒惑星)에 應하며, 그 主는 齡穀입니다. 復하면, 大風이 暴發하여 草가 偃하고 木이 零하며《草木이 쓰러지고》生長이 不鮮하며, (사람은) 面色이 때때로 變하고, 筋骨이 幷辟《攣急; 拘攣, 偏欹》하며, 肉이 膶瘛하고, 目視가 晄晄하며, 物이 疏璺하고《틈이 벌어지고》, 肌肉에 胗《疹》이 發하며, 氣가 膈中에서 幷하여 心腹에 痛하며《痛함이 있으며》, 黃氣가 이에 損하여 그 穀이 不登하며, 上으로는 歲星(·鎭星)에 應합니다.”

第 四 章

帝曰 : 善. 願聞其時也. 岐伯曰 : 悉哉問也! 木不及, 春有鳴條律暢之化, 則秋有霧露淸涼之政 ; 春有慘凄[1]殘賊之勝, 則夏有炎暑燔爍之復 ; 其眚東, 其藏肝, 其病內舍胠脅, 外在關節. 火不及, 夏有炳明光顯之化, 則冬有嚴肅霜寒之政 ; 夏有慘凄凝冽之勝, 則不時有埃昏大雨之復 ; 其眚南, 其藏心, 其病內舍膺脅, 外在經絡. 土不及, 四維有埃雲潤澤之化, 則春有鳴條[2]鼓拆之政 ; 四維發振拉飄騰之變, 則秋有肅殺霖霪之復 ; 其眚四維, 其藏脾, 其病內舍心腹, 外在肌肉四支. 金不及, 夏有光顯鬱蒸之令, 則冬有嚴凝整肅之應 ; 夏有炎爍燔燎之變, 則秋有冰雹霜雪之復 ; 其眚西, 其藏肺, 其病內舍膺脅肩背, 外在皮毛. 水不及, 四維有湍潤埃雲之化, 則不時有和風生發之應 ; 四維發埃昏驟注之變, 則不時有飄蕩振拉之復 ; 其眚北, 其藏腎, 其病內舍腰脊骨髓, 外在谿谷踹膝. 夫五運之政, 猶權衡也, 高者抑之, 下者擧之, 化者應之, 變者復之, 此生長化成收藏之理[3], 氣之常也, 失常, 則天地四塞矣. 故曰 : 天地之動靜, 神明爲之紀, 陰陽之往復, 寒暑彰其兆, 此之謂也.

〔校勘〕 1) 越本, 吳本에는 모두 ‘凄’가 ‘悽’로 되어 있다.
　　　 2) 鳴條 : 孫詒讓은 ‘條’는 ‘璺’으로 해야 하는 바, ‘鳴璺’은 바람이 璺隙을 지날 때 울리는 소리라고 하였다.
　　　 3) 此生長化成收藏之理 : 沈祖綿은 ‘成’字를 빼야 된다고 하였다.

帝께서 가라사대, “善합니다. 願컨대 그 時를 듣고 싶습니다.”
岐伯이 가로되, “悉하시도다, 問(하심)이여!
木不及한데, 봄이 鳴條律暢《風動木鳴, 聲音條暢》의 化가 있으면, 가을에 霧露淸凉의 政이 있으며 ; 봄에 慘凄殘賊의 勝이 있으면, 여름에 炎暑燔爍의 復이 있는데,

그 眚은 東이며, 그 藏은 肝이며, 그 病은 안으로는 胠脇에 舍하고, 밖으로는 關節에 在합니다.

火不及한데, 여름에 炳明光顯의 化가 있으면, 겨울에 嚴肅霜寒의 政이 있으며; 여름에 慘凄凝冽의 勝이 있으면, 不時에《土旺之節인 四季에》埃昏大雨의 復이 있는데, 그 眚은 南이며, 그 藏은 心이며, 그 病은 안으로는 膺脇에 舍하고, 밖으로는 經絡에 在합니다.

土不及한데, 四維《四季》에 埃雲潤澤의 化가 있으면, 봄에 鳴條鼓拆의 政이 있으며; 四維에 振拉飄騰의 變을 發하면, 가을에 肅殺霖霆의 復이 있는데, 그 眚은 四維《四季》이며, 그 藏은 脾이며, 그 病은 안으로 心腹에 舍하고, 밖으로는 肌肉 四支에 在합니다.

金不及한데, 여름에 光顯鬱蒸의 令이 있으면, 겨울에 嚴凝整肅의 應이 있으며; 여름에 炎爍燔燎의 變이 있으면, 가을에 冰雹霜雪의 復이 있는데, 그 眚은 西이며, 그 藏은 肺이며, 그 病은 안으로는 膺脇肩背에 舍하고, 밖으로는 皮毛에 在합니다.

木不及한데, 四維《四季》에 濡潤埃雲의 化가 있으면, 不時에 和風生發의 應이 있으며; 四維에 埃昏驟注의 變이 發하면, 不時에 飄蕩振拉의 復이 있는데, 그 眚은 北이며, 그 藏은 腎이며, 그 病은 안으로는 腰脊과 骨髓에 舍하고, 밖으로는 谿谷과 腨膝에 在합니다.

대저 五運의 政은 權衡과 같으니, 高한 것은 抑하고, 下한 것은 擧하고, 化한 것은 應하고, 變한 것은 復하는데[化에는 應하고, 變에는 復하는데], 이것이 生長化(成)收藏의 理이며, 氣의 常이니, 常을 失하면 天地가 四塞《四方이 꽉 막힘》합니다. 그러므로 가로되, 天地의 動靜은 神明이 (이를 爲하여) 紀하며《神明이 그 紀가 되며》, 陰陽의 往復은 寒暑가 그 (徵)兆를 彰한다고 하였으니, 이를 이름입니다."

第 五 章

帝曰: 夫子之言五氣之變, 四時之應, 可謂悉矣. 夫氣之動亂, 觸遇而作, 發無常會, 卒然災合, 何以期之? 岐伯曰: 夫氣之動變, 固不常在, 而德化政令災變, 不同其候也. 帝曰: 何謂也? 岐伯曰: 東方生風, 風生木, 其德敷和, 其化生榮, 其政舒啓, 其令風, 其變振發, 其災散落. 南方生熱, 熱生火, 其德彰顯, 其化蕃茂, 其政明曜, 其令熱, 其變銷爍, 其災燔炳. 中央生濕, 濕生土, 其德溽蒸, 其化豊備, 其政安靜, 其令濕, 其變驟注, 其災霖潰. 西方生燥, 燥生金, 其德清潔, 其化緊斂, 其政勁切, 其令燥, 其變肅殺, 其災蒼隕. 北方生寒, 寒生水, 其德凄滄, 其化清謐, 其政凝肅, 其令寒, 其變溧冽, 其災冰雪霜雹. 是以察其動也, 有德有化, 有政有令, 有變有災, 而物由之, 而人應之也.

帝께서 가라사대, "夫子께서 五氣의 變과 四時의 應을 말씀하신 것은 可히 悉하다고 이를 만합니다. 대저 氣의 動亂은 (서로) 觸遇하여 作하니, 發함에 常會가 없고, 卒然히 災와 合하는데, 어떻게[무엇으로] 이를 期합니까?"

岐伯이 가로되, "대저 氣의 動變은, 본디 常在하지 아니하여, 德 化 政 令 災 變이 그 候를 같이 하지 않습니다."

帝께서 가라사대, "무엇을 이름입니까?"

岐伯이 가로되, "東方은 風을 生하고, 風은 木을 生하며, 그 德은 敷和이고, 그 化는 生榮이며, 그 政은 舒啓이고, 그 令은 風이며, 그 變은 振發이고, 그 災는 散落입니다.

南方은 熱을 生하고, 熱은 火를 生하며, 그 德은 彰顯이고, 그 化는 蕃茂이며, 그 政은 明曜이고, 그 令은 熱이며, 그 變은 銷爍이고, 그 災는 燔焫입니다.

中央은 濕을 生하고, 濕은 土를 生하며, 그 德은 溽蒸이고, 그 化는 豊備이며, 그 政은 安靜이고, 그 令은 濕이며, 그 變은 驟注이고, 그 災는 霖潰입니다.

西方은 燥를 生하고, 燥는 金을 生하며, 그 德은 淸潔이고, 그 化는 緊斂이며, 그 政은 勁切이고, 그 令은 燥이며, 그 變은 肅殺이고, 그 災는 蒼隕입니다.

北方은 寒을 生하고, 寒은 水를 生하며, 그 德은 凄滄이고, 그 化는 淸謐이며, 그 政은 凝肅이고, 그 令은 寒이며, 그 變은 慄冽이고, 그 災는 冰雪霜雹입니다.

이러한 까닭으로, 그 動(變)을 察함에, 德이 있고 化가 있으며, 政이 있고 令이 있으며, 變이 있고 災가 있는데, 物은 이를 말미암고, 사람은 이에 應합니다."

第 六 章

帝曰: 夫子之言歲候, 不及其太過[1], 而上應五星. 今夫德化政令災眚變易, 非常而有也, 卒然而動, 其亦爲之變乎? 岐伯曰: 承天而行之, 故無妄動, 無不應也; 卒然而動者, 氣之交變也, 其不應焉. 故曰應常不應卒, 此之謂也. 帝曰: 其應奈何? 岐伯曰: 各從其氣化也. 帝曰: 其行之徐疾逆順何如? 岐伯曰: 以道留久, 逆守而小, 是謂省下; 以道而去, 去而速來, 曲而過之, 是謂省遺過也; 久留而環, 或離或附, 是謂議災與其德也. 應近則小, 應遠則大[2], 芒而大倍常之一, 其化甚, 大常之二, 其眚卽也[3]. 小常之一, 其化減, 小常之二, 是謂臨視, 省下之過與其德也. 德者福之, 過者伐之. 是以象之見也, 高而遠則小, 下而近則大, 故大則喜怒邇, 小則禍福遠. 歲運太過, 則運星北越; 運氣相得, 則各行以道. 故歲運太過, 畏星失色而兼其母; 不及, 則色兼其所不勝. 肖者瞿瞿, 莫知其妙, 閔閔之當, 孰者爲良, 妄行無徵, 示畏侯王. 帝曰: 其災應何如? 岐伯曰: 亦各從其化也, 故時至有盛衰, 凌犯有逆順, 留守有多少, 形見有善惡, 宿屬有勝負, 徵應有吉凶矣. 帝曰: 其善惡, 何謂也? 岐伯曰: 有喜有怒, 有憂有喪, 有澤有燥, 此象之常也, 必謹察之. 帝曰: 六者, 高下異乎? 岐伯曰: 象見高下其應一也, 故人亦應之.

〔校勘〕 1) 不及其太過: 高世栻은 '不及'이 誤倒된 것이므로, '其太過不及'으로 바로 잡아야
　　　　 된다고 하였다.
　　　 2) 應近則小, 應遠則大: 素問校訛에 古抄本에는 두 '應'字가 없다고 하였다.
　　　 3) 其眚即也: 顧觀光은 王注에 의거할 때 '即' 밑에는 응당 '發'字가 더 있어야 한다
　　　　 고 하였다.

　　帝께서 가라사대, "夫子께서는 歲候를 말씀하심에 (있어서)[夫子의 말씀에 歲候는] 그 不及과 太過함에 (따라) 위로 五星이[五星에] 應한다고 하셨는데, 이제 저 德化政令災眚變易은 非常하게 有하여[常하게 有함이 아니고《常規를 가지고 나타나는게 아니고》], 卒然히 動하는데, 그것들《五星》 또한 이《德化政令災眚變易》 때문에 變합니까?"

　　岐伯이 가로되, "天을 承하여서 行하므로 망령되이 動함이 없고 應하지 않음이 없으나, 卒然히 動하는 것은 氣의 交變이라서, 그것들이 이에 應하지 않습니다. 그러므로 가로되, 常에는 應하나 卒에는 應하지 않는다고 하였으니, 이를 이름입니다."

　　帝께서 가라사대, "그 應함은 어떻게 합니까?"

　　岐伯이 가로되, "각기 그 氣化를 從합니다."

　　帝께서 가라사대, "그 行함의 徐, 疾, 逆, 順은 어떠합니까?"

　　岐伯이 가로되, "道를 따라 (以道) 오래 留《五星이 視運動上에서 停止하고 있는 것처럼 보이는 狀態》하다가 逆(行)《五星이 視運動上 東에서 西로 가는 것》하다 守《오래 留하는 것》하면서 (별빛이) 작아짐, 이를 일러 省下《아래를 살핌 — 즉 天下의 人君의 有德有過를 살핌》라 하고; 軌道를 따라 가는데, 가다가 빨리 오고, (屈) 曲하면서 지나감, 이를 일러 遺過《빠뜨린 허물 — 즉 미처 살피지 못하고 지나친 허물》를 살핀다고 하며; 오래 留하면서 環《視運動上 제자리에서 빙빙 도는 것처럼 보이는 것》하여, 或 離하기도 하고 或 附하기도 함, 이를 災와 그 德을 議한다고 합니다. (災德이) 近(하면서 微)함에 應하면, (별빛이) 작아지고, 遠함에 應하면 커지는데, (光)芒이 常보다 一倍가 크면, 그 化가 甚하고, 常보다 二倍가 크면, 그 眚이

곧 發합니다. 常보다 一倍 작으면, 그 化가 減하고, 常보다 二倍 작으면 이를 일러 臨視(觀察)라고 하는데, (그 宿屬의 分野의) 下의 過와 그 德을 省함입니다. 德(이 있는)者는 福을 주고, 過(가 있는)者는 伐합니다. 이러한 까닭으로 象의 나타남은, 高하면서 遠하면 (光芒이) 작아지고, 下하면서 近하면 (光芒이) 커집니다. 그러므로 커지면 喜怒가 가까워지고, 작아지면 禍福이 멀어집니다. 歲運이 太過하면, 運星(主歲의 星)이 北으로 越하고(北쪽으로 行하여 그 常度를 벗어나고), 運氣가 相得하면, 각각 道로써(軌道를 따라) (運)行합니다. 그러므로 歲運이 太過하면, 畏星(所制의 星, 예컨데 木運이 太過하면 木이 能히 土를 制하므로 鎭星이 畏星이 된다)이 빛을 잃고, 그 母(星의 色)를 兼(帶)하며; 不及하면 色이 그 勝하지 못하는 것(의 色)을 兼(帶)합니다. 肖者가 瞿瞿(부지런히 探求하는 모양)하되 그 妙를 알지 못하니, 閔閔함을 當하여, 누가 良이 되리오? 망령되이 無徵(徵驗이 없는 것)을 行하여, 候王에게 示畏하는도다![肖者가 瞿瞿하나 그 妙를 알지 못한다면 閔閔함을 當하여 누가 그 良이 되겠읍니까? 망령되이 無徵을 行함은 候王에게 示畏함입니다.]

帝께서 가라사대, "그 災應은 어떠합니까?"

岐伯이 가로되, "또한 각기 그 化를 從합니다. 그러므로 時가 至함에는 盛衰가 있고, 凌犯에는 逆順이 있으며, 留守에는 多少(長短)가 있고, 形見에는 善惡이 있으며, 宿屬에는 勝負가 있고, 徵應에는 吉凶이 있읍니다."

帝께서 가라사대, "그 善惡은 무엇을 이름입니까?"

岐伯이 가로되, "喜가 있고 怒가 있으며, 憂가 있고 喪이 있으며, 澤이 있고 燥가 있는데, 이것이 象의 常이니, 반드시 삼가 이를 살펴야 합니다."

帝께서 가라사대, "여섯가지(喜·怒·憂·喪·澤·燥)가 高下에 따라 달라집니까?"

岐伯이 가로되, "象은 高下로[高下에 따라] (달리) 보이나, 그 (物候에) 應함은 한가지 입니다. 그러므로 사람도 또한 이에 應합니다."

第 七 章

帝曰：善. 其德化政令之動靜損益, 皆何如? 岐伯曰：夫德化政令災變, 不能相加也；勝復盛衰, 不能相多也；往來小大, 不能相過也；用之升降, 不能相無也, 各從其動而復之耳. 帝曰：其病生何如? 岐伯曰：德化者氣之祥, 政令者氣之章, 變易者復之紀, 災眚者傷之始, 氣相勝者和；不相勝者病, 重感於邪, 則甚也. 帝曰：善. 所謂精光之論, 大聖之業, 宣明大道, 通於無窮, 究於無極也. 余聞之, 善言天者, 必應於人, 善言古者, 必驗於今, 善言氣者, 必彰於物, 善言應者, 同

天地之化, 善言化言變者, 通神明之理. 非夫子, 孰能言至道歟! 乃
擇良兆而藏之靈室, 每旦讀之, 命曰氣交變, 非齋戒, 不敢發, 愼傳
也.

帝께서 가라사대, "善합니다. 그 德化政令의 動靜과 損益은 모두 어떠합니까?"

岐伯이 가로되, "대저 德化政令災變은 能히 相加하지 못하고《德에는 德으로 갚
고 化에는 化로 갚아서, 어느 한쪽이 더하거나 덜함이 없이 均衡을 이룸》, 勝復의
盛衰는 能히 相多하지 못하며《勝이 盛하면 復도 盛하고, 勝이 衰하면 復도 衰하여
어느 한쪽이 많지 아니함》, 往來大小는 能히 相過하지 못하고《勝復大小의 氣數가
모두 같아서 서로 過하지 못함 ; 혹은, 五星의 往來大小는 서로 過하지 못함》, 用의
升降은 能히 相無하지 못하니《서로 없을 수 없으니》, 각기 그 動함을 從하여 復할
따름입니다."

帝께서 가라사대, "그 病이 生함은 어떠합니까?"

岐伯이 가로되, "德(과)化는 氣의 祥《善應 ; 吉祥之兆》이고, 政(과)令은 氣의 章
《程式 ; 表現 形式》이며, 變(과)易은 復의 (綱)紀이고, 災(와)眚은 傷의 始인데, 氣
가 相勝《相當》하면('者'='則')和하고, 相勝하지 못하면 病하며[氣가 相勝한 것은
和하고, 相勝하지 못한 것은 病하며], 邪에 거듭 感하면 甚해집니다."

帝께서 가라사대, "善합니다. 이른바 精光의 論이요 大聖의 業이며, 大道를 宣明
하여 無窮(함)에 通하고 無極을 究함입니다. 余가 듣건대, 天을 잘 말하는 者는 人
에 應하고, 古를 잘 말하는 者는 반드시 今에서 (徵)驗하며, 氣를 잘 말하는 者는
반드시 物에 彰하고, 應을 잘 말하는 者는 天地의 化와 함께하며(同), 化와 變을 잘
말하는 者는 神明의 理에 通한다 하니, 夫子가 아니시면 누가 能히 至(極한)道를
말할 수 있겠습니까!" 이에[然後에] 良兆《吉日良辰》를 擇하여 靈室에 藏하시고,
매일 아침에[아침마다] 이를 讀하셨는데, 命하여 氣交變이라 하고, 齋戒함이 아니
고서는 敢히 發하지 아니하셨으니, 愼傳하심이었다[傳함을 愼(重히)하심이었다].

五常政大論篇 第七十

〔해제〕　本篇은 五運六氣 主時가 일으키는 氣象, 物候變化와 發病情況을 重點 論述하였는데, 머리에 먼저 五運正常의 政令을 論及 했으므로 篇名을 五常政大論이라 했다.

本篇의 主要內容은 다음과 같다.

1. 五運의 平氣, 不及, 太過의 氣象과 物候變化 및 發病情況.
2. 地理高下의 氣候差異와 人生壽夭와의 關係.
3. 六氣의 司天, 在泉의 物象變化와 發病情況 및 治療原則.

第 一 章

黃帝問曰; 太虛寥廓, 五運廻薄, 衰盛不同, 損益相從, 願聞平氣何如而名, 何如而紀也? 岐伯對曰: 昭乎哉問也! 木曰敷和, 火曰升明, 土曰備化, 金曰審平, 水曰靜順. 帝曰: 其不及, 奈何? 岐伯曰: 木曰委和, 火曰伏明, 土曰卑監, 金曰從革, 水曰涸流. 帝曰: 太過何謂? 岐伯曰: 木曰發生, 火曰赫曦, 土曰敦阜, 金曰堅成, 水曰流衍.

帝曰: 三氣之紀, 願聞其候. 岐伯曰: 悉乎哉問也! 敷和之紀, 木德周行, 陽舒陰布, 五化宣平, 其氣端, 其性隨, 其用曲直, 其化生榮, 其類草木, 其政發散, 其候溫和, 其令風, 其藏肝, 肝其畏淸, 其主目, 其穀麻[1], 其果李, 其實核, 其應春, 其蟲毛, 其畜犬[2], 其色蒼, 其養筋, 其病裏急支滿[3], 其味酸, 其音角, 其物中堅, 其數八.

升明之紀, 正陽而治, 德施周普, 五化均衡, 其氣高, 其性速, 其用燔灼, 其化蕃茂, 其類火, 其政明曜, 其候炎暑, 其令熱, 其藏心, 心其畏寒, 其主舌, 其穀麥[4], 其果杏, 其實絡, 其應夏, 其蟲羽, 其畜馬[5], 其色赤, 其養血, 其病瞤瘈[6], 其味苦, 其音徵, 其物脈, 其數七.

備化之紀, 氣協天休, 德流四政, 五化齊脩, 其氣平, 其性順, 其用高下, 其化豊滿, 其類土, 其政安靜, 其候溽蒸, 其令濕, 其藏脾, 脾其畏風, 其主口, 其穀稷[7], 其穀棗, 其實肉, 其應長夏, 其蟲倮, 其畜牛, 其色黃, 其養肉, 其病否[8], 其味甘, 其音宮, 其物膚, 其數五.

審平之紀, 收而不爭, 殺而無犯, 五化宣明, 其氣潔, 其性剛, 其用散落, 其化堅斂, 其類金, 其政勁肅, 其候清切, 其令燥, 其藏肺, 肺其畏熱, 其主鼻, 其穀稻[9], 其果桃, 其實殼, 其應秋, 其蟲介, 其畜雞[10], 其色白, 其養皮毛, 其病咳[11], 其味辛, 其音商, 其物外堅, 其數九.

靜順之紀, 藏而勿害, 治而善下, 五化咸整, 其氣明, 其性下, 其用沃衍, 其化凝堅, 其類水, 其政流演, 其候凝肅, 其令寒, 其藏腎, 腎其畏濕, 其主二陰, 其穀豆, 其果栗, 其實濡, 其應冬, 其蟲鱗, 其畜彘, 其色黑, 其養骨髓[12], 其病厥[13], 其味鹹, 其音羽, 其物濡, 其數六. 故生而勿殺, 長而勿罰, 化而勿制, 收而勿害, 藏而勿抑, 是謂平氣.

委和之紀, 是謂勝生, 生氣不政, 化氣乃揚, 長氣自平, 收令乃早, 涼雨時降, 風雲竝興, 草木晚榮, 蒼乾凋落, 物秀而實, 膚肉內充. 其氣斂, 其用聚, 其動緛戾拘緩, 其發驚駭, 其藏肝, 其果棗李, 其實核殼, 其穀稷稻, 其味酸辛, 其色白蒼, 其畜犬雞, 其蟲毛介, 其主霧露淒滄, 其聲角商, 其病搖動注[14]恐, 從金化也. 少角與判商同, 上角與正角同, 上商與正商同. 其病支廢[15]癰腫瘡瘍, 其甘蟲, 邪傷肝也. 上宮與正宮同. 蕭飋肅殺, 則炎赫沸騰, 眚於三[16], 所謂復也, 其主飛蠹蛆雉, 乃爲雷霆.

伏明之紀, 是謂勝長, 長氣不宣, 藏氣反布, 收氣自政, 化令乃衡, 寒清數舉, 暑令乃薄, 承化物生, 生而不長, 成實而稚, 遇化已老, 陽氣屈伏, 蟄蟲早藏. 其氣鬱, 其用暴, 其動彰伏變易, 其發痛, 其藏心, 其果栗桃, 其實絡濡, 其穀豆稻, 其味苦鹹, 其色玄丹, 其畜馬彘, 其蟲羽鱗, 其主冰雪霜寒, 其聲徵羽, 其病昏惑悲忘, 從水化也. 少徵與少羽同, 上商與正商同. 邪傷心也[17], 凝慘溧冽, 則暴雨霖霪, 眚於九[18], 其主驟注雷霆震驚, 沉黔淫雨.

卑監之紀, 是謂減化, 化氣不令, 生政獨彰, 長氣整, 雨乃愆, 收其平, 風寒竝興, 草木榮美, 秀而不實, 成而粃也. 其氣散, 其用靜定, 其動瘍湧分[19]潰癰腫, 其發濡[20]滯, 其藏脾, 其果李栗, 其實濡核, 其穀豆麻, 其味酸甘, 其色蒼黃, 其畜牛犬, 其蟲倮毛, 其主飄怒振發, 其聲宮角, 其病留滿否塞, 從木化也. 少宮與少角同, 上宮與正宮同, 上角與正角同. 其病飧泄, 邪傷脾也. 振拉飄揚, 則蒼乾散落, 其眚四維21), 其主敗折虎狼, 清氣乃用, 生政乃辱.

　從革之紀, 是謂折收. 收氣乃後, 生氣乃揚, 長化合德, 火政乃宣, 庶類以蕃. 其氣揚, 其用躁切, 其動鏗禁瞀厥, 其發咳喘, 其藏肺, 其果李杏, 其實殼絡, 其穀麻麥22), 其味苦辛, 其色白丹, 其畜雞羊, 其蟲介羽, 其主明曜炎爍, 其聲商徵, 其病嚏咳鼽衄, 從火化也. 少商與少徵同, 上商與正商同, 上角與正角同. 邪傷肺也. 炎光赫烈, 則冰雪霜雹, 眚於七23), 其主鱗伏彘鼠, 歲氣早至, 乃生大寒.

　涸流之紀, 是謂反陽, 藏令不擧, 化氣乃昌, 長氣宣布, 蟄蟲不藏, 土潤水泉減, 草木條茂, 榮秀滿盛. 其氣滯, 其用滲泄, 其動堅止, 其發燥槁, 其藏腎, 其果棗杏, 其實濡肉, 其穀黍稷, 其味甘鹹, 其色黅玄, 其畜彘牛, 其蟲鱗倮, 其主埃鬱昏翳, 其聲羽宮, 其病痿厥堅下, 從土化也. 少羽與少宮同, 上宮與正宮同. 其病癃閟, 邪傷腎也. 埃昏驟雨, 則振拉摧拔, 眚於一24), 其主毛顯狐狢, 變化不藏. 故乘危而行, 不速而至, 暴虐無德, 災反及之, 微者復微, 甚者復甚, 氣之常也.

　發生之紀, 是謂啟敕, 土疎泄, 蒼氣達, 陽和布化, 陰氣乃隨, 生氣淳化, 萬物以榮. 其化生, 其氣美, 其政散, 其令條舒, 其動掉眩巓疾, 其德鳴靡啟坼25), 其變振拉摧拔, 其穀麻稻, 其畜雞犬, 其果李桃, 其色靑黃白, 其味酸甘辛, 其象春, 其經足厥陰少陽, 其藏肝脾, 其蟲毛介, 其物中堅外堅, 其病怒. 太角與上商同, 上徵則其氣逆, 其病吐利. 不務其德, 則收氣復, 秋氣勁切, 甚則肅殺, 清氣大至, 草木凋零, 邪乃傷肝.

　赫曦之紀, 是謂蕃茂, 陰氣內化, 陽氣外榮, 炎暑施化, 物得以昌, 其化長, 其氣高, 其政動, 其令鳴顯26), 其動炎灼妄擾, 其德暄暑鬱蒸, 其變炎烈沸騰, 其穀麥豆, 其畜羊彘, 其果杏栗, 其色赤白玄, 其味苦辛鹹, 其象夏, 其經手少陰太陽, 手厥陰少陽, 其藏心肺, 其蟲羽鱗, 其物脈濡, 其病笑瘧瘡瘍血流狂妄目赤. 上羽與正徵同. 其收齊,其病痿[27], 上徵而收氣後也. 暴烈其政, 藏氣乃復, 時見凝慘, 甚則雨水霜雹切寒, 邪傷心也.

敦阜之紀, 是謂廣化, 厚德清靜, 順長以盈, 至陰內實, 物化充成, 煙埃朦鬱, 見於厚土, 大雨時行, 濕氣乃用, 燥政乃辟. 其化圓, 其氣豐, 其政靜, 其令周備, 其動濡積並稸, 其德柔潤重淖[28], 其變震驚飄驟崩潰, 其穀稷麻, 其畜牛犬, 其果棗李, 其色黅玄蒼, 其味甘鹹酸, 其象長夏, 其經足太陰陽明, 其藏脾腎, 其蟲倮毛, 其物肌核, 其病腹滿, 四支不擧, 大風迅至, 邪傷脾也.

堅成之紀, 是謂收引, 天氣潔, 地氣明, 陽氣隨, 陰治化, 燥行其政, 物而司成, 收氣繁布[29], 化洽[30]不終. 其化成[31], 其氣削, 其政肅, 其令銳切, 其動暴折瘍疰, 其德霧露蕭飋[32], 其變肅殺凋零, 其穀稻黍[33], 其畜雞馬, 其果桃杏, 其色白青丹, 其味辛酸苦, 其象秋, 其經手太陰陽明, 其藏肺肝, 其蟲介羽, 其物殼絡, 其病喘喝胸憑仰息. 上徵與正商同. 其生齊, 其病咳. 政暴變, 則名木不榮, 柔脆焦首, 長氣斯救, 大火流, 炎爍且至, 蔓將槁, 邪傷肺也.

流衍之紀, 是謂封藏, 寒司物化, 天地嚴凝, 藏政以布, 長令不揚. 其化凜, 其氣堅, 其政謐, 其令流注, 其動漂泄沃湧, 其德凝慘寒雰[34], 其變冰雪霜雹, 其穀豆稷, 其畜彘牛, 其果栗棗, 其色黑丹黅, 其味鹹苦甘, 其象冬, 其經足少陰太陽, 其藏腎心, 其蟲鱗倮, 其物濡滿, 其病脹, 上羽而長氣不化也. 政過則化氣大擧而埃昏氣交, 大雨時[35]降, 邪傷腎也. 故曰: 不恒其德, 則所勝來復, 政恒其理, 則所勝同化, 此之謂也.

[校勘] 1) 其穀麻: 〈金匱眞言論〉作 '其穀麥'.
　　　 2) 其畜犬: 〈金匱眞言論〉作 '其畜鷄'.
　　　 3) 其病裏急支滿: 〈金匱眞言論〉作 '是以知病之在筋也'.
　　　 4) 其穀麥: 〈金匱眞言論〉作 '其穀黍'.
　　　 5) 其畜馬: 〈金匱眞言論〉作 '其畜羊'.
　　　 6) 其養血其病 膶瘛: 〈金匱眞言論〉作 '是以知病之在脈也'.
　　　 7) 其穀稷: 〈藏氣法時論〉作 '其穀粳'.
　　　 8) 其病否: 〈金匱眞言論〉作 '病在舌本是以知病之在肉也'.
　　　 9) 其穀稻: 〈藏氣法時論〉作 '其穀黃黍'.
　　　 10) 其畜雞: 〈金匱眞言論〉作 '其畜馬'.

11) 其病咳:〈金匱眞言論〉作 '病在背是以知病之在皮毛也'.

12) 其養骨髓: 吳本에는 '髓'字가 없다.

13) 其病厥:〈金匱眞言論〉作 '病在溪是以知病之在骨也'.

14) 于鬯은 "살피건대 '注'字는 無義하니, '狂'字의 形近之誤가 아닌가 한다."고 하였다.

15) 胡本, 吳本, 藏本, 熊本에는 '廢'가 '發'로 되어 있다.

16) 眚於三:〈六元正紀大論〉에는 '災三宮也'라 하였다.

17) 邪傷心也: 本句의 앞에 脫文이 있는 것 같다. '委和'의 '其病支廢癰腫瘡瘍, 其甘蟲, 邪傷肝也'. '卑監'의 '其病飧泄, 邪傷脾也', '涸流'의 '其病癃悶, 邪傷腎也'와는 달리 오직 此句와 '從革'의 '邪傷肺也' 句만이 '其病如何'의 句가 없다. '委和', '卑監', '涸流'의 三節로 미루어 보건대, 이 '伏明'과 '從革'의 兩節은 '其病如何'의 句가 탈락되었음에 틀림없다. 그렇지 않다면 文義가 서로 順接하지 않는다.

18) 眚於九:〈六元正紀大論〉에는 '災九宮'이라 했으며, 胡本, 讀本, 吳本, 藏本에는 모두 '九'가 '七'로 되어 있다.

19) 湧分: 張琦는 '湧分'이 衍文이라고 했다.

20) 濡核: 林校에 "'濡'는 응당 '肉'으로 해야 한다. 王注도 그르다."고 하였다.

21) 其眚四維:〈六元正紀大論〉에는 '災五宮'이라 하였다.

22) 其穀麻麥: 程瑤田은 "經注의 세 '麥'字는 본디 모두 '黍'字인데, 後人이 '火曰升明, 其穀麥'에 因하여 망녕되게 이를 고친 것이다."라고 했다.

23) 眚於七:〈六元正紀大論〉에는 '災七宮'이라 하였다. 胡本, 讀本, 吳本, 藏本, 熊本에는 모두 '七'이 '九'로 되어 있다.

24) 眚於一:〈六元正紀大論〉에는 '災一宮'이라 하였다.

25) 其德鳴靡啓坼:〈六元正紀大論〉에는 '其化鳴紊啓坼'이라 하였다.

26) 加令鳴顯: 明抄本에는 '鳴'이 '明'으로 되어 있다.

27) 其收齊, 其病痓: 張琦는 "이 六字는 衍文인 듯하다. '痓'는 太陽病이니 火運과는 상관이 없다."고 하였다.

28) 其德柔潤重淖: 于鬯은 "'淖'가 아마 '潭'字의 形近之誤인 것 같다. 史記 集解에 '潭音澤'이라고 했는데,〈六元正紀大論〉에 此句가 두번 나오는 바, 모두 '其化柔潤重澤'으로 되어 있는 것으로 보아 분명히 알 수 있다. 결국 '潭'은 '澤'의 다른 글자인 것이다.《郭靄春》

29) 收其繁布: 林校에 '繁'字는 誤字인 듯하다고 했다.

30) 化洽: 吳本에는 '洽'이 '治'로 되어 있다.

31) 化成: 明抄本에는 '成'이 '減'으로 되어 있다. 王注에도 "減, 削也"라 한 것을 보면 그의 所據本에는 원래 '減'으로 되어 있었음을 알 수 있다.

32) 其德霧露蕭飋:〈六元正紀大論〉에는 '德'이 '化'로 되어 있다.

33) 其穀稻黍: 林校에 이르기를 本論上文에서 '麥'이 火의 穀이라 했으므로 응당 '其穀稻麥'으로 해야 된다고 하였다.

34) 其德凝慘寒雰:〈六元正紀大論〉에는 '其化凝慘漂冽'이라 하였다.

35) 素問校訛에 古抄本에는 '時'가 '斯'로 되어 있다고 하였다.

黃帝께서 問하여 가라사대, "太虛廖廓에 五運이 廻(還)하며 薄함에[薄하니; 薄하여] 盛衰가 不同하고 損益이 相從하는데, 願컨대 平氣는 어떠함으로 名하며(何如

而名), 어떠함으로 紀(標識과 表現)하는지를 듣고 싶습니다.”

岐伯이 對(答)하여 가로되, “昭하시도다, 問(하심)이여! 木은 敷和라 하고, 火는 升明이라 하고, 土는 備化라 하고, 金은 審平이라 하고, 水는 靜順이라 합니다.”

帝께서 가라사대, “그 不及은 어떻게 (이름하며 어떻게 紀)합니까?”

岐伯이 가로되, “木(의 不及)은 委和라 하고, 火는 伏明이라 하고, 土는 卑監이라 하고, 金은 從革이라 하고, 水는 涸流라 합니다.”

帝께서 가라사대, “太過는 어떻게 이릅니까[太過는 무엇이라고 이릅니까]?”

岐伯이 가로되, “木은 發生이라 하고, 火는 赫曦라 하고, 土는 敦阜라 하고, 金은 堅成이라 하고, 水는 流衍이라 합니다.”

帝께서 가라사대, “三氣(平氣·不及·太過)의 紀(歲, 年)에 (대해), 願컨대 그 候를 듣고 싶습니다.”

岐伯이 가로되, “悉하시도다, 問(하심)이시여! 敷和의 紀(木運平氣之年)에는, 木德이 周行하여 陽은 舒하고 陰은 布하며, 五化(五氣之化, 五行之氣化)가 宣平합니다. 그 氣는 端이며, 그 性은 隨(順)이며, 그 用은 曲直이며, 그 化는 生榮이며, 그 類는 草木이며, 그 政은 發散이며, 그 候는 溫和이며, 그 令은 風이며, 그 藏은 肝이며 ─肝은 그 畏(하는 바)는 淸이고 그 主는 目임─ 그 穀은 麻이며, 그 果는 李이며, 그 實은 核이며, 그 應은 春이며, 그 蟲은 毛이며, 그 畜은 犬이며, 그 色은 蒼이며, 그 養은 筋이며, 그 病은 裏急支滿이며, 그 味는 酸이며, 그 音은 角이며, 그 物은 中堅이며, 그 數는 八입니다.

升明의 紀(火運平氣之年)에는, 正陽이 治하여 德을 施함이[德이 베풀어짐이] 周普하며, 五化가 均衡합니다. 그 氣는 高이며, 그 性은 速이며, 그 用은 燔灼이며, 그 化는 蕃茂이며, 그 類는 火이며, 그 政은 明曜이며, 그 候는 炎暑이며, 그 令은 熱이며, 그 藏은 心이며 ─心은 그 畏(하는 바)는 寒이고 그 主는 舌임─ 그 穀은 麥이며, 그 果는 杏이며, 그 實은 絡이며, 그 應은 夏이며, 그 蟲은 羽이며, 그 畜은 馬이며, 그 色은 赤이며, 그 養은 血이며, 그 病은 瞤瘛이며, 그 味는 苦이며, 그 音은 徵이며, 그 物은 脈(絡)이며, 그 數는 七입니다.

備化의 紀(土運平氣之年)에는, 氣가 協하고 天이 休(美)하여 德이 (金木水火의) 四政으로 流하며, 五化가 齊修합니다. 그 氣는 平이며, 그 性은 順이며, 그 用은 高下(可高可下)이며, 그 化는 豊滿이며, 그 類는 土이며, 그 政은 安靜이며, 그 候는 溽蒸이며, 그 令은 濕이며, 그 藏은 脾이며 ─脾는 그 畏는 風이고 그 主는 口임─ 그 穀은 稷이며, 그 果는 棗이며, 그 實은 肉이며, 그 應은 長夏이며, 그 蟲은 倮(裸)이며, 그 畜은 牛이며, 그 色은 黃이며, 그 養은 肉이며, 그 病은 否(痞)이며, 그 味는 甘이며, 그 音은 宮이며, 그 物은 膚(肉)이며, 그 數는 五입니다.

審平의 紀(金運平氣之年)에는, 收하되 爭하지 아니하고, 殺하되 犯(殘害)하지 아니하며, 五化가 宣明합니다. 그 氣는 潔이며, 그 性은 剛이며, 그 用은 散落이며,

그 化는 堅斂이며, 그 類는 金이며, 그 政은 勁肅이며, 그 候는 淸切이며, 그 令은 燥이며, 그 藏은 肺이며―肺는 그 畏는 熱이고 그 主는 鼻임―그 穀은 稻이며, 그 果는 桃이며, 그 實은 殼이며, 그 應은 秋이며, 그 蟲은 介이며, 그 畜은 鷄이며, 그 色은 白이며, 그 養은 皮毛이며, 그 病은 咳이며, 그 味는 辛이며, 그 音은 商이며, 그 物은 外堅이며, 그 數는 九입니다.

靜順의 紀《水運平年之年》에는, 藏하되 害하지 아니하며, 治함에 잘 下하며, 五化가 모두(咸) 整합니다. 그 氣는 明이며, 그 性은 下이며, 그 用은 沃衍《沃은 灌漑, 衍은 滿溢》이며, 그 化는 凝堅이며, 그 類는 水이며, 그 政은 流演이며, 그 候는 凝肅이며, 그 令은 寒이며, 그 藏은 腎이며―腎은 그 畏는 濕이고 그 主는 二陰《前陰·後陰》임―그 穀은 豆이며, 그 果는 栗이며, 그 實은 濡《實中津液》이며, 그 應은 冬이며, 그 蟲은 鱗이며, 그 畜은 彘이며, 그 色은 黑이며, 그 養은 骨髓이며, 그 病은 厥이며, 그 味는 鹹이며, 그 音은 羽이며, 그 物은 濡《物體中 柔軟한 部分》이며, 그 數는 六입니다.

그러므로, 生하고 殺하지 아니하며, 長하고 罰하지 아니하며, 化하고 制하지 아니하며, 收하되 害하지 아니하며, 藏하되 抑하지 아니함―이를 平氣라 합니다.

委和의 紀《木運不及之年》는 (木氣를 金氣가 勝하므로) 이를 勝生이라 하는데, 生氣가 政하지 못하여, 化氣가 이에 揚하며, 藏氣는 自平하고, 收令이 이에 早하며, 凉雨가 때때로 降하고, 風雲이 아울러 興하며, 草木은 晩榮하여 蒼乾凋落하고, 物은 秀하면서 實하는데《이삭이 나오면서 곧 결실을 하는데》膚肉이 內充합니다. 그 氣는 斂이며, 그 用은 聚이며, 그 動은 緛戾拘緩《縮短, 屈曲, 拘急, 弛緩》이며, 그 發은 驚駭이며, 그 藏은 肝이며, 그 果는 棗·桃《原作 '李', 據《新校正》改》이며, 그 實은 核·殼이며, 그 穀은 稷·稻이며, 그 味는 酸·辛이며, 그 色은 白·蒼이며, 그 畜은 犬·鷄이며, 그 蟲은 毛·介이며, 그 主는 霧露凄滄이며, 그 聲은 角·商이며, 그 病은 搖動注恐이니, 金(氣)의 化함을 從함입니다. 少角《木不及之年》은 判商과 同하며, 上角은《厥陰風木이 司天하면》正角《木運平氣之年》과 同하고, 上商은《陽明燥金이 司天하면》正角《金運平氣之年》과 同합니다. 그 病은 支廢·癰腫·瘡瘍이니, (其甘蟲《三字衍文: 吳昆; '甘'作'疳': 《內經評文》; 味甘者, 易生蟲, 金勝木而土無制也: 《類經》》) 邪가 肝을 傷함입니다. 上宮은《太陰濕土가 司天하면》正宮《土運平氣之年》과 同합니다. (木不及하고 金氣가 乘하여) 蕭飋하게 肅殺하면, (火氣가 來復하여) 炎赫이 沸騰하(게 되)는데, 三《九宮에서 東方 震位》에 眚하니, 이른바 復입니다. 그 主는 飛蠹蛆雉이며《모두 火復之氣所化임》, 이에 雷霆(이 大作)하게 됩니다.

伏明의 紀《火運不及之年》는, 이를 勝長이라고 하는데, 長氣가 宣하지 못하고, 藏氣가 도리어 布하며, 收氣는 自政하고, 化令은 이에 衡하여, 寒淸이 數擧하고, 暑令이 이에 薄하며, (化를 承하여 物이 生하나,) 生하되 長하지 못하고, 實을 成하되 稚《不成熟》하며, 化《土의 化氣가 主하는 時令》를 遇함에 이미 老하였으며, 陽氣가

屈服하니 蟄蟲이 일찍 藏합니다. 그 氣는 鬱이며, 그 用은 暴이며, 그 動은 彰伏變易(彰은 明, 伏은 隱伏으로 變化가 時隱 時顯하는 것)이며, 그 發은 痛이며, 그 藏은 心이며, 그 果는 栗·桃이며, 그 實은 絡·濡이며, 그 穀은 豆·稻이며, 그 味는 苦·鹹이며, 그 色은 玄·丹이며, 그 畜은 馬·彘이며, 그 蟲은 羽·鱗이며, 그 主는 冰雪霜寒이며, 그 聲은 徵·羽이며, 그 病은 昏惑悲忘이니, 水의 化를 從함입니다. 少徵(火運不及之年)는 少羽(水運不及之年)와 同하고, 上商은(陽明燥金이 司天하면) 正商(金運平氣之年)과 同합니다. (發生하는 病의 原因은) 邪가 心을 傷함입니다. (火運不及하여 寒水가 偏勝하여) 凝慘漂洌하면, (土氣가 復하여) 暴雨霖霆하(게 되)는데, 九에 眚하며, 그 主는 驟注, 雷霆震驚, 沈霪淫雨입니다.

卑監의 紀(土運不及之年)는, 이를 減化라고 하는데, 化氣가 令하지 못하고, 生政이 홀로 彰하며, 長氣는 整하고, 雨가 이에 愆(失期而不至)하며, 收氣는 平하고, 風寒이 함께 일어나며, 草木은 榮美하고, 秀하되 (結)實하지 못하며, 成하되 秕합니다. 그 氣는 散이며, 그 用은 靜定이며, 그 動은 瘍湧(瘡瘍의 滲出物이 많은 것) 分潰(分肉의 潰爛)·癰腫이며, 그 發은 濡滯(濕氣留滯)이며, 그 藏은 脾이며, 그 果는 李·栗이며, 그 實은 濡·核이며, 그 穀은 豆·麻이며, 그 味는 酸·甘이며, 그 色은 蒼·黃이며, 그 畜은 牛·犬이며, 그 蟲은 倮·毛이며, 그 主는 飄怒振發이며, 그 聲은 宮·角이며, 그 病은 留滿否塞이니, 木의 化를 從함입니다. 少宮(土運不及之年)은 少角(木運不及之年)과 同하고, 上宮은(太陰濕土가 司天하면) 正宮(土運平氣之年)과 同하며, 上角은(厥陰風木이 司天하면) 正角(木運平氣之年)과 同합니다. 그 病은 飱泄이니, 邪가 脾를 傷함입니다. (土運不及하여 風木이 偏勝하여) 振拉飄揚하면, (金氣가 來復하여) 蒼乾 散落하(게 되)는데, 그 眚은 四維이며(事維에 있으며), 그 主는 敗折함이 虎狼이며, 淸氣가 이에 用되고, 生政이 이에 辱됩니다.

從革의 紀(金運不及之年)는, 이를 折收라고 하는데, 收氣가 이에 後하고(늦게 이르고), 生氣가 이에 揚하며, 長化가 德에 合하고, 火政이 이에 宣하여 庶類가 써 蕃합니다. 그 氣는 揚이며, 그 用은 躁切(躁動急切)이며, 그 動은 鏗禁(咳聲不出)·瞀·厥(逆)이며, 그 發은 咳喘이며; 그 藏은 肺이며, 그 果는 李·杏이며, 그 實은 殼·絡이며, 그 穀은 麻·黍이며, 그 味는 苦·辛이며, 그 色은 白·丹이며, 그 畜은 鷄·羊이며, 그 蟲은 介·羽이며, 그 主는 明曜·炎爍이며, 그 聲은 商·徵이며, 그 病은 嚔·咳·鼽·衂이니, 火를 從하여 化함입니다. 少商(金運不及之年)은 少徵(火運不及之年)와 同하고, 上商은(陽明燥金이 司天하면) 正商(金運平氣之年)과 同하며, 上角은(厥陰風木이 司天하면) 正角(木運平氣之年)과 同합니다. 邪가 肺를 傷함입니다. (金不及하여 火氣가 偏盛하여) 炎光이 赫烈하면, (水氣가 來復하여) 冰雪霜雹하(게 되)는데, 七에 眚하며, 그 主는 鱗伏(魚類가 潛伏함)·彘鼠('鼠'는 '癙'이니, 水蓄인 彘가 病든다는 뜻임:《校釋》)이며, 歲氣가 일찍 至하며, 이에 大寒을 生합니다.

涸流의 紀(木運不及之年)는 이를 反陽이라고 하는데, 歲令이 擧하지 못하고, 化

氣가 이에 昌하며, 長氣가 宣布하여 蟄蟲이 藏하지 아니하며, 土가 潤하고 水泉이
減하며, 草木이 條茂하고, 榮秀滿盛합니다. 그 氣는 滯이며, 그 用은 滲泄이며, 그
動은 堅止이며, 그 發은 燥稿이며; 그 藏은 腎이며, 그 果는 棗·杏이며, 그 實은 濡
·肉이며, 그 穀은 黍·稷이며, 그 味는 甘·鹹이며, 그 色은 黅·玄이며, 그 畜은
彘·牛이며, 그 蟲은 鱗·倮(裸)이며, 그 主는 埃鬱昏翳이며, 그 聲은 羽·宮이며,
그 病은 痿·厥·堅下(大便燥結)이니, 土를 從하여 化함입니다. 小羽(水運不及之
年)는 小宮(土運不及之年)과 同하고, 上宮은(太陰濕土가 司天하면) 正宮(土運平氣
之年)과 同합니다. 그 病은 癃悶이니, 邪가 腎을 傷함입니다. (水運不及에 土氣
가 偏盛하여) 埃昏驟雨하면, (木氣가 來復하여) 振拉催拔하는데, 一에 眚하며, 그
主는 毛顯狐狢(털짐승 중에 의심이 많고 變하길 잘하는 狐狢이 출현함)이며, 變化
가 藏하지 못합니다.

그러므로, 危를 乘하고 行하여 速하지 아니하여도(재촉하지 않아도) 至하는데,
暴虐하여 無德하면, 災가 도리어 이에 미치는데, (勝氣가) 微한 것은 復(氣)도 微
하고 (勝氣가) 甚한 것은 復(氣)도 甚하니, 氣의 常입니다.

發生의 紀(木運太過之年)는, 이를 啓敕(啓陳)이라고 하는데, 土가 疏泄하고, 蒼
氣(木氣)가 達하며, 陽和가 布化하고, 陰氣가 이에 隨하며, 生氣가 淳化하여 萬物
이 써 榮합니다. 그 化는 生이며, 그 氣는 美이며, 그 政은 散이며, 그 令은 條舒이
며, 그 動(變動,病變)은 掉·眩·巓疾이며, 그 德은 鳴靡(風聲散亂)·啓坼(物體開
裂)이며, 그 變은 振拉催拔이며; 그 穀은 麻·稻이며, 그 畜은 鷄·犬이며, 그 果는
李·桃이며, 그 色은 靑·黃·白이며, 그 味는 酸·甘·辛이며, 그 象은 春이며, 그
經은 足厥陰 (足)少陽이며, 그 藏은 肝·脾이며, 그 蟲은 毛·介이며, 그 物은 中堅
·外堅이며, 그 病은 怒입니다. 太角(木運不及之年)은 上商(陽明燥金司天之年)과
同합니다(太角與上商同: 是衍文宜刪去). 上徵하면(君火 또는 相火가 司天하면) 그
氣가 逆하니, 그 病은 吐利입니다. 그 德을 務하지 아니하면, 收氣가 復하고 秋氣가
勁切하며, 甚하면 肅殺하니, 淸氣가 大至하여 草木이 凋零하며, 邪가 이에 肝을 傷
합니다.

赫曦의 紀(火運太過之年)는, 이를 蕃茂라고 하는데, 陰氣가 內化하고 陽氣가 外
榮하여, 炎暑가 施化하여 (萬)物이 시러곰 써 (繁)昌합니다[써 (繁)昌함을 得합니
다]. 그 化는 長이며, 그 氣는 高이며, 그 政은 動이며, 그 令은 鳴顯('鳴'宜作'明')
이며, 그 動은 炎灼妄擾이며, 그 德은 暄暑鬱蒸이며, 그 變은 炎烈沸騰이며, 그 穀
은 麥·豆이며, 그 畜은 羊·彘이며, 그 果는 杏·栗이며, 그 色은 赤·白·玄이며,
그 味는 苦·辛·鹹이며, 그 象은 夏이며, 그 經은 手少陰·(手)太陽과 手厥陰·
(手)少陽이며, 그 藏은 心·肺이며, 그 蟲은 羽·鱗이며, 그 物은 脈·濡이며, 그
病은 笑·瘧·瘡瘍·血流(出血)·狂妄·目赤입니다. 上羽(太陽寒水司天之年)는
正徵(火運平氣之年)와 同합니다. 그 收는 齊(與正常齊等)하며, 그 病은 痓입니다.
上徵하면(少陰君火 또는 少陽相火가 司天하면) 收氣가 後합니다. 그 政이 暴烈하

면, 藏氣가 이에 復하여 時에[때때로] 凝慘이 見하며, 甚하면 雨水霜雹切寒하니, 邪가 心을 傷합니다.

敦阜의 紀《土運太過之年》는, 이를 廣化라고 하는데, 厚德하고 淸靜하며, 長을 順하여 써 盈하(게 하)며, 至陰《土의 精氣》이 (萬物을) 안으로 實하(게 하)며[實하(게 하)여], 物化가 充成하(여 지)며, 烟埃朦鬱이 厚土에 見하며, 大雨가 때때로 行하여, 濕氣가 이에 (作)用하고[用되고] 燥政이 이에 辟《避》합니다. 그 化는 圓이고, 그 氣는 豊이고, 그 政은 靜이고, 그 令은 周備이고, 그 動은 濡積幷稿이고, 그 德은 柔潤重淖이고, 그 變은 震驚・飄驟・崩潰이며; 그 穀은 稷・麻이고, 그 畜은 牛・犬이고, 그 果는 棗・李이고, 그 色은 黅・玄・蒼이며, 그 味는 甘・鹹・酸이고, 그 象은 長夏이고, 그 經은 足太陰・(足)陽明이고, 그 藏은 脾・腎이고, 그 蟲은 倮・毛이고, 그 物은 肌・核이고, 그 病은 腹滿 四支不擧입니다. 大風이 빨리 오니(迅至), 邪가 脾를 傷합니다.

堅成의 紀《金運太過之年》는, 이를 收引이라고 하는데, 天氣가 潔하고 地氣가 明하며, 陽氣가 隨하니, 陰(氣)이 治化하며, 燥가 그 政을 行하여 (萬)物이 써 司成하며《成熟하며》, 收氣가 繁布하여 化洽《濕土化潤之氣》이 終하지 못합니다. 그 化는 成이고, 그 氣는 削이고, 그 政은 肅이고, 그 令은 銳切이고, 그 動은 暴切瘍疰이고, 그 德은 霧露蕭飋이고, 그 變은 肅殺凋零이며; 그 穀은 稻・黍이고, 그 畜은 鷄・馬이고, 그 果는 桃・杏이고, 그 色은 白・靑・丹이고, 그 味는 辛・酸・苦이고, 그 象은 秋이고, 그 經은 手太陰・(手)陽明이고, 그 藏은 肺・肝이고, 그 蟲은 介・羽이고, 그 物은 殼・絡이고, 그 病은 喘喝・胸憑仰息이며, 上徵《少陰君火 또는 少陽相火 司天之年》는 正商《金運平氣之年》과 同합니다. 그 生은 齊하며, 그 病은 咳입니다. 政이 暴變하면, 名木이 榮하지 못하고 柔脆하며[柔脆(한 것)은] 首를 焦하는데, 長氣가 이에(斯) 救하니, 大火가 流하고 炎爍이 장차[또] 至하여 蔓이 장차 枯하며, 邪가 肺를 傷합니다.

流衍의 紀《水運太過之年》는, 이를 封藏이라 하는데, 寒이 物化를 司하니[맡고 있어], 天地가 嚴凝하며, 藏政이 써 布하니, 長令이 揚하지 못합니다. 그 化는 凜이고, 그 氣는 堅이고, 그 政은 謐이고, 그 令은 流注이고, 그 動은 漂泄沃涌이고, 그 德은 凝慘寒雾이고, 그 變은 冰雪霜雹이며; 그 穀은 豆・稷이고, 그 畜은 彘・牛이고, 그 果는 栗・棗이고, 그 色은 黑・丹・黅이고, 그 味는 鹹・苦・甘이고, 그 象은 冬이고, 그 經은 足少陰・(足)太陽이고, 그 藏은 心・腎이고, 그 蟲은 鱗・倮이고, 그 物은 濡埃滿이고, 그 病은 脹입니다. 上羽하면《太陽寒水가 司天하면》長氣가 (施)化하지 못하는데, 政이 過하면 化氣가 大擧하여 氣交(中)에 埃昏하고, 大雨가 때때로 降하며, 邪가 腎을 傷합니다.

그러므로 가로되, '그 德을 恒하지 않으면 所勝이 來復하며, 政이 그 理를 恒하면 所勝이 同化된다.'고 했으니, 이를 이름입니다."

第 二 章

帝曰: 天不足西北, 左寒而右涼, 地不滿東南, 右熱而左溫, 其故何也? 岐伯曰: 陰陽之氣, 高下之理, 太少之異也[1]. 東南方, 陽也, 陽者其精降於下, 故右熱而左溫; 西北方, 陰也, 陰者其精奉於上, 故左寒而右涼. 是以地有高下, 氣有溫涼, 高者氣寒, 下者氣熱. 故適寒涼者脹, 之溫熱者瘡, 下之則脹已, 汗之則瘡已, 此腠理開閉之常, 太少之異耳[2]. 帝曰: 其於壽夭何如? 岐伯曰: 陰精所奉其人壽, 陽精所降其人夭. 帝曰: 善. 其病也[3], 治之奈何? 岐伯曰: 西北之氣散而寒之, 東南之氣收而溫之, 所謂同病異治也. 故曰: 氣寒氣涼[4], 治以寒涼, 行水漬之; 氣溫氣熱[5], 治以溫熱, 強其內守. 必同其氣, 可使平也, 假者反之.

帝曰: 善. 一州之氣, 生化壽夭不同, 其故何也? 岐伯曰: 高下之理, 地勢使然也. 崇高則陰氣治之, 汚下則陽氣治之, 陽勝者先天, 陰勝者後天, 此地理之常, 生化之道也. 帝曰: 其有壽夭乎? 岐伯曰: 高者其氣壽, 下者其氣夭, 地之小大異也, 小者小異, 大者大異. 故治病者, 必明天道地理, 陰陽更勝, 氣之先後, 人之壽夭, 生化之期, 乃可以知人之形氣矣.

[校勘] 1) 太少之異也: 吳本, 胡本, 明抄本, 藏本, 熊本에는 모두 '太少'가 '大小'로 되어 있다.
　　　 2) 太少之異耳: 熊本에는 '太少'가 '大少'로 되어 있다.
　　　 3) 病也: 熊本에는 '也'가 '者'로 되어 있다.
　　　 4) 氣寒氣涼: 素問校詁에 古抄本에는 '氣寒涼'으로 되어 있다고 하였다.
　　　 5) 氣溫氣熱: 素問校詁에 古抄本에는 '氣溫熱'로 되어 있다고 했다.

帝께서 가라사대, "天은 西北이 不足하여 左가 寒하고 右가 涼하며, 地는 東南이 不滿하여 右가 熱하고 左가 溫한데, 그 까닭이 무엇입니까?"
　岐伯이 가로되, "陰陽의 氣가 (地形의) 高下의 理에 따라서 太少를 달리함입니다. 東南方은 陽인데, 陽은 그 精이 下에 降하는 故로 右가 熱하고 左가 溫하며; 西北方은 陰인데, 陰은 그 精이 上을 奉하는 故로 左가 寒하고 右가 涼합니다. 이러한 까닭으로 地에는 高下가 있고 氣에는 溫涼이 있으니, 高한 것은 氣가 寒하고 下한 것은 氣가 熱합니다. 그러므로 寒涼(한 地方)에 適하면 脹하고, 溫熱(한 地方)에 之하면 瘡(을 生)하는데, 이를 下하면 脹이 已하고, 이를 汗하면 瘡이 已하니, 이것은 腠理가 開閉하는 常이니, 太少《陰陽의 氣의 盛衰》의 다름(일 뿐)입니다[이것은 腠理가 開閉하는 常과 太少가 달라서(일 뿐)입니다]."

帝께서 가라사대, "그 壽夭에(있어)서는 어떠합니까?"

岐伯이 가로되, "陰精이 奉하는 데에서는 그 人이 壽하고, 陽精이 降하는 데에서는 그 人이 夭합니다."

帝께서 가라사대, "善합니다. 그 病듦에《그 지방에서 病이 든 경우에》이를 治(療)함은 어떻게 합니까?"

岐伯이 가로되, "西北의 氣는 散하고 寒하게 (하여야) 하며, 東南의 氣는 收하고 溫하게 (하여야) 하니, 이른바 同病異治《病은 같으나 治療를 달리함》입니다. 그러므로 가로되, 氣가 寒하거나 氣가 涼하면, 治하되 寒涼으로써 하고, 水를 行하여 이를 漬하며[이를 水로 漬함을 行하며]; 氣가 溫하거나 氣가 熱하면, 治하되 溫熱로써 하고, 그 內守(함)를 強하게 하여, 반드시 그 氣를 同하게 하여 可히 하여금 平하게 하여야 하며, 假한 것《假寒 · 假熱證》은 이를 反(對로)합니다."

帝께서 가라사대, "善합니다. 一州의 氣에도 生化 · 壽夭가 같지 아니하니, 그 까닭은 무엇입니까?"

岐伯이 가로되, "高下의 理와 地勢가 그러하게 합니다. 崇高하면 陰氣가 이를 治하며, 汚下하면 陽氣가 이를 治하는데, 陽氣가 勝한 곳(者)은[陽이 勝하면] (기후 변화가) 天(時)보다 先하고, 陰이 勝한 곳은[陰이 勝하면] 天(時)보다 後하니, 이것이 地理의 常이며 生化의 道입니다."

帝께서 가라사대, "그 壽夭(의 차이)가 있습니까?"

岐伯이 가로되, "高한 곳은 그 氣가 壽하고, 下한 곳은 그 氣가 夭하니, 地의 大小가 다름인데, 小한 것은 小異하고 大한 것은 大異합니다. 그러므로 病을 治하는 者는 반드시 天道와 地理, 陰陽의 更勝, 氣의 先後, 人의 壽夭, 生化의 期를 明(知)하여야 이에 可히 人의 形氣를 알 수 있습니다."

第三章

帝曰：善. 其歲有不病, 而藏氣不應不用者, 何也? 岐伯曰：天氣制之, 氣有所從也. 帝曰：願卒聞之. 岐伯曰：少陽司天, 火氣下臨, 肺氣上從, 白起金用, 草木眚, 火見燔焫, 革金且耗, 大暑以行, 咳嚏鼽衄鼻窒, 曰瘍[1], 寒熱胕腫. 風行于地, 塵沙飛揚, 心痛胃脘痛, 厥逆鬲不通, 其主暴速.

陽明司天, 燥氣下臨, 肝氣上從, 蒼起木用而立, 土乃眚, 凄滄數至, 木伐草萎, 脇痛目赤, 掉振鼓慄, 筋痿不能久立. 暴熱至, 上乃暑,陽氣鬱發, 小便變, 寒熱如瘧, 甚則心痛, 火行于稿²⁾, 流水不冰, 蟄蟲乃見.

太陽司天, 寒氣下臨, 心氣上從, 而火且明³⁾, 丹起金乃眚, 寒淸時擧, 勝則水冰, 火氣高明, 心熱煩, 嗌乾善渴, 鼽嚏, 喜悲數欠, 熱氣妄行, 寒乃復, 霜不時降, 善忘甚則心痛. 土乃潤, 水豐衍, 寒客至, 沈陰化, 濕氣變物, 水飮內稸, 中滿不食, 皮㿋肉苛, 筋脈不利, 甚則胕腫, 身後癰⁴⁾.

厥陰司天, 風氣下臨, 脾氣上從, 而土且隆, 黃起水乃眚, 土用革, 體重肌肉萎, 食減口爽, 風行太虛, 雲物搖動, 目轉耳鳴. 火縱其暴, 地乃暑, 大熱消爍, 赤沃下, 蟄蟲數見, 流水不冰, 其發機速.

少陰司天, 熱氣下臨, 肺氣上從, 白起金用, 草木眚, 喘嘔寒熱嚏鼽衄鼻窒, 大暑流行, 甚則瘡瘍燔灼, 金爍石流. 地乃燥淸⁵⁾, 淒滄數至, 脇痛善太息, 肅殺行, 草木變.

太陰司天, 濕氣下臨, 腎氣上從, 黑起水變⁶⁾, 埃冒雲雨, 胸中不利, 陰痿氣大衰而不起不用⁷⁾. 當其時反腰脽痛, 動轉不便也, 厥逆. 地乃藏陰, 大寒且至, 蟄蟲早附, 心下否痛⁸⁾, 地裂冰堅, 少復痛, 時害於食, 乘金則止水增, 味乃鹹, 行水減也.

[校勘] 1) 曰瘍: 明抄本에는 '曰'이 '瘡'으로 되어 있다. 王注에 "火氣燔灼, 故曰生瘡, 瘡, 身瘡也."라 한 것을 보면 王의 所據本에는 원래 '瘡'으로 되어 있었음을 알 수 있다. 類經도 王注와 같다.
2) 火行于稿: 胡本에는 '稿'가 '槀'로 되어 있다.
3) 火且明: 林校에, 응당 '火用' 二字로 해야 한다고 하였다.
4) 身後癰: 林校에, '癰'은 '難'으로 해야 한다고 하였다.
5) 燥淸: 讀本, 越本, 吳本, 明抄本, 朝本, 藏本, 熊本에는 모두 '燥' 밑에 '淸'字가 없다.
6) 黑起水變: 林校에 前後의 文을 詳考하건대 '變' 밑에 '火乃生' 三字가 부족하다고 하였다.
7) 不用: 林校에 '水用'으로 해야 한다고 하였다.
8) 否痛: 明抄本에는 '否'가 '痞'로 되어 있다.

帝께서 가라사대, "善합니다. 그 歲에 病들지 아니하며 藏氣가 不應 不用함이 있는 것은 어째서입니까?"

岐伯이 가로되, "天氣《司天之氣》가 이를 制하고, (藏)氣는 이를 從하는 바가 있음입니다."

帝께서 가라사대, "願컨대 이를 모두 듣고 싶습니다."

岐伯이 가로되, "少陽이 司天하면, 火氣가 下臨하고, 肺氣가 上從하며, 白이 起하고 金이 用하니, 草木이 眚하는데, 火가 燔炳을 見하면 金을 革하고 또 耗하며, 大暑가 써 行하여 咳嚔, 衄衊, 鼻窒, 口瘡瘍('口瘡瘍'原作'曰瘍', 據〈新校正〉改), 寒熱, 胕腫하며 ; (厥陰風木이 在泉하므로) 風이 地에서 行하여, 塵沙가 飛揚하며, 心痛, 胃脘痛, 厥逆, 鬲不通하는데, 그 主함이 暴速합니다.

陽明이 司天하면, 燥氣가 下臨하고, 肝氣가 上從하며, 蒼이 起하고 木이 用하면서 立하니, 土가 이에 眚하며, 凄滄이 자주 至하여 木이 伐하고 草가 萎하며, (人은) 脇痛, 目赤하고 掉振鼓慄하며, 筋이 痿(弱)하여 能히 오랫동안 서 있지 못하게 됩니다. (少陰君火가 在泉하므로) 暴熱이 至하여 土가 이에 暑하고, 陽氣가 鬱發하여 小便이 變하고 寒熱함이 瘧같으며[瘧(疾)같이 寒熱하며], 甚하면 心痛하며, 火가 稿('稿'疑爲, '墻', 刑近而誤:《校釋》)에 行하고[火가 行하여 子(土)가 稿하고(火行子稿):《吳注素問》], 流水가 얼지 않고 蟄蟲이 이에 見합니다.

太陽이 司天하면, 寒氣가 下臨하고, 心氣가 上從하며, 火가 장차 明하여 丹이 起하니 金이 이에 眚하며, 寒淸이 때때로 擧하고, 勝하면 水가 冰합니다. 火氣가 高明하며, 心熱 煩悶하며, 咽乾, 善渴, 衄嚔, 喜悲하고, 자주 欠하며, 熱氣가 妄行하면 寒(氣)이 이에 復하여 霜이 不時에 降하며, 善忘하고 甚하면 心痛합니다. (太陰在泉하므로) 土가 이에 潤하고 水가 豊衍하며, 寒客이 至하여《太陽司天하면 太陽寒水之客氣가 三之氣에 加臨함》 沈陰化《沈寒陰冷之氣로 化함》하고, 濕氣가[沈陰化濕하며 氣가] 物을 變하게 하고, 水飮이 內稸하여 中滿하고 不食하며, 皮痛《皮膚麻木》, 肉苛《肌肉不仁》하고, 筋脈이 不利하며, 甚하면 胕腫하고, 身後에 癰이 납니다.

厥陰이 司天하면, 風氣가 下臨하고, 脾氣가 上從하며, 土가 장차 隆하여 黃이 起하니 水가 이에 眚하며, 土(의)用이 (變)革하여 體重하고 肌肉이 萎하며 食이 減하고 口가 爽하며, 風이 太虛에 行하여 雲物이 搖動하고 目轉하며 耳鳴합니다. (少陽相火가 在泉하므로) 火가 그 暴을 縱하여, 地가 이에 暑하고, 大熱 消爍하여, 赤沃을 下하며, 蟄蟲이 자주 見하고, 流水가 얼지 아니하며, 그 發(病)함이 機(를 發하는 것) 처럼 速합니다.

少陰이 司天하면, 熱氣가 下臨하고, 肺氣가 上從하며, 白이 起하여 金이 用하니, 草木이 眚하며, (人은) 喘嘔, 寒熱, 嚔, 衄衊, 鼻窒하며, 大暑가 流行하여, 甚하면 瘡瘍이 燔灼하며, 金이 爍하고 石이 流합니다. (陽明在泉하니) 地가 이에 燥淸하여 凄滄이 자주 至하며, (人은) 脇痛, 善太息하며, 肅殺이 行하여 草木이 (이에) 變합니다.

太陰이 司天하면, 濕氣가 下臨하고, 腎氣가 上從하며, 黑이 起하여 水가 變하니, (火가 이에 眚하며) 埃冒雲雨하고, (人은) 胸中이 不利하며, 陰이 萎하고 氣가 大衰하여 起하지 못하고 用하지 못하며, 그 時《土旺之時》를 當하면 도리어 腰脽가 痛하여 動轉함이 不便하며 厥逆합니다. (太陽寒水가 在泉하니) 地는 이에 陰을 藏하며, 大寒이 장차 至하여 蟄蟲이 일찍 附《伏》하며, 心下가 否痛하며, 地가 裂하고 冰이 堅하며, 少腹이 痛하고, 때때로 食(함)에 害하며, 金을 乘하면 止水가[止하고 水가] 增하며, 味가 이에 鹹해지고, 行水《流水》가 減합니다."

第 四 章

帝曰: 歲有胎孕不育, 治之不全, 何氣使然? 岐伯曰: 六氣五類, 有相勝制也, 同者盛之, 異者衰之, 此天地之道, 生化之常也. 故厥陰司天, 毛蟲靜, 羽蟲育, 介蟲不成; 在泉, 毛蟲育, 倮蟲耗, 羽蟲不育. 少陰司天, 羽蟲靜, 介蟲育, 毛蟲不成; 在泉, 羽蟲育, 介蟲耗不育. 太陰司天, 倮蟲靜, 鱗蟲育, 羽蟲不成; 在泉, 倮蟲育, 鱗蟲[1]不成. 少陽司天, 羽蟲靜, 毛蟲育, 倮蟲不成; 在泉, 羽蟲育, 介蟲耗, 毛蟲不育. 陽明司天, 介蟲靜, 羽蟲育, 介蟲不成; 在泉, 介蟲育, 毛蟲耗, 羽蟲不成. 太陽司天, 鱗蟲靜, 倮蟲育; 在泉, 鱗蟲耗[2], 倮蟲不育. 諸乘所不成之運, 則甚也. 故氣主有所制[3], 歲立有所生, 地氣制已勝, 天氣制勝已, 天制色, 地制形, 五類衰盛, 各隨其氣之所宜也. 故有胎孕不育, 治之不全, 此氣之常也, 所謂中根也. 根于外者亦五, 故生化之別, 有五氣五味五色五類五宜[4]也. 帝曰: 何謂也? 岐伯曰: 根于中者, 命曰神機, 神去則機息, 根于外者, 命曰氣立, 氣止則化絶. 故各有制, 各有勝, 各有生, 各有成. 故曰: 不知年之所加, 氣之同異, 不足以言生化, 此之謂也.

[校勘] 1) 鱗虫不成: 林校에 '虫' 밑에 '耗'字가 더 있어야 한다고 했다.
2) 鱗虫耗: 林校에 '鱗虫育, 羽虫耗'로 해야 할 것이라고 하였다.
3) 故氣主有所制: 吳本, 藏本에는 모두 '主'가 '生'으로 되어 있다.
4) 五宜: 朝本에는 '五'가 '互'로 되어 있는 바, 옳다고 보며, 王注와도 부합된다. 傳寫할 때, 五氣·五味·五色·五類로는 王注의 二十五의 숫자에 부합되지 않는다고 여겨 '互宜'를 '五宜'로 고친 것인 바, 기실 王注를 살펴보면, 五類에 두 가지가 있다고 했으므로 '五宜'라고 고치게 되면 그 數가 넘치게 된다.《郭靄春》

帝께서 가라사대, "歲에 胎孕함과 育하지 못함이 있어서, (歲의) 이를 治함이 全하지 못한데, 어떤 氣가 그러하게 함(하는 것입)니까?"

岐伯이 가로되, "六氣와 五類는 서로 勝制함이 있어서, 同한 것은 이를 盛하게 하고, 異한 것은 이를 衰하게 하니, 이것이 天地의 道이며 生化의 常입니다.

그러므로, 厥陰이 司天하면, 毛蟲은 靜하고 羽蟲은 育하고 介蟲은 成하지 못하며, (厥陰이) 在泉하면, 毛蟲은 育하고 倮蟲은 耗하며 羽蟲은 育하지 못합니다.

少陰이 司天하면, 羽蟲은 靜하고 介蟲은 育하고 毛蟲은 成하지 못하며, (少陰이) 在泉하면, 羽蟲은 育하고 介蟲은 耗하여 育하지 못합니다.

太陰이 司天하면, 倮蟲은 靜하고 鱗蟲은 育하고 羽蟲은 成하지 못하며, (太陰이) 在泉하면, 倮蟲은 育하고 鱗蟲이 成하지 못합니다.

少陽이 司天하면, 羽蟲은 靜하고 毛蟲은 育하고 倮蟲은 成하지 못하며, (少陽이) 在泉하면, 羽蟲은 育하고 介蟲은 耗하며 毛蟲이 育하지 못합니다.

陽明이 司天하면, 介蟲은 靜하고 羽蟲은 育하고 介蟲은 成하지 못합니다. (陽明이) 在泉하면, 介蟲은 育하고 毛蟲은 耗하고 羽蟲은 成하지 못합니다.

太陽이 司天하면, 鱗蟲은 靜하고 倮蟲은 育하며, (太陽이) 在泉하면, 鱗蟲은 育하고 羽蟲은 耗하고 倮蟲은 育하지 못합니다《原作 '在泉, 鱗蟲耗, 倮蟲不育', 據 《新校正》改》.

(위에서 말한 六氣) 모두가 成하지 못하는 바의 運을 乘하면 (不成 不育이 더욱) 甚해집니다. 그러므로 氣主에는 所制가 있고, 歲立에는 所生이 있으며, 地氣《在泉之氣》는 己勝을 制하고, 天氣《司天之氣》는 勝己를 制하며, 天은 色을 制하고, 地는 形을 制하여, 五類의 衰하고 盛함이 각기 그 氣의 宜한 바를 따릅니다. 그러므로 胎孕함과 育하지 못함이 있어서 治함이 全하지 못하니[胎孕・不育이 있음은 治함이 全하지 못함이니], 이것이 氣의 常이며, 이른바 中根입니다. 外에 根하는 것 또한 다섯 가지가 있으므로 生化의 (區)別이 五氣, 五味, 五色, 五類, 五宜가 있습니다."

帝께서 가라사대, "무엇을[어찌] 이름입니까?"

岐伯이 가로되, "中에 根하는 것을 命하여 神機라고 하니, 神이 去하면 機가 息하고; 外에 根하는 것을 命하여 氣立이라고 하니, 氣가 止하면 化가 絶합니다. 그러므로 각기 制가 있고 각기 勝이 있으며, 각기 生이 있고 각기 成이 있습니다. 故로 가로되, '年의 所加와 氣의 同異를 알지 못하면, 足히 써 生化를 言하지 못한다.'고 했으니, 이를 이름입니다."

第 五 章

帝曰: 氣始而生化, 氣散而有形, 氣布而蕃育, 氣終而象變, 其致一也. 然而五味所資, 生化有薄厚, 成熟有少多, 終始不同, 其故何也? 岐伯曰: 地氣制之也, 非天不生地不長[1]也. 帝曰: 願聞其道. 岐伯曰: 寒熱燥濕, 不同其化也. 故少陽在泉, 寒毒不生, 其味辛, 其治苦酸, 其穀蒼丹. 陽明在泉, 濕毒不生, 其味酸, 其氣濕, 其治辛苦甘, 其穀丹素. 太陽在泉, 熱毒不生, 其味苦, 其治淡鹹, 其穀黅秬. 厥陰在泉, 清毒不生, 其味甘, 其治酸苦, 其穀蒼赤, 其氣專, 其味正. 少陰在泉, 寒毒不生, 其味辛, 其治辛苦甘, 其穀白丹. 太陰在泉, 燥毒不生, 其味鹹, 其氣熱, 其治甘鹹, 其穀黅秬. 化淳則鹹守, 氣專則辛化而俱治.

〔校勘〕 1) 非天不生地不長: 越本, 吳本, 朝本에는 모두 '生' 밑에 '而'字가 더 있다.

帝께서 가라사대, "氣가 始함에 生化하고, 氣가 散함에 形이 있(게 되)고, 氣가 布함에 蕃育하고, 氣가 終함에 象이 變하나, 그 致는 하나입니다. 그러나 五味가 資하는 바, 生化에[五味가 資하여 生化하는 바에] 厚薄이 있고, 成熟에 少多가 있어서[있으며], 終始가 同하지 아니하니, 그 까닭은 무엇입니까?"

岐伯이 가로되, "地氣가 이를 制함이니, 天이 生하지 못하고 地가 長하지 못해서가 아닙니다."

帝께서 가라사대, "願컨대 그 道를 듣고 싶습니다."

岐伯이 가로되, "寒熱燥濕은 그 化(함)를 같이 하지 않습니다. 그러므로 少陽이 在泉하면, 寒毒이 不生하고, 그 (不化하는) 味는 辛이고, 그 治는 苦·酸이고, 그 穀은 蒼·丹이며; 陽明이 在泉하면, 濕毒이 不生하고, 그 味는 酸이고, 그 氣는 濕이고, 그 治는 辛·苦·甘이고, 그 穀은 丹·素이며; 太陽이 在泉하면, 熱毒이 不生하고, 그 味는 苦이고, 그 治는 淡·鹹이고, 그 穀은 黅秬이며; 厥陰이 在泉하면, 清毒이 不生하고, 그 味는 甘이고, 그 治는 酸·苦이고, 그 穀은 蒼赤이고, 그 氣는 專이고, 그 味는 正이며; 少陰이 在泉하면, 寒毒이 不生하고, 그 味는 辛이고, 그 治는 辛·苦·甘이고, 그 穀은 白·丹이며; 太陰이 在泉하면, 燥毒이 不生하고, 그 味는 鹹이고, 그 氣는 熱이고, 그 治는 甘·鹹이고, 그 穀은 黅秬입니다.

化(가)淳하면 鹹이 守하고, 氣(가)專하면 辛이 化하여 함께 治합니다."

第六章

故曰: 補上下者從之, 治上下者逆之, 以所在寒熱盛衰而調之. 故曰: 上取下取, 內取外取, 以求其過. 能毒者以厚藥, 不勝1)毒者以薄藥, 此之謂也. 氣反者, 病在上, 取之下, 病在下, 取之上, 病在中, 傍取之. 治熱以寒, 溫而行之; 治寒以熱, 凉而行之; 治溫以清, 冷而行之; 治清以溫, 熱而行之. 故消之削2)之, 吐之下之, 補之寫之, 久新同法. 帝曰: 病在中, 而不實不堅, 且聚且散, 奈何? 岐伯曰: 悉乎哉問也! 無積者求其藏, 虛則補之, 藥以祛之, 食以隨之, 行水漬之, 和

其中外, 可使畢已. 帝曰 : 有毒無毒, 服有約乎? 岐伯曰 : 病有久新,
方有大小, 有毒無毒, 固宜常制矣. 大毒治病, 十去其六, 常³⁾毒治病,
十去其七, 小⁴⁾毒治病, 十去其八, 無毒治病, 十去其九. 穀肉果菜,
食養盡之, 無使過之⁵⁾, 傷其正也. 不盡, 行復如法, 必先歲氣, 無伐
天和, 無盛盛⁶⁾, 無虛虛, 而遺人夭⁷⁾殃, 無致邪, 無失正, 絶人長命.
帝曰 : 其久病者, 有氣從不康, 病去而瘠, 奈何? 岐伯曰 : 昭乎哉聖人
之問也! 化不可代, 時不可違. 夫經絡以通, 血氣以從, 復其不足, 與
衆齊同, 養之和之, 靜以待時⁸⁾, 謹守其氣, 無使傾移, 其形乃彰, 生
氣以長, 命曰聖王. 故大要曰 : 無代化, 無違時, 必養必和, 待其來
復, 此之謂也. 帝曰 : 善.

[校勘] 1) 不勝 : 明抄本에는 ‘勝’이 ‘能’으로 되어 있다.
2) 明抄本에는 ‘削’이 ‘制’로 되어 있다.
3) 素問玄機原病式, 蘭室秘藏, 衛生寶鑑에는 모두 ‘常’이 ‘小’로 되어 있다.
4) 原病式에는 ‘小’가 ‘常’으로 되어 있다.
5) 無使過之 : 原病式에는 ‘勿令過度’로 되어 있다.
6) 無盛盛 : 原病式에는 ‘盛盛’이 ‘實實’로 되어 있다.
7) 遺人夭殃 : 金刻本, 吳本, 明抄本, 朝本, 藏本에는 모두 ‘天’이 ‘夭’로 되어 있다.
8) 待時 : 厚病式에는 ‘時之’로 되어 있다. 廣雅에 “時, 伺也.”라고 하였다. ‘伺’는
‘觀察’의 뜻으로 푼다.

그러므로 가로되, ‘上下《司天 在泉》를 補하는 者는 이를 從하고, 上下를 治하는
者는 이를 逆하니, 寒熱盛衰의 所在로써《所在에 따라》이를 調한다.’고 했습니다.
그러므로 가로되, ‘上取, 下取하고 外取, 內取하여 그 過(함)를 求하며 ; 毒을 能
《耐》하는 者는 厚藥을 以《用》하고[厚藥으로써 하고], 毒을 勝하지 못하는 者는 薄
藥을 以《用》한다[薄藥으로써 한다].’고 했으니, 이를 이름입니다. 氣가 反하는 者
는, 病이 上에 在하면 이를 下에서 取하고, 病이 下에 在하면 이를 上에서 取하며,
病이 中에 在하면 이를 傍에서 取합니다. 熱을 治함에는 寒으로써 하되[寒을 쓰되
(以)] 溫하게 하여 이를 行하며《따뜻하게 복용하며》, 寒을 治함에는 熱로써 하되
[熱을 쓰되] 凉하게 하여 이를 行하며 ; 溫을 治함에는 淸으로써 하되[淸을 쓰되]
冷하게 하여 이를 行하며 ; 淸을 治함에는 溫으로써 하되[溫을 쓰되] 熱하게 하여
이를 行합니다. 그러므로 (경우에 따라) 이를 消하고, 이를 削하고, 이를 吐하고,
이를 下하고, 이를 補하고, 이를 瀉하는데[(경우에 따라) 이를 消하거나, 이를 削하
거나, 이를 吐하거나, 이를 下하거나, 이를 補하거나, 이를 瀉하는데], 久(病)新
病)이 同法입니다.”
帝께서 가라사대, “病이 中에 在하(기는 하)나 實하지도 않고 堅하지도 않으면서

잠시(且) 聚하다가 잠시 散하다가 하면, (이를) 어떻게 해야 합니까?"

岐伯이 가로되, "悉하시도다, 問(하심)이여! 積이 없는 者는 그 藏에서 求하는데, 虛하면 이를 補하고, (實하면) 藥으로써 이를 祛하고, (飮)食으로써 이를 隨하며《이어서 調養하며》, 水를 行하여 이를 漬하여, 그 中과 外를 和하게 하면, 可히 하여금 모두(畢) 已하게 할 수 있습니다."

帝께서 가라사대, "有毒·無毒을 服(用)함에 約《法度, 規則》이 있습니까?"

岐伯이 가로되, "病에는 久·新이 있고, 方에는 大·小가 있는데, 有毒·無毒(의 藥物)은[毒이 있건 毒이 없건 (藥物)은] 본디[진실로] 常制함이 마땅합니다. 大毒이 病을 治함은 十에 그 六을 去하며, 常毒이 病을 治함은 十에 그 七을 去하며, 小毒이 病을 治함은 十에 그 八을 去하며, 無毒이 病을 治함은 十에 그 九를 去하니, 穀肉과 果菜로 食養하여[穀肉과 果菜와 食養으로] 이를《餘邪를》 盡하(게 하)되, 하여금 이를 過하게 하여 그 正을 傷함이 없게 하여야 하며, 盡하지 아니하면 行하기를 다시 法대로 하는데, 반드시 歲氣를 먼저 (明知)하여 天和를 伐하지 말며, 盛함을 (더욱) 盛하게 하거나 虛함을 (더욱) 虛하게 하여 人에게 夭殃을 遺하지 말며, 邪를 (招)致하거나 正을 失하여 사람의 長命을 絶하게 하지 말아야 합니다《'無'는 '毋'의 뜻이며, '遺人夭殃'과 '絶人長命'은 모두 前二句에 대한 共通句임》."

帝께서 가라사대, "그 久病者가 氣는 從하는데 康하지 못하거나, 病은 去했으나 瘠함이 있으면, (이를) 어떻게 해야 합니까?"

岐伯이 가로되, "昭하시도다, 聖人의 問(하심)이여! 化는 可히 代하지 못하며, 時는 可히 違하지 못합니다. 대저 經絡이 써[이미(以=已)] 通하고 血氣가 써[이미] 從하여, 그 不足함을 復하여 衆과 더불어 齊同하(게 되)면, 이를 養하며 和하고[和하되], 靜하여 써 時를 待하고 그 氣를 謹守하여, 하여금 傾移함이 없게 하면, 그 形이 이에 彰하고, 生氣가 써 長하니, (能히 이와 같이 할 수 있는 이를) 命하여 聖王이라고 합니다. 故로 《大要》에 가로되, '化를 代하지 말며 時를 違하지 말고, 반드시 養하고 반드시 和하여, 그 來復(하기)을 待하라.'고 했으니, 이를 이름입니다."

帝께서 가라사대, "善합니다."

六元正紀大論篇 第七十一

[해제]　本篇은 六氣의 司天, 在泉 및 五運이 그 해당하는 해의 氣象, 物候, 災異(自然災害)
　　　　등의 演變 規律에 대해 구체적으로 설명했으므로 篇名을 六元正紀大論이라 했다.
　　　　本篇의 主要内容은 다음과 같다.
　　　1. 六氣施政의 具體的 情況.
　　　2. 六十年間의 司天, 在泉, 中運의 變化하는 一般規律 및 藥食의 마땅한 바.
　　　3. 五氣가 鬱發할 때의 物象 및 致病 情況.
　　　4. 六氣의 正常과 異常變化인 十二變化의 一般情況.
　　　5. 五鬱致病의 治療原則.

第 一 章

黃帝問曰 : 六化六變, 勝復淫治, 甘苦辛鹹酸淡先後, 余知之矣.
夫五運之化, 或從天氣, 或逆天氣, 或從天氣而逆地氣, 或從地氣而
逆天氣, 或相得, 或不相得, 余未能明其事. 欲通天之紀, 從地之理,
和其運, 調其化, 使上下合德, 無相奪倫, 天地升降, 不失其宜, 五運
宣行, 勿乖其政, 調之正味, 從逆奈何? 岐伯稽首再拜對曰 : 昭乎哉!
問也. 此天地之綱紀, 變化之淵源, 非聖帝孰能窮其至理歟, 臣雖不
敏, 請陳其道, 令終不滅, 久而不易. 帝曰 : 願夫子推而次之, 從其類
序, 分其部主, 別其宗司, 昭其氣數, 明其正化, 可得聞乎? 岐伯曰 :
先立其年, 以明其氣, 金木水火土運行之數, 寒暑燥濕風火臨御之化,
則天道可見, 民氣可調, 陰陽卷舒, 近而無惑, 數之可數者, 請遂言
之.

帝曰 : 太陽之政奈何? 岐伯曰 : 辰戌之紀也.

太陽　太角　太陰　壬辰　壬戌　其運風, 其化鳴紊啓拆, 其變振拉摧
拔, 其病眩掉目瞑.

太角初正　少徵　太宮　少商　太羽終

太陽　太徵　太陰　戊辰　戊戌　同正徵, 其運熱, 其化暄暑鬱燠[1], 其

變炎烈沸騰, 其病熱鬱.

　太徵　少宮　太商　少羽終　少角初

　太陽　太宮　太陰　甲辰歲會同天符　甲戌歲會同天符　其運陰埃[2], 其化柔潤重澤, 其變震驚飄驟, 其病濕下重.

　太宮　少商　太羽終　太角初　少徵

　太陽　太商　太陰　庚辰　庚戌　其運涼, 其化霧露蕭飇, 其變肅殺凋零, 其病燥背瞀胸滿.

　太商　少羽終　少角初　太徵　少宮

　太陽　太羽　太陰　丙辰天符, 丙戌天符, 其運寒, 其化凝慘凓冽, 其變冰雪霜雹, 其病大寒留於谿谷.

　太羽終　太角初　少徵　太宮　少商

凡此太陽司天之政, 氣化運行先天, 天氣肅, 地氣靜, 寒臨太虛, 陽氣不令, 水土合德, 上應辰星鎮星. 其穀玄黅, 其政肅, 其令徐. 寒政大舉, 澤無陽燄, 則火發待時. 少陽[3]中治, 時雨乃涯, 止極雨散, 還於太陰, 雲朝北極, 濕化乃布, 澤流萬物, 寒敷于上, 雷動于下, 寒濕之氣, 持於氣交. 民病寒濕發, 肌肉萎, 足痿不收, 濡寫血溢.

　初之氣, 地氣遷, 氣乃大溫, 草乃早榮, 民乃厲, 溫病乃作, 身熱頭痛, 嘔吐, 肌腠瘡瘍.

　二之氣, 大涼反[4]至, 民乃慘, 草乃遇寒, 火氣遂抑, 民病氣鬱中滿, 寒乃始.

　三之氣, 天政布, 寒氣行, 雨乃降, 民病寒, 反熱中, 癰疽注下, 心熱瞀悶, 不治者死.

　四之氣, 風濕交爭, 風化為雨, 乃長乃化乃成, 民病大熱少氣, 肌肉萎足痿, 注下赤白.

　五之氣, 陽復化[5], 草乃長, 乃化乃成, 民乃舒.

　終之氣, 地氣正, 濕令行, 陰凝太虛, 埃昏郊野, 民乃慘悽, 寒風以至, 反者孕乃死. 故歲宜苦以燥之溫之[6], 必折其鬱氣, 先資其化源, 抑其運氣, 扶其不勝, 無使暴過而生其疾, 食歲穀以全其眞, 避虛邪以安其正. 適氣同異, 多少制之, 同寒濕者燥熱化, 異寒濕者燥濕化,故同者多之, 異者少之, 用寒遠寒, 用涼遠涼, 用溫遠溫, 用熱遠熱, 食宜同法. 有假者反常, 反是者病, 所謂時也.

帝曰: 善. 陽明之政奈何? 岐伯曰: 卯酉之紀也.

陽明 少角 少陰, 清熱勝復同, 同正商. 丁卯歲會 丁酉 其運風清熱.

少角初正 太徵 少宮 太商 少羽終

陽明 少徵 少陰 寒雨勝復同, 同正商. 癸卯同歲會 癸酉同歲會 其運熱寒雨.

少徵 太宮 少商 太羽終 太角初

陽明 少宮 少陰 風涼勝復同. 己卯 己酉, 其運雨風涼.

少宮 太商 少羽終 少角初 太徵

陽明 少商 少陰 熱寒勝復同, 同正商. 乙卯天符, 乙酉歲會, 太一天符, 其運涼熱寒.

少商 太羽終 太角初 少徵 太宮

陽明 少羽 少陰 雨風勝復同, 辛卯少宮同. 辛卯 辛酉 其運寒雨風.

少羽終 少角初 太徵 少宮 太商

凡此陽明司天之政, 氣化運行後天, 天氣急, 地氣明, 陽專其令, 炎暑大行, 物燥以堅, 淳風乃治, 風燥橫運, 流於氣交, 多陽少陰, 雲趨雨府, 濕化乃敷. 燥極而澤, 其穀白丹, 間穀命太者, 其耗白甲品羽. 金火合德, 上應太白熒惑. 其政切, 其令暴, 蟄蟲乃見[7], 流水不冰, 民病咳嗌塞, 寒熱發暴, 振振溧癃, 清先而勁, 毛蟲乃死, 熱後而暴, 介蟲乃殃, 其發躁, 勝復之作, 擾而大亂, 清熱之氣, 持於氣交.

初之氣, 地氣遷, 陰始凝, 氣始肅, 水乃冰, 寒雨化, 其病中熱脹[8], 面目浮腫, 善眠, 鼽衄, 嚏欠嘔[9], 小便黃赤, 甚則淋.

二之氣, 陽乃布, 民乃舒, 物乃生榮, 厲大至, 民善暴死.

三之氣, 天政布, 涼乃行, 燥熱交合, 燥極而澤, 民病寒熱.

四之氣, 寒雨降, 病[10]暴仆, 振慄譫妄, 少氣嗌乾引飲, 及爲心痛, 癰腫瘡瘍, 瘧寒之疾, 骨痿血便.

五之氣, 春令反行, 草乃生榮, 民氣[11]和.

終之氣, 陽氣布, 候反溫, 蟄蟲來見, 流水不冰, 民乃康平, 其病溫, 故食歲穀以安其氣, 食間穀以去其邪, 歲宜以鹹以苦以辛, 汗之清之散之, 安其運氣, 無使受邪, 折其鬱氣, 資其化源. 以寒熱輕重, 少多其制, 同熱者多天化, 同清者多地化, 用涼遠涼, 用熱遠熱, 用寒遠寒, 用溫遠溫, 食宜同法. 有假者反之, 此其道也. 反是者, 亂天地之經, 擾陰陽之紀也.

帝曰: 善. 少陽之政奈何? 岐伯曰: 寅申之紀也.

少陽 太角 厥陰 壬寅同天符 壬申同天符 其運風鼓, 其化鳴紊啓拆, 其變振拉摧拔, 其病掉眩支脇驚駭.

太角初正. 少徵 太宮 少商 太羽終

少陽 太徵 厥陰 戊寅天符 戊申天符 其運暑 其化暄囂鬱懊[12], 其變炎烈沸騰, 其病上熱鬱血溢血泄心痛

太徵 少宮 太商 少羽終 少角初

少陽 太宮 厥陰 甲寅 甲申 其運陰雨, 其化柔潤重澤, 其變震驚飄驟, 其病體重胕腫痞飲.

太宮 少商 太羽終 太角初 少徵

少陽 太商 厥陰 庚寅 庚申同正商. 其運涼, 其化霧露清切, 其變肅殺凋零, 其病肩背胸中.

太商 少羽終 少角初 太徵 少宮

少陽 太羽 厥陰 丙寅 丙申, 其運寒肅, 其化凝慘慄冽, 其變冰雪霜雹, 其病寒浮腫.

太羽終 太角初 少徵 太宮 少商

凡此少陽司天之政, 氣化運行先天, 天氣正, 地氣擾, 風乃暴擧, 木偃沙飛, 炎火乃流, 陰行陽化, 雨乃時應, 火木同德, 上應熒惑歲星. 其穀丹蒼, 其政嚴, 其令擾[13]. 故風熱參布, 雲物沸騰, 太陰橫流, 寒乃時至, 涼雨竝起. 民病寒中, 外發瘡瘍, 內爲泄滿, 故聖人遇之[14], 和而不爭. 往復之作, 民病寒熱瘧泄, 聾瞑嘔吐, 上怫腫色變.

初之氣, 地氣遷, 風勝乃搖, 寒乃去, 候乃大溫, 草木早榮. 寒來不

殺, 溫病乃起, 其病氣怫於上, 血溢目赤, 咳逆頭痛, 血崩, 脇滿, 膚腠中瘡.

二之氣, 火反鬱, 白埃四起, 雲趨雨府, 風不勝濕, 雨乃零, 民乃康. 其病熱鬱於上, 咳逆嘔吐, 瘡發於中, 胸嗌不利[15], 頭痛身熱, 昏憒膿瘡.

三之氣, 天政布, 炎暑至, 少陽臨上, 雨乃涯. 民病熱中, 聾瞑血溢, 膿瘡咳嘔, 鼽衄渴[16]嚏欠, 喉痺目赤, 善暴死.

四之氣, 涼乃至, 炎暑間化, 白露降, 民氣和平, 其病滿身重.

五之氣, 陽乃去, 寒乃來, 雨乃降, 氣門乃閉, 剛木早凋, 民避寒邪, 君子周[17]密.

終之氣, 地氣正, 風乃至, 萬物反生, 霿霧以行. 其病關閉不禁, 心痛, 陽氣不藏而咳. 抑其運氣, 贊所不勝, 必折其鬱氣, 先取化源, 暴過不生, 苛疾不起. 故歲宜鹹辛宜酸, 滲之泄之, 清之發之, 觀氣寒溫, 以調其過, 同風熱者多寒化, 異風熱者少寒化, 用熱遠熱, 用溫遠溫, 用寒遠寒, 用涼遠涼, 食宜同法, 此其道也[18]. 有假者反之, 反是者, 病之階也.

帝曰: 善. 太陰之政奈何? 岐伯曰: 丑未之紀也,

太陰 少角 太陽 清熱勝復同, 同正宮, 丁丑 丁未 其運風清熱.

少角初正 太徵 少宮 太商 少羽終

太陰 少徵 太陽 寒雨勝復同, 癸丑 癸未 其運熱寒雨.

少徵 太宮 少商 太羽終 太角

太陰 少宮 太陽, 風清勝復同, 同正宮, 己丑太一天符, 己未太一天符, 其運雨風清.

少宮 太商 少羽終 少角初 太徵

太陰 少商 太陽 熱寒勝復同, 乙丑 乙未, 其運涼熱寒.

少商 太羽終 太角初 少徵 太宮

太陰 少羽 太陽 雨風勝復同, 同正宮. 辛丑同歲會 辛未同歲會 其運寒雨風.

少羽終 少角初 太徵 少宮 太商

凡此太陰司天之政, 氣化運行後天, 陰專其政, 陽氣退辟, 大風時起, 天氣下降, 地氣上騰, 原野昏霿, 白埃四起, 雲奔南極, 寒雨數至, 物成於差夏. 民病寒濕, 腹滿, 身䐜憤, 胕腫, 痞逆, 寒厥拘急, 濕寒合德, 黃黑埃昏, 流行氣交, 上應鎭星辰星. 其政肅, 其令寂, 其穀黅玄. 故陰凝於上, 寒積於下, 寒水勝火, 則爲冰雹, 陽光不治, 殺氣乃行. 故有餘宜高, 不及宜下, 有餘宜晚, 不及宜早, 土之利, 氣之化也, 民氣亦從之, 閒穀命其太也.

初之氣, 地氣遷, 寒乃去, 春氣正[19], 風乃來, 生布, 萬物以榮, 民氣條舒, 風濕相薄, 雨乃後. 民病血溢, 筋絡拘強, 關節不利, 身重筋痿.

二之氣, 大火正, 物承化, 民乃和, 其病溫厲大行, 遠近咸若, 濕蒸相薄, 雨乃時降.

三之氣, 天政布, 濕氣降, 地氣騰, 雨乃時降, 寒乃隨之. 感於寒濕, 則民病身重胕腫, 胸腹滿.

四之氣, 畏火臨, 溽蒸化, 地氣騰, 天氣否隔, 寒風曉暮, 蒸熱相薄, 草木凝烟, 濕化不流, 則白露陰布, 以成秋令. 民病腠理熱, 血暴溢, 瘧, 心腹滿熱, 臚脹[20], 甚則胕腫.

五之氣, 慘[21]令已行, 寒露下, 霜乃早降, 草木黃落, 寒氣及體, 君子周密, 民病皮腠.

終之氣, 寒大舉, 濕大化, 霜乃積, 陰乃凝, 水堅冰, 陽光不治, 感[22]於寒則病人關節禁固, 腰脽[23]痛, 寒濕推[24]於氣交而爲疾也. 必折其鬱氣, 而取化源, 益[25]其歲氣, 無使邪勝, 食歲穀以全其眞, 食閒穀以保其精. 故歲宜以苦燥之溫之, 甚者發之泄之. 不發不泄, 則濕氣外溢, 肉潰皮拆而水血交流. 必贊其陽火, 令禦甚寒, 從氣異同, 少多其判[26]也, 同寒者以熱化, 同濕者以燥化, 異者少之, 同者多之, 用凉遠凉, 用寒遠寒, 用溫遠溫, 用熱遠熱, 食宜同法. 假者反之, 此其道也, 反是者病也.

帝曰: 善, 少陰之政奈何? 岐伯曰: 子午之紀也.

少陰 太角 陽明 壬子 壬午 其運風鼓, 其化鳴紊啓拆, 其變振拉摧拔, 其病支滿.

太角初正 少徵 太宮 少商 太羽終

少陰 太徵 陽明 戊子天符 戊午太一天符, 其運炎暑, 其化喧曜鬱燠, 其變炎烈沸騰, 其病上熱血溢.

太徵 少宮 太商 少羽終 少角初

少陰 太宮 陽明 甲子 甲午 其運陰雨, 其化柔潤時雨27), 其變震驚飄驟, 其病中滿身重.

太宮 少商 太羽終 太角初 少徵

少陰 太商 陽明 庚子同天符 庚午同天符 同正商. 其運涼勁, 其化霧露蕭飋, 其變肅殺凋零, 其病下清.

太商 少羽終 少角初 太徵 少宮

少陰 太羽 陽明 丙子歲會 丙午 其運寒, 其化凝慘慄冽, 其變冰雪霜雹, 其病寒下.

太羽終 太角初 少徵 太宮 少商

凡此少陰司天之政, 氣化運行先天, 地氣肅, 天氣明, 寒交暑, 熱加燥, 雲馳雨府, 濕化乃行, 時雨乃降28), 金火合德, 上應熒惑太白. 其政明, 其令切, 其穀丹白. 水火寒熱, 持於氣交而為病始也, 熱病生於上, 清病生於下, 寒熱凌29)犯而爭於中, 民病咳喘, 血溢血泄, 鼽嚏, 目赤眥瘍, 寒厥入胃, 心痛腰痛, 腹大, 嗌乾腫上.

初之氣, 地氣遷, 燥30)將去, 寒乃始, 蟄復藏, 水乃冰, 霜復降, 風乃至, 陽氣鬱, 民反周密, 關節禁固31), 腰脽痛, 炎暑32)將起, 中外瘡瘍.

二之氣, 陽氣布, 風乃行, 春氣以正, 萬物應榮, 寒氣時至, 民乃和, 其病淋, 目瞑33)目赤, 氣鬱於上而熱.

三之氣, 天政布, 大火行, 庶類蕃鮮, 寒氣時至, 民病氣34)厥心痛, 寒熱更作, 咳喘目赤.

四之氣, 溽暑至, 大雨時行, 寒熱互至35), 民病寒熱, 嗌乾黃癉, 鼽衄飲發.

五之氣, 畏火臨, 暑反至, 陽乃化, 萬物乃生乃長榮36), 民乃康, 其病溫.

終之氣, 燥令行, 餘火內格, 腫[37]於上, 咳喘, 甚則血溢, 寒氣數舉, 則霧霧[38]翳, 病生皮腠, 內舍於脇, 下連少腹而作寒中, 地將易也. 必抑其運氣, 資其歲勝, 折其鬱發[39], 先取化源, 無使暴過而生其病也. 食歲穀以全眞氣, 食間穀以辟虛邪. 歲宜鹹以軟之, 而調其上, 甚則以苦發之[40], 以酸收之, 而安其下, 甚則以苦泄之. 適氣同異而多少之, 同天氣者以寒淸化, 同地氣者以溫熱化, 用熱遠熱, 用涼遠涼, 用溫遠溫, 用寒遠寒, 食宜同法. 有假則反, 此其道也, 反是者病作矣.

帝曰: 善. 厥陰之政奈何? 岐伯曰: 巳亥之紀也,

厥陰 少角 少陽 淸熱勝復同, 同正角. 丁巳天符, 丁亥天符, 其運風淸熱.

少角初正 太徵 少宮 太商 少羽終

厥陰 少徵 少陽 寒雨勝復同, 癸巳同歲會 癸亥同歲會 其運熱寒雨.

少徵 太宮 少商 太羽終 太角初

厥陰 少宮 少陽 風淸勝復同, 同正角. 己巳 己亥 其運雨風淸.

少宮 太商 少羽終 少角初 太徵

厥陰 少商 少陽 熱寒勝復同, 同正角. 乙巳 乙亥 其運涼熱寒.

少商 太羽終 太角初 少徵 太宮

厥陰 少羽 少陽 雨風勝復同, 辛巳 辛亥 其運寒雨風.

少羽終 少角初 太徵 少宮 太商

凡此厥陰司天之政, 氣化運行後天, 諸同正歲, 氣化運行同天. 天氣擾, 地氣正, 風生高遠, 炎熱從之, 雲趨雨府, 濕化乃行, 風火同德, 上應歲星熒惑. 其政撓, 其令速, 其穀蒼丹, 間穀言太者, 其耗文角品羽. 風燥火熱, 勝復更作, 蟄蟲來見, 流水不冰, 熱病行於下, 風病行於上, 風燥勝復形於中.

初之氣, 寒始肅, 殺氣方至, 民病寒於右之下[41].

二之氣, 寒不去, 華雪水冰, 殺氣施化, 霜乃降, 名草上焦, 寒雨數至, 陽復化, 民病熱於[42]中.

三之氣, 天政布, 風乃時舉, 民病泣出, 耳鳴掉眩.

四之氣, 溽暑⁴³⁾濕熱相薄, 爭於左之上, 民病黃癉而爲胕腫⁴⁴⁾.

五之氣, 燥濕更勝, 沈陰乃布, 寒氣及體, 風雨乃行.

終之氣, 畏火司令, 陽乃大化, 蟄蟲出見, 流水不冰, 地氣大發, 草乃生, 人乃舒, 其病溫厲, 必折其鬱氣, 資其化源, 贊其運氣, 無使邪勝, 歲宜以辛調上, 以鹹調下, 畏火之氣, 無妄犯之, 用溫遠溫, 用熱遠熱, 用涼遠涼, 用寒遠寒, 食宜同法. 有假反常, 此之道也, 反是者病.

帝曰: 善. 夫子言⁴⁵⁾可謂悉矣. 然何以明其應乎? 岐伯曰: 昭乎哉問也. 夫六氣者, 行有次, 止有位, 故常以正月朔日平旦視之, 覩其位而知其所在矣. 運有餘, 其至先, 運不及, 其至後, 此天之道, 氣之常也. 運非有餘非不足, 是謂正歲, 其至當其時也. 帝曰: 勝復之氣, 其常在也, 災眚時至, 候也奈何? 岐伯曰: 非氣⁴⁶⁾化者, 是謂灾也.

帝曰: 天地之數, 終始奈何? 岐伯曰: 悉乎哉問也. 是明道也. 數之始, 起於上而終於下, 歲半之⁴⁷⁾前, 天氣主之, 歲半之後⁴⁷⁾, 地氣主之, 上下交互, 氣交主之, 歲紀畢矣. 故曰位明氣月可知乎, 所謂氣也.

帝曰: 余司其事, 則而行之, 不合其數, 何也? 岐伯曰: 氣用有多少, 化洽有盛衰, 衰盛多少, 同其化也. 帝曰: 願聞同化何如? 岐伯曰: 風溫春化同, 熱曛昏火夏化同, 勝與復同, 燥清煙露秋化同, 雲雨昏暝埃長夏化同, 寒氣霜雪冰冬化同, 此天地五運六氣之化, 更用盛衰之常也. 帝曰: 五運行同天化者, 命曰天符, 余知之矣. 願聞同地化者, 何謂也? 岐伯曰: 太過而同天化者三, 不及而同天化者亦三, 太過而同地化者三, 不及而同地化者亦三, 此凡二十四歲也. 帝曰: 願聞其所謂也. 岐伯曰: 甲辰甲戌太宮下加太陰, 壬寅壬申太角下加厥陰, 庚子庚午太商下加陽明, 如是者三; 癸巳癸亥少徵下加少陽, 辛丑辛未少羽下加太陽, 癸卯癸酉少徵下加少陰, 如是者三; 戊子戊午太徵上臨少陰, 戊寅戊申太徵上臨少陽, 丙辰丙戌太羽上臨太陽, 如是者三; 丁巳丁亥少角上臨厥陰, 乙卯乙酉少商上臨陽明, 己丑己未少宮上臨太陰, 如是者三. 除此二十四歲, 則不加不臨也. 帝曰: 加者何謂? 岐伯曰: 太過而加同天符, 不及而加同歲會也. 帝曰: 臨者何謂? 岐伯曰: 太過不及, 皆曰天符, 而變行有多少, 病形有微甚, 生死有早晏耳.

帝曰: 夫子言用寒遠寒, 用熱遠熱, 余未知其然也, 願聞何謂遠? 岐伯曰: 熱無犯熱, 寒無犯寒, 從者和, 逆者病, 不可不敬畏而遠之, 所謂時興六位也. 帝曰: 溫凉何如? 岐伯曰: 司氣以熱, 用熱無犯, 司氣以寒, 用寒無犯, 司氣以凉, 用凉無犯, 司氣以溫, 用溫無犯, 閒氣同其主無犯, 異其主則小犯之, 是謂四畏, 必謹察之. 帝曰: 善. 其犯者何如? 岐伯曰: 天氣反時, 則可依時, 及勝其主則可犯, 以平爲期, 而不可過, 是謂邪氣反勝者. 故曰: 無失天信, 無逆氣宜, 無翼其勝, 無贊其復, 是謂至治.

[校勘] 1) 鬱燠: 林校에 〈五常政大論〉에 보면 '燠'이 '蒸'으로 되어 있다고 했다.
2) 陰埃: 林校에 '埃'를 '雨'로 해야 할 것 같다고 했다.
3) 少陽: 吳注本에는 '陽'이 '陰'으로 되어 있다.
4) 大凉反至: 聖濟總錄에는 '凉' 밑에 '反'字가 없다.
5) 陽復化: 張琦는 말하기를, 客氣가 外加하면 君火가 억제되므로, '復火'라고 하는 것은 마땅하지 않은 바, '復'은 '不'字의 訛인 듯하다고 했다.
6) 故歲宜苦以燥之溫之: 林校에 이르기를, 이 九字는 응당 '避虛邪以安其正' 뒤에 있어야 할 것이 착간되어 여기에 있는 것이라고 하였다.
7) 乃見: 聖濟總錄에는 '乃'가 '出'로 되어 있다.
8) 其病中熱脹: 三因方, 聖濟總錄에는 모두 '其'가 '民'으로 되어 있다.
9) 三因方에는 '嘔' 밑에 '吐'字가 더 있다.
10) 病暴仆: 三因方, 聖濟總錄에는 모두 '病' 위에 '民'字가 더 있다.
11) 聖濟總錄에는 '氣'가 '乃'로 되어 있다.
12) 喧囂鬱燠: 林校에, "〈五常政大論〉을 보면, '囂'가 '暑'로 되어 있는 바, 여기서 '暑'를 '囂'로 바꾼 것은 少陽이 司天하고 있기 때문이다."라고 했다.
13) 其令擾: 聖濟總錄에는 '擾'가 '撓'로 되어 있다. 廣雅에 "撓, 亂也"라고 했다.
14) 故聖人遇之: 聖濟總錄에는 '聖人' 위에 '故'字가 없다.
15) 胸嗌不利: 三因方에는 '嗌'이 '臆'으로 되어 있다. 說文에 "肊, 胸肉也, 肊或從臆"이라 하였다.
16) 聖濟總錄에는 '蚍' 밑에 '渴'字가 없다.
17) 君子周密: '周'는 응당 '固'로 해야 할 것 같다. '周'는 '固'의 形近致誤이다. 〈熱論〉 王注에 "君子固密, 不傷于寒"이라 했다.《郭靄春》
18) '此其道也' 四字는 뒤의 '有假者反之' 句와 誤倒된 것이다. 응당 太陰, 少陰, 厥陰 各節의 文例에 의거, '有假者反之, 此其道也'로 고쳐야 한다.《郭靄春》
19) 春氣正: 類經에는 '正'이 '至'로 되어 있다.
20) 臚脹: 三因方에는 '臚'가 '膩'으로 되어 있다.
21) 慘令已行: 張琦는, '五氣'의 主客은 모두 燥金이니, '慘'은 '燥'로 해야 할 것 같다. 肺는 皮毛를 主하므로 燥가 도리어 自傷하는 것이다."라고 하였다.

22) 聖濟總錄에는 '感' 위에 '民'字가 더 있다.
23) 腰脽痛: '脽'는 '骻'의 聲誤라고 생각한다. 素問病機氣宜保命集에는 '脽'가 '腿'로 되어 있는 바, '腿'는 '骻'의 俗字이다.
24) 吳注本에는 '推'가 '持'로 되어 있다. 聖濟總錄 역시 '持'로 되어 있어 吳注本과 합치된다.
25) 吳注本에는 '益'이 '抑'으로 되어 있다.
26) 吳注本에는 '判'이 '制'로 되어 있다.
27) 其化柔潤時兩: 林校에, "〈五常政大論〉에 '柔潤重淖'라 하였고, 또 뒤에 '柔潤重澤' 句가 나오는 바, 이 '時雨' 二字는 아마 誤인 듯하다."고 하였다.
28) 雲馳雨府, 濕化乃行, 時雨乃降: 張琦는 上熱下燥한데 濕化流行할 이치가 없으므로 이 12字는 誤衍에 틀림없을 것이라고 하였다.
29) 凌犯: 聖濟總錄에는 '凌'이 '相'으로 되어 있다.
30) 燥將去: 林校에 '燥'는 '暑'字의 誤라고 하였다.
31) 關節禁固: 三因方에는 '關節' 앞에 '民病' 二字가 더 있다.
32) 炎暑將起, 中外瘡瘍: 張琦는, 上年終氣는 相火이고 本年初氣는 寒水이므로 寒甚하고 火鬱하여 關節腰脽가 모두 寒水로 病이 드니, '炎暑' 二句는 어울리지 않으므로 誤衍임에 틀림없다고 하였다. 이에 의거 보충해야 한다.《郭靄春》
33) 三因方에는 '目瞑' 二字가 없다.
34) 民病氣厥: 三因方 引文에는 '氣'가 '熱'로 되어 있다.
35) 寒熱互至: 聖濟總錄에는 '至'가 '作'으로 되어 있다.
36) 萬物乃生乃長榮: 聖濟總錄에는 '物乃生榮'으로 되어 있다.
37) 聖濟總錄에는 '腫' 위에 '民病' 二字가 더 있다.
38) 聖濟總錄에는 '霧霧'가 '霧霿'로 倒置되어 있다. 살펴건대, '霧霿'는 안개가 자욱하여 地面이 가리워져 사물이 잘 보이지 않는 것을 이른다.
39) 折其鬱發: 太陽 各節에 비추어 보건대 '發'은 '氣'의 誤字인 듯하다.《郭靄春》
40) 甚則以苦發之: '發'은 '泄'의 誤字이며 뒤의 '甚則以苦泄之'는 衍文이다.《郭靄春》
41) 民病寒於右之下: '右' 밑에 '脇'字가 탈락되어 있으므로, 응당 三因方에 의거 보충해야 한다.《郭靄春》
42) 民病熱於中: '熱' 밑의 '於'字는 衍文이니, 응당 三因方에 의거 刪去해야 한다.《郭靄春》
43) 溽暑: 聖濟總錄에는 '暑' 밑에 '至'字가 더 있다.
44) 民病黃疸而爲腑腫: 三因方에는 '黃疸' 밑에 '而爲' 二字가 없다.
45) 夫子言: 守校本에는 '子' 밑에 '之'字가 더 있다.
46) 氣化: 類經에는 '氣'가 '正'으로 되어 있다. 注에 "當其位, 則爲正化"라 하였다.
47) 之前, 之後: 素問入式運氣論奧에는 '之'가 '已'로 되어 있다.

黃帝께서 問하여 가라사대, "六化(六氣의 正常變化), 六變(六氣의 異常變化)과 勝復淫治(六氣의 反常으로 인한 勝氣와 復氣와 淫邪發病과 主治原則)와 甘苦辛鹹酸淡의 先後는, 余가 이를 知하고 있으니, 무릇 五運의 化(五運主治의 氣化)는 或은 天氣를 從하(기도 하)고 或은 天氣를 逆하(기도 하)며, 或은 天氣(司天之氣)를 從하나 地氣(在泉의 氣)를 逆하고, 或은 地氣를 從하나 天氣를 逆하며, 或은 相得

하고《運氣相生》, 或은 不相得《運氣相克》하는데, 余가 이 일을 아직 能히 明하지 못했습니다. 天《司天의 氣》의 紀에 通하고 地《在泉의 氣》의 理를 從하여, 그 運에 和하고 그 化를 調하여, 上下가 合德하여 서로 奪倫하지《서로 그 氣를 强行하여 正常的인 次序를 破壞함》아니하고 天地의 昇降이[天地가 昇降함에] 그 宜함을 잃지 아니하며, 五運이 宣行하여[宣行함에] 그 政을 어그러지게 하지(乖) 말아서, 이를 調하여 味를 正하고자 한다면 從하고 逆함을[五味《'正'當作'五'》의 從逆을 調하고자 한다면], 어떻게 (하여야) 합니까?"

岐伯이 머리를 조아리며(稽首) 再拜하고 對(答)하여 가로되, "昭하시도다, 問(하심)이여! 이는 天地의 綱紀이고 變化의 淵源이니, 聖帝가 아니시면 누가 能히 그 至理를 窮究하시겠습니까? 臣이 비록 不敏하오나, 請컨대 그 道를 陳하여, 하여금 끝내 滅하지 아니하고 오래도록 바뀌지 않도록 하겠습니다."

帝께서 가라사대, "願컨대 夫子께서는 推(演)하여 次하시어《條理있게 하시어》 그 類序《天干은 運을 主하고 地支는 氣를 主하여 각기 그 類를 좇는데, 각기 일정한 순서가 있음》를 좇아, 그 部主《司天, 在泉, 左右間氣가 각기 一定한 部位가 있어 그 時의 氣를 主하는 것을 가리킴》를 分하고 그 宗司《宗은 大運을, 司는 主·客運을 가리킴》를 別하며 그 氣數를 昭하고 그 正化를 밝혀 주심을, 可히 얻어 들을 수 있겠습니까?"

岐伯이 가로되, "먼저 그 年을 立하여 그 氣와 金木水火土의 運行하는 數와 寒暑燥濕風火의 臨御하는 化《六氣의 司天·在泉의 氣化》를[化에] 明하면, 天道를 可히 볼 수 있고, 民氣를 可히 調할 수 있으며, 陰陽의 卷舒《屈伸, 消長 하는 理致》가 (卑)近하여 惑됨이 없을 것입니다. 數 中에 可히 數할 수 있는 것《數之可數者》을, 請컨대 모두(遂) 말씀드리겠습니다."

帝께서 가라사대, "太陽(이 司天하는 年)의 政은 어떻게 합니까(奈何)?"

岐伯이 가로되, "(太陽이 司天하는 해는) 辰戌의 紀《辰戌年》입니다. (이를 자세히 分別하여 說明하면 다음과 같습니다.)

太陽(이 司天하고) 太角《木運太過》(이며) 太陰(이 在泉하는), 壬辰 壬戌(年)은, 그 運은 風이고, 그 化는 鳴紊啓折이고, 그 變은 振拉摧拔이고, 그 病은 眩掉目暝입니다. (主運과 客運이 모두) 太角·少徵·太宮·少商·太羽(의 順으로 各各 七十三日 五刻씩 支配합니다).

太陽(이 司天하고) 太徵《火運太過》(이며) 太陰(이 在泉하는), 戊辰·戊戌(年)은, (火運太過이나 司天의 氣인 太陽寒水에 의해 被克되어) 正徵《火運平氣之年》가 됩니다. 그 運은 熱이고, 그 化는 暄暑鬱燠이고, 그 變은 炎烈沸騰이고, 그 病은 熱鬱입니다. (客運五步는) 太徵·少宮·太商·少羽·(太角이며, 主運五步는)少角(·太徵·少宮·太商·少羽입니다).

太陽(이 司天하고) 太宮《土運太過》(이며) 太陰(이 在泉하는), 甲辰 歲會同天符·甲戌歲會同天符(年)는, 그 運은 陰雨《原作'陰埃', 據《新校正》改》이고, 그

化는 柔潤重澤이고, 그 變은 震驚飄驟이며, 그 病은 濕으로 下가 重함입니다. (客運五步는) 太宮·少商·太羽·(少角·太徵이고, 主運五步는)太角·少徵(·太宮·少商·太羽입니다).

太陽(이 司天하고) 太商《金運太過》(이며) 太陰(이 在泉하는), 庚辰·庚戌(年)은, 그 運은 凉이고, 그 化는 霧露蕭飋이고, 그 變은 肅殺凋零이고, 그 病은 燥로 背가 瞀하고 胸이 滿함입니다. (客運五步는) 太商·少羽·太角·少徵·太宮이고, (主運五步는)少角·太徵·少宮·太商·少羽입니다.

太陽(이 司天하고) 太羽《水運太過》(이며) 太陰(이 在泉하는), 丙辰天符·丙戌天符(年)는, 그 運은 寒이고, 그 化는 凝慘慄冽이고, 그 變은 冰雪霜雹이고, 그 病은 大寒이 溪谷에 留함입니다. (客運五步는) 太羽·少角·太徵·少宮·太商이며, (主運五步는)太角·少徵·太宮·少商·太羽입니다.

무릇 이 太陽司天의 政은 氣化運行이 先天《天時보다 먼저 이름》하고, 天氣가 肅하며 地氣가 靜하고, 寒이 太虛에 臨하여 陽氣가 令하지 못하며, (太陽寒水가 司天하고 太陰濕土가 在泉하여) 水土가 合德하고, 위로 辰星《水星》·鎭星《土星》이 應합니다. 그 穀은 玄黅이고, 그 政은 肅이며, 그 令은 徐입니다. 寒政이 大擧하여 澤에 陽燄이 없으면, 火가 發하되 時를 待합니다. 少陽이 中治《三之氣에 當令함을 말함》하니, 時雨가 이에 涯하며《그치며》, 止함이 極하고 雨가 散하면, 太陰에 還하여《四之氣가 太陰濕土임》구름이 北極에 朝(會)하여 濕化가 이에 布하여 萬物을 澤流하며《적셔주며》, 寒이 上에 敷하고 雷가 下에서 動하여 寒濕의 氣가 氣交에서 持(續)합니다. 民病은, 寒濕이 發하여 肌肉이 萎하고 足이 痿하여 不收하며, 濡瀉하고 血溢합니다.

初之氣《客氣: 少陽相火, 主氣: 厥陰風木》에는, (前年의) 地氣(인 在泉의 氣 少陽相火)가 遷하니, 氣가 이에 大溫하여 草가 이에 일찍 榮하고, 民이 이에 厲《疫疾》하며, 溫病이 이에 作하여 身熱, 頭痛하고 嘔吐하며, 肌腠가 瘡瘍합니다.

二之氣《客氣: 陽明燥金》에는, 大凉이 反至하여, 民이 이에 慘하고 草가 이에 寒을 遇하며, 火氣가 마침내 抑하여져서 民은 氣鬱하고 中滿하는 病이 들며, 寒이 이에 始합니다.

三之氣《客氣: 太陽寒水》에는, (司)天의 政이 布하니, 寒氣가 行하고 雨가 이에 降하여[降하며], 民은 寒에(서) 도리어 熱中, 鬱疽, 注下, 心熱, 瞀悶 (等의) 病이 드는데, 治하지 않는 者는 死합니다.

四之氣《客氣: 厥陰風木》에는, 風濕이 交爭하여 風이 化하여 雨가 되며, 이에 長하고 化하며 成하는데, 民은 大熱, 少氣, 肌肉萎, 足痿, 注下赤白 (等의) 病이 듭니다.

五之氣《客氣: 少陰君火》에는, 陽이 다시 化하여, 草가 이에 長하고 이에 化하며 이에 成하고, 民이 이에 舒합니다.

終之氣《客氣: 太陰濕土》에는, (在泉의 氣인) 地氣가 (得令하여) 正하니, 濕令이 行하여 陰이 太虛에 凝하고 埃가 郊野를[郊野에] 昏하며, 民이 이에 慘凄《或作'慘

悽')하고, 寒風이 써 至하는데, (時令에) 反하는 者는 孕하여도 이에 (生하지 못하고) 死합니다.

그러므로 (太陽司天의) 歲에는, 마땅히 苦(味)로서 燥하고 溫하여 반드시 그 鬱氣를 折하며, 먼저 그 化源을 資하여 그 運氣를 抑하고, 그 不勝을 扶하여, 하여금 暴過하여서 그 疾을 生하지 못하게 하며, 歲穀《辰戌年엔 黑色과 黃色 類가 歲穀임》을 食하여 그 眞을 온전하게 하고, 虛邪를 避하여 그 正을 安하게 해야 합니다. (運과) 氣의 同異에 適하여 多少로 이를 制하는데, 寒濕과 同한 者는 燥熱로 化하고 寒濕과 異한 者는 燥濕으로 化하되, 同한 者는 많이 하고 異한 者는 적게 하여, 用寒遠寒《藥性이 寒한 藥物을 쓸 때는 寒氣가 主令하는 때를 避함》하고 用凉遠凉하며, 用溫遠溫하고 用熱遠熱하며, 食宜도 同法으로 합니다. 假한 者는 常에 反하니《例컨대, 여름에는 氣候가 熱하므로 熱藥을 避하여야 하나, 만약 氣候의 反常變化로 熱하지 않고 寒하든지 하면 熱藥을 쓸 수 있음》, 이에《이와 같은 原則에》反하는 者는 病이 드니, 이른바 時(가 그러하기 때문)입니다.

帝께서 가라사대, "陽明(司天之年)의 政은 어떻게 합니까(奈何)?"

岐伯이 가로되, "卯酉의 紀《해》입니다.

陽明(이 司天하고) 少角《木運不及》(이며) 少陰(이 在泉하는 해는), 淸熱勝復이 同하며《淸氣는 少角을 勝하고 熱氣는 淸氣를 復하므로 淸熱勝復이 同함》, 正商과 同《木運이 不及하면 도리어 克我하는 金氣가 兼化하므로 金運平氣의 年인 正商과 같음》합니다. 丁卯 歲會·丁酉(年)는, 그 運이 風·淸·熱《風은 運氣이고 淸은 勝氣이고 熱은 復氣임. 이하 少運은 모두 이와 同例임》이며 (客運五步는) 少角·太徵·少宮·太商·少羽(이며, 主運五步는 客運五步와 같습니다).

陽明(이 司天하고) 少徵《火運不及》(이며), 少陰(이 在泉하는 해는), 寒雨의 勝復이 同하며, 正商《金運平氣의 年》과 同합니다. 癸卯 同歲會·癸酉 同歲會(年)는, 그 運이 熱·寒·雨입니다. (客運五步는) 少徵·太宮·少商·太羽·(少角이며, 主運五步는) 太角(·少徵·太宮·少商·太羽입니다).

陽明(이 司天하고), 少宮《土運不及》(이며), 少陰(이 在泉하는 해는), 風凉의 勝復이 同합니다. 己卯·己酉(年)는, 그 運이 雨·風·凉입니다. (客運五步는) 少宮·太商·少羽·(太角·少徵이며, 主運五步는)少角·太徵·(少宮·太商·少羽입니다).

陽明(이 司天하고) 少商《金運不及》(이며) 少陰(이 在泉하는 해는), 熱寒의 勝復이 同하며, 正商과 同합니다. 乙卯 天符·乙酉 歲會 太一天符(年)는 그 運이 凉·寒·熱입니다. (客運五步는) 少商·太羽(·少角·太徵·少宮이며, 主運五步는)太角·少徵·太宮(·少商·太羽입니다).

陽明(이 司天하고) 少羽《水運不及》(이며) 少陰(이 在泉하면), 雨風의 勝復이 同하며, 辛卯는 少宮과 同합니다. 辛卯·辛酉(年)는, 그 運이 寒·雨·風입니다. (客運五步는) 少羽·(少角·太徵·少宮·太商이며, 主運五步는) 少角·太徵·

少宮·太商(·少羽입니다).

무릇 이 陽明司天의 政은 氣化運行이 後天하며《天時보다 늦으며》, 天氣가 急하고 地氣가 明하며, 陽이 그 令을 오로지 하여, 炎暑가 大行하고, 物이 燥하여 堅하(여지)며, (金氣가 不及하면 木이 畏하는 바가 없으므로) 淳風이 이에 治합니다. 風燥가 橫運하여 氣交中에 流하며, (二氣의 主客이 君火·相火이고 三氣의 主客이 陽明·少陽이므로, 또는 金氣가 不足하여 火氣가 乘하므로) 多陽少陰하며, (陽氣가 極盛하면 반드시 衰하고, 衰하면 陰氣가 來復하니, 四氣의 主客二氣인 太陰과 太陽이 主令하는 때가 되어) 雲이 雨府에 趨하면, 濕化가 이에 敷하니, 燥가 極함에 澤함입니다. 그 穀은 白丹이며, 間穀은 命하여 太者라 하며《正化한 歲穀 外에 左右 四間의 化는 모두 間穀이 되는데, 太者는 間氣를 厚하게 받아서, 그 所化가 獨盛하므로 間穀이 되나, 少者는 間氣를 薄하게 받으므로 成熟되지 못함》, 그 耗《耗竭되는 物類》는 白甲·品羽이고, 金火가 合德하며, 위로 太白(星)과 熒惑(星)에 應합니다. 그 (司天의) 政은 (急)切하고 그 (在泉의) 令은 猝暴하며, 蟄蟲이 이에 見하고 流水가 얼지 않습니다. 民病은 咳, 嗌塞, 寒熱發暴, 振慄, 癃悶《大小便不通暢》(等)입니다. 淸《燥金의 氣》이 先(至)하여 勁(切)하면, 毛蟲《屬木》이 이에 死하고, (在泉의 氣인) 熱이 後(至)하여 急暴하면, 介蟲《屬金》이 이에 殃됩니다《災殃을 받습니다》. 그 發이 躁하며, 勝復이 作하면[作함에], (正常的인 氣候變化가) 擾하여져서 크게 어지러워지고 淸熱의 氣가 氣交에 持합니다.

初之氣에는, 地氣《濕土之氣》가 遷하니, 陰이 비로소 凝하고 (天)氣가 비로소 肅하며, 水가 이에 冰하고 寒雨가 化합니다. 그 病은 中熱脹, 面目浮腫, 善眠, 鼽衄, 嚏欠, 嘔, 小便黃赤이며, 甚하면 淋합니다.

二之氣《主氣·客氣가 모두 少陽相火임》에는, (二火가 用事하니) 陽이 이에 布하며, 民이 이에 舒하고, 物이 이에 生榮하며, 厲가 大至하면 民이 잘 暴死합니다.

三之氣《主氣: 少陰君火, 客氣: 陽明燥金》에는, 天政《司天의 政》이 布하니, 涼이 이에 行하고, 燥熱이 交合하여 燥氣가 極하면, (濕氣가 復하여) 潤澤해지며, 民은 寒熱하는 病에 (잘) 걸립니다.

四之氣《主氣: 太陰濕土, 客氣: 太陽寒水》에는 寒雨가 降하고, 暴仆, 振慄, 譫妄, 少氣, 嗌乾引飮 및 心痛, 癰腫瘡瘍, 瘧寒의 疾, 骨痿, 血便(등의 病)에 걸립니다.

五之氣《主氣: 陽明燥金, 客氣: 厥陰風木》에는, 春令이 도리어 行하니 草가 이에 生榮하고 民氣가 和합니다.

終之氣《主氣: 太陽寒水, 客氣: 少陰君火》에는, 陽氣가 布하여, 候가 도리어 溫하며, 蟄蟲이 來見하고 流水가 얼지 아니하며, 民이 이에 康平하며, 그 病은 溫입니다《溫病에 잘 걸립니다》.

그러므로 歲穀을 食하여 (써) 그 氣를 安하게 하고 間穀을 食하여 (써) 그 邪를 (除)去합니다. (陽明司天의) 歲에는 마땅히 鹹·苦·辛으로써 汗하고 淸하고 散하여, 그 運氣를 安하게 하여, 하여금 受邪하지 말게 하며 그 鬱氣를 折하여 그 化源

을 資해야 합니다. 寒熱의 輕重으로써, 그 制를 적게 하고 많게 하는데, 熱氣와 同한 者는 天化《陽明燥金 司天의 淸氣에 化한 物》를 多(用)하고 淸(氣)과 同한 者는 地化를 多(用)하되, 用凉遠凉하고 用熱遠熱하며, 用寒遠寒하고 用溫遠溫하며, 食宜도 同法입니다. 假가 있는 者는 이를 反(對로)함이 그 道입니다. 이에 反하는 者는 天地의 經을 亂하고 陰陽의 紀를 擾(亂)하게 합니다."

帝께서 가라사대, "善합니다. 少陽의 政은 어떻게 합니까(奈何)?"

岐伯이 가로되, "寅申의 紀입니다.

少陽(司天하고) 太角《木運太過》(이며) 厥陰(在泉하는), 壬寅 同天符·壬申 同天符(年)는, 그 運이 風鼓《風氣鼓動》이며, 그 化는 鳴紊啓坼이며, 그 變은 振拉摧拔이며, 그 病은 掉眩, 支脇, 驚駭이며, (客運五步는) 太角·少徵·太宮·少商·太羽(의 順으로 돌아가며, 主運의 變化도 같습니다).

少陽(司天하고) 太徵《火運太過》(이며) 厥陰(在泉하는), 戊寅 天符·戊申 天符(年)는, 그 運은 暑이고, 그 化는 暄囂《火가 盛한 모양》鬱燠이고, 그 變은 炎烈沸騰이고, 그 病은 上(部)熱鬱, 血溢, 血泄, 心痛이며, (客運五步는) 太徵·少宮·太商·少羽·(太角이며, 主運五步는)少角(·太徵·少宮·太商·少羽입니다).

少陽(司天하고) 太宮《土運太過》(이며) 厥陰(在泉하는), 甲寅·甲申(年)은, 그 運은 陰雨이고, 그 化는 柔潤重澤이며, 그 變은 震驚飄驟이고, 그 病은 體重, 胕腫, 痞飮《水飮痞滿의 症》이며, (客運五步는)太宮·少商·太羽·(少角·太徵이고, 主運五步는) 太角·少徵(·太宮·少商·太羽입니다).

少陽(司天하고), 太商《金運太過》(이며) 厥陰(在泉하는), 庚寅·庚申(年)은 (運太過하여 被抑의 原則에 의해) 正商《金運 平氣》과 同하니, 그 運은 凉이고, 그 化는 霧露淸切이며, 그 變은 肅殺凋零이고, 그 病은 肩背胸中이며, (客運五步는) 太商·少羽·(太角·少徵·太宮이고, 主運五步는)少角·太徵·少宮(·太商·少羽입니다).

少陽(司天하고) 太羽《水運太過》(이며) 厥陰(在泉하는), 丙寅·丙申(年)은, 그 運은 寒肅이고, 그 化는 凝慘凓冽이며, 그 變은 冰雪霜雹이고, 그 病은 寒浮腫이며, (客運五步는) 太羽·(少角·太徵·少宮·太商이고, 主運五步는) 太角·少徵·太宮·少商(·太羽입니다).

무릇 이 (寅申年) 少陽司天의 政은, (그 氣가 太過하여) 氣化運行이 天(時)에 先하(여 至하)며, 天氣가 正하고《司天의 氣가 正化의 位를 얻고》地氣가 擾하여《厥陰風木이 在泉하며 그 氣가 搖動不寧하여), 風이 이에 暴擧하면 木이 偃하고 沙가 飛하며, 炎火가 이에 流(行)하여 陰行陽化하고, 雨가 이에 時에 應하며, 火木이 同德하고《少陽司天하고 厥陰在泉하여 火木이 相生關係이므로 同德이라 함. 나머지 勝克關係의 경우는 合德이라 함), 위로 熒惑(星)과 歲星에 應합니다. 그 穀은 丹蒼이며, 그 政은 嚴이며, 그 令은 擾입니다. 그러므로 風熱이 參布하고 雲物이 沸騰하며, 太陰《濕》이 橫流하고, 寒이 이에 時로 至하며 凉雨가 아울러 起합니다. 民病은, 寒中하며, 밖으로는 瘡瘍이 發하고 안으로는 泄滿이 됩니다. 그러므로 聖人은 이를 遇하되 和하여 爭하지 않습니다. 往復이 作함에 民病이 寒熱, 瘧泄하고 聾瞑, 嘔吐하며, 上(部)이 怫(鬱), 腫(脹)하고 色이 變합니다.

初之氣에는 (前年의 在泉의 氣인) 地氣가 遷하여 風이 勝하면, 이에 搖하며, 寒이 이에 去하고 候가 이에 大溫하여, 草木이 일찍 榮하고, 寒이 來하여도 殺하지 못하며, 溫病이 이에 起하며, 그 病은, 氣가 上에서 怫하고, 血溢, 目赤, 咳逆, 頭痛, 血崩, 脇滿하고, 膚腠中이 瘡합니다.

二之氣《主氣: 少陰君火, 客氣: 太陰濕土》에는, 火가 도리어 鬱하여, 白埃가 四方에서 일어나고, 구름이 雨府에 趨하며, 風이 濕을 勝하지 못하면, 雨가 이에 零하고, 民이 이에 康합니다. 그 病은, 熱이 上에 鬱하여 咳逆嘔吐하고, 瘡이 中에서 發하며, 胸嗌이 不利하고 頭痛, 身熱하며, (神志가) 昏憒하(여지)고, 膿瘡합니다.

三之氣《主氣: 少陽相火, 客氣: 少陽相火》에는, 天政《司天의 氣》이 布함에 炎暑가 至하고, 少陽이 上에 臨하니, 雨가 이에 涯합니다. 民病은 熱中, 聾瞑, 血溢, 膿瘡, 咳嘔, 衄衃, 渴, 嚔欠, 喉痺, 目赤하며, 잘 暴死합니다.

四之氣《主氣: 太陰濕土, 客氣: 陽明燥金》에는, 凉이 이에 至하니, 炎暑가 間化《間者, 時作時止之謂》하고 白露가 降하며, 民氣가 和平하며, 그 病은 滿·身重입니다.

五之氣《主氣: 陽明燥金, 客氣: 太陽寒水》에는, 陽이 이에 去하고 寒이 이에 來하며, 雨가 이에 降하고 氣門이 이에 閉하며, 剛木이 일찍 雕(凋)하며, 民은 寒邪를 避하고 君子는 周密합니다.

終之氣《主氣: 太陽寒水, 客氣: 厥陰風木》에는, 地氣《在泉의 氣》가 正하여《그 正化의 位를 얻어》風이 이에 至하니, 萬物이 도리어 生하고 霧霧《霧는 天氣가 下하는데 地氣가 不應하여 晦暗한 것을 가리킴》가 써 行합니다. 그 病은, 關閉가 不禁하고 心痛하며, 陽氣가 藏하지 못하여 咳합니다. 그 運氣를 抑하고 所不勝을 贊하여, 반드시 그 鬱氣를 折하고 먼저 그 化源을 取하여, 暴過가 生하지 못하고 苛疾이 起하지 못(하게)합니다. 그러므로 (少陽司天의) 歲에는 鹹이 宜하고 辛이 宜하고 酸이 宜하며, 이를 滲하고 이를 泄하고 이를 漬하고 이를 發하며, 氣의 寒溫을 觀하여 그 過를 調하되, 風熱과 同한 者는《경우에는》寒化를 많이 하고 風熱과 다른 者는《경우에는》寒化를 적게 하며, 用熱遠熱하고 用溫遠溫하며 用寒遠寒하고 用凉遠凉하는데, 食宜도 同法으로 하니, 이것이 그 道입니다. 假가 있는 것은 이를 反(對로)할 것이니, 이에 反하는 것은 病의 階입니다."

帝께서 가라사대, "善합니다. 太陰의 政은 어떻게 합니까(奈何)?"
岐伯이 가로되, "丑未의 紀입니다. 太陰(이 司天하고) 少角《木運不及》(이며) 太陽(이 在泉하면)《丁丑·丁未年》, 淸熱의 勝復이 同하며, 正宮《土運 平氣》과 同합니다. 丁丑·丁未(年)는 그 運이 風·淸·熱입니다. (客運五步는) 少角·太

徵・少宮・太商・少羽이고, 主運도 이와 같습니다.

太陰(司天하고) 少徵《火運不及》(이며) 太陽(在泉하면)《癸丑・癸未年》, 寒雨의 勝復이 同합니다. 癸丑・癸未(年)는, 그 運이 熱・寒・雨입니다. (客運五步는) 少徵・太宮・少商・太羽이고, (主運五步는) 太角・少徵・太宮・少商・太羽입니다.

太陰(司天하고) 少宮《土運不及》(이며) 太陽(在泉하면)《己丑・己未年》, 風淸의 勝復이 同하고 正宮과 同합니다. 己丑 太一天符・己未 太一天符(年)는, 그 運이 雨・風・淸입니다. (客運五步는)少宮・太商・少羽(・太角・少徵이고, 主運五步는) 少角・太徵(・少宮・太商・少羽입니다).

太陰(司天하고) 少商《金運不及》(이며) 太陽(在泉하면)《乙丑・乙未年》, 熱寒의 勝復이 同합니다. 乙丑・乙未(年)는, 그 運이 凉・熱・寒입니다. (客運五步는) 少商・太羽(・少角・太徵・少宮이고, 主運五步는)太角・少徵・太宮(・少商・太羽입니다).

太陰(司天하고) 少羽《水運不及》(이며) 太陽(在泉하면)《辛丑・辛未年》, 雨風의 勝復이 同하며, 正宮《土運平氣》과 同합니다. 辛丑 同歲會・辛未 同歲會는 그 運이 寒・雨・風입니다. (客運五步는) 少羽(・太角・少徵・太宮・少商이고, 主運五步는) 少角・太徵・少宮・太商(・少羽입니다).

무릇 이 太陰司天의 政은 氣化 運行이 天(時)보다 後하며, 陰이 그 政을 오로지 하여[오로지 하니] 陽氣가 退避하고 大風이 때때로 일어나며, 天氣는 下降하고 地氣는 上騰하여, 原野가 昏霧하고 白埃가 四(方)에서 일어나며, 구름이 南極으로 奔하여 寒雨가 자주 至하고, 物이 差夏《夏末秋初》에 成합니다. 民病은, 寒濕으로 腹滿, 身䐜憤《膜滿》하고 胕腫, 痞逆하며 寒厥, 拘急합니다. 濕寒이 合德함에 黃黑한 埃昏이 氣交에 流行하며, 위로 鎭星埃辰星에 應합니다. 그 政은 肅이며, 그 令은 寂이며, 그 穀은 黅玄입니다. 그러므로 陰이 上에 凝하고 寒이 下에 積하여 寒水가 火를 勝하면, 冰雹가 되고, 陽光이 不治하여 殺氣가 이에 行합니다. 그러므로 有餘하면 高함이 宜하고 不及하면 下함이 宜하며, 有餘하면 晚함이 宜하고 不及하면 早함이 宜하니, 土의 利이며 氣의 化입니다. 民氣 또한 이를 從하며, 間穀을 命하여 其太라고 합니다.

初之氣《主氣: 風木, 客氣: 風木》에는, (上年의) 地氣가 遷하니, 寒이 이에 去하고, 春氣가 正하여 風이 이에 來하고, 生《生發의 氣》이 布함에 萬物이 써 榮하고, 民氣가 條舒하며, 風濕이 相薄하니, 雨가 이에 後합니다. 民病은 血溢하고 筋絡이 拘强하며 關節이 不利하고 身重하며 筋痿합니다.

二之氣《主氣와 客氣 모두 君火》에는, 大火가 正하니《氣化의 正을 얻으니》, 物이 承하여 化하고 民이 이에 和합니다. 그 病은 溫厲가 大行하는데, 遠近이 모두 같습니다. 濕蒸《濕熱》이 相薄하니, 雨가 이에 때때로 降합니다.

三之氣《主氣: 相火, 客氣: 濕土》에는, 天政이 布하니, 濕氣가 降하고 地氣가 騰하

여, 雨가 이에 때때로 降하고 寒이 이에 隨하는데, 寒濕에 感하면, 民病은 身重, 胕腫하고 胸腹이 滿합니다.

四之氣(主氣: 濕土, 客氣: 相火)에는, 畏火가 臨하니, 溽蒸(濕熱)이 化하고 地氣가 騰하여, 天氣가 否隔하고 曉暮(朝夕)에 寒風하며, 蒸熱이 相薄하여 草木이 凝煙하고 濕化가 不流하며, 白露가 陰布하여 써 秋令을 成합니다. 民病은 腠理가 熱하고 血이 暴溢하며, 瘧하고, 心腹滿熱, 臚脹하며 甚하면 胕腫합니다.

五之氣(主氣: 燥金, 客氣: 燥金)에는, 慘令이 이미 行하니, 寒露가 下하고 霜이 이에 일찍 降하며, 草木이 黃落하고 寒氣가 몸에 미치니, 君子는 周密하고 民은 皮腠를 앓습니다.

終之氣(主氣: 寒水, 客氣: 寒水)에는, 寒이 大擧하고 濕이 大化하니, 霜이 이에 積하고 陰이 이에 凝하여, 水가 단단하게 얼고 陽光이 治하지 못합니다. 寒에 感하면, 病人은 關節이 禁固하고 腰脽가 痛하며, 寒濕이 氣交에 持(原作'推', 據別本改)함에 疾이 됩니다.

반드시 그 鬱氣를 折하고 化源을 取하고 그 歲氣를 益하여, 하여금 邪가 勝하지 못하게 하고, 歲穀을 食하여 그 眞을 온전히 하고, 間穀을 食하여 그 精을 保합니다. 그러므로 (太陰司天之政의) 歲에는 마땅히 苦로써 이를 燥하게 하고 溫하게 하며, 甚한 者는 이를 發하고 泄합니다. (萬苦) 發하고 泄하지 아니하면 濕氣가 外溢하여, 肉이 潰하고 皮가 折하여 水血이 交流합니다. 반드시 그 陽火를 贊하여, 하여금 甚寒을 禦하게 하고, 氣의 異同을 좇아 그 制(原作'判', 據《吳注素問》改)를 적게 하고 (또는) 많게 하되, 同寒者는 熱化로써 하고 同濕者는 燥化로써 하는데, 異한 것은 적게 하고 同한 것은 많게 하되, 用凉遠凉하고 用寒遠寒하며 用溫遠溫하고 用熱遠熱하며, 食宜도 同法으로 하는데, 假한 者는 이를 反(對로)하니, 이것이 그 道이며, 이에 反하는 者는 病합니다."

帝께서 가라사대, "善합니다. 少陰의 政은 어떻게 합니까(奈何)?"

岐伯이 가로되, "子午의 紀입니다. 少陰司天(하고) 太角《木運太過》(이며) 陽明(在泉하는), 壬子・壬午(年)는, 그 運이 風鼓이고, 그 化는 鳴紊啓坼이며, 그 變은 振拉摧拔이며, 그 病은 支滿입니다. (客運五步는) 少角・太徵・少宮・太商・少羽(이며, 主運五步는 客運과 같습니다).

少陰(司天하고) 太徵《火運太過》(이며) 陽明(在泉하는), 戊子 天符・戊午 太一天符(年)는, 그 運이 炎暑이고, 그 化는 暄曜鬱燠이며, 그 變은 炎烈沸騰이고, 그 病은 上熱血溢입니다. (客運五步는)太徵・少宮・太商・少羽(・太角이고; 主運五步는) 少角・少徵(・小宮・太商・少羽입니다).

少陰(司天하고) 太宮《土運太過》(이며) 陽明(在泉하는), 甲子・甲午(年)는, 그 運이 陰雨이고, 그 化는 柔潤重澤('重澤'原作'時雨', 當改:《校釋》)이며, 그 變은 震驚飄驟이고, 그 病은 中滿, 身重입니다. (客運五步는) 太宮・少商・太羽(・少角・太徵이며, 主運五步는)太角・少徵(・太宮・少商・太羽입니다).

少陰(司天하고) 太商(金運太過)(이며) 陽明(在泉하는), 庚子 同天符·庚午 同天符(年)는, 正商(金運平氣)과 같으며, 그 運은 凉勁이고, 그 化는 霧露蕭飋이며, 그 變은 肅殺凋零이고, 그 病은 下淸(下體淸冷)입니다. (客運五步는) 太商·少羽(·太角·少徵·太宮이며, 主運五步는) 少角·太徵·少宮(·太商·少羽입니다).

少陰(司天하고) 太羽(水運太過)(이며) 陽明(在泉하는) 丙子 歲會·丙午(年)는, 그 運은 寒이고, 그 化는 凝慘慄洌이며, 그 變은 冰雪霜雹이고, 그 病은 寒下입니다. (客運五步는) 太羽(·少角·太徵·少宮·太商이며, 主運五步는) 太角·少徵·太宮·少商(·太羽입니다).

무릇 이 少陰司天의 政은 氣化運行이 天(時)보다 先하며, 地氣는 肅하고 天氣는 明하며, 寒이 暑와 交하고, 熱이 燥에 加하며, 雲이 雨府에 馳하여, 濕化가 이에 行하고 時雨가 이에 降하며, 金火가 合德하며, 위로 熒惑(星) 太白(星)에 應합니다. 그 政은 明이고, 그 令은 切이고, 그 穀은 丹白이며, 水火 寒熱이 氣交에서 持하여 病의 始가 되니, 熱病이 上에 生하고 淸病이 下에 生하여, 寒熱이 凌犯하며 中에서 爭합니다. 民病은, 咳喘하고, 血溢, 血泄, 鼽嚏, 目赤, 眥瘍, 寒厥入胃, 心痛, 腰痛, 復大, 嗌乾, 腫上합니다.

初之氣(主氣: 風木, 客氣: 寒水)에는, 地氣가 遷함에, 暑(原作'燥', 據《新校正》改)가 장차 去하며, 寒이 이에 始하여, 蟄(蟲)이 다시 藏하고, 水가 이에 얼며, 霜이 다시 降하고, 風이 이에 洌(原作'至', 據《新校正》改)하여 陽氣가 鬱하고, 民이 도리어 周密하며, 關節이 禁固하고, 腰脽가 痛하며, 炎暑가 장차 起하면, 中外가 瘡瘍합니다.

二之氣(主氣: 君火, 客氣: 相火)에는, 陽氣가 布하니[布함에] 風이 이에 行하고, 春氣가 써 正함에 萬物이 應하여 榮하며, 寒氣가 때때로 至하고, 民이 이에 和합니다. 그 病은 淋, 目暝, 目赤하고, 氣가 上에서 鬱하여 熱합니다.

三之氣(主氣: 相火, 客氣: 君火)에는, 天政이 布하니[布하여], 大火가 行하고 庶類가 蕃鮮하며, 寒氣가 때때로 至하며, 民病은, 氣厥心痛하고, 寒熱이 更作하며, 咳喘, 目赤합니다.

四之氣(主氣: 濕土, 客氣: 濕土)에, 溽暑가 至하며, 大雨가 때때로 行하고, 寒熱이 互至하여(交代로 至하며), 民病은 寒熱, 嗌乾, 黃癉, 鼽衄하고, 飮이 發합니다.

五之氣(主氣: 燥, 客氣: 相火)는, 畏火가 臨하여, 暑가 反至하고, 陽이 이에 化하며, 萬物이 이에 生하고 이에 長하고 (이에) 榮하며, 民이 이에 康하며, 그 病은 溫입니다.

終之氣(主氣: 寒水, 客氣: 燥金)에는, 燥令이 行하고, 餘火가 內格하여, 上에 腫하며 咳喘하고, 甚하면 血溢하며, 寒氣가 자주 擧하여 霿霧가 翳하고, 病이 皮腠에 生하며, 脇에 內舍하면 下로 少腹에 連하여 寒中을 作합니다. 地將易也(疑是衍文).

반드시 그 運氣를 抑하고, 그 歲勝을 資하며, 그 鬱發을 折하고 먼저 化源을 取하여, 하여금 暴過하여 그 病을 生하게 하지 말아야 합니다. 歲穀을 食하여 眞氣를 온전히 하고, 間穀을 食하여 虛邪를 避합니다. 歲에 마땅히 鹹으로 이를 軟하게 하여 그 上을 調하되, 甚하면 苦로써 이를 發하고, 酸으로써 이를 收하여 그 下를 安(하게)하며, 甚하면 苦로써 이를 泄하는데, 氣의 同異에 맞추어(適) 많게 (또는) 적게 하니, 天氣와 同한 者는 寒으로 淸化하고, 地氣와 同한 者는 溫으로 熱化하는데, 用熱遠熱하고 用凉遠凉하며, 用溫遠溫하고 用寒遠寒하며, 食宜도 同法입니다. 假가 있으면 反(對로)하니, 이것이 그 道이며, 이에 反하는 者는 病이 作합니다."

帝께서 가라사대, "善합니다. 厥陰의 政은 어떻게 합니까(奈何)?"

岐伯이 가로되, "巳亥의 紀입니다.

厥陰(司天하고,) 少角《木運不及》(이며,) 少陽(在泉하면), 淸熱의 勝復이 同하며, 正角과 同합니다. 丁巳 天符·丁亥 天符(年)는, 그 運이 風·淸·熱입니다. (客運五步는)少角·太徵·少宮·太商·少羽(이고, 主運은 客運과 같습니다).

厥陰(司天하고,) 少徵《火運不及》(이며,) 少陽(在泉하면), 寒雨의 勝復이 同합니다. 癸巳 同歲會·癸亥 同歲會(年)는, 그 運이 熱·寒·雨입니다. (客運五步는) 少徵·大宮·少商·太羽(·少角이고, 主運五步는)太角(·少徵·太宮·少商·太羽입니다).

厥陰(司天하고,) 少宮《土運不及》(이며,) 少陽(在泉하면), 風淸의 勝復이 同하며, 正角과 同합니다. 己巳·己亥(年)는, 그 運이 雨·風·淸입니다. (客運五步는) 少宮·太商·少羽(·太角·少徵이고, 主運五步는)少角·太徵(·少宮·太商·少羽입니다).

厥陰(司天하고,) 少商《金運不及》(이며,) 少陽(在泉하면), 熱寒의 勝復이 同하며, 正角과 同합니다. 乙巳·乙亥(年)는, 그 運이 凉·熱·寒입니다. (客運五步는) 少商·太羽(·少角·太徵·少宮이고, 主運五步는)太角·少徵·太宮(·少商·太羽입니다).

厥陰(司天하고,) 少羽《水運不及》(이며,) 少陽(在泉하면), 雨風의 勝復이 同합니다. 辛巳·辛亥(年)는, 그 運이 寒·雨·風입니다. (客運五步는) 少羽(·太角·少徵·太宮·少商이고, 主運五步는)少角·太徵·少宮·太商(·少羽입니다.)

무릇 이 厥陰司天의 政은 氣化運行이 天(時)보다 後하나, 모든 平氣年과 같은 해는(諸同正歲) 氣化運行이 天(時)과 같습니다. 天氣는 擾하고 地氣는 正하며, 風이 高遠한 데서 生하고 炎熱이 이를 從하며, 구름이 雨府로 趨함에《趨하여》濕化가 이에 行하며, 風化同德이며, 위로 歲星과 熒惑(星)에 應합니다. 그 政은 撓이고, 그 令은 速이고, 그 穀은 蒼丹이고, 間穀은 言太者《太過한 間氣를 받아 成熟된 것》이고, 그 耗는 文角·品羽입니다. 風燥, 火熱의 勝復이 번갈아 作하여, 蟄蟲이 來見하고, 流水가 얼지 않으며, 熱病은 下에서 行하고, 風病은 上에서 行하며, 風燥의 勝復은 中에서 形합니다.

初之氣(主氣: 風木, 客氣: 燥金)에는, 寒이 비로소 肅하고, 殺氣가 바야흐로 至하니, 民은 (右의 下에) 寒病이 듭니다.

二之氣(主氣: 君火, 客氣: 寒水)에는, 寒이 去하지 아니하여, 華雪하고(花雪이 내리고) 물이 얼며, 殺氣가 施化함에 서리가 이에 내리며, 名草의 上이 焦하고, 寒雨가 數至하며(자주 내리며), 陽이 다시 化하며, 民은 中에 熱病이 듭니다.

三之氣(主氣: 相火, 客氣: 風木)에는, 天政이 布하니, 風이 이에 때때로 擧하며, 民病은 泣出, 耳鳴, 掉眩합니다.

四之氣(主氣: 濕土, 客氣: 君火)에는, 溽暑濕熱이 相薄하여, 左의 上에서 爭하고, 民은 黃癉하면서 胕腫이 되는 病이 듭니다.

五之氣(主氣: 燥金, 客氣: 濕土)에는, 燥濕이 번갈아 勝함에 沈陰이 이에 布하고, 寒氣가 體에 미치며, 風雨가 이에 行합니다.

終之氣(主氣: 寒水, 客氣: 相火)에는, 畏火가 司令함에, 陽이 이에 大化하여, 蟄蟲이 出見하고, 流水가 얼지 아니하며, 地氣가 大發하여, 草가 이에 生하고, 人이 이에 舒하며, 그 病은 溫厲입니다.

반드시 그 鬱氣를 折하고, 그 化源을 資하고, 그 運氣를 贊하여, 邪로 하여금 勝하게 하지 말며, 歲에 마땅히 辛으로써 上을 調하고 鹹으로써 下를 調하되, 畏火의 氣를 망녕되이 犯하지 말며, 用溫遠溫하고 用熱遠熱하며, 用凉遠凉하고 用寒遠寒하며, 食宜도 同法으로 합니다. 假가 있으면 常에 反(對로)할 것이니, 이것이 그 道이며, 이에 反하는 者는 病합니다."

帝께서 가라사대, "善합니다. 夫子의 言은 可히 悉하다고 이를 만합니다. 그러나 어떻게 그 應을 明합니까?"

岐伯이 가로되, "昭하시도다, 問(하심)이여! 무릇 六氣는 行함에 次가 있으며, 止함에 位가 있습니다. 그러므로 (通)常 正月 朔日 平旦에 이를 視하고, 그 位를 觀하여 그 所在를 知합니다. 運이 有餘하면 그 至함이 先하고, 運이 不及하면 그 至함이 後하니, 이것이 天의 道이며 氣의 常입니다. 運이 有餘함도 아니고 不足함도 아님(運이 太過하지도 않고 不及하지도 않은, 平氣之年),이를 일러 正歲라 하니, 그 至함이 그 時에 當합니다."

帝께서 가라사대, "勝復의 氣는, 그 (恒)常 있는 것이거니와(其常在也), 災眚의 때때로 至함은, 候함을 어떻게 합니까?"

岐伯이 가로되, "(正常的인) 氣化가 아닌 것, 이를 일러 災라고 합니다."

帝께서 가라사대, "天地의 數(司天, 在泉의 起止의 數)에서, 終始는 어떠합니까?"

岐伯이 가로되, "悉하시도다, 問(하심)이여!

이는 밝은 道입니다. 數의 始는 上(司天)에서 起하여 下(在泉)에서 終하(나)니, 歲半의 前은 天氣가 이를 主하고, 歲半의 後는 地氣가 이를 主하며, 上下가 交互할 때에는(司天과 在泉이 바뀌는 三과 四의 氣에는) 氣交가 이를 主하니, (이에) 歲紀가 畢합니다. 그러므로 가로되, '位(六氣의 一年中의 位置와 時間)가 明하면(位를

明知하면) 氣(節氣)와 月(의 變化)을 可히 알진저.'라고 했으니, 이른바 氣(節氣)
(를 두고 하는 말)입니다."

帝께서 가라사대, "余가 그 일을 司하여, 則하여 行하는데, 그 數(天地의 數)에
合하지 않음은 어째서입니까?"

岐伯이 가로되, "氣用(六氣의 用)에는 多少가 있고, 化洽에는 盛衰가 있는데, 衰
盛의 多少는 그 化와 同합니다."

帝께서 가라사대, "願컨대 同化는 어떠한지를 듣고 싶습니다."

岐伯이 가로되, "風溫은 春化와 同하고, 熱曛昏化는 夏化와 同하고, 勝은 復과 同
하고, 燥淸煙露는 秋化와 同하고, 雲雨昏暝埃는 長夏의 化와 同하고, 寒氣霜雪冰은
冬化와 同하니, 이것이 天地 五運六氣의 化이며, 更用盛衰의 常입니다."

帝께서 가라사대, "五運의 行이 天化(司天의 氣化)와 同한 것을 命하여 天符라고
함은, 余가 이를 知합니다. 願컨대 地化(在泉의 氣化)와 同한 것은 무엇을 이르는
지를 듣고 싶습니다."

岐伯이 가로되, "太過하면서 天化와 同한 것이 셋이고, 不及하면서 天化와 同한
것이 또한 셋이며, 太過하면서 地化와 同한 것이 셋이고, 不及하면서 地化와 同한
것이 또한 셋이니, 이것이 모두해서(凡) 二十四年입니다."

帝께서 가라사대, "願컨대 그 이르는 바(가 무엇인지)를 듣고 싶습니다."

岐伯이 가로되, "甲辰·甲戌 太宮(土運太過)(年)은 太陰(在泉의 氣)에 下加하
며, 壬寅·壬申 太角(木運太過)(年)은 厥陰(在泉의 氣)에 下加하며, 庚子·庚午
太商(金運太過)(年)은 陽明(在泉의 氣)에 下加하니, 이와 같은 것이 셋입니다.

癸巳·癸亥 少徵(火運不及)(年)은 少陽(在泉의 氣)에 下加하고, 辛丑·辛未 少
羽(水運不及)(年)는 太陽(在泉의 氣)에 下加하고, 癸卯·癸酉 少徵(火運不及)
(年)은 少陰(在泉의 氣)에 下加하니, 이와 같은 것이 셋입니다.

戊子·戊午 太徵(火運太過)(年)은 少陰(司天의 氣)에 上臨하고, 戊寅·戊申 太
徵(火運太過)(年)은 少陽(司天의 氣)에 上臨하고, 丙辰·丙戌 太羽(水運太過)
(年)는 太陽(司天의 氣)에 上臨하니, 이와 같은 것이 셋입니다.

丁巳·丁亥 少角(木運不及)(年)은 厥陰(司天의 氣)에 上臨하고, 乙卯·乙酉 少
商(金運不及)(年)은 陽明(司天의 氣)에 上臨하고, 已丑·已未 少宮(土運不及)
(年)은 太陰(司天의 氣)에 上臨하니, 이와 같은 것이 셋입니다. 이 二十四年을 除
外하면 加하지도 臨하지도 않습니다."

帝께서 가라사대, "加란 무엇을 이릅니까?"

岐伯이 가로되, "太過하면서 加하는 것은 同天符이며, 不及하면서 加하는 것은
同歲會입니다."

帝께서 가라사대, "臨은 무엇을 이릅니까?"

岐伯이 가로되, "太過(하거나) 不及(하면서 司天과 相臨함)을 모두 天符라 하거
니와, 變行에 多少가 있음에, 病形에 微甚이 있으며, 生死에 早晏이 있습니다."

帝께서 가라사대, "夫子께서 言하시기를, 用寒遠寒하고 用熱遠熱하라고 하셨는데, 余가 아직 其(所以)然을《그 이유를》知하지 못합니다. 願컨대 무엇을 일러 遠이라 하는지 듣고 싶습니다."

岐伯이 가로되, "熱은 熱을 犯하지 말고《犯함이 없어야 하고》, 寒은 寒을 犯하지 말지니《犯함이 없어야 하니》, 從하는 者는 和하(게 되)고, 逆하는 者는 病이 드니, 可히 敬畏하여 이를 멀리하지 아니하지 못하니, 이른바 時와《'興'當作'與'》六位가 함께 함입니다."

帝께서 가라사대, "溫凉은 어떠합니까?"

岐伯이 가로되, "司氣《主時의 氣》가 써 熱하면, 熱을 用하되[用하여 (이를)] 犯하지 말고; 司氣가 써 寒하면, 寒을 用하되[用하여 (이를)] 犯하지 말고; 司氣가 써 凉하면, 凉을 用하되[用하여 (이를)] 犯하지 말고; 司氣가 써 溫하면, 溫을 用하되[用하여 (이를)] 犯하지 말며; 間氣가 그 主(氣)와 同하면 犯하지 말고, 그 主(氣)와 다르면 이를 小犯하는데, 이를 일러 四畏라 하니, 반드시 삼가하여 이를 살펴야 합니다."

帝께서 가라사대, "善합니다. 그 犯한 者는 어떠합니까?"

岐伯이 가로되, "天氣가 時에 反하면, 可히 時에 依해야 하나, 그 主(氣)를 勝하는 境遇에는 可히 犯할 수 있으며, 平함으로써 期를 삼아, 可히 지나쳐서는 안되며, 이를 일러 邪氣가 도리어 反勝한 경우(者)라고 합니다. 그러므로 가로되 '天信을 잃음이 없고《天信을 잃지 말고; 天信을 잃지 아니하고》, 氣宜를 逆함이 없고《氣宜를 逆하지 말고; 氣宜를 逆하지 아니하고》, 그 勝을 翼함이 없고《그 勝을 翼하지 말고; 그 勝을 翼하지 아니하고》, 그 復을 贊함이 없음《그 復을 贊하지 말음; 그 復을 贊하지 아니함》, 이를 일러 至治《至極한 治療》라 한다.'고 했습니다."

第 二 章

帝曰: 善. 五運氣行主歲之紀, 其有常數乎? 岐伯曰: 臣請次之.

甲子 甲午歲

上少陰火, 中太宮土運, 下陽明金, 熱化二, 雨化五, 燥化四, 所謂正化日也. 其化上鹹寒, 中苦熱, 下酸熱, 所謂藥食宜也.

乙丑 乙未歲

上太陰土, 中少商金運, 下太陽水, 熱化寒化勝復同, 所謂邪氣化日也. 災七宮. 濕化五, 清化四, 寒化六, 所謂正化日也. 其化上苦熱, 中酸和, 下甘熱, 所謂藥食宜也.

丙寅 丙申歲

上少陽相火, 中太羽水運, 下厥陰木. 火化二, 寒化六, 風化三, 所謂正化日也. 其化上鹹寒, 中鹹溫, 下辛溫, 所謂藥食宜也.

丁卯歲會 丁酉歲

上陽明金, 中少角木運, 下少陰火, 清化熱化勝復同, 所謂邪氣化日也. 災三宮. 燥化九, 風化三, 熱化七, 所謂正化日也. 其化上苦小溫, 中辛和, 下鹹寒, 所謂藥食宜也.

戊辰 戊戌歲

上太陽水, 中太徵火運, 下太陰土. 寒化六, 熱化七, 濕化五, 所謂正化日也. 其化上苦溫, 中甘和, 下甘溫, 所謂藥食宜也.

己巳 己亥歲

上厥陰木, 中少宮土運, 下少陽相火, 風化清化勝復同, 所謂邪氣化日也. 災五宮. 風化三, 濕化五, 火化七, 所謂正化日也. 其化上辛凉, 中甘和, 下鹹寒, 所謂藥食宜也.

庚午同天符 庚子歲同天符

上少陰火, 中太商金運, 下陽明金, 熱化七, 清化九, 燥化九, 所謂正化日也. 其化上鹹寒, 中辛溫, 下酸溫, 所謂藥食宜也.

辛未同歲會 辛丑歲同歲會

上太陰土, 中少羽水運, 下太陽水, 雨化風化勝復同, 所謂邪氣化日也. 災一宮. 雨化五, 寒化一, 所謂正化日也. 其化上苦熱, 中苦和, 下苦熱, 所謂藥食宜也.

壬申同天符 壬寅歲同天符

上少陽相火, 中太角木運, 下厥陰木, 火化二, 風化八, 所謂正化日也. 其化上鹹寒, 中酸和, 下辛凉, 所謂藥食宜也.

癸酉同歲會 癸卯歲同歲會

上陽明金, 中少徵火運, 下少陰火, 寒化雨化勝復同, 所謂邪氣化日也. 災九宮. 燥化九 熱化二, 所謂正化日也. 其化上苦小溫, 中鹹溫, 下鹹寒, 所謂藥食宜也.

甲戌歲會同天符 甲辰歲歲會同天符

上太陽水, 中太宮土運, 下太陰土, 寒化六, 濕化五, 正化[1]日也.

其化上苦熱, 中苦溫, 下苦溫, 藥食宜也.

　乙亥 乙巳歲

　上厥陰木, 中少商金運, 下少陽相火, 熱化寒化勝復同, 邪氣化日也. 災七宮. 風化八, 清化四, 火化二, 正化度也. 其化上辛涼, 中酸和, 下鹹寒, 藥食宜也.

　丙子歲會 丙午歲

　上少陰火, 中太羽水運, 下陽明金, 熱化二, 寒化六, 清化四, 正化度也. 其化上鹹寒, 中鹹熱, 下酸溫, 藥食宜也.

　丁丑 丁未歲

　上太陰土, 中少角木運, 下太陽水, 清化熱化勝復同, 邪氣化度也. 災三宮. 雨化五, 風化三, 寒化一, 正化度也. 其化上苦溫, 中辛溫, 下甘熱, 藥食宜也.

　戊寅 申歲天符

　上少陽相火, 中太徵火運, 下厥陰木, 火化七, 風化三, 正化度也. 其化上鹹寒, 中甘和, 下辛涼, 藥食宜也.

　己卯 己酉歲

　上陽明金, 中少宮土運, 下少陰火, 風化清化勝復同, 邪氣化度也. 災五宮. 清化九, 雨化五, 熱化七, 正化度也. 其化上苦小溫, 中甘和, 下鹹寒, 藥食宜也.

　庚辰 庚戌歲

　上太陽水, 中太商金運, 下太陰土. 寒化一, 清化九, 雨化五, 正化度也. 其化上苦熱, 中辛溫, 下甘熱, 藥食宜也.

　辛巳 辛亥歲

　上厥陰木, 中少羽水運, 下少陽相火, 雨化風化勝復同, 邪氣化度也. 災一宮. 風化三, 寒化一, 火化七, 正化度也. 其化上辛涼, 中苦和, 下鹹寒, 藥食宜也.

　壬午 壬子歲

　上少陰火, 中太角木運, 下陽明金, 熱化二, 風化八, 清和四, 正化度也. 其化上鹹寒, 中酸涼, 下酸溫, 藥食宜也.

癸未 癸丑歲

上太陰土, 中少徵火運, 下太陽水, 寒化雨化勝復同, 邪氣化度也. 災九宮. 雨化五, 火化二, 寒化一, 正化度也. 其化上苦溫, 中鹹溫, 下甘熱, 藥食宜也.

甲申 甲寅歲

上少陽相火, 中太宮土運, 下厥陰木. 火化二, 雨化五, 風化八, 正化度也. 其化上鹹寒, 中鹹和, 下辛涼, 藥食宜也.

乙酉太一天符 乙卯歲天符

上陽明金, 中少商金運, 下少陰火, 熱化寒化勝復同, 邪氣化度也. 災七宮. 燥化四, 清化四, 熱化二, 正化度也. 其化上苦小溫, 中苦和, 下鹹寒, 藥食宜也.

丙戌天符 丙辰歲天符

上太陽水, 中太羽水運, 下太陰土, 寒化六, 雨化五, 正化度也. 其化上苦熱, 中鹹溫, 下甘熱, 藥食宜也.

丁亥天符 丁巳歲天符

上厥陰木, 中少角木運, 下少陽相火, 清化熱化勝復同, 邪氣化度也, 災三宮. 風化三, 火化七, 正化度也. 其化上辛涼, 中辛和, 下鹹寒, 藥食宜也.

戊子天符 戊午歲太一天符

上少陰火, 中太徵火運, 下陽明金. 熱化七, 清化九, 正化度也. 其化上鹹寒, 中甘寒, 下酸溫, 藥食宜也.

己丑太一天符 己未歲太一天符

上太陰土, 中少宮土運, 下太陽水, 風化清化勝復同, 邪氣化度也. 災五宮. 雨化五, 寒化一, 正化度也. 其化上苦熱, 中甘和, 下甘熱, 藥食宜也.

庚寅 庚申歲

上少陽相火, 中太商金運, 下厥陰木. 火化七, 清化九, 風化三, 正化度也. 其化上鹹寒, 中辛溫, 下辛涼, 藥食宜也.

辛卯 辛酉歲

上陽明金, 中少羽水運, 下少陰火, 雨化風化勝復同, 邪氣化度也. 災一宮. 清化九, 寒化一, 熱化七, 正化度也. 其化上苦小溫, 中苦和, 下鹹寒, 藥食宜也.

壬辰 壬戌歲

上太陽水, 中太角木運, 下太陰土. 寒化六, 風化八, 雨化五, 正化度也. 其化上苦溫, 中酸和, 下甘溫, 藥食宜也.

癸巳^{同歲會} 癸亥²⁾^{同歲會}

上厥陰木, 中少徵火運, 下少陽相火, 寒化雨化勝復同, 邪氣化度也. 災九宮. 風化八, 火化二, 正化度也. 其化上辛涼, 中鹹和, 下鹹寒, 藥食宜也.

凡此定期之紀, 勝復正化, 皆有常數, 不可不察. 故知其要者, 一言而終, 不知其要, 流散無窮, 此之謂也.

帝曰: 善. 五運之氣, 亦復歲乎? 岐伯曰: 鬱極乃發, 待時而作也. 帝曰: 請問其所謂也. 岐伯曰: 五常之氣, 太過不及, 其發異也. 帝曰: 願卒聞之. 岐伯曰: 太過者暴, 不及者徐, 暴者爲病甚, 徐者爲病持. 帝曰: 太過不及, 其數何如? 岐伯曰: 太過者其數成, 不及者其數生, 土常以生也.

帝曰: 其發也何如? 岐伯曰: 土鬱之發, 巖谷震驚, 雷殷氣交, 埃昏黃黑, 化爲白³⁾氣, 飄驟高深, 擊石飛空, 洪水乃從, 川流漫衍, 田牧土駒. 化氣乃敷, 善爲時雨, 始生始長, 始化始成. 故民病心腹脹, 腸鳴而爲數後, 甚則心痛脇䐜, 嘔吐⁴⁾霍亂, 飲發注下, 胕腫身重. 雲奔雨府, 霞擁朝陽, 山澤埃昏. 其乃發也, 以其四氣. 雲橫天山, 浮游生滅, 怫之先兆. 金鬱之發, 天潔地明, 風⁵⁾清氣切, 大涼乃舉, 草樹浮煙, 燥氣以行, 霜霧⁶⁾數起, 殺氣來至, 草木蒼乾, 金乃有聲. 故民病咳逆, 心脇滿, 引少腹, 善暴痛, 不可反側, 嗌乾面塵色惡⁷⁾. 山澤焦枯, 土凝霜鹵, 怫乃發也, 其氣五. 夜零白露, 林莽聲凄, 怫之兆也. 水鬱之發, 陽氣乃辟, 陰氣暴舉, 大寒乃至, 川澤嚴凝, 寒雰結爲霜雪, 甚則黃黑昏翳, 流行氣交, 乃爲霜殺, 水乃見祥. 故民病寒客心痛, 腰脽痛, 大關節不利, 屈伸不便, 善厥逆⁸⁾, 痞堅腹滿. 陽光不治,空積沈陰, 白埃昏暝, 而乃發也, 其氣二火前後. 太虛深玄, 氣猶麻散, 微見而隱, 色黑微黃, 怫之先兆也. 木鬱之發, 太虛埃昏, 雲物以擾, 大風乃至, 屋發折木, 木有變. 故民病胃脘當心而痛, 上支兩脇, 鬲咽不通, 食飲不下, 甚則耳鳴眩轉, 目不識人, 善暴僵仆. 太虛蒼埃, 天山一色, 或氣⁹⁾濁, 色黃黑鬱若, 橫雲不起雨而乃發也, 其氣無常. 長川草偃, 柔葉呈陰, 松吟高山, 虎嘯巖岫, 怫之先兆也. 火鬱之發, 太虛腫¹⁰⁾翳, 大明不彰, 炎火行, 大暑至, 山澤燔燎, 材木流津, 廣廈騰煙, 土浮霜鹵, 止水乃減, 蔓草焦黃, 風行惑言, 濕化乃後. 故民病少氣, 瘡瘍癰腫, 脇腹胸背, 面首四支, 䐜憤臚脹, 瘍痱嘔逆, 瘛瘲骨痛, 節乃有動, 注下溫瘧, 腹中暴痛, 血溢流注, 精液¹¹⁾乃少, 目赤心熱, 甚則瞀悶懊憹, 善暴死. 刻終大溫, 汗濡玄府, 其乃發也, 其氣四. 動復則靜, 陽極反陰, 濕令乃火乃成. 華發水凝, 山川冰雪, 焰陽午澤, 怫之先兆也. 有怫之應而後報也, 皆觀其極而乃發也, 木發¹²⁾無時, 水隨火也. 謹候其時, 病可與期, 失時反歲, 五氣不行, 生化收藏, 政無恒也.

　帝曰:水發而雹雪, 土發而飄驟, 木發而毀折, 金發而清明, 火發而曛昧, 何氣使然? 岐伯曰:氣有多少, 發有微甚, 微者當其氣, 甚者兼其下, 徵其下氣而見可知也.

　帝曰:善 五氣之發, 不當位者, 何也? 岐伯曰:命其差. 帝曰:差有數乎? 岐伯曰:後皆三十度而有奇也. 帝曰:氣至而先後者, 何? 岐伯曰:運太過則其至先, 運不及則其至後, 此候之常也. 帝曰:當時而至者, 何也? 岐伯曰:非太過, 非不及, 則至當¹³⁾時, 非是者眚也. 帝曰:善. 氣有非時而化者, 何也? 岐伯曰:太過者, 當其時, 不及者, 歸其已勝也. 帝曰:四時之氣, 至有早晏, 高下左右, 其候何如? 岐伯曰:行有逆順, 至有遲速, 故太過者化先天, 不及者化後天. 帝曰:願聞其行何謂也? 岐伯曰:春氣西行, 夏氣北行, 秋氣東行, 冬氣南行, 故春氣始於下, 秋氣始於上, 夏氣始於中, 冬氣始於標;春氣始於左, 秋氣始於右, 冬氣始於後, 夏氣始於前, 此四時正化之常. 故至高之地, 冬氣常在, 至下之地, 春氣常在, 必謹察之. 帝曰:善.

〔校勘〕 1) 正化日也: 素問校訛에, 右抄本에는 '正化' 위에 '所謂' 二字가 더 있다고 하였다.
　　　　2) 癸亥: 明抄本, 四庫本에는 '亥' 밑에 모두 '歲'字가 더 있다.
　　　　3) 白氣: 張琦는 '白'이 '雨'字의 訛일 것이라고 했다.
　　　　4) 嘔吐: 儒門事親에는 '吐'가 '逆'으로 되어 있다고 하였다.
　　　　5) 風淸氣切: 胡本, 越本, 吳本에는 모두 '風'이 '氣'로 되어 있다.
　　　　6) 吳本에는 '霧'가 '霜'으로 되어 있다.
　　　　7) 四庫本에는 '色' 밑에 '惡'字가 없다.
　　　　8) 善厥逆: 儒門事親에는 '逆'字가 없다.
　　　　9) 或氣濁: 讀本, 越本, 吳本, 朝本, 熊本에는 모두 '氣'가 '爲'로 되어 있다.
　　　　10) 腫翳: 明抄本에는 '腫'이 '曛'으로 되어 있다. 顧觀光은, 釋音에 '矇'字가 나오는
　　　　　　데 經注의 '腫'字가 모두 '矇'字의 誤가 아닌가 한다고 했다.
　　　　11) 精液: '精'은 아마 '津'의 音誤일 것이다.《郭靄春》
　　　　12) 木發: 吳本에는 '木'이 '本'으로 되어 있고, 藏本에는 '大'로 되어 있다.
　　　　13) 則至當時: 吳本에는 '當' 밑에 '其'字가 더 있다.

帝께서 가라사대, "善합니다. 五運의 氣行과 主歲의 紀에는 常數《正常的 規律》가 있습니까?"

岐伯이 가로되, "臣이 請컨대, 이를 次(序있게)하(여 말씀드리)겠습니다.

甲子·甲午歲는, 上《司天》은 少陰君火이며, 中《中運》은 太宮 土運《土運太過》이며, 下《在泉》는 陽明(燥)金입니다. 熱化가 二이고, 雨化가 五이고, 燥化가 四이니, 이른바 正化日입니다. 그 化는 上에는《司天의 氣化로 因한 疾病에는》鹹寒(한 藥物을 쓸 것이며), 中(運의 氣化로 因한 疾病)에는 苦熱(한 藥物을 쓸 것이며), 下에는《在泉의 氣化로 因한 疾病에는》酸溫(한 藥物을 쓸 것)이니('酸溫'原作'酸熱', 據《校釋》改), 이른바 藥食의 宜입니다.

乙丑·乙未歲는, 上은 太陰(濕)土이며, 中은 少商 金運이며, 下는 太陽(寒)水입니다. 熱化와 寒化의 勝復이 同하니, 이른바 邪氣化日입니다. 災는 七宮입니다. 濕化가 五이고, 淸化가 四이며, 寒化가 六이니, 이른바 正化日입니다. 그 化는 上에는 苦熱이며, 中에는 酸和이며, 下에는 甘熱이니, 이른바 藥食의 宜입니다.

丙寅·丙申歲는, 上은 少陽相火이고, 中은 太羽 水運이고, 下는 厥陰(風)木입니다. 火化가 二이고, 寒化가 六이고, 風化가 三이니, 이른바 正化日입니다. 그 化는 上에는 鹹寒이며, 中에는 鹹溫이며, 下에는 辛溫이니, 이른바 藥食의 宜입니다.

丁卯歲會·丁酉歲는, 上은 陽明(燥)金이고, 中은 少角 木運이고, 下는 少陰(君)火입니다. 淸化와 熱化는 勝復이 同하니, 이른바 邪氣化日입니다. 災는 三宮입니다. 燥化가 九이고, 風化가 三이며, 熱化가 七이니, 이른바 正化日입니다. 그 化는 上에는 苦小溫이며, 中에는 辛和이며, 下에는 鹹寒이니, 이른바 藥食의 宜입니다.

戊辰·戊戌歲는, 上은 太陽(寒)水이고, 中은 太徵 火運이고, 下는 太陰(濕)土입니다. 寒化가 六이고, 熱化가 七이고, 濕化가 五이니, 이른바 正化日입니다. 그 化는 上에는 苦溫이며, 中에는 甘和이며, 下에는 甘溫이니, 이른바 藥食의 宜입니다.

己巳·己亥歲는, 上은 厥陰(風)木이고, 中은 少宮 土運이고, 下는 少陽相火입니

다. 風化와 淸化의 勝復이 同하니, 이른바 邪氣化日입니다. 災는 五宮입니다. 風化가 三이고, 濕化가 五이고, 火化가 七이니, 이른바 正化日입니다. 그 化는 上에는 辛凉이며, 中에는 甘和이며, 下에는 鹹寒이니, 이른바 藥食의 宜입니다.

庚午同天符・庚子歲同天符는, 上은 少陰(君)火이고, 中은 太商 金運이고, 下는 陽明(燥)金입니다. 熱化가 七이고, 淸化가 九이고, 燥化가 九이니, 이른바 正化日입니다. 그 化는 上에는 鹹寒이며, 中에는 辛溫이며, 下에는 酸溫《宜作'苦熱'》이니, 이른바 藥食의 宜입니다.

辛未同歲會・辛丑歲同歲會는, 上은 太陰(濕)土이고, 中은 少羽 水運이고, 下는 太陽(寒)水입니다. 雨化와 風化의 勝復이 同하니, 이른바 邪氣化日입니다. 災는 一宮이며; 雨化가 五이고, 寒化가 一이니, 이른바 正化日입니다. 그 化는 上에는 苦熱이며, 中에는 苦和이며, 下에는 苦熱《當作'甘熱'》이니, 이른바 藥食의 宜입니다.

壬申同天符・壬寅歲同天符는, 上은 少陽相火이고, 中은 太角 木運이고, 下는 厥陰(風)木입니다. 火化가 二이고, 風化가 八이니, 이른바 正化日입니다. 그 化는 上에는 鹹寒이고, 中에는 酸和이며, 下에는 辛凉이니, 이른바 藥食의 宜입니다.

癸酉同歲會・癸卯歲同歲會는, 上은 陽明(燥)金이고, 中은 少徵 火運이고, 下는 少陰(君)火입니다. 寒化와 雨化의 勝復이 同하니, 이른바 邪氣化日입니다. 災는 九宮입니다. 燥化가 九이고, 熱化가 二이니, 이른바 正化日입니다. 그 化는 上에는 苦小溫이며, 中에는 鹹溫이며, 下에는 鹹寒이니, 이른바 藥食의 宜입니다.

甲戌歲會同天符・甲辰歲會同天符는, 上은 太陽(寒)水이고, 中은 太宮 土運이고, 下는 太陰(濕)土입니다. 寒化가 六이고, 濕化가 五이니, (이른바) 正化日입니다. 그 化는 上에는 苦熱이고, 中에는 苦溫이고, 下에는 苦溫이니, (이른바) 藥食의 宜입니다.

乙亥・乙巳歲는, 上은 厥陰(風)木이고, 中은 少商 金運이고, 下는 少陽相火입니다. 熱化와 寒化의 勝復이 同하니, (이른바) 邪氣化日입니다. 災는 七宮입니다. 風化가 八이고, 淸化가 四이고, 火化가 二이니, (이른바) 正化度《'度', 謂'日'也》입니다. 그 化는 上에는 辛凉이며, 中에는 酸和이며, 下에는 鹹寒이니, (이른바) 藥食의 宜입니다.

丙子歲會・丙午歲는, 上은 少陰(君)火이고, 中은 太羽 水運이고, 下는 陽明(燥)金입니다. 熱化가 二이고, 寒化가 六이고, 淸化가 四이니, (이른바) 正化度입니다. 그 化는 上에는 鹹寒이며, 中에는 鹹熱《當作'寒溫'》이며, 下에는 酸溫이니, (이른바) 藥食의 宜입니다.

丁丑・丁未歲는, 上은 太陰(濕)土이고, 中은 少角 木運이고, 下는 太陽(寒)水입니다. 淸化와 熱化의 勝復이 同하니, (이른바) 邪氣化度입니다. 災는 三宮입니다. 雨化가 五이고, 風化가 三이고, 寒化가 一이니, (이른바) 正化度입니다. 그 化는 上에는 苦溫이며, 中에는 辛溫《當作'辛和'》이며, 下에는 甘熱이니, (이른바) 藥食의 宜입니다.

戊寅天符·戊申歲는, 上은 少陽相火이고, 中은 太徵 火運이고, 下는 厥陰(風)木입니다. 火化가 七이고, 風化가 三이니, (이른바) 正化度입니다. 그 化는 上에는 鹹寒이며, 中에는 甘和이며, 下에는 辛凉이니, (이른바) 藥食의 宜입니다.

己卯·己酉歲는, 上은 陽明(燥)金이고, 中은 少宮 土運이고, 下는 少陰(君)火입니다. 風化와 淸化의 勝復이 同하니, 邪氣化度입니다. 災는 五宮입니다. 淸化가 九이고, 雨化가 五이고, 熱化가 七이니, (이른바) 正化度입니다. 그 化는 上에는 苦小溫이며, 中에는 甘和이며, 下에는 鹹寒이니, (이른바) 藥食의 宜입니다.

庚辰·庚戌歲는, 上은 太陽(寒)水이고, 中은 太商 金運이고, 下는 太陰(濕)土입니다. 寒化는 一이고, 淸化는 九이고, 雨化는 五이니, (이른바) 正化度입니다. 그 化는 上에는 苦熱이며, 中에는 辛溫이며, 下에는 甘熱이니, (이른바) 藥食의 宜입니다.

辛巳·辛亥歲는, 上은 厥陰(風)木이고, 中은 少羽 水運이고, 下는 少陽相火입니다. 雨化와 風化의 勝復이 同하니, (이른바) 邪氣化度입니다. 災는 一宮입니다. 風化는 三이고, 寒化는 一이고, 火化는 七이니, (이른바) 正化度입니다. 그 化는 上에는 辛凉이며, 中에는 苦和이며, 下는 鹹寒이니, (이른바) 藥食의 宜입니다.

壬午·壬子歲는, 上은 少陰(君)火이고, 中은 太角 木運이며, 下는 陽明(燥)金입니다. 熱化는 二이고, 風化는 八이고, 淸化는 四이니, (이른바) 正化度입니다. 그 化는 上에는 鹹寒이며, 中에는 酸凉이며, 下에는 酸溫이니, (이른바) 藥食의 宜입니다.

癸未·癸丑歲는, 上은 太陰(濕)土이고, 中은 少徵 火運이고, 下는 太陽(寒)水입니다. 寒化와 雨化의 勝復이 同하니, (이른바) 邪氣化度입니다. 災는 九宮입니다. 雨化는 五이고, 火化는 二이고, 寒化는 一이니, (이른바) 正化度입니다. 그 化는 上에는 苦溫이며, 中에는 鹹溫이며, 下에는 甘熱이니, (이른바) 藥食의 宜입니다.

甲申·甲寅歲는, 上은 少陽相火이고, 中은 太宮 土運이고, 下는 厥陰(風)木입니다. 火化는 二이고, 雨化는 五이고, 風化는 八이니, (이른바) 正化度입니다. 그 化는 上에는 鹹寒이며, 中에는 鹹和이며, 下에는 辛凉이니, (이른바) 藥食의 宜입니다.

乙酉太一天符·乙卯歲天符는, 上은 陽明(燥)金이고, 中은 少商 金運이고, 下는 少陰(君)火입니다. 熱化와 寒化의 勝復이 同하니, (이른바) 邪氣化度입니다. 災는 七宮입니다. 燥化는 四이고, 淸化는 四이고, 熱化는 二이니, (이른바) 正化度입니다. 그 化는 上에는 苦小溫이며, 中에는 苦和이며, 下에는 鹹寒이니, (이른바) 藥食의 宜입니다.

丙戌天符·丙辰歲天符는, 上은 太陽(寒)水이고, 中은 太羽 水運이고, 下는 太陰(濕)土입니다. 寒化는 六이고, 雨化는 五이니, (이른바) 正化度입니다. 그 化는 上에는 苦熱이며, 中에는 鹹溫이며, 下에는 甘熱이니, (이른바) 藥食의 宜입니다.

丁亥天符·丁巳歲天符는, 上은 厥陰(風)木이고, 中은 少角 木運이고, 下는 少陽

相火입니다. 淸化와 熱化의 勝復이 同하니, (이른바) 邪氣化度입니다. 災는 三宮입니다. 風化는 三이고, 火化는 七이니, (이른바) 正化度입니다. 그 化는 上에는 辛凉이며, 中에는 辛和이며, 下에는 鹹寒이니, (이른바) 藥食의 宜입니다.

戊子天符·戊午歲天符는, 上은 少陰(君)火이고, 中은 太徵 火運이고, 下는 陽明(燥)金입니다. 熱化는 七이고, 淸化는 九이니, (이른바) 正化度입니다. 그 化는 上에는 鹹寒이며, 中에는 甘寒이며, 下에는 酸溫이니, (이른바) 藥食의 宜입니다.

己丑太一天符·己未歲太一天符는, 上은 太陰(濕)土이고, 中은 少宮 土運이고, 下는 太陽(寒)水입니다. 風化와 淸化의 勝復이 同하니, (이른바) 邪氣化度입니다. 災는 五宮입니다. 雨化는 五이며, 寒化는 一이니, (이른바) 正化度입니다. 그 化는 上에는 苦熱이며, 中에는 甘和이며, 下에는 甘熱이니, (이른바) 藥食의 宜입니다.

庚寅·庚申歲는, 上은 少陽相火이며, 中은 太商 金運이며, 下는 厥陰(風)木입니다. 火化는 七이고, 淸化는 九이고, 風化는 三이니, (이른바) 正化度입니다. 그 化는 上에는 鹹寒이며, 中에는 辛溫이며, 下에는 辛凉이니, (이른바) 藥食의 宜입니다.

辛卯·辛酉歲는, 上은 陽明(燥)金이고, 中은 少羽 水運이고, 下는 少陰(君)火입니다. 雨化와 風化의 勝復이 同하니, (이른바) 邪氣化度입니다. 災는 一宮입니다. 淸化는 九이고, 寒化는 一이고, 熱化는 七이니, (이른바) 正化度입니다. 그 化는 上에는 苦小溫이며, 中에는 苦和이며, 下에는 鹹寒이니, (이른바) 藥食의 宜입니다.

壬辰·壬戌歲는, 上은 太陽(寒)水이고, 中은 太角 木運이고, 下는 太陰(濕)土입니다. 寒化는 六이고, 風化는 八이고, 雨化는 五이니, (이른바) 正化度입니다. 그 化는 上에는 苦溫이며, 中에는 酸和이며, 下에는 甘溫이니, (이른바) 藥食의 宜입니다.

癸巳同歲會·癸亥同歲會는, 上은 厥陰(風)木이고, 中은 少徵 火運이고, 下는 少陽相火입니다. 寒化와 雨化의 勝復이 同하니, (이른바) 邪氣化度입니다. 災는 九宮입니다. 風化는 八이고, 火化는 二이니, (이른바) 正化度입니다. 그 化는 上에는 辛凉이며, 中에는 鹹和이며, 下에는 鹹寒이니, (이른바) 藥食의 宜입니다.

무릇 이 定期의 紀와 勝復正化는 모두 常數가 있으므로 不可不 살펴야 합니다. 그러므로 그 要를 아는 者는 一言에 終하나, 그 要를 알지 못하는 者는 無窮에 流散한다[流散함이 無窮하다] 하였으니, 이를 이름입니다."

帝께서 가라사대, "善합니다. 五運의 氣도 또한 歲를 復합니까?"

岐伯이 가로되, "鬱이 極하면 이에 發하는데, 時를 待하여 作합니다."

帝께서 가라사대, "그 이르는 바(가 무엇인지)를 請하여 問합니다."

岐伯이 가로되, "五常의 氣는 太過와 不及에 (따라) 그 發이 異합니다."

帝께서 가라사대, "願컨대 이를 모두 듣고 싶습니다."

岐伯이 가로되, "太過한 것은 暴하고, 不及한 것은 徐한데, 暴한 것은 病이 甚하고, 徐한 것은 病이 持합니다."

帝께서 가라사대, "太過 不及은 그 數가 어떠합니까?"

岐伯이 가로되, "太過한 것은 그 數《五常化行의 數, 예컨대 水數는 一, 火數는 二等》가 成(數)이고, 不及한 것은 그 數가 生(數)인데, 土는 (恒)常 生數로써 합니다."

帝께서 가라사대, "그 發함은 어떠합니까?"

岐伯이 가로되, "土鬱의 發함은《土鬱이 發하면》, 嚴谷이 震驚하고, 雷가 氣交(中)에서 殷하며, 埃昏이 黃黑하고, (濕氣가 蒸發하면) 化하여 白氣가 되고, 高深(한 데)에 飄驟하며, 擊石이 空(中)에 飛하고, 洪水가 이에 從하여, 川流가 漫衍하고, 밭에 土駒를 牧하(듯 하)며; 化氣가 이에 敷하면, 時雨가 잘 내려《善爲時雨》, 始生하고 始長하며 始化하고 始成합니다. 그러므로 民病은 心腹이 脹하고 腸鳴하며, 자주 뒤를 보게 되고《爲數後》, 甚하면 心痛, 脇䐜하며, 嘔吐하고 霍亂하며, 飮發注下하며, 胕腫하고 身重합니다. 구름이 雨府로 奔하고, 霞가 朝陽을 擁하며, 山澤이 埃昏하면, 그것이 이에 發하니, 그 四之氣로써 하는데《四之氣 때에 發하는데》, 雲이 天山을 橫하고, 浮游가 生하고 滅함이 怫의 先兆입니다.

金鬱의 發함은《金鬱이 發하면: 以下同例》, 天이 潔하고 地가 明하여, 風이 淸하고 氣가 切하며, 大凉이 이에 擧하여 草樹(上)에 浮煙하고, 燥氣가 써 行하여 霧霧가 자주 起하고, 殺氣가 來至하여 草木이 蒼乾하며, 金이 이에 聲이 있게 됩니다. 그러므로 民病은, 咳逆하고 心脇이 滿하면서 少腹을 땅기며, 잘 暴病하며《暴病에 잘 걸리며》, 可히 反側하지 못하고, 嗌乾하며, 面塵色惡《얼굴에 먼지가 낀 것처럼 顔色이 좋지 않음》합니다. 山澤은 焦枯하고, 土에 霜鹵가 凝하면, 怫이 이에 發하니, 그 氣는 다섯째입니다. 밤에 白露가 零하고 林莽의 聲이 凄함이 怫의 兆입니다.

水鬱의 發함은, 陽氣가 이에 辟《避》하고, 陰氣가 暴擧함에 大寒이 이에 至하여 川澤이 嚴凝하고 寒雰《寒冷한 霧氣》이 結하여 霜雪이 되며, 甚하면 黃黑昏翳가 氣交에 流行하여 이에 霜殺이 되고, 水가 이에 祥을 나타냅니다. 그러므로 民病은, 寒이 客하여 心痛하고 腰脽가 痛하며, 大關節이 不利하고 屈伸이 不便하며, 잘 厥逆하며, 痞堅하고 腹滿합니다. 陽光이 不治하고 空(中)에 沈陰이 積하고《積하여》白埃가 昏暝하면 이에 發하니, 그 氣는 二火의 前後이며; 太虛가 深玄하고 氣가 麻와 같이 散(亂)하여 微하게 見하다가 隱하며 色이 黑하면서 微黃함이 怫의 先兆입니다.

木鬱의 發함은, 太虛가 埃昏《空中이 먼지로 混濁》하고 雲物이 써 擾하며, 大風이 이에 至하여 屋이 發하고 木을 折하며 木에 變이 있게 됩니다. 그러므로 民病은, 胃脘當心이 痛하고 위로 兩脇을 支하며 膈咽이 不通하여 食飮이 下하지 못하며 甚하면 耳鳴, 眩轉하고 目不識人하며 잘 갑자기 僵仆합니다. 太虛가 蒼埃하여 天山이 一色이며, 或 氣가 濁하고 色이 黃黑하며 鬱若하여〔或은 濁한 色이 되고 黃黑하게 鬱若하며；'或氣濁色黃黑, 鬱若': 元刻本《吳注素問》作'或爲濁色, 黃黑鬱若'〕橫雲이 雨를 起하지 아니하면 이에 發하는데, 그 氣는 常이《一定한 때가》없습니다. 長川에 草가 偃하며 柔葉이 陰을 呈하고 松이 高山에서 吟하며 虎가 巖岫에서 嘯함이 怫

의 先兆입니다.

火鬱의 發함은, 太虛가 曛翳(原作 '腫翳', 據上下文義改)하여 大明이 彰하지 못하고, 炎火가 行하여 大暑가 至하고, 山澤이 燔燎하며, 材木이 流津하고, 廣廈에 煙이 騰하며, 土에 霜鹵가 浮하고 止水가 이에 減하며, 蔓草가 焦黃하고, 風行惑言(熱極風生, 風熱交熾而人言惑亂也)하며, 濕化가 이에 後합니다. 그러므로 民病은 少氣하고, 瘡瘍, 癰腫하며, 脇腹, 胸背, 面首, 四肢가 膹憤, 臚脹하고 瘍疿, 嘔逆하며, 瘈瘲하고 骨痛하며, 節이 이에 動함이 있으며, 注下하고 瘟瘧하며, 腹中이 暴痛하고 血溢流注하며, 精液이 이에 少하여지며, 目赤하고 心熱하며, 甚하면 瞀悶懊憹하고, 잘 暴死합니다. 刻終(一日百刻의 終이니, 陰極之時임)에 大溫하며, 汗이 玄府(땀구멍)를 濡하면, 그것이 이에 發하는데, 그 氣는 四입니다. 動이 復하면 靜하고, 陽이 極하면 도리어 陰이 되어, 濕令이 이에 化하고 이에 成하며 ; 華가 發하고 水가 凝하며 山川이 冰雪하며, 午澤(南面의 湖澤)에 焰陽(陽光이 强烈함)함이, 怫의 先兆입니다. 怫의 應이 있은 뒤에 報하니(報가 있으니), 모두 그 極을 觀하여 이에(비로소) 發합니다. 木의 發함은 時가 없으니, 水는 火를 隨합니다. 삼가 그 時를 候하면 病에 可히 그 期를 與할 수 있으며, 時를 失하고 歲에 反하면, 五氣가 行하지 못하여, 生化收藏의 政이 恒이 없습니다(政에 恒이 없게 됩니다)."

帝께서 가라사대, "水가 發함에 雹雪하며, 土가 發함에 飄驟하며, 木이 發함에 毀折하며, 金이 發함에 淸明하며, 火가 發함에 曛昧하는데 무슨(어느) 氣가 그러하게 합니까?"

岐伯이 가로되, "氣에는 多少가 있으며, 發함에는 微甚이 있는데, 微한 것은 그 氣(本氣)에 當하며, 甚한 것은 그 下(下承의 氣, 예를 들면 水位의 下는 土氣가 承함)를 兼하니, 그 下氣(承하는 氣)를 徵하면, 見을 可히 알 수 있습니다."

帝께서 가라사대, "善합니다. 五(鬱之)氣의 發함이 位에 當하지 않은 것은 어째서입니까?"

岐伯이 가로되, "命其差입니다(時間上의 差異에 屬합니다)."

帝께서 가라사대, "差에 數가 있습니까?"

岐伯이 가로되, "(先)後(始終의 意味)로 모두하여 三十度(度는 日數)하고도 奇가 있습니다."

帝께서 가라사대, "氣가 至함이 先하고 後함은 어째서입니까?"

岐伯이 가로되, "運이 太過하면 그 至함이 先하고, 運이 不及하면 그 至함이 後하니, 이것이 候의 常입니다."

帝께서 가라사대, "時에 當하여 至함은 어째서입니까?"

岐伯이 가로되, "太過도 아니고 不及도 아니면 時에 當하여 至하는데, 이것(非太過非不及)이 아닌 것(이 時에 當하여 至함)은 眚입니다."

帝께서 가라사대, "善합니다. 氣에는 時가 아닌데(도) 化하는 것이 있는데, 어째서입니까?"

岐伯이 가로되, "太過한 것은 그 時에 當하고, 不及한 것은 己勝《自己를 勝하는 氣》에 歸합니다."

帝께서 가라사대, "四時의 氣가 至함에는 早晏이 있는데, 高下 左右로 그 候는 어떠합니까?"

岐伯이 가로되, "行함에는 逆順이 있고, 至함에는 遲速이 있습니다. 그러므로 太過한 것은 化함이 天(時)보다 先하며, 不及한 것은 化함이 天(時)보다 後합니다."

帝께서 가라사대, "願컨대 그 行은 무엇을 이르는지를 듣고 싶습니다."

岐伯이 가로되, "春氣는 西行하며, 夏氣는 北行하며, 秋氣는 東行하며, 冬氣는 南行합니다. 故로 春氣는 下에서 始하고; 秋氣는 上에서 始하며, 夏氣는 中에서 始하고, 冬氣는 標에서 始하며, 春氣는 左에서 始하고, 秋氣는 右에서 始하며, 冬氣는 後에서 始하고, 夏氣는 前에서 始하니, 이것이 四時正化의 常입니다. 그러므로 至極히 높은 땅에는 冬氣가 常在하며, 至極히 낮은 땅에는 春氣가 常在하오니, 반드시 삼가 이를 察해야 합니다."

帝께서 가라사대, "善합니다."

第 三 章

黃帝問曰: 五運六氣之應[1]見, 六化之正, 六變之紀, 何如? 岐伯對曰: 夫六氣正紀, 有化有變, 有勝有復, 有用有病, 不同其候, 帝欲何乎[2]? 帝曰: 願盡聞之. 岐伯曰: 請遂言之. 夫氣之所至[3]也, 厥陰所至爲和平, 少陰所至爲暄, 太陰所至爲埃溽, 少陽所至爲炎暑, 陽明所至爲淸勁, 太陽所至爲寒雰, 時化之常也.

厥陰所至爲風府, 爲璺啓; 少陰所至爲[4]火府, 爲舒榮; 太陰所至爲雨府, 爲員盈; 少陽所至爲熱府, 爲行出; 陽明所至爲司殺府, 爲庚蒼; 太陽所至爲寒府, 爲歸藏, 司化之常也.

厥陰所至爲生, 爲風搖; 少陰所至爲榮, 爲形見; 太陰所至爲化, 爲雲雨; 少陽所至爲長, 爲蕃鮮; 陽明所至爲收, 爲霧露; 太陽所至爲藏, 爲周密, 氣化之常也.

厥陰所至爲風生, 終爲肅; 少陰所至爲熱生, 中爲寒; 太陰所至爲濕生, 終爲注雨; 少陽所至爲火生, 終爲蒸溽; 陽明所至爲燥生, 終爲涼[5]; 太陽所至爲寒生, 中爲溫, 德化之常也. 厥陰所至爲毛化, 少陰所至爲羽[6]化, 太陰所至爲倮化, 少陽所至爲羽化, 陽明所至爲介化, 太陽所至爲鱗化, 德化之常也.

厥陰所至爲生化, 少陰所至爲榮化, 太陰所至爲濡化, 少陽所至爲茂化, 陽明所至爲堅化, 太陽所至爲藏化, 布政之常也.

厥陰所至爲飄怒太涼, 少陰所至爲大暄寒, 太陰所至爲雷霆驟注烈風, 少陽所至爲飄風燔燎霜凝, 陽明所至爲散落溫, 太陽所至爲寒雪冰雹白埃, 氣變之常也.

厥陰所至爲撓動, 爲迎隨; 少陰所至爲高明焰, 爲曛[7]; 太陰所至爲沈陰, 爲白埃, 爲晦暝; 少陽所至爲光顯, 爲彤雲, 爲曛; 陽明所至爲煙埃, 爲霜, 爲勁切, 爲悽鳴; 太陽所至爲剛固, 爲堅芒爲立, 令行之常也.

厥陰所至爲裏急, 少陰所至爲瘍胗[8]身熱, 太陰所至爲積飮否[9]隔, 少陽所至爲嚏嘔爲瘡瘍, 陽明所至爲浮虛, 太陽所至爲屈伸不利, 病之常也. 厥陰所至爲支痛, 少陰所至爲驚惑[10]惡寒戰慄譫妄, 太陰所至爲稸滿[11], 少陽所至爲驚躁, 瞀昧, 暴病[12], 陽明所至爲鼽[13]尻陰股膝髀腨䯒足病, 太陽所至爲腰痛, 病之常也. 厥陰所至爲緛戾, 少陰所至爲悲妄衄衊[14], 太陰所至爲中滿[15]霍亂吐下, 少陽所至爲喉痺耳鳴嘔涌, 陽明所至[16]爲皴揭, 太陽所至爲寢汗痙, 病之常也. 厥陰所至爲脇痛嘔泄, 少陰所至爲語笑[17], 太陰所至爲[18]重胕腫, 少陽所至爲暴注瞤瘛暴死, 陽明所至爲鼽嚏, 太陽所至爲流泄禁止, 病之常也.

凡此十二變者, 報德以德, 報化以化, 報政以政, 報令以令, 氣高則高, 氣下則下, 氣後則後, 氣前則前, 氣中則中, 氣外則外, 位之常也. 故風勝則動, 熱勝則腫, 燥勝則乾, 寒勝則浮, 濕勝則濡泄, 甚則水閉胕腫, 隨氣所在, 以言其變耳.

帝曰: 願聞其用也. 岐伯曰: 夫六氣之用, 各歸不勝而爲化. 故太陰雨化[19], 施於太陽, 太陽寒化, 施於少陰, 少陰熱化, 施於陽明, 陽明燥化, 施於厥陰, 厥陰風化, 施於太陰, 各命其所在以徵之也. 帝曰: 自得其位何如? 岐伯曰: 自得其位, 常化也. 帝曰: 願聞[20]所在也. 岐伯曰: 命其位而方月可知也. 帝曰: 六位之氣[21], 盈虛何如? 岐伯曰: 太少異也, 太者之至徐而常, 少者暴而亡[22]. 帝曰: 天地之氣, 盈虛何如? 岐伯曰 : 天氣不足, 地氣隨之, 地氣不足, 天氣從之, 運居其中而常先也. 惡所不勝, 歸所同和, 隨運歸從而生其病也. 故上勝則天氣降而下, 下勝則地氣遷而上, 多23)少而差其分, 微者小差, 甚者大差, 甚則位易氣交, 易則大變生而病作矣. 大要曰 : 甚紀五分, 微紀七分, 其差可見, 此之謂也.

　帝曰 : 善. 論言熱無犯熱, 寒無犯寒, 余欲不遠寒, 不遠熱, 奈何? 岐伯曰 : 悉乎哉問也. 發表不遠熱, 攻裏不遠寒24). 帝曰 : 不發不攻而犯寒犯熱, 何如? 岐伯曰 : 寒熱內賊, 其病益甚. 帝曰 : 願聞無病者何如? 岐伯曰 : 無者生之, 有者甚之. 帝曰 : 生者何如? 岐伯曰 : 不遠熱則熱至, 不遠寒則寒至. 寒至, 則堅否腹滿, 痛急下利之病生矣. 熱至, 則身熱吐下霍亂, 癰疽瘡瘍, 瞀鬱注下, 瞤瘈腫脹, 嘔, 鼽衄頭痛, 骨節變, 肉痛血溢血泄, 淋閟之病生矣. 帝曰 : 治之奈何? 岐伯曰 : 時必順之, 犯者治以勝也. 黃帝問曰 : 婦人重身, 毒之何如? 岐伯曰 : 有故無殞, 亦無殞也. 帝曰 : 願聞其故何謂也? 岐伯曰 : 大積大聚, 其可犯也, 衰其太半而止, 過者死. 帝曰 : 善. 鬱之甚者, 治之奈何? 岐伯曰 : 木鬱達之, 火鬱發之, 土鬱奪之, 金鬱泄之, 水鬱折之, 然調其氣, 過者折之, 以其畏也, 所謂寫之. 帝曰 : 假者何如? 岐伯曰 : 有假其氣, 則無禁也. 所謂主氣不足客氣勝也. 帝曰 : 至哉聖人之道, 天地大化運行之節, 臨御之紀, 陰陽之政, 寒暑之令, 非夫子孰能通之, 請藏之靈蘭之室, 署曰六元正紀, 非齋戒不敢示, 愼傳也.

〔校勘〕　1) 越本에는 '應'이 '運'으로 되어 있다.
　　　2) 何乎 : 四庫本에는 '乎'가 '問'으로 되어 있다.
　　　3) 氣之所至 : 明抄本에는 '之' 밑에 '所'字가 없다.
　　　4) 爲火府 : 胡本, 讀本, 越本, 吳本, 熊本에는 모두 '爲' 밑에 '大'字가 더 있다.
　　　5) 爲燥生, 終爲凉 : 張介賓은, "'燥'와 '凉' 二字는 서로 바뀌어 쓰여야 옳다. 대저 金位之下에 火氣가 承하는 故로 陽明凉이 生하여 마침내 燥해지는 것이다."라고 하였다.
　　　6) 明抄本에는 '羽'가 '翩'으로 되어 있다.
　　　7) 焰爲曛 : 于鬯은 응당 '爲焰曛'으로 순서를 바로잡아야 한다고 했다.
　　　8) 明抄本에는 '胗'이 '疹'으로 되어 있다.
　　　9) 否 : 素問入式運氣論奧에는 '痞'으로 되어 있다.
　　　10) 驚惑 : 張琦는, '驚'은 木病이므로 少陰과 부합되지 않으니 誤인 듯하다고 했다.

11) 稸滿: 素問入式運氣論奧에는 '中滿'으로 되어 있다.

12) 驚躁瞀昧暴病: 素問入式運氣論奧에는 '瞀昧' 밑에 '暴病' 二字가 없다.

13) 所至爲虭: 素問入式運氣論奧에는 '虭' 밑에 '嚏'字가 더 있다.

14) 悲妄衄衊: 吳本, 藏本에는 '衊' 밑에 모두 '爲行經' 三字가 더 있다. 素問入式運
氣論奧에는 '妄'이 '笑'로 되어 있다.

15) 中滿: 이 二字는 앞의 '稸滿'에 영향받은 衍文이니 응당 刪去해야 된다고 본다.
《郭靄春》

16) 陽明所至: 胡本, 讀本, 越本, 吳本, 朝本, 藏本, 熊本에는 모두 '至' 밑에 '爲脇痛'
三字가 더 있다.

17) 語笑: 素問入式運氣論奧에는 '血汗'으로 되어 있다.

18) 爲重胕腫: 明抄本에는 '爲' 밑에 '身'字가 더 있다. 素問入式運氣論奧에도 '身'字
가 더 있어 明抄本과 합치된다.

19) 雨化: 張琦는 응당 '濕化'로 해야 된다고 하였다.

20) 願聞所在也: 明抄本에는 '聞' 밑에 '其'字가 더 있다.

21) 六位之氣: 明抄本에는 '六氣之位'로 되어 있다.

22) 六者之至徐而常, 少者暴而亡: 張琦는, 이것이 앞의 '太過者暴, 不及者徐'와 정반
대가 되므로 誤인 듯하다고 하였다. 王注를 살펴보면, "力强而作, 不能久長, 故
暴而亡也"라 한 것으로 보아 그의 所據本에는 원래 "太者之至暴而亡, 少者徐而
長"으로 되어 있었던 것 같다.

23) 多少: 讀本, 越本, 吳本, 明抄本, 朝本, 藏本, 熊本에는 모두 '多' 위에 '勝'字가
더 있다.

24) 發表不遠熱, 攻裏不遠寒: 〈至眞要大論〉에는 '發不遠熱, 無犯溫涼'이라 하였다.

黃帝께서 問하여 가라사대, "五運六氣의 應見과 六化의 正과 六變의 紀는 어떠합
니까?"

岐伯이 對(答)하여 가로되, "대저 六氣正紀에는, 化가 있고 變이 있으며, 勝이 있
고 復이 있으며, 用이 있고 病이 있어서, 그 候를 같이 하지 않는데[그 候가 같지 아
니한데], 帝께서는 무엇을 (知)하고자 하십니까?"

帝께서 가라사대, "願컨대 이를 모두 듣고 싶습니다."

岐伯이 가로되, "請컨대 이를 모두 말씀드리겠습니다.

대저 氣의 所至는, 厥陰所至는 和平이 되며, 少陰所至는 暄이 되며, 太陰所至는
埃溽이 되며, 少陽所至는 炎暑가 되며, 陽明所至는 淸勁이 되며, 太陽所至는 寒霧이
되니, 時化의 常입니다.

厥陰所至는 風府가 되고 璺啓가 되며, 少陰所至는 火府가 되고 舒榮이 되며, 太
陰所至는 雨府가 되고 員盈이 되며, 少陽所至는 熱府가 되고 行出이 되며, 陽明所至
는 司殺府가 되고 庚蒼이 되며, 太陽所至는 寒府가 되고 歸藏이 되니, 司化의 常입
니다.

厥陰所至는 生이 되고 風搖가 되며, 少陰所至는 榮이 되고 形見이 되며, 太陰所
至는 化가 되고 雲雨가 되며, 少陽所至는 長이 되고 蕃鮮이 되며, 陽明所至는 收가
되고 霧露가 되며, 太陽所至는 藏이 되고 周密이 되니, 氣化의 常입니다.

厥陰所至는 風生이 되고 終에는 肅이 되며, 少陰所至는 熱生이 되고 中에는 寒이 되며, 太陰所至는 濕生이 되고 終에는 注雨가 되며, 少陽所至는 火生이 되고 終에는 蒸溽이 되며, 陽明所至는 燥生이 되고 終에는 涼이 되며, 太陽所至는 寒生이 되고 中에는 溫이 되니, 德化의 常입니다.

厥陰所至는 毛化가 되며, 少陰所至는 羽化가 되며, 太陰所至는 倮化가 되며, 少陽所至는 羽化가 되며, 陽明所至는 介化가 되며, 太陽所至는 鱗化가 되니, 德化의 常입니다.

厥陰所至는 生化가 되며, 少陰所至는 榮化가 되며, 太陰所至는 濡化가 되며, 少陽所至는 茂化가 되며, 陽明所至는 堅化가 되며, 太陽所至는 藏化가 되니, 布政의 常입니다.

厥陰所至는 飄怒 太凉이 되며, 少陰所至는 大暄 寒이 되며, 太陰所至는 雷霆驟注 烈風이 되며, 少陽所至는 飄風 燔燎 霜凝이 되며, 陽明所至는 散落 溫이 되며, 太陽所至는 寒雪冰雹 白埃가 되니, 氣變의 常입니다.

厥陰所至는 撓動이 되고 迎隨가 되며, 少陰所至는 高明焰이 되고 曛이 되며, 太陰所至는 沈陰이 되고 白埃가 되고 晦暝이 되며, 少陽所至는 光顯이 되고 彤雲이 되고 曛이 되며, 陽明所至는 煙埃가 되고 霜이 되고 勁切이 되고 悽鳴이 되며, 太陽所至는 剛固가 되고 堅芒이 되고 立이 되니, 令行의 常입니다.

厥陰所至는 裏急이 되며, 少陰所至는 瘍胗 身熱이 되며, 太陰所至는 積飮 否隔이 되며, 少陽所至는 嚔, 嘔가 되고 瘡瘍이 되며, 陽明所至는 浮虛이며, 太陽所至는 屈伸不利가 되니, 病의 常입니다.

厥陰所至는 支痛이 되며, 少陰所至는 驚惑, 惡寒, 戰慄, 譫妄이 되며, 太陰所至는 稸滿이 되며, 少陽所至는 驚躁, 瞀昧, 暴病이 되며, 陽明所至는 鼽 尻陰股膝髀腨胻足病이 되며, 太陽所至는 腰痛이 되니, 病의 常입니다.

厥陰所至는 緛戾가 되며, 少陰所至는 悲妄衄衊이 되며, 太陰所至는 中滿, 霍亂, 吐下가 되며, 少陽所至는 喉痺, 耳鳴, 嘔涌이 되며, 陽明所至는 皴揭가 되며, 太陽所至는 寢汗, 痙이 되니, 病의 常입니다.

厥陰所至는 脇痛, 嘔泄이 되며, 少陰所至는 語笑가 되며, 太陰所至는 重胕腫이 되며, 少陽所至는 暴注, 瞤瘈, 暴死가 되며, 陽明所至는 鼽嚔가 되며, 太陽所至는 流泄, 禁止가 되니, 病의 常입니다.

무릇 이 十二變은, 德을 報함은 德으로써 하고, 化를 報함은 化로써 하고, 政을 報함은 政으로써 하고, 令을 報함은 令으로써 하고, 氣가 高하면《氣가 高한 데에 있으면》(病位도) 高하며, 氣가 下하면 下하고, 氣가 後하면 後하고, 氣가 前하면 前하고, 氣가 中하면 中하고, 氣가 外하면 外하니, 位의 常입니다. 그러므로 風이 勝하면 動하고, 熱이 勝하면 腫하고, 燥가 勝하면 乾하고, 寒이 勝하면 浮하고, 濕이 勝하면 濡泄하고 甚하면 水閉하여 胕腫하니, 氣의 所在를 따라서 그 變을 말한 것입니다."

帝께서 가라사대, "願컨대 그 用을 듣고 싶습니다."

岐伯이 가로되, "대저 六氣의 用은 각각 不勝(相對가 나를 이기지 못하는 곳 즉 내가 勝克하는 곳)으로 歸하여 化하게 됩니다. 그러므로 太陰의 雨化는 太陽에 施하고, 太陽의 寒化는 少陰에 施하고, 少陰의 熱化는 陽明에 施하고, 陽明의 燥化는 厥陰에 施하고, 厥陰의 風化는 太陰에 施하니, 각각 그 所在를 命하여 써 이를 徵합니다."

帝께서 가라사대, "스스로 그 位를 得하면 어떠합니까?"

岐伯이 가로되, "스스로 그 位를 得하면 常化합니다."

帝께서 가라사대, "願컨대 (그) 所在를 듣고 싶습니다."

岐伯이 가로되, "그 位를 命함에 方과 月을 可히 알 수 있습니다."

帝께서 가라사대, "六位의 氣의 榮虛(太過 不及)는 어떠합니까?"

岐伯이 가로되, "太(六陽年)와 少(六陰年)가 다릅니다. 太한 것의 至함은 徐하면서 常하며, 少한 것은 暴하면서 亡합니다."(按컨대 此句의 '太'와 '少'는 마땅히 位置가 서로 바뀌어야 함)

帝께서 가라사대, "天地(指 司天·在泉)의 氣의 盈虛는 어떠합니까?"

岐伯이 가로되, "天氣(司天의 氣)가 不足하면, 地氣(在泉의 氣)가 이를 隨하고, 地氣가 不足하면 天氣가 이를 從하며, 運(五運)은 그 中에 居하여 (恒)常 先하는데, (中運之氣는) 勝하지 못하는 바(의 司天·在泉之氣)를 惡하며, 同和하는 바에 歸하니, 運의 歸從함을 隨하여 그 病을 生합니다. 그러므로 上(司天의 氣)이 勝하면 天氣가 降하면서 下하며; 下(在泉의 氣)가 勝하면 地氣가 遷하면서 上합니다. 多少(六氣의 榮虛多少)에 따라 그 分을 差하니(그 分에 差異가 있게 되니), 微한 것은 조금 差하고 甚한 것은 크게 差하며, 甚하면 (時)位가 易하여 氣가 交하는데, 바뀌게 되면 大變이 生하여 病이 作합니다. 《大要》에 가로되 '甚紀는 五分이며 微紀는 七分이니, 그 差를 可히 볼 수 있다.'고 함이 이를 이름입니다."

帝께서 가라사대, "善합니다. 論하여 말씀하시기를, 熱無犯熱하고 寒無犯寒하라 하셨는데, 余가 寒을 멀리하지 아니하고 熱을 멀리하지 아니하고자 하는데 어떻게 (하여야) 합니까?"

岐伯이 가로되, "悉하시도다, 問(하심)이여! 發表함에는 熱을 멀리하지 아니하고, 攻裏함에는 寒을 멀리하지 않습니다."

帝께서 가라사대, "發(表)하지도 아니하고 功裏하지도 아니하면서 寒을 犯하고 熱을 犯하면 어떠합니까?"

岐伯이 가로되, "寒熱이 內로 賊하여, 그 病이 더욱 甚해집니다."

帝께서 가라사대, "願컨대 病이 없는 者는 어떠한지를 듣고 싶습니다."

岐伯이 가로되, "無(病)한 者는 病을 生하게 하고, 有(病)한 者는 (病을) 甚해지게 합니다."

帝께서 가라사대, "(病이) 生하는 것은 어떠합니까?"

岐伯이 가로되, "熱을 멀리하지 않으면 熱이 至하고, 寒을 멀리하지 않으면 寒이 至하는데, 寒이 至하면 堅否腹滿하고 痛急, 下利하는 病이 生하며 ; 熱이 至하면 身熱, 吐下, 藿亂, 癰疽瘡瘍, 瞀鬱注下, 瞤瘛, 腫脹, 嘔, 鼽衄, 頭痛, 骨節變, 肉痛, 血溢, 血泄, 淋悶의 病이 生합니다."

帝께서 가라사대, "이를 治함은 어떻게 합니까?"

岐伯이 가로되, "時를 반드시 順하(여 治하)며, 犯한 者는 勝으로써 治합니다."

黃帝께서 물어 가라사대, "婦人이 重身《姙娠》에, 毒藥을 쓰면(毒之) 어떠합니까?"

岐伯이 가로되, "故《病因 또는 用藥의 根據》가 있으면 殞이 없으니, 또한 殞이 없습니다."

帝께서 가라사대, "願컨대 그 故는 무엇을 이르는지를 듣고 싶습니다."

岐伯이 가로되, "大積과 大聚는 그 可히 犯할 만하나 그 太半을 衰하게 함에 그쳐야 하며, 過하(게 하)면 死합니다."

帝께서 가라사대, "善합니다. 鬱이 甚한 것, 이를 治함은 어떻게 합니까?"

岐伯이 가로되, "木鬱은 이를 達하고, 火鬱은 이를 發하고, 土鬱은 이를 奪하고, 金鬱은 이를 泄하고, 水鬱은 이를 折합니다. 그러나 그 氣를 調하되 過한 것은 이를 折하는데, 그것이 畏하기 때문이니, 이른바 瀉하는 것입니다."

帝께서 가라사대, "假한 것《眞寒假熱, 眞熱假寒》은 어떠합니까?"

岐伯이 가로되, "그 氣에 假가 있으면, (熱無犯寒, 寒無犯熱 등의) 禁(하는 것)이 없습니다. 이른바 主氣가 不足하면 客氣가 勝함입니다."

帝께서 가라사대, "至(極)하도다. 聖人의 道여! 天地의 大化하며 運行하는 節과, 臨御의 氣와 陰陽의 政과, 寒暑의 令을, 夫子가 아니시면 누가 이를 能히 通하겠습니까! 請컨대 靈蘭의 室에 이를 藏하고, 署하여 가로되『六元正紀』라 하겠습니다." 齊戒함이 아니면 敢히 示하지 아니하시니, 傳(함)을 愼(重)하게 하심이다.

至眞要大論篇 第七十四

[해제]   本篇은 六氣變化가 야기하는 疾病의 證候, 診斷과 治法 등 서로 有關한 내용을 중
점적으로 論述했는데, 이들 내용이 至眞要大하기 때문에 篇名을 至眞要大論이라고
했다.
　　本篇의 主要內容은 다음과 같다.
1. 六氣의 勝氣와 復氣, 司天, 在泉 및 客主의 勝으로 因한 證候와 疾病大法.
2. 標, 本, 中氣의 治療方面에 있어서의 意義.
3. 正治法과 反治法의 意義.
4. 六氣變化 및 南北政의 脈象에 대한 영향과 診斷意義.
5. 신체의 內와 外가 病이 되었을 때의 治療原則.
6. 運氣로 인한 疾病의 主要病機.
7. 藥物性味의 屬性과 作用 및 組方原則.

第 一 章

　　黃帝問曰：五氣交合, 盈虛更作, 余知之矣. 六氣分治, 司天地者,
其至何如? 岐伯再拜對曰：明乎哉問也! 天地之大紀, 人神之通應也.
帝曰：願聞上合昭昭, 下合冥冥, 奈何. 岐伯曰：此道之所主, 工之所
疑也. 帝曰：願聞其道也. 岐伯曰：厥陰司天, 其化以風, 少陰司天,
其化以熱, 太陰司天, 其化以濕, 少陽司天, 其化以火, 陽明司天, 其
化以燥, 太陽司天, 其化以寒, 以所臨藏位, 命其病者也. 帝曰：地化
奈何? 岐伯曰：司天同候, 間氣皆然. 帝曰：間氣何謂? 岐伯曰：司左
右者, 是謂間氣也. 帝曰：何以異之? 岐伯曰：主歲者紀歲, 間氣者紀
步也. 帝曰：善. 歲主奈何? 岐伯曰：厥陰司天爲風化, 在泉爲酸化,
司氣爲蒼化, 間氣爲動化. 少陰司天爲熱化, 在泉爲苦化, 不司氣化,
居氣爲灼化. 太陰司天爲濕化, 在泉爲甘化, 司氣爲黅化, 間氣爲柔
化. 少陽司天爲火化, 在泉爲苦化, 司氣爲丹化, 間氣爲明化. 陽明司
天爲燥化, 在泉爲辛化, 司氣爲素化, 間氣爲清化. 太陽司天爲寒化,
在泉爲鹹化, 司氣爲玄化, 間氣爲藏化. 故治病者, 必明六化分治, 五

味五色所生, 五藏所宜, 乃可以言盈虛病生之緖也.

帝曰：厥陰在泉而酸化, 先余知之矣. 風化之行也何如? 岐伯曰：風行于地, 所謂本也, 餘氣同法. 本乎天者, 天之氣也, 本乎地者, 地之氣也, 天地合氣, 六節分而萬物化生矣. 故曰：謹候氣宜, 無失病機, 此之謂也. 帝曰：其主病何如? 岐伯曰：司歲備物, 則無遺主矣. 帝曰：先歲物1), 何也? 岐伯曰：天地之專精也. 帝曰：司氣者何如? 岐伯曰：司氣者主歲同, 然有餘不足也. 帝曰：非司歲物, 何謂也? 岐伯曰：散也, 故質同而異等也, 氣味有薄厚, 性用有躁靜, 治保有多少, 力化有淺深, 此之謂也. 帝曰：歲主藏害, 何謂? 岐伯曰：以所不勝命之, 則其要也. 帝曰：治之奈何? 岐伯曰：上淫于下, 所勝平之, 外淫于內2), 所勝治之. 帝曰：善. 平氣何如? 岐伯曰：謹察陰陽所在而調之, 以平爲期, 正者正治, 反者反治.

帝曰：夫子言察陰陽所在而調之, 論言人迎與寸口相應, 若引繩小大齊等, 命曰平, 陰之所在寸口何如? 岐伯曰：視歲南北, 可知之矣. 帝曰：願卒聞之. 岐伯曰：北政之歲, 少陰在泉, 則寸口不應, 厥陰在泉, 則右不應, 太陰在泉, 則左不應. 南政之歲, 少陰司天, 則寸口不應, 厥陰司天, 則右不應, 太陰司天, 則左不應. 諸不應者, 反其診則見矣. 帝曰：尺候何如? 岐伯曰：北政之歲, 三陰在下, 則寸不應, 三陰在上, 則尺不應. 南政之歲, 三陰在天, 則寸不應, 三陰在泉, 則尺不應, 左右同. 故曰：知其要者, 一言而終, 不知其要, 流散無窮, 此之謂也.

〔校勘〕　1) 先歲物：林校에 ‘先歲’는 ‘司歲’로 해야 될 것 같다고 하였다.
　　　　　　2) 外淫于內：張琦는, “살피건대, 地氣는 ‘外淫于內’라고 말할 수 없으니 ‘內淫于外’가 옳을 듯하다. 在泉之氣는 응당 ‘內’라고 이를 수 있다.”라고 하였다.

黃帝께서 問하여 가라사대, “五氣(五運之氣)가 交合함에 盈虛(太過 不及)가 번갈아 作함은, 余가 이를 知함(知하고 있습)니다.〔知하(고 있)거니와,〕六氣 分治에 (있어서) 天地를 司하는 者는, 그 至함이 어떠합니까?”
　岐伯이 再拜하고 對(答)하여 가로되, “明하시도다, 問(하심)이여! 天地의 大紀는 人神의 通應입니다.”

帝께서 가라사대, "願컨대 上으로[上(司天)이] 昭昭에 合하고 下로[下(在泉)가] 冥冥에 合함은 어떻게 하는지를 듣고 싶습니다."

岐伯이 가로되, "이는 道의 主하는 바이며, 工의 疑하는 바입니다."

帝께서 가라사대, "願컨대 그 道를 듣고 싶습니다."

岐伯이 가로되, "厥陰司天은[厥陰이 司天하면: 以下放此] 그 化가 風으로써이고 《氣從風化》, 少陰司天은 그 化가 熱로써이고《氣從熱化》, 太陰司天은 그 化가 濕으로써이고, 少陽司天은 그 化가 火로써이고, 陽明司天은 그 化가 燥로써이고, 太陽司天은 그 化가 寒으로써이니, 臨하는 바의 歲位로서 그 病든 곳(者)을 命합니다."

帝께서 가라사대, "地化는 어떻게 합니까?"

岐伯이 가로되, "司天과 同候이니, 間氣도 모두 그러합니다."

帝께서 가라사대, "間氣란 무엇을 이릅니까?"

岐伯이 가로되, "左右를 司하는 者, 이를 일러 間氣라고 합니다."

帝께서 가라사대, "어떻게[무엇으로써] 이를 異합니까?"

岐伯이 가로되, "歲를 主하는 者(主歲之氣)는 歲를 紀하고, 間氣는 步를 紀합니다."

帝께서 가라사대, "善합니다. 歲主는 어떻게 합니까?"

岐伯이 가로되, "厥陰은, 司天은 風化가 되고, 在泉은 酸化가 되고, 司氣는 蒼化가 되고, 間氣는 同化가 되며; 少陰은, 司天은 熱化가 되고, 在泉은 苦化가 되고, 氣化는 司하지 않고, 居氣는 灼化가 되며; 太陰은, 司天은 濕化가 되고, 在泉은 甘化가 되고, 司氣는 黅化가 되고, 間氣는 柔化가 되며; 少陽은, 司天은 火化가 되고, 在泉은 苦化가 되고, 司氣는 丹化가 되고, 間氣는 明化가 되며; 陽明은, 司天은 燥化가 되고, 在泉은 辛化가 되고, 司氣는 素化가 되고, 間氣는 淸化가 되며; 太陽은, 司天은 寒化가 되고, 在泉은 鹹化가 되고, 司氣는 玄化가 되고, 間氣는 藏化가 됩니다."

故로 病을 治하는 者는 반드시 六化分治와 五味·五色의 生하는 바와 五藏의 宜한 바를 明하여야, 이에[비로소] 可히 써 盈虛(氣化의 太過·不及)와 (疾)病이 (發)生하는 緖를 言할 수 있습니다."

帝께서 가라사대, "厥陰이 在泉함에 酸化가 先함은, 余가 이를 知하고 있습니다. [知하(고 있)거니와,] 風化의 行함은 어떠합니까?"

岐伯이 가로되, "風이 地에 行함은 이른바 本이니, 나머지의 氣도 同法입니다. 天에 本하는 者는 天의 氣이고, 地에 本하는 者는 地의 氣이니, 天(과)地가 氣를 合함에 六節이 分하고 萬物이 化生합니다. 故로 가로되, '삼가 氣宜를 候하여 病機를 失하지 말라[삼가 氣宜을 候하면 病機를 失함이 없다].'고 함이, 이를 이름입니다."

帝께서 가라사대, "그 主病(疾病을 主治하는 藥物)은 어떠합니까?"

岐伯이 가로되, "司歲로 物을 備하면(매년 歲를 司하는 氣에 근거하여 藥物을 備取하면), 主(主治藥物)를 遺함이 없을 것입니다."

帝께서 가라사대, "司歲物（原作 '先歲物', 據《新校正》改）은 무엇입니까?"

岐伯이 가로되, "天地의 專精입니다."

帝께서 가라사대, "司氣者（歲運을 司하는 藥物을 가리킴）는 어떠합니까?"

岐伯이 가로되, "司氣者는 主歲와 同합니다. 그러나, 餘·不足이（太過와 不及의 差別이）있습니다."

帝께서 가라사대, "非司歲物（歲를 司하는 藥物이 아닌 것）이란 무엇을 이릅니까?"

岐伯이 가로되, "（氣가）散（하여 專하지 못한 것）입니다. 故로 質은 同하나 等（及）이 異하니, 氣味는 薄하고 厚함이 있고, 性用은 躁하고 靜함이 있고, 治保는 많이 하고 적게 함이 있으며, 力化는 淺하고 深함이 있다 함이 이를 이름입니다."

帝께서 가라사대, "歲主（主歲之氣）가 藏을 害하면, 어떻게[무엇이라고]이릅니까?"

岐伯이 가로되, "勝하지 못하는 바로써 이를 命함이, 그 要입니다."

帝께서 가라사대, "이를 治함은 어떻게 합니까?"

岐伯이 가로되, "上이 下에 淫하면, 勝하는 바로 이를 平하고; 外가 內에 淫하면, 勝하는 바로 이를 治합니다."

帝께서 가라사대, "善합니다. 平氣（의 해）는 어떠합니까?"

岐伯이 가로되, "삼가 陰陽의 所在를 察하여 이를 調하되 平으로써 期를 삼는데, 正者는 正治하고 反者는 反治합니다."

帝께서 가라사대, "夫子께서 陰陽의 所在를 察하여 이를 調하라고 言하셨는데, 論에 言하기를, '人迎과 寸口가 相應하여 繩을 引함 같이 小大가 齊等함을 命하여 平이라 한다.'고 하였으니, 陰의 所在에 寸口는 어떠합니까?"

岐伯이 가로되, "歲의 南（政）과 北（政）을 視하면, 이를 可히 知할 수 있습니다."

帝께서 가라사대, "願컨대 이를 모두 듣고 싶습니다."

岐伯이 가로되, "北政의 歲에, 少陰이 在泉하면 寸口가 不應하고, 厥陰이 在泉하면 右가 不應하고, 太陰이 在泉하면 左가 不應하며; 南政의 歲에, 少陰이 司天하면 寸口가 不應하고, 厥陰이 司天하면 右가 不應하고, 太陰이 司天하면 左가 不應하는데, 諸 不應者는 그 診을 反（對로）하면 見합니다."

帝께서 가라사대, "尺候는 어떠합니까?"

岐伯이 가로되, "北政의 歲에, 三陰이 下에 在하면 寸이 不應하고, 三陰이 上에 在하면 尺이 不應하며; 南政의 歲에, 三陰이 在天（司天）하면 寸이 不應하고, 三陰이 在泉하면 尺이 不應하는데, 左右가 同합니다. 故로 가로되, '그 要를 知하는 者는 一言에 終하고[終하나], 그 要를 知하지 못하는 者는 無窮（한 데）에 流散한다[流散함이 無窮하다].'고 하였으니, 이를 이름입니다."

第 二 章

帝曰: 善. 天地之氣, 內淫而病何如? 岐伯曰: 歲厥陰在泉, 風淫所勝, 則地氣不明, 平野昧, 草乃早秀; 民病洒洒振寒[1], 善伸[2]數欠, 心痛支滿, 兩脇裏急, 飲食不下, 鬲咽不通, 食則嘔, 腹脹善噫, 得後與氣, 則快然如衰, 身體皆重.

歲少陰在泉, 熱淫所勝, 則焰[3]浮川澤, 陰處反明, 民病腹中常鳴, 氣上衝胸, 喘不能久立, 寒熱皮膚痛, 目瞑齒痛頗[4]腫, 惡寒發熱如瘧, 少腹中痛, 腹大, 蟄蟲不藏[5].

歲太陰在泉, 草乃早榮[6], 濕淫所勝, 則埃昏巖谷, 黃反見黑, 至陰之交; 民病飲積心痛, 耳聾渾渾焞焞, 嗌腫喉痺, 陰病血見, 少腹痛腫, 不得小便, 病衝頭痛, 目似脫, 項似拔, 腰似折, 髀不可以回, 膕如結, 腨如別.

歲少陽在泉, 火淫所勝, 則焰明郊野, 寒熱更至; 民病注泄赤白, 少腹痛, 溺赤, 甚則血便, 少陰同候.

歲陽明在泉, 燥淫所勝, 則霧霧清暝; 民病喜嘔, 嘔有苦, 善太息, 心脅痛不能反側, 甚則嗌乾面塵, 身無膏澤, 足外反熱.

歲太陽在泉, 寒淫所勝, 則凝肅慘慄; 民病少腹控睾, 引腰脊, 上衝心痛, 血見, 嗌痛頷腫. 帝曰: 善. 治之奈何? 岐伯曰: 諸氣在泉, 風淫于內, 治以辛涼, 佐以苦[7], 以甘緩之, 以辛散之. 熱淫于內, 治以鹹寒, 佐以甘苦, 以酸收之, 以苦發之. 濕淫于內, 治以苦熱, 佐以酸淡, 以苦燥之, 以淡泄之. 火淫于內, 治以鹹冷, 佐以苦辛, 以酸收之, 以苦發之. 燥淫于內, 治以苦溫, 佐以甘辛[8], 以苦下之[9]. 寒淫于內, 治以甘熱, 佐以苦辛, 以鹹寫之, 以辛潤之, 以苦堅之.

帝曰: 善. 天氣之變何如? 岐伯曰: 厥陰司天, 風淫所勝, 則太虛埃昏, 雲物以擾, 寒生春氣, 流水不冰; 民病胃脘當心而痛, 上支兩脅, 鬲咽不通, 飲食不下, 舌本強, 食則嘔, 冷泄腹脹, 溏泄瘕水閉; 蟄蟲不去[10]; 病本于脾. 衝陽絕, 死不治. 少陰司天, 熱淫所勝, 怫熱至[11], 火行其政, 民病胸中煩熱, 嗌乾, 右胠滿, 皮膚痛, 寒熱咳喘; 大雨且至[11]；唾血血泄，鼽衄嚏嘔，溺色變，甚則瘡瘍胕腫，肩背臂臑及缺盆中痛，心痛肺䐜，腹大滿膨膨而喘咳，病本于肺，尺澤絕，死不治．太陰司天，濕淫所勝，則沈陰且布，雨變枯槁，胕腫骨痛陰痹[12]，陰痹者[13]，按之不得，腰脊頭項痛，時眩，大便難，陰氣不用，飢不欲食，咳唾則有血，心如懸；病本于腎．太谿絕，死不治．少陽司天，火淫所勝，　則溫氣流行；金政不平；民病頭痛發熱惡寒而瘧，　熱上皮膚痛，色變黃赤，傳而爲水，身面胕腫，腹滿仰息，泄注赤白，瘡瘍咳[14]唾血，煩心胸中熱，甚則鼽衄；病本于肺；天府絕，死不治．陽明司天，燥淫所勝，則木乃晚榮，草乃晚生，筋骨內變；民病左胠脇痛，寒清于中，感而瘧，大涼革候[15]，咳，腹中鳴，注泄鶩溏，名木歛，生菀于下，草焦上首[15]；心脅暴痛，不可反側，嗌乾面塵，腰痛，丈夫㿗疝，婦人少腹痛，目眛[16]眥瘍，瘡痤癰；蟄蟲來見[15]，病本于肝；太衝絕，死不治．太陽司天，寒淫所勝，則寒氣反至，水且冰，血變于中，發爲癰瘍，民病[17]厥心痛，嘔血血泄鼽衄，善悲，時眩仆；運化炎烈，雨暴乃雹[18]，胸腹滿，手熱肘攣掖腫，心澹澹大動，胸脇胃脘不安，面赤目黃，善噫嗌乾，甚則色炲，渴而欲飲；病本于心．神門絕，死不治．所謂動氣知其藏也．帝曰：善．治之奈何？岐伯曰：司天之氣，風淫所勝，平以辛涼，佐以苦甘，以甘緩之，以酸寫之．熱淫所勝，平以鹹寒，佐以苦甘，以酸收之．濕淫所勝，平以苦熱，佐以酸辛[19]，以苦燥之，以淡泄之．濕上甚而熱，治以苦溫，佐以甘辛，以汗爲故而止．火淫所勝，平以酸[20]冷，佐以苦甘，以酸收之，以苦發之，以酸復之，熱淫同．燥淫所勝，平以苦濕[21]，佐以酸辛，以苦下之．寒淫所勝，平以辛熱，佐以甘苦，以鹹寫之．

帝曰：善．邪氣反勝，治之奈何？岐伯曰：風司于地，清反勝之，治以酸溫，佐以苦甘，以辛平之．熱司于地，寒反勝之，治以甘熱，佐以苦辛，以鹹平之．濕司于地，熱反勝之，治以苦冷，佐以鹹甘，以苦平之．火司于地，寒反勝之，治以甘熱，佐以苦辛，以鹹平之．燥司于地，熱反勝之，治以平寒[22]，佐以苦甘，以酸平之，以和爲利．寒司于地，熱反勝之，治以鹹冷，佐以甘辛，以苦平之．

帝曰 : 其司天邪勝何如? 岐伯曰 : 風化於天, 清反勝之, 治以酸溫,
佐以甘苦. 熱化於天, 寒反勝之, 治以甘溫, 佐以苦酸辛. 濕化於天,
熱反勝之, 治以苦寒, 佐以苦酸. 火化於天, 寒反勝之, 治以甘熱, 佐
以苦辛. 燥化於天, 熱反勝之, 治以辛寒, 佐以苦甘. 寒化於天, 熱反
勝之, 治以鹹冷, 佐以苦辛.

帝曰 : 六氣相勝奈何? 岐伯曰 : 厥陰之勝, 耳鳴頭眩, 憒憒欲吐, 胃
鬲如寒, 大風數舉, 倮蟲不滋, 胠脇氣幷, 化而爲熱, 小便黃赤, 胃脘
當心而痛, 上支兩脇, 腸鳴飧泄, 少腹痛, 注下赤白, 甚則嘔吐, 鬲咽
不痛.

少陰之勝, 心下熱善飢²³⁾, 臍下反動²⁴⁾, 氣遊三焦 ; 炎暑至, 木乃津,
草乃萎 ; 嘔逆躁煩, 腹滿痛溏泄, 傳爲赤沃. 太陰之勝, 火氣內鬱, 瘡
瘍於中, 流散於外, 病在胠脇, 甚則心痛熱格, 頭痛喉痺項強, 獨勝則
濕氣內鬱, 寒迫下焦, 痛留頂²⁵⁾, 互引眉間, 胃滿 ; 雨數至²⁶⁾, 燥²⁷⁾化
乃見 ; 少腹滿, 腰脽重強, 內不便, 善注泄, 足下溫, 頭重, 足脛胕²⁸⁾
腫, 飲發於中, 胕腫於上.

少陽之勝, 熱客於胃, 煩心心痛, 目赤, 欲嘔, 嘔酸善飢, 耳痛, 溺
赤, 善驚譫妄 ; 暴熱消爍, 草萎水涸, 介蟲乃屈, 少腹痛, 下沃赤白.
陽明之勝, 清發於中, 左胠脇痛, 溏²⁹⁾泄. 內爲嗌塞, 外發癩疝 ; 大涼
肅殺, 華英改容, 毛蟲乃殃 ; 胸中不便, 嗌塞而咳.

太陽之勝, 凝溧且至, 非時水冰, 羽乃後化 ; 痔瘧發, 寒厥入胃, 則
內生心痛, 陰中乃瘍, 隱曲不利, 互引陰股, 筋肉拘苛, 血脈凝泣, 絡
滿色變, 或爲血泄, 皮膚否腫, 腹滿食減, 熱反上行, 頭項囟頂腦戶中
痛, 目如脫, 寒入下焦, 傳爲濡寫.

帝曰 : 治之奈何? 岐伯曰 : 厥陰之勝, 治以甘清, 佐以苦辛, 以酸寫
之. 少陰之勝, 治以辛寒, 佐以苦鹹, 以甘寫之. 太陰之勝, 治以鹹熱,
佐以辛甘, 以苦寫之. 少陽之勝, 治以辛寒, 佐以甘鹹, 以甘寫之. 陽
明之勝, 治以酸溫, 佐以辛甘, 以苦泄之³⁰⁾. 太陽之勝, 治以甘³¹⁾熱,
佐以辛酸, 以鹹寫之.

帝曰：六氣之復何如？岐伯曰：悉乎哉問也！厥陰之復，少腹堅滿，裏急暴痛，偃木飛沙，倮蟲不榮；厥[32]心痛，汗發嘔吐，飲食不入，入而復出，筋骨掉眩，清厥，甚則入脾，食痺而吐．衝陽絕，死不治．

少陰之復，燠熱內作，煩躁鼽嚏，少腹絞痛，火見燔焫，嗌燥，分注時止，氣動於左，上行於右，咳，皮膚痛，暴瘖心痛，鬱冒不知人，乃洒淅惡寒，振慄譫妄，寒已而熱，渴而欲飲，少氣骨痿[33]，隔腸不便，外爲浮腫，噦噫；赤氣後化，流水不冰，熱氣大行，介蟲不復[34]；病痱疹瘡瘍，癰疽痤痔，甚則入肺，咳而鼻淵．天府絕，死不治．

太陰之復，濕變乃擧，體重中滿，食飲不化，陰氣上厥，胸中不便，飲發於中，咳喘有聲；大雨時行，鱗見於陸，頭頂[35]痛重，而掉瘛尤甚，嘔而密默，唾吐清液，甚則入腎，竅瀉無度．太谿絕，死不治．

少陽之復，大熱將至，枯燥燔焫；介蟲乃耗；驚瘛咳衄，心熱煩躁，便數憎風，厥氣上行，面如浮埃，目乃瞤瘛，火氣內發，上爲口糜[36]，嘔逆，血溢血泄，發而爲瘧，惡寒鼓慄，寒極反熱，嗌絡焦槁，渴引水漿，色變黃赤，少氣脈萎，化而爲水，傳爲胕腫，甚則入肺，咳而血泄．尺澤絕，死不治．

陽明之復，清氣大擧，森木蒼乾，毛蟲乃厲，病生胠脇，氣歸於左，先太息，甚則心痛否滿，腹脹而泄，嘔苦[37]，咳噦煩心，病在鬲中，頭痛，甚則入肝，驚駭筋攣．太衝絕，死不治．

太陽之復，厥氣上行，水凝雨冰，羽蟲乃死；心胃生寒，胸膈[38]不利，心痛否滿，頭痛善悲[39]，時眩仆，食感，腰脽反痛，屈伸不便；地裂冰堅，陽光不治；少腹控睾，引腰脊，上衝心，唾出清水，及爲噦噫，甚則入心，善忘善悲．神門絕，死不治．

帝曰：善．治之奈何？岐伯曰：厥陰之復，治以酸寒[40]，佐以甘辛，以酸寫之，以甘緩之．少陰之復，治以鹹寒，佐以苦辛，以甘寫之，以酸收之，辛[41]苦發之，以鹹軟之．

太陰之復，治以苦熱，佐以酸辛，以苦寫之，燥之泄之．少陽之復，治以鹹冷，佐以苦辛，以鹹軟之，以酸收之，辛[41]苦發之，發[42]不遠熱，無犯溫涼，少陰同法．

陽明之復, 治以辛溫, 佐以苦甘, 以苦泄之, 以苦下之⁴³⁾, 以酸補之. 太陽之復, 治以鹹熱, 佐以甘辛, 以苦堅之.

治諸勝復, 寒者熱之, 熱者寒之, 溫者淸之, 淸者溫之, 散者收之, 抑者散之, 燥者潤之, 急者緩之, 堅者軟之, 脆者堅之, 衰者補之, 强者寫之, 各安其氣, 必淸必靜, 則病氣衰去, 歸其所宗, 此治之大體也.

〔校勘〕 1) 洒洒振寒: 史載之方에는 ‘洒淅寒如瘧’으로 되어 있다.
　　　 2) 善伸: 越本에는 ‘伸’이 ‘呻’으로 되어 있다.
　　　 3) 焰浮川澤: 四庫本에는 ‘焰’이 ‘氣’로 되어 있다.
　　　 4) 頤腫: 吳本, 藏本에는 모두 ‘頤’이 ‘項’으로 되어 있다. 史載之方에는 ‘頤’이 ‘頰’으로 되어 있다.
　　　 5) 蟄虫不藏: 類經에는 本句를 ‘陰處反明’ 句下로 옮겨 놓았는데 더 합당한 것 같다.
　　　 6) 草乃早榮: 林校에 이 四字는 衍文인 듯하다고 하였다.
　　　 7) 佐以苦: 明抄本에는 ‘苦’ 밑에 ‘甘’字가 더 있다.
　　　 8) 佐以甘辛: 林校에, ‘甘’字는 응당 ‘酸’으로 해야 될 것 같다고 하였다.
　　　 9) 以苦下之: 살피건대 아마 뒤의 ‘以鹹瀉之’ 句가 此句의 뒤에 와야 될 것 같다.《郭靄春》
　　 10) 蟄虫不去: 吳本, 明抄本, 熊本에는 모두 ‘去’가 ‘出’로 되어 있다. 類經에는 此句를 上文 ‘流水不冰’ 句의 뒤로 옮겨 놓았다.
　　 11) 怫熱至, 大雨且至: 吳注本에는 ‘熱’ 밑에 ‘至’字가 없고 뒤의 ‘大雨且至’ 四字를 ‘熱’字 뒤로 옮겨서 “怫然, 大雨且至, 火行其政”으로 되어 있다.
　　 12) 胕腫骨痛陰痺: 明抄本에는 ‘胕’ 위에 ‘民病’ 二字가 더 있다. 聖濟總錄에도 이와 일치한다.
　　 13) 陰痺者: 素問病機氣宜保命集에는 이 三字가 없다.
　　 14) 瘡瘍咳唾血: 四庫本에는 ‘瘍’ 밑에 ‘咳’字가 없다.
　　 15) 大凉革候; 名木斂, 生菀于下, 草焦上首; 蟄虫來見: 類經에는 ‘大凉’ 等 句가 ‘筋骨內變’ 句 밑에 옮겨져 있다.
　　 16) 昧: 吳本에는 ‘眜’로 되어 있다.
　　 17) 民病: 類經에 의거하면 ‘民病’ 二字는 응당 ‘血變’ 위에 옮겨져야 한다.《郭靄春》
　　 18) 運火炎烈, 雨暴乃雹: 類經에 의거하면 이 八字는 응당 ‘水且冰’ 밑으로 옮겨야 한다.
　　 19) 佐以酸辛: 林校에, ‘辛’은 응당 ‘淡’으로 해야 할 것이라고 하였다.
　　 20) 平以酸冷: 吳本, 明抄本, 熊本에는 ‘酸’이 모두 ‘鹹’으로 되어 있다.
　　 21) 平以苦濕: 林校에, ‘濕’은 응당 ‘溫’으로 해야 한다고 하였다.
　　 22) 治以平寒: 素問校訛에, “古抄本에는 ‘平’이 ‘辛’으로 되어 있다.”고 했다.
　　 23) 善飢: 藏本에는 ‘善’이 ‘苦’로 되어 있다.
　　 24) 反動: 讀本, 吳本에는 ‘動’이 ‘痛’으로 되어 있다.
　　 25) 痛留頂: 于鬯은 ‘留’는 ‘凶’字의 形誤라고 하였다.
　　 26) 雨數至: 林校에, ‘雨數至’ 下에 ‘鱗見于陸’ 四字가 탈락되어 있다고 하였다.

27) 燥化: 張介賓은, '燥'는 응당 '溫'으로 해야 한다고 하였다.

28) 足脛胕腫: '胕'字는 涉下誤衍이다. 王注에도 '胕'字가 없다.

29) 左胠脇痛溏泄: 四庫本에는 '痛' 밑에 '溏'字가 없다.

30) 以苦泄之: '泄'은 응당 '瀉'로 해야만 비로소 上下의 文例와 합치된다.

31) 治以甘熱: 林校에, "여기에서 治하는 법을 상고하건대, 모두 내가 이기는 것으로 서 다스렸으나 이 大腸의 경우에만 나를 이기는 것으로 되어 있으니 응당 내가 이기는 것인 '苦'로 고쳐야 한다."고 하였다.

32) 厥心痛: 아마 '厥' 위에 '氣'字가 탈락된 듯하다. 王注에, "氣厥, 謂氣冲胸脇而凌 及心也, 胃受逆氣而上攻心痛也."라고 한 것으로 보아 이를 알 수 있다.

33) 骨痿: 讀本, 吳本에는 '痿'가 모두 '萎'로 되어 있다.

34) 不復: 胡本, 讀本, 吳本, 明抄本에는 '復'이 모두 '福'으로 되어 있다. '福'은 '副' 와 같이 읽으며 '藏'의 뜻이 있다.

35) 頭頂痛重: 林校에, '頂'은 응당 '項'으로 해야 할 것이라고 하였다.

36) 口糜: 傷寒論 成注에는 '糜'가 '乾'으로 되어 있다.

37) 嘔苦: 越本에는 '苦'가 '吐'로 되어 있다.

38) 胸膈: 胡本, 越本, 吳本, 藏本, 熊本에는 모두 '膈'이 '中'으로 되어 있다. 史載之 方도 이와 일치한다.

39) 善悲: '悲'는 뒤의 '善忘善悲'와 중복되므로, 응당 史載之方에 의거하여 '恐'으로 고쳐야 한다.《郭靄春》

40) 治以酸寒: 林校에 別本에는 '酸'이 '辛'으로 되어 있다고 했다.

41) 辛苦發之: 吳本, 明抄本, 藏本, 熊本에는 모두 '辛'이 '以'로 되어 있다.

42) 發不遠熱: 林校에 引據한〈六元正紀大論〉의 文에는 '發' 밑에 '表'字가 더 있다.

43) 以苦下之: 四庫本에는 '以甘發之'로 되어 있다.

帝께서 가라사대, "善합니다. 天地의 氣가 內로 淫하여 病하면 어떠합니까?"岐 伯이 가로되, "歲가 厥陰이 在泉하여 風이 所勝을 淫하면[風淫이 勝한 바이면《以下 同例》], 地氣가 明하지 못하고 平野가 昧하고 草가 이에 일찍 秀하며; 民病은, 洒洒 히 振寒하고, 잘 伸하며 자주 欠하고, 心痛支滿하며, 兩脇裏가 急하고, 飲食이 下하 지 못하며, 鬲咽이 通하지 못하고 食하면 嘔하며, 腹脹하고 잘 噫하다가 後《大便》 와 (屎)氣를 得하면 快然히 衰하는 듯하며, 身體가 모두 무겁습니다.

歲에 少陰이 在泉하여 熱이 所勝을 淫하면, 焰이 川澤에 浮하고 陰處가 도리어 明하(여지)며; 民病은, 腹中이 항상 鳴하고 氣가 上으로 胸을 衝하며, 喘하여 能히 오래 서(있)지 못하고, 寒熱하며 皮膚가 痛하고, 目이 冥하며, 齒가 痛하고, 졸이 腫하며, 惡寒, 發熱이 瘧과 같고, 少腹中이 痛하여 腹이 大하(여지)고, 蟄蟲이 藏하 지 않습니다.

歲에 太陰이 在泉하여 (草가 이에 일찍 榮하고) 濕이 所勝을 淫하면, 巖谷에 埃 昏하고, 黃이 도리어 黑을 見하여 至陰이 交하며; 民病은, 飲積으로 心痛하고, 耳聾 으로 渾渾 焞焞하며, 嗌腫, 喉痺하고, 陰病으로 血이 見하며, 少腹이 痛하면서 腫하 고[少復이 腫痛하고], 小便을 得하지 못하며, 衝頭痛을 앓고, 눈이 脫(出)하는 듯 하며(目似脫), 목이 뽑히는 듯하고(項似拔), 허리가 끊어지는 듯하며(腰似折), 비가 可히 써 回하지 못하고, 오금이 맺힌듯하며(膕如結), 장딴지가 떨어져 나가는 듯합니다(腨如別).

歲에 少陽이 在泉하여 火가 所勝을 淫하면, 焰이 郊野에 明하고 寒熱이 번갈아 至하며; 民病은, 注泄赤白하고 少腹이 痛하며, 溺가 赤하고 甚하면 血便을 봅니다. 少陰은 (少陽과) 候가 同합니다.

歲에 陽明이 在泉하여 燥가 所勝을 淫하면, 霧霧가 淸(冷 昏)瞑하며; 民病은, 喜 嘔 ─ 嘔有苦 ─ 하고, 잘 太息하며, 心脇이 痛하여 能히 反側하지 못하며, 甚하면 嗌乾하고 面塵하며, 身이 膏澤이 없고, 足(이)外가 도리어 熱합니다.

歲에 太陽이 在泉하여 寒이 所勝을 淫하면, 凝肅慘慄하며; 民病은, 少腹에서 睪 (丸으)로 控하고 腰脊을 (牽)引하며, 上衝하여 心痛하고, 血이 見하며, 嗌痛, 頷腫 합니다."

帝께서 가라사대, "善합니다. 이를 治함은 어떻게 합니까?"

岐伯이 가로되, "諸氣가 在泉하여, 風이 內에 淫하면, 辛凉으로써 (主)治하고 苦 (甘으)로써 佐하되, 甘으로써 이를 緩하(게 하)고 辛으로써 이를 散하며; 熱이 內 에 淫하면, 鹹寒으로써 (主)治하고 甘苦로써 佐하되, 酸으로써 이를 收하고 苦로써 이를 發하(게 하)며; 濕이 內에 淫하면, 苦熱로써 (主)治하고 酸淡으로써 佐하되, 苦로써 이를 燥하고 淡으로써 이를 泄하며; 火가 內에 淫하면, 鹹冷으로써 (主)治 하고 苦辛으로써 佐하되, 酸으로써 이를 收하고, 苦로써 이를 發하며; 燥가 內에 淫 하면, 苦溫으로써 (主)治하고 甘辛으로써 佐하되, 苦로써 이를 下하며; 寒이 內에 淫하면, 甘熱로써 (主)治하고 苦辛으로써 佐하되, 鹹으로써 이를 瀉하고 辛으로써 이를 潤하(게 하)며 苦로써 이를 堅하게 (해야) 합니다."

帝께서 가라사대, "善합니다. 天氣의 變은 어떠합니까?"

岐伯이 가로되, "厥陰이 司天하여 風이 所勝을 淫하면[風淫이 勝한 바이면《以下 同例》), 太虛가 埃昏하고 雲物이 써 擾하며, 寒이 春氣를 生하여 流水가 얼지 않으 며; 民病은, 胃脘當心《胃脘과 心部》이 痛하고 위로 兩脇을 支하며, 鬲咽이 通하지 못하여 飮食이 下하지 못하고, 舌本이 強하며, 食하면 嘔하고, 冷泄腹脹하며 溏泄하 고, 瘕하며 水閉하며 蟄蟲이 去하지 않으니, 病이 脾에 本하는데, 衝陽이 絶하면 死 하니 治하지 못합니다.

少陰이 司天하여 熱이 所勝을 淫하면, 怫熱이 至하고 火가 그 政을 行하며; 民病 은, 胸中이 煩熱하고 嗌乾하며, 右胠가 滿하고, 皮膚가 痛하며, 寒熱하며 咳喘하고, (大雨가 장차 至합니다.) 唾血, 血泄하고 鼽衄하며, 嚔嘔하고 溺色이 變하며, 甚하 면 瘡瘍附腫하고 肩背臂臑 및 缺盆中이 痛하며, 心痛하고 肺䐜하며 腹이 크게 滿하 고 膨膨하며 喘咳하니, 病이 肺에 本하는데, 尺澤이 絶하면 死하니 治하지 못합니 다.

太陰이 司天하여 濕이 所勝을 淫하면, 沈陰이 장차 布하(고 雨가 變하여 枯稿하) 며; (民病은,)胕腫, 骨痛, 陰痺 ─ 陰痺는 按하여도 得하지 못함 ─ 하고, 腰脊·頭

項이 痛하고, 때때로 眩하며, 大便이 難하고, 陰氣가 쓰이지 못하며(陰萎), 飢하여
도 食하고자 하지 아니하며, 咳唾하면 血이 있고, 心이 懸한 듯하니, 病이 腎에 本
하는데, 太溪가 絶하면 死하니 治하지 못합니다.

　少陽이 司天하여 火가 所勝을 淫하면, 溫氣가 流行하여 金政이 平하지 못하며;
民病은, 頭痛하고 發熱, 惡寒하며 瘧하고, 熱이 上하며 皮膚가 痛하고, 色이 黃赤으
로 變하며, 傳하여 水가 되어, 身面이 胕腫하며 腹滿하여 仰息하고, 泄注赤白하며,
瘡瘍하고, 咳함에 唾血하며, 煩心하고 胸中이 熱하며 甚하면 鼽衄하니, 病이 肺에
本하는데, 天府가 絶하면 死하니 治하지 못합니다.

　陽明이 司天하여 燥가 所勝을 淫하면, 木이 이에 늦게 榮하고 草가 이에 늦게 生
하며, 大凉이 (氣)候를 革하고 名木이 斂하며 下에 菀을 生하고, 草가 上首을 焦하
며('大凉革候'句가 원래는 뒤의 '感而瘧'句의 뒤에 있으며, '名木斂, 生鬱于下, 草焦
上首'句는 뒤의 '心胸暴痛'句의 앞에 있는 것인데, 《類經》을 좇아 이리 옮겨옴); 筋
骨이 안에서 變하며; 民病은 左胠脇이 痛하고 中에 寒清하며, 感함에 瘧하고, 咳하
며, 腹中이 鳴하고 注泄鶩溏하며, 心胸이 暴痛하여 可히 反側하지 못하며, 嗌乾,面
塵하고 腰痛하며, 丈夫는 㿉疝하고 婦人은 少腹이 痛하며, 目昧,眥瘍하고 瘡痤癰하
(며, 蟄蟲이 來見하)니, 病이 肝에 本하는데, 太衝이 絶하면 死하니 治하지 못합니
다.

　太陽이 司天하여 寒이 所勝을 淫하면, 寒氣가 도리어 至하고 水가 장차 얼며; 血
이 中에 變하고 發하여 癰瘍이 되며, 民病은 厥心痛하고 嘔血, 血泄, 鼽衄하며 잘
悲하고 때때로 眩仆하고, 運火가 炎烈하며 雨暴이 이에 雹하고, 胸腹이 滿하여, 手
가 熱하고 肘가 攣하며 掖(腋)이 腫하고, 心이 澹澹 大動하며 胸脇胃脘이 不安하
며, 面赤目黃하고, 잘 噫하며 嗌乾하고 甚하면 色이 炲하며, 渴하여 飮하고자 하니,
病이 心에 本하는데, 神門이 絶하면 死하니 治하지 못합니다. 이른바 動氣로 그 藏
을 知함입니다."

　帝께서 가라사대, "善합니다. 이를 治함은 어떻게 합니까?"

　岐伯이 가로되, "司天之氣인, 風이 所勝을 淫하면[風淫이 勝한 바이면(以下同
例)], 辛凉(辛凉한 藥味)으로써 平하고 苦甘(苦甘한 藥味)으로써 佐하되, 甘으로
써 이를 緩하(게 하)고 酸으로써 이를 瀉하며; 熱이 所勝을 淫하면, 鹹寒으로써 平
하고 苦甘으로써 佐하되, 酸으로써 이를 收하며; 濕이 所勝을 淫하면, 苦熱로써 平
하고 酸辛으로써 佐하되, 苦로써 이를 燥하고 淡으로써 이를 泄하며; 濕이 上에서
甚하며 熱하면, 苦溫으로써 治하고 甘辛으로써 佐하되, 汗(이 出)함으로써 故를 삼
아 止하며; 火가 所勝을 淫하면, 鹹冷(原作'酸冷', 據《類經》改)으로써 平하고 苦
甘으로써 佐하되, 酸으로써 이를 收하고 苦로써 이를 發하고 酸으로써 이를 復하며
; 熱淫은 (火淫과) 同하며; 燥가 所勝을 淫하면, 苦溫(原作'苦濕', 據《類經》改)으
로써 平하고 酸辛으로써 佐하되, 苦로써 이를 下하고; 寒이 所勝을 淫하면, 辛熱로
써 平하고 甘苦로써 佐하되, 鹹으로써 이를 瀉합니다."

帝께서 가라사대, "善합니다. 邪氣가 反勝하면《本氣가 不足하여 邪氣가 도리어 勝하면》, 이를 治함은 어떻게 합니까?"

岐伯이 가로되, "風이 地를 司하는데《厥陰이 在泉하는데》清이 도리어 이를 勝하면, 酸溫으로써 治하고 苦甘으로써 佐하되, 辛으로써 이를 平하며; 熱이 地를 司하는데 寒이 도리어 이를 勝하면, 甘熱로써 治하고 苦辛으로써 佐하되, 鹹으로써 이를 平하며; 濕이 地를 司하는데 熱이 도리어 이를 勝하면, 苦冷으로써 治하고 鹹甘으로써 佐하되, 苦로써 이를 平하며; 火가 地를 司하는데 寒이 도리어 이를 勝하면, 甘熱로써 治하고 苦辛으로써 佐하되, 鹹으로써 이를 平하며; 燥가 地를 司하는데 熱이 도리어 이를 勝하면, 平寒으로써 治하고 苦甘으로써 佐하되, 酸으로써 이를 平하고 和(하는 것으)로써 制《原作'利', 據王注改》를 삼으며; 寒이 地를 司하는데 熱이 도리어 이를 勝하면, 鹹冷으로써 治하고 甘辛으로써 佐하되, 苦로써 이를 平합니다."

帝께서 가라사대, "그 司天邪勝《六氣司天時에 本氣가 不及하면 勝己之氣가 反勝하여 邪가 됨》은 어떠합니까(何如)?"

岐伯이 가로되, "風이 天에서 化함에《厥陰이 司天하면 氣가 風을 좇아 化하므로 '風化于天'이라고 함: 以下倣此》清이 도리어 이를 勝하면, 酸溫으로써 治하고 甘苦로써 佐하며; 熱이 天에서 化함에 寒이 도리어 이를 勝하면, 甘溫으로써 治하고 苦酸辛으로써 佐하며; 濕이 天에서 化함에 熱이 도리어 이를 勝하면, 苦寒으로써 治하고 苦酸으로써 佐하며; 火가 天에서 化함에 寒이 도리어 이를 勝하면, 甘熱로써 治하고 苦辛으로써 佐하며; 燥가 天에서 化함에 熱이 도리어 이를 勝하면, 辛寒으로써 治하고 苦甘으로써 佐하며; 寒이 天에서 化함에 熱이 도리어 이를 勝하면, 鹹冷으로써 이를 治하고 苦辛으로써 佐합니다."

帝께서 가라사대, "六氣의 서로 勝함은 어떠합니까(奈何)?"

岐伯이 가로되, "厥陰이 勝하면(厥陰之勝), 耳鳴, 頭眩하고 憒憒히 吐하려 하고, 胃鬲이 寒《當作'塞'》한 듯하며; 大風이 자주 擧하고 倮蟲이 滋하지 못하며; 胠脇에 氣가 幷《聚》하여, 化하여 熱이 되고 小便이 黃赤하(게 되)며, 胃脘當心이 痛하고 위로 兩脇을 支하며, 腸鳴, 飧泄하고 少腹이 痛하며 注下赤白하고, 甚하면 嘔吐하며 鬲咽이 通하지 못합니다.

少陰이 勝하면, 心下가 熱하고 善飢하며, 臍下가 도리어 動하고 氣가 三焦에 游하며; 炎暑가 至하여, 木은 이에 津(汁이 밖으로 流)하고 草는 이에 萎하며; 嘔逆, 躁煩하고, 腹滿痛하며, 溏泄하고 傳하여 赤沃이 됩니다.

太陰이 勝하면, 火氣가 內에 鬱하면 中에 瘡瘍하고 外로 流散하면, 病이 胠脇에 在하는데, 甚하면 心痛熱格하며, 頭痛, 喉痺, 項強하고, 홀로 勝하면 濕氣가 內에 鬱하고 寒이 下焦를 迫하며, 痛이 頂에 留하면서 眉間을 서로 당기고, 胃가 滿하며; 雨가 자주 至하고 (鱗이 陸에 見하며)《鱗見于陸: 原脫, 據《新校正》補》, 燥《當作'濕'》의 化가 이에 見하며; 少腹이 滿하고 腰脽가 무겁고 뻣뻣하며(重強), 內가 不

便하고 잘 注泄하며, 足下가 溫하고, 頭重하며 足脛이 胕腫하고, 飮이 中에서 發하여[發하며] 上에 胕腫합니다.

少陽이 勝하면, 熱이 胃에 客하여 煩心, 心痛하고, 目赤하며, 嘔하려 하고, 嘔酸하며 善飢하고, 耳가 痛하고, 溺가 赤하며, 잘 驚하고 譫妄하며;暴熱이[暴熱에] 消爍하고, 草가 萎하며 水가 涸하고, 介蟲이 이에 屈하며;少腹이 痛하고 下沃赤白합니다.

陽明이 勝하면, 淸이 中에 發하고 左胠脇이 痛하며, 溏泄하고 안으로 咽이 塞하며, 外로 癩疝을 發하며, 大凉이 肅殺하여 華英이 容을 改하(게 되)고, 毛蟲이 이에 殃하며《殃을 입으며》;胸中이 不便하고 嗌이 塞하며 咳합니다.

太陽이 勝하면, 凝溧이 장차 至하여 때가 아닌데 물이 얼고, 羽가 이에 後化하며;痔瘧이 發하고, 寒厥이 胃에 入하면, 안으로 心痛을 生하고, 陰中이 이에 瘍하여 隱曲이 利하지 못하고 陰股가 서로 당기며, 筋肉이 拘苛하고, 血脈이 凝泣하여 絡이 滿하고 色이 變하며, 或은 血泄이 되고, 皮膚가 否腫하며 腹滿食減하고, 熱이 도리어 上行하여 頭項・凶頂・胸戶 中이 痛하며, 目이 脫하는 듯하고, 寒이 下焦에 入하여 傳하여 濡瀉가 됩니다.

帝께서 가라사대, "이를 治함은 어떻게 합니까?"

岐伯이 가로되, "厥陰의 勝(함으로 因하여 생긴 病)은, 甘淸으로 治하고 苦辛으로 佐하되, 酸으로써 이를 瀉하고;少陰의 勝은, 辛寒으로 治하고 苦鹹으로써 佐하되, 甘으로써 이를 瀉하고;太陰의 勝은, 鹹熱로써 治하고 辛甘으로써 佐하되, 苦로써 이를 瀉하고;少陽의 勝은, 辛寒으로써 治하고 甘鹹으로써 佐하되, 甘으로써 이를 瀉하고;陽明의 勝은 酸溫으로써 治하고 辛甘으로써 佐하되, 苦로써 이를 瀉하고;太陽의 勝은, 甘熱《當作 '苦熱'》로써 治하고 辛酸으로써 佐하되, 鹹으로써 이를 瀉합니다."

帝께서 가라사대, "六氣의 復은 어떠합니까?"

岐伯이 가로되, "悉하시도다, 問(하심)이여! 厥陰이 復하면(厥陰之復), 少腹이 堅滿하고 裏急暴痛하며;木을 눕히고(偃木) 沙를 날리며(飛沙), 倮蟲이 榮하지 못하고;厥心痛하며 汗하고, 嘔吐를 發하여 飮食이 入하지 못하고, 入함에 다시 出하며, (筋骨이) 掉眩하고 淸厥하며, 甚하면 脾에 入하여 食痺하며 吐하는데, 衝陽이 絶하면 死하니 治하지 못합니다.

少陰이 復하면, 燠熱이 안에서 作하여 煩躁하며, 鼽嚔하고 少腹이 絞痛하며, 火見燔焫하여 嗌이 燥하고 (大小便이) 分注하다가 때로 止하며, 氣가 左에서 動하여 右로 上行하고(上行于右), 咳하며, 皮膚가 痛하고, 暴瘖心痛하며, 鬱冒하여 人을 알(아 보)지 못하고, 이에 洒淅 惡寒, 振慄하며 譫妄하고, 寒이 已함에 熱하며 渴하여 飮하고자 하고, 少氣하며 骨이 痿하고, 腸이 隔(塞)하여 便을 보지 못하며, 外로 浮腫하고 噦噫하며;赤氣가 後化하여 流水가 얼지 않고 熱氣가 大行하여, 介中이 復하지 못하며;痱胗・瘡瘍・癰疽・痤痔를 앓고(病), 甚하면 肺에 入하여 咳하며 鼻

淵하는데, 天府가 節하면 死하니 治하지 못합니다.

太陰이 復하면, 濕變이 이에 擧하여 體重 中滿(몸이 무겁고 뱃속이 그득함)하며 食飮이 不化하고, 陰氣가 上厥하여 胸中이 不便하며, 飮이 中에 發하여 咳喘함에 有 聲하며 ; 大雨가 때때로 行하여 鱗이 陸에 見하며 ; 頭頂이 아프고 무거우며, 掉瘛가 더욱 甚하(여지)고, 嘔하며 密默하고 淸液을 唾吐하며, 甚하면 腎에 入하여 竅瀉함 이 度가 없는데(無度히 竅瀉하는데), 太谿가 絶하면 死하니 治하지 못합니다.

少陽이 復하면, 大熱이 장차 至하여 枯燥燔蓺 하고, 介蟲이 이에 耗하며 ; 驚瘛, 咳衄, 心熱, 煩躁하며, 便이 數하고 風을 憎하며, 厥氣가 上行하여 面(色)이 浮埃와 같고, 目이 이에 瞤瘛하며 火氣가 안에서 發하여 위로 口糜가 되고 嘔逆하며, 血溢, 血泄하고, 發하여 瘧이 되어 惡寒, 鼓慄하다가 寒이 極하면, 도리어 熱하여 嗌絡(咽 喉의 脈絡)이 焦槁하(여지)고, 渴하여 水漿을 引하고, 色이 黃赤으로 變하며, 少氣 하여 脈이 萎하고, 化하여 水가 되며 傳하여 胕腫이 되고, 甚하면 肺에 入하여 咳하 며 血泄하는데, 尺澤이 絶하면 死하니 治하지 못합니다.

陽明이 復하면, 淸氣가 大擧하여 森木이 蒼乾하고 毛蟲이 이에 屬하며 ; 病이 胠 脇에 生하며, 氣가 左에 歸하고 太息을 잘하며, 甚하면 心痛, 否滿하고 腹脹하며 泄 하고, 苦(水)를 嘔하고 咳하며 噦하고, 煩心하여 病이 鬲中에 在하여, 頭痛하고, 甚 하면 肝에 入하여 驚駭, 筋攣하는데, 太衝이 絶하면 死하니 治하지 못합니다.

太陽이 復하면, 厥氣가 上行하여, 水가 凝(結)하고 雨(가) 冰하며, 羽蟲이 이에 死하고 ; 心胃에 寒이 生하여 胸膈이 不利하고, 心痛, 否滿하며, 頭痛하고 잘 悲하 며, 때때로 眩仆하고 食減하며, 腰脽가 도리어 痛하고 屈伸이 不便하며 ; 地가 裂하 고 冰이 堅하며 陽光이 治하지 못하고 ; 少腹이 睾를 控하며 腰脊을 引하고, 心을 上 衝하며, 淸水를 唾出하고 噦噫하게 되며, 甚하면 心에 入하여 善忘, 善悲하는데, 神 門이 絶하면 死하니 治하지 못합니다.”

帝께서 가라사대, “善합니다. 이를 治함은 어떻게 합니까?”

岐伯이 가로되, “厥陰의 復(으로 因하여 생긴 病)은, 酸寒으로써 治하고 甘辛으 로써 佐하되, 酸으로써 이를 泄하고 甘으로써 이를 緩하(게 하)며 ; 少陰의 復은, 鹹 寒으로써 治하고 苦辛으로써 佐하되, 甘으로써 이를 瀉하고 酸으로써 이를 收하며, 辛苦로써 이를 發하고 鹹으로써 이를 軟하게 하며 ; 太陰의 復은, 苦熱로써 治하고 酸辛으로써 佐하되, 苦로써 이를 瀉하고 이를 燥하고 이를 泄하며 ; 少陽의 復은, 鹹 冷으로써 治하고 苦辛으로써 佐하되, 鹹으로써 이를 軟하게 하고 酸으로써 이를 收 하고 辛苦로써 이를 發하는데, 發(表)은 熱을 멀리하지 않으나 溫凉은 犯하지 말며 ; 少陰(의 復)은 (少陽의 復과) 同法이며 ; 陽明의 復은, 辛溫으로써 治하고 苦甘으 로써 佐하되, 苦로써 이를 泄하고 苦로써 이를 下하고 酸으로써 이를 補하며 ; 太陽 의 復은, 鹹熱로써 治하고 甘辛으로써 佐하되, 苦로써 이를 堅하게 합니다.

諸 勝復을 治함엔, 寒한 者는 이를 熱하게 하고, 熱한 者는 이를 寒하게 하며, 溫 한 者는 이를 淸하고, 淸한 者는 이를 溫하(게 하)며, 散한 者는 이를 收하고, 抑한

者는 이를 散하며, 燥한 者는 이를 潤하(게 하)고, 急한 者는 이를 緩하(게 하)며, 堅한 者는 이를 軟하(게 하)고, 脆한 者는 이를 堅하(게 하)며, 衰한 者는 이를 補하고, 强한 者는 이를 瀉하여, 각기 그 氣를 安하게 하여 반드시 淸하고 반드시 靜하게 하면, 病氣가 衰去하여 그 宗하는 데로 歸하(나)니, 이것이 治(法)의 大體입니다.”

第 三 章

帝曰：善. 氣之上下, 何謂也? 岐伯曰：身半以上, 其氣三矣, 天之分也, 天氣主之；身半以下, 其氣三矣, 地之分也, 地氣主之. 以名命氣, 以氣命處, 而言其病, 半, 所謂天樞也. 故上勝而下具病者, 以地名之；下勝而上俱病者, 以天名之. 所謂勝至, 報氣屈伏而未發也, 復至則不以天地異名, 皆如復氣爲法也.

帝曰：勝復之動, 時有常乎? 氣有必乎? 岐伯曰：時有常位, 而氣無必也. 帝曰：願聞其道也. 岐伯曰：初氣終三氣, 天氣主之, 勝之常也. 四氣盡終氣, 地氣主之, 復之常也. 有勝則復, 無勝則否. 帝曰：善. 復已而勝何如? 岐伯曰：勝至則復, 無常數也, 衰乃止耳. 復已而勝 不復則害, 此傷生也. 帝曰：復而反病, 何也? 岐伯曰：居非其位, 不相得也, 大復其勝, 則主勝之, 故反病也, 所謂火燥熱也. 帝曰：治之何如? 岐伯曰：夫氣之勝也, 微者隨之, 甚者制之, 氣之復也, 和者平之, 暴者奪之, 皆隨勝氣, 安其屈伏, 無問其數, 以平爲期, 此其道也.

帝曰：善. 客主之勝復奈何? 岐伯曰：客主之氣, 勝而無復也. 帝曰：其逆從何如? 岐伯曰：主勝逆, 客勝從, 天之道也. 帝曰：其生病何如? 岐伯曰：厥陰司天, 客勝則耳鳴掉眩, 甚則咳；主勝則胸脇痛, 舌難以言. 少陰司天, 客勝則鼽嚏頸項強, 肩背瞀熱, 頭痛, 少氣, 發熱, 耳聾目瞑, 甚則胕腫血溢, 瘡瘍咳喘；主勝則心熱煩躁, 甚則脇痛支滿. 太陰司天, 客勝則首面胕鐘, 呼吸氣喘；主勝則胸腹滿, 食已而瞀. 少陽司天, 客勝則丹胗外發, 及爲丹熛瘡瘍, 嘔逆喉痺, 頭痛嗌腫, 耳聾, 血溢, 內爲瘛瘲, 主勝則胸滿, 咳仰息, 甚而有血, 手熱. 陽明司天, 淸復內餘, 則咳衄嗌塞, 心鬲中熱, 咳不止而[1]白血出者死.
太陽司天, 客勝則胸中不利, 出淸涕, 感寒則咳; 主勝則喉嗌中鳴. 厥
陰在泉, 客勝則大關節不利, 內爲痙强拘瘛, 外爲不便; 主勝則筋骨
繇倂, 腰腹時痛. 少陰在泉, 客勝則腰痛, 尻股膝髀腨胻足病, 瞀熱以
酸, 胕腫不能久立, 溲便變; 主勝則厥氣上行, 心痛發熱, 鬲中, 衆痺
皆作, 發於胠脇, 魄汗不藏, 四逆而起. 太陰在泉, 客勝則足痿下重,
便溲不時, 濕客下焦, 發而濡寫, 及爲腫, 隱曲之疾; 主勝則寒氣逆
滿, 食飮不下, 甚則爲疝. 少陽在泉, 客勝則腰腹痛而反惡寒, 甚則下
白溺白, 主勝則熱反上行而客於心, 心痛發熱, 格中而嘔, 少陰同候.
陽明在泉, 客勝則淸氣動下, 少腹堅滿而數便寫, 主勝則腰重腹痛,
少腹生寒, 下爲鶩溏, 則寒厥於腸, 上衝胸中, 甚則喘, 不能久立. 太
陽在泉, 寒復內餘, 則腰尻痛, 屈伸不利, 股脛足膝中痛. 帝曰: 善.
治之奈何? 歧伯曰: 高者抑之, 下者擧之, 有餘折之, 不足補之[2], 佐
以所利, 和以所宜, 必安其主客, 適其寒溫, 同者逆之, 異者從之. 帝
曰: 治寒以熱, 治熱以寒, 氣相得者逆之, 不相得者從之, 余以[3]知之
矣. 其於正味何如? 歧伯曰: 木位之主, 其寫以酸, 其補以辛; 火位之
主, 其寫以甘, 其補以鹹; 土位之主, 其寫以苦, 其補以甘; 金位之
主, 其寫以辛, 其補以酸. 水位之主, 其寫以鹹, 其補以苦; 厥陰之
客, 以辛補之, 以酸寫之, 以甘緩[4]之; 少陰之客, 以鹹補之, 以甘寫
之, 以鹹[5]收之; 太陰之客, 以甘補之, 以苦寫之, 以甘緩之; 少陽之
客, 以鹹補之, 以甘寫之, 以鹹軟之; 陽明之客, 以酸補之, 以辛寫
之, 以苦泄之. 太陽之客, 以苦補之, 以鹹寫之, 以苦堅之, 以辛潤之,
開發腠理[6], 致津液通氣也.

[校勘] 1) 咳不止而白血出者死: 于鬯은, "살피건대, '而'字는 아마 隷書 '面'字의 壞文인
　　　 듯하다. '咳不止, 面白, 血出者死'로 斷句한다."라고 하였다.
　　2) 有餘折之, 不足補之: 讀本, 越本, 吳本, 藏本에는 모두 '有餘'와 '不足'의 뒤에
　　　 '者'字가 더 있다. 沈祖綿은 '折'이 응당 '泄'이 되어야 한다고 하였다.
　　3) 余以知之矣: 胡本, 越本, 藏本에는 모두 '以'가 '已'로 되어 있다.
　　4) 以甘緩之: 四庫本에는 '緩'이 '發'로 되어 있다.
　　5) 以鹹收之: 明抄本에는 '鹹'이 '酸'으로 되어 있다. 林校에 이르기를, "〈藏氣法時
　　　 論〉에 '心苦緩, 急食酸以收之'라고 한 것에 따르면 '以鹹收之'라고 하는 것은 그

르다."고 하였다.

6) 開發腠理: 四庫本에는 '腠'가 '其'로 되어 있다.

帝께서 가라사대, "善합니다. 氣의 上下는 무엇을 이릅니까?"

岐伯이 가로되, "身의 半 以上은, 그 氣가 셋인데, 天의 分이니, 天氣가 이를 主하며; 身의 半 以下는, 그 氣가 셋인데, 地의 分이니, 地氣가 이를 主합니다. 名《여기서는 三陰三陽을 가리킴》으로써 氣를 命하고, 氣로써 處를 命하여 그 病을 言합니다. 半은 이른바 天樞입니다. 故로 上《指司天之氣》이 勝하여 下가 함께 病든 者는 地《指在泉之氣》로써 이를 名하고, 下《指在泉之氣》가 勝하여 上이 함께 病든 者는 天《指司天之氣》으로써 이를 名합니다. 이른바 勝은 至하였는데 報氣는 屈伏하여 아직 發하지 않음이니, 復(氣)이 至하면, 天地《指司天 在泉之氣》로써 名을 달리하지 아니하고, 모두 復氣의 法삼음과 같이 합니다(皆如服氣爲法也)."

帝께서 가라사대, "勝復의 動함이, 때에 常이 있으며《일정한 때가 있으며》氣에 必함이 있습니까《勝氣와 復氣가 來하는 필연적인 規律이 있습니까)?"

岐伯이 가로되, "時에는 常位《固定된 位置》가 있으나, 氣에는 必함이 없습니다."

帝께서 가라사대, "願컨대 그 道를 듣고 싶습니다."

岐伯이 가로되, "初(之)氣에서 三(之)氣를 終하도록까지는 天氣가 이를 主하니, 勝의 常이며; 四(之)氣에서 終(之)氣를 盡하도록까지는 地氣가 이를 主하니, 復의 常인데, 勝이 있으면 復하나, 勝이 없으면 그렇지 않습니다."

帝께서 가라사대, "善합니다. 復이 已함에 (다시) 勝함은 어떠합니까?"

岐伯이 가로되, "勝이 至하면 復하니, 常數가 없으며, 衰하여야 비로소[이에] (乃) 止할 따름입니다. 復이 已함에 (다시) 勝하였는데, (이를 다시) 復하지 아니하면 害로우니, 이는 生을 傷함입니다."

帝께서 가라사대, "復하였는데 도리어 病함은 어째서입니까?"

岐伯이 가로되, "居(하는 데)가 그 位가 아니면[그 位가 아닌 데에 居하면] 相得하지 못하는데, 그 勝(함)을 크게 復하면 主(時之氣)가 이를 勝하므로 도리어 病하니, 이른바 火·燥·熱 입니다."

帝께서 가라사대, "이를 治함은 어떻게 합니까?"

岐伯이 가로되, "무릇 (六)氣의 勝함엔, 微한 者는 이를 隨(順)하고, 甚한 者는 이를 制(伏)하며; (六)氣의 復함엔, 和한 者는 이를 平하고, 暴한 者는 이를 奪하(나)니, 모두 勝氣를 따라서 그 屈伏(不伸之氣)을 安하게 하되, 그 數를 묻지 않고 平(하게 함)으로써 期를 삼으니, 이것이 그 道입니다."

帝께서 가라사대, "善합니다. 客主의 勝하고 復함은 어떻게 합니까?"

岐伯이 가로되, "客主의 氣는 勝하여도 復이 없습니다."

帝께서 가라사대, "그 逆從은 어떠합니까?"

岐伯이 가로되, "主가 勝하면 逆이고 客이 勝하면 從이니, (이것이) 天의 道입니다[主가 勝하면 逆하고 客이 勝하면 從함이, 天의 道입니다]."

帝께서 가라사대, "그것이 病을 生함은 어떠합니까?"

岐伯이 가로되, "厥陰司天에, 客이 勝하면, 耳鳴, 掉眩하고, 甚하면 咳하며; 主가 勝하면, 胸脇이 痛하고, 舌이 써 言하기 어렵습니다. 少陰司天에, 客이 勝하면, 鼽嚔하고 頸項이 強하며, 肩背가 瞀熱하고, 頭痛, 少氣하며 發熱하고, 耳聾, 目瞑하며, 甚하면 胕腫, 血溢하고, 瘡瘍, 咳喘하며; 主가 勝하면, 心熱, 煩燥하고 甚하면 脇痛, 支滿합니다. 太陰司天에, 客이 勝하면, 首面이 胕腫하고 呼吸氣喘하며; 主가 勝하면, 胸腹이 滿하고 食을 已함에 瞀합니다. 少陽司天에, 客이 勝하면, 丹胗이 外發하고 丹熛《赤游風의 類》, 瘡瘍이 되며, 嘔逆, 喉痺하고 頭痛, 嗌腫하며, 耳聾, 血溢하고 안으로 瘈瘲이 되며; 主가 勝하면, 胸滿, 咳하며 仰息하고, 甚하면 有血하고 手熱합니다. 陽明司天에, 淸이 復하여 內가 (有)餘하면, 咳衄, 嗌塞하고 心鬲 中이 熱하는데, 咳가 止하지 않으면서 白血이 出하는 者는 死합니다. 太陽司天에, 客이 勝하면, 胸中이 不利하며 淸涕를 出하고, 寒에 感하면 咳하며; 主가 勝하면, 喉嗌中이 鳴합니다. 厥陰在泉에, 客이 勝하면, 大關節이 不利하며, 內로는 痙強拘瘈하게 되고 外로는 不便하게 되며; 主가 勝하면 筋骨이 繇併《動搖攣縮不能伸》하고 腰腹이 때로 痛합니다. 少陰在泉에, 客이 勝하면, 腰痛하고 尻·股·膝·髀·腨·胻·足이 病하며, 瞀熱하고 酸《痠》하며 胕腫으로 能히 오래 서(있)지 못하고 溲便이 變하며; 主가 勝하면, 厥氣가 上行하여 心痛, 發熱, 鬲中하고, 衆痺가 모두 作하는데 胠脇에서 發하며, 魄汗이 藏하지 못하고 四(肢 厥)逆이 起합니다. 太陰在泉에, 客이 勝하면, 足이 痿하며 下가 重하고 便瘦가 不時하며《大小便을 때가 없이 불규칙적으로 보며》, 濕이 下焦에 客하면 發하여 濡瀉하고 腫과 隱曲의 疾이 되며; 主가 勝하면, 寒氣가 逆滿하여 食飮이 下하지 못하고, 甚하면 疝이 됩니다. 少陽在泉에, 客이 勝하면 腰腹이 痛하면서 도리어 惡寒하고 甚하면 下《大便》가 白하고 溺가 白하며; 主가 勝하면, 熱이 도리어 위로 行하고, 心에 客하면 心痛, 發熱하고 格中《中焦格拒》하며 嘔합니다. 少陰(在泉)은 (少陽在泉과) 同候입니다. 陽明在泉에, 客이 勝하면, 淸氣가 下에 動하여 少腹이 堅滿하고 자주 便瀉하며; 主가 勝하면, 腰가 重하며 腹痛하고, 少腹이 寒을 生하여 下로 鶩溏하게 되면, 寒이 腸에서 厥하며 위로 胸中에 衝하는데, 甚하면 喘하고, 能히 오래 서(있)지 못하며; 太陽在泉에, 寒이 다시 內에 餘하면, 腰尻가 痛하고 屈伸이 不利하(게 되)며, 股脛足膝中이 痛합니다."

帝께서 가라사대, "善합니다. 이를 治함은 어떻게 합니까?"

岐伯이 가로되, "高한 者는 이를 抑하고, 下한 者는 이를 擧하며, 有餘하면 이를 折하고, 不足하면 이를 補하되, 利로운 바로써 佐하고 宜한 바로써 和하(게 하)여, 반드시 그 主客을 安하게 하되, 그 寒溫에 敵하여 同한 者는 이를 逆하고, 異한 者는 이를 從합니다."

帝께서 가라사대, "寒을 治함은 熱로써 하고, 熱을 治함은 寒으로써 하되[寒은 熱로써 治하고, 熱은 寒으로써 治하되; 熱로써 寒을 治하고, 寒으로써 熱을 治하되]

(主客의)氣가 相得한 者는 이를 逆하고, 相得하지 못한 者는 이를 從함은, 余가 이미(以) 이를 知하거니와, 그 正味(함)에 (있어)서는 어떻게 합니까(何如)?"

岐伯이 가로되, "木位의 主《厥陰 木氣가 主氣로써 位置하는 時位: 以下倣此》에는, 그 瀉함은 酸으로써 하고, 그 補함은 辛으로써 하며; 火位의 主에는, 그 瀉함은 甘으로써 하고, 그 補함은 鹹으로써 하며; 土位의 主에는, 그 瀉함은 苦로써 하고, 그 補함은 甘으로써 하며; 金位의 主에는, 그 瀉함은 辛으로써 하고, 그 補함은 酸으로써 하며; 水位의 主에는, 그 瀉함은 鹹으로써 하고, 그 補함은 苦로써 하며; 厥陰의 客《厥陰木氣가 客氣로써 位置하는 時位: 以下倣此》에는, 辛으로써 이를 補하고 酸으로써 이를 瀉하며, 甘으로써 이를 緩하고; 少陰의 客에는, 鹹으로써 이를 補하고 甘으로써 이를 瀉하며, 酸《原作 '鹹', 據《新校正》改》으로써 이를 收하고; 太陰의 客에는, 甘으로써 이를 補하고 苦로써 이를 瀉하며, 甘으로써 이를 緩하(게 하)고; 少陽의 客에는, 鹹으로써 이를 補하고 甘으로써 이를 瀉하며, 鹹으로써 이를 軟하게 하고; 陽明의 客에는, 酸으로써 이를 補하고 辛으로써 이를 瀉하며, 苦로써 이를 泄하고; 太陽의 客에는, 苦로써 이를 補하고 鹹으로써 이를 瀉하며, 苦로써 이를 堅하(게 하)고, 辛으로써 이를 潤하(게 하)니, (辛味는) 腠理를 開發하여 津液을 致하고 氣를 通하게 합니다[辛으로써 이를 潤하(게 하)니, (이상의 治法은) 腠理를 開發하고 津液을 致하며 氣를 通하게 합니다]."

第 四 章

帝曰: 善. 願聞陰陽之三也何謂? 歧伯曰: 氣有多少, 異用也. 帝曰: 陽明何謂也? 歧伯曰: 兩陽合明也. 帝曰: 厥陰何也? 歧伯曰: 兩陰交盡也. 帝曰: 氣有多少, 病[1]有盛衰, 治有緩急, 方有大小, 願聞其約奈何? 歧伯曰: 氣有高下, 病有遠近, 證有中外, 治有輕重, 適其至所爲故也. 大要曰: 君一臣二, 奇之制也; 君二臣四, 偶之制也; 君二臣三, 奇之制也; 君二[2]臣六, 偶之制也. 故曰: 近者奇之, 遠者偶之; 汗者不以奇, 下者不以偶[3]; 補上治上, 制以緩, 補下治下, 制以急; 急則氣味厚, 緩則氣味薄. 適其至所, 此之謂也. 病所遠, 而中道氣味之[4]者, 食而過之, 無越其制度也. 是故平氣之道, 近而奇偶, 制小其服也; 遠而奇偶, 制大其服也; 大則數少, 小則數多; 多則九之, 少則二之. 奇之不去則偶之, 是謂重方; 偶之不去, 則反佐以取之, 所謂寒熱溫涼反從其病也. 帝曰: 善. 病生於本, 余知之矣. 生於標者, 治之奈何? 歧伯曰: 病反其本, 得標之病, 治反其本, 得標之方.

帝曰：善. 六氣之勝，何以候之？ 歧伯曰：乘其至[5]也，清氣大來，燥之勝也，風木受邪，肝病生焉. 熱氣大來，火之勝也，金燥受邪，肺病生焉. 寒氣大來，水之勝也，火熱受邪，心病生焉. 濕氣大來，土之勝也，寒水受邪，腎病生焉. 風氣大來，木之勝也，土濕受邪，脾病生焉. 所謂感邪而生病也. 乘年之虛，則邪甚也；失時之和，亦邪甚也；遇月之空，亦邪甚也；重感於邪，則病危矣；有勝之氣，其必來復也. 帝曰：其脈至何如？ 歧伯曰：厥陰之至其脈弦，少陰之至其脈鉤，太陰之至其脈沈，少陽之至[6]大而浮，陽明之至[6]短而濇，太陽之至[6]大而長. 至而和則平，至而甚則病，至而反者病，至而不至者病，未至而至者病，陰陽易者危.

帝曰：六氣標本，所從不同，奈何？ 歧伯曰：氣有從本者，有從標本者，有不從標本者也. 帝曰：願卒聞之. 歧伯曰：少陽太陰從本，少陰太陽從本從標，陽明厥陰不從標本從乎中也. 故從本者，化生於本，從標本者，有標本之化，從中者，以中氣爲化也. 帝曰：脈從而病反者，其診何如？ 歧伯曰：脈至而從，按之不鼓，諸陽皆然. 帝曰：諸陰之反，其脈何如？ 歧伯曰：脈至而從，按之鼓甚而盛也. 是故百病之起，有生於本者，有生於標者，有生於中氣者；有取本而得者，有取標而得者，有取中氣而得者，有取標本而得者，有逆取而得者，有從取而得者. 逆，正順也；若順，逆也. 故曰：知標與本，用之不殆，明知逆順，正行無問[7]. 此之謂也. 不知是者，不足以言診，足[8]以亂經. 故大要曰：粗工嘻嘻，以爲可知，言熱未已，寒病復始，同氣異形，迷診亂經，此之謂也. 夫標本之道，要而博，小而大，可以言一而知百病之害，言標與本，易而勿損，察本與標，氣可令調，明知勝復，爲萬民式，天之道畢矣.

帝曰：勝復之變，早晏何如？ 歧伯曰：夫所勝者，勝至已病，病已慍慍而復已萌也. 夫所復者，勝盡而起，得位而甚，勝有微甚，復有少多，勝和而和，勝虛而虛，天之常也. 帝曰：勝復之作，動不當位，或後時而至，其故何也？ 歧伯曰：夫氣之生，與其化[9]衰盛異也. 寒暑溫涼, 盛衰之用, 其在四維. 故陽之動, 始於溫, 盛於暑；陰之動, 始於淸, 盛於寒. 春夏秋冬, 各差其分. 故大要曰：彼春之暖, 爲夏之暑, 彼秋之忿, 爲冬之怒, 謹按四維, 斥候皆歸, 其終可見, 其始可知. 此之謂也. 帝曰：差有數乎? 歧伯曰：又凡三十度也10). 帝曰：其脈應皆何如? 歧伯曰：差同正法, 待時而去也. 脈要曰：春不沈, 夏不弦, 冬不濇11), 秋不數, 是謂四塞. 沈甚曰病, 弦甚曰病, 濇甚曰病, 數甚曰病, 參見曰病, 復見曰病, 未去而去曰病, 去而不去曰病, 反者死. 故曰：氣之相守司也, 如權衡之不得相失也. 夫陰陽之氣, 淸靜則生化治, 動則苛疾起, 此之謂也. 帝曰：幽明何如? 歧伯曰：兩陰交盡故曰幽, 兩陽合明故曰明, 幽明之配, 寒暑之異也. 帝曰：分至何如? 歧伯曰：氣至之謂至, 氣分之謂分, 至則氣同, 分則氣異, 所謂天地之正紀也. 帝曰：夫子言春秋氣始于前, 冬夏氣始于後, 余已知之矣. 然六氣往復, 主歲不常也, 其補寫奈何? 歧伯曰：上下所主, 隨其攸利, 正其味, 則其要也, 左右同法. 大要曰：少陽之主, 先甘後鹹, 陽明之主, 先辛後酸, 太陽之主, 先鹹後苦, 厥陰之主, 先酸後辛, 少陰之主, 先甘後鹹, 太陰之主, 先苦後甘, 佐以所利, 資以所生, 是謂得氣.

[校勘]　1) 病有盛衰：林校에, 天元紀大論에는 '病'字가 '形'으로 되어 있다고 했다.

　　2) 君二臣六：越本, 吳本, 藏本, 熊本, 四庫本, 滑抄本에는 모두 '二' 가 '三'으로 되어 있다.

　　3) 汗者不以奇, 下者不以偶：明抄本에는 '以奇'와 '以偶'가 서로 바뀌어 있는데, 이 것이 옳을 듯하다. 王注에 "汗藥不以偶方, 下藥不以奇制."라고 한 것으로 알 수 있다.《郭靄春》

　　4) 中道氣味之者：'之'는 아마 '乏'字의 壞字인 듯하다.

　　5) 乘其至也：張琦는, '至'를 응당 '虛'로 해야 된다고 하였다.

　　6) 少陽之至大而浮, 陽明之至短而濇, 太陽之至大而長：上文의 '厥陰, 少陰, 太陰'의 例로 비추어 보건대, '之至' 뒤에 응당 '其脈' 二字가 더 있어야 하는 바, 응당 素問入式運氣論奧에 의거 보충해야 한다.《郭靄春》

　　7) 無間：吳本, 藏本, 四庫本에는 모두 '間'이 '間'으로 되어 있다.

　　8) 足以亂經：儒門事親에는 '足' 위에 '適'字가 더 있다.

　　9) 與其化衰盛異也：'與其'와 '化'字는 誤倒이니, 응당〈六元正紀大論〉'五氣之發' 節의 林校에 의거하여 '夫氣之生化, 與其衰盛異也'로 바로잡아야 한다.《郭靄春》

　　10) 凡三十度也：林校에,〈六元正紀大論〉에는 '三十度而有奇也'로 되어 있으며, 이 편의 문장이 省略된 것이라 하였다.

　　11) 冬不濇, 秋不數：越本에는 '冬不濇'과 '秋不數'이 서로 바뀌어져 있다.

帝께서 가라사대, "善합니다. 願컨대 陰陽이 셋이란 무엇을 이름인지 듣고 싶습니다."

岐伯이 가로되, "氣에 多少가 있어서 用을 달리함입니다."

帝께서 가라사대, "陽明이란 무엇을[어찌] 이름입니까?"

氣伯이 가로되, "두 陽이 合하여 明함입니다[두 陽이 明을 合함입니다.]"

帝께서 가라사대, "厥陰은 무엇(을 이름)입니까?"

岐伯이 가로되, "두 陰이 交盡함입니다."

帝께서 가라사대, "氣에는 多少가 있고, 病에는 盛衰가 있으며, 治에는 緩急이 있고, 方에는 大小가 있는데, 願컨대 그 約은 어떻게 하는지를 듣고 싶습니다."

岐伯이 가로되, "氣에는 高下가 있고, 病에는 遠近이 있으며, 證에는 中外가 있고, 治에는 輕重이 있으니, 그것이 (病)所에 至함을[그(것이) 至하는 所에] 適하여 (敵其至所) 故《基準》를 (定)합니다. 《大要》에 가로되, 君 하나에 臣 둘은 奇의 制이고, 君 둘에 臣 넷은 偶의 制이며, 君 둘에 臣 셋은 奇의 制이고, 君 둘에 臣 여섯은 偶의 制라고 하였습니다. 故로 가로되, "近한 者는 이를 奇(制)로 하고, 遠한 者는 이를 偶(制)로 하며, 汗(出)하는 者는 奇(制)로써 하지 아니하고, 下하는 者는 偶(制)로써 하지 아니하며 ; 上을 補하거나 上을 治함엔 緩으로써 制하고, 下를 補하거나 下를 治함엔 急으로써 制한다고 하였는데, 急이란 氣味가 厚함(을 말함)이고, 緩이란 氣味가 薄함(을 말함)이니, 그것이 (病)所에 至함을[그(것이) 至하는 所에] 敵한다 함이 이를 이름입니다. 病所가 遠한데[遠하여] 中道에《中道까지만》氣未가 之하는 者는 食으로 이를 過하게 하되《高士宗 註 : 病在上而遠于中, 則先食後藥, 使過于上 ; 病在下而遠于中, 則先藥後食, 使過于下.》, 그 制度를 越하지 말아야 하니, 이러한 까닭으로 氣(機)를 平(調)하는 道는, (病所가) 近하여 奇偶함엔《奇制나 偶制를 쓸 때에는》小其服《藥物의 數는 많이 하고 분량은 적게 함》을 制하고, 遠하여 '奇偶함엔 大其服《藥物의 數는 적게 하고 분량은 많게 함》을 制하니, 大란 數를 적게 함이고 小란 數를 많게 함인데, (藥物의 數가) 많으면 아홉 가지까지 하고 적으면 두 가지까지 합니다. 이를 奇(制)로 하여서 (病邪가) 去하지 않으면, 이를 偶(制)로 하니, 이를 重方이라고 하며 ; 이를 偶로 하여서 去하지 않으면, 反佐로써 이를 取하니, 이른바 寒熱溫凉에 그 病을 反從함입니다."

帝께서 가라사대, "善합니다. 病이 本《여기서는 風熱火濕燥寒의 六氣를 가리킴》에서 生함은, 余가 이를 知하(고 있)거니와, 標《여기서는 三陰三陽을 가리킴》에서 生하는 者, 이를 治함은 어떻게 합니까?"

岐伯이 가로되, "病(함)에 그 本을 反(求)하면[反(求)해야] 標의 病(由)을 得하고, 治(함)엔 그 本을 反(求)하면[反(求)해야] (治)標의 方《標의 病을 治하는 方》을 得합니다."

帝께서 가라사대, "善합니다. 六氣의 勝함은 어떻게[무엇으로써] 이를 候합니까?"

岐伯이 가로되, "그 (氣가) 至함을 乘하(여 이를 察하)니, 淸氣가 大來하면, 燥의 勝(함)이니, 風木이 邪를 受하고[受하여 ; 受하니], 肝病이 生하며 ; 熱氣가 大來하면, 火의 勝(함)이니, 金燥가 邪를 受하고[受하여 ; 受하니], 肺病이 生하며 ; 寒氣가 大來하면 水의 勝(함)이니, 火熱이 邪를 受하고[受하여 ; 受하니], 心病이 生하며 ; 濕氣가 大來하면 土의 勝(함)이니, 寒水가 邪를 受하고[受하여 ; 受하니], 腎病이 生하며 ; 風氣가 大來하면 木의 勝(함)이니, 土濕이 邪를 受하고[受하여 ; 受하니], 脾病이 生합니다. 이른바 邪에 感하여 病을 生함인데, 年의 虛를 乘하면 邪가 甚하고, 時의 和를 失하면 또한 邪가 甚하고, 月의 空을 遇하면 또한 邪가 甚하며 ; 邪에 거듭 感하면 病이 위태로워집니다. 勝한 氣가 있으면, 그것이 반드시 來하여 復합니다."

帝께서 가라사대, "그 脈이 至함은 어떠합니까?"

岐伯이 가로되, "厥陰이 至하면(厥陰之至) 그 脈이 弦하고, 少陰이 至하면 그 脈이 鉤하고, 太陰이 至하면 그 脈이 沈하며, 少陽이 至하면 大하면서 浮하고, 陽明이 至하면 短하면서 濇하고, 太陽이 至하면 大하면서 長한데, (脈의) 至함이 和하면 (氣 또한) 平하고 至함이 甚하면 (發)病하며, 至함이 (應見之脈과) 反하는 者는 病하고, (氣는 이미) 至하였는데 (脈이) 至하지 않은 者는 病하고, (氣는) 아직 至하지 않았는데 (脈이 먼저) 至한 者는 病하며, 陰陽이 易한 者는 危합니다."

帝께서 가라사대, "六氣 標本에 (있어서) 從하는 바가 同하지 아니하니, 어떻게 (해야) 합니까?"

岐伯이 가로되, "氣에는 '本을 從하는 것이 있고, 標(와)本을 從하는 것이 있고, 標(와)本을 從하지 않는 것이 있습니다."

帝께서 가라사대, "願컨대 이를 모두(卒) 듣고 싶습니다."

岐伯이 가로되, "少陽 · 太陰은 本을 從하고, 少陰 · 太陽은 本을 從하고 標를 從하며, 陽明 · 厥陰은 標(와)本을 從하지 않고 中을 從합니다. 故로 本을 從하는 者는 本에서 化生하고, 標(와)本을 從하는 者는 標(와)本의 化가 있고, 中을 從하는 者는 中氣로써 化함을 삼습니다."

帝께서 가라사대, "脈은 從한데 病이 反하는 者는, 그 診이 어떠합니까?"

岐伯이 가로되, "脈이 至함은 從하나《陽病見陽脈》, 이를 按하면 鼓하지 아니하니, 諸陽이 다 그러합니다《《類經》註 : 若浮洪滑大之類, 本皆陽脈, 但按之不鼓, 指下無力, 便非眞陽之候, 不可誤認爲陽, 凡諸陽證得此者, 似陽非陽皆然也 : 》."

帝께서 가라사대, "諸陰의 反은 그 脈이 어떠합니까?"

岐伯이 가로되, "脈이 至함은 從하나, 이를 按하면 鼓함이 甚하면서 盛합니다. 이러한 까닭으로 百病의 起함은, 本에서 生하는 것이 있고, 標에서 生하는 것이 있으며, 中氣에서 生하는 것이 있으니, 本을 取하여 得하는 것이 있고, 標를 取하여 得하는 것이 있으며, 中氣를 取하여 得하는 것이 있고, 標本을 取하여 得하는 것이 있으며, 逆取하여 得하는 것이 있고, 從取하여 得하는 것이 있습니다 — (逆取의 逆은

病에 있어서는) 逆하나 (治에 있어서는) 바로 順이며, (從取의 從은 病에 있어서는) 順한 듯하나 (治에 있어서는) 逆입니다《《類經》註: "病熱而治以寒, 病寒而治以熱, 于病似逆, 于治爲順, 故曰: 逆, 正順也; 病熱而治以熱, 病寒而治以寒, 于病若順, 于治爲反, 故曰; 若順, 逆也."》. 故로 가로되, '標와 本을 知하면, 이를 (運)用함에 (危)殆하지 아니하며; 逆順을 밝게 知하면, 正行은 물을 것도 없다(正行無問).' 고 하였으니, 이를 이름입니다. 이를 알지 못하는 者는 足히 써 診을 言하지 못하며 足히 써 經을 어지럽힙니다. 故로 《大要》에 가로되, '粗工이 喜喜《喜悅自得貌》하며 써 可知라고 하나, 熱이라 言함을 已하지 아니하여 寒病이 다시 始(作)하(나)니, 氣는 同하나 (或은 從本하고, 或은 從標하여) 形을 달리함에, 迷하여 診함에 經을 어지럽힌다(迷診難經).' 고 하였으니, 이를 이름입니다.

　대저 標本의 道는 (簡)要하나 (廣)博하고 小하나 大하여, 可히 써 一을 言함에 百病의 害를 知하나니, [知합(知하실 수 있습)니다.] 標와 本을 言하기는 (容)易하나 (施治함에) 勿損하고《傷損하거나 損傷됨이 없고》, 本과 標를 察하면 氣를 可히 하여금 調하게 할 수 있으며, 勝復을 밝게 知하면 萬民의 式이 되나니, (이에) 天의 道를 畢하였습니다."

　帝께서 가라사대, "勝復의 變은, 早晏이 어떠합니까?"

　岐伯이 가로되, "무릇 所勝者는, 勝이 至함에 이미 病하고, 病이 이미 溫溫함에 復이 이미 萌하며; 무릇 所復者는 勝이 盡함에 起하고 位를 得함에 甚해지는데, 勝에는 微甚이 있고 復에는 少多가 있어서, 勝이 和함에 (復도) 和하고 勝이 虛함에 (復도) 虛함이, 天의 常(道)입니다."

　帝께서 가라사대, "勝復이 作함에, 動함이 位에 當하지 않고 或 後時하여《時보다 뒤에》 至하니, 그 까닭이 무엇입니까?"

　岐伯이 가로되, " 대저 (六)氣의 生은 그 化와 더불어 衰하고 盛함이 異하니, 寒暑溫凉의, 盛衰의 用은, 그것이 四維《辰戌丑未 四季之月》에 在하는 故로, 陽의 動함은, 溫에서 始하여 暑에서 盛하며; 陰의 動함은, 淸에서 始하여 寒에서 盛하는데, 春夏秋冬이 각기 그 分과 差가 납니다(各差其分). 故로 《大要》에 가로되, '저 春의 暖은 夏의 暑가 되고, 저 秋의 忿은 冬의 怒가 되니, 삼가 四維를 按《考察》하면, 斥候《古多指伺望敵兵之人, 此當指觀察伺望氣候而言》가 모두 歸하여, 그 終을 可히 見하고 그 始를 可히 知한다.' 고 하였으니, 이를 이름입니다."

　帝께서 가라사대, "差에 數가 있습니까?"

　岐伯이 가로되, "또한 差가('又'當作'差': 《內經評文》)무릇 三十度입니다."

　帝께서 가라사대, "그 脈의 應함은 모두 어떠합니까?"

　岐伯이 가로되, " 差가 正法과 同하니, 時를 待하여 去합니다《《校釋》註: 脈象之差, 與歲時之差數相應, 時差脈亦差, 時應脈亦應, 此爲天人相參之理. 所以時去則脈亦去. 王冰 註: 脈亦差, 以隨氣應也. 待差日足, 應王氣至而乃去也."》. 《脈要》에 가로되, 春에 沈하지 않음과 夏에 弦하지 않음과 冬에 濇하지 않음과 秋에 數하지 않

음[春에 沈하지 않고, 夏에 弦하지 않고, 冬에 濇하지 않고, 秋에 數하지 않음], 이를 일러 四塞이라 한다고 하였습니다. 沈이 甚하면 病(脈)이고, 弦이 甚하면 病이고, 濇이 甚하면 病이고, 數이 甚하면 病이고, 參見《脈氣雜亂而錯見》하면 病이고, 復見하면 病이고, (氣가) 아직 去하지 않았는데 (脈이) 去하였으면 病이고, (氣가 이미) 去하였는데 (脈이) 去하지 않았으면 病이며, 反하는 者《例, 春得秋脈》는 死합니다. 故로 가로되, '氣의 서로 守司함은 마치 權衡의 시러곰 서로 失하지 못함《서로 失할 수 없음》과 같으니, 대저 陰陽의 氣가 淸靜하면 生化가 治하고, 動하면 苟疾이 起한다.'고 하였으니, 이를 이름입니다.

帝께서 가라사대, "幽와 明은 어떠합니까?"

岐伯이 가로되, "兩 陰이 交盡하므로 幽라 하고, 兩 陽이 合明하므로 明이라 하니, 幽明의 配함이 寒暑의 異함입니다."

帝께서 가라사대, "分(과) 至는 어떠합니까?"

岐伯이 가로되, "氣가 至함을 일러 至라 하고, 氣가 分함을 일러 分이라 하는데[氣가 至함을 謂함이 至이고, 氣가 分함을 謂함이 分인데], 至에서는 氣가 同하고 分에서는 氣가 異하니, 이른바 天地의 正紀입니다."

帝께서 가라사대, "夫子께서 春·秋의 氣는 前에서 始하고, 冬·夏의 氣는 後에서 始한다고 言하(여 주)셔서, 余가 이미 이를 知하고 있습니다. 그러나 六氣는 往復하고 主歲는 常《一定》하지 못하니, 그 補瀉는 어떻게 (해야) 합니까?"

岐伯이 가로되, "上下《指司天·在泉》의 主하는 바에 그 利한 바를 隨하여 그 味를 正함이, 곧 그 要입니다. 左右(間氣가 主하는 때에)도 (司天·在泉의 경우와) 法이 同합니다. 《大要》에 가로되, '少陽의 主《主氣가 少陽相火인 때》에는, 甘을 先하고 鹹을 後(에)하며 ; 陽明의 主에는, 辛을 先하고 酸을 後(에)하며 ; 太陽의 主에는, 鹹을 先하고 苦를 後(에)하며 ; 厥陰의 主에는 酸을 先하고 辛을 後(에)하며 ; 少陰의 主에는 甘을 先하고 鹹을 後(에)하며 ; 太陰의 主에는 苦를 先하고 甘을 後(에)한다.'고 하였습니다. 利한 바로써 佐하고 生하는 바로써 資함, 이를 일러 得氣라고 합니다."

第五章

帝曰 : 善. 夫百病之生也, 皆生於風寒暑濕燥火, 以之化之變也. 經言盛者寫之, 虛者補之, 余錫以方士, 而方士用之尙未能十全, 余欲令要道必行, 桴鼓相應, 猶拔刺雪汚, 工巧神聖, 可得聞乎 ? 岐伯曰 : 審察病機無失氣宜, 此之謂也. 帝曰 : 願聞病機何如. 岐伯曰 : 諸風掉眩, 皆屬於肝 ; 諸寒收引, 皆屬於腎 ; 諸氣膹1)鬱, 皆屬於肺 ; 諸濕腫滿, 皆屬於脾 ; 諸熱瞀瘛, 皆屬於火 ; 諸痛痒瘡, 皆屬於心 ; 諸厥

固泄, 皆屬於下[2）]; 諸痿[3)]喘嘔, 皆屬於上; 諸禁鼓慄, 如喪神守, 皆屬
於火; 諸痙項強, 皆屬於濕; 諸逆衝上, 皆屬於火; 諸脹腹大, 皆屬
於熱; 諸躁狂越, 皆屬於火; 諸暴強直, 皆屬於風; 諸病有聲, 鼓之如
鼓, 皆屬於熱; 諸病胕腫, 疼酸驚駭, 皆屬於火; 諸轉反戾, 水液渾
濁, 皆屬於熱; 諸病水液, 澄澈淸冷[4)], 皆屬於寒; 諸嘔吐酸, 暴注下
迫, 皆屬於熱. 故大要曰: 謹守病機, 各司其屬, 有者求之, 無者求
之, 盛者責之, 虛者責之, 必先五勝, 疎其血氣, 令其調達, 而致[5)]和
平, 此之謂也.

帝曰: 善. 五味陰陽之用何如? 岐伯曰: 辛甘發散爲陽, 酸苦湧泄
爲陰, 鹹味湧泄爲陰, 淡味滲泄爲陽. 六者, 或收, 或散, 或緩, 或急,
或燥, 或潤, 或軟, 或堅, 以所利而行之, 調其氣, 使其平也. 帝曰:
非調氣而得者, 治之奈何? 有毒無毒, 何先何後? 願聞其道. 岐伯曰:
有毒無毒, 所治爲主, 適大小爲制也. 帝曰: 請言其制. 岐伯曰: 君一
臣二, 制之小也; 君一臣三佐五, 制之中也; 君一臣三佐九, 制之大
也. 寒者熱之, 熱者寒之, 微者逆之, 甚者從之, 堅者削之, 客者除之,
勞者溫之, 結者散之, 留者攻之, 燥者濡之, 急者緩之, 散者收之, 損
者溫[6)]之, 逸者行之, 驚者平之, 上之下之, 摩之浴之, 薄之劫之, 開
之發之, 適事爲故.

帝曰: 何謂逆從? 岐伯曰: 逆者正治, 從者反治, 從少從多, 觀其事
也. 帝曰: 反治何謂? 岐伯曰; 熱因寒用, 寒因熱用[7)], 塞因塞用, 通
因通用, 必伏其所主, 而先其所因, 其始則同, 其終則異, 可使破積,
可使潰堅, 可使氣和, 可使必已.

帝曰: 善. 氣調而得者何如? 岐伯曰: 逆之, 從之, 逆而從之, 從而
逆之, 疎氣令調, 則其道也. 帝曰: 善. 病之中外何如? 岐伯曰: 從內
之外者, 調其內; 從外之內者, 治其外; 從內之外而盛於外者, 先調
其內而後治其外; 從外之內而盛於內者, 先治其外而後調其內; 中外
不相及, 則治主病.

帝曰: 善. 火熱復, 惡寒發熱有如瘧狀, 或一日發, 或間數日發, 其

故何也? 岐伯曰: 勝復之氣, 會遇之時, 有多少也. 陰氣多而陽氣少,
則其發日遠; 陽氣多而陰氣少,　則其發日近.　此勝復相薄盛衰之節,
瘧亦同法.　帝曰: 論言治寒以熱,　治熱以寒,　而方士不能廢繩墨而更
其道也. 有病熱者, 寒之而熱, 有病寒者, 熱之而寒, 二者皆在, 新病
復起,　奈何治?　岐伯曰: 諸寒之而熱者取之陰,　熱之而寒者取之陽,
所謂求其屬也. 帝曰: 善. 服寒而反熱, 服熱而反寒, 其故何也? 岐伯
曰: 治其王氣, 是以反也. 帝曰: 不治王而然者, 何也? 岐伯曰: 悉乎
哉問也! 不治五味8)屬也. 夫五味入胃, 各歸所喜, 攻9)酸先入肝, 苦
先入心, 甘先入脾, 辛先入肺, 鹹先入腎, 久而增氣, 物化之常也. 氣
增而久, 夭10)之由也.

帝曰: 善.　方制君臣,　何謂也?　岐伯曰: 主病之謂君,　佐君之謂臣,
應臣之謂使,　非上下三品之謂也.　帝曰: 三品何謂?　岐伯曰: 所以明
善惡之殊貫也. 帝曰: 善. 病之中外何如? 岐伯曰: 調氣之方, 必別陰
陽, 定其中外, 各守其鄕. 內者內治, 外者外治, 微者調之, 其次平之,
盛者奪之, 汗者11)下之, 寒餘溫涼, 衰之以屬, 隨其攸利, 謹道如法,
萬擧萬全, 氣血正平, 長有天命.

[校勘]　1) 膹鬱: 醫疊元戎에는 '膹'이 '憤'으로 되어 있다.
　　　　2) 皆屬於下: 滑抄本에는 '下'가 '邪'로 되어 있다.
　　　　3) 諸痠: 素問玄機原病式, 醫疊元戎에는 모두 '痠'가 '病'으로 되어 있다.
　　　　4) 淸冷: 藏本에는 '冷'이 '泠'로 되어 있다.
　　　　5) 而致和平: 吳本에는 '致'가 '至'로 되어 있다.
　　　　6) 損者溫之: 胡本, 讀本, 吳本, 明抄本, 莊本, 熊本에는 모두 '溫'이 '益'으로 되어
　　　　　　있다.
　　　　7) 熱因寒用, 寒因熱用: '寒因寒用, 通因通用'으로 비추어 보건대 '寒用'과 '熱用'이
　　　　　　上下 誤倒된 것이므로, 응당 '熱因熱用, 寒因寒用'으로 해야 한다.《郭靄春》
　　　　8) 不治五味屬也: 胡本, 吳本, 熊本에는 '五味'가 모두 '王味'로 되어 있다. 素問校
　　　　　　訛에 古抄本에는 '五味'가 '王氣'로 되어 있다고 했다.
　　　　9) 攻酸先入肝: 守校本에는 '攻'이 '故'로 되어 있는데, 옳은 듯하다.
　　　　10) 夭之由也: 沈祖綿은, '夭'는 '反'의 訛니 上文에 '反'字가 3번 나온다고 하였다.
　　　　11) 汗者: 越本, 吳本, 熊本, 滑抄本에는 '者'가 모두 '之'로 되어 있다. 王注에도 "故
　　　　　　日汗之下之."라고 한 것으로 보아 그의 所據本에는 원래 '汗之'로 되어 있었음을
　　　　　　알 수 있다.

帝께서 가라사대, "善합니다. 무릇 百病의 生함은 모두 風寒暑濕燥火에서 生하여

(써) 化에 之하고 變에 之합니다. 經에 言하기를, '盛한 者는 (이를) 瀉하고 虛한 者는 (이를) 補하라.'고 하여, 余가 (이 法을) 方士에게 錫《賜》하였으나, 方士가 이 를 用하고도 오히려 아직 能히 十全하지 못하니, 余가 要道로 하여금 반드시 行하여 져서 桴와 鼓가 相應(하듯)하고 刺를 拔하고 汚를 雪《洗》함 같이 하고자 하니, 工 巧神聖을 可히 얻어 들을 수 있겠읍니까?"

岐伯이 가로되, "病機를 審察하여 氣의 宜함을 失하지 말라고 함이, 이를 이름입 니다."

帝께서 가라사대, "願컨대 病機가 어떠한지를 듣고 싶습니다."

岐伯이 가로되, "諸風掉眩은 모두 肝에 屬하고, 諸寒收引은 모두 腎에 屬하고, 諸 氣憤鬱은 모두 肺에 屬하고, 諸濕腫滿은 모두 脾에 屬하고, 諸熱瞀瘈는 모두 火에 屬하고, 諸痛痒瘡은 모두 心에 屬하고, 諸厥固泄은 모두 下에 屬하고, 諸痿喘嘔는 모두 上에 屬하고, 諸禁鼓慄 如喪神守《모든, 口禁, 鼓함, 戰慄함이 神의 守함을 喪 한 듯함》는 모두 火에 屬하고, 諸痙項强은 모두 濕에 屬하고, 諸逆衝上은 모두 火에 屬하고, 諸脹腹大는 모두 熱에 屬하고, 諸躁狂越은 모두 火에 屬하고, 諸暴强直은 모두 風에 屬하고, 諸病有聲 鼓之如鼓는《聲이 있어, 이를 鼓함에 鼓와 같은 모든 病 은》 모두 熱에 屬하고, 諸病胕腫 疼酸驚駭《붓고 아프며, 시큰거리고, 놀라는 모든 病》은 모두 火에 屬하고, 諸轉反戾 水液渾濁은《轉筋, 角弓反張, 身曲不直하고 小便 이 渾濁한 모든 病은》 모두 熱에 屬하고, 諸病水液 澄澈淸冷은 모두 寒에 屬하고, 諸嘔吐酸 暴注下迫은 모두 熱에 屬합니다.

故로《大要》에 가로되, '삼가 病機를 (遵)守하고 각기 그 屬을 司하(게 하)여, 有 한 者에 이를 求하고 無한 者에 이를 求하며, 盛한 者에 이를 責하고 虛한 者에 이 를 責하되, 반드시 五勝《五行更勝》을 먼저 (辨別)하고 그 血氣를 疏(通)하여 그것 이 調達하여 和平을 致하게 한다.'고 하였으니, 이를 이름입니다."

帝께서 가라사대, "善합니다. 五味 陰陽의 用은 어떠합니까?"

岐伯이 가로되, "辛甘은 發散하니 陽이 되고, 酸苦는 湧泄하니 陰이 되고, 鹹味는 湧泄하니 陰이 되고, 淡味는 滲泄하니 陽이 됩니다. 여섯 가지가 或은 收(斂)하고 或은 (發)散하며, 或은 (和)緩하게 하고 或은 急(劇)하게 하며, 或은 (濕을) 燥하 고, 或은 潤하게 하며, 或은 軟하게 하고, 或은 堅(實)하게 하니, 利한 바로써 이를 行하여 그 氣(機)를 調(整)하여 그것이 平하게 합니다."

帝께서 가라사대, "氣를 調하여 得한 者가 아니면[氣를 調함이 아니고서도 得하 는 者], 이를 治함은 어떻게 (해야) 하며, 有毒·無毒(中)에 무엇을 먼저하고 무엇 을 뒤에 (해야) 합니까? 願컨대 그 道를 듣고 싶습니다."

岐伯이 가로되, "有毒·無毒(中)에 治하는 바로 主를 삼아 大小에 適하여 制를 합니다."

帝께서 가라사대, "請컨대 그 制를 말씀하(여 주)십시오."

岐伯이 가로되, "君 하나에 臣 둘은 制의 小이고《小制이고》, 君 하나에 臣 셋 佐

다섯은 制의 中이며(中劑이며), 君 하나에 臣 셋 佐 아홉은 制의 大(大劑)입니다. 寒한 者는 이를 熱하게 하고(熱法을 쓰고), 熱한 者는 이를 寒하게 하고(寒法을 쓰고), 微한 者는 이를 逆(治)하고, 甚한 者는 이를 從(治)하며, 堅한 者는 이를 削하고, 客한 者는 이를 (驅)除하고, 勞한 者는 이를 溫(補)하고, 結한 者는 이를 散하고, 留한 者는 이를 攻하고, 燥한 者는 이를 濡하고, 急한 者는 이를 緩하게 하고, 散한 者는 이를 收하고, 損한 者는 이를 溫(補)하고, 逸한 者는 이를 行하게 하고, 驚한 者는 이를 平(靜)하(게 하)며; 이를 上下(게 하)고 이를 下하(게 하)며, 이를 摩하고 이를 浴하며, 이를 薄하게 하고 이를 劫하며, 이를 開하고 이를 發하되, 事에 適하여 故를 삼습니다."

帝께서 가라사대, "무엇을 일러 逆從이라 합니까[무엇을 逆從이라 이릅니까]?"

岐伯이 가로되, "逆이란 正治(를 이르는 것)이고, 從이란 反治(를 이르는 것)인데, (藥物의) 적음을 從하고 많음을 從함은 그 事를 觀(하여 定)합니다."

帝께서 가라사대, "反治란 무엇을 이릅니까?"

岐伯이 가로되, "熱因에는 寒(性藥物)을[차게] 用하고, 寒因에는 熱을[뜨겁게] 用하며, 塞因에는 塞을 用하고, 通因에는 通을 用합니다. 반드시 그 主하는 바를(病의 根本을) (制)伏하되, 그 因한 바를(病因을) 먼저 (求)해야 합니다. 그 처음은 같으나 그 나중은 다릅니다. 可히 하여금 積을 破하고, 可히 하여금 堅을 潰하며, 可히 하여금 氣(機)가 和하게 하고, 可히 하여금 (病이) 반드시 已하게 할 수 있습니다."

帝께서 가라사대, "善합니다. 氣가 調함에 得하는 者는 어떻게 합니까(何如)?"

岐伯이 가로되, "이를 逆하거나, 이를 從하거나, 이를 (먼저) 逆하고 (뒤에) 從하거나, 이를 (먼저) 從하고 (뒤에) 逆하여, 氣를 疏(通)하여 하여금 調(達)하게 함이 그 道입니다."

帝께서 가라사대, "善합니다. 病의 中과 外는 어떻게 합니까(何如)?"

岐伯이 가로되, "內로부터 外로 之한 者는 그 內를 調하고, 外로부터 內로 之한 者는 그 外를 治하며; 內로부터 外로 之하여 外에 盛한 者는, 먼저 그 內를 調하고 뒤에 그 外를 治하며; 外로부터 內로 之하여 內에 盛한 者는, 먼저 그 外를 治하고 뒤에 그 內를 調하며; 中(과) 外가 서로 及하지 않았으면, 主病을 治합니다."

『帝께서 가라사대, "善합니다. 火熱이 復함에 惡寒, 發熱이 瘧같은 狀이 있어서, 或은 一日에 發하고 或은 數日을 間하여 發함은, 그 까닭이 무엇입니까?"

岐伯이 가로되, "勝復의 氣가 會遇하는 때에 多少가 있음이니, 陰氣가 多하고 陽氣가 少하면, 그 發(作)日이 遠하며; 陽氣가 多하고 陰氣가 少하면, 그 發(作)日이 近합니다. 이는 勝復이 相薄함에 (陰氣와 陽氣가 서로) 盛하고 衰하는 節이니, 瘧도 또한 法이 同합니다.』(《內經評文》云: "按自 '火熱' 至此, 與上下文義不甚關切, 亦恐錯簡也.")

帝께서 가라사대, "論에 言하기를, 寒을 治함엔 熱로써 하고, 熱을 治함엔 寒으로 써 하라고 했는데, 方士들이 能히 繩墨을 廢하지도 못하면서 그 道를 바꿈(바꾸고 있습)니다(更). 어떤(有) 病熱者(熱病을 앓는 者)는 이를 寒(性藥으로 치료)하여 도 (여전히 發)熱하고, 어떤(有) 病寒者는 이를 熱(性藥으로 치료)하여도 (여전 히) 寒하니, 두 가지가 모두 있는데 新病이 다시 起하면, 어떻게 治해야 합니까?"

岐伯이 가로되, "모든, 이를 寒(性藥으로 치료)하여도 (여전히) 熱하는 者는 이 를 陰에서 取하고(眞陰不足이니 養陰하고), 이를 熱(性藥으로 치료)하여도 (여전 히) 寒한 者는 이를 陽에서 取하니(眞陽不足이니 補陽하니), 이른바 그 屬을 求함 입니다."

帝께서 가라사대, "善합니다. 寒(性藥)을 服(用)하였는데 도리어(反) 熱하거나, 熱(性藥)을 服(用)하였는데 도리어(反) 寒함은, 그 까닭이 무엇입니까?"

岐伯이 가로되, " 그 王氣(旺氣)를 治함이니, 이러한 까닭으로 反합니다."

帝께서 가라사대, "王(氣)을 治하지 않았는데도 그러한 者는 어째서입니까?"

岐伯이 가로되, "悉하시도다, 問(하심)이여! 不治五味屬입니다(藥物의 五味로 施治함에 있어서 마땅하지 않은 바가 있기 때문입니다). 무릇 五味가 胃에 入하면 각기 喜하는 데(所)로 歸하니, 故로 酸은 먼저 肝에 入하고, 苦는 먼저 心에 入하 고, 甘은 먼저 脾에 入하고, 辛은 먼저 肺에 入하고, 鹹은 먼저 腎에 入합니다. 久 (服)하면 氣를 增함이 物化의 常이니, 氣가 增하기를 오래함이 夭(마땅히 '反'字로 고쳐야 問答이 相應함 : 王玉川)함의 (理)由입니다."

帝께서 가라사대, "善합니다. 方制(中)의 君臣은 무엇을 이릅니까?"

岐伯이 가로되, "主病(病을 主治하는 것)을 일러 君이라 하고, 佐君(君藥을 補佐 하는 것)을 일러 臣이라 하고, 應臣(臣藥에 應하는 것)을 일러 使라고 하니, 上·中 ·下 三品을 이름이 아닙니다."

帝께서 가라사대, " 三品은 무엇을 이릅니까?"

岐伯이 가로되, "써 善惡의 殊貫을 明한 것(所)입니다(藥性의 善惡의 不同한 情 況을 구분해 놓은 것입니다)."

岐伯이 가로되, "善합니다. 病의 中外는 어떠합니까?"

岐伯이 가로되, "氣를 調하는 方(法)은 반드시 陰陽을 (辨)別하고 그(것이) 中 인지 外인지를 定하여 각기 그 鄕을 守하되, 內(에서 온)者는 內(를 좇아)治하고 外(에서 온)者는 外(를 좇아)治하며, 微한 者는 이를 調하고, 그 次는 이를 平하 고, 盛한 者는 이를 奪하며, (表病者는) 이를 汗하고('者'當作'之'), (裏病者는) 이 를 下하여, 寒熱溫凉에 (根據하여) 이를(病邪를) 衰(退)하게 하되, 屬으로써 하고, 그 利한 바를 隨(하여)합니다. 道를 삼가하여 法대로 하면(謹道如法), 萬擧萬全하 여 氣血이 正平하(게 되)여 길이 天命을 (保)有할 것입니다."

帝께서 가라사대, "善합니다."

著至教論篇 第七十五

〔해제〕 本篇은 主로 醫學上의 지극히 심오하고, 정확한 道理에 대해 闡明하였으므로 篇名
을 著至教論이라 했다.

本篇의 主要內容은 다음과 같다.

1. 醫道는 반드시 위로 天文을 알고 아래로 地理를 알고 가운데로 人事를 알아야 한다
는 것을 指出함.

2. 三陽이 幷至할 때의 發病情況을 論述함.

第 一 章

黃帝坐明堂, 召雷公而問之曰: 子知醫之道乎? 雷公對曰: 誦而頗
1)能解, 解而未能別, 別而未能明, 明而未能彰, 足以治群僚, 不足至2)
侯王. 願得受樹天之度3), 四時陰陽合之, 別4)星辰與日月光, 以彰經
術, 後世益明, 上通神農, 著至教疑5)於二皇. 帝曰: 善. 無失之, 此皆
陰陽表裏上下雌雄相輸應也, 而道上知天文, 下知地理, 中知人事,
可以長久, 以教衆庶, 亦不疑殆, 醫道論篇, 可傳後世, 可以爲寶. 雷
公曰: 請受道, 諷誦用解.

〔校勘〕 1) 頗能解: 太平御覽에는 ‘頗’가 ‘未’로 되어 있다.
2) 至侯王: 吳本에는 ‘至’가 ‘治’로 되어 있다.
3) 願得受樹天之度: ‘受’는 ‘得’字의 旁注가 正文에 誤入된 것이다. 廣雅에 ‘受得
也’”라고 하였다. ‘樹’는 ‘立’의 뜻이다. 高世栻이 “上古樹八尺之臬, 參日影之斜
正長短, 以定四時陰陽”이라고 한 것이 이것이다.《郭靄春》
4) 四時陰陽合之, 別星辰與日月光: 于鬯은 本句를 ‘別四時陰陽, 合之星辰與日月光’
으로 해야 할 것이라고 하였다. 林校에 太素에는 ‘別’이 ‘列’로 되어 있다고 하였
으나, 지금의 太素 卷十六, 脉論에는 이 글자가 없다.
5) 疑於二皇: 林校에, 全元起本과 太素에는 ‘疑’가 ‘擬’로 되어 있다고 하였다.

黃帝께서 明堂에 앉아 계시다가 雷公을 부르시어 (그에게) 問하여 가라사대, “그
대는 醫의 道를 아는가?”

雷公이 對(答)하여 가로되, “誦하(기는 하오)나 能히 解함이 적고(頗)〔能히 解
하지 못하옵고《別本 ‘頗’作‘未’》〕 解하(기는 하오)나 能히 別하지는 못하옵고, 別

하기는 하오나 能히 明하지는 못하옵고, 明하(기는 하오)나 能히 彰하지는 못하오
니, 써 群僚를 治하기에는 足하오나 侯王을 治《原作'至', 據吳本改》하기에는 不足
하옵니다. 願컨대 시러곰 樹天之度《天의 度數를 樹[建立]하는 法》를 受하여 四時
陰陽을 이와[이에] 合하고 星辰과 日月光을 別하여[願컨대 天의 度(數)를 樹(立)
하여 四時陰陽을 이와 合하고 星辰과 日月光을 別(하는 法)을 시러곰 受하여], 써
經術을 彰하여 後世에 더욱 明하게 하며 위로 神農에 通하고, 至敎를 著하여《發揚
하여》二皇《神農, 伏羲》에 疑《擬》하고 싶나이다."

帝께서 가라사대, "善하도다. 이를 失하지 말지어다. 이는 모두 陰陽, 表裏, 雌雄
이 서로 輸應함이니, (醫)道는 위로는 天文을 알고 아래로는 地理를 알며 中으로는
人事를 알아야, 可히 써 長久하고, 써 衆庶를 敎하여도 또한 疑殆하지 않으며, 醫道
論篇을 可히 後世에 傳할 만하고 可히 써 寶를 삼을 만하니라."

雷公이 가로되, "請컨대 道를 受하여 諷誦하며[諷誦하여; 諷誦하고] 解하겠나이
다."

第二章

帝曰: 子不聞陰陽傳乎? 曰: 不知. 曰: 夫三陽天爲業[1], 上下無常,
合而病至, 偏害陰陽. 雷公曰: 三陽莫當, 請聞其解. 帝曰: 三陽獨至
者, 是三陽幷至, 幷至如風雨, 上爲巓疾, 下爲漏病. 外無期, 內無正,
不中經紀, 診無上下, 以書別. 雷公曰: 臣治疎愈, 說意而已. 帝曰:
三陽者, 至陽也, 積幷則爲驚, 病起疾[2]風, 至如礔礰, 九竅皆塞, 陽
氣滂溢, 乾嗌喉塞. 幷於陰, 則上下無常, 薄爲腸澼. 此謂三陽直心,
坐不得起, 臥者便身全[3], 三陽之病. 且以知天下, 何以別陰陽, 應四
時, 合之五行. 雷公曰: 陽言不別, 陰言不理, 請起受解, 以爲至道.
帝曰: 子若受傳, 不知合至道, 以惑師敎, 語子至道之要. 病傷五藏,
筋骨以消, 子言不明[4]不別, 是世主[5]學盡矣. 腎且絶[6], 惋惋日暮, 從
容不出, 人事不殷.

[校勘] 1) 三陽天爲業: '天'은 응당 '之'로 해야 할 듯하다. '之'와 '天'은 草書의 形態가 비
　　　슷하여 혼동하기 쉽다. 爾雅에 "業, 事也."라 했는데, '事'에는 作用, 活動의 뜻
　　　이 있다.《郭靄春》
　　2) 疾風: '疾'은 아마 '如'로 해야 할 것 같다. '如風'과 '如霹靂'은 句法이 같다.《郭
　　　靄春》
　　3) 便身全: 林校에 甲乙에는 '身重'으로 되어 있다고 했다.
　　4) 子言不明: '不明'은 '不理'로 하여야만 雷公의 물음과 비로소 부합된다.《郭靄春》

　5) 是世主學盡矣: '主'字는 誤니 응당 '至'로 해야 한다. '至學'은 '至教', '至道'와
　　 同義이다. 대개 이 말은 陽病이 陰 부위에 미치면 五藏까지 손상하는 것이 간단
　　 한 이치이건만 雷公이 도리어 스승의 가르침을 의심하니까 帝가 세상의 至學이
　　 亡失됨을 개탄한 것이다.《郭靄春》
　6) 腎且絶: 林校에, '腎且絶' 以下의 文이 '腎且絶死, 死日暮也'로 되어 있다고 했
　　 다.

　　帝께서 가라사대, "그대는《陰陽傳》을 듣지 못하였는가?"

　　雷公이 가로되, "알지 못하나이다."

　　帝께서 가라사대, "대저 三陽《手足六陽經》은 天으로 業을 삼나니, 上下가 無常하
여《手足經脈의 氣가 循行함에 常度를 잃어서》(內外의 邪가) 合하여 病이 至하면
陰陽을 偏害하느니라."

　　雷公이 가로되, "三陽莫當《三陽의 氣가 幷至하면 그 勢를 當할 수 없다는 말》을,
請컨대 그 解(說)를 듣고 싶나이다."

　　帝께서 가라사대, "三陽《太陽》이 獨至함, 이는 (其實) 三陽이 幷至함이니, 幷至
함이 風雨와 같아서 위로는 巓疾이 되고 아래로는 漏病이 되나, 밖으로 期가 없고
《豫期할 수 있는 氣色變化 等의 症狀이 없고》안으로(도) 正(豫期)이 없으며《豫期
할 수 있는 一定한 症狀變化가 없으며》, 經紀《發病의 一般 規律》에도 中하지《맞지》
아니하고[아니하여], 診함에[診하여도] 上下가 없어서 書《《陰陽傳》을 가리킴》로
써 別하느니라."

　　雷公이 가로되, "臣은 治함에 愈함이 疏하와 (스스로) 意(마음)를 달랠(說) 따
름이옵니다[臣이 治함에 愈함이 疏하더니, (帝께서) 意를 說하(여 주)심에 (그에
대한 저의 의혹이) 그치나이다(已)]."

　　帝께서 가라사대, "三陽은 至陽이니, 積幷하면 驚이 되고[되는데], 病의 起함이
疾風과 같고 至함이 礔礰《霹靂》과 같아서[같은데], 九竅가 모두 막히고 陽氣가 滂
溢하여 嗌喉를 乾하여 塞하게 하며, 陰에 幷하면 上下가 無常하나, 薄하면 腸澼이
되니, 이를 일러 三陽直心이라고 하는데, 坐함에 起(함을 得)하지《일어나지》못하
고, 臥하는 者는[臥하면] 곧 身이 全('便身全'《甲乙》作'身重')하(여지)니, (이것
이) 三陽의 病이며; 또한 (그것으로)써 天下에 어떻게 陰陽을 別하여 四時에 應하
고 이를 五行에 合하게 하는지를 아느니라."

　　『雷公이 가로되, "陽言《明言》은 (辨)別하지 못하고 陰言《隱言》은 理(解)하지 못
하(겠사)오니, 請컨대 起하여《일어나서》解를 受하여 써 至道를 하겠나이다《배우
겠나이다》. (하오니 다시 至道의 要를 說明하여 주소서.)"

　　帝께서 가라사대, "그대가 만약 傳을 受하였으나 至道에 合하게 함을《부합시킬
줄을》알지 못한다면, 써 師教를 惑(하게)하리니, (내가) 그대에게 至道의 要를 말
해 주리라. 病이 五藏을 傷하면 筋骨이 써 消하거늘, 그대는 言하기를 明하지도 못
하고 別하지도 못한다고 하니, 이는 世主의 學(醫學)이 盡함이로다[이에 世主의 學

이 盡하리로다]! 腎이 장차 絕하려 하면, 日暮에《終日》**惋惋**하고[**惋惋**하고 日暮에] 從容하여 出하(려 하)지 아니하고 人事를 殷하게 하지[人事에 殷하지] 않느니라."』(《'雷公曰:陽言不別'부터 끝까지의 文章은 錯簡이 있다는 것이 諸家의 通說임.》)

示從容論篇 第七十六

[해제]　本篇은 病을 診斷할 때에 物을 이끌어 比類하여 從容히 辨析해야 함을 指示하였으므로 篇名을 示從容論이라 하였다.

本篇의 主要內容은 다음과 같다.

1. 肝虛, 脾虛, 腎虛의 脈症 辨析.
2. 病이 脾와 肺에 있을 때의 辨.

第 一 章

黃帝燕坐召雷公而問之曰：汝受術誦書者，若能覽觀雜學，及於比類，通合道理，爲余言子所長，五藏六府，膽胃大小腸脾胞膀胱，腦髓涕唾，哭泣悲哀，水所從行，此皆人之所生，治之過失[1]，子務明之，可以十全，卽不能知，爲世所怨. 雷公曰：臣請誦脈經上下篇甚衆多矣，別異[2]比類，猶未能以十全，又安足以明之? 帝曰：子別試通五藏之過，六府之所不和，鍼石之敗，毒藥所宜，湯液滋味，具言其狀，悉言以對，請問不知. 雷公曰：肝虛腎虛脾虛，皆令人體重煩冤，當[3]投毒藥刺灸砭石湯液，或已，或不已，願聞其解. 帝曰：公何年之長而問[4]之少，余眞問以自謬也. 吾問子窈冥，子言上下篇以對，何也? 夫脾虛浮似肺，腎小浮似脾，肝急沈散似腎，此皆工之所時亂也，然從容[5]得之. 若夫三藏土木水[6]參居，此童子之所知，問之何也?

[校勘]　1) 治之過失：張志聰注本에는 '失'이 '矣'로 되어 있다.
2) 別異比類：于鬯은, "'別異' 二字는 今本에 '則無'로 되어 있는데, 上文 黃帝의 問辭인 '及於比類'와 文義가 부합될 것 같다."고 하였다.
3) 當投毒藥：明抄本에는 '當'이 '嘗'으로 되어 있다.
4) 而問之少：于鬯은, '問'은 응당 '聞'으로 해야 하니, 下文의 '問'字의 영향으로 잘못된 것이라고 하였다.
5) 然從容得之：'從容' 밑에 '分別而' 三字가 탈락되어 있다. 응당 〈疏五過論〉 '從容知之' 句 王注의 引文에 의거 보충해야 한다.《郭靄春》
6) 若夫三藏土木水參居：'土木水' 三字는 衍文으로, 王注의 영향으로 잘못된 것이니, 응당 '若夫三藏參居'로 해야 한다. 三藏은 위의 脾·肝·腎을 받아서 하는

말이다.《郭靄春》

　黃帝께서 燕坐《安坐；閑坐》하여 계시다가 雷公을 부르시어 물어 가라사대, "그대는 術을 受하고 書를 誦한 者이니, 만약 能히 雜學을 覽觀하고[覽觀하여], 《比類》(篇)에[比類함에] 及하여 道理를 通合하였으면, 余를 爲하여 그대의 잘하는 바를 말해보라. 五藏六府와 膽·胃·大小腸·脾·胞·膀胱과 腦髓涕唾와 哭泣悲哀는 水《五穀》가 좇아 行하는 바이라, 이는 모두 사람이 (그것을 의뢰하여) 生하는 바이니, 治(療하는 데 있어서)의 過失을 그대는 힘써 明하여 可히 써 十全(을 期)할 것이니, 만약(卽) 能히 알지 못하면 世(上)의 怨(望)하는 바가 되리라."

　雷公이 가로되, "臣은 請컨대 《脈經》의 上下篇을 誦함은 심히 衆多하오나, 別異比類《異同을 辨別하고 比類함；異同을 辨別하는 《比類》)도 오히려 能히 十全하지 못하옵는데, 또한 어찌 足히 써 이를 明하겠사옵니까?"

　帝께서 가라사대, "그대는 (《脈經》上·下篇 外에) 별도로 시험삼아 五藏의 過와 六府의 不和하는 바와 鍼石의 敗함과 毒藥의 宜한 바와 湯液의 滋味를 通하여, 그 狀을 具하여 말하고 言을 悉하여[悉言으로써] 對(答)하되, 請컨대 알지 못하는 것은 묻도록 하라."

　雷公이 가로되, "肝虛, 腎虛, 脾虛는 모두 사람으로 하여금 體重, 煩冤하게 하는데, 일찌기《'當'作'嘗'》毒藥, 鍼灸, 泛石, 湯液을 投함에 或 낫기도 하고, 或 낫지 않기도 하였사온데, 願컨대 그 解(說)를 듣고 싶나이다."

　帝께서 가라사대, "公은 어찌(하여) 年은 長한데[나이는 들었는데] 묻는 것은 少한가《幼稚한가》? 余가 참으로 問하여 써 스스로 謬함이로다《余가 참으로 (그대에게) 물은 것이 잘못이로다》! 余가 그대에게 窈冥《深奧難明的 道理》을 물었거늘[余는 그대에게 窈冥을 물었는데] 그대는 上下篇을 말하여 써 對(答)하니 어째서인가? 대저 脾(脈)가 虛浮하면 肺脈과 비슷하고, 腎(脈)이 小浮하면 脾(脈)와 비슷하며, 肝(脈)이 急沈散하면 腎(脈)과 비슷하니, 이는 모두 (醫)工이 때때로 (混)亂하는 바이나, 그러나 從容하면 得할 수 있거니와, 저 三藏 土木水가 參居함 같은 것은, 이는 童子도 아는 바이거늘 이를 물음은 어째서인가?"

第 二 章

　雷公曰：於此有人, 頭痛筋攣骨重怯然少氣, 噦噫腹滿, 時驚不嗜臥, 此何藏之發也? 脈浮而弦[1], 切[2]之石堅, 不知其解, 復問所以三藏者, 以知其比類也. 帝曰：夫從容之謂也. 夫年長則求之於府, 年少則求之於經, 年壯則求之於藏. 今子所言皆失, 八風菀熟, 五藏消爍, 傳邪相受. 夫浮而弦者, 是腎[3]不足也；沈而石者, 是腎氣內著也；怯然少氣者, 是水道不行, 形氣消索也; 咳嗽煩冤者, 是腎氣之逆也. 一人之氣, 病在一藏也; 若言三藏俱行, 不在法也. 雷公曰: 於此有人, 四支解墯, 喘咳血泄, 而遇診之, 以爲傷肺, 切脈浮大而緊[4], 愚不敢治, 粗工下砭石, 病愈, 多出血, 血止身輕, 此何物也? 帝曰: 子所能治, 知亦衆多, 與此病失矣. 譬以鴻飛亦沖於天, 夫聖人之治病, 循法守度, 援物比類, 化之冥冥, 循上及下, 何必守經? 今夫脈浮大虛者, 是脾氣之外絕, 去[5]胃外歸陽明也, 夫二火不勝三水, 是以脈亂而無常也; 四支解墯, 此脾精之不行也; 喘咳者, 是水氣幷陽明也; 血泄者, 脈急血無所行也. 若夫以爲傷肺者, 由失以[6]狂也. 不引比類, 是知不明也. 夫傷肺者, 脾氣不守, 胃氣不淸, 經氣不爲使, 眞藏壞決, 經脈傍絕, 五藏漏泄, 不衄則嘔, 此二者不相類也. 譬如天之無形, 地之無理, 白與黑相去遠矣. 是失吾過矣, 以子知之, 故不告子, 明引比類從容, 是以名曰診輕[7], 是謂至道也.

〔校勘〕　1) 脈浮而弦:〈針灸資生經〉에는 '其脈擧之則弦'으로 되어 있다.
　　　　2) 切之石堅:〈針灸資生經〉에는 '切'이 '按'으로 되어 있다.
　　　　3) 是腎不足也: '腎' 밑에 아마 '氣'字가 탈락된 듯하다. 뒤의 '腎氣內著', '腎氣之逆' 句와 王注의 '以腎氣不足' 句를 비추어 보아 이를 알 수 있다.《郭靄春》
　　　　4) 浮大而緊: 明抄本에는 '緊'이 '虛'로 되어 있다.
　　　　5) 是脾氣之外絕, 去胃外歸陽明也: 張琦는, "'外絕去' 三字는 誤가 있거나 衍文이다. 右關部의 外側으로는 胃를 살피고 內側으로는 脾를 살피는데, 이제 脈이 浮大하고 虛하니 이는 脾氣가 陽明의 經으로 外歸하는 것이므로, 침을 놓아 出血시켜 陽明을 泄하면 낫는다."고 하였다.
　　　　6) 申失以犯也: 吳注에 '以'가 '于'로 되어 있다.
　　　　7) 名曰診輕: 林校에 太素에는 '輕'이 '經'으로 되어 있다고 했다.

雷公이 가로되, "여기에 어떤 사람이 있어 頭痛, 筋攣, 骨重하고 怵然 少氣하며 噦噫, 脹滿하고 때때로 놀라며 눕기를 즐겨 하지 아니한다면, 이는 어느 藏에서 (病이) 發한 것이옵니까? 脈이 浮하면서 弦하고, 이를 切하면 돌같이 단단한 것은, 그 解를 알지 못하겠사오며, 다시《또한》써 三藏(者)으로써 그 比類를 아는 바《방법; 까닭》를 여쭈옵나이다."

帝께서 가라사대, "저 從容(篇에 說한 바)을[저 從容함을] 이름이니, 대저 年이 長하면《나이가 들었으면》府에서 이를 求하고, 年이 少하면 經(脈)에서 이를 求하고, 年이 壯하면《나이가 한참때이면》藏에서 求하거니와, 이제 그대의 말하는 바는 모두 失(함)이니, 八風菀熱로 五藏이 消爍하고 邪를 傳함에[傳하여] 相受하나니, 무릇 浮하면서 弦한 것, 이는 腎이 不足함이며; 沈하면서 石한 것, 이는 腎氣가 內

著함이며 ; 怯然히 少氣한 것, 이는 水道가 行하지 못하여 形氣가 消索《消散》함이며 ; 咳嗽, 煩冤하는것, 이는 腎氣가 逆함이라, 一人의 氣는 病이 一藏에 있음이니, 만약 三藏이 함께 行한다고 말한다면, (그것은) 法에 있지 않나니라《그러한 이치는 없느니라》."

雷公이 가로되, "여기에 (어떤) 사람이 있어 四支가 解墮하고 喘咳, 血泄하는데, 제가(愚) 그를 診하고서 肺를 傷했다고 여겼아오나, 脈을 切함에 浮大하고 緊하여 제가 敢히 治하지 못했아온데, 粗工이 泛石을 下함에 病이 愈하고, (다만) 出血을 많이 했아오나[血을 出함을 많이 했아온데] 血이 그침에 몸이 가볍다 하오니, 이는 무슨 物《病》이옵니까?"

帝께서 가라사대, "그대의 能히 治하는 바와 知(하는 바)가 또한 衆多하나 이 病과는 맞지 않도다(失). (粗工이 砭石을 下함에 病이 愈한 것은) 譬하건대 鴻의 飛함도 또한 天에 衝함이(있음과 같)거니와, 대저 聖人이 病을 治함은 法을 循하고 度를 守하며 物을 援하여[끌어다] 比類하여[比類하고] 冥冥한 데에 化하여[化하며] 上을 循함에[循하여] 下에 及하거니, 어찌 반드시 經(脈만)을 (固)守하겠는가? 이제 저 脈이 浮大하면서 虛한 것은, 이 脾氣가 밖으로 絶하여 胃를 去하여 밖으로 陽明에 歸함인데, 저 二火《二陽인 陽明胃》는 三水《三陰인 太陰脾》를 이기지 못하(나)니, 이러한 까닭으로 脈이 亂하여 常이 없는 것이며, 四肢가 解㑊함, 이는 脾精이 行하지 못함이며, 喘咳함, 이는 水氣가 陽明에 幷함이며, 血泄함은 脈이 急하여 血이 行할 바가[데가] 없음이니, 만약 (이것을) 肺를 傷한 것이라고 여긴다면 失을 말미암아 써 狂《妄》함이라, (診함에 이와같이) 比類(篇)를[比類(法)을] 引하지 못하였음은[못하면] 이는 知가 明하지 않음이거니와, 대저 肺를 傷한 者는 脾氣가 守하지 못하고 胃氣가 淸하지 못하며 經氣가 使가 되지 못하고 眞藏《肺藏》이 壞決하여[壞決하며] 經脈이 傍絶하고 五藏이 漏泄하여 衄하지 않으면 嘔《血》하여, 이 둘《傷脾와 傷肺, 血泄과 衄血·嘔血》은 서로 類하지《類가 되지》 못하니, 譬하건대 天의 形이 없음과 地의 理가 없음 같아서 白과 黑처럼 相去함이《서로 떨어짐이》 遠하니라. 이(러한) 失《診斷의 錯誤》(이 있게 된 것)은 吾의 허물이로다. 그대가 안다고 여긴 까닭으로 그대에게 告하지 않았거니와, (이제) 《比類》《從容》(篇)을 明引하였으니, 이러한 까닭으로《明引하였으므로》[比類(法)을 明引하여 《從容》(篇의 내용을 明)하였으니, 이러한 까닭으로] 名을 診經《原作'診輕', 據《太素》改》이라 하나니, 이를 일러 至道라 하느니라."

疎五過論篇 第七十七

[해제]　本篇은 主로 醫師가 診療할 때의 다섯 가지 過失에 대해 陳述하였으므로 篇名을 疎五過論이라 했다.

　　本篇은 醫師가 진료할 때의 五神過失을 分別하여 밝히고 아울러 그것이 醫師가 病人의 情志變化에 대한 이해를 등한히 한데서부터 나온다고 지적했다. 篇中에 疾病을 治할 때에는 반드시 天時, 人事, 臟象, 脈色 등을 긴밀하게 결합하여야 비로소 全面을 期할 수 있다는 것을 밝혔다.

第 一 章

黃帝曰：嗚呼遠哉！ 閔閔乎若視深淵, 若迎浮雲, 視深淵尙可測, 迎浮雲莫知其際¹⁾！ 聖人之術, 爲萬民式, 論裁志意, 必有法則, 循經守數, 按循醫事, 爲萬民副, 故事有五過四德²⁾, 汝知之乎？ 雷公避席再拜曰：臣年幼小, 蒙愚以惑, 不聞五過與四德³⁾, 比類形名, 虛引其經, 心無所對.

[校勘]　1) 莫知其際 : 于鬯은, "‘際’字는 응당 〈六微旨大論〉에 의거 ‘極’으로 해야 한다. ‘極’은 上文의 ‘測’字, 下文의 ‘式’字, ‘則’字, ‘副’字, ‘德’字와 韵이 되나 ‘際’라고 하면 音을 잃게 된다."고 하였다.
　　2) 故事有五過四德 : ‘四德’ 二字는 衍文인 듯하다. 全編에 다만 ‘五過’를 論했을 뿐 ‘四德’에는 언급하지 않았으므로 全元起本에도 此編을 ‘論過失’이라고 이름한 것이니, ‘四德’ 二字는 下篇의 ‘四失’에 의해 誤衍된 것 같다.《郭靄春》
　　3) 不聞五過與四德 : 上例에 依據하여 보건대, ‘與四德’ 三字는 衍文이다.

黃帝께서 가라사대, "嗚呼라, 遠하도다! 閔閔함이여, 深淵을 視함 같고 浮雲을 迎함 같도다! 深淵을 視함은 오히려 可히 測(量)할 수 있거니와, 浮雲을 迎함은 그 (邊)際를 알 수 없도다! 聖人의 術은 萬民의 式이 되므로, 志意를 論裁함에 반드시 法則을 두고, 經에 循하여 數를 守하며, 醫事를 按循하여 萬民의 副가 되나니, 그러므로 事에는 五過와 四德(‘四德’二字 似衍文)이 있는데, 그대는 그것을 아는가?"

雷公이 避席하여《자리를 내려서서》再拜하고 가로되, "臣은 나이가 幼小하여 蒙愚하고 (迷)惑하여 五過와 四德을 듣지 못하와, 形名을 比類하되 그 經을 헛되이 (虛) 引(用)하니, 마음에 對(答)할 바가 없나이다."

第 二 章

帝曰：凡未[1]診病者，必問嘗貴後賤，雖不中[2]邪，病從內生，名曰
脫營．嘗富後貧，名曰失精，五氣留連，病有所幷．醫工診之，不在藏
府，不變軀形，診之而疑，不知病名．身體日減，氣虛無精，病深無氣，
洒洒然時驚，病深者，以其外耗於衛，內奪於榮．良[3]工所失，不知病
情，此亦治之一過也．凡欲診病者，必問飲食居處，暴樂暴苦，始樂後
[4]苦，皆傷精氣，精氣竭絕，形體毀沮．暴怒傷陰，暴喜傷陽，厥氣上
行，滿脈去形．愚醫治之，不知補寫，不知病情，精華日脫，邪氣乃幷，
此治之二過也．善爲脈者，必以比類奇恒從容知之，爲工而不知道，
此診之不足貴，此治之三過也．診有三常，必問貴賤，封君敗傷，及欲
[5]侯王．故貴脫勢，雖不中邪，精神內傷，身必敗亡．始富後貧，雖不
傷邪，皮焦筋屈，痿躄爲攣．醫不能嚴，不能動神，外爲柔弱，亂至失
常，病不能移，則醫事不行，此治之四過也．凡診者，必知終始，有[6]
知餘緒，切脈問名，當合男女．離絕菀結，憂恐喜怒，五藏空虛，血氣
離[7]守，工不能知，何術之語！嘗富[8]大傷，斬筋絕脈，身體復行，令澤
不息．故傷敗結，留薄歸陽，膿積寒炅．粗工治之，亟刺陰陽，身體解
散，四支轉筋，死日有期，醫不能明，不問所發，唯言死日，亦爲粗工，
此治之五過也．

[校勘] 1）凡未診病者：醫心方에는 太素를 引用한 文에는 ‘凡’ 밑에 ‘未’字가 없다．
　　　2）雖不中邪：醫心方에는 ‘中’ 밑에 ‘于外’ 二字가 더 있다．
　　　3）良工所失：‘良’字는 응당 ‘粗’字의 誤인 듯하다．本篇에 ‘愚醫治之’ ‘爲醫而不知
　　　　　道’, ‘粗工治之’라고 이른 것은 모두 醫師의 妄診을 설명한 것인 바, 만일 ‘良工’
　　　　　이라 이름하면서 病情을 모른다면 어찌 ‘良’字를 쓸 수 있겠는가?《郭靄春》
　　　4）始樂後苦：林校에, 太素에는 ‘後’가 ‘始’로 되어 있다고 했다．
　　　5）及欲侯王：林校에, 太素에는 ‘欲’이 ‘公’으로 되어 있다고 했다．
　　　6）守校本에는 ‘有’가 ‘又’로 되어 있다．
　　　7）血氣離守：素問札記에, “韻會小補의 引文에는 ‘離’가 ‘難’으로 되어 있다.”고 했
　　　　　다．
　　　8）嘗富大傷：‘富’는 아마 ‘負’의 聲誤인 듯하다．史記 索隱에 “負, 猶被也,”라 했다．
　　　　　따라서 此句는 嘗被大傷을 이르는 바, 그래서 ‘斬筋絕脈’으로 이를 받은 것이다．
　　　　　《郭靄春》

　帝께서 가라사대, “무릇 아직 病을 診(察)하지 않은 者는, 반드시 일찍이 貴하다

가 後에 賤하여진지를 問할 것이니, 비록 邪에 中하지 아니하였더라도 病이 안으로
부터 生하나니, 이름을 脫營이라 하고, 일찍이 富하다가 後에 貧하(여 發病하)였으
면, 이름을 失精이라 하는데[일찍이 貴하다가 後에 賤하여졌는지 — (이 때문에 생
긴 病의) 이름을 脫營이라 함 — 와 일찍이 富하다가 後에 貧하여졌는지 — (이 때
문에 생긴 病의) 이름을 失精이라 함 — 를 問할 것이니, 비록 邪에 中하지 아니하
였더라도 病이 안으로부터 生하는데], 五氣가 留連하여 病에 幷한 바가 있음이니
라. 醫工이 이를 診(察)함에 藏府에 있지도 아니하고 軀形을 變(化)시키지도[軀形
이 變하지도] 아니하였으므로, 診(察)하고 疑(心)하되 病名은 알지 못하나,[못하
느니라.] 身體가 날로 減하(여지)니[減하여], 이를 氣가 虛해져서 精이 없어지고
[氣가 虛해지고 精이 없어지며], 病이 깊어짐에 氣가 없어져서 洒洒然하게 때로 놀
라니, 病이 깊어진 것은 그 밖으로 衛에 耗하고[衛가 (消)耗되고] 안으로 榮[營]에
脫함이라, 良工이(라도) 失(手)하는 바는 病情을 알지 못함이니, 이것이 또한 治
(療)의 첫째 過(失)이니라.

　무릇 病을 診하고자 하는 者는 반드시 飲食·居處와 暴樂·暴苦와 始樂後苦(한
지)를 問할 것이니, 모두 精氣를 傷하는데, 精氣가 竭絶하(여지)면 形體가 毀沮해
짐이니라. 暴怒는[暴怒하면] 陰을 傷하고 暴喜는[暴喜하면] 陽을 傷하는데, 厥氣
가 上行하여 脈에 滿하면 (神이) 形을 去하느니라. 愚醫는 이를 治하되 補瀉를 알
지 못하고 病情을 알지 못하는지라, 精華가 날로 脫하고 邪氣가 이에 幷하(게 되)
나니, 이것이 治의 둘째 過(失)이니라.

　(診)脈을 잘 하는 者는 반드시 (病의) 奇恒을 比類(,辨別)하고 從容(,揆度)함으
로써[《比類》·《奇恒》·《從容》으로써] 이를 知하나니, 工이 되어 道를 알지 못하
면, 이는 診(察)이[이러한 診(察)은] 足히 貴히 여길 만하지 못하니, 이는 治의 세
번째 過(失)이니라.

　診(察)에는 三常이 있으니, 반드시 貴賤과 封君敗傷《封邑을 받은 貴族이 벼슬을
잃음》 및 侯王《諸侯나 임금》이 되고자 했는지를 물어야 하느니라. 그러므로 貴하다
가[貴한 사람이] 勢(力)를 빼앗기면(脫), 비록 (病)邪에 中하지 아니하더라도 精
神이 안으로 傷하여 몸이 반드시 敗亡하며; 처음에 富하다가 뒤에 貧하(여지)면,
비록 (病)邪에 傷하지 아니하더라도 皮가 焦하(게 되)고 筋이 屈하(게 되)며 痿躄
《足이 痿弱하여 걷지 못함》하여 (拘)攣하게 되느니라. 醫(師)가 能히 嚴(肅)하지
못하여 能히 神을 動하(게 하)지 못하고, 밖으로는 柔弱하여 亂함이 常을 失함에
至하여 病이 能히 (낫는 방향으로) 移하(여 지)지 못하면, 醫事가 行하여지지 못하
나니, 이것이 治의 네번째 過(失)이니라.

　무릇 診者는 반드시 終과 始를 알아야 하고, 또한《'有'通'又'》餘緖를 알아야 하
며, 脈을 切하고 名(病症)을 問하되 마땅히 男女에 合(하게)해야《符合되게 해야》
하느니라. 離《離別》·絕《挫折》·菀《思慮鬱積》·結《鬱結》과 憂·恐·喜·怒에 五
藏이 空虛하여 血氣가 守를《제자리를》離하는데, (醫)工이 能히 (이를) 알지 못한

다면, 무슨[어찌] (醫)術을 말하겠는가! 일찍이 富하다가 크게 傷(心)하여[일찍이 大傷을 當하여《'富'字誤, 宜作'當'》] 筋脈이 斬絶되면, 身體가 다시 行하(여 지게 되)더라도 澤이 息하지《불어나지》 못하게 하며[令澤이 息하지 못하며], 故傷《묵은 상처》이 敗結하여[故傷敗結이] 留(하면서)薄하여 陽(分)에 歸하면[故로 傷敗가 結하여 留하며 薄하여 陽(分)에 歸하면], 膿이 積하여 寒炅《寒熱》하(게 되)나, 粗工이 이를 治함에 자주 陰陽(經絡)을 刺하여, 身體가 解散하고 四肢가 轉筋하(게 되)면, 死日《죽을 날》에 期가 있게 되는데, 醫(師)가 能히 明하지 못하여 發(하게)한 바를 不問하고 오직 死日을 말한다면 또한 粗工이 되니, 이것이 治의 다섯째 過(失)이니라.

第 三 章

　凡此五者, 皆受術不通, 人事不明也. 故曰：聖人之治病也, 必知天地陰陽·四時經紀[1]·五藏六府·雌雄表裏·刺灸砭石·毒藥所主·從容人事, 以明經道, 貴賤貧富, 各異品理, 問年少長, 勇怯之理, 審於分部[2], 知病本始, 八正九候, 診必副矣. 治病之道, 氣內爲寶[3], 循求其理, 求之不得, 過在表裏. 守數據治, 無失兪理, 能行此術, 終身不殆. 不知兪理, 五藏菀熟[4], 癰發六府. 診病不審, 是謂失常, 謹守此治, 與經相明, 上經下經, 揆度陰陽, 奇恒五中, 決以明堂[5], 審於終始, 可以橫行.

[校勘] 1) 四時經紀：'紀'는 '絡'의 形誤인 듯하다. 經絡論에, "陰絡之色應其經, 陽絡之色變無常, 隨四時而行也."라 하였으니 병을 치료하는 데에는 반드시 이를 알아야 한다.《郭靄春》
　　　2) 審於分部：越本, 吳本, 明抄本, 胡本, 藏本, 熊本, 滑抄本에는 '分部'가 '部分'으로 倒置되어 있다.
　　　3) 氣內爲寶：林校에, 全本과 太素에는 '寶'가 '實'로 되어 있다고 했다.
　　　4) 菀熟：明抄本에는 '熟'이 '熱'로 되어 있다.
　　　5) 決以明堂：'明堂'은 誤로 '精明'으로 해야 할 것 같다. 王注에 "夫明堂者, 所以視萬物, 別白黑, 審短長."이라 했는데, 이른 바 視·審·別은 精明의 作用이지 明堂의 가능한 바가 아닌데, 어떻게 決하겠는가? 또 王注에 '夫明堂' 云云한 것은 바로 〈脈要精微論〉의 文이니 王의 所據本에는 원래 '精明'으로 되어 있었음이 틀림없는 바, 後人이 正文과 注文을 함께 고친 것으로 잘못된 것이다.《郭靄春》

　무릇 이 다섯 가지 허물은 모두 術을 受하(였으)되 通(達)하지 못하고[못하여], 人事에 明하지 못함이니라. 그러므로 가로되, 聖人이 病을 治함은 반드시 天地陰陽과 四時經紀와 五藏六府와 雌雄表裏《여기서의 雌雄은 經脈을 가리켜서 한 말로 六

陰經은 雌가 되고 六陽經은 雄이 됨》와 刺灸砭石과 毒藥所主와 從容人事를 知하여 經道《經常之道》를 明하나니, 貴賤貧富에 (따라서) 각기 品理를 달리 하고, 나이의 少長과 勇怯의 理를 묻고, 分部를 審하여 病의 本始와 八正九候를 知하면, 診(察)이 반드시 副《全》하리라[經道를 明하고, 貴賤貧富에 (따라서) 각기 品理를 달리 하고, 나이의 少長과 勇怯의 理를 묻고, 分部를 審하여 病의 本始와 八正九候를 知하니, 診(察)이 반드시 副하느니라]. 治病의 道는 氣內《氣를 納함》를 寶로 삼나니, 그 理를 따라서 求하되 求하여도 得하지 못함은 過가 表裏에 있음이니라[得하지 못하면, 過가 表裏에 있느니라]. 數를 守하여 據하여 治하되 兪(穴)의 理를 失함이 없고[數를 守하여 據하여 治하면 兪穴의 理를 失함이 없나니], 能히 이 術을 行한다면 終身토록 위태롭지 않(겠)거니와, 兪(穴)의 理를 알지 못(하고 망녕되이 치료)하면 五藏이 菀熱《原作 '菀熱', 據《吳注素問》改》하여 癰이 六府에 發하느니라. 病을 診(察)함에 審하지 아니함——이를 일러 失常이라 하거니와, 삼가 이를 守하여 治한다면 經과 더불어 서로 明하리니, 《上經》·《下經》으로 陰陽을 揆度하고, 奇恒五中을 明堂(의 氣色)으로써 決하여[決하고] 終始를 審한다면, 可히 써 橫行할《마음대로 할》 수 있느니라."

徵四失論篇 第七十八

〔해제〕 醫師가 病을 治療할 때 네 가지 실수를 진술했으므로 篇名을 徵四失論이라 했다.

本篇의 主要內容은, 醫師의 治療時에 네 가지 실수를 指出한 외에, "精神不專 意志 不理 外內相失"등은 治病에 있어서 不完全하게 되는 원인이 된다고 인식하였다.

黃帝在明堂, 雷公侍坐, 黃帝曰: 夫子所通書受事衆多矣, 試言得失之意, 所以得之, 所以失之. 雷公對曰: 循經1)受業, 皆言十全, 其時有過失者, 請聞其事解也2). 帝曰: 子年少智未及邪? 將言以雜3)合耶? 夫經脈十二, 絡脈三百六十五, 此皆人之所明知, 工之所循用也. 所以不十全者, 精神不專, 志意不理, 外內相失, 故時疑殆. 診不知陰陽逆從之理, 此治之一失矣. 受師不卒, 妄作雜4)術, 謬言5)爲道, 更名自功6), 妄用砭石, 後遺身咎, 此治之二失也. 不適貧富貴賤之居, 坐7)之薄厚, 形之寒溫, 不適飮食之宜, 不別人之勇怯, 不知比類, 足以自亂, 不足以自明, 此治之三失也. 診病不問其始, 憂患飮食之失節, 起居之過度, 或傷於毒, 不先言此, 卒持寸口, 何病能中, 妄言作名, 爲粗所窮, 此治之四失也. 是以世人之語者, 馳千里之外, 不明尺寸之論, 診無人事8). 治數之道, 從容之葆, 坐持寸口, 診不中五脈, 百病所起, 始以自怨, 遺師其咎9). 是故治不能循理, 棄術於市, 妄治時愈, 愚心自得10). 嗚呼, 窈窈冥冥, 熟知其道! 道之大者, 擬於天地, 配於四海, 汝不知道之諭, 受以明爲晦.

〔校勘〕 1) 循經受業: '經'은 응당 '學'으로 해야 할 것 같다. 循은 從의 뜻이 있으므로 '循學'은 곧 從學이다. 王注의 '循學'은 참으로 옳으나 다만 '經'이 誤字인 줄 몰랐기 때문에 '經師' 두 字를 蛇足으로 덧붙이게 된 것이다.《郭靄春》

2) 請聞其事解也: 吳本에는 '請'이 '願'으로 되어 있다. 살피건대, '事'字는 衍文이니 王注에 "故請聞其解說也"라고 한 것으로 보아 王의 所據本에는 '事'字가 없었던 것 같다.

3) 雜合: 沈祖綿은, '雜'字를 孫詒讓이 '離'字로 교정한 것이 옳다고 하였다.

4) 雜術: 讀本, 吳本, 明抄本, 朝本에는 '雜'이 모두 '離'로 되어 있다.

5) 謬言: 素問紹識에 이르기를, "'謬'는 응당 '嗼'로 해야 한다. 說文에 '嗼(音肯),

夸言也'라고 하였다."고 하였다.

6) 更名自功: 于鬯은 "'功'字當依林校引太素作 '巧', '巧'與上文 '道'字, 下文'咎'字 爲韻. 竊取前人之法而更其名目, 是以 前人之巧爲己巧. 故曰 自巧"라 했다.

7) 坐之薄厚: 高注本에는 '坐'가 '土'로 되어 있다.

8) 不明尺寸之論, 診無人事: '論'字와 '診'字는 誤倒이니 응당 '不明尺寸之診, 論無 人事'로 해야 한다. 王의 所據本에는 옳게 되어 있었던 것 같다.《郭靄春》

9) 遺師其咎: '師'·'咎' 兩字는 誤倒이니 응당 '遺咎其師'로 해야 한다. 王注에 "遺 過咎于師氏者"라 한 것으로 보아 그의 所據本에는 잘못되지 않았음을 알 수 있 다.《郭靄春》

10) 自得: 林校에 太素에는 '自功'으로 되어 있다고 했는데, 王注도 이와 합치한다.

黃帝께서 明堂에 계실 때에 雷公이 모시고 앉아 있었다. 黃帝께서 가라사대, "무 릇 그대가 通한 (바) 書와 受한 (바) 事가 衆多하니, 試驗삼아 得失의 意《成功과 失 敗에 대한 見解》——써 得한 바《成功한 까닭》와 써 失한 바《失敗한 까닭》를 말해 보 라!"

雷公이 對《答》하여 가로되, "《醫》經을 따라《循》受業하여 모두 言《說》은 十全하 오나, 그 過失이 있는 때가《그 때때로 過失하는 경우가》 있사오니, 請컨대 그 일의 解를 듣고 싶나이다."

帝께서 가라사대, "그대는 나이가 적어서 智가 아직 미치지 못함인가? 아니면[그 렇지 아니하면]《將》雜合《한 것》으로써 言함인가? 무릇 經脈 열 둘과 絡脈 三百六 十五 —— 이는 모두 사람이 밝게 知하는 바이고 《醫》工이 循用하는 바인데, 써 十全 《을》하지 못하는 바는, 精神을 專《一하게》하지 아니하고[못하고] 志意를 理하지 《條理있게 하지》못하여 外內를 相失한《外在的 脈證과 內在的 病情을 모두 바로 알 지 못한》까닭으로 때로 疑하여 《危》殆하게 함이니라.

診《察》함에 陰陽逆從의 理를 알지 못함, 이것이 治의 첫번째 《過》失이며; 스승에 게 배우기를 마치지 않고서 망령되이 雜術을 作《行》하고, 그릇된 말로써 道를 삼아 更名하여 自功하며《그 說을 變易하여 스스로 功이 있다고 여기며》, 망령되이 砭石 을 用하여 뒤에 몸에 咎를 遺함, 이것이 治의 둘째 《過》失이며; 貧富, 貴賤의 居《居 處, 環境》와 坐[生《타고난 稟賦》]의 厚薄과 形의 寒溫을 맞추지《適》아니하고 飮食 의 宜를 맞추지 아니하며, 사람의 勇怯을 《辨》別하지 아니하고 比類《할 줄》를 알지 못하여, 足히 써 스스로 亂하고 足히 써 스스로 明하지 못함[써 스스로 亂하기에 足 하고 써 스스로 明하기에 足하지 아니함], 이것이 治의 셋째 《過》失이며; 病을 診 《察》함에 그 始를 問하지 아니하여——憂患, 飮食의 失節, 起居의 過度, 혹은 毒에 傷했는지, 이에 대해 말함을 먼저 하지 않고서[먼저 이《것들》에 대해 말하지 않고 서] 갑자기 寸口를 持한다면, 무슨[어떠한] 病인들[病인지를] 能히 《的》中할까마 는, 망령되이 《病을》 말하여 名《病證》을 作하여[망령된 말로 《病》名을 作하여] 粗 하여[粗《工》의] 窮한 바가 되니, 이것이 治의 넷째 《過》失이니라.

이러한 까닭으로 世人의 말《하는 것》은 千里의 밖에 馳하되 (가까이 있는) 尺寸

의 論(에)은 明하지 못하고, 診(察)함에 人事《病人의 生活條件이나 居處環境 등에 대한 理解》와 治數의 道와 從容의 葆[寶]가 없이[診함에 人事가 없나니라. 治數의 道《診病之道》는 從容함이 葆[寶]가 되거늘], (단지) 앉아서 寸口(만)를 持하여 診함에 五脈과 百病의 일어난 데를 (的)中하지 못하면, 처음에는 써 스스로(를) 怨(望)하다가 (나중에는) 그 허물을 스승에게[허물을 그 스승에게] 돌리고(遺), 이러한 까닭으로 治함에 能히 理를 循하지 못하여 市에서《衆人들에게》術을 버림받(게 되)는데, 망령되이 治하여 때로 愈하면 어리석은 마음에 自得하느니라. 嗚呼라! 窈窈冥冥커니 누가 그 道를 知하랴! 道의 큰 것은 天地에 擬하고 四海에 配하나니, 그대가 道의 諭를 알지 못하면, 明을 受하여 晦를 하리라《밝은 내용을 받아 가지고서 도리어 어둡게 行하리라[어두운 것이라고 여기리라]》."

陰陽類論篇 第七十九

〔해제〕　本篇은 陰陽類聚의 方法으로써 三陰三陽의 意義, 脈證 및 死期를 論述했으므로 篇名을 陰陽類論이라 했다.

本篇의 主要內容은 아래와 같다.

1. 陰陽 雌雄의 道理 및 三陰三陽의 功能.

2. 三陰三陽病의 脈證 및 死期.

第 一 章

孟春始至, 黃帝燕坐, 臨觀八極, 正八風之氣, 而問雷公曰: 陰陽之類, 經脈之道, 五中所主, 何藏最貴? 雷公對曰: 春, 甲乙靑, 中主肝, 治七十二日, 是脈之主時, 臣以其藏最貴. 帝曰: 却念上下經陰陽從容, 子所言貴, 最其下也. 雷公致齋七日, 且復侍坐. 帝曰: 三陽爲經, 二陽爲維, 一陽爲游部, 此知五藏終始. 三陽¹⁾爲表, 二陰爲裏, 一陰至絶作²⁾朔晦, 却³⁾具合以正其理. 雷公曰: 受業未能明. 帝曰: 所謂三陽者, 太陽爲經⁴⁾, 三陽脈至手太陰, 弦⁵⁾浮而不沈, 決以度, 察以心, 合之陰陽之論. 所謂二陽者, 陽明也, 至手太陰, 弦而沈急不鼓, 炅至以病皆死. 一陽者, 少陽也, 至手太陰, 上連人迎, 弦急懸不絶, 此少陽之病也, 專⁶⁾陰則死. 三陰者, 六經之所主也, 交於太陰, 伏鼓不浮, 上空志心⁷⁾. 二陰至肺, 其氣歸⁸⁾膀胱, 外連脾胃. 一陰獨至, 經絶, 氣浮不鼓, 鉤而滑. 此六脈者, 乍陰乍陽, 交屬相幷, 繆通五藏, 合於陰陽, 先至爲主, 後至爲客.

〔校勘〕　1) 三陽爲表: 張介賓은, "'三陽'은 誤니 응당 '三陰'으로 해야 한다. 三陰은 太陰이니 太陰은 諸陰의 表라 故로 三陰爲表라고 하는 것이다."라고 하였다.

2) 絶作朔晦: 素問札記에 이르기를 '作'字는 衍文이 아닌가 한다고 하였다.

3) 却具合以正其理: 素問札記에 이르기를 '却'字는 衍文이 아닌가 한다고 하였다.

4) 太陽爲經: 明抄本에는 '太陽也'로 되어 있다. 甲乙에도 '太陽也'로 되어 있어 明抄와 부합된다.

5) 弦浮而不沈: 胡本, 吳本, 越本, 藏本, 熊本에는 '弦' 앞에 모두 '而'字가 더 있다.

6) 專陰則死: 甲乙에는 '專'이 '搏'으로 되어 있다.
7) 上空志心: 甲乙에는 '志'가 '至'로 되어 있다. '空'은 '控'의 誤字이니, 王注에 '故 上控于心'이라 하였고 素問校訛에도 古抄本에는 '控'으로 되어 있다고 하여 王 注와 부합된다.
8) 其氣歸膀胱: 甲乙에는 '歸' 밑에 '于'字가 더 있다.

孟春 始至《孟春은 三月 中 첫째 달 즉, 夏歷의 正月을 말하니, 孟春이 처음 至하는 立春日을 말함》에 黃帝께서 燕坐하시어《편안히 앉으시어》八極을 臨觀하시고 八風의 氣를 正하시고《살피시고》雷公에게 물어 가라사되, "陰陽의 類와 經脈의 道와 五中《五藏》이 主하는 바《時》에 (근거하여 본다면), 어느 藏이 가장 貴한가?"

雷公이 對《答》하여 가로되, "春·甲乙·靑은, 中《藏》에 (있어)서는 肝을 主하고 七十二일 동안 治하며, 이 脈《肝脈》이 [이 脈을] 主하는 時이니, 臣은 그 藏《肝》이 가장 貴하다고 여기옵니다."

帝께서 가라사대, "물러가서 《上·下經》의 陰陽·從容《篇》을 念하라! 그대가 (가장) 貴하다고 말한 것은 (오히려) 가장 그 下가 되느니라."

(이에) 雷公이 七日 동안 致齋《齋戒함》하고, 아침에 다시 모시고 앉았다.

帝께서 가라사대, "三陽《太陽經》은 經이 되고, 二陽《陽明經》은 維가 되고, 一陽《少陽經》은 游部《少陽經이 太陽經과 陽明經의 사이를 왔다 갔다 함을 가리켜서 한 말임》가 되니, 此로써 [이에] 五藏의 終始를 知하거니와, 三陰《太陰》은 表가 되고, 二陰《少陰》은 裏가 되며, 一陰《厥陰》은 至絕하여 朔晦를 作하니, 또한 (却) 具合하여 써 그 理를 正함에, 合하느니라《厥陰은 兩陰이 交盡함이라, 陰이 盡하면 陽이 生하므로 '一陰 至絕'이라고 한 것이니, 至하면 陽이 生하고 絕하면 陰이 盡하는데, 陽이 生함은 초승달《朔》과 같고 陰이 다함《盡》은 그믐달《晦》과 같아서, 그 一盡 一生하여 終始循環함에 氣數가 具合되어 天地陰陽終始의 理에 부합됨:《校釋》註》."

雷公이 가로되, "業을 受하였으나 (아직) 能히 明《知》하지 못하(겠)나이다."

帝께서 가라사대, "이른바 三陽이란 것은 [三陽이라 이른바는] 太陽(이 經이 됨)이니, 三陽《經》脈이 手太陰《寸口》에 이르러 弦浮하고 沈하지 아니하면, (常)度로써 決하고 [決하되 (常)度로써 하고] 心으로 察하여 [察하되 心으로써 하여] 陰陽의 論에 合하게 함이며; 이른바 二陽이란 것은 [二陽이라 이른바는] 陽明이니, 手太陰《寸口》에 이르러 弦하면서 沈急하고 不鼓하며, 炅이 至하여 (써) 病하면, 모두 死하며; 一陽은 少陽이니, 手太陰에 이르러 위로 人迎에 連하며 弦急하고 懸《浮露》하되 (그 脈至함이) 絕하지 아니하면, 이는 少陽의 病이니, 오로지 陰이면《陽氣가 竭絕하고 陰邪만 獨盛하면》死하며; 三陰《太陰》은 六經이 主하는《主人삼는》바이니 [六經을 主하는 데니], 太陰《寸口》에서 交하는데 [交함인데], (沈)伏鼓《動》하고 浮하지 아니하면, 위로 志心을 控하게 [志心에 控하게] 하며; 二陰《少陰 腎》이 肺에 至하면, (안으로는) 그 氣가 膀胱에 歸하고 外로(는) 脾胃와 連하며; 一陰《厥陰》(脈)이 홀로 至하면, 經이 絕함《經氣內絕》이니, (脈)氣가 浮하나 鼓하지 아니하고

鉤하면서 滑하나니, 이 六脈은 문득 陰하다가 문득 陽하여(乍陰乍陽) 번갈아 屬하며 서로 幷하여(交屬相幷), 五藏에 繆通하고 陰陽에 合하는데, 先至(하는 것)가 主가 되고 後至(하는 것)가 客이 되느니라."

第二章

雷公曰: 臣悉盡意, 受傳經脈, 頌得從容之道, 以合從容, 不知陰陽, 不知雌雄. 帝曰: 三陽爲父, 二陽爲衞, 一陽爲紀; 三陰爲母, 二陰爲雌, 一陰爲獨使. 二陽一陰, 陽明主病, 不勝一陰, 軟[1]而動, 九竅皆沈. 三陽一陰, 太陽脈勝, 一陰不能止, 內亂五藏, 外爲驚駭. 二陰二陽, 病在肺, 少陰脈沈, 勝肺傷脾, 外傷四支. 二陰二陽皆交至, 病在腎, 罵詈妄行, 巔疾爲狂. 二陰一陽, 病出於腎, 陰氣客遊於心, 脘下空[2]竅, 堤閉塞寒不通, 四支別離. 一陰一陽代絶, 此陰氣至心, 上下無常, 出入不知, 喉咽乾燥, 病在土脾. 二陽三陰, 至陰皆在, 陰不過陽, 陽氣不能止陰, 陰陽竝絶, 浮爲血瘕, 沈爲膿胕. 陰陽皆壯, 下至陰陽, 上合昭昭, 下合冥冥, 診決死生之期, 遂合歲首.

〔校勘〕　1) 軟而動: 胡本, 讀本, 吳本, 明抄本, 朝本, 藏本, 熊本에는 모두 '軟' 위에 '脈'字가 더 있다. 甲乙과 王注에도 모두 '脈'字가 더 있다.
　　　　　2) 下空竅是: '空'은 '控'의 誤字가 아닌가 한다.

雷公이 가로되, "臣이 意를 悉盡하여 經脈(에 관한 내용)을 受傳하고 從容의 道를 頌得하여 써 《從容》에 合하(기는 하)였사오나, 陰陽을 知하지 못하고 雌雄을 知하지 못하나이다."

帝께서 가라사대, "三陽은 父가 되고, 二陽은 衞가 되고, 一陽은 紀가 되며; 三陰은 母가 되고, 二陰은 雌가 되고, 一陰은 獨使가 되느니라.

二陽一陰(이 合病)하면 陽明이 主病인데[陽明의 病을 主하는데], 一陰을 이기지 못하여[(이는) 一陰을 이기지 못함이니,] 脈이 軟하면서 動하면[動하고] 九竅가 모두 沈(滯不利)하며; 三陽一陰(이 合病)하면, 太陽의 脈이 勝하여 一陰이 能히 止하지 못하여 안으로 五藏을 亂하게 하고 밖으로 驚駭가 되며; 二陰二陽(이 合病)하면, 病이 肺에 있고(二陰은 少陰으로 心火이고, 二陽은 足陽明으로 胃인데, 火燥가 盛하여 肺金이 受邪함), (足)少陰(腎)의 脈이 沈하며 肺를 勝하고 脾를 傷하여 밖으로 四支를 傷하며('二陰二陽, 勝肺傷脾, 病在肺, 外傷四支, 少陰脈沈'으로 원문의 순서를 고쳤으면 좋겠음); 二陰二陽이 모두 번갈아 가며(交) 至하면, (胃土가 腎水를 克하여) 病이 腎에 在하고, (土勝則胃盛故로) 罵詈 妄行하며 巔疾하고 狂이 되며; 二陰一陽(이 合病)하면, 病이 腎에서 出하니, 陽氣가 心에 客游하여 腕下와[腕下의] 空竅가 堤처럼 閉塞되어 通하지 못하고[腕下가 空竅하고 堤가 閉塞되어 通하지 못하고] 四支가 別離하며; 一陰一陽이 代絶하면, 이는 陰氣가 心에 至하며《木病不能生火》, (厥陰과 少陽이 能히 陰陽을 轉樞하지 못하여 그 病이 혹은) 上하고 (혹은) 下하여 常이《定處가》 없으며, 出《大·小便》入《飮食入胃》을 知하지 못하고 喉咽이 乾燥하니, 病이 土脾에 在함이며; 二陽《胃》三陰《肺》과 至陰《脾》에 모두 (病이) 在하여, 陰은 陽을 過하지 못하고 陽氣는 能히 陰을 止하지 못하여 陰陽이 아울러 絶하면, 浮(脈)는[浮하면] 血瘕가 되고, 沈(脈)은[(脈이) 沈하면] 膿胕가 되며; 陰陽이 모두 壯하면, 아래로 陰陽《男女의 性器部位》에 至하느니라.

(脈의 陰陽은) 위로는 (하늘의) 昭昭함에 合하고 아래로는 (땅의) 冥冥함에 合하(나)니, 診하여 死生의 期를 決하며, 드디어 歲首에 合하느니라《?》."

第 三 章

雷公曰: 請問短期. 黃帝不應. 雷公復問. 黃帝曰: 在經論中. 雷公曰: 請聞短期. 黃帝曰: 冬三月之病, 病合於陽者, 至春正月脈有死徵, 皆歸出¹⁾春; 冬三月之病, 在理已盡, 草與柳葉皆殺, 春²⁾陰陽皆絶, 期在孟春; 春三月之病, 曰陽殺, 陰陽皆絶, 期在草乾; 夏三月之病, 至陰不過十日, 陰陽交, 期在溓水; 秋三月之病, 三陽³⁾俱起, 不治自已; 陰陽交合者, 立不能坐, 坐不能起; 三陽獨至, 期在石水; 二陰⁴⁾獨至, 期在盛水.

[校勘] 1) 皆歸出春: 甲乙에는 '出'이 '于'로 되어 있다.
　　　 2) 林校에 太素에는 '陰陽' 앞에 '春'字가 없다고 하였다.
　　　 3) 三陽俱起: 張琦는, 王注의 뜻을 詳考하건대, '三陽'은 응당 '三陰'이어야 한다고 하였다.
　　　 4) 二陰獨至: 林校에, 全元起本에는 '二陰'이 '三陰'으로 되어 있다고 했다.

雷公이 가로되, "請컨대 短期를 여쭈옵나니다."

黃帝께서 應(答)하지 아니 하심에, 雷公이 다시 여쭈니, 黃帝께서 가라사대, "經論中에 있느니라."

雷公이 가로되, "請컨대 短期를 듣고 싶나이다."

黃帝께서 가라사대, "冬 三月의 病이, 病이 陽에 合하는《病이 陽證, 陽脈인》者가 春 正月에 至하여 脈에 死徵이 있으면, 모두 出春《春盡夏初 陽盛陰衰之時:《類經》》에 歸《死》하며; 冬 三月의 病이, 理에 있어서 (生機가) 이미 盡하였으면 草와 柳葉이 모두 殺한 春에(草與柳葉皆殺春)《此句難解》, 陰陽이 모두 絶하(였으)면, (死)

期가 孟春에 在하며 ; 春 三月의 病은, ‘陽殺’이라 하는데, 陰陽이 모두 絶하(였으)면, (死)期가 草乾(時)에 在하며 ; 夏 三月의 病은, 至陰이면 十日을 지나지 못하고, 陰陽交면 (死)期가 濂水《初冬薄冰之時》에 在하며 ; 秋 三月의 病은, (兩手의) 三陽이 함께 起하였으면 治하지 않아도 저절로 나으며, 陰陽이 交合(하여 病이) 된 者는, 立하(였으)면 能히 坐하지 못하고, 坐하(였으)면 能히 起하지 못하며, 三陽이 홀로 至하면 (死)期가 石水《물이 돌처럼 단단하게 結冰하는 時候》에 在하며, 二陰이 홀로 至하면 (死)期가 盛水에《雨水節》在하느니라.”

方盛衰論篇 第八十

〔해제〕　本篇은 主로 陰陽氣의 多少盛衰를 論述였는데, 이러한 盛衰는 모두 비교로부터 오는 것이므로 篇名을 方盛衰論이라 했다.

本篇의 主要内容은 다음과 같다.

1. 陰陽氣가 많거나 적거나 모두 厥을 發할 수 있음을 指出함.
2. 五臟氣虛로 인한 夢境.
3. 診斷하는데 十度가 있음을 좇아 全面診斷의 중요성을 談論함.

第 一 章

雷公請問：氣之多少，何者爲逆？ 何者爲從？ 黃帝答曰：陽從左，陰從右，老從上，少從下，是以春夏歸陽¹⁾爲生，歸秋冬爲死，反之，則歸秋冬爲生²⁾，是以氣多少逆皆爲厥. 問曰：有餘者厥耶？ 答曰：一上不下，寒厥到膝，少者秋冬死，老者秋冬生. 氣上不下，頭痛巓疾，求陽不得，求陰不審，五部隔無徵，若居曠野，若伏空室³⁾，綿綿乎屬不滿日⁴⁾. 是以少氣⁵⁾之厥，令人妄夢，其極至迷. 三陽絶，三陰微，是爲少氣⁶⁾. 是以肺氣虛，則使人⁷⁾夢見白物，見人斬血藉藉⁸⁾，得其時則夢見兵戰. 腎氣虛，則使人夢見舟舩溺人，得其時則夢伏水中，若有畏恐. 肝氣虛，則夢見菌香生草⁹⁾，得其時則夢伏樹下不敢起. 心氣虛，則夢救火陽物，得其時則夢燔灼. 脾氣虛，則夢飲食不足，得其時則夢築垣蓋屋. 此皆五藏氣虛，陽氣有餘，陰氣不足. 合之五診，調之陰陽，以在經脈.

〔校勘〕　1) 春夏歸陽爲生：于鬯은 "'春夏歸陽'은 아마 응당 '陽歸春夏'로 해야 할 것 같다. 그래야 下句의 '歸秋冬爲死'와 對偶가 된다. 下文에 '反之, 則歸秋冬爲生'이라 했는데, '反之'는 反陽爲陰이니, 此句가 한 번 誤倒되매 下文도 통할 수 없게 된 것이다."라고 했다.

2) 反之, 則歸秋冬爲生：素問札記에 이르기를, "살피건대 '歸春夏爲死'를 말하지 않은 것은 文을 생략한 것일 것이다."라고 하였다.

3) 若伏空室：林校에, 太素에는 '空室' 뒤에 '爲陰陽之一' 五字가 더 있다고 하였다.

4) 屬不滿日：甲乙에는 '日'이 '目'으로 되어 있는 바, 옳다고 본다. 漢書 顔注에

"屬, 主也"라 하였다. '綿綿'은 微細함을 이른다. 대개 有餘之厥은 頭痛巓疾하므로 目에 注하여 視力이 充滿하기 어렵게 되는 것이다.《郭靄春》

5) 少氣: 讀本, 吳本에는 모두 '氣'가 '陰'으로 되어 있으나, '少陰'으로 하면 뒤의 '是爲少氣'와 부합하지 않게 되므로 그르다고 본다. 類經 역시 '少陰'으로 되어 있다.

6) 三陽絶, 三陰微, 是爲少氣: 林校에, 太素에는 '至陽絶陰, 是謂少氣'로 되어 있다고 했다.

7) 則使人夢見白物: 千金에는 '使人' 二字가 없다.

8) 藉藉: 吳本, 明抄本에는 '籍籍'으로 되어 있는데, 이 둘은 통한다.

9) 菌香生草: 林校에, 全元起本에는 '菌香是桂'로 되어 있다고 했다.

雷公이 請하여 여쭙기를, "(陰陽)氣의 多少에, 어느 것이 逆이 되고 어느 것이 從이 되나이까?"

黃帝께서 對(答)하여 가라사대, "陽은 左를 從하고 陰은 右를 從하며, 老는 上을 從하고 少는 下를 從하나니, 이러한 까닭으로 春夏에는 陽에 歸함이 生함이 되고, (陰인) 秋冬에 歸함이 死함이 되며[陽에 歸함이 生함이 되니, 秋冬에 歸함은 死함이 되며]; 이를 反하면《이와 반대인 秋冬의 病인 경우에는》秋冬에 歸함이 生함이 되(나)니, 이러한 까닭으로 氣의 多少에《陰陽氣의 多少盛衰를 不問하고》(그 氣가) 逆하면 모두 厥이 되느니라."

(雷公이) 여쭈어 가로되, "有餘한 者는 厥하나이까?"

(帝께서) 答하여 가라사대, "만일 上하고 下하지 못하여 寒厥이 膝에 到하면, 젊은이는 秋冬에 死하고, 늙은이는 秋冬에 生하며; 氣가 上하고 下하지 못하여 頭痛, 巓疾하되, 陽에 求함에 得하지 못하고 陰에 求함에 審《明; 知》하지 못하며, 五部《五藏之部》가 隔(絶)하여 (可히 살필 수 있는) 徵(象)이 없어서, (마치) 曠野에 居함 같고 空室에 伏함 같으면, 綿綿함이 日을 滿하지 못함에 屬하느니라《餘命이 하루를 채우지 못하고 죽느니라》. 이러한 까닭으로 少氣《或作'少陰'》의 厥은 사람으로 하여금 망령되이 夢하게 하며《사람이 망령된 꿈을 꾸게 하며》, 그 極은《少氣[少陰]의 厥이 極甚하면》(昏)迷함에 至하나니—三陽이 絶하고 三陰이 微함, 이것이 少氣가 됨—이러한 까닭으로 肺氣가 虛하면, 사람으로 하여금 꿈에 白物을 보거나 사람이 斬하여[斬되어] 血이 藉藉《狼藉》함을 見하게 하고, 그 (金旺之)時를 得하면 꿈에 兵戰을 見하(게 하)며; 腎氣가 虛하면, 사람으로 하여금 꿈에 舟舩·溺人을 보게 하고, 그 (水旺之)時를 得하면 꿈에 水中에 伏하여 畏恐(함)이 있는 듯하(게 하)며; 肝氣가 虛하면, 꿈에 菌香·生草를 見하고, 그 (木旺之)時를 得하면 꿈에 樹下에 伏하여 敢히 起하지 못하며; 心氣가 虛하면, 꿈에 火를 救하거나 陽物을 꾸며, 그 (火旺之)時를 得하면 꿈에 燔灼하며; 脾氣가 虛하면, 꿈에 飮食이 不足하고, 그 (土旺之)時를 得하면 꿈에 築垣, 蓋屋《담을 쌓고 지붕을 함》하나니, 이는 모두 五藏의 氣가 虛하여 陽氣가 有餘하고 陰氣가 不足함인데, 五診을 (參)合하고 陰陽을 調함(에 관한 내용)은 이미《'以'通'已'》《經脈》에 在하니라.

第 二 章

診有十¹⁾度：度人脈度·藏度·肉度·筋度·兪度. 陰陽氣盡²⁾, 人
病自具. 脈動無常, 散陰頗陽, 脈脫不具, 診無常行, 診必上下, 度民
君卿. 受師不卒, 使術不明, 不察逆從, 是爲妄行, 持雌失雄, 棄陰附
陽, 不知并合, 診故不明, 傳之後世, 反論³⁾自章. 至陰虛, 天氣絕；至
陽盛, 地氣不足⁴⁾. 陰陽并交, 至人之所行. 陰陽并交者, 陽氣先至,
陰氣後至. 是以聖人持診之道, 先後陰陽而持之, 奇恒之勢乃六十首,
診合微之事, 追陰陽之變, 章五中之情, 其中之論, 取⁵⁾虛實之要, 定
五度之事, 知此乃足以診. 是以切⁶⁾陰不得陽, 診⁷⁾消亡, 得陽不得陰,
守學不湛, 知左不知右, 知右不知左, 知上不知下, 知先不知後, 故治
不久. 知醜知善, 知病知不病, 知高知下, 知坐知起, 知行知止, 用之
有紀, 診道乃具, 萬世不殆. 起所有餘, 知所不足. 度事上下, 脈事因
格. 是以形弱氣虛, 死；形氣有餘脈氣不足, 死；脈氣有餘形氣不足,
生.

［校勘］ 1) 十度：뒤의 '定五度之事' 句로 살펴 보건대, '十'은 응당 '五'로 해야 할 것 같다.
　　　　2) 陰陽氣盡：王注에 '診備盡陰陽虛盛之理'라 한 말로 미루어 보건대, 本句는 응당
　　　　　 '診備陰陽'으로 해야 할 것 같다. 本篇은 論診이니, 첫째로 '調之陰陽'을 , 둘째
　　　　　 로 '先後陰陽而持之'를, 셋째로 '追陰陽之變'을, 다음으로 이 '診備陰陽'을 말한
　　　　　 것인 바, 前後의 文義가 바로 서로 통한다.《郭靄春》
　　　　3) 反論自章：'論'字는 王注에 의거하면 응당 '古'字로 해야 할 것 같다.
　　　　4) 地氣不足：'不足' 二字는 응당 '微'로 해야 될 것 같다. '天氣絕'과 '地氣微'는 서
　　　　　 로 짝이 되니, 응당 王注에 의거 고쳐야 한다.《郭靄春》
　　　　5) 取虛實之要：藏本에는 '取'字가 없다.
　　　　6) 切陰不得陽：'切'은 응당 '得'으로 해야 할 것 같다. '得陰不得陽'은 뒤의 '得陽不
　　　　　 得陰'과 正對가 된다.《郭靄春》
　　　　7) 診消亡：'診' 밑에 '道'字가 탈락된 듯하다. 뒤의 '診道乃具' 句로 가히 알 수 있
　　　　　 다.

　　診에는 十度《音은 '도'로 읽음》가 있으니, 人을 度《音'탁'》하는 脈度·藏度·肉
度·兪度라, 陰陽氣(의 理)가 盡(在於此)하니 사람의 (疾)病이 스스로 具하는데,
脈의 動함은 常이 없으니[脈의 動함이 常이 없이] 陰을 散하고 陽을 頗《跛》하거나
[陰을 散하여 陽에 頗《偏》하거나] 脈이 脫하여 具하지 못하면, 診함에 常行은 없으
나《診察時에 一定한 方法에 拘碍될 것은 없으나》, 診함엔 반드시 上下(하여) 民인
지 君인지 卿인지를 度하여야 하느니라. 師에게 受함을 卒하지 아니하여 만약《使二

若使》術이 明하지 못하고 逆從을 察하지 못하면, 이는 妄行이 되느니라. 雌만 持하고 雄은 失하며[失하거나] 陰을 棄하고 陽에 附하여 幷合(할 줄)을 知하지 못하여 診이 故로 明하지 못하나니, 이를 後世에 傳하면[診이 故로 明하지 못하면, 이를 後世에 傳하여도] 反論《正論에 반대되는 그릇된 이론》임이 스스로 章하여지느니라[反論임을 스스로 章하느니라][이는 妄行이 되나니,…… 幷合(할 줄)을 知하지 못하여 診이 故로 明하지 못함이라, 이를 後世에 傳하면……].

至陰이 虛하면 天氣가 絕하(게 되)고, 至陽이 盛하면 地氣가 不足하(게 되)나니, 陰陽이 幷交(하게)함은 至人(만)이 行하는 바이거니와, 陰陽이 幷交함은 陽氣가 먼저 至하고 陰氣가 뒤에 至하나니, 이러한 까닭으로 聖人은 診하는 道를 持하되 先後 陰陽으로 이를 持하느니라. 《奇恒之勢》곧 六十首는, 診함에 微한 事를 合하고[診을 微에 合하는 事이니] 陰陽의 變(化)을 追(求)하여 五中의 情(況)을 章하(고 있으)며, 그 中의 論은 虛實의 要를 取하여 五度의 事를 定하는(내용인)데, 이를 知하여야 이에[비로소] 足히 써 診하나니, 이러한 까닭으로 陰을 切함에 陽을 得하지 못함은 診(道)이 消亡함이요, 陽을 得하고 陰을 得하지 못함은 學을 守함이 湛하지 못함이니[陰을 切함에 陽을 得하지 못하면 診(道)이 消亡하고, 陽을 得하고 陰을 得하지 못하면 學을 守함이 湛하지 못하며], 左만 知하고 右를 知하지 못하거나 右만 知하고 左는 知하지 못하거나 上만 知하고 下는 知하지 못하거나 先만 知하고 後는 知하지 못하는 故로 治함이 (長)久하지 못하나니, 醜를 知하고 善을 知하며, 病을 知하고 不病을 知하며, 高를 知하고 下를 知하며, 坐를 知하고 起를 知하며, 行을 知하고 止를 知하며[知하여], (이를) 用함에 紀를 두어야, 診道가 이에[비로소] 具하여 萬世토록 위태롭지 않(게 되)느니라.

有餘한 바를 起함에 不足한 바를 知하며[有餘한 바에 起하며 不足한 바를 知하여], 事의 上下를 度함에 脈事가 因하여 格하나니[事의 上下를 度하여 脈事를 因하여 格하나니], 이러한 까닭으로 形이 弱하고 氣가 虛하면 死하며, 形氣가 有餘하고 脈氣가 不足하면 死하며, 脈氣가 有餘하고 形氣가 不足하면 生하느니라.

第三章

是以診有大方, 坐起有常, 出入有行, 以轉神明, 必淸必淨, 上觀下觀, 司八正邪, 別五中部, 按脈動靜, 循尺滑濇, 寒溫之意, 視其大小, 合之病能, 逆從以得, 復知病名, 診可十全, 不失人情, 故診之, 或視息視意, 故不失條理, 道甚明察, 故能長久. 不知此道, 失經絕理, 亡[1]言妄期, 此謂失道.

[校勘] 1) 亡言: 明抄本에는 '亡'이 '妄'으로 되어 있다.

　이러한 까닭으로 診함에 大方《大法》이 있으니, 坐(하고)起함에 常을 두고 出(하고) 入함에 (德)行을 두며, (써) 神明을 轉하되, 반드시 淸하(게 하)고 반드시 淨《或作'靜'》하(게 하)여 上을 觀(察)하고 下를 觀(察)하여, 八(節 八風의) 正邪를 司《候察》하고, 五中의 部를 別하며, 脈의 動靜을 按하고, 尺(膚)의 滑濇 寒溫의 意를 循하며[尺의 滑濇을 循하며, 寒溫을 意하고], 그 大·小(便)를 視하여, 이를 病能과 (參)合하여 逆從을[逆從하여] 써 得하고 다시 病名을 知한다면, 診(察)을 可히 十全하고 人情에 失하지 않(을 수 있)나니, 그러므로 (환자를) 診함에 或은 息을 視하고 或은 意를 視하는 故로 條理를 失하지 아니하고, 道가 甚히 明察한 故로 能히 長久하거니와, 이 道를 知하지 못하고, 經(旨)을 失하고 理를 絶하여[이 道를 知하지 못하여, 經(旨)를 失하고 理를 絶하며] 망령되이(亡) 言하고[망령된 말로] 망령되이 期한다면[망령된 期를 망령되이 言한다면], 이를 일러 失道라 하느니라."

解精微論篇 第八十一

[解題]   本篇은 淚涕가 生하는 것이 心腎의 神志 및 水火陰陽의 變化와 밀접한 관계가 있다는 것을 밝히고 있는데 이러한 道理가 비교적 精微로우므로, 篇名을 解精微論이라고 했다.

　　　本篇의 主要內容은 다음과 같다.

1. 淚涕의 心神 및 腎志와의 關係.
2. 厥하면 陰陽이 上下로 偏聚하여 目盲, 足寒 및 바람을 맞으면 눈물이 그치지 않는 증상 等의 病理變化.

第 一 章

　　黃帝在明堂雷公請曰：臣授業[1]傳之, 行教以經論[2), 從容形法, 陰陽刺灸, 湯藥所滋[3), 行治有賢不肖, 未必能十全. 若先言悲哀喜怒, 燥濕寒暑, 陰陽婦女, 請問其所以然者, 卑[4)賤富貴, 人之形體所從, 群下通使, 臨事以適道術, 謹聞命矣. 請問有鱉愚仆漏[5)之問, 不在經者, 欲聞其狀. 帝曰：大矣. 公請問：哭泣而淚不出者[6), 若出而少涕, 其故何也？帝曰：在經有也. 復問：不知水所從生, 涕所從出也, 帝曰：若問此者, 無益於治也, 工之所知, 道之所生[7)也.

[校勘]　1) 授業：太素에는 ‘授’가 ‘受’로 되어 있다.
　　　2) 傳之行敎以經論：太素에는 ‘傳之以敎皆以經論’으로 되어 있다.
　　　3) 湯藥所滋：太素에는 ‘湯液藥滋’로 되어 있다.
　　　4) 卑賤：‘卑’는 太素의 楊注에 ‘貧’으로 되어 있다.
　　　5) 魯愚仆漏：林校에, 全元起本에는 ‘仆’가 ‘朴’으로 되어 있다고 했다. 顧觀光은, "漏卽陋字"라고 하였다.
　　　6) 哭泣而淚不出：張琦는, "下文을 상고하건대, 응당 ‘哭泣而涕淚皆出’로 해야 한다. 이는 뒤의 ‘淚不出若出而小涕’로 因하여 잘못된 것이다."라고 했다.
　　　7) 道之所生也：明抄本에는 ‘生’이 ‘在’로 되어 있다.

　　黃帝께서 明堂에 계시는데 雷公이 請하여 말씀드리기를, "身이 業을 授(《太素》에 ‘受’로 作)하여 이를 傳함에 (있어서), 敎를 行하되 經論――(예컨대) 從容形法・陰陽刺灸・湯藥所滋(등)――으로써 하오나, 行治함에는[治를 行함에는] 賢・不肖(의 차이)가 있사와 반드시 能히 十全하지는 못하옵나이다. 예컨대(若) 먼저 悲哀喜怒, 燥濕寒暑,陰陽婦女(等)을 言하심에 그 써 그러한 바를 請하여 여쭌 것과, 卑賤富貴와 人의 形體의 從하는 바에 (대하여) 群下가 通使하여 事에 臨하여 써 道術을 適하게 함은[道術에 適함은], (臣이) 삼가 命을 聞하였삽거니와, 請하여 여쭙건대 龜愚仆漏한 (質)問이 있사온데 ─經에 있지 않은 것이온데, 그 狀을 듣고 싶나이다.”

帝께서 가라사대, “大하다.”

(雷)公이 請하여 여쭙기를, “哭泣하는데(도) 눈물이 나오지 않는 것, 혹은(若) (눈물이) 나오더라도 涕가 少함은[(평소에) 哭泣하여도 눈물이 나오지 않는 者는 만약[혹] 눈물이 나오더라도 涕가 少한데], 그 까닭은 무엇이옵니까?”

帝께서 가라사대, “經에 있느니라.”

(雷公이) 다시 여쭙기를, “水(淚)의 좇아 生하는 바[데]와 涕의 좇아 生하는 바[데]를 알지 못하겠나이다.”

帝께서 가라사대, “그대가(若) 이를 물은 것은 治(하는 데)에는 益이 없으나, (醫)工이 知할[知하는] 바이고, 道가 生하는 바이니라.

第二章

夫心者, 五藏之專精也, 目者, 其竅也, 華色者, 其榮也, 是以人有德[1]也, 則氣和於目, 有亡, 憂知於色. 是以悲哀則泣下, 泣下水所由生. 水宗[2]者, 積水也, 積水者, 至陰也, 至陰者, 腎之精也. 宗精之水, 所以不出者, 是精持之也. 輔之裹之, 故水不行也. 夫[3]水之精爲志, 火之精爲神, 水火相感, 神志俱悲[4], 是以目之水生也. 故諺言曰: 心悲名曰志悲, 志與心精, 共湊於目也. 是以俱悲則神氣傳於心, 精上[5]不傳於志, 而志獨悲, 故泣出也.

〔校勘〕 1) 人有德也: 太素에는 ‘德’이 ‘得’으로 되어 있다. ‘得’은 뒤의 ‘亡’과 對文이다.
   2) 水宗者: 甲乙에는 ‘水宗’이 ‘衆精’으로 되어 있다.
   3) 夫水之精爲志: 甲乙에는 ‘夫’ 밑에 ‘氣之傳也’ 四字가 더 있다.
   4) 水火相感, 神志俱悲: 太素에는 이 八字가 없다.
   5) 上不傳於志: ‘上’은 응당 ‘下’로 해야 한다. ‘上’과 ‘下’의 篆文이 서로 비슷하다.
       〈郭靄春〉

대저 心은 五藏의 專精이고, 目은 그 竅이며, 華色은 그 榮이니, 이러한 까닭으로 사람이 德이 있으면 氣가 目에 和하고, 亡(함)이 있으면 憂가 色에[憂를 色에서] 知하나니, 이러한 까닭으로 悲哀하면 泣이 下하는데, 泣이 下함이 水가 말미암아 生

하는 바이니라. 水宗은 積水이고, 積水는 至陰이며, 至陰은 腎의 精인데, 宗精의 水가 써 出하지 않는 바는《나오지 않는 까닭은》이 精이 이를 持함이니〔持하여〕, (이를) 輔하고 (이를) 裹하(고 있으)므로 水가 行하지 못하느니라. 대저 水의 精은 志가 되고 火의 精은 神이 되는데, 水火가 서로 感하면 神과 志가 함께 悲하니, 이러한 까닭으로 目의 水가 生하느니라. 그러므로 諺言에 가로되, '心이 悲함을, 名하여 志悲라고 하거니와, 志와 心精이 함께 目에 湊하나니, 이러한 까닭으로 함께 悲하면 神氣가 心에 傳하여지는데, 精이 上하고 (아래로) 志에 傳하여지지 못하면, 志가 홀로 悲하(게 되)므로 泣이 出하느니라.

第 三 章

泣[1]涕者, 腦也, 腦者, 陰也[2], 髓者, 骨之充也, 故腦滲爲涕. 志者, 骨之主也, 是以水流而涕從之者, 其行[3]類也. 夫涕之與泣者, 譬如人之兄弟, 急則俱死, 生則俱生, 其志以早[4]悲, 是以涕泣俱出而橫行[5]也. 夫人涕泣俱出而相從者, 所屬之類也.

〔校勘〕 1) 泣涕者腦也: 明抄本에는 '涕' 위에 '泣'字가 없다. '泣'字는 下文 '腦滲爲涕'로 비추어 볼 때 衍文이다.
　　　　2) 腦者陰也: 太素, 甲乙에는 모두 '陰'이 '陽'으로 되어 있다. 林校에 全元起本에도 '陽'으로 되어 있다고 했다.
　　　　3) 其行類也: 甲乙에는 '其' 밑에 '行'字가 없다.
　　　　4) 其志以早悲: 明抄二에는 '以' 밑에 '早'字가 없다. 醫統正脈本에는 '早'가 '神'으로 되어 있다.
　　　　5) 橫行: 王冰은, '行'은 아마 '流'로 해야 할 것이라고 하였다.

泣涕는 腦(에서 나오는 것)인데, 腦는 陰이고 髓는 骨을 充하(며 腦에 藏하고 있고, 鼻는 腦와 通하고 있으)므로 腦가 滲하여 涕가 되며, 志는 骨의 主이니, 이러한 까닭으로 水가 流함에 涕가 이를 從하는 것은〔것이니,〕 그 行함이 類함이라. 대저 涕가 泣과 더부는 것은, 譬하건대 사람의 兄弟가 急하면 함께 死하고 生하면 함께 生함과 같나니, 그 志가 써 일찍〔그 志가 搖함 때문에:《太素》〕 悲하니, 이러한 까닭으로 涕泣이 함께 出하여 橫行하거니와, 대저 사람이 涕泣이 함께 出하여〔出하며〕 서로 從하는 것은 屬한 바가 類함이니라《비슷하기 때문이니라》."

第 四 章

雷公曰: 大矣. 請問人哭泣而淚不出[1]者, 若出而少, 涕不從之, 何也? 帝曰 : 夫泣不出者, 哭不悲²⁾也 ; 不泣者, 神不慈也. 神不慈則志不悲, 陰陽相持, 泣安能獨來? 夫志悲者惋, 惋則沖陰, 沖陰則志去目, 志去則神不守精³⁾, 精神去目, 涕泣出也. 且子獨不誦⁴⁾不念夫經言乎? 厥則目無所見. 夫人厥則陽氣幷於上, 陰氣幷於下. 陽幷於上, 則火獨光也 ; 陰幷於下, 則足寒, 足寒則脹也. 夫一水不勝五⁵⁾火, 故目眥⁶⁾盲. 是以衝風泣下而不止. 夫風之中目也, 陽氣內⁷⁾守於精, 是火氣燔目⁸⁾, 故見風則泣下也. 有以比之, 夫火疾風生乃能雨⁹⁾, 此之¹⁰⁾類也.

校勘]
1) 哭泣而淒不出 : 太素, 甲乙에는 모두 '淚'가 '泣'으로 되어 있다.
2) 哭不悲 : '哭'은 前門 '志獨悲故泣出'을 살펴볼 때, 응당 '志'로 해야 될 것 같다.
3) 志去則神不守精 : 太素에는 '志去' 밑에 '目'字가 더 있다.
4) 獨不誦不念 : 明抄二에는 '獨' 밑에 '不誦' 二字가 없고, 太素에는 '誦' 밑에 '不'字가 없다.
5) 五火 : 太素에는 '五'가 '兩'으로 되어 있다.
6) 故目眥盲 : 明抄本에는 '目' 밑에 '眥'字가 없다. 甲乙에도 '眥'字가 없어 明抄와 합치된다. 楊上善이 "熱盛爭而盲也"라고 한 것이다.
7) 內守 : 太素에는 '內'가 '下'로 되어 있다.
8) 是火氣燔目 : 明抄二에는 '火' 앞에 '是'字가 없다. 太素에는 '燔'이 '循'으로 되어 있다.
9) 夫火疾風生乃能雨 : 甲乙에는 '夫' 밑에 '火'字가 없다. 太素에는 '天之疾風乃能雨'로 되어 있다.
10) 此之類也 : 太素에는 '之'가 '其'로 되어 있다.

雷公이 가로되, "大하나이다. 請하여 여쭙건대 사람이 哭泣하는데(도) 淚가 出치 않는 것은 ─ 혹[만약 ; 비록](若) 出하더라도 少하여 涕가 이를 從하지 아니함은 어째서입니까?"

帝께서 가라사대, "대저 泣이 出하지 않는 것은[者는] 哭함이 悲하지 아니함이며, 泣하지 아니하는 것은 神이 慈하지 못함인데[아니함인데], 神이 慈하지 못하면[아니하면] 志가 悲하지 아니하여 陰陽이 서로 持하(거)니, 泣이 어찌 能히 홀로 來할 수 있겠는가? 대저 志가 悲한 者는 惋하는데 惋하면 陰을[陰에] 沖하고, 陰을[陰에] 沖하면 志가 目을 去하고, 志가 去하면 神이 精을 守하지 못하나니, 精神이 目을 去하면 涕泣이 出하(게 되)느니라. 또한 그대는 홀로 저 經言을 誦하지(도) 아니하고 念하지(도) 아니하는가? 厥하면 目에 보이는 바가 없(게 되)나니, 대저 사람이 厥하면, 陽氣는 上에 幷《偏聚》하고 陰氣는 下에 幷하는데, 陽이 上에 幷하면 火가 홀로 光하고, 陰이 下에 幷하면 足이 寒하는데, 足이 寒하면 脹하느니라. 대저 一水는 五火를 勝하지 못하(나)니 故로 目眥가[目이 :《甲乙》] 盲하며, 이러한 까닭으로 風을 衝함에 泣이 下하여 마지(止) 아니하나니, 대저 風이 目에 中함에 陽氣가 안으로 精을 守하여, 이 火氣가 目을 燔하는 故로 風을 見하면 泣이 下하는데, 써 이를 比함이 있으니, '대저 火가 疾하면 風이 生하여 이에 能히 雨한다(비를 내린다).'고 함이 이러한 類이니라."

校勘直譯 黃帝內經素問　　　　　　　　　　　정가 40,000원

1992년 10월 30일 초판 발행
2023년 02월 28일 초판 9쇄

校　譯　洪元植
編　輯
發行人　朴洪植

發行處　社團法人　傳統文化研究會

　　서울시 종로구 낙원동 284-6 낙원빌딩 411호
　　전화 : (02)762-8401　전송 : (02)747-0083
　　전자우편 : juntong@juntong.or.kr
　　홈페이지 : juntong.or.kr
　　사이버書堂 : cyberseodang.or.kr
　　온라인서점 : book.cyberseodang.or.kr
　　등록 : 1989. 7. 3.　제1-936호

인쇄처　한국법령정보주식회사(02-462-3860)
총　판 : 한국출판협동조합(070-7119-1750)

※ 역자와의 협의에 따라 인지는 생략합니다.

　　ISBN 978-89-85395-08-3 04140
　　　　 978-89-85395-48-3 (세트)

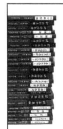
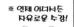

전통문화연구회 도서목록

범례 : 周易正義 1~4〔全15〕 - 전체 15책 계획, 현재 1~4책만 간행된 경우

新編 基礎漢文敎材

新編 四字小學·推句	고전교육연구실 編譯	11,000원
新編 啓蒙篇·童蒙先習	고전교육연구실 編譯	11,000원
新編 明心寶鑑	李祉坤·元周用 譯註	15,000원
新編 擊蒙要訣	咸賢贊 譯註	12,000원
新編 註解千字文	李忠九 譯註	13,000원
新編 原文으로 읽는 故事成語	元周用 編譯	15,000원
新編 唐音註解選	權卿相 譯註	22,000원

漢文讀解捷徑시리즈

漢文독해 기본패턴	고전교육연구실 著	15,000원
四書독해첩경	고전교육연구실 著	20,000원
한문독해첩경 - 文學篇	朴相水·李和春 외 著	15,000원
한문독해첩경 - 史學篇	朴相水·李和春 외 著	15,000원
한문독해첩경 - 哲學篇	朴相水·李和春 외 著	15,000원

五書五經讀本

論語集註 上·下	鄭太鉉 譯註	合 50,000원
孟子集註 上·下	田炳秀·金東柱 譯註	合 60,000원
大學·中庸集註	李光虎·田炳秀 譯註	15,000원
小學集註 上·下	李忠九 外 譯註	合 50,000원
詩經集傳 上·中·下	朴小東 譯註	合 90,000원
書經集傳 上·中·下	金東柱 譯註	合 90,000원
周易傳義 元·亨·利·貞	崔英辰 外 譯註	合 120,000원
詳說 古文眞寶大全後集 上·下	李相夏 外 譯註	合 64,000원
春秋左氏傳 上·中·下	許鎬九 外 譯註	合 109,000원
禮記 上·中·下	成百曉 外 譯註	合 90,000원

東洋古典國譯叢書

大學·中庸集註 - 개정증보판	成百曉 譯註	10,000원
論語集註 - 개정증보판	成百曉 譯註	27,000원
孟子集註 - 개정증보판	成百曉 譯註	30,000원
詩經集傳 上·下	成百曉 譯註	合 70,000원
書經集傳 上·下	成百曉 譯註	合 70,000원
周易傳義 上·下	成百曉 譯註	合 80,000원
小學集註	成百曉 譯註	30,000원
古文眞寶 後集	成百曉 譯註	32,000원

東洋古典譯註叢書

〈經部〉

〔十三經注疏〕

周易正義 1~4	成百曉·申相厚 譯註	合 139,000원
尙書正義 1~7	金東柱 譯註	合 228,000원
毛詩正義 1~7〔全15〕	朴小東 外 譯註	合 227,000원
禮記正義 1~2, 中庸·大學	李光虎 外 譯註	合 77,000원
論語注疏 1~3	鄭太鉉·李聖敏 譯註	合 107,000원
孟子注疏 1~3〔全5〕	崔彩基·梁基正 譯註	合 90,000원
孝經注疏	鄭太鉉·姜珉廷 譯註	30,000원
周禮注疏 1~3〔全15〕	金容天·朴禮慶 譯註	合 95,000원
春秋左傳正義 1〔全18〕	許鎬九 外 譯註	27,000원
春秋左氏傳 1~8	鄭太鉉 譯註	合 244,000원
禮記集說大全 1~4〔全10〕	辛承云 外 譯註	合 128,000원
東萊博議 1~5	鄭太鉉·金炳愛 譯註	合 153,000원
韓詩外傳 1~2	許敬震 外 譯註	合 62,000원
說文解字注 1~3〔全20〕	李忠九 外 譯註	合 109,000원

〈史部〉

思政殿訓義 資治通鑑綱目 1~22〔全39〕	辛承云 外 譯註	合 671,000원
通鑑節要 1~9	成百曉 譯註	合 275,000원
唐陸宣公奏議 1~2	沈慶昊·金愚政 譯註	合 80,000원
貞觀政要集論 1~4	李忠九 外 譯註	合 102,000원
列女傳補注 1~2	崔秉準·孔勤植 譯註	合 68,000원
歷代君鑑 1~4	洪起殷·全百燦 譯註	合 135,000원

〈子部〉

孔子家語 1~2	許敬震 外 譯註	合 71,000원
管子 1~3〔全4〕	李錫明·金帝praise政 譯註	合 91,000원
近思錄集解 1~3	成百曉 譯註	合 96,000원
老子道德經注	金是天 譯註	30,000원
大學衍義 1~5〔全7〕	辛承云 外 譯註	合 144,000원
墨子閒詁 1~6〔全7〕	李相夏 外 譯註	合 212,000원
說苑 1~2	許鎬九 譯註	合 50,000원
世說新語補 1~5	金鎭玉 外 譯註	合 171,000원
荀子集解 1~7	宋基采 譯註	合 224,000원
心經附註	成百曉 譯註	35,000원
顔氏家訓 1~2	鄭在書·盧暻熙 譯註	合 47,000원
揚子法言 1〔全2〕	朴勝珠 譯註	24,000원

列子鬳齋口義	崔秉準·孔勤植·權憲俊 共譯	34,000원
二程全書 1~5 〔全10〕	崔錫起·姜導顯 譯註	合 168,000원
莊子 1~4	安炳周·田好根 共譯	合 113,000원
政經·牧民心鑑	洪起殷·全百燦 譯註	27,000원
韓非子集解 1~5	許鎬九 外 譯註	合 174,000원

〔武經七書直解〕

孫武子直解·吳子直解	成百曉·李蘭洙 譯註	35,000원
六韜直解·三略直解	成百曉·李鍾德 譯註	26,000원
尉繚子直解·李衛公問對直解		
	成百曉·李蘭洙 譯註	26,000원
司馬法直解	成百曉·李蘭洙 譯註	26,000원

〈集部〉

| 古文眞寶 前集 | 成百曉 譯註 | 30,000원 |
| 唐詩三百首 1~3 | 宋載卲 外 譯註 | 各 25,000원~36,000원 |

唐宋八大家文抄

韓愈 1~3	鄭太鉉 譯註	合 78,000원
柳宗元 1~2	宋基采 譯註	合 44,000원
歐陽脩 1~7	李相夏 譯註	合 203,000원
蘇洵	李章佑 外 譯註	25,000원
蘇軾 1~5	成百曉 譯註	合 110,000원
蘇轍 1~3	金東柱 譯註	合 64,000원
王安石 1~2	申用浩·許鎬九 共譯	合 45,000원
曾鞏	宋基采 譯註	25,000원

明淸八大家文鈔

歸有光·方苞	李相夏 外 譯註	35,000원
劉大櫆·姚鼐	李相夏 外 譯註	35,000원
梅曾亮·曾國藩	李相夏 外 譯註	38,000원

東洋古典新譯

당시선	송재소·최경렬·김영죽 편역	22,000원
손자병법	성백효 역주	14,000원
장자	안병주·전호근·김형석 역주	13,000원
고문진보 후집	신용호 번역	28,000원
노자도덕경	김시천 역주	15,000원

| 고문진보 전집 上·下 | 신용호 번역 | 合 44,000원 |
| 신식 비문척독 | 박상수 번역 | 25,000원 |

동양문화총서

동양사상 해설과 원전	정규훈 外 저	22,000원
화합의 길 《중용》 읽기	금장태 저	20,000원
호설과 시장	신용호 저	20,000원

문화문고

경전으로 본 세계종교 그리스도교	이정배 편저	10,000원
〃 도교	이강수 편역	10,000원
〃 천도교	윤석산 외 편저	10,000원
〃 힌두교	길희성 편역	10,000원
〃 유교	이기동 편저	10,000원
〃 불교	김용표 편저	10,000원
〃 이슬람	김영경 편역	10,000원
논어·대학·중용	조수익·박승주 공역	10,000원
맹자	조수익·박승주 공역	10,000원
소학	박승주·조수익 공역	10,000원
십구사략 1~2	정광호 저	合 24,000원
무경칠서 손자병법·오자병법	성백효 역	10,000원
〃 육도·삼략	성백효 역	10,000원
〃 사마법·울료자·이위공문대	성백효 역	10,000원
당시선	송재소·최경렬·김영죽 편역	10,000원
한문문법	이상진 저	10,000원
한자한문전통교재	조수익·이성민 공역	10,000원
士小節 선비 집안의 작은 예절	이동희 편역	12,000원
儒學이란 무엇인가	이동희 저	10,000원
동아시아의 유교와 전통문화	이동희 저	13,000원
현대인, 동양고전에서 길을 찾다	이동희 저	10,000원
100자에 담긴 한자문화 이야기	김경수 저	12,000원
우리 설화 1~2	김동주 편역	合 20,000원
대한민국 국무총리	이재원 저	10,000원
백운거사 이규보의 문학인생	신용호 저	14,000원

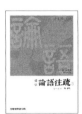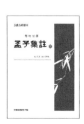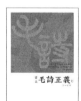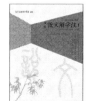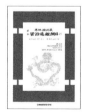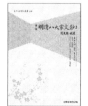